Schubert · Bethke

Lehrbuch der Pathologie und Antwortkatalog zum GK 2

G. E. Schubert · B. A. Bethke

# Lehrbuch der Pathologie
## und Antwortkatalog zum GK 2

2., völlig neubearbeitete Auflage

Walter de Gruyter
Berlin · New York 1987

Prof. Dr. med. G. E. Schubert
Direktor des Institutes für Pathologie der Kliniken
der Stadt Wuppertal und der Medizinischen Fakultät
der Universität Witten/Herdecke

Dr. med. B. A. Bethke
Pathologisches Institut der Städtischen Krankenanstalt
Kulmbacher Str. 23, 8580 Bayreuth

Dieses Buch enthält 114 Abbildungen

CIP-Kurztitelaufnahme der Deutschen Bibliothek

*Schubert, Günther E.:*
Lehrbuch der Pathologie und Antwortkatalog zum
GK 2 / G. E. Schubert ; B. A. Bethke. -
2., neubearb. Aufl. - Berlin ; New York : de
Gruyter, 1987.
  ISBN 3-11-010408-3
NE: Bethke, Birgit A.:

Satz und Druck: Appl, Wemding
Bindearbeiten: Lüderitz & Bauer GmbH, Berlin
Einbandentwurf: R. Hübler, Berlin

# Vorwort zur 1. Auflage

Nach der Approbationsordnung für Ärzte vom 28. 10. 1970 wird der Wissensstoff für den ersten Abschnitt der ärztlichen Prüfung im Gegenstandskatalog 2 (GK 2) des Institutes für medizinische Prüfungsfragen abgegrenzt. Die „Gegenstände", auf die sich Fragen dieses Prüfungsabschnittes beziehen können, sind teils recht allgemein wie Überschriften großer Kapitel, teils sehr detailliert formuliert. Davon ausgehend fällt es dem Studenten oft schwer, in der verfügbaren Zeit ausreichende Informationen zur Beantwortung der Fragen nach dem multiple-choice-System aus den bisher vorhandenen großen Lehrbüchern zu finden, die in klassischer Weise nach den bewährten Gesichtspunkten der theoretischen und klinischen Pathologie gegliedert sind. Neuere auf den GK abgestimmte Repetitorien, Skripten und Basistexte sind als alleinige Quelle zu kurz, so daß mancher Student notgedrungen mehrere Bücher eines Fachgebietes durcharbeitet, was zwar zum Erwerb solider Grundkenntnisse sehr wünschenswert ist, den Kandidaten der Medizin jedoch bei dem heute sehr umfangreichen Prüfungsstoff meist in Zeitnot bringt, die vor allem vor Examina leicht zu Lasten anderer Fächer geht.

Das vorliegende Buch soll aus diesem Dilemma helfen. Es entspricht einerseits in seinem Informationsgehalt einem Lehrbuch, andererseits in seiner Gliederung genau nach den Punkten des GK 2 und der aufgelockerten Darstellung im Drucktext einem leicht „lernbaren" Antwortkatalog.
Die bisher in den größeren Lehrbüchern mit Erfolg vorgenommene Unterteilung des Lehrstoffes in „allgemeine Pathologie" und „spezielle pathologische Anatomie" mußte zugunsten der Anlehnung an den Gegenstandskatalog verlassen werden. Damit entstand eine neue Konzeption, die neben der weit überwiegenden Darstellung der „allgemeinen Pathologie" auch einige Kapitel enthält, die früher im Rahmen der „speziellen Pathologie" abgehandelt wurden. Diese Ergänzung der theoretischen Grundlagen durch spezielle Krankheitsbilder weckt frühzeitig das Verständnis für die übergeordnete Bedeutung der allgemeinen Pathologie und fördert damit die Motivation zur genaueren Erarbeitung des Basiswissens. Ob die derzeitige Auswahl und Aufteilung des Prüfungsstoffes sinnvoll ist, wird die Zukunft zeigen. Letztlich entsteht jedoch jedes Lehrbuch durch Selektion aus den vielfältigen bekannten Fakten. Mit der vorliegenden Auswahl soll dem Studenten vor allem das notwendige Rüstzeug für sein Examen vermittelt werden.

Umfang und Inhalt der einzelnen Kapitel wurden daher so gestaltet, daß ein systematisches Erarbeiten des Stoffes im Hinblick auf die Prüfung auch ohne häufiges Nachschlagen in anderen Büchern möglich ist. Damit haben wir bewußt den Rahmen eines „Kurzlehrbuches" überschritten, denn selbst unter dem Zeitdruck einer Examensvorbereitung ist der kürzeste Text nicht zwangsläufig auch am rationellsten. Die Zahl der Abbildungen wurde zugunsten einer möglichst breiten Information im Text niedrig gehalten und auf Strichzeichnungen beschränkt.

Zum Verständnis notwendige aber nicht unmittelbar den Prüfungsstoff betreffende Abschnitte wurden in Kleindruck gesetzt. Auf diese Weise kann das Buch auch für spätere Examina ein Helfer sein, den Studenten in das praktische Jahr und den Arzt in die Klinik als erste, aus dem vorausgehenden Prüfungsabschnitt vertraute Informationsquelle begleiten.

Besonders danken möchten wir den Mitarbeitern des Verlages und der Druckerei für die angenehme Zusammenarbeit bei der Gestaltung des Buches und Frau Doris Isenberg für ihren unermüdlichen Einsatz bei der Herstellung des Manuskriptes.

Wuppertal, im Juli 1981                                    Günther E. Schubert
                                                          Birgit A. Bethke


# Vorwort zur 2. Auflage

Die Anwendung der Ergebnisse neuer wissenschaftlicher Erkenntnisse in der modernen Medizin führt zu fortschreitend höheren Anforderungen an das Basiswissen der Studenten und damit auch zu schwereren Examina mit differenzierteren Fragen.

Dieser Entwicklung wurde in der 2. Auflage unseres Buches Rechnung getragen. Entsprechend wurden sämtliche Kapitel gründlich überarbeitet und einige vollständig neu gestaltet wie die Abschnitte über die Amyloidose und das Mammakarzinom. Andere große Kapitel haben wir erweitert, z. B. die Immunologie um den Abschnitt AIDS, die Onkologie um einen Abschnitt über die Bedeutung und Funktionsweise der Onkogene, das Kapitel über die Sepsis um die nosokomialen Infektionen, das Opsi-Syndrom und das Syndrom des toxischen Schocks. Neue Begriffe wie die „Raumfahreranämie" konnten aufgenommen werden. Die Zahl der Abbildungen ist nahezu verdoppelt worden.

Wesentliche Verbesserungsvorschläge haben Studenten an uns herangetragen, denen wir dafür ganz besonders danken möchten. Für weitere Hinweise und kritische Anmerkungen sind wir auch bei dieser Neuauflage dankbar.

Wuppertal/Bayreuth, im September 1986                      Günther E. Schubert
                                                          Birgit A. Bethke

# Inhaltsverzeichnis

# 1. Allgemeine Ätiologie und Pathogenese von Krankheiten

## 1.1 Krankheit

### Definitionen

**Krankheit** *ist jede Störung der körperlichen und geistigen Gesundheit, ein zwischen Krankheitsbeginn und Krankheitsende ablaufender Prozeß der Gesundheitsstörung.* Damit ergibt sich die nicht einfache Frage, was wir als Gesundheit bezeichnen.

**Gesundheit** *ist der Zustand völligen körperlichen, seelischen und sozialen Wohlbefindens* (Definition der WHO). Dieses Wohlbefinden resultiert aus dem harmonischen Gleichgewicht im Bau und in den Funktionen des Organismus, sowie im seelischen Erleben (Gleichgewicht = Homöostase). Es ist eine dem idealen Mittelmaß nahe kommende Harmonie der Lebensprozesse (COTTIER). Entscheidende Voraussetzung dazu ist die vollkommene Funktion aller Anpassungsmechanismen, mit denen der Organismus auf die Umwelteinwirkungen reagiert, um die Homöostase aufrechtzuerhalten (z.B. Konstanz der Körpertemperatur, Anpassung der Herzleistung an erhöhte Arbeitsbelastung, intakte Immunüberwachung).

Ein neuerer Trend in der Definition des Gesundheitsbegriffes besagt: Gesundheit ist nicht die Abwesenheit von Störungen sondern die Kraft, mit ihnen zu leben (RÖSSLER).

Krankheit bedeutet somit nach Virchow „Leben unter abnormen Bedingungen" und ist vor allem Ausdruck einer gestörten Anpassung. Krankheit betrifft stets den gesamten Menschen. Ein Organ kann zwar primär befallen sein, die Krankheit ist aber immer die eines Individuums. „Der Mensch ist krank" und nicht das eine oder andere Organ.

**Pathologie** *bedeutet Krankheitslehre und Krankheitserforschung* (pathos, gr. = Leiden, logos, gr. = Lehre, Pathologie = „Lehre von den Leiden").

Die „Lehre von den Krankheiten" heißt **Nosologie** (nosos, gr. = Krankheit). Beide Begriffe werden in der täglichen Praxis oft nicht scharf getrennt.

### 1.1.1 Ätiologie von Krankheiten

**Definition:** *Ätiologie (aitias, gr. = Ursache) ist die Lehre von den auslösenden Krankheitsursachen* (z.B. Ätiologie der Tuberkulose = Infektion mit dem Mycobacterium tuberculosis).

Ursachen von Krankheiten können endogen sein, d.h. von innen kommen oder durch äußere Faktoren (Umwelt) bedingt sein.

**Endogene Krankheitsursachen** sind Folgen gestörter biochemischer oder morphologischer Strukturen, die letztlich auf Störungen von den DNA-Molekülen ausgehender Informationen zurückgehen (s. GK II Humangenetik) und zu Stoffwechselkrankheiten (2.1.1) oder Mißbildungen (3.1) führen können. Diese Veränderungen der DNA werden hervorgerufen durch

## Mutationen

Als Mutation bezeichnen wir eine erbliche oder über viele aufeinanderfolgende Zellgenerationen fortbestehende Änderung des Erbmaterials.

Punktmutationen entstehen durch Umwandlung, Verlust (Basendeletion) oder Einführung (Baseninsertion) einer Base oder eines Basenpaares in die DNA des Kernes. Auch größere Änderungen an einem Gen werden als Punktmutationen bezeichnet, wenn es sich nicht um Chromosomenmutationen oder Genmutationen handelt.

Chromosomenaberration = strukturell oder numerisch
Chromosomenmutation = Veränderung der sichtbaren Morphologie eines oder mehrerer Chromosomen

z.B. Mongolismus durch meiotisches Non-disjunction, mitotisches Non-Disjunction, trisom angelegte Zygoten mit anschließendem Verlust eines Chromosoms 21, also nicht durch Non-disjunction (Chromosomenmosaik), Translokations-Mongolismus.
z.B. Trisomie 21, 18, 13, XXY = Klinefelter-Syndrom, XO = Turner-Syndrom oder Deletion eines Chromosomenarms, z.B. Cri-du-chat-Syndrom (= strukturelle Chromosomenmutation mit Verlust eines Stücks am kurzen Arm des Chromosoms Nr. 5).

## Exogene Krankheitsursachen

- Verletzungen (= Traumen)
- Temperaturveränderungen
- Chemisch toxische Substanzen
- Quantitativ oder qualitativ gestörte Nahrungszufuhr
- Belebte Krankheitsursachen (Viren, Bakterien, Pilze, Protozoen, Metazoen = Vielzeller, z.B. Würmer, Arthropoden) und ihre Toxine
- Strahlen
- Störung der Sauerstoffzufuhr (Mangel oder übermäßige Zufuhr)
- Luftdruckveränderungen
- Elektrizität
- Psychosoziale Schäden

Eine Erkrankung entsteht meist nicht nur durch eine Ursache (monokausal), sondern es wirken mehrere Faktoren zusammen (multifaktoriell), die wichtigsten sind:
Der auslösende Faktor im engeren Sinne (Ätiologie).
Die Disposition, d. h. die Krankheitsbereitschaft des Individuums (1.3.5).

### 1.1.2 Pathogenese

(genesis, gr. = Entstehen) beschreibt den Krankheitsvorgang in seinem Verlauf vom auslösenden Ereignis an mit seinen verschiedenen Phasen und Stadien.

**Kausale Pathogenese** ist die Summe aller Faktoren, die eine Krankheit verursachen, sie umfaßt das gesamte Ursachen-Wirkungsgefüge zwischen Ätiologie und Disposition, d. h. zwischen auslösenden Faktoren und Krankheitsbereitschaft in ihrer Bedeutung für das Krankheitsgeschehen. Die kausale Pathogenese einer Nierenentzündung bei Harnsteinleiden gibt z. B. an, warum unter gleichen Umweltbedingungen nur bei einigen Menschen ein Harnsteinleiden auftritt, welche Voraussetzungen zur Steineinklemmung im Ureter notwendig sind, daß der Harnleiterverschluß zum Harnrückstau führt und diese Harnabflußstörung die Entstehung einer bakteriellen Entzündung im Nierenbecken und im Nierenparenchym begünstigt, was wiederum den gesamten Organismus beeinträchtigen kann. Die kausale Pathogenese beschreibt also den ursächlichen Zusammenhang ganzer Serien von Störungsfolgen in Form von Prozeßketten.

**Formale Pathogenese** behandelt die im Ablauf der Erkrankung auftretenden Veränderungen der Struktur (strukturelle formale Pathogenese) und/oder des Funktionsgefüges (funktionelle formale Pathogenese) eines Organismus, die im Ablauf der Erkrankung auftreten. So gibt die formale Pathogenese der Hydronephrose an, wie sich nach einem Verschluß des harnableitenden Systems das Nierenbecken erweitert, die Markkegel abgeflacht werden und schließlich das Nierenparenchym bis zu einer sogenannten Sackniere atrophiert.

Krankheiten können mit einer **vollständigen Wiederherstellung** heilen (Restitutio ad integrum, lat. = „Wiederherstellung zum früheren unversehrten Zustand"). Erkrankungen, denen meist eine restitutio ad integrum folgt, sind zahlreiche Infektionskrankheiten. In der Regel heilen auch ohne Therapie viele Virusinfekte wie z. B. Grippe, Masern, bei geeigneter Therapie auch schwere Bakterieninfektionen wie Cholera nach dem heutigen Stand unseres Wissens vollständig ab. Kleinere Epidermisdefekte heilen mit einer restitutio ad integrum.

Es kann jedoch auch ein **bleibender Defekt (Leiden)** nach einer Krankheit zurückbleiben. So können Läsionen der Pyramidenbahn in der Capsula interna infolge einer Blutung oder einer ischämischen Schädigung als Leiden eine Halbseitenlähmung hinterlassen, Narbenbildungen können erhebliche Funktionsstörungen verursachen (z. B. Ulkusnarbe am Pylorus – Entleerungsstörungen des Magens, Hautverbrennungen über Gelenken – Narbenkontrakturen mit Bewegungseinschränkungen und Deformierungen der Gelenke).

Bei Defektheilungen wird auch von Vitien gesprochen, vor allem nach Erkrankungen der Herzklappen (vitium, lat. = Fehler, Mangel, Gebrechen). Der Organismus kann Funktionseinschränkungen nach Defektheilungen durch Adaptationsvorgänge (adaptare, lat. = anpassen) kompensieren.

**Zum Tod führende Erkrankungen** werden als letale Krankheiten bezeichnet (letalis, lat. = tödlich).

Letale Krankheiten sind z. B. trotz aller Therapieversuche auch heute so gut wie alle metastasierenden Karzinome, mehrere Stoffwechseldefekte (z. B. Tyrosinose), Tollwut, metachromatische Leukodystrophie. Je nach Verlauf unterscheiden wir **akute** und **chronische** Erkrankungen.

**Akute** Erkrankungen sind durch einen relativ plötzlichen Beginn, einen kurzen und heftigen Verlauf gekennzeichnet (z. B. akute myeloische Leukämie, akute Pankreatitis, akute endokapilläre diffuse proliferative Glomerulonephritis vom Typ der Poststreptokokkenglomerulonephritis),

**chronische** Krankheiten durch einen schleichenden Beginn, einen längeren und meist milderen Verlauf (chronische lymphatische Leukämie, progredient chronische Polyarthritis, chronische Pankreatitis, mesangioproliferative Glomerulonephritiden verlaufen häufig chronisch). Akute und chronische Entzündungen (5.2.1).
Tritt eine Erkrankung nach vollständiger Heilung erneut auf, sprechen wir von einem

**Rezidiv** (recidere, lat. = zurückfallen) z. B. Gastritisrezidiv. In der Klinik wird der Begriff des Rezidivs nicht ganz konsequent nach dieser Definition benutzt und als Rezidiv das Wiederauftreten der gleichen Erkrankung nach einem symptomlosen Intervall bezeichnet, z. B. auch von „Tumorrezidiven" nach unvollständiger Ausräumung eines Tumors gesprochen.

## 1.2 Resistenz
(resistere, lat. = widerstehen)

**Definition:** *Summe aller Schutzmechanismen des Organismus gegenüber äußeren und inneren Einflüssen, die seine funktionelle oder strukturelle Organisation stören könnten.*

Die Stabilität des Organismus (= Homöostase; homoios, gr. = gleich, stasis, gr. = Stehen) wird u. a. durch folgende Faktoren gewährleistet:

**Genetisch bedingte Systeme:** Für die einzelnen Spezies sind nur bestimmte Einflüsse (Erreger, Toxine) krankheitserzeugend.
So können Kaninchen ohne weiteres Digitalisdosen aufnehmen, die für den Menschen tödlich sind, verschiedene Tuberkelbakterienstämme erzeugen bei einigen Versuchstieren, aber nicht beim Menschen eine Tuberkulose.

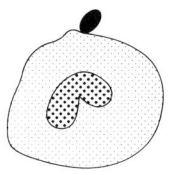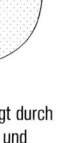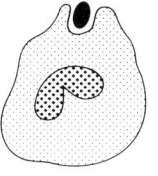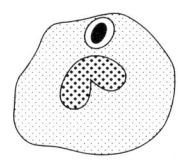

**Haften** (begünstigt durch Opsonine der α₁- und β- Globulinfraktion, Kationen)     **Aufnahme in die Zelle**     **Intrazytoplasmatischer Abbau** durch Enzyme in Verdauungsbläschen (= Phagolysosomen)

Abb. 1    Phasen der Phagozytose

**Schutz der Körperoberfläche** gegen mechanische und thermische Einwirkungen und gegen Austrocknung durch die Haut u. a. mit Hilfe eines „Schutzfilmes" aus Talg, des „Säuremantels" und durch Schweiß.

**Schutz der Körperöffnungen** und ihrer Schleimhäute durch Schleimsekretion, einen nach außen gerichteten Sekretstrom mit Hilfe der Flimmerepithelien des Respirationstraktes, Absonderungen unspezifischer oder immunologisch aktiver Abwehrstoffe (Lysozym, IgA, Properdin, 6.1), Schutz durch Mukoproteine, die z. B. das Eindringen von Myxoviren in die Zelle hemmen oder durch austretende Zellen (neutrophile Granulozyten und Lymphozyten) mit Abwehrfunktionen. Die physiologische Mikroflora innerer Oberflächen (z. B. Vaginalschleimhaut, Darmkanal) übt ebenfalls eine unspezifische Schutzfunktion aus.

**Phagozytose** (phagein, gr. = fressen): Aufnahme und Abbau von größeren Partikeln (über 1 μm Größe), Fremdstoffen und Mikroorganismen durch segmentkernige Granulozyten (= Mikrophagen) sowie Monozyten oder Histiozyten (= Makrophagen). Ausstülpungen der Zellmembran umschließen die Partikel und nehmen sie in die Zelle auf (Abb. 1). Die Aufnahme kleinerer Partikel (1 μm) wird als **Pinozytose** bezeichnet (pinein, gr. = saugen, trinken).

**Streß:** Charakteristische Abwehrreaktion gegen verschiedenste Störfaktoren (Infekte, Toxine, Kälte, Strahlen u. a.) durch Aktivierung zahlreicher vegetativer Systeme: Erhöhte Katecholaminausschüttung, vermehrte ACTH- und TSH-Ausschüttung mit Anstieg des Kortisol- und Thyroxinspiegels, Beschleunigung der Atmung des Kreislaufes und vieler Stoffwechselvorgänge.

**Entzündung:** Reaktion des Gefäßbindegewebes auf schädigende Einflüsse mit dem Ziel, diese abzuwehren und den normalen Zustand wieder herzustellen (5.).

**Humorale Faktoren:** Von den Zellen gebildete Abwehrstoffe, z. B. in virusinfizierten Zellen produziertes Interferon (GK II Mikrobiologie).

**Interferone** sind Glykoproteine (Mol. Gew. 23 000–600 000 Dalton), die Enzymaktivitäten auslösen, welche die Virusvermehrung hemmen. Sie wirken vor allem in der frühen antikörperfreien Phase einer Virusinfektion, in der noch keine Immunantworten von den T- oder B-Zellen zu erwarten sind, werden in 3 Gruppen unterteilt (α-, β-, γ-Interferon) und hemmen auch die Proliferation von Zellen einiger Tumoren. Darüber hinaus haben sie eine regulatorische Wirkung auf Zellen des Immunsystems.

Das Interferonmolekül reagiert über einen spezifischen Rezeptor an der intakten Zellmembran und aktiviert Enzyme, die eine Virusvermehrung hemmen.

Je nach Abwehrmechanismen unterscheiden wir:

### 1.2.1 Unspezifische Resistenz

**Erworben:** Unter dem Einfluß von Toxinen oder Erregern wird das MPS stimuliert, dessen phagozytierende Kapazität zunimmt (u. a. Aktivierung der abbauenden Enzymsysteme), so daß bei weiterer Einwirkung der gleichen oder anderer schädlicher Stoffe deren Wirkung verhindert wird. Diese erworbene unspezifische Resistenz geht nach einer gewissen Zeit wieder verloren.

**Angeboren:** Folge einer Selektion, bei der nur die Individuen überleben, die geeignete Abwehrmechanismen besitzen. Besonders gut ist diese Selektion bei der Entwicklung gegen Antibiotika resistenter Bakterienstämme überprüfbar (GK Mikrobiologie 1.2.4).

### 1.2.2 Spezifische Resistenz = Immunität

(immunis, lat. = frei, im alten Rom frei von Steuern, d. h. jemand, der einen gewissen Schutz genoß)

Der Schutz besteht nur gegen eine bestimmte Substanz. Träger der spezifischen Resistenz ist das Immunsystem, in dem als körperfremd erkannte Stoffe (= Antigen) von spezifischen gegen sie gerichteten Antikörpern (Lymphozyten und Immunglobuline) zerstört werden. Durch diese „Antigen-Antikörperreaktion" werden Fremdeiweiße abgebaut, fremde Zellen (eigene, durch Veränderungen „fremd" wirkende oder transplantierte Zellen) zerstört und Erreger unschädlich gemacht. Diese Immunität besteht lange Zeit, z. B. nach Virusinfekten, oft über das ganze Leben (Immunpathologie 6.).

## 1.3  Disposition

**1.3.1 Definition** (disponere, lat. = aufstellen): *Bereitschaft, an einer bestimmten Krankheit zu erkranken.*
Sie ist die Folge ständiger oder vorübergehender Verminderung der Anpassungs-

fähigkeit (Adaptation) an Umweltfaktoren, die das biologische Gleichgewicht (= Homöostase) des Organismus stören. Disponierte Personen erkranken bei Einwirkung ätiologischer Faktoren häufiger als andere.

Bestimmte Erkrankungen können durch verschiedene Dispositionen entstehen:

### 1.3.1.1 Altersdisposition

Die Altersdispositionen spielen eine so große Rolle, daß sie zur Entstehung bestimmter Fachrichtungen in der Medizin geführt haben:

**Pädiatrie:** Lehre von den Kinderkrankheiten (pais, gr. = Kind, iatreia, gr. = Heilkunde). Kinder erkranken besonders häufig an Infektionskrankheiten, z. B. Masern, Windpocken, Keuchhusten oder Scharlach durch den engen Kontakt mit Infizierten im Kindergarten oder in der Schule und infolge fehlender Immunität gegen die Erreger.

**Geriatrie:** Lehre von den Greisenkrankheiten (geron, gr. = Greis) z. B. der in der Regel nach dem fünften Lebensjahrzehnt entstehenden Arteriosklerose, Altersdiabetes, Osteoporose, Arthrosis deformans.

### 1.3.1.2 Geschlechtsdisposition

Mammakarzinome treten bei Frauen infolge der Wirkungen weiblicher Sexualhormone etwa 100mal häufiger auf als bei Männern. Werden Männer z. B. wegen eines Prostatakarzinoms lange mit Östrogenen behandelt, entstehen auch bei ihnen eher Mammakarzinome.

- Cholelithiasis und Cholezystitis sind bei Frauen häufiger, entsprechend erkranken Frauen etwa viermal häufiger an Gallenblasenkarzinomen als Männer.
- Die Mehrzahl der Glomerulonephritiden tritt bei Männern auf.
- Gicht wird fast nur bei Männern beobachtet.

### 1.3.1.3 Disposition auf Grund herabgesetzter unspezifischer und / oder spezifischer Resistenz

Verminderung der **unspezifischen Abwehrmechanismen,** z. B. bakterizider Wirkung mancher Sekrete wie Speichel oder Schweiß: Veränderung des Fettsäuremantels der Haut, Bildungsstörungen von Lysozym oder Interferon (1. 2).

Lysozym = basisches Protein der Sekrete von Makrophagen und Granulozyten, das N-acetylglucosamin- und N-acetylmuraminsäure-Bindungen in Mukopeptiden von Bakterienwänden spaltet und damit zur tödlichen Schädigung der Bakterien führt.

Störung der **spezifischen Abwehrmechanismen,** z. B. der humoralen oder zellulären Immunität. Beispiel: Disposition zu Infektionskrankheiten nach Schädigung des Immunsystems durch Ganzkörperbestrahlung oder Zytostatika.

### 1.3.1.4 Disposition zu weiteren Krankheiten bei bestehenden oder mit Defekt ausgeheilten Krankheiten (= Pathologische Disposition)

**Bestehende Krankheiten** begünstigen die Entstehung anderer Krankheiten, so sind Patienten mit einem Diabetes mellitus zu Infekten disponiert, erkranken häufiger an Pyelonephritiden, haben eher eine Arteriosklerose. Patienten mit einer Silikose der Lungen erkranken häufiger an einer Lungentuberkulose, bei Leberzirrhose entsteht häufiger ein primäres Leberkarzinom, eine Colitis ulcerosa führt überdurchschnittlich häufig zum Dickdarmkarzinom.

**Defektheilungen,** Krankheiten, die einen bleibenden Defekt, z. B. in Form minderwertigen Narbengewebes hinterlassen, begünstigen die Entstehung von Zweiterkrankungen. So entsteht auf deformierten Herzklappen (Vitium cordis) nach einer rheumatischen Endokarditis leicht eine bakterielle ulzeröse Endokarditis.

### 1.3.1.5 Umweltfaktoren

**Klimatische Bedingungen:** Erkältungskrankheiten in den nördlichen Breiten.

**Ernährung,** Überernährung: Hochdruck, Arteriosklerose. Mangelernährung: Vitaminmangelzustände mit ihren Folgen (Beri Beri: Vitamin $B_1$-Mangel, Skorbut: Vitamin C-Mangel, Pellagra: Nikotinsäureamidmangel; Eiweißmangel: Kwashiorkor, 11.3.2.1).

**Hygiene:** Gehäufte Infektionskrankheiten unter unhygienischen Bedingungen. Durch Wasser werden übertragen: Typhus, Paratyphus, Cholera, Viren. Durch Ratten: Morbus Weil. Mit der Luft: Polyzyklische Aromate, Staub.

**Psychosoziale Faktoren:** Magengeschwüre, Colitis ulcerosa.

### 1.3.1.6 Genetische Faktoren

Konstitution, Rasse und Art disponieren zu bestimmten Erkrankungen. So neigen Pykniker zu Hochdruck, Arteriosklerose, Diabetes mellitus, Gicht und Steinleiden.

Genetisch bedingte Unterschiede von Enzymaktivitäten können unter normalen Bedingungen unbemerkt bleiben und erst bei Kontakt mit potentiell schädigenden Faktoren (Bakterien, Nahrungsmittel, Toxine) die Entstehung einer Krankheit begünstigen. Beispiel: Einige Toxine und Drogen können durch Azetylierung entgiftet werden. Dabei spielt die N-Azetyl-Transferase eine Rolle, deren Aktivität genetisch geregelt wird. Es gibt den Phänotyp des *„langsamen Azetylators"*, der homozygot für ein entsprechendes autosomal rezessives Gen ist.

## 1.4 Tod (Exitus letalis, Thanatos)

**Endgültiges Versagen aller lebenserhaltenden Prozesse,** d. h. irreversibler Stillstand von Atmung, Kreislauf und Tätigkeit des Zentralnervensystems mit anschließendem Absterben der Gewebe und Zellen. Da die verschiedenen Gewebe unterschiedlich lange überleben und bis zu einer gewissen Grenze Reanimationsmaßnahmen möglich sind, ist der genaue Zeitpunkt des Todes eines Individuums nicht immer sicher festzulegen. Übereinkunftsgemäß wird er mit dem Eintritt des Hirntodes gleichgesetzt (1.4.4).
Zelltod s. 2.7.3

### 1.4.1 Definitionen

**Mittlere (mediane) Lebenserwartung:** Zeitabschnitt, nach dem 50% aller Menschen einer ausgewählten Personengruppe (z. B. Altersgruppe, Frauen, Männer) verstorben sind.

**Mittlere Lebenserwartung eines Neugeborenen:** Durchschnittlich zu erwartende Lebensdauer eines Neugeborenen nach der derzeitig gültigen Sterbetafel. So betrug in den Jahren 1981–1983 in der Bundesrepublik Deutschland die mittlere Lebenserwartung eines männlichen Neugeborenen 70,5, eines weiblichen Neugeborenen 77,1 Jahre, im Jahre 1900 dagegen nur 35 bzw. 38 Jahre.

**Mittlere fernere Lebenserwartung:** Altersspezifische mittlere Lebenserwartung oder „mittlere Lebenserwartung eines Altersjahres" entspricht der Zahl der Jahre, die eine Person bestimmten Alters im Durchschnitt noch leben wird. Danach lebten 1967/69 in der Bundesrepublik Deutschland ein 40jähriger Mann noch 31,6 Jahre, eine gleichaltrige Frau noch 36,4 Jahre, ein 80jähriger Mann noch 5,3 Jahre, eine Frau 6,0 Jahre.

**Mittlere Lebensdauer** gibt an, wie viele Menschen einer Altersklasse auf Grund statistischer Berechnungen nach einer bestimmten Zeit noch am Leben sein werden.

**Effektive Lebensdauer:** Anteil der tatsächlich noch Lebenden eines Jahrgangs nach einer bestimmten Zeit von Jahren.

**Mortalität:** Häufigkeit der Todesfälle = Verhältnis der Zahl der Todesfälle zur Zahl der Gesamtbevölkerung in einem bestimmten Zeitraum, im allgemeinen Zahl der an einer Krankheit Verstorbenen/100 000 Einwohner/Jahr. Beispiel: Tuberkulose-Mortalität in den vergangenen 20 Jahren von etwa 90 auf 2/100 000 Einwohner/Jahr gesunken.

Unterscheide: **Morbidität:** (morbidus, lat. = krankhaft) Häufigkeit einer Erkrankung, definiert als Verhältnis der Zahl der erkrankten Personen zur Zahl der gesamten Bevölkerung in einem bestimmten Zeitraum. Allgemein üblich: Zahl der Erkrankten/100 000 Einwohner/Jahr.

**Perinatale Sterblichkeit:** Zusammenfassung der Totgeburtenhäufigkeit und der „Frühsterblichkeit"; Totgeburt = Kind, das unmittelbar vor oder während der Geburt stirbt, „Frühsterblichkeit" = Tod in der ersten Lebenswoche.

**Letalität:** („Tödlichkeit") Anzahl der an einer bestimmten Krankheit Verstorbenen bezogen auf die Zahl der daran Erkrankten in einem bestimmten Zeitraum.

### 1.4.2  Sichere Zeichen des allgemeinen Todes

Der allgemeine Tod des Gesamtorganismus ist vom partiellen Tod der Organteile oder Gewebe zu trennen. So leben Nierenzellen noch sechs Stunden, Spermien noch 24–72 Stunden nach dem Tod des Gesamtorganismus. Da nach den geltenden gesetzlichen Bestimmungen bei jedem Verstorbenen der Tod von einem Arzt durch die sogenannte Leichenschau festgestellt und in einer Todesbescheinigung dokumentiert werden muß, hat jeder Arzt die sicheren Zeichen des allgemeinen Todes genau zu kennen:

### 1.4.2.1  Totenflecken = Livores
(livor, lat. = rotblauer Fleck)

Blauviolette Flecken an den „abhängigen" (d.h. nach unten liegenden), nicht aufliegenden Hautpartien.

**Entstehung:** Mit Sistieren der Herzaktion sinkt das Blut der Schwere folgend in die abhängigen Kapillargebiete des Organismus (Abb. 2). In Bereichen, in denen die Kapillaren durch Druck (z.B. des Körpergewichtes) komprimiert werden, bleibt die Haut blaß.

**Zeitabhängigkeit:** Beginn 30–60 Minuten nach dem Herzstillstand als kleine Flecken. An den unteren Wangen- und seitlichen Halspartien treten sie mitunter schon

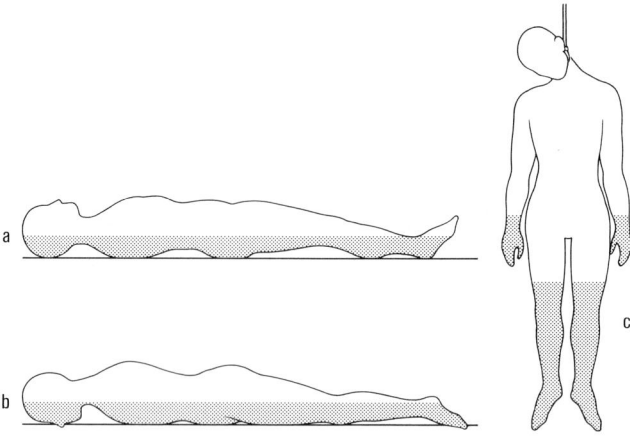

Abb. 2    Lokalisation der Totenflecken in Abhängigkeit von der Körperlage

in der Agonie auf ("Friedhofsrosen"). 120-150 Minuten nach dem Tod Konfluenz zu großen Partien, 10 Stunden nach dem Tod ist die größte Ausdehnung erreicht.

**Verlagerbarkeit:** In den ersten 4-12 Stunden verändert sich bei Lageveränderung der Leiche die Lokalisation der Totenflecken infolge der Blutverschiebung in der neuen Körperlage. Die Totenflecken verschwinden in den höher gelegenen Arealen und treten in den nun nach unten liegenden Bezirken auf. Vollständige Umlagerbarkeit der Totenflecken ist bis zu 4 Stunden, unvollständige bis zu 12 Stunden (jeweils Mittelwerte) nach dem Tode möglich (wichtig für Gerichtsmediziner und Kriminalpolizei zur Beurteilung der ursprünglichen Lage der Leiche am Fundort). Farbe der Totenflecken: Normal = blaurot; bei CO-Vergiftung und postmortaler Diffusion von $O_2$ bei Temperaturen unter 10-15 °C = hellrot; Vergiftungen mit Methämoglobinbildung = braungrau.

**Wegdrückbarkeit:** Während der ersten 6 Stunden nach dem Tod lassen sich die Totenflecke durch festen Druck mit dem Finger vollständig, bis zu 17 Stunden unvollständig wegdrücken (Mittelwerte), die Haut blaßt an der Druckstelle ab (Verschiebung der Erythrozyten in benachbarte Blutgefäße). Später ist das nicht mehr möglich. Diese fehlende Wegdrückbarkeit ist die Folge einer Hämokonzentration in den Kapillaren. Die dichter gepackt liegenden Erythrozyten sind schwerer in die Gefäße der Nachbarschaft verschiebbar oder das Gewebe ist von Blutfarbstoff imbibiert, der während der postmortalen Hämolyse freigesetzt wurde.

### 1.4.2.3 Autolyse, Fäulnis

**Autolyse** ist die Selbstverdauung abgestorbener Zellen durch körpereigene Enzyme.

**Entstehung:** Nach Sistieren der energieliefernden Prozesse und damit der Anabiose (ana, gr. = hinauf, bios, gr. = Leben) überwiegt die Katabiose (kata, gr. = herab), es kommt zum Zerfall der Moleküle und damit zur Auflösung der Strukturen vor allem unter dem Einfluß hydrolytischer Enzyme (z. B. aus Lysosomen).

**Beispiele:** Gastromalacia acida ( = "saure Erweichung des Magens"), Konsistenzabnahme des Pankreas, Zerfließlichkeit des Nebennierenmarkes.

**Fäulnis**
Enzymatischer Abbau durch bakterielle Enzyme. Die während des Lebens als Saprophyten (sapros, gr. = verfault, phyton, gr. = Gewächs) auf Schleimhäuten des Darmes und auf der Haut lebenden oder in den Organismus eingedrungenen Mikroorganismen breiten sich nach dem Tod in allen Geweben aus.

Zeichen der Fäulnis sind:

**Grau-grüne Verfärbung** der Haut am rechten und linken Unterbauch und innerer Organe durch Sulfhämoglobinbildung. (Entsteht durch Einwirkung des bei der Fäulnis im Kolon freigesetzten $H_2S$ aus Hämoglobin).

**Pseudomelaninbildung** an der Oberfläche innerer Organe (z. B. Leberunterfläche): $H_2S$ aus dem Darm reagiert mit eisenhaltigem Pigment (Siderin) und es entsteht FeS.

**Hervortreten des Hautvenennetzes:** Erweiterung durch Gasbildung in den Venen, schmutziggrüne Farbe durch Sulfhämoglobinbildung.

**Gasbildung** durch Gewebszersetzung mit Entstehung von $NH_3$, $H_2$, $CH_4$, $N_2$ und $CO_2$: Auftreibung des Darmes, Blasenbildung in der Haut und in den inneren Organen („Schaumorgane").

**Fäulnisgeruch:** Beim Eiweißabbau entstehen z. T. übelriechende und giftige Substanzen wie Tyramin, Putreszin, Kadaverin und Ptomaine (ptoma, gr. = Gefallene, Tierleiche). Der zeitliche Ablauf der Fäulnis hängt wie alle enzymatischen Vorgänge von Umgebungstemperatur und Feuchtigkeitsgehalt ab (trockene Luft – eher Mumifizierung, feuchte Luft – eher Autolyse und Fäulnis).

### 1.4.2.2  Leichenstarre ( = Totenstarre = Rigor mortis)

Starre der Skelett-, Herz- und glatten Muskulatur infolge einer agonal und postmortal verlangsamt ablaufenden Muskelkontraktion.

**Entstehung:** Postmortal kommt es – ähnlich der intravitalen Kontraktion – infolge einer Spaltung des im Muskel vorrätigen ATP zu einer Kontraktion der Muskelfasern mit Vernetzung der Aktin- und Myosinfäden. Die intravital sofort wieder mögliche Muskelfasererschlaffung bleibt infolge des postmortalen Energiemangels jedoch aus, da diese Vernetzungen nur im ATP-Überschuß lösbar sind, die „Weichmacherwirkung" des ATP-Überschusses fehlt. Die Starre „löst sich" schließlich unter Freisetzung von $NH_3$ durch die fäulnisbedingte Trennung des Myosins vom Aktin.

Diese biochemischen Prozesse sind von vielen Faktoren abhängig, z. B. ATP-Reserven, Einfluß des Nebennierenrindenhormonspiegels auf ATP-Resynthese, pH-Wert des Muskels, Temperatur. Antemortal stärker beanspruchte Skelettmuskeln mit größerem Vorrat an ATP-liefernden Reserven werden z. B. schneller starr ( = Rigor praecox, kataleptische Totenstarre = sofortige Erstarrung der gesamten Muskulatur nach Hirntraumen, z. B. Kopfschuß, mit Verletzung des Hirnstammes und der Medulla oblongata).

**Zeitabhängigkeit:** Angaben über die Zeitabhängigkeit sind aus oben genannten Gründen nur mit Einschränkungen möglich. Die Reihenfolge des Auftretens ist lageabhängig. Im allgemeinen gilt die **Nysten-Regel** = die Starre der Skelettmuskulatur beginnt am Unterkiefer nach 1–3 Stunden, es folgen Hals und Nacken. Diese Reihenfolge wird durch die Aktivität der einzelnen Muskelgruppen, Blutfülle und Umgebungstemperatur beeinflußt. Zuerst tritt die Totenstarre am Herzmuskel (30 Minuten – 2 Stunden post mortem) auf, führt hier zu einer langsamen postmortalen Kontraktion. Wird die Leichenstarre innerhalb der ersten 7–8 Stunden gewaltsam überwunden, „gebrochen", so kann sie in anderer Stellung erneut auftreten (wichtig für Lagebeurteilung einer Leiche durch Gerichtsmediziner oder Kriminalpolizei!). Die Lösung der Starre erfolgt in der gleichen Reihenfolge wie die Ausbildung und beginnt meist nach 36–38 Stunden.

**Mittelwerte über zeitliche Abhängigkeit der Totenstarre in Stunden**
(nach B. Mueller, Gerichtliche Medizin, 1975)

| | |
|---|---|
| Auftreten | 3 |
| Wiederauftreten nach Brechen bis | 5 |
| Volle Ausprägung | 8–25 |
| Dauer | 57 |
| Vollständige Lösung | 76–95 |

### 1.4.3 Zeichen der Vita reducta und des sog. klinischen Todes

Zwischen Leben als spontaner und ausreichender Funktion aller wesentlichen Systeme und vollständigem Stillstand sämtlicher Lebensvorgänge liegt eine Phase, in der Teilfunktionen noch ablaufen oder mit Hilfe von Apparaten aufrechterhalten werden können (z. B. der Herztätigkeit durch Elektrostimulation mit einem Schrittmacher, der Atmung durch Respiratoren).

Diese **Phase des Sterbens** als allmählichem Erlöschen aller Lebensvorgänge wird unterteilt in die **Agonie** (agonia, gr. = Wettkampf, Angst) und dem folgenden **relativen oder klinischen Tod.** Der klinische Tod tritt mit Versagen der Kreislauf- oder Atemfunktion ein.

Jenseits dieses Zeitpunktes beginnt die Zeitspanne des **intermediären Lebens,** deren Dauer von der Überlebensfähigkeit der Ganglienzellen bestimmt wird. In diesem Stadium des „verminderten Lebens", der **„vita reducta",** das nur durch Intensivmaßnahmen aufrechtzuerhalten ist, kann unter Umständen die Rückkehr zum Leben durch therapeutische Eingriffe erzwungen werden.

### 1.4.4 Zeichen des Hirntodes

Der Hirntod ist der vollständige und irreversible Zusammenbruch der Gesamtfunktion des Gehirnes bei noch aufrechterhaltener Kreislauffunktion im übrigen Körper. Dabei handelt es sich ausnahmslos um Patienten, die wegen fehlender Spontanatmung kontrolliert beatmet werden müssen. Er ist mit dem Tod des Menschen gleichzusetzen.

Im Hinblick auf Organentnahmen für Transplantationszwecke ist die Feststellung des Hirntodes entscheidend, da andere Organfunktionen durch die Intensivpflege lange aufrecht erhalten werden können. Seine Diagnose ist an bestimmte Voraussetzungen gebunden.

Voraussetzungen zur Feststellung des Hirntodes sind:
- Vorliegen einer akuten schweren primären oder sekundären Hirnschädigung (primär z. B.: Schwerste Hirnverletzungen, spontane intrazerebrale Blutungen, Hirninfarkt, selten maligner Hirntumor, akuter Verschluß-Hydrozephalus. Sekundär z. B.: Folge von Hypoxie, von kardial bedingtem Kreislaufstillstand oder langdauerndem Schock).
- Ausschluß von Intoxikationen, neuromuskulärer Blockade, primärer Unterkühlung, Kreislaufschock, endokrinem oder metabolischem Koma als mögliche Ursache oder Mitursache des Ausfalls der Hirnfunktion im Untersuchungszeitraum.

Der Tod kann festgestellt werden, wenn das Vorliegen der nachfolgenden **Kriterien des Hirntodes** nachgewiesen ist, gestützt auf klinische Symptomatik, angemessene Beobachtungszeit und für den gegebenen Fall apparative Zusatzuntersuchungen.

1. Klinisch-neurologische **Zeichen eines Ausfalls der Hirnfunktionen** sind:
   a) Bewußtlosigkeit (zerebrales Koma)
   b) Ausfall der Spontanatmung
   c) Lichtstarre beider wenigstens mittel-, meistens maximal weiten Pupillen, wobei keine Wirkung eines Mydriatikums vorliegen darf
   d) Fehlen des okulo-zephalen Reflexes
   e) Fehlen des Kornealreflexes
   f) Fehlen von Reaktionen auf Schmerzreize im Trigeminusbereich
   g) Fehlen des Pharyngeal-/Trachealreflexes

2. Nach Vorliegen – wiederholter Feststellung – dieser klinisch-neurologischen Symptome sind als weitere Kriterien erforderlich:
   a) Nachweis einer **hirnelektrischen Stille im EEG** (Null-Linien-EEG) bei kontinuierlicher Registrierung während mindestens 30 Minuten nach den technischen Richtlinien der Deutschen EEG-Gesellschaft. Bei Säuglingen und Kleinkindern muß wegen der Unreife des Gehirns die EEG-Registrierung nach 24 Stunden wiederholt werden.
   b) Wurde ein **zerebraler Zirkulationsstillstand,** z. B. bei diagnostisch durchgeführter beidseitiger Angiographie, bei einem ausreichenden Systemblutdruck nachgewiesen, so kann, wenn die Symptome 1. a–g vorliegen, ebenfalls der Hirntod ohne weitere Beobachtungszeit festgestellt werden.

**Zeitdauer der Beobachtung**

Wenn auf das EEG verzichtet werden muß und wenn auch kein angiographischer Befund vorliegt, müssen die unter 2. aufgeführten Ausfallsymptome
- bei Erwachsenen und bei älteren Kindern
- nach *primärer* Hirnschädigung während mindestens 12 Stunden

– nach *sekundärer* Hirnschädigung während 3 Tagen mehrmals übereinstimmend nachgewiesen werden, bis der Hirntod festgestellt werden kann.

– Bei Säuglingen und Kindern bis zum zweiten Lebensjahr soll in allen Fällen mit primärer Hirnschädigung die Beobachtungsdauer 24 Stunden betragen. (Empfehlung des Wissenschaftlichen Beirates der Bundesärztekammer 1982)

**Morphologische Veränderungen des Gehirns bei Hirntod:** Hochgradiges Hirnödem. Nekrose aller Nerven- und Gliazellen des Großhirns bei ausreichender Manifestationszeit.

## 1.5 Obduktion (innere Leichenschau)

**Obduktion** (obducere, lat. = vorführen, öffnen) = **Sektion** (sectio, lat. = Zerschneiden) = **Autopsie** (autos, gr. = selbst, opsis, gr. = Sehen).

In der Bundesrepublik Deutschland gibt es keine *allgemeine* gesetzliche Obduktionspflicht.

### 1.5.1 Aufgaben der klinischen Obduktion

Als klinische Obduktionen werden Autopsien der in Krankenhäuser an natürlichen Ursachen verstorbenen Personen bezeichnet. Im Gegensatz zu anderen Staaten ist in der Bundesrepublik die Durchführung klinischer Obduktionen nicht durch ein einheitliches Gesetz geregelt. Im allgemeinen wird den Hinterbliebenen ein Verweigerungsrecht gegen die klinische Obduktion eingeräumt, für deren Wahrnehmung eine Wartefrist besteht.

Klinische Obduktionen haben folgende Aufgaben:
● Überprüfung der klinischen Diagnose und der Therapieeffekte
● Aussagen über Entstehung und Verlauf von Krankheiten, d.h. über pathogenetische Zusammenhänge
● Abklärung der Folgezustände von Krankheiten
● Erfassung der Todesursachen
● Beantwortung sozialmedizinischer und versicherungsrechtlicher Fragen
● Grundlagen für genaue Statistiken über Krankheiten und Todesursachen
● Erkennung von Erbkrankheiten (Familienplanung)
● Gewinnung von Anhaltspunkten für notwendige prophylaktische Maßnahmen (z. B. gegen Infektionskrankheiten)
● Ausbildungs- und Weiterbildungsgrundlage für Medizinstudenten und Assistenzärzte

### 1.5.2 Gesetzliche Obduktionspflicht

Folgende Obduktionen sind in der Bundesrepublik gesetzlich vorgeschrieben:

**Gerichtliche Obduktion**
Muß bei allen unnatürlichen Todesfällen (Verdacht auf fremdes Verschulden) oder bei Auffinden eines nicht identifizierten Toten durchgeführt werden, wenn der Amtsrichter die Obduktion für notwendig hält.

**Anordnungsrecht:** Amtsrichter auf Anordnung der Staatsanwaltschaft.

**Anordnungspflicht:** Für keinen Fall ausdrücklich zwingend festgelegt, liegt im Ermessen des Amtsrichters.

**Feuerbestattungsobduktion:** Muß vor der Verbrennung durchgeführt werden, wenn der Amtsarzt die Todesursache weder durch äußere Leichenschau noch durch anamnestische Angaben des zuletzt behandelnden Arztes klären kann.

**Anordnungsrecht:** Amtsarzt

### 1.5.3 Gesetzlich nicht zwingend vorgeschriebene Obduktionen

Auf gesetzlicher Grundlage auch gegen den Willen des Verstorbenen und der Hinterbliebenen sind durchführbar:

**Seuchenpolizeiliche Obduktionen** zur Feststellung aller bei Verdacht, Erkrankung oder Todesfall meldepflichtigen Krankheiten (Aufführung aller meldepflichtigen Krankheiten s. LZK Bakteriologie).

**Anordnungsrecht:** Zuständige Behörde auf Antrag des Gesundheitsamtes.

Gesetzlich ebenfalls nicht vorgeschrieben sind auf der Grundlage der Reichsversicherungsordnung (RVO):

**Obduktionen aus versicherungsrechtlichen Gründen** durch die festgestellt werden soll, ob eine Berufskrankheit oder Wehrdienstbeschädigung vorliegt und ob ursächliche Beziehungen zwischen dieser und dem Eintritt des Todes bestehen (Rentenansprüche!).

## 1.6 Intravitale Diagnostik von Krankheiten mit morphologischen Methoden

### 1.6.1 Histologische Untersuchung von Biopsien
   (Prinzipien des Verfahrens)

**Definition:** *Biopsie* (bios, gr. = Leben, opsis, gr. = Sehen, Wahrnehmung) *ist die Gewinnung von Gewebsproben am lebenden Menschen durch Punktion oder mit speziellen Instrumenten (Saugbiopsie, Knipsbiopsie, Kurettage).*

Es folgt die Herstellung von histologischen Schnittpräparaten, für Routineuntersuchungen Paraffin- oder Gefrierschnitte (etwa 6–15 μm dick), für spezielle Fragen, histochemische, immunhistologische Präparate, Semidünnschnitte (maximal 1,0 µm dick) oder Ultradünnschnitte für die Elektronenmikroskopie.

**Punktionszylinder** werden durch Organ- oder Gewebspunktion mit größeren Nadeln oder Punktionskanülen (Außendurchmesser z.B. 2,0 mm bei der Silverman Tru Cut Nadel und 4,6 mm bei der Prostatastanze zur Prostatapunktion oder bis 1,4 mm bei der Menghini-Nadel zur Leberbiopsie). Vor allem aus folgenden Geweben werden Punktionszylinder gewonnen: Leber, Prostata, Haut, Niere, Milz, Pleura, Gelenkkapsel, Knochen.

Spezielle Instrumente an der Spitze von Gastroskopen, Enteroskopen etc. ( = **Knipsbiopsie, Saugbiopsie, Zangenbiopsie**) ermöglichen heute auch an schwer zugänglichen Oberflächen Biopsien.

**Probeexzisionen** sind chirurgische Gewebsentnahmen für histologische Untersuchungen, mit dieser Methode sind alle Organe und Gewebe zugänglich.

### 1.6.2  Punktionszytologie
   (Prinzipien des Verfahrens)

**Zytologische Diagnostik**

**Definition:** *Mikroskopische Untersuchung aus dem Gewebsverband gelöster Einzelzellen zur Erkennung von Krankheiten, vor allem Tumoren, Entzündungen und Speicherkrankheiten.*

Mit feinen Punktionsnadeln (Außendurchmesser ca. 0,6 mm) werden verdächtige Organbezirke punktiert und gefärbte Ausstriche des aspirierten Zellmaterials hergestellt ( = Aspirations- oder Punktatzytologie = Feinnadelsaugbiopsie). Gefahrloser, den Patienten wenig belastender Eingriff, der leicht wiederholt werden kann

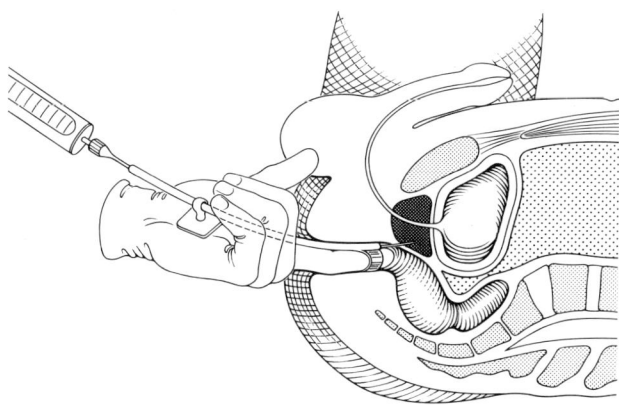

Abb. 3    Transrektale Feinnadelsaugbiopsie der Prostata nach Franzen

und daher für Verlaufskontrollen geeignet ist. Selbst versehentliches Durchstechen der Aorta, Gallenblase, Harnblase oder des Darmes verursachen in der Regel keine Komplikationen.

### 1.6.3 Exfoliativzytologie
####    (Prinzipien des Verfahrens)

Gewinnung spontan von Oberflächen abgelöster Zellen (folium, lat. = Blatt, exfoliatio = Abblättern), Herstellung von gefärbten Ausstrichen und mikroskopische Beurteilung der Zellen:

**Spontan entleerte Sekrete** (z. B. Sputum, Harn, Speicheldrüsensekrete), unter Umständen (im Harn immer) ist eine Zellanreicherung, z. B. durch Zentrifugation notwendig,

**Spülflüssigkeiten** (Bronchien, Verdauungstrakt), Zellanreicherung ist notwendig.

**Direkte Abstrichentnahme** von Schleimhautoberflächen (Portio s. Abb. 4, Vagina, oberer Respirationstrakt, oberer Verdauungstrakt, Magen) mit einem kleinen Wattebausch, Schwamm, einer Öse, Bürste oder (weniger geeignet) einem Spatel.

**Zytologie von Körperhöhlenflüssigkeiten,** von den begrenzenden Oberflächen an Flüssigkeiten in Pleura, Peritoneum, Gelenkhöhlen, Zysten oder Liquorräume abgegebene Zellen werden angereichert (Zytozentrifuge, Miniporefilter) und in gefärbten Ausstrichen untersucht.

### 1.6.4  Medizinische Bedeutung der morphologischen Untersuchungen

**Zytologische Methoden** sind besonders geeignet zur Vorsorgeuntersuchung und Frühdiagnose maligner Tumoren, z. B. Portiokarzinom, Bronchialkarzinom, Harnblasenkarzinome, Magenkarzinome, Dickdarmkarzinome. Große Erfolge

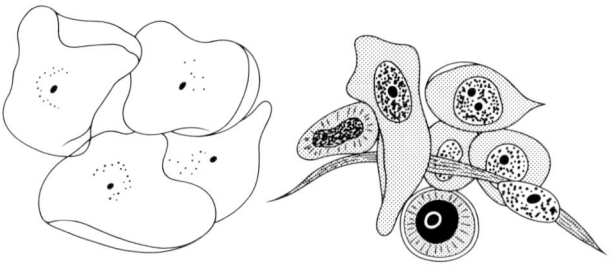

Normales zytologisches Zellbild der Portio          Zellen eines invasiven Portio-Karzinoms
          (Gruppe I)                                      (Gruppe V)

Abb. 4   Exfoliativzytologie der Portio

hat diese Methode z. B. bei der Früherkennung des Portiokarzinoms, des Prostata- und z. T. auch des Bronchialkarzinoms. Weiterhin dienen sie zur Differentialdiagnose ob ein Tumor oder eine Entzündung vorliegen und zur Feststellung der Entzündungsart. Nachweis parasitärer Erkrankungen wie Trichomoniasis der Vagina. Erkennung hormonell gesteuerter Funktionszustände, z. B. zyklischer Veränderungen des Portio- und Vaginalepithels.

**Histologische Methoden** werden angewandt zur Vorsorgeuntersuchung und Frühdiagnose bösartiger Geschwülste, genauerer Differenzierung gutartiger und bösartiger Geschwülste, Feststellung des Malignitätsgrades der Tumoren, genauerer Einordnung entzündlicher und parasitärer Erkrankungen sowie verschiedener Stoffwechselerkrankungen. An den im Zellverband vorliegenden Geweben sind histologisch weitgehendere diagnostische Aussagen möglich, als an zytologisch beurteilten Einzelzellen. So kann unterschieden werden, ob eine Fettleber oder eine Hepatitis, eine Cholangitis oder Leberzirrhose vorliegen, histologische Methoden erlauben Typisierungen der Glomerulonephritiden, genauere Analysen einer Gastritis, Differentialdiagnosen von Gelenkerkrankungen, Erfassungen immunpathologischer Vorgänge durch immunfluoreszensmikroskopische Untersuchungen. Daraus ergeben sich weitreichende Konsequenzen für die Therapie, z. B. intensive medikamentöse Maßnahmen mit in Kauf zu nehmender Gefahr von Nebenwirkungen, weiterreichende operative Eingriffe wie Amputationen und entsprechend prognostische Folgerungen.

Eine besondere Probeexzision ist die

**Schnellschnittuntersuchung,** bei der am Gefrierschnitt während der Operation entnommenes Gewebe innerhalb weniger Minuten untersucht wird. Das sofort telephonisch dem Operateur mitgeteilte Ergebnis ist ausschlaggebend für den weiteren Gang der Operation.

*Jedes bei einer Operation entnommene Material sollte morphologisch untersucht werden. Das Unterlassen der morphologischen Untersuchung eines aus therapeutischen Gründen entnommenen Gewebes kann als ärztlicher Kunstfehler angesehen werden.*

Begründung: Histologische Sicherung der Diagnose. Hinter einem scheinbar eindeutigen klinischen Bild kann sich eine andere Erkrankung verbergen. Beispiele: Karzinom in Randabschnitten eines chronischen Magengeschwüres mit entsprechend anderer Nachbehandlung. Wurmfortsatzkarzinoid, Karzinom in diesem Bereich oder Morbus Crohn als Ursache einer „Appendizitis". Mikroskopische Klärung, ob ein bösartiger Tumor im Gesunden entfernt wurde.

# 2. Zell- und Gewebsschäden

## 2.1 Morphologische Veränderungen bei angeborenen Stoffwechselkrankheiten

### 2.1.1 Stoffwechselstörungen durch angeborene genetisch bedingte Enzymdefekte
(inborn error of metabolism)

Angeborene Stoffwechselstörungen entstehen durch Defekt eines bestimmten Enzyms infolge Genmutation, d. h. einer Änderung des Basencodes der DNA.

Beim Menschen sind bereits mehr als 100 Stoffwechseldefekte in verschiedensten Stoffwechselwegen durch genetisch bedingte Enzymopathien bekannt. Derartige Störungen des Metabolismus werden heute bei Neugeborenen in einer Häufigkeit von 1:1250 gefunden, etwa 3–4% der Bevölkerung sind heterozygote Träger irgendeines der bekannten Stoffwechseldefekte.

**Allgemeines Prinzip**

Der Gendefekt kann verursachen:

- Synthese eines **strukturell** veränderten Enzymproteins (z. B. Einbau einer anderen Aminosäure)
- Synthese eines sehr instabilen Enzyms
- Reduzierte Synthese des Enzyms
- Vollständig fehlende Synthese des Enzyms

Diese Enzymdefekte führen in der Stoffwechselkette zu einem „Aufstau" der Metaboliten vor dem Defekt (Enzymblock), das Substrat A ist vermehrt, Substrat B ist vermindert.

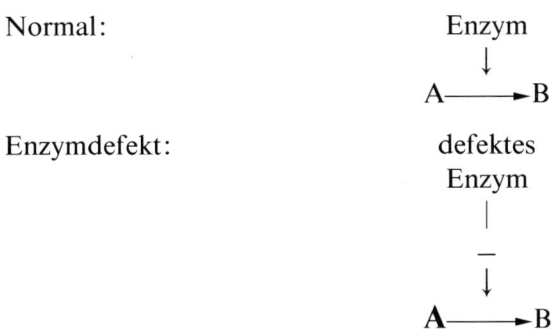

Werden die vor dem Block aufgestauten Metaboliten ausgeschieden (vor allem durch die Niere), so kann der Defekt für den Träger ohne wesentliche Folgen bleiben. Bei unzureichender Ausscheidung kommt es infolge der Anreicherung im Organismus zu Schäden, die durch den Metaboliten direkt, oder infolge Beeinflussung weiterer Stoffwechselwege indirekt entstehen können. Dabei treten morphologisch erkennbare Läsionen in bestimmten Organen oder Geweben auf.

In anderen Fällen kommt es zu Speicherungen der Metaboliten in bestimmten Zellen mit charakteristischen Zellveränderungen. Entsprechend unterscheiden wir:

**Enzymdefekte (Enzymblock) mit Anhäufung intermediärer Stoffwechselprodukte** z. B.
Phenylketonurie
Galaktosämie
Sideroachrestische Anämie

Krankheitsbilder im einzelnen:

### Phenylketonurie

*Erbgang:* Autosomal rezessiv

*Defizientes Enzym:* Phenylalaninhydroxylase, katalysiert vor allem in der Leber die Parahydroxylierung der Aminosäure Phenylalanin zu Tyrosin.

*Pathogenese:* Fehlende Phenylalaninhydroxylase führt zum Aufstau" des Phenylalanin in der Stoffwechselkette vor dem Tyrosin. Das vor dem „Block" aufgestaute Phenylalanin wird durch Transaminierung in die unten genannten Metaboliten umgewandelt.

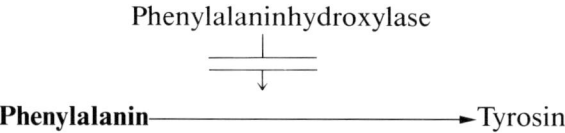

Phenylalaninhydroxylase

**Phenylalanin**————————————————►Tyrosin

Folge: Phenylalanin steigt im Blutserum (bis auf das 30fache der Norm), im Liquor und in den Geweben. Auch mehrere andere Stoffwechselprodukte des Phenylalanin, z. B. Phenylpyruvat, Phenyllaktat, Phenylazetat, steigen im Blut an. Die Ausscheidung von Phenylketon im Harn hat der Krankheit den Namen gegeben: Phenylketonurie oder Phenylbrenztraubensäureschwachsinn (Oligophrenia phenylpyruvica).

Besonders geschädigt wird durch die Stoffwechselstörung das Gehirn mit Störungen der Myelinbildung. Die Mechanismen sind im einzelnen noch unklar (Hemmung des Aminosäuretransportes in die Hirnzellen infolge der Hyperphenylalaninämie? Beeinträchtigung der Melaninsynthese infolge kompetetiver Hemmung der Tyrosinase durch Phenylalanin?).

*Morphologische Läsion:* Mittelschwere Markscheidenabblassung und Gliafaservermehrung des ZNS.

Verbreiterung der Purkinjezelldendriten im Kleinhirn.

*Krankheitsbild:* Progrediente, irreversible geistige Retardierung. IQ im 6. Lebensjahr bereits unter 30. Pigmentarmut der ekzematös veränderten Haut, helle Haare, blaue Augen („blonde Idioten"), Tremor, Krämpfe, muskuläre Hypertonie und Hyperkinese.

*Häufigkeit:* In der Bundesrepublik Deutschland homozygote Form 1: 15 000 Geburten. 0,5–1,0% aller Schwachsinnigen haben eine Phenylketonurie.

## Galaktosämie

*Erbgang:* Autosomal rezessiv

*Defizientes Enzym:* 2 Formen:   a)  Galaktokinase-Mangel
                                 b)  Galaktose-1-Phosphat-Uridyl-Transferase-Mangel („klassische Form")

*Pathogenese:* Milchzucker (Galaktose) kann nicht verwertet werden.

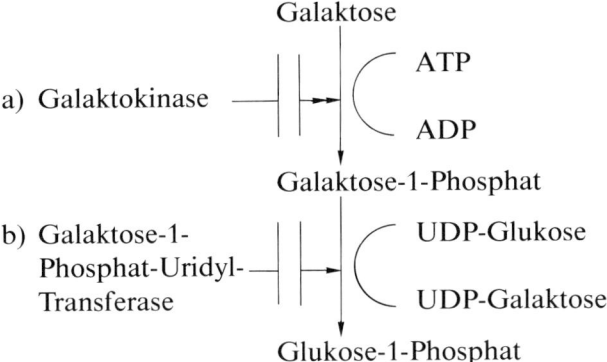

*Folgen:*

bei a) **Galaktose-Vermehrung** im Blut und Urin sowie intrazellulär.

*Morphologische Läsionen:* Linsentrübung (Katarakt) durch das aus der exzessiv vorhandenen Galaktose entstehende Galaktositol.

*Krankheitsbild:* Beginn mit der Milchfütterung, mildere Verlaufsform als b, außer Linsentrübung keine klinischen Erscheinungen.

bei b) **Galaktose-1-Phosphat-Vermehrung** im Blut und Urin sowie intrazellulär. Die hohe intrazelluläre Galaktose-1-Phosphat-Konzentration blockiert wahrscheinlich andere Enzymreaktionen im Kohlenhydratstoffwechsel.

*Morphologische Läsionen:* Wachstumsverzögerung, Katarakt, Ikterus mit schwerer Leberparenchymverfettung, Leberzellnekrosen und Cholostase, final Fibrose oder Leberzirrhose. Die Hauptstückepithelien der Nieren sind vakuolisiert. ZNS: Störung der Markreifung, Degeneration der Nervenzellen.

*Krankheitsbild:* Milchfütterung löst Brechdurchfälle, Wachstumsverzögerung, schwere progrediente und irreversible geistige Retardierung aus.

*Häufigkeit* von a und b zusammen: Homozygot 1:20000 Neugeborene.

### 2.1.2 Speicherkrankheiten

*Sind Folgen von Enzymdefekten (Enzymblocks) mit intra- und/oder extrazellulärer Speicherung gering oder nicht löslicher intermediärer Stoffwechselprodukte am Ort des Defektes oder in Speicherzellen.*

### Glykogenosen = Glykogenspeicherkrankheiten

Die Mehrzahl beruht auf einer Blockierung des Glykogenabbaues infolge verschiedener Enzymdefekte. Folge ist eine übermäßig starke Glykogenspeicherung in Parenchymzellen vor allem der Leber, Nieren und Muskulatur. Die Häufigkeit der Glykogenspeicherkrankheiten beträgt etwa 1:10000 lebend geborener Kinder.

### Glykogenose Typ I (von Gierke)

*Erbgang:* Autosomal rezessiv

*Defizientes Enzym:* Glukose-6-Phosphatase

*Pathogenese:* Enzymblock im letzten Schritt des Glykogenabbaues

$$\text{Glukose-6-Phosphatase}$$

Glukose-6-Phosphat⟶Glukose

*Folge:* Glukose wird von den betreffenden Parenchymzellen aufgenommen und zu Glykogen synthetisiert, das dann aber nur langsam oder gar nicht abgebaut wird. Starke Glykogenablagerungen in den Organen, die normalerweise Glukose-6-Phosphatase enthalten, z.B. Leber und Niere. So ist das Leberglykogen bis auf 5-10% des Feuchtgewichtes der gesamten Leber erhöht.

*Morphologische Läsionen:* Die morphologischen Veränderungen bleiben auf Leber und Niere beschränkt. In der Leber enthalten die Epithelien reichlich Glykogenablagerungen, in den Nieren die proximalen Tubulusepithelien (Hauptstücke). Da Glykogen bei den üblichen Färbemethoden herausgelöst wird, haben die Zellen ein pflanzenzellähnliches Aussehen – große Zellen mit deutlich etender Zellmembran und optisch leerem Zytoplasma.

*Krankheitsbild:* Bereits im ersten Lebensjahr nachweisbare Lebervergrößerung (Hepatomegalie). Anorexie (= Appetitlosigkeit), Erbrechen, Gewichtsabnahme, die körperliche Entwicklung ist retardiert. Häufig Azidose und Ketose, Hypoglykämie und damit verbunden Parenchymverfettung. Infektanfälligkeit. Der Tod kann schon im ersten Lebensjahr eintreten, es kann jedoch auch das Erwachsenenalter erreicht werden.

*Diagnose:* Biochemischer Nachweis des Enzymdefektes und biochemisch sowie histochemisch nachgewiesener erhöhter Glykogengehalt in der Leberbiopsie.

## Glykogenose Typ II (Pompe)

Erbgang: Autosomal rezessiv

Defizientes Enzym: Lysosomale Amylo-1,4-alpha-Glukosidase (entspricht der Speichel- und Pankreasamylase)

Pathogenese: Weitgehend generalisierter Enzymblock

Saure alpha-1,4-Glukosidase
(Amylo-1,4-Glukosidase)

Glykogen ⟶ Dextrine → Maltose, Glukose

Folge: Normalerweise wird Glykogen in der Zelle über den Weg der Glykogensegregation von Lysosomen aufgenommen, d. h. autophagozytiert und abgebaut. Bei Defekt des Enzyms bleibt das Glykogen liegen und reichert sich in den erweiterten Lysosomen an, was sich vor allem in der gesamten quergestreiften Muskulatur auswirkt. Dieser Typ der Glykogenose geht mit dem höchsten Glykogengehalt in den einzelnen Organen einher.

Zusammenfassung der wichtigsten Glykogenosetypen:

| Typ | Autorennamen | Enzymdefekt | befallene Organe | Häufigkeit aller Glykogenosen |
|-----|--------------|-------------|------------------|-------------------------------|
| I | v. Gierke | Glucose-6-Phosphatase | Leber Niere | 37% |
| II | Pompe | Saure alpha-1,4-Glukosidase | generalisiert bes. Herz- und Skelettmuskulatur | 10% |
| III | Forbes, Cori | Amylo-1,6-Glukosidase | Leber Herz Muskel | 26% |
| IV | Andersen | Amylo-(1,4-1,6)-Transglykosidase | Leber Herz Muskel Milz | 1% |
| V | Mc Ardle | Muskelphosphorylase | Muskel | 1% |
| VI | Hers | Leberphosphorylase | Leber | 25% |

Morphologische Läsionen: Stärkste Speicherung des Glykogens im Herzmuskel (Pompe = „kardiale Form" der Glykogenosen), dessen Kammerwände verbreitert sind. Die Glykogenkonzentration steigt hier von normal 1,5% auf 6,5%. Beim Aufarbeiten der Präparate in wäßrigen Lösungen löst sich Glykogen aus den vergrößerten Lysosomen, dadurch entstehen Vakuolen. Die verbreiterten Herzmuskelfasern haben ein helles Zytoplasma, Übergang in Endomyokardfibrose, Glykogenspeicherung fällt weiterhin in Skelettmuskelzellen, Epithelien- und Sternzellen der Leber, Ganglienzellen des Hirnstammes, Gliazellen und im Darm auf.

Krankheitsbild: Bei der Geburt ist der Glykogengehalt der Organe noch normal, steigt danach vor allem im Herzen rasch an. Mangelndes Gedeihen, Muskelschwäche, Areflexie, Makroglossie und fortschreitende Demenz kommen hinzu. Zunehmende Herzinsuffizienz führt meist im ersten, spätestens im 2. Lebensjahr zum Tod.

## Lipidspeicherkrankheiten = Lipidosen

Genetisch bedingte Enzymdefekte im Stoffwechsel führen zur Ablagerung der nicht metabolisierten Zwischenprodukte, vorwiegend betroffen ist das ZNS. Je nach Art der Erkrankung sind auch Leber und Milz beteiligt. Genauere Daten zur Häufigkeit liegen nicht vor.

### Metachromatische Leukodystrophie

Synonyma = Leucodystrophia cerebri progressiva hereditaria
= diffuse Hirnsklerose
= Morbus Scholz

*Erbgang:* Nicht bekannt.

*Defizientes Enzym:* Arylsulfatase A, katalysiert die Abspaltung des Sulfations vom Zerebrosid.

*Pathogenese:* Defekte Arylsulfatase bzw. Zerebrosidsulfatidase verursacht infolge des Abbaublocks der Zerebrosidsulfatide einen „Aufstau" dieser Metaboliten.

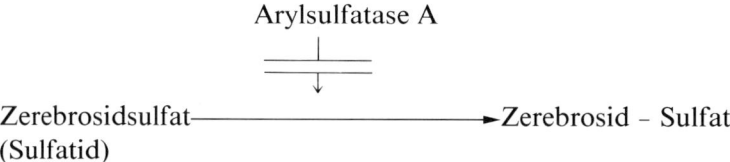

Zerebrosidsulfat————————————————►Zerebrosid – Sulfat
(Sulfatid)

*Folge:* Anreicherung der Zerebrosidschwefelsäureester im ZNS und anderen Organen, Ausscheidung in Urin und Galle.

*Morphologische Läsion:* Speicherung der Zerebrosidsulfatide in den verschiedenen Zellen mit Ablagerung der nicht metabolisierbaren Substanzen in Lysosomen unter Ausbildung elektronendichter Residualkörper. Sulfatide reagieren histochemisch im Kryostatschnitt mit essigsaurem Kresylviolett metachromatisch braun

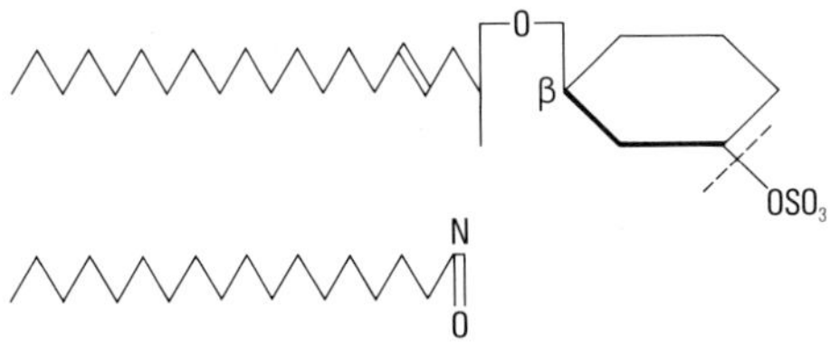

Galaktosesulfat

Abb. 5   Zerebrosidsulfat

Zusammenfassung der wichtigsten Formen der Lipidosen:

| Name | Enzymdefekt | Bevorzugt befallene Organe | akkumuliertes Lipid |
|------|-------------|----------------------------|---------------------|
| Niemann-Pick (4 Untertypen A–D) | Sphingomyelinase | Hirn, Leber, Niere | Sphingomyelin |
| Generalisierte Gangliosidose (2 Untertypen) | spezifische beta-Galaktosidase | Leber, Milz, MPS | βGal-GalNAc-Gal-Glc-Ceramid |
| Tay-Sachs = amaurotische Idiotie = $GM_2$-Gangliosidose (3 Untertypen) | spezifische beta-Hexosaminidase | Hirn, Leber, Milz | βGalNAc-Gal-Glc-Ceramid <br><br> NeuAc |
| Fabry = Angiokeratoma corporis diffusum | alpha-Galaktosidase A (= alpha-Galaktosylhydrolase) | Blutgefäße, Myokard, Nervensystem, Niere | αGal-Gal-Glc-Ceramid |
| Laktosylzeramidose | spezifische beta-Galaktosidase | Hirn, Leber | βGal-Glc-Ceramid |
| Gaucher | Glukozerebrosid-beta-Glukosidase | Leber, Milz, Knochenmark, Lymphknoten | βGlc-Ceramid |
| Krabbe = Globoidzell-Leukodystrophie | Glaktozerebrosid-beta-Galaktosidase | Nervengewebe | βGal-Ceramid |
| Scholz = metachromatische Leukodystrophie | spezifische Sulfatase (Arylsulfatase A) | ZNS, Harn- und Gallenblase, Niere | Gal-Sulfat-Ceramid |

Anmerkung: Gal = Galaktose, GalNAc = N-Acetylgalactosamin, Glc = Glucose, NeuAc = N-Acetylneuraminsäure

(daher metachromatische Leukodystrophie). Atrophie des Gehirns vor allem im Bereich des Corpus callosum, ausgedehnte Demyelinisierungen mit reaktiver Gliose. Zerebrosidsulfatidablagerungen u. a. in Schwann-Zellen, in allen Zellarten der Leber, in den Tubulusepithelien der Nieren, in der Gallenblasenwand, in Zellen des MPS der Milz, des Knochenmarkes und der Granulozyten.

Krankheitsbild: Auftreten in verschiedenen Altersstufen, am häufigsten im Neugeborenen- und Kindesalter, ⅔ aller Fälle vor dem 3. Lebensjahr ( = spätinfantile Form), selten adulte Form (nach dem 21. Lebensjahr). Beginn mit Muskelschwäche, Stillstand der geistigen Entwicklung, Optikusatrophie mit Sehstörungen, kirschrotem Makulafleck, Übergang in Tetraplegie, Demenz, Blindheit, Enthirnungsstarre ( = „ausgebranntes Stadium"), Tod durch Infekte oder Atemstillstand, bei der spätinfantilen Form nach 1–2 Jahren.

Häufigkeit: 1 : 40 000 Geburten

*Diagnose:* Enzymaktivitätsmessungen der Arylsulfatase A im Urin oder in bioptisch entnommenen (unfixierten!) Geweben (z. B. Biopsie des N. suralis), in Fibroblastenkulturen oder an Leukozyten. Pränatal ist die Diagnose am Enzymdefekt in der Amnionzellkultur möglich.

## 2.2 Veränderungen durch Sauerstoffmangel

### 2.2.1 Definition der Hypoxydosen

(oxys, gr. = sauer, Hypoxie = Sauerstoffmangel)

Hypoxydose: *Alle Gewebsveränderungen, die Folge eines Sauerstoffmangels sind, also letztlich mit einer Störung der oxydativen Energiegewinnung in Geweben einhergehen.*

### 2.2.2 Gliederung der Hypoxydosen

Hypoxydosen können verschiedene Ursachen haben:

Hypoxämische Hypoxydosen: Das Blut enthält zu wenig $O_2$ (2.2.3).

Hypoglykämische Hypoxydosen: Substratmangel an „brennbaren" Substanzen (2.2.3).

Ischämische Hypoxydosen (ischo, gr. = ich halte zurück, haima, gr. = Blut): Ungenügende Blutzufuhr (2.2.3).

Histotoxische Hypoxydosen: Blockierung der Enzyme der Atmungskette durch Gifte (2.2.3).

Hypoxydosen durch Entkoppelung von Atmung und Phosphorylierung.

### 2.2.3 Entstehung der Hypoxydosen

Die Hypoxie oder Anoxie der Zellen kann durch eine hypoxämische Hypoxydose ( = Hypoxämie) entstehen.

**2.2.3.1 Hypoxämische Hypoxydosen:** Folgen eines verminderten Sauerstoffgehaltes im Blut. Folgende Ursachen können zu einer hypoxämischen Hypoxydose führen (Abb. 6):

**Verminderung des $O_2$-Partialdruckes in der Außenluft,** dadurch ist das $O_2$-Angebot an die Erythrozyten vermindert.

Beispiele: Rascher Aufstieg in Höhen über 3–5000 m, Ausfall der Druckkabinen in Flugzeugen, Aufenthalt in Unterdruckkammern, defekte Atemgeräte mit Lieferung $O_2$-armer Gasgemische.

**Ventilationsstörungen** durch Verlegung der Atemwege.

Beispiele: Erwürgen, Erdrosseln, Erhängen, Glottisödem, aspirierte Fremdkörper (Bolus), Diphtheriemembranen, Ertrinken, Lungenödem, pneumonisches Exsudat, chronische Pneumonie, Atelektasen.

**Lähmungen der Atemmuskulatur**

Beispiele: zentral – Poliomyelitis, peripher – Kurarewirkung, obstruktive und restriktive Lungenerkrankungen.

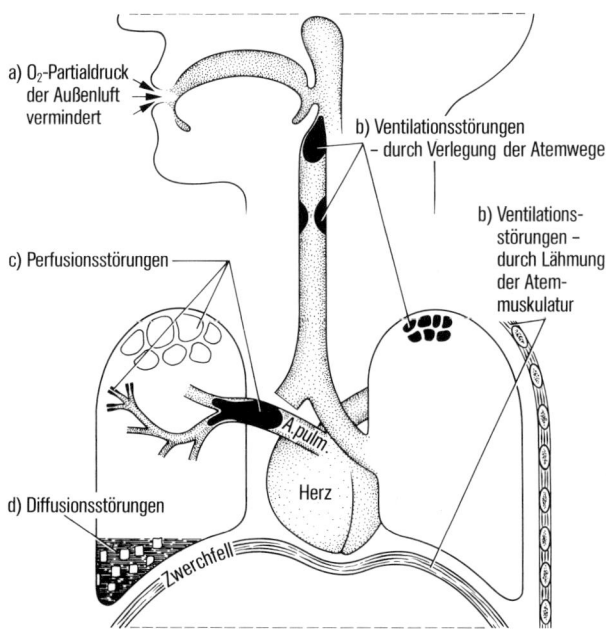

Abb. 6    Ursachen der hypoxämischen Hypoxydosen

**Perfusionsstörungen** bei Durchblutungsstörungen im Lungenkreislauf.
Beispiele: Lungenembolie, Blutstauung in den Lungen bei Linksherzinsuffizienz, Lungenemphysem, reflektorische Engstellung der Kapillaren.

**Diffusionsstörungen** durch Veränderungen der alveolokapillären Transitstrecke.
Beispiele: Hyaline Membranen, interstitielle Pneumonien, Lungenfibrosen verschiedenster Ursachen wie Pneumokoniosen, Sarkoidosen, Ödem.

**Störungen des Transportträgers** (Erythrozyten, Hb), es wird dem Blut in der Lunge zwar genügend $O_2$ angeboten, das Blut kann den Sauerstoff jedoch nur ungenügend binden.
Beispiele: Anämien, Hämoglobinblockierung bei CO-Vergiftung, Methämoglobinbildung, Änderung der für die $O_2$-Bindung wichtigen Hämoglobindissoziation bei Unterkühlung.

### 2.2.3.2 Hypoglykämische Hypoxydosen

Störungen der oxidativen Energiegewinnung der Zellen können auch durch Mangel an brennbaren Substraten wie Kohlenhydraten oder Fettsäuren entstehen.
Beispiel: Hypoxydose durch Glukosemangel im hypoglykämischen Schock infolge therapeutischer Insulinüberdosierung, eines insulinproduzierenden Inselzellenadenoms oder einer Inselzellenhyperplasie bei Neugeborenen diabetischer Mütter. Betroffen sind vor allem Zellen, deren Energiegewinnung überwiegend auf die Verbrennung von Kohlenhydraten angewiesen ist.

### 2.2.3.3 Ischämische Hypoxydosen

Ursache ist ein ungenügendes Blutangebot infolge absoluter und relativer Durchblutungsstörungen (7.13). Neben dem reinen Sauerstoffmangel spielen bei der Entstehung ischämischer Gewebsschäden ein Mangel an Substraten und eine Anhäufung von Kataboliten mit Azidose durch den unzureichenden Spüleffekt eine Rolle (Abb. 7).

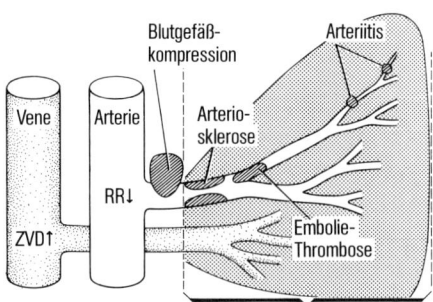

Abb. 7  Ursachen ischämischer Hypoxydosen. RR = arterieller Blutdruck, ZVD = zentraler Venendruck

Beispiele:

**Allgemeine Kreislaufstörungen** durch Blutdruckabfall beim Herzinfarkt, Mikrozirkulationsstörungen beim Herzinfarkt, bei Rechtsherzinsuffizienz mit Blutstauung in der venösen Strombahn.

**Lokale Kreislaufstörungen** durch stenosierende oder obliterierende Gefäßerkrankungen, z. B. Thrombose, Embolie, Arteriosklerose, Panarteriitis nodosa, Endangitis obliterans oder von außen auf das Gefäß einwirkende Erkrankungen mit Kompression oder Striktur.

### 2.2.3.4 Histotoxische Hypoxydose

Sauerstoffmangel infolge Blockierung der Enzyme der Atmungskette z. B. durch Vergiftungen mit Blausäure, Kohlenmonoxyd, Arsen, Phosphor, Malonsäure. Das Reaktionsvermögen zwischen bereitgestelltem Sauerstoff und den Substraten ist durch die toxische Schädigung der Enzyme gestört.

Beispiel: Bei der Blausäurevergiftung ist $O_2$ irreversibel an die Zytochromoxydase gebunden, Malonsäure hemmt die Wirkung der Dehydrogenasen.

### 2.2.3.5 Hypoxydosen durch Entkoppelung von Atmung und Phosphorylierung

Durch diese Entkoppelung werden keine energiereichen Phosphate mehr gebildet, die Energie geht meist als Wärme verloren. Besonders geschädigt werden Zellstrukturen, wie Membranen, die auf ständigen Energienachschub angewiesen sind. Ausgelöst werden kann die Entkoppelung z. B. durch Dinitrophenol, in Tubulusepithelien der Nieren durch das Zytostatikum Cis-Platinum oder übermäßige Einwirkung von Schilddrüsenhormonen.

### 2.2.4 Morphologie und Entstehungsmechanismen hypoxydotischer Strukturschäden

**Allgemeines Prinzip der Entstehungsmechanismen hypoxydotischer Strukturschäden durch Störungen im Zellstoffwechsel**

Atmung und Phosphorylierung, d. h. die energieliefernden Prozesse werden durch die Hypoxydosen an den Mitochondrienmembranen gestört, infolgedessen ist die Bildung von ATP und anderen energiereichen Phosphaten reduziert oder unterbrochen. Über die anaerobe Glykolyse (Embden-Meyerhof-Weg) ist nur eine kurzzeitige und ungenügende Kompensation möglich (anaerobe Glykolyse kann nur etwa $1/12$ des gesamten Energiebedarfs aufbringen, führt zum Glykogenschwund und zur Gewebsazidose: Laktatanstieg!).

Der ATP-Mangel verursacht ein Versagen der sogenannten „Natriumpumpe", Ribosomenverluste und Kernschäden bewirken eine Reduktion der Protein-DNA-

und RNA-Synthesen. Die Freisetzung lysosomaler saurer Hydrolasen führt zur Auflösung zellulärer Strukturen. Reichen die metabolischen Kompensationsvorgänge nicht aus, entstehen also reversible oder irreversible Strukturveränderungen (Aufrechterhaltung der Struktur fordert Energie!).

### Morphologisches Substrat der hypoxydotischen Strukturschäden

#### Akute reversible Schäden

**Hydropische Zellschwellung:** Infolge unzureichender ATP-Bildung wird die Natriumpumpe ($\sim Na^+$ $K^+$ aktivierbare ATP-ase) insuffizient, es strömt zu viel $Na^+$ und damit Wasser in die Zelle ein.

Elektronenmikroskopisch findet sich besonders früh eine Schwellung der Mitochondrien, dann kommt es zur Verbreiterung und Vesikulation des endoplasmatischen Retikulums, schließlich zur allgemeinen Einwässerung des Hyaloplasma, dem lichtmikroskopisch eine allgemeine (hydropische) Zellschwellung und vakuoläre Degeneration (=bläschenförmige Erweiterung des endoplasmatischen Retikulums) z.B. der Leber- und Nierenepithelien, der Myokardzellen entsprechen. Erhöhte Durchlässigkeit der Blutgefäßwände mit Austritt von Serum und Plasma führt zum perikapillären Ödem.

#### Chronisch reversible Schäden

**Feintropfige (hypoxämische) Verfettung** der Parenchymzellen z.B. Leber, vorwiegend zentroazinär, Nierentubuli, Myokard „Tigerung" (Verfettung 2.7.2).

**Intrazelluläre Kalkablagerungen** über Mitochondrien mit Schwellung, Proteindenaturierung, Einstrom von $Ca^{++}$ und Phosphor sowie Ausfällung von Ca-Salzen an den Innenmembranen und der Matrix, Ruptur der Mitochondrienmembran

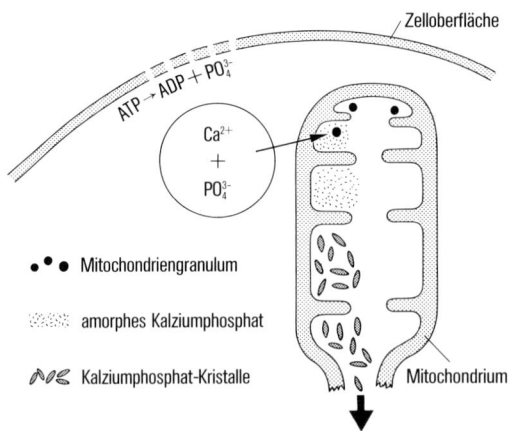

Abb. 8   Intrazelluläre Kalkablagerungen

und Austritt von Kalziumphosphat-Kristallen (Abb. 8). Einige Punkte sind hier noch ungeklärt, da zur Kalziumphosphatablagerung offensichtlich ein aktiver Stoffwechselprozeß erforderlich ist. Auch in Lysosomen kann es zur Kalziumsalzablagerung kommen. Mitochondriengranula und Proteoglykane sind ausgesprochene „Kalkfänger".

**Atrophie der Parenchymzellen** (z. B. Leber, Niere), unter normalen Bedingungen besteht in den Zellen ein Gleichgewicht zwischen aufbauenden (= anabolen) und abbauenden (= katabolen) Vorgängen. Störungen dieses Gleichgewichtes z. B. durch Reduktion der anabolen Prozesse infolge $O_2$-Mangels führen schließlich zur Verminderung der Zellzahl oder Zellgröße und damit zur Atrophie des Organs (Definition Atrophie 2.7.4).

**Fibrose (= interstitielle Sklerose),** bei chronischer Ischämie kann in einigen Organen eine interstitielle Fibrose entstehen, d. h. eine Vermehrung des Kollagens im Interstitium. Länger bestehende interstitielle Ödeme induzieren auf noch nicht näher bekannte Weise eine gesteigerte Kollagenfaserbildung durch Fibroblasten. Wird das Gewebe einer Hypoxydose länger ausgesetzt, als der „Wiederbelebungszeit" (2.2.5) entspricht, treten irreversible Läsionen auf.

### Irreversible Schäden

**Nekrose** = Tod eines umschriebenen Gewebsbezirkes (2.7.3),
partiell: Epithelien werden nekrotisch, Mesenchym bleibt z. T. erhalten (= Partialnekrose),
total: Anämischer Infarkt mit Untergang aller Gewebselemente in diesem Areal (= Totalnekrose).

**Narbenbildungen** (2.7.3)

**Tod des Gesamtorganismus**

### 2.2.5  Grad der hypoxydotischen Strukturschäden; unterschiedliche Vulnerabilität

Auftreten, Art und Ausmaß der hypoxydotischen Schäden hängen von verschiedenen Faktoren ab:

**Dauer und Stärke der Störung:** Bei geringfügiger oder kurzzeitiger Störung der energieliefernden Prozesse treten nur reversible Schäden auf.

**Qualität der Hypoxydose:** Die Ischämie führt zu stärkeren Schäden als die Hypoxämie, da bei der Ischämie außer dem Sauerstofftransport und damit der Atmung auch der An- und Abtransport anderer Stoffe mit dem Blut (Nähr-, Spül- und Pufferfunktion des Blutes) gestört sind. Blockierungen der Atmungskette (z. B. durch Blausäure) führen rasch zum Tod, die Zeit zur Ausbildung morphologisch erkennbarer Läsionen ist zu kurz.

**Unterschiedliche Vulnerabilität der Zellen** (vulnus, lat. = Wunde): Die „Verwundbarkeit" der verschiedenen Zellarten hängt vor allem von ihrer Stoffwechselleistung ab. Zellen mit einem hohen oxydativen Stoffwechsel (Zahl der Mitochondrien!) sind besonders vulnerabel gegenüber Hypoxydosen. So sind Parenchymzellen erheblich vulnerabler als Mesenchymzellen. Darüber hinaus ist die Vulnerabilität im Funktionsumsatz anders als im Ruheumsatz. Die Abhängigkeit biochemischer Prozesse von der Temperatur spielt eine Rolle. Durch Senkung der Stoffwechselaktivität kann die Empfindlichkeit der Zellen verringert werden. Langdauernde schwierige Operationen an besonders vulnerablen Organen, z. B. Gehirn werden daher in Hypothermie durchgeführt. Die Vulnerabilität der verschiedenen Organe und Organbereiche ist unterschiedlich.

> Beispiel: Der Hirnmantel (= Pallium) ist vulnerabler als der Hirnstamm mit den vegetativen Zentren (16.1.3). Bei zerebralen Hypoxydosen bestimmter Schwere kann der Hirnmantel untergehen, der für das Überleben des Gesamtorganismus entscheidende Hirnstamm bleibt dagegen funktionsfähig (= apallisches Syndrom, Dezerebration, Enthirnungssyndrom).

Am besten ist die Vulnerabilität eines Gewebes oder Organes an der Wiederbelebungszeit zu erkennen.

**Wiederbelebungszeit** ist die maximale Dauer der anoxischen oder ischämischen Energiebildungsstörungen, nach deren Beseitigung die Zellen gerade noch überleben.

Die Kenntnis dieser Zeiten ist vor allem im Hinblick auf Operationen mit vorübergehender Unterbrechung der Blutzufuhr, reanastomosierenden Operationen nach traumatischen oder thrombo-embolischen Durchblutungsstörungen und Transplantationen wichtig.

Es gelten bei Normothermie:

**Wiederbelebungszeit lebenswichtiger Organe**

| | | |
|---|---|---|
| Gehirn | 3–6 | Min |
| Herz | 30–35 | Min |
| Leber | 30–35 | Min (Extremwert 4 Std.) |
| Lunge | 60 | Min |
| Niere | 60–180 | Min |
| Gesamtorganismus | 4–5 | Min |

Die Wiederbelebungszeit des **stillgelegten** Herzens wird dagegen mit mehreren Stunden angegeben, beträgt am druckentlasteten Herzen und bei extrakorporalem Kreislauf 30–90 Minuten.

**Toleranzzeit (Überlebenszeit)** ist der Zeitabschnitt, nach dem bei Stillstand von Atmung und Kreislauf noch eine **vollständige** Wiederaufnahme der Funktion eines Organs oder des Gesamtorganismus möglich ist. So beträgt die Toleranzzeit des Herzens mit 3,5 Min nur etwa $\frac{1}{10}$ der Wiederbelebungszeit des Organs. Bei Stillstand des Gesamtkreislaufes ist das Herz nach etwa 4 Minuten so weit geschädigt, daß es den zur ausreichenden Blutversorgung des Gehirns notwendigen Blutdruck zunächst nicht aufrechterhalten kann. Die Überschreitung der für das Gehirn kritischen Zeit (Wiederbelebungszeit des Gehirns 3–6 Minuten!) führt zur irreversiblen Hirnschädigung. Die vom Gesamtorganismus „tolerierte" Ischämie- oder Anoxiezeit (Toleranzzeit des Gesamtorganismus) wird also nicht von dem gegen Sauerstoffmangel empfindlichsten Organ, dem Gehirn (= Organ mit der kürzesten Wiederbelebungszeit), sondern von der Toleranzzeit des für die Sauerstoff-Versorgung entscheidenden Organs, des Herzens, bestimmt.

## 2.3  Veränderungen durch Giftwirkung

Gifte sind Stoffe, die mit Zellen oder Geweben chemische Reaktionen eingehen und dadurch Störungen der Funktion oder der Struktur hervorrufen. Voraussetzungen zur Giftwirkung sind unmittelbarer Kontakt mit den Zellen oder Geweben, d.h. Löslichkeit und Resorbierbarkeit oder Infiltrationsfähigkeit (G. K. Pharm. u. Tox. 43.11.1).

**Schwere des Schadens:** Konzentration (c) und Dauer der Einwirkung (t) sind ausschlaggebend (c × t) für das Ausmaß des Schadens.

**Ort des Schadens:** Eintrittsort und -art (z. B. oral oder parenteral), Gewebsaffinität, Anreicherungs- und Ausscheidungsorte bestimmen die bevorzugten oder ausschließlichen Lokalisationen der Läsionen. So können Gifte am Eintrittsort (Magen-Darm-Kanal, Lunge, Haut), an Stellen der Ausscheidung (Nieren, Dickdarmschleimhaut) oder durch eine besondere Anreicherung, d.h. Kumulation, (Tubulusepithelien der Nieren, Konzentration im distalen Tubuluslumen, im Liquor) bevorzugte oder ausschließliche Schäden erzeugen. Entsprechend unterscheiden wir

nephro-toxische    (z. B. Sublimat, Kaliumdichromat)
neuro-toxische     (z. B. Thallium, Schwefelkohlenstoff, Lost, Quecksilber)
kardio-toxische    (z. B. Glykoside, Anästhetika)
hepato-toxische    (z. B. Tetrachlorkohlenstoff, Pilzgifte)
etc. Substanzen

**Art des Schadens** (Giftwirkung): Chemisch oder physikalisch

Löslichkeit von Zellbestandteilen: z. B. lipidlösliche Wirkung der Alkohole

Chemische Bindung mit Eiweißfällung und Denaturierung (= Veränderungen der Sekundär- und Tertiärstruktur der Proteine, z. B. durch Trichloressigsäure)

Enzymblockierung (z. B. Enzyme der Atmungskette durch Blausäure)

Physikalisch durch Änderung des Wasser-Salzhaushaltes (Osmolarität, z. B. „Kochsalzvergiftung", „Wasservergiftung" = hypotone Hydratation)

Enzymwirkung des Giftes selbst (z. B. Kreuzotterngift, Kobra- oder Viperngifte, die Mischungen verschiedener Enzyme enthalten z. B. Phosphatasen und Phosphatidasen).

## 2.3.1 „Modell: α-Amanitin"

Pilzvergiftung mit dem Knollenblätterpilz (Amanita phalloides), der zwei sehr giftige Toxine (=zyklische Toxine, Molekulargewicht um 1000) enthält.

**Ama-Toxine** oder Amanita-Toxin (**α**-Amanitin) beeinträchtigen die Funktion der **Zellkerne** in der Leber und anderen Organen, wirken vor allem durch Zerstörung der nukleären RNA-Polymerase. α-Amanitin als wichtigste toxische Substanz der Amanita phalloides ist ein selektiver Inhibitor der eukaryotischen DNA-abhängigen RNA-Polymerase II und ist etwa 20mal giftiger als Phalloidin. Infolgedessen wird das aktive Chromatin blockiert, was zur Störung aller kernabhängigen Stoffwechselprozesse führt. Im einzelnen verbindet sich ein Molekül Amanitin mit einem Molekül RNA-Polymerase, die Transskription wird verhindert, Messenger-RNA nicht mehr gebildet und die Proteinsynthese dadurch gehemmt, was wiederum zur Verfettung führt. Es kommt u.a. zu Chromatinverdichtungen, Verklumpungen und Fragmentation der Nukleolen (s.u.). **Phallo-Toxine** führen zur Schädigung der Zelloberfläche und des glatten **endoplasmatischen Retikulums** der Leber in gleicher Weise wie $CCl_4$ (s.u.). Zuerst kommt es dabei zu Läsionen der Zellmembran. Phalloidin wirkt sofort destruktiv, während Amanitin durch den Eingriff in den nukleären Stoffwechsel später, aber entsprechend stärker destruktiv ist.

Klinisches Bild: Nach Latenz von 10–20 Stunden Koliken, Durchfälle, Herzinsuffizienz, nach 24–48 Stunden Ikterus, in schweren Fällen akute Leberdystrophie, akutes Nierenversagen, Tod.

### Morphologische Veränderungen an Zellen (Ultrastruktur) durch α-Amanitin

Elektronenmikroskopisch finden sich in den Zellen der betroffenen Organe besonders der Leber als

*Zeichen der Kernstoffwechselstörungen:*
● Chromatinverdichtungen und -verklumpungen
● Fragmentierung der Nukleolen

*Zeichen der Zytoplasmaschädigung:*
● Erweiterung und Zerstörung des endoplasmatischen Retikulums mit
● Ribosomenverlust
● Mitochondrienschwellung

### Morphologische Veränderungen an Organen durch α-Amanitin

Neben den oben genannten Veränderungen der Ultrastruktur treten auch lichtmikroskopisch erkennbare Veränderungen auf:

Leber:        Bevorzugt im Zentrum der Leberläppchen
              Hydropische Leberepithelschwellung

Verfettung der Leberepithelien

Bei schwerer Vergiftung: hämorrhagische Leberepithelnekrosen, periphere Leberepithelverfettung

Bei Überlebenden später gelegentlich Leberfibrose, Leberzirrhosen kommen nicht vor

Niere: Hydropische Schwellung der Tubulusepithelien
Verfettung der Tubulusepithelien

Herz: Verfettung der Muskelfasern

Darm: Choleraähnliche seröse Gastroenteritis

Pankreas: In den β-Zellen des Mäusepankreas kommt es zunächst zu Schäden des Nukleolus, später zu Kernschäden und Zytoplasmaveränderungen

### 2.3.2 Tetrachlorkohlenstoff

Weiteres Beispiel eines fast ausschließlich die Leber schädigenden Toxins ist die beim Menschen seltene, im Tierversuch aber als geeignetes Modell besonders eingehend untersuchte $CCl_4$-Vergiftung.

Tetrachlorkohlenstoff wirkt an den Membransystemen der Zelle, indem es die autolytische Peroxydation der Äthylendoppelbindungen der Phospholipide in den Membranen verstärkt.

**Stoffwechselstörung**

Bindung an die Membran des endoplasmatischen Retikulums (Entgiftungsfunktion des ER)   →

Abbau mit Entstehung freier Radikale   →

Peroxydation der Membranlipide durch freie Radikale mit allgemeiner Membranschädigung   →

Verlust der für die Membranerhaltung notwendigen Glucose-6-Phosphatdehydrogenase →

Loslösung der Ribosomen vom rauhen ER   →

Unterbrechung der Eiweißsynthese   →

Membranschädigung führt (jetzt wie beim $O_2$-Mangel) zu Mitochondrienfunktionsstörungen mit Verminderung der Atmung und Phosporylierung   →

ATP-Mangel

Versagen der Natriumpumpe                          Fettsäureaktivierung bleibt aus
          ↓                                                            ↓
Zellschwellung, vakuolige Degeneration        Fettsäuren werden damit nicht der β-Oxy-
          ↓                                       dation zugeführt               ↓
Membranabbau durch Aktivierung lysoso-        Verbrennung der Fettsäuren vermindert
maler Enzyme   ↓                                                    ↓
Nekrose der Zelle                                Fettige Degeneration = fettige
                                                  Metamorphose

Neuerdings wird außerdem das Fehlen des „carrier proteins" für die Ausschleusung der Fette aus den Leberzellen als eine wesentliche Ursache der Verfettung angesehen.

Im Gegensatz zum $O_2$-Mangel liegt also bei der $CCl_4$-Vergiftung (wie bei der Phalloidin-Intoxikation) primär eine direkte Schädigung der Zellmembran vor.

## 2.4  Veränderungen durch Hitze

Hitze kann auf den gesamten Körper wirken, eine allgemeine Hyperthermie des Organismus verursachen und einen Hitzschlag oder Hitzekollaps auslösen oder bei örtlicher Einwirkung (z. B. nur die Haut) zu Verbrennungen führen.

**Definition der Verbrennung und Verbrühung:** *Folge einer lokalen Hitzeeinwirkung.*

### 2.4.1  Pathogenetische Bedingungen für die Entstehung lokaler oder allgemeiner Schäden durch Hitzeeinwirkung

**Verbrennung, Verbrühung**

Hitzeschäden entstehen durch:

| | |
|---|---|
| Wärmestrahlen | |
| Berührung heißer Gegenstände | **= Verbrennung** |
| Direkte Flammeneinwirkung | |
| Heiße Gase | |
| Heiße Flüssigkeiten | **= Verbrühung** |
| Wasserdampf | |

**Bedingungen für die Entstehung lokaler Schäden**

Die Gewebsveränderungen werden durch die Dauer der Hitzeeinwirkung, die Temperaturhöhe, die Art des einwirkenden Mediums und seinen Aggregatzustand (z. B. kochendes Wasser oder Wasserdampf) bestimmt. Die geringste zu irreversiblen Gewebsschäden führende Temperatur beträgt 44 °C ( = 317,16 Kelvin), muß jedoch mindestens 6 Stunden einwirken.

---

Merke: **Erste Gewebsschäden bei 44 °C ( = 317,16 Kelvin) – 6 Stunden lang**

---

Mit jedem Grad Temperaturerhöhung reduziert sich die für eine Gewebsschädigung notwendige Zeit auf etwa die Hälfte. Die Regel gilt nur zwischen 44–51 °C (317,16 K – 324,16 K).

Die Hitze erzeugt an den Zellen drei Veränderungen

1. Denaturierung oder Koagulation der Proteine
2. Desintegration der Lipoproteinmembranen
3. Dissoziation anaboler und kataboler Stoffwechselvorgänge.

Die für den katabolen Stoffwechsel entscheidenden Enzyme sind weniger hitzeempfindlich, daher überwiegen zwischen 50 °C (323,16 K) und 60 °C (333,16 K) die katabolen, z.B. hydrolytischen Vorgänge, die Anzahl kleiner Moleküle nimmt zu, das führt zu höherem osmotischem Druck und es kommt zur Zellschwellung.

**Bedingungen für die Entstehung allgemeiner Schäden**

Infolge der unmittelbaren physikalischen Gewebsschäden durch Hitze werden Mediatoren der Entzündung, u.a. Histamin und Kinine freigesetzt (5.6.2), die eine vermehrte Permeabilität der Kapillarwand mit starker Exsudation hervorrufen. Schon über 42 °C (315,16 K) wird die Durchlässigkeit der Kapillaren erhöht, es entwickelt sich ein **Ödem.** In den Kapillaren verlangsamt sich der Blutstrom bis zur **Prästase** und **Stase** (5.6.1), häufig bilden sich **Thromben.** Dadurch entstehen sekundär ischämische Gewebsschäden.

## 2.4.2 Morphologie und Folgezustand hitzebedingter Gewebsschäden

### 2.4.2.1 Morphologie am Beispiel der Hautverbrennung

Nach der Schwere der Schäden werden an der Haut 4 Grade unterschieden (Abb. 9)

**I. Grad**
Beginn bei 35 °C (308,16 K) 120 Sek.: **Erythem** und **Ödem** (erythema, gr. = Röte, oidema, gr. = Geschwulst, Beule) infolge reaktiver Hyperämie mit allen Symptomen der Entzündung (Rötung, Schwellung, Schmerz und Funktionsstörung; siehe 5.1). Restitutio ad integrum ist möglich.

**II. Grad**
Beginn bei 53-57 °C (326,16-330,16 K) 30-120 Min. 70 °C (343, 16 K) Temperatur in der Epidermis führen innerhalb von 1 Sekunde zum weitgehenden Untergang der Plattenepithelschicht: **Blasenbildung,** die Epidermis ist teilweise nekrotisch (Nekrose 2.7.3), das Korium überlebt, reagiert mit starker seröser oder hämorrhagischer Entzündung, deren Exsudat die Epidermis abhebt = subepidermale Blase. Heilung mit Restitutio ad integrum durch Abstoßen der geschädigten Epidermis und Reepithelisierung von den Randbezirken.

**III. Grad**
Beginn bei Temperaturen über 62 °C (335,16 K): **Koagulationsnekrose ( = Brandschorf),** die tiefer greift. Dabei werden durch die Hitze auch die Enzyme zerstört, so daß diese Nekrose ohne Selbstauflösung (Autolyse) verläuft. Neben Nekrosen

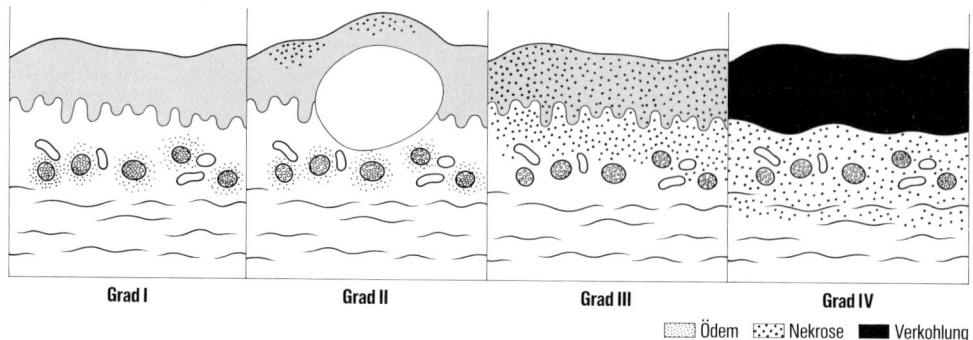

Grad I          Grad II          Grad III          Grad IV

Ödem  Nekrose  Verkohlung

Abb. 9   Stadien der Verbrennung der Haut

infolge direkter Hitzeeinwirkung (Koagulationen) können in Randabschnitten Nekrosen durch die Stase im Blutgefäßsystem (Ischämie) hinzukommen. Durch Abstoßen der Nekrosen entstehen Geschwüre, die von Granulationsgewebe ausgefüllt und mit Epidermis überhäutet werden→Defektheilung mit Narbenbildung (3.2.3.3).

**IV. Grad**
Beginn bei 300–400 °C (573,16–673,16 K): **Verkohlung,** reicht meist tiefer, oft bis in die Muskulatur. Abstoßung der verkohlten Bezirke durch demarkierende Entzündung und Defektheilung mit Narbenbildung ist möglich.

Da Verbrennungen von mehr als ⅓ der Körperoberfläche unabhängig vom Schweregrad, trotz modernster therapeutischer Maßnahmen in der Regel nicht überlebt werden, ist eine rasche Abschätzung des verbrannten Hautflächenanteils notwendig, der nach der „**Neunerregel**" bestimmt werden kann:

| | | | |
|---|---|---|---|
| Kopf | 9% | Arm je | 9% |
| Oberkörper ventral | 9% | Bein je ventral | 9% |
| dorsal | 9% | dorsal | 9% |
| Unterleib ventral | 9% | Genitale | 1% |
| dorsal | 9% | | |

Diese Regel gilt nur für Erwachsene, bei Kindern nehmen der Kopf 15–21%, ventrale und dorsale Rumpfseite je 16%, ventrale und dorsale Beinseite je 14–21% ein.

### 2.4.2.2  Folgezustände und Komplikationen nach Hitzeeinwirkung: Verbrennung, Verbrühung

Bei ausgedehnteren Läsionen (kritische Grenze 25–30% der Körperoberfläche) kommt es zu Komplikationen, die zum Frühtod oder Spättod führen können.

Schwere Verbrennungen sind meist von einer Schockphase gefolgt, die etwa 2 Tage dauert und in eine Verbrennungskrankheit übergeht (Spätphase, ca. 2–4 Wochen), der sich im Überlebensfall eine sogenannte Regenerationsphase anschließt.

**In der Frühphase** können auftreten:

**Neurogener Schock** (primär): Die Einwirkung des Schmerzes führt über afferente Nervenbahnen auf das Zwischenhirn zur Vasodilatation.

**Hypovolämischer Schock** (sekundär): Innerhalb der ersten 48 Stunden treten infolge der erhöhten Gefäßpermeabilität (direkte Gefäßwandschädigung durch die Hitze, Histamineffekt) erhebliche Wasser- und Elektrolytverluste aus den verbrannten Hautoberflächen auf. Auch in das Ödem gehen Elektrolyte verloren. Es kommt zur Bluteindickung (Reduktion des kreisenden Blutvolumens bis auf 50% möglich), zu Mikro- und Makroembolien, zum Abfall des Natriums und (trotz des Zellzerfalls) des Kaliumspiegels im Serum.

Begünstigt wird dieser auch als „Verbrennungsschock" bezeichnete sekundäre Schock durch sogenannte Verbrennungstoxine, Lipid-Proteinkomplexe, deren Wirkungsweise und Effekt z. T. noch umstritten sind. Es wird angenommen, daß aus dem verbrannten Gebiet Enzyme wie Proteasen sowie gefäßaktive und andere toxische Zerfallsstoffe frei werden.

Der Frühtod tritt nach ausgedehnten Verbrennungen infolge eines Schocks ein.

**In der Spätphase** bestehen folgende Gefahren:

**Wundinfektion:** Vor allem durch Streptokokken, Staphylokokken, gramnegative Stäbchen, Pseudomonas aeriguosa, Proteus etc. in 75% der Fälle. Bei verminderter Resistenz kommt es zur Sepsis, gelegentlich zum Endotoxinschock, selten zur Tetanusinfektion.

Kurze Zeit nach einer schweren Verbrennung tritt eine Lymphozytopenie auf, die vor allem auf eine starke Verminderung der T-Zellen zurückgeht, zur Herabsetzung der zellgebundenen Immunreaktivität führt und mehr als 3 Wochen andauern kann.

**Schockfolgen aus der Frühphase** (7.10):

**Akutes Nierenversagen** (Schocknieren), die Entstehung wird begünstigt durch Bluteindickung, Zentralisation des Kreislaufs und o. g. „Verbrennungstoxine"→Oligo-Anurie→Urämie (etwa am 6.–10. Tag).

**Schocklunge** mit Lungenödem, herdförmigen Blutungen und hyalinen Membranen→Anoxie, Hypoxydose.

**Ulcus pepticum** des Magens oder Duodenums bei 30% aller schweren Verbrennungen oder Verbrühungen innerhalb der ersten Woche mit Gefahr des tödlichen Verblutens aus einem arrodierten Gefäß oder einer Perforation mit Peritonitis. Außerdem treten häufig Erosionen der Magen- und Duodenalschleimhaut auf.

Ursachen der Ulzera und Erosionen (11.2): Ischämische Schleimhautschädigungen im Schock führen zu keilförmigen Nekrosen, die bei Zerstörung der Muscularis mucosae in Ulzera übergehen. Begünstigend auf die Ulkusentstehung wirkt die starke 17-Hydrokortikoidausschüttung (Kortisonulkus), der Serumspiegel dieses Steroids kann schon am 2. Tag auf mehr als das 30fache der Norm angestiegen sein, die Kumulation wird begünstigt durch einen verminderten Steroidabbau in der geschädigten Leber.

**Parenchymschädigung in anderen Organen:** Verfettung und herdförmige Nekrosen in der Leber und im Myokard.

**Hämolyse:** Intravasale Hitzeerythrolyse →Milzvergrößerung

**Energieverlust:** Durch Wasserverdunstung aus den geschädigten Hautbezirken wird der Energieverlust auf mehr als 1000 kcal/Tag (4186 Joule/Tag) geschätzt (→Gewichtsabnahme).

**Narbenbildung:** Nach Jahren →Kontrakturen, Keloidbildung (3.2.5) bei individueller Disposition; selten Narbenkarzinome (Plattenepithelkarzinome).

**Der Spättod nach ausgedehnten Verbrennungen und Verbrühungen kann eintreten infolge:**

Schocklunge                    →Hypoxydose
akutem Ulcus pepticum   →Verbluten
                                       →Peritonitis
Sepsis, Endotoxinschock
akuten Nierenversagens  →Urämie

Überhitzen des gesamten Körpers mit Anstieg der Körpertemperatur bis über 41 °C führt schließlich nach Dekompensation der Wärmeregulationsmechanismen (Erweiterung der Hautgefäße mit vermehrter Wärmeabgabe, Schwitzen mit stärkerem Entzug von Verdunstungswärme, aber auch Verlust an Wasser und Elektrolyten) zu Bewußtlosigkeit, Krämpfen, Tachykardie und Tod.

## 2.5 Veränderungen durch Einwirken von Strahlen

Eine besondere Gefahr stellen für den Menschen **ionisierende Strahlen** dar, d. h. energiereiche Strahlen, die fähig sind, Atome und Moleküle zu ionisieren. Strahlen mit der zur Ionisation notwendigen Energie sind die **Korpuskularstrahlen** und bestimmte Formen der **elektromagnetischen Strahlen.**

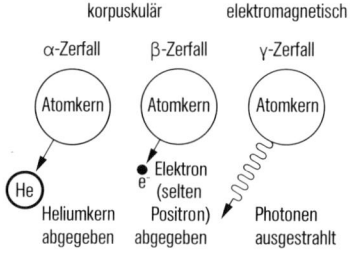

Abb. 10   Korpuskuläre und elektromagnetische Strahlen

**Biologische Wirkung der ionisierenden Strahlen:** Ionisierende Strahlen wirken in der Zelle als direkte Treffer im molekularen Bereich oder auf dem Umweg über radiochemische Zwischenprodukte. Die physikalisch-chemischen Primärvorgänge sind Ionisation sowie Anregung von Atomen und Molekülen der Zelle. Dabei entstehen aggressive chemische Radikale und Peroxyde. Die meisten Radikale treten bei der Radiolyse des Wassers in den Zellen auf. Es bilden sich vor allem $H^{.}$- und $OH^{.}$-Radikale, die durch Reduktion oder Oxydation in ebenfalls stark reaktive Sekundärprodukte wie $H_2O_2$, $HO_2$, $H_2$ übergehen und Makromoleküle durch Reduktion und Oxydation schädigen, bis biologische Effekte erkennbar sind.

**Radiobiologische Wirkungskette**

1. Ionisation, Dauer ca. $10^{-13}$ s

2. Radiolyse des Wassers mit Bildung sogenannter Radikale, z.B. $OH^{.}$, $H^{.}$, Dauer ca. $10^{-9}$ s

3. Reaktion der Radikale mit Wasser unter Bildung z.B. von $H_2O_2$, $HO_2$, Dauer µs bis wenige s

4. Interaktion der Radiolyseprodukte mit sogenannten kritischen Strukturen in Zellen, vor allem Makromolekülen (DNA, RNA, Enzyme, membranständige Makromoleküle)

Diese Vorgänge sind bei allen Strahlen grundsätzlich gleich. Je nach Strahlart führen jedoch unterschiedliche Energieabgaben an die Zellstrukturen ( = lineare Energieabgabe = linear entry transfer = LET) bei gleicher Strahlendosis zu verschiedenen biologischen Wirkungen ( = relative biologische Wirksamkeit, „RWB" einer Strahlung). So ist die Wirkung der α- oder Neutronenstrahlung ( = Strahlen mit hoher LET) größer als die der Röntgen- oder α-Strahlen mit geringerer LET.

Abgesehen von diesen Eigenschaften der Strahlen spielt die Art der Zufuhr des strahlenwirksamen Faktors (z.B. Inhalation, Resorption, der Verteilung und der Ausscheidung) eine Rolle für das Verteilungsmuster der Schäden. Weiterhin wird der Strahlenschaden durch die Empfindlichkeit der Zellen selbst bestimmt. Die medizinisch wichtigsten Strahlenfolgen umfassen Mutationen von Keimzellen, somatische Körperschäden verschiedenster Art (2.5.3) und auch die Induktion maligner Tumoren (2.5.4).

## 2.5.1 Strahlenempfindlichkeit

Die Empfindlichkeit der Gewebe gegenüber ionisierenden Strahlen ist verschieden. Je nach der Strahlenempfindlichkeit unterscheiden wir:

**Radiosensible Gewebe** = empfindlich gegen ionisierende Strahlen

**Radioreaktive Gewebe** = durch ionisierende Strahlen werden Funktionen der Zelle verändert, die Gewebe jedoch nicht schwer geschädigt oder zerstört.

**Radioresistente Gewebe** = erhebliche Widerstandsfähigkeit gegenüber ionisierenden Strahlen.

Dazu gilt folgende Regel:

*Die Strahlensensibilität der Zellen ist ihrer Reproduktionsfähigkeit direkt und ihrem Differenzierungsgrad umgekehrt proportional*

$$\text{Strahlensensibilität} = \frac{\text{Reproduktionsaktivität}}{\text{Gewebsdifferenzierung}} = \frac{\text{Mitosezahl}}{\text{Differenzierungsgrad}}$$

Gewebe mit schnellem Zellumsatz sind besonders strahlenempfindlich (= radiovulnerabel), sich nicht mehr teilende, hochdifferenzierte Gewebe besonders strahlenresistent.

Größere biologische Aktivität erhöht die Vulnerabilität der Gewebe: Neben der o. g. Mitoseaktivität ist die Empfindlichkeit vor allem erhöht bei Entzündungen, hormonellen Stimulationen mit gesteigertem Zellmetabolismus, Überwässerung und $O_2$-Anreicherung (begünstigt Entstehung schädigender Peroxyde).

### 2.5.1.1 Einteilung verschiedener Zellarten und Gewebe im Hinblick auf ihre Strahlenempfindlichkeit und Strahlenresistenz

**Radiosensible Gewebe**

**Höchste Empfindlichkeit:** Gewebe mit großer Zahl vegetativ intermitotischer Zellen

| | |
|---|---|
| Knochenmark: | Stammzellen der Hämatozytopoese (erste Schäden bei 1 Grey (Gy) (= 100 rad), weitgehende Zerstörung bei 6 Gy (= 600 rad) |
| Hoden: | Spermatogonien (nach 1 Gy temporäre, nach 5 Gy irreversible Hemmung der Spermiogenese) |
| Dünndarmschleimhaut: | Zellen der basalen Kryptenanteile |
| Haut: | Stratum basale der Epidermis |
| Fetales Gewebe | |

Ausnahmen von der o. g. Regel über Strahlenempfindlichkeit, d. h. höchste Empfindlichkeit trotz geringer Mitosenzahl oder fehlender Mitosen:

Gewebe mit geringer Zahl mitotischer Zellen:

Lymphatische Gewebe: Thymus, Milz, Lymphknoten (ein Teil der Thymozy-
ten, zirkulierende kleine T- und B-Zellen sind sehr sen-
sibel – Lymphozyten im Thymusmark und PHA-sti-
mulierte T-Zellen weniger empfindlich).

Gewebe ohne Mitosen:

Ovarium:                 Oozyten

**Hohe Empfindlichkeit:**

Differenzierte intermitotische Zellen:

Reifere Blutzellen

Zwischenstufen der Spermatogenese

**Radioreagierende Gewebe**

**Mittlere bis geringe Empfindlichkeit:** Pluripotente Bindegewebszellen z. B. undifferenzierte Mesenchymzellen, Fibroblasten, Endothelzellen, vor allem in folgenden
Geweben

Embryonales Bindegewebe, wachsender Knochen im Kindesalter, wachsender
Knorpel (Epiphysenfugen!)

Granulationsgewebe

Magen

Dickdarm

Speicheldrüsen

Linse des Auges

Niere (unter den parenchymatösen Organen am empfindlichsten, nach 20 Gy
akute Strahlennephropathie)

**Radioresistente Gewebe**

Alle Gewebe, die im ausgereiften Zustand keine oder nur eine äußerst geringe
Mitosefähigkeit (physiologischer Zellersatz) haben, zeigen **hohe Strahlenresistenz:**

Leber

Myokard

Skelettmuskulatur

Zellen des Stützgewebes: Kollagenes Bindegewebe, Fettzellen

Knochengewebe

exokrine und endokrine Drüsen

**Höchste Strahlenresistenz:**

Ganglienzellen, Gliazellen

### 2.5.2  Morphologie des akuten Strahlenschadens an der Zelle

**Zellmembranschäden** verursachen Verlust des intrazellulären Kaliums und Einstrom von Natrium; dadurch kommt es zur **Zellschwellung.** Auch die Mitochondrienmembranen werden geschädigt, es tritt eine **Mitochondrienschwellung** mit Enzymverlust und Abnahme des energetischen Potentials auf. Läsionen der Lysosomenmembranen führen zur Freisetzung hydrolytischer Enzyme; Schädigungen der Kernmembranen zur Störung des RNA-Stoffwechsels mit Vergrößerung der Nukleoli („RNA-Stau"), und zum **Kernödem.** Als schwerste Läsionen entstehen **Nekrosen** (2.7.3) der Zellen mit Kernwandhyperchromasie (chroma, gr. = Farbe), Karyorrhexis (karyon, gr. = Nuß, rhexis, gr. = Zerreißung), Lyse des Zellkerns und der ganzen Zelle.

### Strahleninduzierte Störungen des Zellzyklus

Am empfindlichsten sind die Zellen während der Mitose und am Ende der $G_1$-Phase, am resistentesten während der DNA-Synthesephase:

| $G_1$-Phase | frühe S-Phase | späte S-Phase | $G_2$-Phase | M-Phase |
|---|---|---|---|---|
| zunehmend empfindlich | empfindlich | resistent | empfindlich | höchst empfindlich |

### Interphasen-Zelltod oder GO-Zelltod

Die zellulären Funktionen kommen schon kurze Zeit nach der Exposition zum Stillstand, Zeichen der Zellnekrose (Kernpyknose und Karyorrhexis) sind schon ein bis wenige Stunden nach der Bestrahlung erkennbar.

### Reproduktiver Zelltod oder mitosegebundener Zelltod

Tritt vor allem in proliferierenden Geweben auf. Die Zellen erleiden hier in einer der o.g. Phasen stärkere Schäden der DNA oder DNA-Proteinkomplexe. Diese Schäden reichen jedoch nicht aus, den Zelltod sogleich herbeizuführen. Erst in den nächsten Teilungen kommt es zu atypischen Mitosefiguren mit abgesprengten Chromosomen, Chromosomenbrücken, Störungen der Polarität etc. und zum Zelltod. Andere Zellen sterben erst in später nachfolgenden Mitosen.

Entsprechend werden nach dem Zeitpunkt des Auftretens morphologisch erkennbarer Veränderungen unterschieden:

**Primäreffekt:** Sofort nach Bestrahlung werden in wachsendem Gewebe beobachtet:
    Abnehmende Mitosenzahl
    Chromosomenverklebungen
    Chromosomenverklumpungen

**Sekundäreffekt:** Infolge von Störungen während der DNA-Synthese manifestieren sich gewisse Schäden erst später, nach Ablauf mehrerer Zellteilungen:
Polyploidien ( = Vermehrung der Chromosomensätze)
Riesenzellbildungen
Chromosomenaberrationen (nach Gametenschädigungen Mutationen möglich)
Die Latenzzeit des Sekundäreffektes hängt von der Generationszeit der Zellen (Abstand der Mitosen) eines Gewebes ab.

### 2.5.3 Morphologie und Pathogenese der Strahlenschäden an Geweben

#### Blutbildendes System

**Akuter Strahlenschaden:** Nach Ganzkörperbestrahlung mit Dosen von 8–10 Gy kommt es innerhalb von 7–14 Tagen zur irreversiblen, nach Dosen bis zu 5 Gy zur reversiblen Knochenmarksinsuffizienz mit Versagen aller Funktionen des hämatopoetischen Systems. Am ehesten wird die Granulozytopoese geschädigt (s. Knochenmark-Syndrom). Es folgen höchste Infektanfälligkeit mit Sepsisgefahr, hämorrhagischer Diathese und Anämie.

**Chronischer Strahlenschaden:** Verminderung der Granulozytopoese, Störungen der Erythrozytopoese und der Thrombozytopoese. Atrophie mit Ersatz des blutbildenden Markes durch Fettmark und Fibrose.

#### Lymphatisches Gewebe

Lymphknoten, Thymus und Milz atrophieren mit Follikelschwund und Fibrose, Verminderung der Infektabwehr infolge Störung der Immunabwehr.

#### Schleimhäute des Magendarmtraktes

**Akuter Strahlenschaden:** Das Zottenepithel (besonders Dünndarm) wird normalerweise von der Basis der Lieberkühn-Krypten aus regeneriert und an die Zottenspitze verlagert. Nach Strahlenschäden hört die basale Zellteilung auf, der Nachschub bleibt aus, es entstehen epithelfreie Zotten, **Erosionen** und **Ulzera**.

**Chronischer Strahlenschaden:** Fibrosen infolge der strahlenbedingten Vaskulopathien (s. u. Gefäß-Bindegewebsapparat), die Ursachen der gestörten Epithelregeneration mit schlechter Heilung sind. Es treten **Stenosen** der betroffenen Darmabschnitte und **Fistelbildungen** oder segmentale Enterokolitiden auf.

#### Haut

Durch Radium- oder Röntgenstrahlen entsteht eine sogenannte **Radiodermatitis.**

**Akute Schäden:** Bei der **akuten Radiodermatitis** kommt es zu Hautrötungen, die Epithelien der Epidermis sind geschwollen, mehrkernig, es können pathologische Mitosen auftreten (kein Zeichen von Malignität!). Das Korium ist ödematös aufgelockert, in den erweiterten Blutgefäßen können die Endothelzellen vermehrt proliferieren, um die Hautanhangsgebilde treten Lymphozyten und granulozytäre Infiltrate auf. In schweren Fällen können Blasen oder ein „akutes Röntgenulkus" entstehen. Bei Dosen von 4–5 Gy kommt es zum temporären Haarausfall.

**Strahlenspätschäden: Chronische Radiodermatitis** (oder chronische Dermatose) mit Atrophie, Pigmentierung, Teleangiektasien, Fibrosierung und Homogenisierung des Koriums, Narbenbildung, Haarfollikel und Talgdrüsen sind nicht mehr nachweisbar, Verlust der Regenerationsfähigkeit der Epidermis, Entstehung schwer heilender Geschwüre: **Strahlenulkus**, Spätfolge mitunter Plattenepithelkarzinom.

### Keimdrüsen

Ovarien: Untergang der Keimzellen mit Sterilität nach 5 Gy. Da nach höheren Dosen auch die Follikel zerstört werden, treten hormonelle Ausfallserscheinungen wie in der Menopause (**„Röntgenmenolyse"**) auf.

Hoden: Nach Dosen unter 5 Gy vorübergehendes vollständiges Sistieren der Spermiogenese (Aspermie oder Azoospermie), keine dauernde Sterilität. Da die Leydig-Zwischenzellen strahlenresistenter sind, kommt es nach Strahlensterilisation des Mannes (über 5 Gy) nicht zu Kastrationserscheinungen. Nach höheren Dosen entwickelt sich eine Hodenatrophie mit Sklerosierung der Tubuli (Abb. 11).

### Lunge

Nach Einzeldosen über 10 Gy entsteht innerhalb der ersten Wochen eine exsudative Reaktion in den Alveolen, die wegen der Ähnlichkeit mit akuten Entzündungen als **„Strahlenpneumonitis"** bezeichnet wird. Dabei kommt es zu Schädigungen der

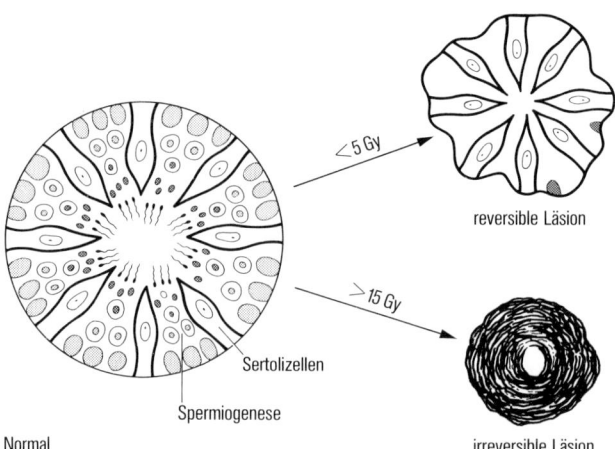

Abb. 11   Radiogene Schäden der Hodentubuli

Pneumozyten I (z. T. auch II), der Kapillarendothelien, weniger der Bronchiolar- und Bronchialepithelien, und zu kleinfleckigen Atelektasen. Nach Monaten gehen diese Veränderungen in eine Lungenfibrose über. Infolge der Vaskulopathie (s. u.) kommt es zur pulmonalen Hypertonie, die zum Cor pulmonale führen kann.

### Zentralnervensystem

Nur nach höchsten Dosen (bis 100 Gy) entwickelt sich innerhalb der ersten 2 Tage infolge der Membranschäden mit Gefäßwandläsionen ein zum Tode führendes **Hirnödem** (s. „akute Strahlenkrankheit" S. 50). Trotz der Radioresistenz der Ganglienzellen können im Verlauf von Monaten nach Einzeldosen über 10 Gy degenerative und atrophische Veränderungen der Hirnsubstanz vor allem infolge der Gefäßschäden mit Hyalinose der kleinen Arterien und Arteriolen auftreten.

### Nieren

Nach Dosen über 20 Gy kann schleichend nach mehreren Monaten eine Strahlennephropathie entstehen. In manchen Fällen beginnt die Erkrankung mit einer sogenannten **akuten Strahlennephritis** (Ödem, Kopfschmerzen, Albuminurie, Hypertonie, Dyspnoe, Anämie). Mikroskopisch finden sich u. a. Kapillarwandschäden in den Glomerula mit Verbreiterungen oder Aufsplitterungen der Basalmembran. Die „chronische Strahlennephritis" geht aus der akuten Form hervor. 25% der Patienten entwickeln innerhalb einiger Jahre einen malignen Hochdruck. Die Nieren sind meist verkleinert. Mikroskopisch finden sich eine fortschreitende Arteriosklerose (-hyalinose), Strahlensklerosen der Glomerula, interstitielle Fibrosen, Tubulusatrophien, **Schrumpfnieren,** die zur Urämie führen können.

### Ableitende Harnwege

Vor allem nach gynäkologischer Strahlentherapie wurden mitunter die Harnblase (**Schrumpfblase,** Ulzera, Fistel) oder die Ureteren (Stenose →**Hydronephrose und Pyelonephritis**) geschädigt.

### Knochen

Neben den zuvor beschriebenen Veränderungen des Knochenmarkes wird am wachsenden Knochen die enchondrale Ossifikation vorübergehend gestört, entsprechend kommt es zu Hemmungen des Wachstums. Direkte Strahlenschäden des Knochens mit Untergang der Osteozyten und Gefäßschäden mit anschließender Ischämie (**„Strahlenostitis"**) verursachen Knochennekrosen (**„Strahlennekrosen"**) oder eine radiogene Osteoporose mit Neigung zu Frakturen, Pseudarthrosen und infektiösen Osteomyelitiden. Osteonekrosen der Mandibula sind eine bekannte Komplikation nach Kieferbestrahlung. Nach hohen Strahlendosen (> 30 Gy) können innerhalb von 2-43 Jahren **Osteosarkome** oder Weichteilsarkome auftreten (2.5.6).

**Strahlenschäden am Gefäß-Bindegewebsapparat (strahlenbedingte Vaskulopathie)**

**1. Akute Phase**    Erweiterung der Endgefäße, Stase (z. B. Hauterythem), Membranschäden mit Permeabilitätserhöhung: Blutplasma tritt in die Gefäßwände ein.

**2. Phase**    Endothelschädigung steht im Vordergrund: Degeneration und reaktive Proliferation von Endothelzellen mit Verengung des Gefäßlumens, Thrombose und Verödung der Lichtung.

**3. Spätphase**    Vor allem nach höheren Strahlendosen mit Schädigung aller Gefäßwandschichten: Die Durchtränkung mit Blutplasma löst eine Fibrosierung aus. Die Wandfibrose engt langsam fortschreitend die Gefäßlichtung ein. So können nach Monaten oder Jahren durch die Strahlenfibrose der Blutgefäße ( = **stenosierende Strahlenvaskulopathie**) Gewebsischämien und Nekrosen, z. B. Rückenmarksnekrosen auftreten.

**Strahlensyndrome**

Als akutes Strahlensyndrom oder **akutes Ganzkörperbestrahlungssyndrom** wird die Gesamtheit aller Veränderungen bezeichnet, die im Anschluß an eine kurzdauernde Einwirkung von außen kommender, tiefreichender, ionisierender Strahlen auf den gesamten Organismus auftreten. Strahlensyndrome werden vor allem nach Atombombenexplosionen oder Unfällen in Kernforschungszentren beobachtet.

Je nach Strahlendosis stehen bestimmte Organschäden im Vordergrund des klinischen Bildes:

**1. Zentralnervöses (zerebrales) Syndrom**
Nach **höchsten Dosen** von über 20-100 Gy beginnt innerhalb von ⅓-3 Stunden eine akute Strahlenkrankheit mit Übelkeit, Erbrechen und neurologischen Symptomen. Innerhalb von 1-2 Tagen tritt der Tod durch Schädigung des Gehirns im Schock ein. Letalität 100%.

*Morphologisch* stehen Membranschäden mit Histaminfreisetzung, Schädigung des Kapillarendothels mit gesteigerter Gefäßwandpermeabilität im Vordergrund, die ein akutes Hirnödem mit erhöhtem Hirndruck (16.1.2) hervorrufen und zu den o. g. Symptomen führen.

**2. Gastrointestinal-Syndrom**
(gastrointestinal-hämorrhagische Verlaufsform)
Nach **mittleren Dosen** von 6-15 Gy beginnt innerhalb von Stunden zunächst ein **Prodromalstadium** mit Nausea, Erbrechen, Kopfschmerzen *(„Strahlenkater"),* das nach 2 Tagen abklingt.

1-2 Wochen später folgt das **Hauptstadium,** bei dem der Strahlenschaden an den proliferierenden Darmepithelien in den Krypten im Vordergrund steht. Es kommt zu Diarrhöen mit sekundärer Dehydratation, Elektrolytverlust, Intoxikation. Au-

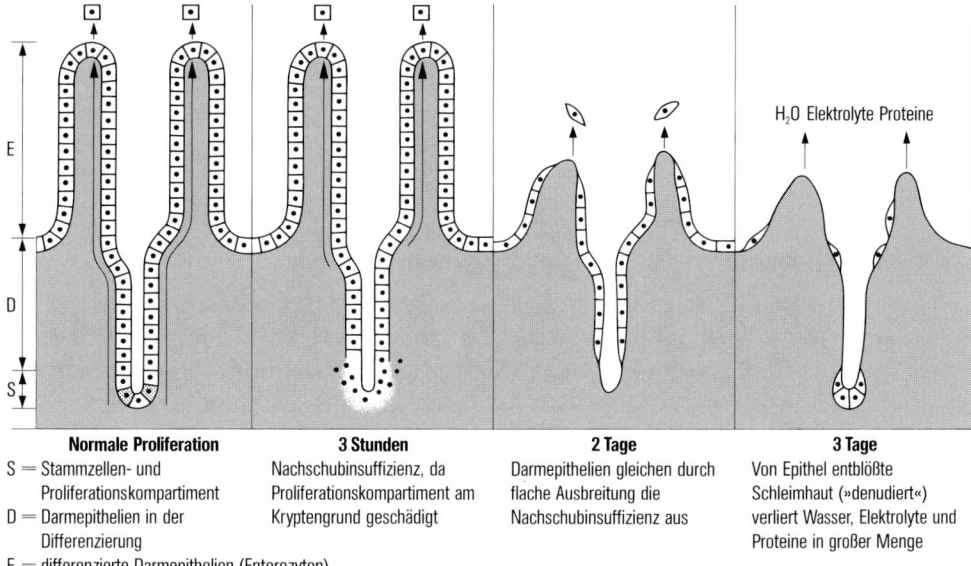

| Normale Proliferation | 3 Stunden | 2 Tage | 3 Tage |
|---|---|---|---|
| S = Stammzellen- und<br>Proliferationskompartiment<br>D = Darmepithelien in der<br>Differenzierung<br>E = differenzierte Darmepithelien (Enterozyten) | Nachschubinsuffizienz, da<br>Proliferationskompartiment am<br>Kryptengrund geschädigt | Darmepithelien gleichen durch<br>flache Ausbreitung die<br>Nachschubinsuffizienz aus | Von Epithel entblößte<br>Schleimhaut (»denudiert«)<br>verliert Wasser, Elektrolyte und<br>Proteine in großer Menge |

Abb. 12   Wirkung ionisierender Ganzkörperbestrahlung auf das Darmepithel (Maus)

ßerdem tritt eine irreversible Knochenmarksschädigung mit äußerster Infektanfälligkeit, Geschwürsbildung, Sepsisgefahr, hämorrhagischer Diathese und Anämie auf. Letalität 100%.

*Morphologisch* findet sich ein weitgehender Zelluntergang in den Krypten, vor allem des Dünndarmes (Abb. 12) und eine anschließende Entblößung der gesamten Zottenoberflächen („Totalulzeration") mit Fibrinexsudationen, Erosionen und Granulozytenexsudationen (da die Granulozytenzahl im Blut noch nicht den tiefsten Punkt erreicht hat, s. 3.).

**3. Knochenmark-Syndrom** (hämatopoetische Verlaufsform)
Nach **niedrigen Dosen** bis zu 5 Gy kommt es innerhalb der ersten beiden Wochen zu uncharakteristischen Symptomen, z. T. wie im o. g. Prodromalstadium mit Dermatitis und Epilation (= Haarausfall).

Die Folgen der reversiblen Knochenmarksinsuffizienz mit Granulozytopenie und höchster Infektanfälligkeit erreichen ihr Maximum nach 3–4 Wochen. Letalität je nach Disposition bis 50%.

*Morphologisch* ist schon wenige Tage nach der Strahlenexposition im blutbildenden Knochenmark ein weitgehender Zellschwund vorhanden mit dilatierten Blutsinus und eiweißreicher Ödemflüssigkeit, eine Zunahme der Fettzellen ist zunächst nicht zu beobachten.

Im Darm und an Tonsillen finden sich flache Ulzera, die Ausgangspunkt der postirritativen Sepsis werden. Die Entzündungen in den Geschwüren wie an anderen

Stellen (z. B. Pneumonien) sind gekennzeichnet durch ein weitgehendes Fehlen der Granulozyten.

Die schon nach einem Tag auftretende Lymphopenie führt nicht zum allgemeinen Immunmangelsyndrom, da die weitgehend strahlenresistenten Plasmazellen weiterhin Antikörper produzieren.

### 2.5.4 Induktion maligner Tumoren durch ionisierende Strahlen

Ionisierende Strahlen können nicht nur Tumoren zerstören (2.5.6), sondern auch bösartige Tumoren hervorrufen. Die Dosis-Wirkungsbeziehungen und die Schwellenwerte sind jedoch noch weitgehend unbekannt. In den Zellen verursachen die Strahlen somatische Mutationen, die intrazelluläre Rückkopplungsmechanismen stören und die Umwandlung in eine Tumorzelle induzieren. Möglicherweise werden auch in die Zelle vor langer Zeit eingeschleuste Viren aktiviert, deren Wirkung dann den Tumor auslöst.

Im einzelnen unterscheiden wir bei der karzinogenen ( = „krebserzeugenden") Strahlenwirkung:

**Initiation** eines Tumors durch Strahlen.
Entscheidender Mechanismus: **Somatische Mutation**

**Promotion** eines Tumors durch Strahlen.
Entscheidende Mechanismen:

● Chronische Gewebsschäden
● Störungen des Hormonhaushaltes
● Störungen des Immunsystems
● Aktivierung latenter Viren

Die **Art der Strahlenwirkung** spielt bei der Kanzerogenese (cancer, lat. = Krebs) eine Rolle:

**Lokale Bestrahlung von außen** in hoher Dosis hat am Ort der Einwirkung einen kanzerogenen Effekt, z. B. Hautkarzinom.

**Ganzkörperbestrahlungen** führen durch die o. g. Mechanismen zur Promotion von Tumoren. Die gleichen Tumoren, die nach Ganzkörperbestrahlung auftreten, können sich auch spontan entwickeln, im unbestrahlten Organismus entstehen sie in der Regel jedoch später. Beispiel: Leukämien.

An strahlenexponierten Bevölkerungsgruppen ergeben sich Anhaltspunkte (oder Beweise) für die Begünstigung folgender Tumorleiden:

**Leukämien:** Früher bei Röntgenologen, bestrahlten Bechterew-Kranken, bei überlebenden Atombombenopfern von Hiroshima und Nagasaki.

**Bronchialkarzinome:** Schneeberger und Joachimsthaler Lungenkrebs (4.10.1).

**Schilddrüsenkarzinome:** Nach Bestrahlung im Kindesalter wegen Thymushyperplasie oder nach Radiojodbehandlung.

**Osteosarkome:** Nach Zufuhr von $^{226}$Ra oder $^{228}$Ra mit einer Latenzzeit von 4–65 Jahren, oder von $^{224}$Ra mit Latenzzeiten von 3,5–21 Jahren.

### 2.5.5 Strahlenschäden nach Inkorporation radioaktiver Isotope

Vom Körper aufgenommene Radionuklide z. B. Thorotrast, Radium 224 (= Thorium X), Radium 226, 228 verursachen einerseits durch besondere Organ- und Gewebsaffinitäten Lokalbestrahlungen bestimmter Zellen und Gewebe (vor allem in denen sie gespeichert werden), können andererseits durch ihr Verteilungsmuster den Effekt einer Ganzkörperbestrahlung haben.

**Morphologische Veränderungen nach Inkorporation von Thorotrast**
Thorotrast ist ein zwischen 1928 und 1955 benutztes Röntgenkontrastmittel aus kolloidalem Thoriumdioxyd ($^{232}$ThO$_2$, α-Strahler, Halbwertzeit $1,39 \times 10^{10}$ Jahre), das im MPS besonders der Leber, der Lymphknoten, des Knochenmarkes und der Milz in Form kleiner kristalliner Partikel mit blaßgrauer Eigenfarbe gespeichert und unzureichend ausgeschieden wird. Die über Jahrzehnte anhaltende Strahlung führt zur Leberfibrose, Atrophie der Milz und zu Tumoren besonders in der Leber z. B. Hämangioendotheliosarkomen, Leberzellkarzinomen und intrahepatischen Gallengangskarzinomen sowie zu Sarkomen der Nieren und des Knochenmarkes.

**Morphologische Veränderungen nach Inkorporation von Radium 226**
Die Konzentration von Radium 226 steigt in der Umwelt infolge der Zivilisationseinflüsse ständig. Aufnahme über Trinkwasser und Luft, Verwendung in der Leuchtfarbenindustrie, z. B. Leuchtziffernmaler, Zufuhr aus ärztlicher Indikation. Infolge seiner chemischen Ähnlichkeit mit Kalzium wird es wie eines seiner Abbauprodukte (Thorium X) in den Knochen eingebaut, kann hier **Knochensarkome** verursachen. Durch Inhalation der Radiumemanation entsteht z. B. der „**Joachimsthaler Lungenkrebs**". Tumoren des Uterus und der Cervix uteri werden mit temporärer Einlage von Radiumstäben behandelt, um durch die Strahlung den Tumor zu zerstören (Gefahr der Strahlenbelastung für Klinikpersonal bei unsachgemäßer Handhabung).

Thorium X (Radium 224): In Salben und Tinkturen bei Ekzemen, Psoriasis und Hämangiomen benutzter kurzlebiger α-Strahler, ebenfalls mit besonderer Affinität zum Knochen. Gelegentlich wurden Knochensarkome nach Behandlung mit Thorium X z. B. wegen einer Knochentuberkulose bei Kindern oder eines Morbus Bechterew beobachtet.

In der Gesamtbevölkerung werden durch die natürliche und künstliche Strahlenexposition schätzungsweise 1% aller vererbbarer Schäden verursacht. Ebenso beträgt die Anzahl der Todesfälle durch strahleninduzierte maligne Tumoren etwa 1% der Spontanrate (SÄBEL, M., DÄ 1981, 1903–1915).

### 2.5.6 Morphologie der Strahlenwirkung auf bösartige Geschwülste

**Kanzerizider Effekt ionisierender Strahlen**
(cancer, lat. = Krebs, caedere, lat. = töten, cancericid = „krebstötend")

Tumorzellen werden im Prinzip in gleicher Weise wie normale Zellen durch ionisierende Strahlen geschädigt und bei entsprechend hoher Dosis abgetötet, es
kommt zur Nekrose (2.7.3) des Tumorgewebes. Manche bösartigen Tumoren mit
hoher Stoffwechselaktivität und Mitoserate sind besonders strahlenempfindlich
(z.B. Lymphosarkome, Ewing-Sarkome, Lymphogranulomatose, kleinzellige
Bronchialkarzinome, lymphoepitheliale Karzinome, Seminome) und können bei
Überleben des gesunden Nachbargewebes weitgehend zerstört werden (= Tumor-
elektivität einer Bestrahlung). Hochdifferenzierte Tumoren sind dagegen meist relativ strahlenresistent.

Neben dem direkten kanzeriziden Effekt führt die Bestrahlung auch zur Prolifera-
tionshemmung mit Absterben anderer strahlenempfindlicher Zellrassen, Verödung der den Tumor ernährenden Gefäße mit zusätzlicher ischämischer Schädigung der Geschwulst und Sklerose des Tumorstromas.

Geringere, nicht bis zum vollständigen Zelltod führende Veränderungen (= Ne-
krobiosen) können je nach dem Verhältnis zwischen Strahlendosis und Strahlenresistenz der verschiedenen Gewebe auftreten mit Kernödem und Polyploidien,
Chromatinverklumpungen, Kernpyknosen, Zunahme atypischer Mitosen, Entstehung mehrkerniger Zellen, Zytoplasmavakuolen oder Zytoplasmaverdichtungen,
Glykogenspeicherungen oder degenerativen Verfettungen. Diese Veränderungen
können einen höheren Malignitätsgrad des Tumors vortäuschen. Analoge Veränderungen treten im versorgenden Gefäßbindegewebe des Tumors (= Tumorstroma) auf. Nachfolgende Fibroblastenbildungen führen zu Fibrosen mit regressiven
Veränderungen z.B. Hyalinisierungen des Bindegewebes.


## 2.6 Veränderungen durch Einwirkung von Mikroorganismen und Parasiten

### 2.6.1 Entstehung morphologisch sichtbarer Veränderungen an Wirtszellen und Geweben

#### 2.6.1.1 Veränderungen durch Viren
(virus, lat. = Gift, Schleim, Saft)

**Definition des Virus:** *Kleinste selbständige biologische Einheit neben den Viroiden
(= frei vorkommende infektiöse Nukleinsäure), die sich ausschließlich in lebenden
Zellen vermehren kann*

= obligat intrazellulärer Mikroorganismus bzw. obligate Zellparasiten, die nur eine Art von Nukleinsäure enthalten (DNA oder RNA) und keine metabolische Ausstattung haben, die ihnen eine selbständige Existenz ermöglichen würde. Virion (Plural: Viria) = vollausgebildetes infektiöses Virus

### Einschlußkörperchen

Runde bis ovale, homogene, eosinophile oder basophile und von einem hellen Hof umgebene virusspezifische Gebilde, die wesentlich größer als die Viria selbst sind, nicht selten die Größe eines Erythrozyten erreichen. Aufbau und Zusammensetzung sind uneinheitlich: Einige Einschlußkörperchen stellen Ansammlungen von Viruspartikeln (basophile Einschlüsse) dar, die elektronenmikroskopisch kristallartig aneinander gelagert erscheinen und von einer Hüllsubstanz der Zellen umgeben werden, andere entsprechen einem undifferenzierten Grundgerüst, in dem die Virussynthese abläuft (eosinophile Einschlüsse). Nach der Lokalisation in der Zelle werden unterschieden:

**Intrazytoplasmatische Einschlußkörper:** Variola- und Vakzina-Virusinfektion (= Pocken: DNA-Virus): **Guarnieri-Körper.** Rabies-Infektion (= Tollwut, Lyssa: RNA-Virus): **Negri-Körper.** Molluscum contagiosum.

**Intranukleäre Einschlußkörper:** Herpes simplex (DNA-Virus), Herpes zoster, Varizellen, Poliomyelitis (Entero-RNA-Virus), Zytomegalie.

### Riesenzellenbildungen

Entstehung auf zwei Wegen möglich, z. B. bei Herpes simplex:

**Stillstand in der Metaphase** des Zellzyklus →kleine mehrkernige Riesenzellen.

**Fusion** infizierter und nichtinfizierter benachbarter Zellen →große Riesenzellen mit vorwiegend längsovalen Kernen. Weitere Beispiele: Mehrkernige Riesenzellen bei RS-Virus (= respiratory syncytial) Infektion. Masern: Riesenzellen im Prodromalstadium der Masern in Appendix und lymphatischem Rachenring (= Warthin-Finkeldey-Riesenzellen), Riesenzellenpneumonie.

### Zelltod

Bei zu weitgehenden Stoffwechselstörungen gehen die Zellen zugrunde, es entstehen Nekrosen (2.7.3) (= zytopathischer oder zytopathogener Effekt).

### Schwellungen des Zytoplasmas

Nicht bis zur Nekrose führende Störungen des Zellstoffwechsels verursachen Zytoplasmaschwellungen = **Zellhydrops** = **ballonierte Degeneration** z. B. der Epithelien bei Infektionen mit Herpes zoster, Herpes simplex, Varizellen.

### Zelltransformation der Wirtszellen durch Viren

Viren sind in der Lage, in den Stoffwechsel der Zellen einzugreifen und überlebenden Wirtszellen Informationen aufzuzwingen, die zu grundsätzlichen Änderungen der Zellfunktion führen = Zelltransformation.

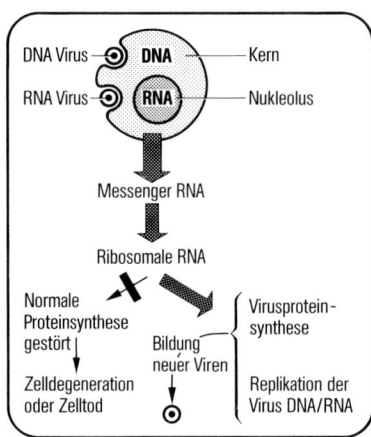

Abb. 13   Zelltransformation der Wirtszelle durch Viren

Nach Adsorption der Viren an die Zelloberfläche (Abb. 13) und Aufnahme in die Zelle durch Pinozytose (pinein, gr. = trinken, zytos, gr. = Zelle; sog. Viropexis) beeinflußt die Nukleinsäure des Virus den Stoffwechsel der Wirtszelle. Dabei wird die Synthese wirtseigener Makromoleküle gehemmt und eine Virus-DNA oder -RNA-Polymerase gebildet, welche die Synthese viraler Nukleinsäuren steuert und neues Virus-Protein gebildet, die dann zum neuen Virus kombiniert werden.

**Nicht neoplastische virusbedingte Zelltransformationen**
sind wahrscheinlich die Ursachen folgender Erkrankungen:

**Slow virus disease:** Virusinfektionen, deren Krankheitserscheinungen sich erst viele Monate bis Jahre nach der Infektion manifestieren, oft das ZNS befallen und tödlich enden. Beim Menschen auftretende Erkrankungen sind (16.4.3):
   Jakob-Creutzfeld-Krankheit
   Subakute sklerosierende Panenzephalitis
   Progressive multifokale Leukoenzephalitis
   Kuru

**Serumhepatitis des Menschen** (5.11)

**Neoplastische Zelltransformation**
Von onkogenen Viren (onkos, gr. = Last, Masse, gennao, gr. = erzeugen, z. B. Polyoma-Virus, Epstein-Barr-Virus) werden Teile des Virusgenoms in das Genom der Wirtszelle, in die DNA oder, wie bei den Leukämien, in die RNA eingebaut. Nach der Onkogen-Theorie sind im Verlauf der Evolution in alle somatische Zellen Virusgene inkorporiert worden, die auf alle nachfolgenden Generationen als Protoonkogene übertragen werden und die, nach Umwandlung in aktive Onkogene, unter gewissen Bedingungen die **neoplastische Transformation** der Zelle auslösen (4.5.6).

### 2.6.1.2 Veränderungen durch Bakterien (= Schistomyzeten)
(bakteria, gr. = Stab, schizo, gr. = ich spalte, mykes, gr. = Pilz)

*Definition der Bakterien: Prokaryotische Einzeller, die sich durch Querteilung vermehren und auf künstlichen zellfreien Nährböden züchten lassen.*

Bakterien sind im Minimaldurchmesser 0,2–1,5 μm große Mikroorganismen, die im Wirtsorganismus extrazellulär, aber fakultativ auch intrazellulär leben. Fakultativ intrazelluläre Mikroorganismen (Beispiel: Neisseria meningitidis und Neisseria gonorrhoeae) können extrazellulär existieren, vermehren sich aber überwiegend intrazellulär. Rickettsien und die kleineren Chlamydien sind obligat intrazelluläre Parasiten.

**Grundlagen zur Pathologie bakterieller Infektionen**
Pathogene, d. h. „krankheitserzeugende" Bakterien schädigen den Organismus auf verschiedenste Weise und lösen **entzündliche Reaktionen** (Entzündung 5.) aus. Vermehren sich die Erreger an der Eintrittspforte in den Organismus und rufen hier eine entzündliche Reaktion hervor, so sprechen wir von einer **lokalen Infektion**. Dringen die Bakterien in die Blutbahn ein, so kreisen sie bei guter Abwehrlage des Körpers meist nur kurze Zeit im Blut (= **Bakteriämie**) und werden von Zellen des MPS zerstört. Werden die Bakterien kontinuierlich in das Blut eingeschwemmt und ist die Abwehrlage des Organismus abgeschwächt, können schwere Krankheitserscheinungen unter dem Bild einer **Sepsis** mit Fieber und Schüttelfrost auftreten (Definition der Bakteriämie, Sepsis und Septikopyämie 5.19.1).

Zahlreiche Viren und einige Bakterien erzeugen an der Eintrittsstelle keine charakteristischen Veränderungen und lösen erst nach starker Vermehrung im Blut eine zyklisch, d. h. nach einer bestimmten Gesetzmäßigkeit phasenhaft verlaufende **Infektionskrankheit** aus. Der Organismus wird dabei durch verschiedene Erregerstoffe geschädigt.

**Schädigung durch Ektotoxine**
Viele Bakterien geben thermolabile Stoffwechselprodukte mit Proteincharakter an die Umgebung ab (= Ektotoxine), ohne dabei zugrunde zugehen. Ektotoxine werden vorwiegend von **grampositiven Bakterien** gebildet (Ausnahme: Shigella dysenteriae = gramnegativ). Diese Toxine sind Enzyme oder Hemmstoffe der Bakterien, die in den Stoffwechsel des Wirtsorganismus eingreifen, morphologische Veränderungen hervorrufen und allein das volle Krankheitsbild verursachen.

Durch Ektotoxine hervorgerufene lebensbedrohliche Erkrankungen der Menschen sind:

**Botulismus (Clostridium botulinum):** Ektotoxin (= stärkstes aller Bakterientoxine) blockiert die Freisetzung von Azetylcholin an cholinergen Nervenfasern in Muskulatur und Rückenmark und verursacht dadurch Lähmungen. Keine lichtmikroskopisch erkennbaren morphologischen Veränderungen.

**Tetanus (Clostridium tetani):** Tetanustoxin erzeugt durch Einwirkung auf die Synapsen der Nervenfasern Krämpfe. Ebenfalls äußerst starkes Toxin, $10^{-9}$ g töten ein Meerschweinchen. Keine charakteristischen morphologischen Läsionen.

**Diphtherie (Corynebacterium diphtheriae):** Diphtherietoxin greift wahrscheinlich in die Proteinsynthese der Wirtszelle ein, verursacht pseudomembranöse Entzündungen der Schleimhäute, Nekrosen der Herzmuskelzellen, Markscheidenveränderungen an Nerven.

**Streptococcus pyogenes:** Bildet auf Granulozyten zytotoxisch wirkende Ektotoxine, Streptolysin O und S und kann irreversibel die Kontraktilität der Herzmuskelfasern hemmen.

### Wirkung von Aggressinen

Aggressine sind von den Mikroorganismen produzierte Enzyme, die Interzellularsubstanzen des Bindegewebes abbauen und damit die Ausbreitung der Bakterien begünstigen. Die wichtigsten Aggressine sind:

**Bakterielle Hyaluronidasen** (z. B. Brucella melitensis, Streptococcus pyogenes) = Enzyme, die Mukopolysaccharide oder Proteoglykane im Bindegewebe abbauen, „spreading effect" der Streptokokkenhyaluronidase.

**Bakterielle Kollagenasen** (z. B. Clostridium histolyticum, Clostridium welchii) bauen natives Kollagen ab.

**Neuraminidase** (z. B. Vibrio cholerae), eine $\alpha$-Glykosidase, die Sialinsäure, einen Baustein der Zellmembranen, spaltet.

### Bakterielle Eingriffe in das Gerinnungssystem des Wirtsorganismus

Kokken produzieren Enzyme, die in das Gerinnungssystem eingreifen, eine Thrombose begünstigen, andererseits aber auch Enzyme, die Fibrin auflösen können.

**Koagulase** (z. B. von Staphylococcus aureus produziert): Kann in infizierten Geweben Thrombosen auslösen, die zu Nekrosen führen können. Nekrosen sind wiederum ein besonders günstiger Nährboden für Bakterien, dadurch wird die Abszeßbildung durch Staphylokokken gefördert.

**Fibrinolysin:** Fibrin bildet in Entzündungsgebieten gewissermaßen einen Schutzwall gegen die Bakterien, die an den Fibrinfasern fixiert („angeklebt") sind und so zum Teil leicht phagozytiert werden können. Dagegen produzieren einige Bakterien, z. B. Staphylokokken, eine Protease, die bei fibrinösen Entzündungen das Fibrin auflöst und damit die Ausbreitung der Kokken erleichtert.

**Streptokinase** (von Streptokokken z. B. β-hämolysierenden Streptokokken gebildet): Im extrazellulären fibrinolytischen System des Menschen ein Aktivator des körpereigenen Plasminogenaktivators. Aktiviertes Plasmin baut dann Fibrin ab, dadurch wird die Ausbreitung der Bakterien ebenfalls begünstigt (wird andererseits therapeutisch zur Fibrinolyse genutzt!).

**Schädigungen durch Endotoxine**
Die thermostabilen Endotoxine sind Baubestandteile des Bakteriums aus Protein, Lipid und Polysacchariden. Sie werden daher erst beim Zerfall des Bakteriums freigesetzt. Besonders toxisch ist die Lipid-A-Komponente der Endotoxine. Im Wirtsorganismus können sie Fieber (Pyrogeneffekt), Leukozytose, Hyperglykämie, Zellveränderungen, Störungen der Membranpermeabilität und bei Eindringen in die Blutbahn einen **Endotoxinschock** mit Schüttelfrost, Blutdruckabfall und schweren Blutgerinnungsstörungen (Verbrauchskoagulopathie, sog. "DIC-Syndrom", **d**isseminated **i**ntravascular **c**oagulation 7.10.2), hervorrufen. Das Vollbild einer Infektionskrankheit wird durch sie jedoch nicht erzeugt.

Endotoxinbildner sind vor allem **gram-negative Bakterien,** besonders ausgeprägt z. B. bestimmte Stämme von E. coli sowie Enterobakterien wie Enteritissalmonellen.

**Indirekte Zell- und Gewebsschädigung durch bakteriell ausgelöste immunpathologische Vorgänge**
Zahlreiche Bakterien, vor allem Kokken, hinterlassen im Gegensatz zu vielen Virusarten nach Ablauf der Infektion keine Immunität (6.1.2).

Verschiedene Bauelemente einiger Bakterienarten wirken jedoch als Antigen und lösen Antigen-Antikörperreaktionen aus, die normalerweise einen wesentlichen Abwehrmechanismus darstellen und zum Untergang des Bakteriums führen. Pathologische Immunrekationen können aber auch körpereigene Zellen und Gewebe schädigen und charakteristische Krankheitsbilder verursachen.

Beispiele:
**Rheumatisches Fieber** nach Infektionen mit β-hämolysierenden Streptokokken (5.20).

**Endokapilläre, akute diffuse proliferative Glomerulonephritis** = „Poststreptokokkennephritis", eine Immunkomplexnephritis vor allem nach Infektionen mit β-hämolysiercndcn Streptokokken der Gruppe A Typ 12 (12.1).

## 2.7  Arten von Zell- und Gewebsschäden

### 2.7.1  Hydropische Zellschwellung
(hydrops, gr. = Wassersucht)

**Definition:** *Vergrößerung der Zellen* (Zytoplasma und Kern) *infolge vermehrter Einlagerung von Wasser und Umlagerung von Elektrolyten.*

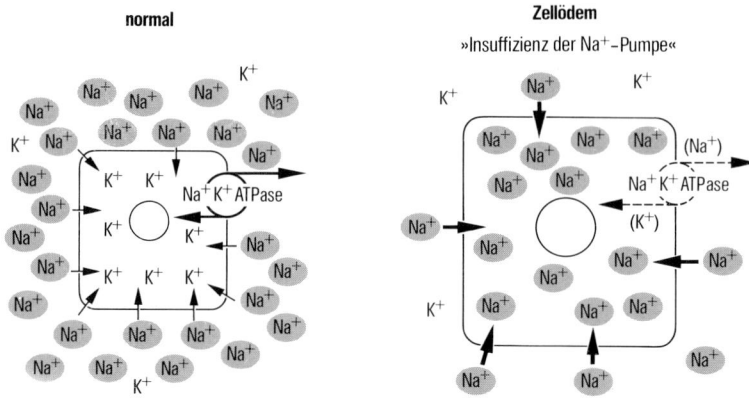

**Abb. 14  Pathogenese des Zellödems**

Es handelt sich um eine degenerative Zellveränderung mit Verminderung der Zellleistung durch Noxen, die nicht zu sofortigem Zelltod führen.

**Ätiologie und Pathogenese:** Die entscheidenden ätiologischen Faktoren sind Störungen der intrazellulären Energiebildung oder – bei ausreichender Bereitstellung von Energie – der Energieverwertung (z. B. Kobaltvergiftung mit Blockierung der $Ca^{++}$-abhängigen ATPase des Herzmuskels). Häufigste Ursachen dieser Energiebildungs- oder Utilisationsstörungen sind akuter Sauerstoffmangel, Substratmangel, Toxinwirkungen (z. B. Ektotoxine von Bakterien, Pilzgifte), Membranschäden durch Tetrachlorkohlenstoff, Quecksilber, ionisierende Strahlen, Peroxydation der Membranlipide durch molekularen Sauerstoff.

Letztlich führen alle diese Faktoren zu einer Reduktion der oxydativen Phosphorylierung mit Verminderung des ATP und Störung der „Natriumpumpe", deren biochemisches Äquivalent eine $Na^+$-$K^+$-abhängige ATPase an der Zellmembran ist. Diese $Na^+$-$K^+$-ATPase wird normalerweise bei Anstieg des intrazellulären $Na^+$ aktiviert, „pumpt" vermehrt $Na^+$ aus der Zelle heraus und $K^+$ hinein, bis das normale Ungleichgewicht des Ionengehaltes zwischen Zellinnerem und Umgebung wieder hergestellt ist. Bei ATP-Mangel strömt mit dem $Na^+$ vermehrt Wasser in die Zelle ein, es kommt zur Zellschwellung, die durch Erhöhung des intrazellulären osmotischen Druckes infolge Vermehrung kleiner Moleküle bei Energiemangel weiter verstärkt wird (Abb. 14).

**Morphologie:** Morphologisches Substrat dieser Störungen sind Zellödem und hydropische Degeneration.

**Zellödem** (Zellhydrops, Zellschwellung): Leichtere Form der hydropischen Zellschädigung mit vermehrtem Wassergehalt in Zytoplasma und Kern.

*Lichtmikroskopisch:* Volumenzunahme der Zelle, das Zytoplasma erscheint in den üblichen Färbungen blasser als normal, u. U. sind auch die Kerne geschwollen und blasser.

*Elektronenmikroskopisch:* Das Grundplasma ist transparenter, die Organellen liegen weit auseinander, meist sind die Zisternen des endoplasmatischen Retikulums vesikulär, (d. h. kleinere Bläschen) oder vakuolig (d. h. größere Bläschen) erweitert. Mitochondrien reagieren besonders früh auf Energiemangel mit Schwellung.

Diese Veränderungen sind reversibel.

**Hydropische Degeneration:** Bei längerer oder stärkerer Schädigung erfolgt der Übergang in die schwerere Form der hydropischen Zellschädigung.

*Lichtmikroskopisch:* Die Zellen sind stark aufgetrieben, vermehrt, transparent (sog. Ballonierung).

*Elektronenmikroskopisch:* Neben den oben beschriebenen Veränderungen tritt eine hochgradige Desorganisation, Fragmentation und Vesikulation des endoplasmatischen Retikulums auf.

## 2.7.2 Verfettung (Neutralfett)

Jede Zelle enthält an Proteine gebundene oder adsorbierte nicht ohne weiteres darstellbare Struktur- oder Bestandslipide und zahlreiche Zellen enthalten Umsatzfette, die meist als Tröpfchen auftreten. Auch Umsatzfette sind erst von einer gewissen Menge an in der Zelle mikroskopisch nachweisbar (so ist in Lebern $CCl_4$-vergifteter Ratten mit Sudan anfärbbares Fett erst über einem Gesamtlipidgehalt von 18% der Trockensubstanz nachweisbar). Daher gilt:

**Definition der Verfettung** (fettige Degeneration, fettige Dystrophie): *Ansammlung von lichtmikroskopisch sichtbaren Fettstoffen (Lipiden = Neutralfette + Lipoiden) in Zellen, die normalerweise kein in dieser Weise erkennbares Fett enthalten.*

### 2.7.2.1 Pathogenese der Verfettung

Histologisch erkennbare Verfettungen können extra- und intrazelluläre Ursachen haben.

**Extrazelluläre Ursachen**

**Erhöhte Zufuhr von Triglyzeriden mit dem Blut**
Als Hyperlipidämie wird jede Erhöhung des Triglyzeridgehaltes im Blut bezeichnet. Folgende **pathogenetischen Bedingungen** können eine vermehrte Triglyzeridzufuhr in die Zelle verursachen:

**Alimentäres Überangebot** (= Mastfettsucht): Ursachen sind eine vermehrte Fettaufnahme durch den Darm, vermehrte Kohlenhydrataufnahme mit gesteigerter Liponeogenese.

**Fettmobilisation aus Depots:** Dabei erfolgt eine Lipolyse aus dem Fettgewebe unter Einwirkung von Adrenalin, STH, ACTH, Alkohol oder diabetischer Ketoazidose.

**Transportlipämie:** Tritt im Frühstadium des **Hungerns** auf, da vermehrt Fette von Depots zur Leber transportiert werden, aber wegen des Mangels an Proteinen und lipotropen Substanzen die Nutzung und der Abtransport der Fette beeinträchtigt sind. Beim nephrotischen Syndrom ist die Ursache der Hyperlipämie umstritten (Albuminmangel?).

**Verarbeitungsstörung der Neutralfette:** Dabei treten sekundäre Hyperlipoproteinämien mit Vermehrung der Chylomikronen und Prä-β-Lipoproteine auf. Beispiele: Diabetes mellitus: Verwertungsstörung infolge verminderter Lipoproteinlipaseaktivität. Die Oxydation von Fettsäuren ist an den Kohlenhydratstoffwechsel geknüpft („Fette verbrennen im Feuer der Kohlenhydrate"). Da metabolisierbare Kohlenhydrate beim Diabetes fehlen, kommt es zur Anhäufung von Fetten, z. B. in der Leber. Verarbeitungsstörungen liegen auch vor beim Alkoholismus, hier ist die Triglyzeridsynthese in der Leber gestört, die Lipoproteinlipase gehemmt. Bei der Hypothyreose ist das Lipoproteinlipasesystem defekt. Die Ursache der Leberepithelverfettung bei der Pankreatitis ist unbekannt. In der Schwangerschaft könnte eine Verringerung der Lipoproteinlipaseaktivität unter hormonellen Einflüssen eine Rolle spielen.

**Erhöhtes lokales Angebot aus untergehenden Zellen in der Nachbarschaft** (s. resorptive Verfettung)

**Intrazelluläre Ursachen**

**Verminderte Utilisation von Triglyzeriden**
Die intrazelluläre Verarbeitung kann bei gleichbleibendem oder gesteigertem Fettangebot gestört sein. Die wesentlichen pathogenetischen Bedingungen sind dabei ein verminderter Abbau infolge **gestörter Fettsäureoxydation** z. B. bei **Sauerstoffmangel** oder nach **Vergiftungen** mit Tetrachlorkohlenstoff, Pilzgiften, Phosphor, Arsen.

Pathomechanismus: Störung der Mitochondrienfunktion, dadurch unzureichende ATP-Bereitstellung, Fettsäuren können nicht aktiviert und der β-Oxydation zugeleitet werden. Es wird also weniger Fett verbrannt und dem endoplasmatischen Retikulum mehr zugeführt, als es zu Lipoproteinen verarbeiten kann.

Der Leberschaden bei **chronischem Alkoholismus** wird durch mehrere Faktoren hervorgerufen: Durch die direkte toxische Wirkung des Alkoholmetaboliten Azetaldehyd wird die Bildung von Lipoproteinen, aber auch die Utilisation der Lipide (β-Oxydation) z. B. infolge von Mitochondrienläsionen gestört, die Lipoproteinlipase ist gehemmt, die Lipoproteinsekretion in das Blut vermindert, Lipide häufen sich infolgedessen in der Leber an.

**Erhöhte Synthese von Triglyzeriden in den Organzellen**
Vermehrtes Kohlenhydratangebot kann zur Erhöhung der Fettsäuresynthese und Triglyzeridbildung in der Zelle führen. Erhöhte intrazelluläre Fettsäuresynthese wird auch beim alkoholischen Leberschaden diskutiert. Ansonsten ist die erhöhte intrazelluläre Triglyzeridsynthese als Ursache der Verfettung äußerst fraglich.

**Unzureichende Emulgierung und Koppelung an Protein**
Für die Emulgierung und den Transport der Fette (in emulgierter Form notwendig) werden Cholin, d.h. Methyldonatoren, Lezithin (Phospholipid) und Proteine benötigt. Das hydrophile Molekülende des Phosphatids tritt in Kontakt mit dem wäßrigen Milieu oder dem Protein, der hydrophobe mit dem Fett.

Auf diese Weise können Triglyzeride in feiner Dispersion in der Zelle liegen, ohne zu lichtmikroskopisch sichtbaren Tropfen zu verschmelzen. Als **pathogenetische Bedingungen** kommen in Frage:

**Mangel an Phosphatiden** (Cholin, Lezithin) z.B. bei Hunger, einseitiger Ernährung (Mais, Erdnüsse enthalten unzureichend Cholin) oder Sauerstoffmangel (ungenügende Phosphatidsynthese) erschwert die feindisperse Emulgierung der Fette und begünstigt das Auftreten größerer, mikroskopisch sichtbarer Tropfen = „Verfettung".

**Reduzierte Proteinsynthese,** ist die Proteinsynthese vermindert wie bei Hunger, Kwashiorkor (= Eiweißmangelkrankheit von Kindern in Afrika, Südamerika und Westindien), Pilzvergiftung oder experimenteller Puromyzingabe, kann Fett für den Transport nicht ausreichend an Protein zu Lipoproteinen gekoppelt werden und bleibt in der Zelle liegen (fehlende Trägersubstanz). Auch die für den Transport notwendigen Membranen werden nicht bereitgestellt.

Ein großer Teil der Verfettung ist rückbildungsfähig, wenn es gelingt, den auslösenden Faktor (z.B. Hypoxie, Vergiftung, Cholinmangel) zu beseitigen.

### 2.7.2.2 Morphologie der Verfettung

Nach der Größe der lichtmikroskopisch erkennbaren Fetttropfen werden unterschieden: **Fein-, mittel- und großtropfige Verfettung.**

Das Fett liegt dabei zunächst im Grundplasma von einer zarten Phospholipidmembran umgeben in Form sog. **Liposomen,** die zu kleinen Tröpfchen verschmelzen. In folgenden Organen (= Zellen) wird unter pathophysiologischen Bedingungen am häufigsten eine Verfettung beobachtet:

**Leber**
*Makroskopisch:* Bei schwerer Verfettung ist das Organ vergrößert, teigig oder weich, herdförmig oder diffus gelb, der Vorderrand ist abgestumpft (Laparoskopie!).

*Mikroskopisch:* Die Verfettung kann zentroazinär (im Läppchenzentrum), azinoperipher (Läppchenperipherie), panazinär (gesamtes Läppchen) oder herdförmig
unregelmäßig sein. Übereinkunftsgemäß sprechen wir von einer **„Fettleber"**, wenn
mehr als 50% Leberephitelien verfettet sind. Bei großtropfiger Verfettung wird fast
das gesamte Zytoplasma der Leberepithelien von einem großen Fetttropfen ausgefüllt und der Kern an die Peripherie gedrängt (Abb. 100).

*Zur Pathogenese der Leberverfettung:* Da die Läppchenperipherie die aktive Zone
im Fett- und Phosphatidstoffwechsel der Leber ist, wird die azinoperiphere Verfettung eher als „physiologisch" gedeutet. Nach Fettmobilisation in anderen Bereichen des Organismus wird das Fett vorwiegend in der Läppchenperipherie aufgenommen und verarbeitet. Sauerstoffmangel und Intoxikation führen dagegen vor
allem zu zentroazinären Verfettungen. Rückschlüsse aus der Art der Verfettung auf
die Ätiologie sind jedoch nur mit Vorbehalten möglich.

*Klinisch wichtigste Ursachen der Leberverfettung:*
Chronischer Alkoholismus
Überernährung
Eiweißmangel
Chronische Infekte (z. B. schwere Lungentuberkulose)
Chronische Darmerkrankungen (z. B. Colitis ulcerosa)
Porphyria cutanea tarda

## Herzmuskel

*Makroskopisch:* In schweren Fällen (selten) diffuse Gelbfärbung des Myokards,
meist findet sich nur eine streifige Gelbfärbung („Tigerung"), die am ehesten an
den Papillarmuskeln erkennbar ist.

*Mikroskopisch:* Feine Fetttropfen, entsprechend den Fibrillen reihenförmig angeordnet.

*Zur Pathogenese der Herzmuskelverfettung:* Häufigste Ursache ist ein chronischer
$O_2$-Mangel und somit eine gestörte Utilisation der Fette. Die Tigerung ist Folge
der besonderen Anordnung des intrakardialen Kapillarsystems. Im venösen
Schenkel der Kapillaren wirkt sich ein beginnender $O_2$-Mangel zuerst aus ( = „letzte Wiese").

Unterscheide diese Verfettung der Herzmuskulatur von der **Lipomatosis cordis** = Durchwachsung des Interstitiums mit Fettgewebe infolge einer Umwandlung von Mesenchymzellen in Fettzellen (analog z. B. Lipomatosis pancreatis, lipomatöse Atrophie der Speicheldrü-
se etc.)!

## Nieren

*Makroskopisch:* Bei schwerer Verfettung ist die Nierenrinde gelb.

*Mikroskopisch:* Meist feintropfige Verfettung der Hauptstück- und Mittelstückepithelien, beginnt in der Regel an der Zellbasis (Abb. 15).

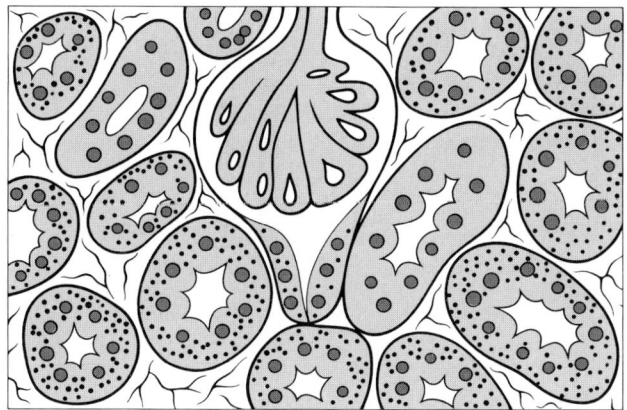

Abb. 15   Feintropfige Verfettung der Hauptstückepithelien der Niere

*Zur Pathogenese der Nierenverfettung:* Häufigste Ursache ist ein erhöhtes Lipidangebot im Primärharn infolge vermehrter Durchlässigkeit der glomerulären Basalmembran für Lipoproteine bei unbehandelter minimal proliferierender interkapillärer Glomerulonephritis mit nephrotischem Syndrom = genuine Lipoidnephrose (12.1.2.5 und 12.3.2). Es handelt sich hierbei also um eine Verfettung infolge vermehrter Zufuhr von Lipoproteinen mit dem Primärharn, die pinozytotisch von den Tubulusepithelien aufgenommen und in Lysosomen gespeichert werden und nicht um eine „fettige Degeneration".

**2.7.2.3 Verfettung durch Phagozytose ( = Resorptive Verfettung)**

Nach Gewebsuntergängen werden in allen Organen normalerweise enthaltene Lipide freigesetzt, von Makrophagen ( = aus dem Blut ausgewanderte Monozyten) aufgenommen und abgebaut. Diese fettspeichernden Makrophagen werden ebenso wie fettspeichernde ortsständige Histiozyten und Mikrogliazellen je nach Lokalisation bezeichnet als

**Lipophagen** im Fettgewebe und im Fettmark des Knochens,

**Fettkörnchenzellen,** da Fett im Zelleib körnchenförmig liegt, vor allem im ZNS so genannt, treten nach Markscheidenzerfall eines Hirnerweichungsherdes auf.

**Schaumzellen:** Bei der Herstellung von Paraffinschnitten werden in der aufsteigenden Alkoholreihe die Lipide herausgelöst, es bleibt ein feinvakuoläres „schaumiges" Zytoplasmabild zurück.

Diese Verfettung durch Phagozytose findet sich besonders in der Umgebung von:

Abszessen: Abszeßmembran
Infarkten

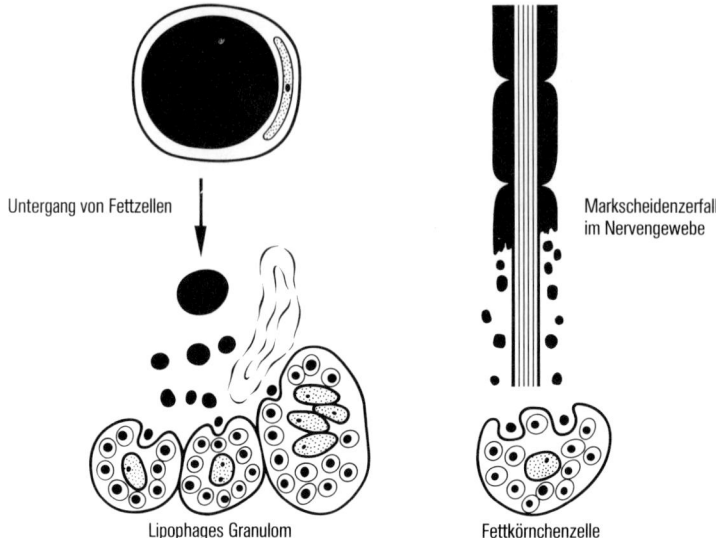

Untergang von Fettzellen

Markscheidenzerfall
im Nervengewebe

Lipophages Granulom

Fettkörnchenzelle

Abb. 16    Resorptive Verfettung

Hirnerweichungsherden
Fettgewebsnekrosen: Lipophage Granulome (Abb. 16)

### 2.7.3 Nekrose
(nekros, gr. = tot, abgestorben)

Der Tod als solcher ist mit morphologischen Methoden nicht faßbar. Erst nach dem Tod auftretende Strukturveränderungen ermöglichen uns, den Zelltod zu erkennen.

**Definition:** *Nekrose ist die morphologische Veränderung, die dem Tod eines umschriebenen Gewebsbezirkes oder einzelner Zellen im lebenden Organismus folgt.*

Wir verstehen also darunter das Sichtbarwerden des intravitalen Zelltodes innerhalb des Gewebes.

Da nicht alle Zellfunktionen gleichzeitig vollständig stehenbleiben, ist eine genaue Festlegung des Todeszeitpunktes nicht möglich. Übereinkunftsgemäß wird als Zeitpunkt des Todes der Augenblick festgelegt, von dem an eine gestörte Zellfunktion nicht mehr rückbildungsfähig ist und der irreversible Schaden unaufhaltsam bis zum völligen Untergang von Funktion und Struktur fortschreitet.

Zelltod = Überschreiten des „Punktes ohne Umkehr"

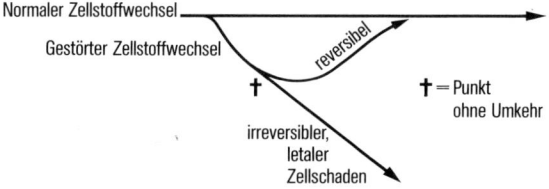

Abb. 17    Zelltod als „Punkt ohne Umkehr"

Partialfunktionen einiger Stoffwechselwege bleiben danach noch eine Zeitlang erhalten.

### 2.7.3.1 Ätiologie der Nekrose

Ursachen, die eine Nekrose auslösen können sind:

**Lokale Ernährungsstörungen**
Verminderung oder Unterbrechung der lokalen Blutzufuhr.
Typisches Beispiel: **Infarkt**

**Definition:** *Infarkt = Umschriebene Nekrose infolge eines Verschlusses der versorgenden Gefäße.*

**Thermische Schäden**
Starke Hitze – Verbrennungen, Verbrühungen (2.4)
Starke Kälte – Erfrierungen

**Strahlenschäden**
Ionisierende Strahlen (2.5), ultraviolette Strahlen

**Gifte**

Exogen, Beispiele:
Phosphor: Lebernekrosen
Tetrachlorkohlenstoff: Lebernekrosen
Sublimat: Nierennekrosen
Kaliumdichromat: Nierennekrosen
Konzentrierte Säuren und Laugen: Nekrosen der Haut oder Schleimhäute.

**Toxine bestimmter Erreger**
Bakterien, z. B. Herzmuskelfasernekrosen bei Diphtherie

**Drüsensekrete am falschen Ort**
z. B. Pankreassekret: Fettgewebsnekrosen

**Mechanische Einwirkungen**
Töten der Zellen durch Gewebszertrümmerung oder Herauslösen aus ihrer Umgebung.

Druckwirkung, z. B. Dekubitalgeschwüre bei längerem Krankenlager an den aufliegenden Partien, entscheidender Mechanismus ist dabei die Ischämie durch Gefäßkompression.

### 2.7.3.2 Formale Pathogenese der Nekrose

Am Beispiel des Infarktes am besten darzustellen:

**Ischämischer ( = anämischer) Infarkt**
*Ursachen:* Arterienverschluß oder die kritische Grenze überschreitende Stenose der versorgenden Arterie bei fehlendem oder unzureichendem Kollateralkreislauf, vor allem also in Organen mit sogenannten **Endarterien.** Anatomisch echte Endarterien (keine Kollateralen) gibt es nur in Retina und Hoden. Funktionelle Endarterien (unzureichende Kollateralen) in Gehirn, Herz, Nieren, Milz. Bei einer stenosierenden Arteriosklerose können diese Bedingungen in allen Gefäßbereichen des Organismus auftreten.

Zu Infarkten führen vor allem folgende obliterierende Gefäßprozesse:
Embolie (7.12.1)
Thrombose (7.11.1)
Arteriosklerose mit Blutungen in die Arterienwand und/oder thrombotischem Verschluß des stenosierten Restlumens (7.1.5).
Panarteriitis nodosa
Endangitis obliterans

**Hämorrhagischer Infarkt**

*Ursachen:* a) **Verschluß der abführenden Venen** bei unzureichenden Kollateralen. Das arteriell kurzfristig noch einströmende Blut staut sich infolge der Abflußstörung und verarmt rasch an Sauerstoff. Beispiel: Hämorrhagischer Hirninfarkt nach Sinusthrombose.

b) **Organe mit doppelter Blutversorgung** (Lunge, Leber): Verschluß des einen arteriellen Systems (z. B. Arteria pulmonalis) führt nicht zur vollständigen Unterbrechung der Durchblutung. Das zweite Gefäßsystem (z. B. Arteria bronchialis) führt noch Blut zu, das aber nicht ausreicht, die Nekrose zu verhindern. Es strömen jedoch noch so viele Erythrozyten in das nekrotisierende Areal, daß das blutreiche Bild eines hämorrhagischen Infarktes entsteht. Beispiel: Hämorrhagischer Lungeninfarkt.

Sonderform: **Hämorrhagischer Darminfarkt**

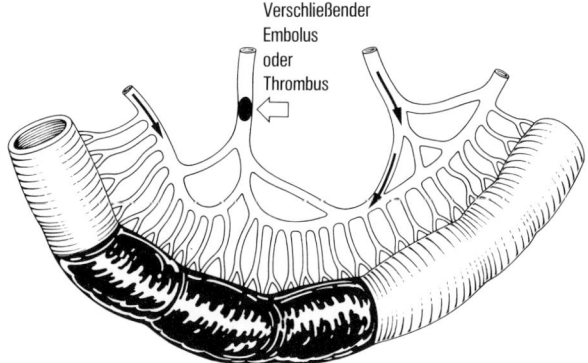

Abb. 18   Hämorrhagischer Darminfarkt nach Verschluß eines Mesenterialarterienastes

**Verschluß der Arteria mesenterica** oder einer ihrer Verzweigungsäste: Der Infarkt ist erst anämisch, wird dann durch langsamen Bluteinstrom über arterielle oder venöse Kollateralen aus der Nachbarschaft hämorrhagisch. Der Arzt sieht in der Regel bei der Operation oder Autopsie erst dieses hämorrhagische Stadium (Abb. 18).

**Venenverschluß:**   Sofort hämorrhagisch wie a).

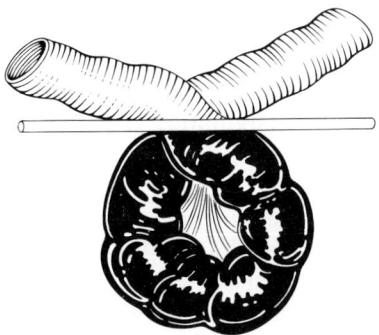

Abb. 19   Hämorrhagischer Darminfarkt nach Strangulation

**Strangulation:**   Sofort hämorrhagisch, da Venen mit geringem Blutdruck zuerst stranguliert werden (Abb. 19).

### 2.7.3.3  Abhängigkeit der morphologischen Veränderungen von der Zeit

**Manifestationszeit** *ist der Zeitraum zwischen dem Eintritt des Zelltodes und der Entstehung charakteristischer morphologischer Veränderungen, an denen der Tod auch mikroskopisch erkennbar wird.* Neben den intrazellulären Vorgängen werden diese Veränderungen vor allem durch die Einwirkung des umgebenden lebenden Gewebes bestimmt.

Beispiel: Die Manifestationszeit für einen Herzinfarkt beträgt bei Anwendung üblicher diagnostischer Routine-Methoden 5–8 Stunden, d. h. der Patient muß 5–8 Stunden überleben, damit die Kennzeichen des Infarktes morphologisch eindeutig vorhanden sind.

### Vorgänge im Nekrosegebiet und den Randzonen
Beispiel: Ischämischer Infarkt

**0–30 Minuten** nach Unterbrechung der Blutzufuhr lebt die Zelle noch kurze Zeit von der anaeroben Glykolyse. Die Glykogenvorräte sind nach wenigen Minuten aufgebraucht. Dabei wird Milchsäure frei, der pH-Wert der Zelle sinkt. Infolge des Versagens der ATP-abhängigen Natriumpumpe strömen $Na^+$, $Cl^-$ und Wasser in die Zelle, es kommt zur **Zellschwellung** und Schwellung der Organellen (submikroskopische Veränderungen des endoplasmatischen Retikulums, der Mitochondrien und Lysosomen).

**30–60 Minuten** nach Unterbrechung der Blutzufuhr beginnt die **Proteindenaturierung** (Beispiel: Leberzelle), Eiweiße aggregieren, der Vorgang nimmt in den folgenden 90 Minuten weiter zu. Denaturierung der Enzyme verhindert vorübergehend die Selbstauflösung ( = Autolyse) des nekrotischen Gewebes.

**Autolyse:** Die Selbstauflösung der Zellen durch Freisetzung und Aktivierung der lysosomalen, im sauren Bereich aktiven Hydrolasen ist nur möglich, wo Enzyme nicht denaturiert sind, bevorzugt werden dabei die Nukleinsäuren (DNA und RNA) abgebaut. Proteindenaturierung („Koagulation") und Autolyse laufen zum Teil konkurrierend nebeneinander in der Zelle ab, je nach Zellart kann der eine oder andere Schädigungstyp überwiegen.

**60 Minuten:** Von der überlebenden Umgebung beginnt die Durchtränkung des abgestorbenen Areals mit Plasma. Der in den ersten 1–2 Stunden saure pH (bis 6,0) einer Nekrose wird alkalisch (pH > 7,5). Die sauren Hydrolasen der Lysosomen werden dadurch gehemmt.

**2–4 Stunden:** Lichtmikroskopisch langsam hervortretende **Homogenisierungen** und Zytoplasmaverklumpungen als Zeichen der Nekrose.

**5–8 Stunden:** Lichtmikroskopisch deutliche Verdichtung des Zytoplasmas. Die Proteindenaturierung ist jetzt an der blassen Farbe makroskopisch erkennbar. **Beginnende Einwanderung von Granulozyten.**

**9–48 Stunden:** Vollbild der Koagulationsnekrose mit breitem granulozytärem Reaktionswall (Demarkationswall). Ausbildung eines **hämorrhagischen Randsaumes** durch Erweiterung der Kapillaren in überlebenden Randbezirken. Makroskopisch: Feste, trockene, z. T. brüchige, lehmfarbene Nekrose mit dunkelrotem Randwall.

**2–7 Tage:** Beginnende Ausbildung eines Granulationsgewebes in Randabschnitten.

**2–3 Wochen:** Nekrotisches Gewebe durch **Heterolyse** ( = Abbau durch Enzyme anderer Zellen, d. h. eingewanderter Granulozyten und Makrophagen, heteros, gr. = ein anderer) weitgehend abgebaut und durch Granulationsgewebe ersetzt. Makroskopisch: Rötlichgrau, eingesunken.

**5–8 Wochen:** Umwandlung des Granulationsgewebes in **Narbengewebe.** Makroskopisch: Weiß, derb.

### 2.7.3.4 Morphologie der Nekrose

**Merkmale der Koagulationsnekrose**
(coagulare, lat. = gerinnen machen)

Die Denaturierung („Gerinnung") der Proteine steht anfangs im Vordergrund.

*Makroskopisch:* Feste – mürbe – bröcklige Konsistenz

*Mikroskopisch:* Gewebsstruktur zunächst noch schattenhaft erhalten, Zytoplasma azidophil (in der HE-Färbung stärker rot angefärbt), homogen, opak. Später amorphe granuläre Trümmerzone, Zellkernveränderungen (2.7.3.5).

*Ursachen:* Ischämie (2.7.3.1 und 2.7.3.2), Säuren (z. B. Schwefelsäure), Salze (z. B. Sublimatnekrosen in der Niere).

*Vorkommen:* Häufig in parenchymatösen Organen, z. B. Herz, Niere, Milz, Leber.

**Merkmale der Kolliquationsnekrose**
(colliquare, lat. = schmelzen)

Die Verflüssigung des abgestorbenen Gewebes steht im Vordergrund.

*Makroskopisch:* Weich, flüssiger Brei

*Mikroskopisch:* Strukturlose Masse

*Ursachen:* Ischämie, Alkalien (z. B. Natron- oder Kalilauge)

*Vorkommen:* Ischämische Kolliquationsnekrosen treten vor allem im **Gehirn** und **Rückenmark** auf, da die nicht koagulierbaren Lipide hier überwiegen. Pankreas: Überwiegen proteolytischer Enzyme. Kolliquationsnekrosen durch Laugen werden vor allem in Mund-, Ösophagus- und Magenschleimhaut gefunden.

**Merkmale der anämischen Nekrose**
Entsteht durch Verminderung oder Unterbrechung der Blutzufuhr (Arterienverschluß). Die typische anämische Nekrose ist der **ischämische Infarkt** (2.7.3.2), der in Herz, Niere, Milz und Leber in der Regel eine Koagulationsnekrose, im ZNS eine Kolliquationsnekrose ist.

*Makroskopisch:* Blaßgrau, lehmfarben, gelb, entsprechend dem Versorgungsgebiet des verschlossenen Gefäßes oft keilförmig, im Frühstadium geschwollen, später schrumpfend, Oberfläche eingezogen.

*Mikroskopisch:* (2.7.3.5) Blutarm, Erythrozyten meist spärlich, nur im Lumen der Blutgefäße lokalisiert. Bild der Koagulationsnekrose oder der Kolliquationsnekrose.

**Merkmale der hämorrhagischen Nekrose**
Entsteht durch Störungen des Blutabflusses oder des Blutzuflusses mit unzureichendem Bluteinstrom über andere Blutgefäße. Typische hämorrhagische Nekrosen sind die **hämorrhagischen Infarkte** (2.7.3.2).

*Makroskopisch:* Dunkelblaßrot, Form entsprechend dem Versorgungsgebiet der Gefäße.

*Mikroskopisch:* Bei Venenverschluß sind die Blutgefäße dicht mit Erythrozyten gefüllt, in der Regel ist auch das Interstitium von Erythrozyten durchsetzt; ansonsten entsprechen die Veränderungen denen der Koagulations- oder Kolliquationsnekrose.

### 2.7.3.5 Mikroskopische Merkmale der Nekrose

**Submikroskopisch**
Die elektronenmikroskopisch nachweisbaren Zytoplasmaveränderungen gehen den Veränderungen des Zellkerns voraus. **Mitochondrien** schwellen hochgradig, Verlust der intramitochondrischen Granula und Cristae. Es folgen Mitochondriendeformitäten, Membranläsionen und amorphe Einschlüsse (bisher nicht deutbar), Übergang der Mitochondrien in kleine Bläschen. **Endoplasmatisches Retikulum** wird desorganisiert, schwillt, es kommt zur Vesikulation, Fragmentation, zu Ribosomenverlusten und vollständigen Lysen, vor allem bei Kolliquationsnekrosen; bei Koagulationsnekrosen rücken die Membranen aneinander und verkleben, **Lysosomen** lösen sich auf.

**Lichtmikroskopisch**
**Zellkernveränderungen** haben größte diagnostische Bedeutung, da sie lichtmikroskopisch eindeutig zu identifizieren sind.

**Kernwandhyperchromatose:** Heterochromatin wird am Rande der Kernmembran in bröckeliger Form angereichert = erstes Zeichen einer irreversiblen Kernschädigung.

**Pyknose** (pyknos, gr. = dicht, fest): Kerne schrumpfen, werden kleiner, Chromatin liegt dicht gepackt, kondensiert, ist stark mit Hämatoxylin anfärbbar.

Ursache: Flüssigkeitsverlust und Denaturierung des Nukleoproteins.

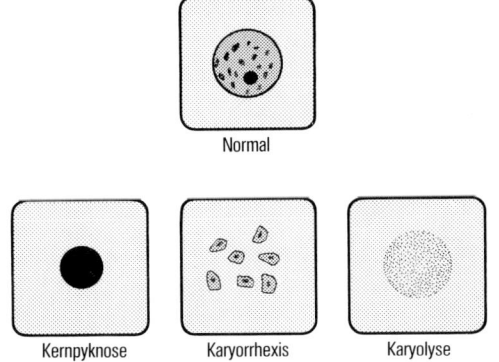

Abb. 20  Zellkernveränderungen bei Nekrosen

**Karyorrhexis** (karyon, gr. = Nuß, rhexis, gr. = Zerreißung): Die Kernmembran ist zerfallen, der Zellkern liegt nur noch in Fragmenten im Zytoplasma.

Ursache: Im einzelnen noch unbekannt.

**Karyolyse** (lysis, gr. = Auflösung): Darunter werden zusammengefaßt

a) völlige Auflösung des Kernes,
b) meist aber nur **fehlende Anfärbbarkeit des Kernes.**

Mit gewissen Kunstgriffen kann gezeigt werden, daß der Kern bei der „Karyolyse" meist noch vorhanden ist.

Ursache: Abbau der DNA des Kernes durch lysosomale Desoxyribonuklease. Kernpyknose, Karyorrhexis und Karyolyse sind getrennte Prozesse und gehen nicht zwangsläufig ineinander über, die Kernpyknose kann jedoch der Karyorrhexis vorausgehen.

**Zytoplasmaveränderungen**
Im Verlauf der Proteindenaturierung, d. h. der irreversiblen Änderung der Tertiärstruktur der Eiweißkörper, „entfalten" sich zunächst die Eiweißmoleküle, später kommt es zur Aggregation. Die biochemischen Einzelprozesse dieser „Denaturierung" sind - mit Ausnahme der Säurewirkung - noch in vielen Punkten unklar. Folgen sind Änderungen der färberischen Eigenschaften des Zytoplasmas.

**Verlust der Anfärbbarkeit mit basophilen Farbstoffen:** Die Zellen verlieren in der HE-Färbung den blauen Farbton (z. B. Nissl-Schollen in Ganglienzellen vermindert oder fehlend).

Ursache: Die Ribosomen lösen sich von Membranen des endoplasmatischen Retikulums, werden durch Ribonuklease der Lysosomen abgebaut oder treten durch die lädierte Zellmembran aus.

**Zytoplasmaeosinophilie:** Wichtiges lichtmikroskopisches Kennzeichen einer Nekrose. Das Zytoplasma färbt sich in der HE-Färbung stärker rot an.

Ursachen: Verlust der o. g. Zytoplasmabasophilie und Änderung der Proteinstruktur mit Freisetzung reaktiver Gruppen für azidophile Farbstoffe (z. B. Eosin).

**Enzymaustritt aus nekrotischen Zellen:** Membranläsionen der nekrotischen Zellen ermöglichen den histochemisch z. T. nachweisbaren Austritt von Enzymen.

Große klinische Bedeutung: Aus dem Anstieg der Enzymaktivität im Serum und deren Muster kann der Kliniker Rückschlüsse auf Ort (z. B. Herz und Skelettmuskel: CPK, Leber und Herz: SGOT, SGPT, LDH) und Ausmaß der Nekrosen ziehen.

### 2.7.3.6 Reparation von Partialnekrosen durch Regeneration überlebender Parenchymzellen (Heilung mit Restitutio ad integrum)

Eine Restitutio ad integrum ist nur unter folgenden Voraussetzungen möglich:

1. Das Zellsystem muß **regenerationsfähig** sein, d. h. es muß zu intermitotischen oder reversibel postmitotischen Systemen und nicht zu einem permanent postmitotischen System (das nie mehr zu einer Mitose fähig ist) gehören. Beispiel: Nekrotische Ganglienzellen können nicht durch Mitose aus überlebenden anderen Ganglienzellen ersetzt werden, da Ganglienzellen nicht mehr teilungsfähig sind.

2. Eine organspezifische Regeneration ist nur entlang der **Leitschiene des Bindegewebsgerüstes** möglich, das die Organstruktur bildet. Die mesenchymale Gerüststruktur muß also erhalten geblieben sein. Beispiel: Eine vollständige Regeneration nekrotischer Tubulusabschnitte zu funktionsfähigen Nephren erfolgt nur entlang der erhaltengebliebenen Basalmembran. Analoge vollständige Regeneration der Leberstruktur im Gitterfasergerüst der Läppchen. Diese Voraussetzungen sind meist nur bei kleinen Nekrosen gegeben.

3. Es dürfen keine weiteren Schädlichkeiten einwirken, die den Regenerationsprozeß stören, z. B. Andauern der Ischämie, Toxinwirkung (Reparation und Regeneration ausführlicher 3.2).

### 2.7.3.7 Organisation der Nekrose durch Granulationsgewebe, ihre Abhängigkeit von der Zeit, Narbenbildung (Heilung mit Defekt)

Fehlen die Voraussetzungen zur vollständigen Regeneration, so ist nur eine unvollkommene Regeneration mit Narbenbildung möglich.

Das nekrotische Gewebe wird durch einwandernde Granulozyten und Makrophagen abgebaut, von Randbezirken wachsen Kapillarsprossen ein, hinzukommende Histiozyten und Fibroblasten bilden ein Granulationsgewebe (5.8) und beteiligen sich ebenfalls an der Beseitigung des abgestorbenen Materials. Die Kollagenfaserbildung der Fibroblasten wandelt das zellreiche Granulationsgewebe zunehmend in ein zellarmes Narbengewebe um (Narbe – Schwiele s. 3.2.4). Funktionell handelt es sich um einen minderwertigen Ersatz (Defektheilung).

### 2.7.3.8  Formen von Nekrosen

**Infarkt:** Ischämische Nekrose durch Verschluß eines versorgenden Blutgefäßes bei fehlender oder unzureichender Kollateralenbildung (2.7.3.2).

**Fibrinoide Nekrose:** Besondere Form der Nekrose des Bindegewebes und der Blutgefäßwände, die stark von Blutplasma durchtränkt wird. Mit dem Plasma eindringendes Fibrinogen wird in Fibrin umgewandelt und verleiht der Nekrose die färberischen Eigenschaften des Fibrins. Diese Nekroseform wird vor allem bei Erkrankungen des rheumatischen Formenkreises gefunden.

**Abszeß:** Von Eiter gefüllter Hohlraum, der durch Verflüssigung einer Nekrose entstanden ist, die von Bakterien – meist Staphylokokken – hervorgerufen wurde (5.6.5).

**Tuberkulöse Verkäsung (käsige Nekrose):** Eine besondere Form der Koagulationsnekrose, die vor allem unter der Einwirkung von Tuberkelbakterien entsteht. Der toxische Effekt der lipidhaltigen Tbc-Bakterienhülle soll diese Form der Nekrose verursachen. Gleichartige Nekrosen kommen aber auch bei Lepra, Tularämie, Lymphogranuloma inguinale, Lues, einigen Pilzinfektionen und in bösartigen Tumoren vor.

*Makroskopisch:* Mattweiße oder trübe gelbliche Farbe, trockene bis brüchige oder weiche bis schmierige Konsistenz (wie trockener Ziegenkäse oder weicher Quark).

*Mikroskopisch:* Zellen und Gewebselemente sind in amorphe, eosinophile Massen umgewandelt. Im Gegensatz zur normalen Koagulationsnekrose (Gewebsstruktur schattenhaft erhalten) geht die ursprüngliche Gewebsstruktur bei der käsigen Nekrose vollständig verloren.

**Gumma (syphilitisches Gumma):** Der verkäsenden Nekrose der Tuberkulose sehr ähnliche Koagulationsnekrose im Tertiärstadium der Lues.

*Makroskopisch:* Grauweiß, zähelastische kautschukartige oder festere radiergummiartige Konsistenz. Die zerstörten Areale sind meist größer als die käsigen Nekrosen der Tbc. Syphilitische Gummen treten bevorzugt in Organen auf, in denen Tbc-Verkäsungen selten sind: Hoden, Leber, Herzmuskel, Skelett (dagegen finden sich im Mund Tbc und Lues gleichermaßen).

*Mikroskopisch:* Wie käsige Nekrose, im Gegensatz zur Verkäsung bei Tbc bleiben im Gumma jedoch kollagene und elastische Fasern gut erhalten.

**Trockene Gangrän (Mumifikation):** Gangraena sicca (gangraina, gr. = fressendes Geschwür, siccus lat. = trocken) = **trockene Gangrän oder trockener Brand.** Sonderform einer ischämischen Nekrose an Oberflächen: Absterben eines ganzen Kör-

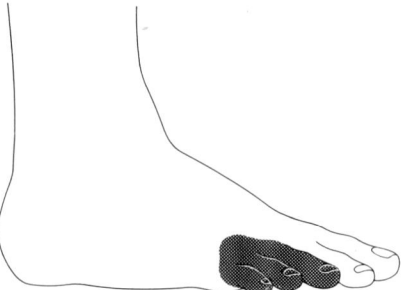

Abb. 21   Trockene Gangrän der 3.–5. Zehe

perteiles, z. B. einer Extremität nach Verschluß der versorgenden Arterien, mit langsamen Eintrocknen und Schrumpfung durch Wasserverlust.

*Makroskopisch:* Geschrumpfte, faltige, schwärzliche Oberfläche, verkohltes oder „mumienartiges" Aussehen. Die schwärzliche Verfärbung beruht auf einer Umwandlung von Hämoglobin in Verdoglobin und der Bildung von Eisensulfid.

*Mikroskopisch:* Flüssigkeitsarme Koagulationsnekrose (2.7.3.4 und 2.7.3.5).

**Feuchte Gangrän:** Gangraena humida (humidus, lat. = feucht) = **feuchter Brand.** Sonderform einer ischämischen Nekrose: Absterben eines Körperteiles (z. B. Extremität, Darmabschnitt) und Verflüssigung des koagulierten nekrotischen Gewebes durch bakterielle Infektion (Anaerobier, Fäulniserreger).

*Makroskopisch:* Bläulich, durch Zersetzung von Hämoglobin zu Verdoglobin bräunlich verfärbtes, nekrotisches Gewebe, weich zerfließlich, stinkend – jauchig zerfallen.

*Mikroskopisch:* Flüssigkeitsreiche Nekrose, in der oft Bakterien erkennbar sind.

**Schorf:** Koagulationsnekrosen von Schleimhautoberflächen. Das nekrotische Gewebe wird von Blutbestandteilen, vor allem von Fibrin durchtränkt.

### 2.7.4 Atrophie
(trophe, gr. = Nahrung, atrophos, gr. = schlecht genährt, dürr)

**Definition:** *Atrophie ist die erworbene Verkleinerung eines primär regelrecht entwickelten und normalgroßen Organes oder Gewebes.*

Abzugrenzen von Agenesie, Aplasie, Atresie, Hypoplasie und Dysplasie (3.1.4.3).

#### 2.7.4.1 Ursächliche Faktoren der Atrophie

**Altersatrophie:** Eine genetisch vorprogrammierte Verkleinerung verschiedener Organe in Abhängigkeit vom Lebensalter. Beginn und Ausmaß dieser physiologischen Atrophie sind bedingt durch die funktionelle Disposition der betroffenen Organe und eine individuelle Disposition. Die nach Erfüllung der Funktion auftretende Atrophie wird auch als **Involution** bezeichnet.

Beispiele:

**Thymus:** Mit der Pubertät nimmt das Parenchym rasch ab und wird zunehmend durch Fettgewebe ersetzt.

**Knochenmark:** Im Kindesalter sind die Markräume aller Knochen vollständig von blutbildendem Mark angefüllt. Im Laufe des Lebens werden immer größere Anteile von Fettmark eingenommen. So beträgt das Verhältnis blutbildendes Mark: Fettmark in den Wirbelkörpern im mittleren Lebensalter 2:1, im Greisenalter 1:1. In den langen Röhrenknochen schreitet die Atrophie von distal nach proximal fort, so daß z.B. im mittleren Erwachsenenalter nur noch das proximale Drittel des Femurs blutbildendes Mark enthält, beim Greis besteht nahezu das gesamte Röhrenknochenmark aus Fettmark.

**Lymphatisches System:** Etwa in der Mitte des 3. Dezenniums beginnt die Atrophie des lymphatischen Gewebes, die in den Lymphknoten vom Hilus aus peripher fortschreitet.

**Geschlechtsdrüsen:** Die Altersatrophie der Ovarien mit Aufhören der Follikelreifung führt zur Menopause. Auch beim Mann nimmt die Spermiogenese mit höherem Lebensalter ab, bleibt jedoch bis ins Greisenalter teilweise erhalten.

### Senile Atrophie

Im hohen Lebensalter werden schließlich alle Organe, vor allem Gehirn (16.1.5), Herz, Leber und Haut atrophisch.

Ursache: Physiologische Altersvorgänge, die in vielen Punkten noch ungeklärt sind. Eine wesentliche Rolle spielen schlechte Blutversorgung infolge der allgemeinen Arteriosklerose und Abnahme der endokrinen Stoffwechselstimulationen. Der Zeitpunkt, zu dem die senile Atrophie einsetzt, ist entsprechend der individuellen Disposition erheblichen Schwankungen unterworfen. Extreme senile Atrophie wird als **seniler Marasmus** (marasmos, gr. = Schwachwerden), krankhafte, ursächlich noch weitgehend ungeklärte frühzeitige, bereits im 3. Lebensjahrzehnt beginnende Vergreisung als **Progerie** (geros, gr. = Greis) bezeichnet.

### 2.7.4.2 Pathogenese der Atrophie

Die Atrophie eines Organes kann auf zweierlei Weise erfolgen:

### Einfache Atrophie organspezifischer Zellen (= zelluläre Atrophie)

Verkleinerung eines Organes oder Gewebes durch Größenabnahme der einzelnen Zellen **bei gleichbleibender Zellzahl** (Abb. 23).

Ursache: Änderung des Stoffwechsels: In allen Zellen findet normalerweise unter Verbrauch von Aminosäuren und energiereichen Phosphaten eine ständige Neubildung von Proteinen statt. In Abhängigkeit von der funktionellen Beanspruchung stellt sich zwischen Neubildung (aufbauende, synthetisierende = **anabole** Prozesse) und Abbau ( = **katabole** Prozesse) ein Gleichgewicht ein. Überwiegen dabei die katabolen Prozesse, z. B. infolge einer Abnahme der Proteinsynthese, so kommt es zur Atrophie der Zellen. Diese intrazellulären Stoffwechselstörungen treten auf bei ungenügender allgemeiner oder lokaler Nahrungszufuhr (z. B. Hungeratrophie: Substratmangel, Mangel an Aminosäuren, ATP, Glukose), mangelnder Durchblutung (ischämische A.) oder Störungen der hormonalen Einflüsse (endokrine A., s. 2.7.4.1).

**Numerische hypoplastische Atrophie, hervorgerufen durch eine Umsatzänderung organspezifischer Zellen**
Verkleinerung eines Organes oder Gewebes durch **Verminderung der Zellzahl** (Abb. 24).

**In Wechselgeweben** = Gewebe mit rascher Neubildung physiologischerweise verlorengehender Zellen.

Beispiele: Ersatz an der Oberfläche laufend abgeschilferter Epithelien der Epidermis durch Zellteilung im Stratum basale, Ersatz der Oberflächenepithelien des Darmes durch Nachschub von sich teilenden Zellen in der Kryptenbasis, Neubildung laufend verbrauchter Granulozyten durch die Granulopoese im Knochenmark.

Das normale Gleichgewicht zwischen Zellverlust und Zellneubildung ist infolge einer Umsatzänderung der organspezifischen Zellen gestört. Beispiel: Zottenatrophie der Dünndarmschleimhaut bei Mitosehemmung durch Zytostatika, ionisierende Strahlen, Zirkulationsstörungen oder Stoffwechselstörungen.

**In Dauergeweben** = Gewebe aus langlebigen Zellen mit geringem physiologischem Zellverlust.

Beispiele: Tubulusepithelien der Nieren, Leberepithelien, Epithelien endokriner Drüsen, Zellen des Binde-Stützgewebes, Herz, Skelettmuskulatur.

In diesen Geweben kommt es nur bei hochgradiger Reduktion des anabolen Stoffwechsels zur numerischen Atrophie. Im allgemeinen überwiegt in diesen Geweben die einfache oder zelluläre Atrophie.

**Hungeratrophie, Inanition** (inanis, lat. = leer)
Infolge verminderter Nahrungsaufnahme kommt es zur Atrophie des Gesamtorganismus.

Ursachen: Nahrungsmangel, Erkrankungen des Magen-Darmtraktes mit mechanischem Verschluß (z. B. Ösophagus- oder Magenkarzinom, Pylorusstenose, Malabsorptionssyndrom, Anorexia nervosa). Zunächst atrophieren das Fettgewebe bis zur Gallertatrophie (2.7.4.4) und die Muskulatur, später sinkt die Konzentration der Bluteiweißkörper (→Hungerödeme) und die Knochensubstanz wird reduziert (Osteoporose, Hungerosteomalazie). Lebenswichtige Organe (Gehirn, Herz, Leber und Nieren) atrophieren zuletzt.

**Atrophie infolge anhaltender relativer Ischämie**
Mangeldurchblutung eines Gewebes oder Organes, die nicht so ausgeprägt ist, daß eine Nekrose auftritt, führt zur umschriebenen „Hungeratrophie" mit fortschreitendem Substanzverlust.

Ursachen: Einengung der Arterienlichtungen z. B. durch Arteriosklerose oder Kompression der Blutgefäße von außen. Beispiele: Atrophie der Nierentubulusepithelien bei Stenose der Arteria renalis, Hirnatrophie mit Verschmälerung der Windungen, Verbreiterung der Furchen und Erweiterung der Ventrikel bei Zerebralarteriensklerose.

**Atrophie, Marasmus und Kachexie bei chronischen Infektionskrankheiten, Intoxikationen (Alkoholabusus) und malignen Geschwülsten (= Kachexie bei konsumierenden Erkrankungen)**
Bei chronischen Infektionskrankheiten, Vergiftungen und bösartigen Tumoren ist die verminderte Nahrungsaufnahme (Appetitlosigkeit!) eine wesentliche Ursache. Daneben spielen jedoch Stoffwechselstörungen durch toxische Zellschäden und ein erhöhter Energiebedarf eine entscheidende Rolle. So haben maligne Tumoren einen erheblich gesteigerten Stoffwechsel, der rasche Zellverlust begünstigt den Eiweißmangel. Außerdem werden bei Tumorpatienten Störungen des Kohlenhydrat- und Aminosäure-Stoffwechsels beobachtet, deren Ursachen noch nicht ganz geklärt sind.

**Inaktivitätsatrophie**
Funktionelle Belastung ist der adäquate Reiz zur Erhaltung der Strukturen und anabolen Stoffwechsellage. Jede Funktionsminderung führt zur Atrophie. Beispiele: Anhaltende körperliche Ruhe (z. B. längere Bettruhe) verursacht eine Atrophie der Skelett- und Herzmuskulatur und führt zur Osteoporose, Atrophie der Kiefer bei Zahnlosigkeit, Atrophie endokriner Drüsen bei kontinuierlicher Zufuhr entsprechender Hormone von außen, Verkleinerung des Magens beim Hungern.

**Druckatrophie**
Mechanischer Druck auf Gewebe führt über eine lokale Minderdurchblutung zur Atrophie. Beispiele: Zahn-Schnürfurche der Leber durch Druck von Zwerchfellfalten auf die Leberoberfläche, Druck eines Aortenaneurysmas auf Sternum oder Wirbelsäule mit Aktivierung der Osteoklasten, das Sternum kann dabei weitgehend schwinden. Zentroazinäre Stauungsatrophie der Leberzellbalken resultiert aus Sauerstoffmangel und intravasaler Drucksteigerung.

**Neuropathische neurogene Atrophie**

Nach Ausfall motorischer Nerven (z. B. traumatische Nervendurchtrennung, Poliomyelitis, progressive Muskeldystrophie, Syringomyelie) entsteht eine Inaktivitätsatrophie der entsprechenden Muskelgruppen und eine Osteoporose der unzureichend belasteten Knochen.

**Simmond-Kachexie**

Nach Zerstörung des Hypophysenvorderlappens (z. B. post partum durch Thromben = Sheehan-Syndrom oder durch Tumoren) konsekutive Unterfunktion der vom HVL stimulierten Drüsen.

### 2.7.4.3 Mögliche vikariierende Hyperplasie des Fett- oder Bindegewebes bei Atrophie organspezifischer Zellen

(vicarius, lat. = stellvertretend)

Der von atrophierten organspezifischen Zellen ursprünglich eingenommene Raum kann durch Fett- oder Bindegewebe ersetzt werden. Äußerlich kann dadurch eine normale Größe vorgetäuscht werden.

Beispiele:

**Skelettmuskulatur:** Zunahme des interstitiellen Bindegewebes und Ersatz durch Fett = „Pseudohypertrophie" der Muskulatur bei bestimmten Formen der Muskelatrophien.

**Lymphatisches Gewebe:** Im frühen Kindesalter physiologischerweise atrophierender Thymus (2.7.4.1) wird durch Fettgewebe des Mediastinums ersetzt. Im Greisenalter kommt es zur Atrophie des gesamten lymphatischen Systems, das in den Lymphknoten vom Lymphknotenhilus aus fortschreitend durch Fettgewebe ersetzt wird, bis schließlich nur noch ein schmaler subkapsulärer Saum lymphatischen Gewebes zurückbleibt, bei dessen vollständigem Schwund ein Lipom vorgetäuscht werden kann.

**Blutbildendes Gewebe:** Atrophiert in den Knochenmarksräumen mit zunehmendem Alter und wird durch Fettmark ersetzt, an den Röhrenknochen von distal nach proximal. Beim Greis enthalten schließlich die Röhrenknochen in gesamter Länge nur noch Fettmark. Bei Stimulation der Hämatopoese (z. B. durch chronische Blutverluste) ist eine Umkehr dieser Entwicklung möglich = myeloische Metaplasie.

### 2.7.4.4 Pathogenese und Morphologie der Atrophie in einigen Organen und Geweben

**Herz**

Pathogenese: s. Inaktivitätsatrophie, Hungeratrophie und Altersatrophie (2.7.4.1). Die Herzmuskelfasern sind verkleinert. In atrophischen Herzen mit weniger als 200 g Gewicht ist die Zahl der Herzmuskelzellen um 25% reduziert (= einfache und numerische Atrophie). Die Faserverkleinerung führt zum Anstieg der Konzentration des Lipofuszins, das „kerzenflammenförmig" beiderseits der Kernpole liegt. Die Herzmuskulatur wird bräunlich verfärbt (= **braune Atrophie**). Bei starker Hungeratrophie schwindet auch das Fettgewebe, es kommt zu einer „Gallertatrophie" des Fettgewebes (= Umwandlung der Fettzellen durch Abgabe der Triglyzeride in sternförmige oder spindelige Zellen und Einlagerung einer serösen Flüssigkeit zwischen den Zellen).

### Leber
Pathogenese: Atrophie bei Hunger, Kachexie, Alter (2.7.4.1). Verkleinerung der Zellen und später Zellschwund. Zunahme der Lipofuszinkonzentration (= sog. Alters- oder Abnutzungspigment), makroskopisch braune Farbe (= braune Atrophie).

### Knochen
Pathogenese: Inaktivität, Kachexie (Proteinmangel, Vitamin-C-Mangel), allgemeine endokrine Störungen, Alter (2.7.4.1). Die Atrophie des Knochens entspricht dem Bild der Osteoporose. Der physiologisch ständig ablaufende Knochenabbau kann durch Knochenneubildung nicht mehr kompensiert werden. Spongiosabälkchen und Kortikalis werden schmal, die Markräume weiter. Gefahr der Fraktur (z. B. Schenkelhalsfraktur bei Greisen), Abnahme der Dichte im Röntgenbild (eindeutig erkennbar erst, wenn der Durchmesser der Spongiosabälkchen auf die Hälfte der Norm reduziert ist).

**Knochenmark,** blutbildendes Mark wird durch Fettmark ersetzt (gallertartige oder seröse Atrophie).

### Skelettmuskulatur
Die Kerne des Sarkolemms werden plump. Der Durchmesser der Muskelfasern nimmt ab. Die Querstreifung bleibt lange erhalten. Schließlich bleiben nur noch schmale Stränge des Sarkolemms mit reihenförmig angeordneten dicht liegenden Kernen übrig. Experimentell ist das Myofibrillenvolumen 28 Tage nach Denervierung eines Muskels auf 25% der Norm vermindert. Zunächst handelt es sich um eine einfache, später eine hinzukommende numerische Atrophie. Das interstitielle Bindegewebe nimmt zu, wird z. T. durch Fettgewebe ersetzt, so daß äußerlich ein gut erhaltener Muskelwulst vorgetäuscht werden kann.

## 2.7.5 Hypertrophie
(hyper, gr. = über, Hypertrophie = Überernährung)

**Definition:** *Hypertrophie = Größenzunahme eines Organes oder Gewebes durch Vergrößerung der Einzelzellen.*

### 2.7.5.1 Pathogenese der Hypertrophie

**Einfache Hypertrophie organspezifischer Zellen**
Ursache ist eine bis an die Grenze der Leistungsfähigkeit gehende Stimulation des Stoffwechsels der organspezifischen Zellen, z. B. infolge höchster Arbeitsbela-

stung. Um diese maximale Beanspruchung ohne Leistungsreserven auszugleichen, wird die funktionelle Substanz der Zelle vermehrt. Hypertrophie ist also eine Anpassung der Zellen und Gewebe an höhere Leistung.

Diese Adaption des Stoffwechsels äußert sich submikroskopisch in folgenden Veränderungen: Das Gesamtvolumen der Mitochondrien nimmt zu, das rauhe und glatte endoplasmatische Retikulum werden umfangreicher, der Kern wird größer, DNA und RNA (z. B. Nukleolen) sind vermehrt, die Proteinsynthese steigt, insgesamt steigen Volumen und Trockengewicht der Zelle an.

**Numerische Hypertrophie, auch Hyperplasie genannt**
Zahlreiche Gewebe kompensieren die funktionelle Mehrbelastung jedoch auch durch eine Zunahme der Zellzahl.

**Definition:** *Hyperplasie = Regulierte Größenzunahme eines Organes oder Gewebes durch Zunahme der Zellzahl.*

Diese Zunahme der Zellzahl in hyperplastischen Organen ist Folge mitotischer Zellteilungen der intermitotischen oder reversibel postmitotischen Zellen und wird hervorgerufen durch eine Umsatzänderung organspezifischer Zellen. Was bei vermehrter funktioneller Belastung diese Zellteilung auslöst, ist im einzelnen noch unklar (verminderte Konzentration eines Mitosehemmstoffes?). In jedem Fall liegt eine Störung der normalen Zellerneuerung vor. Im Gegensatz zur Hypertrophie sind Zellgröße und submikroskopische Dimensionen in hyperplastischen Organen weitgehend unverändert.

Wichtigstes Kennzeichen der Hypertrophie und Hyperplasie ist – zur Abgrenzung von der Neoplasie (Tumor) – ihre Reversibilität nach Wegfall des auslösenden Stimulus.

### 2.7.5.2 Pathogenese und Morphologie der Muskelhypertrophie

Ein Muskel, der längere Zeit an der oberen Grenze seiner Leistungsfähigkeit beansprucht wird, hypertrophiert.

**Herzmuskelhypertrophie**
Ein gutes Beispiel der Adaptation an eine funktionelle Mehrbelastung ist die Herzhypertrophie.

**Pathogenese der Herzmuskelhypertrophie:** Vermehrte Druck- oder Volumenbelastung führen zur Herzhypertrophie (7.7). Wichtigste Ursachen der **Hypertrophie des linken Ventrikels** sind: Physiologische Arbeitsbelastung = Sportherz. Pathologische Belastung: Allgemeiner Hypertonus, Aortenisthmusstenose, Aortenklappenstenose ( = vermehrte Druckbelastung) und/oder -Insuffizienz, Mitralklappeninsuffizienz („Pendelblut"), Ventrikelseptumdefekt ( = vermehrte Volumenbelastung).

Häufigste Ursachen der Hypertrophie des **rechten Ventrikels** sind: „Cor pulmonale" infolge Erschwerung der Lungendurchblutung durch Verminderung der Strombahn (Lungenembolie, Lungenemphysem, ausgedehnte Atelektasen). Rückstau infolge Linksherzinsuffizienz. Pulmonalklappen-Stenose (= vermehrte Druckbelastung) und/oder -Insuffizienz, Trikuspidalklappeninsuffizienz (= vermehrte Volumenbelastung), Ventrikelseptumdefekt (= vermehrte Druck- und Volumenbelastung).

Ein Herz kann sich durch zunehmende Hypertrophie an steigende funktionelle Anforderungen weitgehend anpassen. Limitierender Faktor ist die Blutversorgung, die jenseits des kritischen Herzgewichtes nicht mehr gewährleistet ist (s. Morphologie und 7.7.1). Bei weiterer Hypertrophie kommt es daher zu ischämischen Herzmuskelschäden.

**Morphologie der Herzmuskelhypertrophie**

*Makroskopisch:* Vergrößerung der Muskelmasse mit Anstieg des Herzgewichtes von normal 300 g auf 500 g. Nach Überschreiten dieses physiologischen Anpassungsbereiches (bis 1000 g möglich) treten Herzmuskelschäden auf. Je nach Ursache (s. Pathogenese) werden rechter und/oder linker Ventrikel und Vorhof wesentlich größer, die Kammerwandstärke kann rechts auf mehr als das Doppelte der Norm (von 0,3 auf mehr als 0,6 cm), links von normal 1,4 auf mehr als 2,0 cm zunehmen.

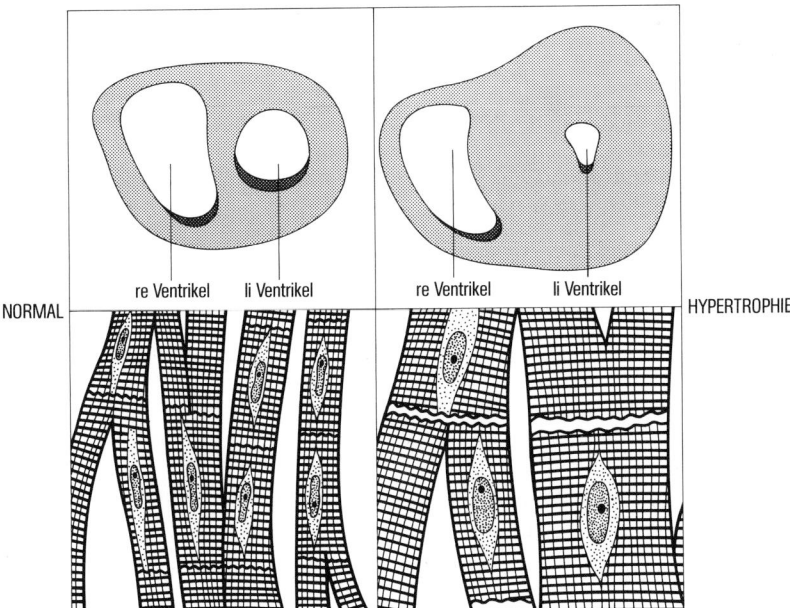

Abb. 22   Hypertrophie der linken Herzkammerwand

*Lichtmikroskopisch:* Verbreiterung der Herzmuskelfasern von normal 10–11 µm auf über 25 µm. Durch Einbau neuer Sarkomere werden die Fasern auch länger. Kerne von normal 11,5 µm Länge (Erwachsene) werden bis zu 19,5 µm verlängert, es treten Kernpolyploidien (bis zu 16fache Chromosomensätze!), häufiger Doppelkerne, Kernfrakturen, Kernreihen und Leistenkerne (Impression der Kernmembran durch hypertrophierte Myofibrillen) auf. Die Kerne werden größer, oft unregelmäßig, viereckig oder polymorph. Das normale Verhältnis 1 Myofibrille : 1 interstitielle Kapillare bleibt bis zu 500 g Herzgewicht konstant. Bei Überschreiten dieses „kritischen Herzgewichtes" nimmt der Durchmesser der Muskelfasern weiter zu, jetzt tritt auch eine Vermehrung der Muskelfasern ein (= Hyperplasie). Das Verhältnis 1 Myofibrille : 1 interstitielle Kapillare bleibt zwar erhalten, die Koronararterien wachsen jedoch nicht mehr in gleichem Maße mit und werden relativ zu eng.

*Submikroskopisch:* Aus den kontraktilen Proteinen Aktin und Myosin bestehende Myofibrillen werden dicker, Ribosomen, endoplasmatisches Retikulum und Mitochondrien nehmen zu. Nach Überschreiten des kritischen Herzgewichtes treten zusätzlich nicht mitotische Zellteilungen durch Längsspaltung hypertrophierter Herzmuskelzellen auf.

**Skelettmuskelhypertrophie**

**Pathogenese der Skelettmuskelhypertrophie:** Jede länger dauernde Arbeitsbelastung bis an die obere Grenze der Leistungsfähigkeit führt zu einer Massenzunahme der Skelettmuskulatur. Das Ausmaß der Hypertrophie wird stärker durch die Intensität der Kontraktion pro Zeiteinheit als durch die Dauer der Arbeitsleistung bestimmt. Konstitutionelle Faktoren spielen offenbar eine Rolle.

**Morphologie der Skelettmuskelhypertrophie**

*Makroskopisch:* Zunahme der Muskelmasse mit hervortretenden Muskelwülsten. Eine Volumenzunahme über 30% des normalen Ausgangswertes tritt bei der physiologischen Hypertrophie nicht ein.

*Mikroskopisch:* Verbreiterung der Muskelfasern, in denen die Zahl der Myofibrillen erheblich zunimmt. Entsprechend kommt es zur Erweiterung der Blutgefäße. Eine Vermehrung der Muskelfasern konnte bisher nicht nachgewiesen werden,

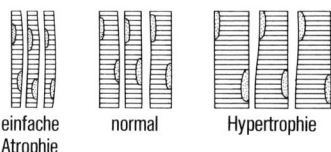

einfache Atrophie    normal    Hypertrophie

Abb. 23   Hypertrophie und einfache Atrophie, Zahl der Zellen bleibt gleich. Beispiel: Skelettmuskulatur

d. h. für eine „numerische Hypertrophie" (= Hyperplasie) ergeben sich keine Anhaltspunkte (Ausnahme: Glatte Muskulatur).

### 2.7.5.3 Pathogenese und Morphologie der Knochenmarkshyperplasie

**Pathogenese der Knochenmarkshyperplasie:** Jeder Mehrbedarf an Blutzellen löst eine Hyperplasie des blutbildenden Markes aus. So kommt es bei chronischem Sauerstoffmangel (z. B. Aufenthalt in großen Höhen) oder nach chronischen Blutungen zu einer Steigerung der Erythropoese. Chronische Eiterungen verursachen infolge des großen Granulozytenverlustes eine Stimulation der Granulozytopoese (= Leukozytose).

**Morphologie der Knochenmarkshyperplasie**

*Makroskopisch:* Von der Geburt an nimmt das blutbildende Mark der langen Röhrenknochen ständig ab und wird durch Fettmark ersetzt, bis es beim Erwachsenen unter normalen Bedingungen nur noch ⅓ der proximalen Diaphyse ausfüllt. Jede Zunahme des blutbildenden Markes auf Kosten des Fettmarkes beweist eine Hyperplasie. Im Wirbelmark ist die Hyperplasie an einer dunkleren Rotfärbung der Schnittfläche zu erkennen. Bei extremer Steigerung der Hämatopoese kommt es zur extramedullären Blutbildung in den Organen, die beim Feten an der Hämatopoese beteiligt sind (Leber, Milz, Lymphknoten, Fettmark, Fettgewebe im Nierenhilusbereich, Nebennierenmark etc.). Beim Kleinkind treten diese extramedullären Blutbildungsherde bei gesteigertem Bedarf frühzeitig wieder auf.

*Mikroskopisch:* Im Wirbelmark des Erwachsenen nehmen normalerweise das blutbildende Mark ⅔, die unregelmäßig dazwischen liegenden Fettzellen ⅓ des Markvolumens ein. Jede Abnahme des Fettzellenanteils weist auf eine Hyperplasie des blutbildenden Markes hin. Je nach Bedarf findet sich eine Zunahme der in Zellnestern („Erythrone") liegenden Erythropoese (z. B. bei chronischem $O_2$-Mangel), der Granulozytopoese (z. B. chronische Eiterungen), der Thrombozytopoese oder aller Zellelemente.

### 2.7.5.4 Pathogenese und Morphologie der Nebenschilddrüsenhyperplasie bei chronischen Krankheiten

Sind die Muskelhypertrophien Beispiele für die ursächliche Bedeutung mechanischer Faktoren, so ist die Nebenschilddrüsenhyperplasie ein Beispiel humoral ausgelöster Hypertrophie eines endokrinen Organes durch Störungen entsprechender Regelkreise.

**Pathogenese der Nebenschilddrüsenhyperplasie:** Durch fortschreitenden Ausfall funktionsfähiger Nephren kommt es zur Ausscheidungsinsuffizienz der Nieren und damit zum Anstieg des Serum-Phosphates. Entsprechend sinkt das ionisierte

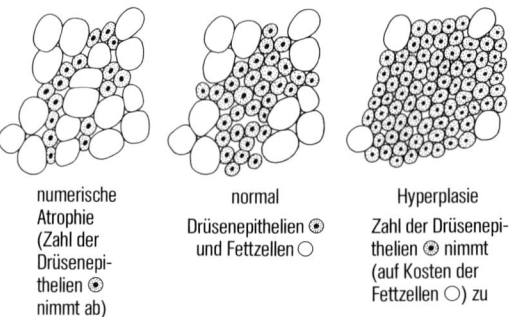

| numerische<br>Atrophie<br>(Zahl der<br>Drüsenepi-<br>thelien ⊛<br>nimmt ab) | normal<br>Drüsenepithelien ⊛<br>und Fettzellen ○ | Hyperplasie<br>Zahl der Drüsenepi-<br>thelien ⊛ nimmt<br>(auf Kosten der<br>Fettzellen ○) zu |
|---|---|---|

Abb. 24   Hyperplasie und numerische Atrophie, Zahl der Zellen nimmt zu oder ab. Beispiel: Nebenschilddrüse

Serum-Ca, dessen Abfall der adäquate Stimulus für die Nebenschilddrüsen zur vermehrten Parathormonproduktion (PTH) ist. PTH hemmt die tubuläre P-Rückresorption und versucht damit über die vermehrte P-Ausscheidung im Urin den Phosphatstau zu überwinden. Begünstigt wird der zur Nebenschilddrüsenhyperplasie führende Abfall des Serum-Ca durch eine Störung der inkretorischen Nierenfunktion. Die Niere bildet den aktiven Vitamin-D-Metaboliten 1,25 Dihydroxycholecalciferol, dessen Produktion bei chronischer Nierenerkrankung gestört ist, was zum Vitamin-D-Mangel mit Verminderung der intestinalen Kalziumresorption führt.

**Morphologie der Nebenschilddrüsenhyperplasie**

*Makroskopisch:* Die Epithelkörperchen sind diffus oder kleinknotig vergrößert, fester als normal. Das Gewicht ist von normal 20–40 mg/Einzeldrüse (zusammen 150–180 mg) auf über 50 mg angestiegen. Die Schnittfläche ist grauweiß statt normalerweise orangebraun.

*Mikroskopisch:* Verbreiterung der Drüsenepithelstränge durch Zunahme der Zellzahl, Ausbildung größerer kompakter Bezirke ohne Trabekelstruktur, beginnende Azinusbildung, Abnahme der Fettzellen im Stroma. Die Drüse besteht aus blassen vakuolisierten Hauptzellen, die Zahl der oxyphilen Zellen ist größer, als dem Alter entspricht.

## 2.7.6 Ödem
(oidema, gr. = Geschwulst)

**Definition:** *Ödem ist eine vermehrte Flüssigkeitsansammlung in Zellen, Geweben, Gewebsspalten und Körperhöhlen.*

### 2.7.6.1 Formen des Ödems

Je nach Lokalisation und Ausdehnung werden folgende Begriffe benutzt, die besondere Sachverhalte kennzeichnen:

| | |
|---|---|
| Anasarka | (hydrops ana sarka, gr. = Wassersucht über den Körper) = ausgedehntes Ödem der Haut |
| Hydrops | (hydrops, gr. = Wassersucht) = Höhlenwassersucht, d. h. Flüssigkeitsansammlung in freien Körperhöhlen, mitunter auch im Sinne der schweren Hautwassersucht benutzt. |
| Hydrops pericardii | = Hydroperikardium = Herzbeutelerguß |
| Hydrothorax | = Pleuraerguß |
| Hydrarthros | = Gelenkerguß |
| Aszites | (askos, gr. = Schlauch) = Bauchwassersucht = Erguß in der freien Bauchhöhle |

### 2.7.6.2 Pathogenese des Ödems

Ein Ödem entsteht bei Gleichgewichtsstörungen des Flüssigkeitsaustausches zwischen intravasalem und interstitiellem Raum: Es tritt mehr Flüssigkeit aus dem Blutgefäßraum in das Gewebe aus, als rückresorbiert und über die Lymphgefäße abtransportiert wird.

Im arteriellen Schenkel der Kapillare beträgt der hydrostatische Druck normalerweise 40-45 mm Hg, nimmt kontinuierlich bis auf 10-15 mm Hg im venösen Schenkel ab. Dem steht vor allem infolge des Proteingehaltes der Kapillare ein onkotischer Druck von 25-30 mm Hg entgegen, der Flüssigkeit aus dem Gewebe in die Kapillare „zurücksaugt", da die Kapillarwand für Eiweiß weitgehend undurchlässig ist. Ebenfalls entgegen steht ein Gewebsdruck von 2-5 mm Hg. Im arteriellen Bereich der Kapillare resultiert daraus also ein effektiver Filtrationsdruck von +10 bis +15 mm Hg. In lockeren Geweben (z. B. äußeres Genitale, Augenlider, periorbitales Bindegewebe) ist der hydrostatische Druck der Gewebeflüssigkeit besonders niedrig, in der Lunge fehlt er völlig; daher treten in diesen Bereichen besonders leicht Ödeme auf.

Fünf pathogenetische Mechanismen können störend in dieses System des Flüssigkeitsaustausches eingreifen und zum Ödem führen:

1. Erhöhung des hydrostatischen Druckes im Kapillarsystem
2. Erniedrigung des kolloidosmotischen Druckes in den Kapillaren
3. Erhöhung der Kapillarpermeabilität
4. Verminderte Abflußkapazität des Lymphgefäßsystems
5. Aldosteroneffekt bei generalisierten Ödemen.

### Zu 1. Erhöhung des hydrostatischen Druckes
Erschwerung des venösen Blutabflusses durch:

Verminderte Herzleistung („kardiale Ödeme"): Ist der rechte Ventrikel nicht mehr in der Lage, das ankommende Venenblut vollständig weiterzutransportieren, kommt es zum Anstieg des allgemeinen Venendruckes. Der zusätzliche hydrostatische Faktor durch die Körperlage läßt kardiale Ödeme meist zuerst in den Beinen auftreten (Abb. 25 c), bei bettlägrigen Patienten in den seitlichen, nicht aufliegenden Rückenpartien und im Skrotum.

Venenobliteration durch Thromben (Abb. 25 b), Tumorinfiltration, Kompression oder Narbenzug von außen führt zum Anstieg des Druckes in dem vorgeschalteten peripheren Gefäßbezirk.

Abflußstörung der Pfortader bei Leberzirrhose durch Erschwerung des venösen Leberdurchflusses infolge des Organumbaues.

**Zu 2. Erniedrigung des kolloidosmotischen Druckes** („hypoproteinämische Ödeme")
Der kolloidosmotische Druck wird im wesentlichen durch die Plasmaproteine, vor allem die Albumine (doppelt so großer osmotischer Effekt wie Globuline bezogen auf Gewichtseinheit) aufrechterhalten. Ein Abfall des Gesamteiweißgehaltes des Plasmas unter 4% bzw. der Albumine unter 2,5% senkt den kolloidosmotischen Druck so stark, daß Ödeme auftreten.

Ursachen dieser Eiweißverminderung sind:

**Eiweißverlust:** Durch die Nieren bei verschiedenen Formen der membranösen Glomerulonephritiden mit nephrotischem Syndrom, bei dem mehr als 3,5 g Serumeiweißkörper im Urin verloren gehen. In eiweißhaltige Ergüsse, z.B. Aszites, vor allem, wenn zu oft abpunktiert wird. In den Magen-Darmkanal bei proteinverlierender Gastroenteropathie. Durch die Haut nach ausgedehnten Verbrennungen.

**Eiweißmangel infolge unzureichender Zufuhr** („Hungerödeme"): Bei hochgradiger Inanition, Marasmus oder Kachexie ist infolge des Aminosäuremangels die Synthese der Serumproteine unzureichend.

**Eiweißmangel infolge Synthesestörung:** Schwere Lebererkrankungen, vor allem Leberzirrhose (verminderte Albuminsynthese).

**Zu 3. Erhöhung der Kapillarpermeabilität**

**Hypoxydotische Kapillarwandschädigung** („hypoxydotische Ödeme"): Hypoxydosen mit entsprechender Änderung der Stoffwechsellage (Azidose) verursachen Änderungen des Metabolismus der Endothelzellen und der Filtermembranen.

Beispiel: Nach zu später Thrombektomie oder Reanastomosierung der Arteria femoralis treten im ischämisch geschädigten Bein massive Ödeme der gesamten Extremität auf, so daß ein hypovolämischer Schock entstehen kann (sog. Tourniquet-Schock).

**Toxische Kapillarwandschädigung** („toxische Ödeme"): Kapillargifte führen infolge der Kapillarwandschäden zu Ödemen, z. B. Stickstofflost (Kampfgas: Gelbkreuz), Phosgen (Kampfgas: Grünkreuz), Schlangengifte, Insektengifte, Chemikalien verschiedenster Art (z. B. Säuredämpfe: Lungenödem), gallensaure Salze, Bakterientoxine, Urämiegifte (noch nicht genauer identifiziert). Toxische Ödeme sind meist eiweißreicher (s. Transsudat-Exsudat).

**Kapillarwandschäden durch ionisierende Strahlen** (2.5.3)

**Entzündliche Kapillarwandschädigung** (entzündliches Ödem): Bei Entzündungen freigesetzte exogene (Bakterientoxine) und endogene Stoffe (Histamine, Kinine, Prostaglandine: Prostaglandin E u.a., Entzündungen und ihre Mediatoren 5.4.1) führen zu Ödemen. Ablagerungen von Antigen-Antikörperkomplexen an der Basalmembran mit Aktivierung der Komplementfaktoren $C_1$ und $C_2$ und Anaphylatoxin spielen in der Ödempathogenese bei Glomerulonephritis neben der Hypalbuminämie eine Rolle.

Ödeme und Ergüsse infolge entzündlicher Gefäßläsionen sind eiweißreich, werden bezeichnet als **Exsudat** = spez. Gewicht meist 1018 bis 1030, meist trüb, enthält Enzyme.

Normale eiweißarme Ödeme und Ergüsse werden bezeichnet als **Transsudat** = spez. Gewicht meist < 1015, klar, bernsteinfarben, enthalten meist keine enzymatische Aktivität.

**Angioneurotisches Ödem Quincke:** Plötzlich, oft schon nach geringfügigen uncharakteristischen Reizen auftretendes Ödem in einem umschriebenen Gewebsbezirk, bevorzugt des Gesichtes und der Pharynx–Larynx-Region (akute Erstickungsgefahr!). Ursache in einigen Punkten noch unklar: Neural ausgelöste Erweiterung der Endstrombahn mit stark vermehrter Transsudation. Eine wesentliche auslösende Rolle spielt dabei wahrscheinlich ein genetisch bedingter Defekt des Komplementsystems mit Mangel des $C_1$-Faktors.

**Zu 4. Verminderter Lymphabfluß** („lymphogene Ödeme")
Wegen der vielfältigen Kollateralen des Lymphgefäßsystems ist diese Ödemform selten. Zum Ödem führende umfangreiche Verlegungen der Lymphgefäße („sekundäre Lymphödeme") kommen vor bei:

Tumorerkrankungen: Verlegung der Lymphgefäße durch ausgedehntes Tumorwachstum (z. B. Lymphangiosis carcinomatosa).

Beispiel: Ausgedehntes Mammakarzinom mit Tumorinfiltration des axillären Lymphgebietes: Lymphödem des Armes.

Beseitigung der Lymphbahnen durch Tumortherapie. Beispiel: So weitgehende operative Ausräumung der axillären Lymphknoten, daß auch der Lymphabfluß aus dem Arm gestört wird oder Verschluß zahlreicher Lymphgefäße durch Strahlenfibrose.

Entzündliche Lymphgefäßverschlüsse (Lymphangitis): Beispiel: Rezidivierendes Erysipel der unteren Extremitäten mit Ödem.

Parasitenausbreitung in Lymphgefäßen: Die Larven der in den Subtropen und Tropen vorkommenden Filaria bancrofti (ein Nematode – Fadenwurm) werden durch Mückenstich auf den Menschen übertragen und breiten sich in den Lymphgefäßen aus, verschließen diese und erzeugen dabei eine schwere obliterierende Lymphangitis mit entsprechendem Lymphstau und Ödem im Einstromgebiet. Extreme Schwellung der Extremitäten infolge Lymphstau = **Elefantiasis.**

In der Pathogenese aller Ödemformen spielt die begrenzte Transportkapazität auch des gesunden Lymphgefäßsystems eine wesentliche Rolle.

Bei Ruptur des Ductus thoracicus infolge intraduktaler Drucksteigerung Austritt lipidhaltiger Lymphe = Chylus (chylos, gr. = Saft), z. B. Chylothorax, chylöser Aszites.

Seltene „primäre Lymphödeme" entstehen durch angeborene Agenesie, Aplasie, Hypoplasie oder Dysplasie von Lymphgefäßen.

## Zu 5. Aldosteroneffekt bei generalisierten Ödemen

Selbst ein Austritt des gesamten Plasmas in das Interstitium des Organismus würde nicht ausreichen, ein äußerlich erkennbares allgemeines Ödem entstehen zu lassen, wie es z. B. bei chronischer Herzinsuffizienz beobachtet wird, hinzukommen muß die Natrium-retinierende Wirkung des Aldosterons.

Flüssigkeitsverlust in das Interstitium führt zunächst zur Hypovolämie. Darauf reagiert das Renin-Angiotensin-System der Niere: Der juxtaglomeruläre Apparat sezerniert bei Hypovolämie vermehrt Renin, das die Bildung von Angiotensin I aus Angiotensinogen katalysiert. Angiotensin I wird durch converting enzyme in Angiotensin II umgewandelt, das die Nebennierenrinde zur vermehrten Aldosteronproduktion stimuliert (**sekundärer Hyperaldosteronismus**). Aldosteron führt dann zur vermehrten Natrium- und Wasserreabsorption und begünstigt damit die weitere Ödembildung.

Die generalisierten „kardialen Ödeme" bei Herzinsuffizienz werden neben dem verminderten venösen Rückstrom (vor allem bei Rechtsherzinsuffizienz) auch durch eine Minderdurchblutung der Niere (vor allem bei Linksherzinsuffizienz) verursacht. Dabei führt der Renin-Angiotensin-Aldosteron-Mechanismus in der beschriebenen Form zur $Na^+$- und damit zur Wasser-Retention.

## Morphologie des Ödems

*Makroskopisch:* Die ödematösen Zellen, Gewebe und Organe sind geschwollen, prall, die Zeichen der Entzündung (Rubor, Calor, Dolor) fehlen, die betroffenen Organe sind schwer, die Schnittflächen feucht, blaß, auf leichten Druck fließt reichlich wäßrige, oft gelbliche Flüssigkeit ab. In der Haut entsteht auf Finger-

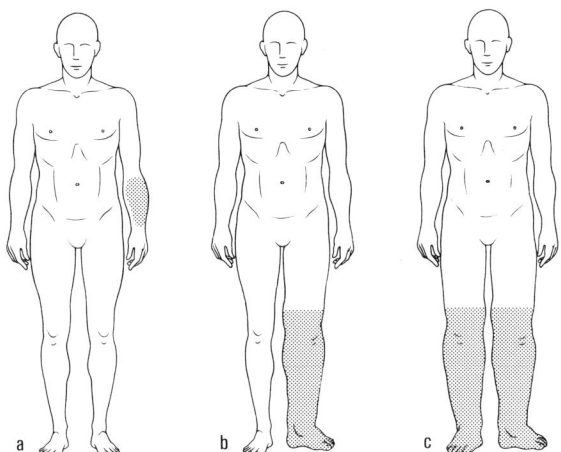

Abb. 25  Beispiele lokalisierter Ödeme
   a) Entzündung
   b) Venöse Abflußstörung (z. B. Thrombose) oder Lymphabflußstörung
   c) Kardiale Ödeme

druck eine Delle durch mechanische Flüssigkeitsverschiebung, die sich nur all-mählich wieder ausgleicht.

*Lichtmikroskopisch:* Das Ödem ist nur an der allgemeinen Strukturauflockerung der Zellen und Gewebe zu erkennen. Die Strukturen erscheinen auseinanderge-drängt, bei eiweißreichem Ödem färbt sich der optisch leere Zwischenraum mit Eosin leicht rötlich an.

*Submikroskopisch:* Im allgemeinen keine **diffuse** Wassereinlagerung in die Zelle, sondern ein unterschiedlicher Wassergehalt der verschiedenen Kompartimente in Abhängigkeit von der Membranpermeabilität. Besonders geschwollen sind oft die Mitochondrien mit Verlust der Cristae, Ausbildung erweiterter Zisternen im endo-plasmatischen Retikulum, auch der Golgi-Apparat kann „hydropisch" geschwol-len sein.

### 2.7.6.3 Besondere Beispiele zur Pathogenese und Morphologie des Ödems

**Pathogenese und Morphologie des Lungenödems**

**Pathogenese:** Folgende pathogenetischen Mechanismen führen zum Lungen-ödem, von denen nicht selten mehrere gleichzeitig wirksam sind:

**Erhöhung des hydrostatischen Druckes**

**Linksherzinsuffizienz:** Herzinfarkt, Myokarditis, Hochdruck, Aorten- und Mitral-
   klappenfehler können zur Insuffizienz des linken Ventrikels führen, der dann

nicht mehr das gesamte einströmende Blut weitertransportiert (7.8). Folge: Plötzlicher Rückstau im Lungengefäßbett mit Erhöhung des hydrostatischen Druckes in den Lungenkapillaren, wenn der rechte Ventrikel weiter voll aktiv ist.

**Vasomotorische, neurogene Ödeme:** Reflektorisch ausgelöste Venolenkonstriktion verursacht Stase und Druckerhöhung in der kapillären Strombahn.

### Erhöhung der Kapillarpermeabilität

**Schocklunge:** Blutdruckabfall, Mikrozirkulationsstörungen und Fibrinogenaustritt aus den Lungenkapillaren mit Ausbildung hyaliner Membranen erzeugen hypoxydotische Kapillarwandschädigungen (7.10.2).

**Toxische Kapillarschäden:** Inhalation von Phosgen, Nitrosegasen, Lost, Säuredämpfen oder hämatogene Noxen (Urämie, Medikamente) verursachen eine erhöhte Kapillarpermeabilität mit meist tödlichem Lungenödem.

### Lymphabflußstörungen

Bisher oft unterschätzter Faktor in der Lungenödempathogenese. Beim Kreislaufkollaps kommt es vor allem infolge erhöhter Katecholaminausschüttung zur Lymphabflußstörung. Da normalerweise ein großer Flüssigkeitsstrom durch die pulmonalen Lymphgefäße abläuft, entwickelt sich rasch ein Lungenödem.

### Zentral ausgelöste Lungenödeme

Hirntraumen, Hirntumoren rufen über das Vasomotorenzentrum Funktionsstörungen der Lungenstrombahn mit einem Ödem hervor. Der Pathomechanismus ist im einzelnen noch unklar.

### Morphologie

### Akutes Lungenödem

*Makroskopisch:* Die Lungen sind groß, schwer, von der feuchten Schnittfläche läßt sich schaumige, weißlich-gelbliche oder durch Blut rötlich verfärbte Flüssigkeit abstreichen.

*Mikroskopisch:* Die Alveolen sind mit einer nahezu zellfreien, eiweißhaltigen und daher leicht eosinrot angefärbten Flüssigkeit angefüllt. Bei länger bestehendem Ödem kommen abgeschilferte verfettete Alveolarepithelien hinzu.

*Submikroskopisch:* Vakuolisierung der Kapillarendothelien, Schwellung der Alveolarepithelien mit Verbreiterung der Zellfortsätze.

*Sonderform:* „**Fluid lung**", von Röntgenologen eingeführter Begriff: Lungenödem mit besonders starkem interstitiellem Ödem in den hilusnahen Lungenabschnitten.

**Chronisches Lungenödem**

Entwickelt sich nach länger bestehendem Lungenödem (z. B. chronische Stauungslunge).

*Makroskopisch:* Feste Konsistenz

*Mikroskopisch:* Die Ödemflüssigkeit induziert Fibroblastenproliferationen im Interstitium mit Kollagenfaserbildung vor allem um die Kapillaren: **Perikapilläre Ödemsklerose.**

**Pathogenese und Morphologie des Hirnödems** (16.1.2)

### 2.7.7 Fibrose und Fasergliose
(fibra, lat. = Faser, fibrosus = faserreich; glia, gr. = Leim)

**Definitionen:** *Fibrose ist die Vermehrung kollagener Fasern in einer Volumen- oder Gewichtseinheit des Gewebes.*

*Fasergliose ist die Vermehrung von Gliafibrillen pro Volumen- oder Gewichtseinheit des ZNS.*

Inhaltlich identische, historisch bedingte und nach Übereinkunft für bestimmte Formen der Kollagenfaservermehrung beibehaltene Begriffe sind:

**Sklerose** (skleros, gr. = hart) z. B. Arterio-Sklerose, multiple Sklerose, diffuse Sklerose des ZNS, sklerosierende Adenose der Mamma.

**Schwiele** = Narbe: Herzmuskelschwiele ( = Myokardnarbe).

**Induration** (durus, lat. = hart, induratio = Verhärtung) z. B. Induratio penis plastica, Induration der Lunge, Indurationspneumonie = chronische Pneumonie. Nimmt auch die Zahl elastischer Fasern zu, wird von einer Fibroelastose gesprochen.

#### 2.7.7.1 Pathogenese der Fibrose und Fasergliose

Drei Mechanismen können eine **Fibrose** verursachen:

Vermehrung der Anzahl kollagenproduzierender Fibroblasten bei gleichbleibendem Kollagenumsatz pro Zelle. Beispiel: Chronisch proliferative Entzündung im Frühstadium.

Vermehrte Kollagenfaserproduktion der Fibroblasten bei normalem Kollagenabbau.

Verminderter Kollagenabbau bei normaler Kollagenfaserbildung.

Bei der Mehrzahl der Fibrosen ist heute noch nicht zu entscheiden, welcher Mechanismus überwiegt. Ausgelöst werden Fibrosen vor allem durch folgende Prozesse:

**Chronische Ödeme**
Unabhängig von der Genese lösen länger bestehende inveterierte Ödeme (vetus, veteris, lat. = alt, bejahrt, lange bestehend) Fibroblastenproliferationen aus, die vermehrt Kollagen produzieren. Im einzelnen ist noch unklar, wie Ödeme diese Faserbildung induzieren. Sowohl Transsudate als auch Exsudate haben diesen Effekt.

Beispiele:

Entzündliche Ödeme: Chronisch sklerosierende Pankreatitis.

Chronische venöse Stauung: Chronische Stauungslunge, chronische Stauungsleber.

Chronisches Lymphödem: z. B. Elephantiasis congenita hereditaria (Meige-Nonne-Milroy-Erkrankung) mit angeborenem Fehlen der Lymphgefäße in den Beinen.

Chronisches Strahlenödem

**Chronisch proliferative und granulomatöse Entzündungen:**
Proliferative Reaktion = Fibroblastenreaktion: Granulationsgewebe (5.8) enthält meist Fibroblasten, die Kollagen bilden. So produziert ein Granulationsgewebe bei der Defektheilung (5.7.2) im größeren Umfang kollagene Fasern (z. B. bei der Heilung einer tiefen Hautwunde oder eines Ulcus ventriculi). Auch granulomatöse Entzündungen (d. h. mit Ausbildung kleiner Knötchen = Granulome, 5.9) neigen zu Fibrosen. Beispiel: Morbus Boeck = Sarkoidose (5.9.1).

**Chronische Belastung durch Zug oder Druck**
Beispiel: Intimafibrose bei Anstieg des intravaskulären hydrostatischen Druckes. Ursächlich spielt hier jedoch auch das Ödem eine Rolle (7.1).

**2.7.7.2 Morphologie der Fibrose und Fasergliose**

*Makroskopisch:* Fibrosierte Gewebe sind fest, hart, unelastisch, auf der Schnittfläche grauweiß, haben die Tendenz zu schrumpfen.

*Mikroskopisch:* Von Fibroblasten gebildete kollagene Fasern durchsetzen die betroffenen Gewebsbezirke oder bilden größere zusammenhängende Bezirke (z. B. Narben). Je nach Pathogenese und Alter der Fibrose ist das Verhältnis von Fibroblasten - Fibrozyten zu kollagenen Fasern unterschiedlich. Besonders gut sind die kollagenen Fasern einer Fibrose in der van Gieson-Färbung rot gefärbt erkennbar. Im polarisierten Licht zeigen sie Doppelbrechung.

**Astrozytäre Fasergliose im ZNS**
Analog zur Fibrose mit Kollagenfaserbildung in anderen Geweben werden im Zentralnervensystem Gliafasern von den Astrozyten gebildet. Die Fasergliose ist

gewissermaßen die „Fibrose des ZNS". Alle Gewebsuntergänge im ZNS lösen eine Fasergliose aus. Sind dabei auch Blutgefäße betroffen (bei ausgedehnten Untergängen stets), bilden außerdem auch hier Fibroblasten kollagene Fasern. Fasergliose und Fibrose können gemeinsam zu Vernarbungen im ZNS führen (= gliös – mesenchymale Narbe) z. B. nach umfangreichen Nekrosen, Blutungen, Traumen.

Fasergliosen treten z. B. auf bei: (16.1)

**Frühkindlichen Hirnschäden** = Narbenrinde: Ulegyrie (oule, gr. = Narbe, gyros, gr. = Kreis, Hirnwindung)

**Generalisierten Krampfleiden** = Fasergliose im Ammonshorn

**Multipler Sklerose** = zur Entmarkung führende, mit Autoimmunprozessen einhergehende, herdförmige Entzündung des ZNS.

Die Gliafasern sind dabei unregelmäßig angeordnet = **anisomorphe Fasergliose.**


## 2.7.8 Fibrinoid

**Definition:** *Fibrinoid ist eine lichtmikroskopisch homogene, stärker lichtbrechende Veränderung des Gewebes, die färberisch einige Eigenschaften des Fibrins zeigt.*

Die Endung -oid bedeutet fibrinähnlich (oeides, gr. = ähnlich) und ist historisch zu erklären, da lange Zeit umstritten war, ob diese Substanz tatsächlich Fibrin ist bzw. enthält oder sich in einigen Farbreaktionen nur wie Fibrin verhält. Heute ist gesichert, daß im Fibrinoid auch Fibrin enthalten ist.


### 2.7.8.1 Pathogenese des Fibrinoids

Morphogenetisch kann Fibrinoid auf verschiedene Weise entstehen:

1. **Verquellung kollagener Fasern**
   Die kollagenen Fasern sind lichtoptisch aufgequollen und homogenisiert **(fibrinoide Verquellung),** sie verhalten sich färberisch wie Fibrin und haben ihre Zugfestigkeit verloren. Diese Fibrinoidform tritt vor allem bei Erkrankungen mit erhöhter Kollagenaseaktivität auf (Keratitis, Epidermolysis bullosa, chronische Gingivitis).

2. **Präzipitation von Immunkomplexen**
   Zwischen Kollagenfaserverbänden, deren Struktur weitgehend erhalten bleibt, lagern sich Immunkomplexe ab, die die Kollagenfasern auseinander drängen und überlagern. Dazwischen finden sich Trümmer nekrotischer Zellen. Diese Fibrinoidform wird vor allem bei Erkrankungen aus dem rheumatischen Formenkreis und allergischen Angiitiden sowie der Panarteriitis nodosa beobachtet.

### 3. Fibrinoide Nekrose

Die Kollagenfasern sind fragmentiert, sie haben ihre Querstreifung verloren und liegen zwischen Fibrin, anderen Serumbestandteilen, in einigen Fällen auch Immunkomplexen sowie zahlreichen Zelltrümmern. Fibrinoidnekrosen treten auf in sog. Rheumaknoten, beim Granuloma annulare, der Nekrobiosis lipoidica, in Gefäßwandnekrosen wie der Arteriolonekrose bei maligner Nephrosklerose, hypertensiven Vaskulopathien und Strahlenschäden der Gefäße sowie in Schleimhautnekrosen.

### 2.7.8.2 Morphologie des Fibrinoids

Lichtmikroskopisch handelt es sich um unscharf begrenzte, relativ homogene Bezirke, die sich in der HE-Färbung rot darstellen. Im umgebenden Gewebe löst Fibrinoid oft eine entzündlichzellige, vorwiegend aus Histiozyten bestehende Reaktion aus.

Am häufigsten treten fibrinoide Nekrosen an folgenden Stellen auf:

**Im Bindegewebe:** Als morphologisch erkennbares Zeichen einer Schädigung des Bindegewebes findet sich Fibrinoid bevorzugt bei den sogenannten Bindegewebskrankheiten vor allem des rheumatischen Formenkreises. Dabei können fibrinoide Nekrosen im Korium oder in anderen Bereichen des Organismus mit kollagenem Bindegewebe auftreten.

Beispiele:
Rheumatisches Fieber (z.B. Rheumaknötchen der Haut oder des Myokards 5.9.3)
Rheumatoide Arthritis = PCP (5.9.4 und 15.1.2)
Lupus erythematodes

**In Blutgefäßwänden:** Als morphologisch erkennbares Zeichen einer Schädigung der Blutgefäßwände. Fibrinoide Nekrosen der Wände kleiner Arterien oder Arteriolen treten auf bei:
Panarteriitis nodosa (7.3.2.5)
Arteriitis bei rheumatoider Arthritis (15.1.2)
Maligner Nephrosklerose (7.9.4)

**Im Ulkusgrund:** Vor allem in floriden Magengeschwüren demarkiert eine fibrinoide Nekrose den Ulkusgrund vom begrenzenden Granulations- und Bindegewebe (11.2.2).

In der Plazenta als „Fibrinoid" bezeichnete Zonen stellen geronnenes Blutplasma, also „echtes" Fibrin dar und sollten nicht mehr Fibrinoid genannt werden.

**Zusammensetzung des Fibrinoids**

Das *lichtmikroskopisch* homogen erscheinende Fibrinoid ist also keine einheitliche Substanz, sondern enthält:

- Zellbestandteile
- Anteile der Interzellularsubstanz
- Blutplasmaanteile

So finden sich im Fibrinoid *submikroskopisch:*

- Basische Anteile zerfallener Zellkerne
- Zytoplasmafragmente
- Kollagene Fibrillen mit 3 Veränderungen:
  Fibrillen auseinandergedrängt, aber erhalten.
  Herdförmig aufgequollen mit Verlust der für Kollagen typischen Querstrei-
  fenperiodik von 640 Å.
  Auflösung der Fibrillen zu Protofibrillen, etwa 15 Å dick, keine Querstreifen-
  periodik.
- Fibrin, identifizierbar an der typischen Querstreifenperiodik von 210 Å.

*Immunhistochemisch* lassen sich nachweisen: Albumin, Globulin, Fibrinogen.

*Chemisch* werden u. a. Proteoglykane nachgewiesen.

## 2.7.9  Hyalin
(hyalos, gr. = Glas)

**Definition:** *Hyalin ist eine lichtmikroskopisch homogene Substanz mit starker Licht-*
*brechung und Anfärbbarkeit mit sauren Farbstoffen (Eosinrot).*

### 2.7.9.1  Morphologie und Krankheitswert des Hyalins

Hyalin ist ein rein deskriptiver morphologischer Begriff, der nur etwas über die
lichtoptisch homogene „glasartige" Beschaffenheit von Zellen, Bindegewebe, Gefäßwänden und Substanzen in freien Räumen aussagt. Nach Lokalisation, Herkunft und biochemischem Aufbau handelt es sich um sehr verschiedene Stoffe.
Entsprechend ist auch der Krankheitswert unterschiedlich. So sind Hyalinisierungen in Corpora albicantia ( = „alte Corpora lutea") eines Ovars normale regressive
Veränderungen, im Mamma-Bindegewebe und in Lymphknoten bei alten Menschen übliche Altersveränderungen, während beispielsweise dem Amyloid als einer besonderen Art des Hyalins oder hyalinisierten silikotischen Schwielen der
Lungen ein hoher Krankheitswert zukommt. Hyalin löst (im Gegensatz zu Fibrinoid) keine entzündlich zellulären Gewebsreaktionen aus. Es kann in folgenden
Strukturen auftreten:

### 2.7.9.2  Formen des Hyalins

#### Zelluläres Hyalin

**Epitheliales Hyalin:** Koagulationsnekrosen einzelner Epithelien oder Epithelzellteile können mit einer optischen Homogenisierung des Zytoplasmas einhergehen, besonders in der Leber.

*Councilman-Körperchen* (Councilman = amerik. Pathologe, 1854–1933) = hyaline azidophile Einzelzellnekrosen von Leberepithelien, die aus dem Verband der Leberzellbalken ausgestoßen sind.
Submikroskopisch: Zerfallene Organellen, verdichtetes Hyaloplasma, pyknotische Kernreste. Besonders häufig werden Councilman-Körperchen bei Gelbfieber und Virushepatitiden gefunden.

*Mallory-Körperchen* (Mallory 1862–1941 = Pathologe in Boston) = herdförmige Teilnekrosen einzelner Leberepithelien, vor allem bei alkohol-toxischem Leberschaden („alkoholisches Hyalin"). Submikroskopisch: Kondensierungen vesikulärer und tubulärer Membranen in Teilbezirken der Leberzelle.

*Crooke-Zellen* (Crooke brit. Pathologe) = basophile Zellen des Hypophysenvorderlappens mit streifenförmiger Hyalinisierung des Zytoplasmas bei Morbus Cushing oder Kortisonbehandlung. Submikroskopisch: Dichte parallele Anordnung von Filamenten mit 100 Å Durchmesser.

**„Hyaline Eiweißspeicherung":** Kleine hyaline Kugeln im Zytoplasma der Nierentubulusepithelien = glomerulär filtriertes, tubulär in Phagolysosomen aufgenommenes Protein, hat keine wesentliche pathognomonische Bedeutung.

#### Extrazelluläres Hyalin

#### Im Bereich von Epithelien

*Hyaline Sekrete innerer Drüsen,* Kolloid in Schilddrüsenfollikeln ist hyalin.

*Hyaline Zylinder* in Harnkanälchenlichtungen bei Proteinurie.

#### Vaskuläres Hyalin

Eine Gefäßwandveränderung, die fast ausschließlich in Arteriolen auftritt.

*Mikroskopisch:* Die Arteriolenwand ist verdickt, lichtoptisch homogen, das Lumen ist eingeengt. Es handelt sich um Einlagerungen von Serumproteinen, Glykoproteinen und Lipiden.

*Submikroskopisch:* Das Basalmembranmaterial ist vermehrt, vor allem Kollagen Typ IV. Daneben finden sich Fibrin und nekrotische glatte Muskelzellen.

**Pathogenese des vaskulären Hyalins:** In höherem Lebensalter fast regelmäßig auftretende Gefäßwandveränderungen, vor allem in Arteriolen der Milz (hier oft schon im mittleren Lebensalter), Nieren, Pankreas. Die Entstehung der Arteriolenhyalinose wird begünstigt durch zwei Erkrankungen:

**Hochdruck** ( = „hypertensive Angiopathie" 7.9.4), dabei werden auch die Arteriolen des Augenhintergrundes, des Myokards und des Gehirns betroffen.

**Diabetes mellitus** ( = diabetische Mikroangiopathie 13.1.3), Hyalinisierungen der Arteriolen am Augenhintergrund, im Gehirn, Myokard, in der Skelettmuskulatur, hyalinisierte Glomerula (hier ist das Hyalin nach elektronenmikroskopischen Befunden vorwiegend Basalmembransubstanz).

Im einzelnen ist noch unklar wie der erhöhte Blutdruck und die diabetische Stoffwechsellage diese Hyalinose erzeugen. Ein wesentlicher Faktor ist die **Störung des Basalmembranumsatzes**. Es findet eine vermehrte Produktion oder ein verminderter Abbau der Basalmembransubstanzen statt. Außerdem ist die Basalmembranpermeabilität verändert, es dringen in stärkerem Maße Blutplasmaproteine und Lipoproteine des Blutes in die Arteriolenwand ein. Eine besondere, pathogenetisch bisher ebenfalls ungeklärte Form der Arteriolenhyalinose findet sich im Uterus und im Ovar, die nach der Menarche auftritt und dann zunimmt. Im Uterus entsteht sie am Übergang zwischen Endometrium und Myometrium, ist in der Gravidität besonders stark ( = **Graviditätssklerose**). Im Ovar kommt es in der Rinde und um rückgebildete Corpora lutea zur Hyalinisierung.

**Bindegewebiges Hyalin**

Kann in zwei Formen auftreten:

**Hyalin an serösen Häuten**

*Makroskopisch:* Weißlich-gelblich, derbe Platten, Streifen, Bänder oder Warzen. Beispiele: Kapselhyalinose der Milz („Zuckergußmilz" = „Perisplenitis hyalinosa"), Hyalinose der Pleura parietalis oder viszeralis; seltener Kapselhyalin der Leber, des Peritoneum parietale, „Sehnenflecken" des Epikards.

*Mikroskopisch:* Homogenisierung und Umwandlung der kollagenen Fasern zu dicken balkigen Massen. Färberisch behält Hyalin die Eigenschaften des Bindegewebes.

*Submikroskopisch:* Unregelmäßig angeordnete Kollagenfibrillen mit normaler Querstreifungsperiodik (640 Å). An die Kollagenfibrillen sind Eiweißkörper verschiedenster Art, vor allem Globuline angelagert, Proteoglykane sind (im Gegensatz zum Fibrinoid) nur in geringer Menge enthalten.

**Pathogenese:** Rezidivierende Blutstauungen begünstigen die Entstehung der Kapselhyalinosen von Milz und Leber (flächenhafter Austritt proteinhaltiger Flüssigkeit durch die Kapsel?). Die elektronenmikroskopisch nachweisbare regellose Anordnung der Kollagenfibrillen ist Ausdruck einer gestörten Bindegewebsbildung, deren Ursachen noch nicht genau bekannt sind. In normalem Kollagen sind Fibrillen in Bündeln und Zügen angeordnet.

**Hyalin in Narben oder Schwielen**

*Makroskopisch:* Derbe grauweiße Narben.

*Mikroskopisch:* Homogene Veränderungen des Narbengewebes mit stellenweise noch schattenhaft erkennbarer Faserstruktur.

*Submikroskopisch:* Ungeordnete Struktur der Kollagenfibrillen.

**Pathogenese:** Störungen der Kollagenfaserbildung infolge von Stoffwechselstörungen in alten Narben.

Im einzelnen sind die dazu führenden biochemischen Prozesse noch weitgehend unklar. Als Hypothese wird angenommen, daß die Bindegewebszellen eine abnorme Grundsubstanz bilden, in der zwar die Ausbildung normaler Kollagenfibrillen möglich, jedoch die Zusammenlagerung zu Kollagenfasern gestört ist.

*Vorkommen:* Alte Narben jeder Art neigen zur Hyalinisierung, besonders: **Keloide** (chele, gr. gespaltene Klaue) = wulstförmige, unregelmäßig begrenzte (klauenartige) tumorartige Überschußbildung von Narbengewebe infolge besonderer individueller Disposition, besonders bei Negern und Orientalen, häufig nach Verbrennungen. Frisches Keloid ist fibroblastenreich, altes hyalinisiert.

**Silikotische Narben:** Hyalinisieren in zentralen Abschnitten. Tumoren oder tumorartige Prozesse hyalinisieren oft in ausgedehnteren mesenchymalen Abschnitten: **Fibröse Mastopathie, Fibroadenome der Mamma, Leiomyome des Uterus.**

### Hyalinisierung von Blutbestandteilen
Bei der Blutgerinnung können optisch homogene Gerinnsel verschiedener Form auftreten:

**Alte fibrinreiche Thromben** verlieren, wenn sie nicht organisiert werden, zunehmend Wasser, werden dichter und nehmen eine hyaline Beschaffenheit an.

**Hyaline Mikrothromben** treten infolge einer generalisierten Gerinnungsstörung beim Kreislaufschock auf (disseminated intravascular coagulation = DIC, 7.10.2), können kugelig (= globules) oder scheibchenförmig sein, bestehen ebenfalls vorwiegend aus verdichtetem Fibrin.

### Sonstiges Hyalin
Neben den bisher beschriebenen Formen können noch in anderen Bereichen hyaline Substanzen auftreten:

**Russel-Körperchen** in Plasmazellen: Kugelförmige intrazytoplasmatische hyaline Anreicherungen von Antikörpern (= Globuline).

**Zenkersche wachsartige Degeneration** der Skelettmuskulatur: Schwellung und Hyalinisierung der Muskelfasern (bes. M. rectus abdominis und Diaphragma) bei einigen schweren fieberhaften Erkrankungen z. B. Typhus abdominalis und Leptospirosen.

Anmerkung: Nach neueren Vorstellungen einiger Autoren wird der Begriff Hyalin nur noch auf homogene Veränderungen der Interzellularsubstanz angewandt. Epitheliales Hyalin, Schilddrüsenkolloid, Eiweißzylinder und Russel-Körperchen wären dann nicht mehr zum Hyalin im engeren Sinne zu rechnen.

### 2.7.10  Amyloid (Amyloidose)
(amylon, gr. = Stärkemehl)

**Definition:** *Amyloid ist eine homogene, glasig durchscheinende, lichtmikroskopisch hyaline Substanz, die von Zellen unter krankhaften Bedingungen gebildet und perizellulär, d. h. außerhalb der Zellen abgelagert wird.*

Chemisch ist Amyloid keine einheitliche Substanz und Amyloidosen sind keine einheitlichen Erkrankungen. Es handelt sich um Ablagerungen unlöslicher fibrillärer Proteine, die aus Polypeptidfragmenten normaler Serumproteine entstehen.

Wir kennen heute etwa ein halbes Dutzend niedermolekularer Eiweißkörper, die Amyloid bilden können.

Gemeinsame Kennzeichen sind die Anfärbbarkeit mit Kongorot und eine apfelgrüne Farbe der kongorotgefärbten Bezirke im polarisierten Licht, ihre fibrilläre Ultrastruktur und eine antiparallele Faltblattstruktur, d. h. einheitliche biophysikalische Eigenschaften chemisch verschiedener Proteine.

Der Begriff Amyloid, d. h. „stärkeartig" ist historisch bedingt (VIRCHOW 1821–1902). Die Substanz färbt sich durch die jodhaltige Lugol-Lösung zunächst mahagonibraun. Nach Zusatz von Schwefelsäure schlägt die Farbe nach blau um und Amyloid reagiert dann wie Stärke (Stärke selbst reagiert auf Lugol-Lösung unmittelbar ohne Schwefelsäurezugabe blau).

#### 2.7.10.1  Feinstruktureller Aufbau

Amyloid besteht aus 2 Komponenten:

**Fibrillen:** Sind mit über 90% das typische Bauelement des Amyloids, das aus folgenden Einheiten zusammengesetzt ist:

Fibrillen, die 50–150 Å dick, unverzweigt und ungeordnet im Interzellularraum liegen, einen röhrenförmigen Querschnitt haben und meist weniger als 3000 Å (maximal 10000 Å) lang sind.

Filamente mit 75–80 Å Durchmesser und 300–1500 Å Länge, aus Protofilamenten gebildet.

Protofilamente von je 30–35 Å ∅, die wie eine Helix umeinander gewunden sind.

**Periodic rod components = Stäbchenstrukturen = AP** = stäbchenförmig quergestreifte Fibrillen (rods), die aus je 5 übereinandergesteckten Fünfecken bestehen, der Durchmesser dieser Fünfecke beträgt 90–100 Å.

Diese Stäbchenstrukturen wurden nur im Amyloid des Menschen gefunden, in dem sie etwa 5% ausmachen.

Die pentagonalen Strukturen bestehen aus einem Protein mit dem Molekulargewicht 25000 d, das dem Serumprotein SAP entspricht, in die Gruppe der α-Globuline gehört, in der Leber gebildet wird und noch nicht näher geklärte Beziehungen zum C-reaktiven Protein hat.

### 2.7.10.2 Formen der Amyloidosen

Amyloidosen können nach drei Gesichtspunkten klassifiziert werden:

| Bezeichnung | Typ | Chemischer Aufbau |
|---|---|---|
| **I. Systemische Formen** | | |
| 1.   AL | Primär | Leichtketten oder Leichtkettenfragmente der Immunglobuline |
| 2.   AA | Sekundär (reaktiv) | AA |
| 3.   AF | Heredofamiliär | Präalbumin |
| **II. Lokalisierte Formen** | | |
| 1.   AE | Endokrin (Schilddrüse) | Präkalzitonin |
| | Endokrin (Pankreas) | Unbekannt |
| 2.   AS | Senil (Gehirn) | Präalbumin |
| | Senil (Herz) | Präalbumin |

### Verteilung im Organismus
- systemische (generalisierte) Amyloidosen
- lokalisierte Amyloidosen

### Chemischer Aufbau
- AL, AA, AF, AE, AS

### Ätiologie
- hereditäre ( = heredofamiliäre) Amyloidosen
- Amyloidosen nach Vorkrankheiten ( = sekundäre oder reaktive systemische A.)
- Amyloidosen ohne Vorkrankheiten (primäre A., idiopathische A.).

### Systemische (generalisierte) Amyloidosen
Amyloid kann im Interstitium des gesamten Organismus abgelagert werden. Bevorzugt befallen sind dabei Milz, Nieren, Leber, Nebennieren, Darm. Amyloidosen nach Vorkrankheiten (sekundäre A.) und einige heredofamiliäre Amyloidosen sind systemische Amyloidosen. Chemisch handelt es sich um AL-, AA- und AF-Amyloidosen.

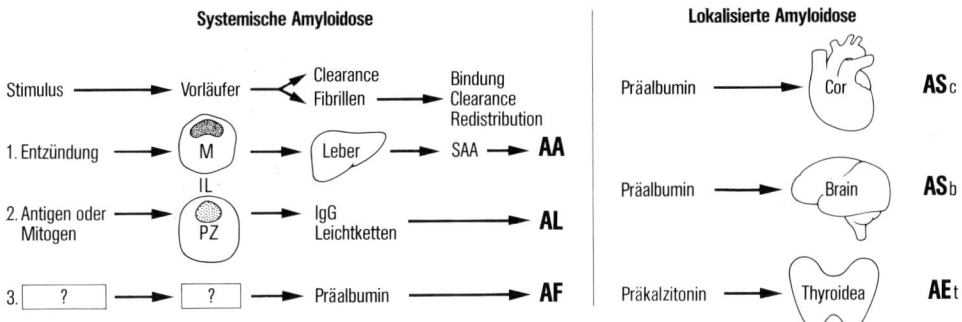

Abb. 26 Typen des Amyloid, M = Makrophage, PZ = Plasmazelle

## Lokalisierte Amyloidablagerungen

Amyloid tritt nur an einer Stelle oder vereinzelten Orten des Organismus auf. Bei starken herdförmigen Ablagerungen wird es auch als **tumorförmiges Amyloid** bezeichnet. Mehr als 50% der Fälle werden in Harnblase, Lunge, Haut, Larynx und Zunge beobachtet.

Im höheren Alter sind fokale isolierte Amyloidablagerungen als **Altersamyloid** vor allem im Myokard, im Gehirn und den Langerhans-Inseln des Pankreas nachweisbar. Lokalisierte Amyloidosen enthalten chemisch unterschiedliche Amyloide ($AE_t$, $AS_b$, $AS_c$).

Entsprechend den frühesten Ablagerungsformen des Amyloids wurden früher unterschieden:

### Periretikuläre Amyloidosen

Hier lagert sich Amyloid zunächst an den argyrophilen (retikulären) Fasern und entlang den Basalmembranen der kleinen Blutgefäße (Arteriolen, Kapillaren, Venolen), d. h. den inneren Gefäßwandschichten, ab. Erst im fortgeschrittenen Stadium wird das interstitielle Bindegewebe befallen. Periretikuläres Amyloid ist Amyloid AA.

### Perikollagenes Amyloid

Amyloid lagert sich hier zunächst entlang der kollagenen Fasern des interstitiellen Bindegewebes ab, die Wände der kleinen Blutgefäße bleiben anfangs frei, später tritt es hier zuerst in der Adventitia, d. h. in äußeren Gefäßwandabschnitten auf.

Wegen zahlreicher Überschneidungen der periretikulären und perikollagenen Amyloidosen innerhalb o. g. Formen, werden diese Begriffe heute kaum mehr benutzt.

### 2.7.10.3 Chemischer Aufbau

**AL-Amyloid** geht aus polymerisierten Leichtketten (AL = Amyloid Leichtketten) und Leichtkettenfragmenten der Immunglobuline hervor. Aus bisher unbekannten Gründen sind in der Regel λ-Ketten ($AL_\lambda$) häufiger als κ-Ketten ($AL_\kappa$) beteiligt. Nur beim multiplen Myelom beträgt die Relation $AL_\lambda : AL_\kappa$ 1 : 1.

Diese Beobachtung und die Erfahrung, daß nicht jede Fehlfunktion immunglobulin-produzierender Zellen (immunozytäre Dyskrasien) zur Amyloidose führt, haben zur Vorstellung „amyloidogener Immunglobuline" geführt. Außer bei einzelnen malignen Lymphomen mit anomaler Produktion von Leichtketten (vor allem Plasmozytomen) wird AL auch bei systematisierten Amyloidosen ohne Vorkrankheiten (primäre A.) gefunden.

**AA-Amyloid** weicht in der Sequenz seiner 76 Aminosäuren von den Immunglobulinen ab, sein Molekulargewicht beträgt 8500 d. Die lösliche Vorstufe des Amyloid-SAAL (Abb. 27) geht aus einem relativ instabilen $\alpha$-Serum-Protein hervor, das als SAA bezeichnet wird (**Serum Amyloid A**) und ein Reaktionsprodukt des Organismus in der akuten Entzündungsphase ist (Mol. Gew. 180000 d).

Diese „akut Phasen Proteine" werden bei der systemischen Reaktion des Organismus auf eine lokale Schädigung produziert. Ihre Serumkonzentration steigt bei akuten Entzündungen um mehrere Größenordnungen an (z. B. von 1 µg/ml auf 1 mg/ml in 24 Stunden). Normalerweise bilden sie Immunkomplexe mit Lipoproteinen (high-density-lipoprotein = HDL). Entsprechend werden Amyloid A-Proteine bei entzündlichen Erkrankungen, Virusinfekten, verschiedenen malignen Tumoren und beim familiären Mittelmeerfieber beobachtet.

**AF-Amyloid:** Aus Präalbumin hervorgehende Amyloide, die heredofamiliär autosomal vererbbar sind (AF = Amyloid Familiär), als Polyneuropathien auftreten und sich in den betroffenen Familien durch besondere Muster der Organbeteiligung unterscheiden (z. B. Indiana-Typ, finnischer, schwedischer, portugiesischer Typ).

**AE-Amyloid** entsteht aus Peptiden endokriner Organe. So wird beim medullären Schilddrüsenkarzinom Amyloid aus einem Kalzitonin- oder Präkalzitoninmolekül gebildet ($AE_t$ = Amyloid Endocrine thyroid).

In vitro können Amyloidsubstanzen aus Insulin oder Glukagon durch Behandlung mit Pepsin, Trypsin oder Nierenlysosomenextrakt erzeugt werden. An Insulin-Injektionsstellen wurden bei Ratten, aber auch bei einer Patientin im Gewebe Amyloidfibrillen dargestellt.

**AS-Amyloid:** Fokales Altersamyloid, das aus Präalbumin hervorgeht, dessen chemische Struktur z. T. noch ungeklärt ist und das sich in den verschiedenen Organen wahrscheinlich unterscheidet ($AS_c$ = Amyloid Senil cor, $AS_b$ = Amyloid Senil brain).

### 2.7.10.4 Ätiologie und Pathogenese

Amyloidosen können ohne erkennbare Ursachen (Amyloidosen ohne Vorkrankheit = primär = idiopathisch), assoziiert mit monoklonalen Gammopathien und als Folge chronisch entzündlicher Prozesse (Amyloidosen nach Vorkrankheiten = sekundäre oder reaktive systemische Amyloidosen) oder durch Gendefekte ( = hereditär oder heredofamiliär) auftreten.

Der Anteil von Amyloidosen, die Rückschluß auf eine auslösende Grundkrankheit erlauben, ist gering und schwankt je nach Zusammensetzung des Krankengutes.

Da auch die klinischen und pathologisch-anatomischen Unterschiede zwischen primären und sekundären Amyloidosen und die färberischen Eigenschaften des Amyloids oft keine eindeutige Zuordnung ermöglichen, wird in modernen Klassifikationen statt von primären und sekundären Amyloidosen zunehmend häufiger von „reaktiven systemischen Amyloidosen" gesprochen.

### Hereditäre Amyloidosen
Insgesamt selten. Die wichtigsten Formen mit **bekanntem Erbgang** sind:

Familiäres Mittelmeerfieber: Autosomal rezessiv vererbbare Krankheit, die bei bestimmten ethnischen Gruppen vorkommt: Sephardische Juden, Armenier, anatolische Türken, Araber der Levante. Abgelagert wird Amyloid AA.

Die Patienten leiden an rezidivierenden Fieberschüben, abdominellen Krisen, Serositiden, Synovialitiden und Erythemen.

Polyneuropathische Amyloidose: Amyloide Polyneuropathie mit trophischen Störungen der Haut.

Amyloidose mit Nephropathie, Taubheit und Urtikaria (in den USA).

Familiäres Hautamyloid (in den USA).

Familiäre Amyloidosen **ohne bekannten Erbgang** sind z. B.
Familiäre, vor allem in Dänemark beobachtete kardiopathische Amyloidose.
Familiäre Amyloidosen in der Bundesrepublik Deutschland.
Familiäre Amyloidosen in der Schweiz.

### Amyloidosen nach Vorkrankheiten = Begleitamyloidosen (früher = sekundäre Amyloidosen)
Es handelt sich um systematisierte Amyloidosen, die histologisch als periretikuläre oder perikollagene Formen auftreten und vor allem nach folgenden Vorkrankheiten beobachtet werden:

- Tuberkulose (5.18): Heute in den westlichen Industriestaaten kaum noch Ursache einer Amyloidose. 1934 wurden noch 78%, 1968 noch 17% der systemischen Amyloidosen darauf zurückgeführt.
- Chronische Osteomyelitis: Heute in unseren Breiten ebenfalls selten Ursache einer Amyloidose.
- Rheumatoide Arthritis: 10–15% der daran Erkrankten bekommen eine Amyloidose AA.
- Bronchiektasien
- Chronische Nephritiden
- Nierenkarzinome: 2–8% der Patienten haben eine Amyloidose AA.

- Ankylosierende Spondylitis (Morbus Bechterew)
- Enteritis regionalis (Morbus Crohn): 1–8% der Erkrankten Amyloidose AA.
- Heroinsüchtige mit chronischen Entzündungen
- Querschnittsgelähmte: 25% der Paraplegiker entwickeln eine Amyloidose, an der 20% sterben.
- Lepra lepromatosa: In Endemiegebieten oder entsprechenden Anstalten haben 6% (Mexiko) bis 31% (Carville, Louisiana, USA) eine Amyloidose.
- Plasmozytom: 6–15% entwickeln eine renale Amyloidose AL.
- Lymphogranulomatose (4.10.8)
- andere maligne Lymphome z. B. Morbus Waldenström AL.

**Amyloidosen ohne Vorkrankheiten ( = Primäre Amyloidosen)**
Neben dem Fehlen eines erkennbaren Grundleidens oder hereditärer Faktoren weisen diese Amyloidosen folgende Besonderheiten auf:

Das färberische Verhalten des Amyloids ist oft anders als bei sonstigem Amyloid, z. B. tritt keine Metachromasie bei Gentianaviolett- oder Kristallviolett-Färbung auf, es reagiert schwach oder gar nicht mit Kongorot („Paraamyloid").

Lokalisationen: Vor allem in glatter und quergestreifter Muskulatur, bevorzugt Herz, Kehlkopf, Pharynx, Zunge, Lungen und Blutgefäßwände. Die bei sekundärer Amyloidose typischerweise befallenen Organe sind hier meist nicht betroffen. Die Ablagerungen sind in der Regel knotenförmig.

Zu den Amyloidosen ohne Vorkrankheiten werden u. a. gerechnet:

**Altersamyloid** im Herzmuskel und Gefäßwandamyloid nach dem 70. Lebensjahr.

**Alzheimer-Drusen** des Gehirns = „senile Drusen" bei seniler Demenz.

**Amyloid in Langerhans-Inseln** meist bei Altersdiabetes.

Biochemische Studien der letzten Jahre haben ergeben, daß systemisches Amyloid in drei Stufen entsteht (Abb. 27).

Durch Stimuli unterschiedlicher Art werden aus normalen Serumproteinen lösliche Amyloidvorläufer freigesetzt, aus denen unter bestimmten Voraussetzungen unlösliche Fibrillen gebildet werden. Lokalisation und Umfang der Amyloidablagerungen hängen von der Clearance, Redistributionen und Bindungskapazitäten ab.

Am weitesten sind diese Prozesse bisher bei den AA-Amyloidosen geklärt. Am Ort der Schädigung werden Mediatoren frei, z. B. Interleukin I (IL-I), das bei Entzündungen oder antigenen Stimulationen aktiv wird. Es wirkt auf verschiedene Zellen, stimuliert in der Leber die Bildung der löslichen Vorstufe des A-Amyloids (AA), das SAA.

AA-Fibrillen entstehen dann wahrscheinlich durch proteolytische Spaltung des SAA über SAAL und AA-Polypeptid (s. Abb. 27) unter Einwirkung eines „Amy-

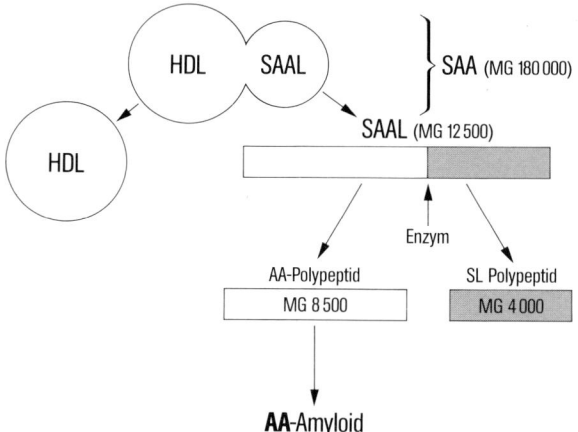

Abb. 27    Schematische Darstellung der Entstehung des Amyloid A (AA) nach Löffler et al.
(Dtsch. med. Wschr. 108: 210–215, 1983)
HDL = high density lipoprotein,
SAA = löslicher Amyloidvorläufer, ein „akut Phasen Protein"

loidose fördernden Faktors" (AEF = amyloid enhancing factor), eines Glykoproteins, das bei wiederholten Entzündungen nachzuweisen ist. Dabei können zwei Phasen unterschieden werden:

Eine **Prädepositionsphase,** die 7–21 Tage dauert und durch AEF auf 2 Tage reduziert werden kann, sowie eine

**Depositionsphase** (Ablagerungsphase), die so lange anhält, wie die Entzündungsprozesse ablaufen. Die Depositionsphase besteht aus einem raschen initialen (rapid deposition stage) und einem Plateau-Stadium.

Ortsständige Makrophagen und andere Zellen des MPS spielen bei der Umwandlung von SAA in AA offenbar eine entscheidende Rolle.

Durch eine Serin-Protease kann Amyloid wieder abgebaut werden.

### 2.7.10.5 Morphologie

*Makroskopisch* haben die stark befallenen Organe eine festere Konsistenz und eine speckig oder wachsartig glänzende Schnittfläche. Dünne Gewebsscheiben (z. B. der Leber oder der Milz) wirken glasig durchscheinend.

*Mikroskopisch* besteht Amyloid aus lichtoptisch homogenen, glasigen („hyalinen") Massen.

**Färberische Nachweismöglichkeiten**
Besonders geeignete Färbemethoden für die Routinediagnostik:

*Lichtmikroskopisch:* **Kongorotfärbung:** Amyloid = rot, im polarisierten Licht = grün ( = grüner Dichroismus), damit sind auch Spuren besser erkennbar.

**Thioflavinfärbung:** Gelbfluoreszenz im UV-Licht (weniger spezifisch als Kongorot).

### Bioptische Nachweismöglichkeiten
Eine Amyloidose läßt sich nur histologisch sichern. Der geeignetste Entnahmeort einer Biopsie bei Verdacht auf eine Amyloidose ist das **Rektum.** Bei negativem Befund ist als zweite Maßnahme eine **Nierenbiopsie** vorzunehmen.

### Morphologie der Amyloidose in den wichtigsten Organsystemen
als Grundlage funktioneller Störungen

### Niere
Ablagerungen im Glomerulum in drei verschiedenen Formen:

- Diffus im Mesangium (häufigste Form Abb. 28 c).
- Knotenförmig im Mesangium (differentialdiagnostisch abzugrenzen von der diabetischen Glomerulosklerose 13.1.3 und der lobulären Glomerulonephritis).
- Vom Vas afferens und efferens auf das Glomerulum übergreifende Form.

Die Basalmembran bleibt dabei lange erhalten, wird erst im Spätstadium zerstört, wahrscheinlich infolge Hemmung einer Neubildung der Basalmembransubstanz.

Peritubuläre und interstitielle Ablagerungen: Peritubuläre Ablagerungen beginnen zwischen Tubulusepithelzellen und Basalmembran einerseits und zwischen Endothelzelle und Basalmembran der intertubulären Blutgefäße andererseits. Später kommen Amyloidablagerungen im interstitiellen Bindegewebe hinzu. Die Häufigkeit der peritubulären Amyloidose nimmt vom proximalen Nephronanteil nach distal zu: Hauptstücke 20%, Überleitungsstücke 30%, Mittelstücke 40%, Sammelrohre 80%.

Intrarenales Gefäßsystem: In den größeren Gefäßen (Arkuataarterien und -venen sowie Interlobulararterien und -venen) sind die Amyloidablagerungen meist herdförmig in Intima und Media, diffus in der Adventitia. In den Arteriolenwänden treten vorwiegend diffuse Ablagerungen in der gesamten Wand mit Lumeneinengung auf.

### Darmkanal
Die verschiedensten Bereiche des Magendarmtraktes sind bei insgesamt 40% aller Amyloidosen beteiligt. Am häufigsten findet sich dabei Amyloid in der Tunica submucosa und Adventitia während z. B. die Tunica mucosa des Rektums nur in etwa der Hälfte aller Rektumamyloidosen Amyloid enthält. Rektumbiopsien zur Diagnose einer Amyloidose sollten daher auch die Submukosa erfassen. Stenosie-

rende Amyloidablagerungen in Blutgefäßwänden können zu erheblichen Durchblutungsstörungen führen.

## Herz

Das Herz ist in 90% aller systemischen Amyloidosen ohne Vorkrankheiten (primä-
re A.), in leichter Form bei etwa der Hälfte aller systemischen Amyloidosen mit
Vorkrankheit (sekundäre A.) und bei 15% aller Amyloidosen bei immunozytären
Dyskrasien beteiligt.

Die Wand des vergrößerten Organs ist fest, kann glasig erscheinen, meist liegt
Amyloid im Myokard. Klappen und andere Endokardbezirke sowie Epikard können betroffen sein. Mikroskopisch sind unterschiedlich breite hyaline Ablagerungen im Interstitium um die Muskelfasern und in Blutgefäßwänden erkennbar
(Abb. 28 e, f).

Bei lokalisierten Amyloidosen des höheren Alters (> 70 Jahre) werden Amyloide
in unterschiedlicher Häufigkeit abgelagert und sind klinisch meist bedeutungslos:
Linkes Herzohr 91%, rechtes Herzohr 36%, linker Vorhof 45%, rechter Vorhof
18%, linker Ventrikel 9%, im rechten Ventrikel ist meist kein Altersamyloid nachweisbar.

## Leber

In 32–100% der systemischen Amyloidosen ist die Leber beteiligt, in mehr als der
Hälfte der Fälle tastbar vergrößert, kann bis 9 kg schwer werden. Ober- und
Schnittfläche sind blaß, speckig, glänzend, die Konsistenz ist gummiartig fest.

Ablagerungen zwischen Sinusendothelien und Leberepithelien im Disse-Raum =
**perikapilläre Ablagerung** (Abb. 28 d). Bei schwerer Amyloidose können die Leberepithelien atrophieren. Amyloid wird hier von den Kupffer-Sternzellen gebildet.

Amyloidablagerungen in den Blutgefäßwänden und dem umgebenden Bindegewebe der Portalfelder.

## Milz

Bei den Amyloidosen ohne Vorkrankheiten (primäre A.) meist nur gering befallen,
bei Amyloidosen nach Vorkrankheiten (sekundäre A.) das mit am häufigsten und
schwersten betroffene Organ.

Amyloid kann sich aus bisher unbekannten Ursachen in zwei verschiedenen Formen ablagern (Abb. 28):

## Fokale Amyloidose („Sagomilztyp")

häufigere Form mit 2–3 mm großen, glasigen, grauweißlichen Knötchen auf der
Schnittfläche. Histologisch hat Amyloid hier die Follikel weitgehend ersetzt
(Abb. 28 a). Die Milz ist dabei meist nicht vergrößert.

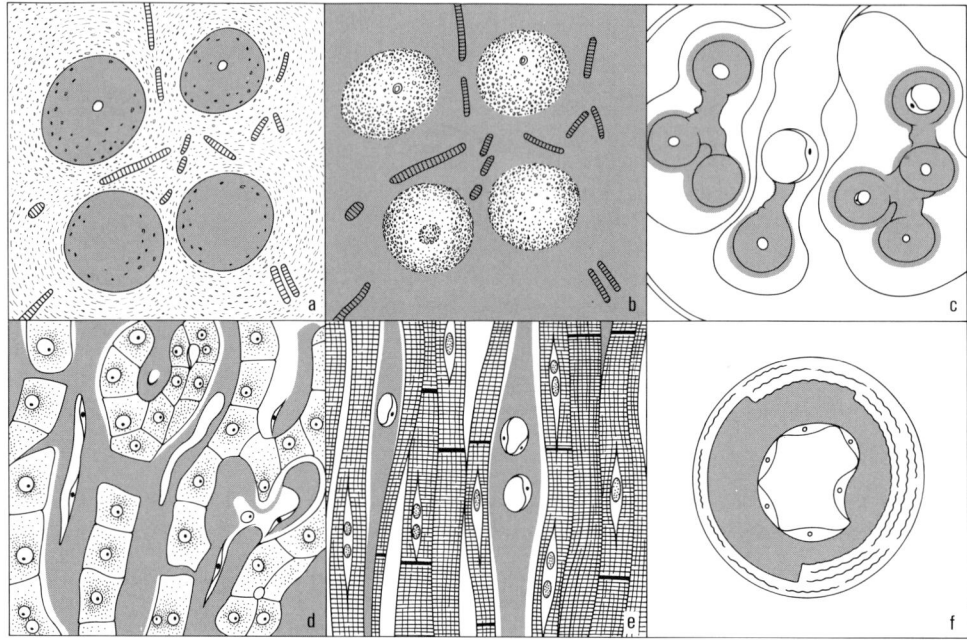

Abb. 28    Amyloideinlagerungen in den verschiedenen Organen
   a)  Milz: Fokale Amyloidose, Sagomilztyp
   b)  Milz: Diffuse Amyloidose, Schinkenmilztyp
   c)  Nieren: Amyloidablagerungen im Mesangium und den Kapillarwänden der
        Glomerula
   d)  Leber: Perikapilläre Amyloidablagerungen
   e)  Herz: Amyloidablagerungen im Interstitium um die Muskelfasern
   f)  Arterien: Amyloidablagerungen im Intimabereich

**Diffuse Amyloidose („Schinkenmilztyp")**

Milz meist vergrößert (bis 500 g), Konsistenz fest-elastisch, Schnittfläche trocken, lachsfarben oder bräunlich-gelb, z. T. glasig transparent.

Amyloid liegt hier vorwiegend an Retikulumfasern der roten Pulpa, füllt fortschreitend die Pulpastränge aus und komprimiert die Sinus (Abb. 28 b).

### 2.7.10.6  Folgeveränderungen (Funktionelle Störungen bei Amyloidose)

Häufigste Allgemeinsymptome einer systemischen Amyloidose ohne Vorkrankheit sind rasche Ermüdbarkeit, Schwäche, Gewichtsverlust bis 20 kg, die als Indiz eines malignen Tumors fehlgedeutet werden können. Ödeme, Dyspnoe, Parästhesien, leichte Verwirrtheitszustände oder Synkopen. Je nach Ausmaß des Organbefalls stehen Nephropathien, Gastroenteropathien, Kardiomyopathien oder Polyneuropathien im Vordergrund.

**Nierenfunktionsstörungen:** Entsprechend dem häufigen Nierenbefall werden Nierenfunktionsstörungen am frühesten und am häufigsten festgestellt.

Nephrotisches Syndrom: Amyloidnephrose bei 76% aller Nierenamyloidosen infolge der glomerulären Läsionen. Diese Patienten haben große blasse Nieren.

Hochdruck: 20–45% aller Nierenamyloidosen. Hier liegen meist Schrumpfnieren vor.

Niereninsuffizienz: Polyurie oder Isosthenurie (infolge tubulärer und interstitieller Läsionen!), selten Anurie. In fortgeschrittenen Stadien Urämie.

**Störungen der Darmfunktion:** Seltener und nur bei schweren Fällen: Malabsorption, ulzerierende Kolitis, Blutungen. Ulzera im Magen, tumorartige Befunde, Pseudoobstruktionen in Dünn- und Dickdarm, Bilder eines paralytischen Ileus oder schwer beherrschbare Durchfälle.

**Funktionsstörungen des Herzens:** Unterschiedliche EKG-Veränderungen, Niederspannungs-EKG, Herzrhythmusstörungen, Herzinsuffizienz unter den Zeichen eines kongestiven Herzversagens, einer restriktiven Kardiomyopathie, ischämischen Myokardschädigung oder Klappenerkrankung. Digitalisüberempfindlichkeit kann lebensbedrohlich sein.

**Störungen des Nervensystems:** 17% der Patienten mit AL-Amyloidose ohne Vorkrankheit (primäre A.) leiden an einer peripheren Neuropathie, die eine rheumatische Polyarthritis vortäuschen kann. Amyloidosen des Zentralnervensystems treten als kongophile Angiopathien auf, die z. B. im unausgewählten Obduktionsgut bei 48% der in der 10. Dekade Verstorbenen nachweisbar sind.

Die Milzbeteiligung führt in der Regel nicht zu klinisch faßbaren Funktionsausfällen, auch der Leberbefall ist selten so schwer, daß klinisch manifeste Funktionsstörungen auftreten.

# 3. Störungen der Differenzierung und des Wachstums

## 3.1 Störungen des Entwicklungswachstums

**Kyematopathien** (kyema, gr. = Leibesfrucht)
Mit dem Begriff kyema werden alle Entwicklungsphasen von der befruchteten Eizelle bis zum Neugeborenen einschließlich der Eihäute und der Plazenta beschrieben.

Kyematopathien sind der Oberbegriff für
- Gametopathien:   Gamet   = männliche u. weibliche Geschlechtszelle
- Blastopathien:   Blast   = 0.-18. Tag (bis zur Gastrula)
- Embryopathien:   Embryo   = 18. Tag - Ende des 3. Monats
- Fetopathien:   Foet   = 4. Monat - Geburt

Jede Schädigung in einem bestimmten Entwicklungsstadium erzeugt charakteristische Veränderungen. Ursachen dieser Läsionen können genetische Schäden (Genmutationen, Chromosomenaberrationen) oder Umweltfaktoren (= peristatische Faktoren, Peristase = Gesamtheit der Umweltfaktoren) sein, die an den Keim über den Mutterleib herangetragen werden.

### 3.1.1 Gametopathien (gamein, gr. = heiraten)

**Definition:** *Gametopathien sind Störungen, die auf abnorme Gameten (Spermium oder Eizelle) zurückzuführen sind.*

**Pathogenese:** Chromosomenanomalien oder Genmutationen. Genauer bekannt sind heute einige Genmutationen infolge **chromosomaler Aneuploidien.**

**Aneuploidie** = Abweichung von der normalen diploiden Chromosomenzahl von 46 (hypodiploid = meist 45, hyperdiploid = meist 47-49):

**Monosomie** = 1 Chromosom fehlt, Monosomie eines Autosoms äußerst selten, 97% der Embryonen mit einem fehlenden Geschlechtschromosom sterben ab.

**Trisomie** = 1 Chromosom zusätzlich vorhanden, nach der Befruchtung enthält die Zygote insgesamt 47 Chromosomen

**Polyploidie** = Vervielfältigungen des gesamten Chromosomensatzes:
triploid = 3 Chromosomensätze = 3 n
tetraploid = 4 Chromosomensätze = 4 n etc.

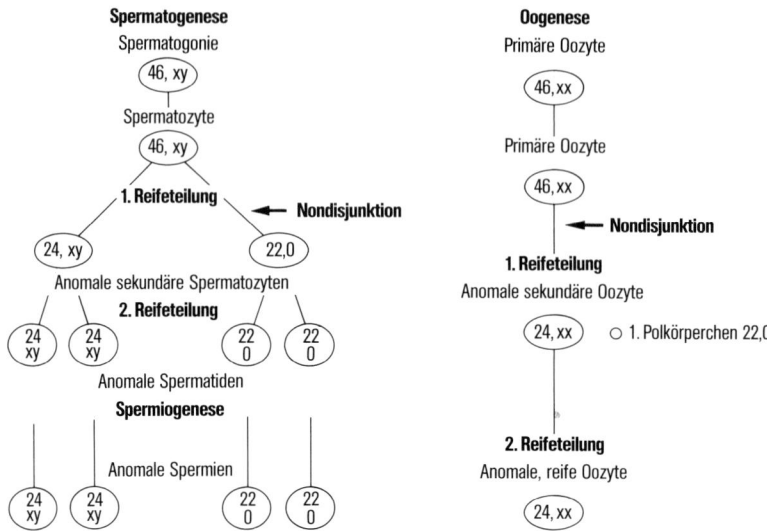

Abb. 29    Anomale Gametogenese mit Nondisjunction

haploid = 1 Chromosomensatz = n (Spermium, Eizelle)
euploid = diploid = 2 Chromosomensätze = 2 n (normale Körperzelle)

Ursache des Verlustes oder Gewinnes eines Chromosoms ist meist eine ausbleibende Trennung (= **nondisjunction**) homologer Chromosomenpaare während der Reifeteilung (Meiose) der männlichen oder weiblichen Keimzelle (= **numerische Chromosomenaberration**). Dadurch können befruchtungsfähige Eizellen oder Spermien entstehen, von denen in einer Zelle das eine homologe Chromosom fehlt, während die andere beide homologe Chromosomen erhalten hat (Abb. 29). Kommt jetzt durch die Befruchtung das entsprechende Chromosom des Partners hinzu, ist in der Eizelle dieses Chromosom einmal (= Monosomie) oder dreimal (= Trisomie) vorhanden.

**Beispiele**

**Trisomie 21**
Synonyma: **Langdon-Down-Syndrom, Down-Syndrom, Mongolismus.**
Chromosom 21 ist 3mal vorhanden. Gesamtchromosomensatz der Körperzellen = 47.
Häufigkeit: 2–3 auf 1000 Geburten (Bei Müttern unter 25 Jahren einmal unter 2000 Geburten, jenseits des 40. Lebensjahres einmal unter 100 Geburten)

*Morphologische Veränderungen:* Die wichtigsten Befunde sind: Schräge, enge Lidspalten, Epikanthus = sichelförmige Hautfalten über dem inneren Winkel des Augenlides, Hypertelorismus (zu weiter Augenabstand), Minderwuchs (meist unter 150 cm), Brachyzephalie (= flacher Hinterkopf), Sattelnase, Handfurchen anomal ausgebildet („Affenfurche" = Vierfingerfurche = die distale Querfurche verläuft über die gesamte Handinnenfläche), Klinodaktylie (= angeborene radiale Abbiegung des 5. Fingers), Porzellanflecken der Iris ( = Sklerose im peripheren Bereich), klaffender Mund, Makroglossie ( = Zunge stark verdickt, gefaltet), allgemeine geistige (Imbezillität) und körperliche Entwicklungsverzögerung.

Häufiger finden sich auch: Zahnanomalien, Herzfehler in 40% (Septumdefekt) bei 75%, Gesichtsspalten, Darmstenosen und Atresien z. B. Duodenalatresien, Megacolon congenitum, muskuläre Hypertonie, Überstreckbarkeit der Gelenke, Bekkendysplasie, Hühnerbrust, Segmentierungshemmung der Granulozyten. Auffällig oft Erkrankung an akuten Myelosen. Patienten mit Down-Syndrom sind besonders infektanfällig und werden selten alt. Erreichen sie das Erwachsenenalter, so sind sie fertil.

Andere autosomale numerische Aberrationen als die Trisomie 21 sind meist nicht lebensfähig und treten daher selten in Erscheinung (Trisomie 18, 1:3500 Geburten, Trisomie 13, 1:7000 Geburten), Überlebenszeit wenige Monate.

### XXY-Klinefelter Syndrom
Gonosomale Trisomie mit einem überzähligen x-Chromosom, insgesamt also 47 Chromosomen (Gonosom = Heterosom = Geschlechtschromosom). Es handelt sich stets um männliche Individuen, da das y-Chromosom die männliche Entwicklung induziert. Das überschüssige x-Chromosom hemmt jedoch die Hodenentwicklung.
Häufigkeit: 1–3 auf 1000 Knabengeburten.

*Morphologische Veränderungen:* Hochwuchs mit normalem eunuchoiden oder dysplastischen Konstitutionstyp. Die männliche Behaarung fehlt oder ist spärlich: Kein Bartwuchs, weibliche Schambehaarung, Gynäkomastie (gyne, gr. = Frau, mastos, gr. = Brust).

Hypoplasie der Hoden: Tubuli atrophisch, Spermiogenese stark reduziert (Oligo- oder Aspermie), Keimzellenaplasie, Tunica propria stark verdickt, Übergang in hyaline Tubulussklerose. Die Leydig-Zwischenzellen sind nicht vermindert, eher knotig hyperplastisch, jedoch funktionell insuffizient. Die Atrophie der Tubuli stimuliert die FSH-Abgabe durch die Hypophyse (Regelkreis!), LH wird dagegen nicht vermehrt abgegeben, da die Leydig-Zwischenzellen ausreichend Testosteron produzieren.
Häufig ist die Intelligenz vermindert, nicht selten liegt Schwachsinn vor, andererseits kann auch eine überdurchschnittliche Intelligenz vorhanden sein.

### XO-Ullrich-Syndrom
Synonyma: **Bonnevie-Ullrich-S., Morgagni-Turner-Albright-S., XO-Gonadendysgenesie.**
Monosomie mit Fehlen eines Geschlechtschromosoms (insgesamt also mit 45 Chromosomen). Andere Monosomien sind nicht lebensfähig. Nach dem äußeren Genitalbefund handelt es sich meist um weibliche Individuen.

Häufigkeit: 1 auf 3-5000 Lebendgeburten, 7% der Spontanaborte. Nur 2% aller XO sind nicht letal.

*Morphologische Veränderungen:* Minderwuchs (140-150 cm), tiefer Nackenhaaransatz, Pterygium (pterys, gr. = Flügel) = „Flughaut" = Hautfalte lateral am Hals. Unterkiefer hypoplastisch: „Karpfenmund", Gonadendysgenesie: Rudimentäre Ovarien aus Bindegewebssträngen ( = Keimleisten) ohne Keimzellen, im Hilusbereich rudimentäre Urnierenkanälchen. Häufig sind außerdem vorhanden: Aortenisthmusstenose, Hufeisenniere.

### 3.1.2 Blastopathien
(blaste, gr. = Sproß, Keim)

**Definition:** *Blastopathien sind Störungen, die auf eine Schädigung während der Blastogenese (0-18. Tag) zurückzuführen sind.*

Schwere Läsionen während dieses Schädigungszeitraumes führen zum Absterben des Keimes und zum Frühabort, der bei zahlreichen Keimen auftritt. Geringfügige Läsionen können folgenlos bleiben, da die Zellen in diesem Entwicklungsstadium eine große prospektive Potenz (Regenerationsfähigkeit) haben. Meist entstehen jedoch Defektheilungen mit schweren Mißbildungen, die in die Gruppe der **Doppelmißbildungen** gehören.

### Freie Doppelbildungen

### Zwillinge und weitere Mehrlinge
Trennen sich die zwei ersten Tochterzellen einer Zygote oder frühe Zellgruppen einer Morula, so kann aus jeder Zelle ein vollständiges Individuum entstehen: z.B. Eineiige Zwillinge, Drillinge.

Bei unvollständiger Trennung entstehen

### Zusammenhängende Doppelmißbildungen

**Symmetrische Doppelmißbildungen:** Durch unvollständige Trennung bei weitgehender Entwicklung eines jeden Teils handelt es sich um **Pagi = Gemini** = „siamesische Zwillinge" (pegnymi, gr. = ich mache fest). Entsprechend dem zusammenhängendem Körperteil werden unterschieden (Abb. 30):

| | |
|---|---|
| Kraniopagus | = Köpfe verbunden |
| Prosopopagus | = Gesichter verbunden |
| Xiphopagus | = Sternumfläche verbunden |
| Thorakopagus | = Thorax verbunden |
| Iliopagus | = Hüften verbunden |
| Ischiopagus | = Gesäße verbunden etc. |

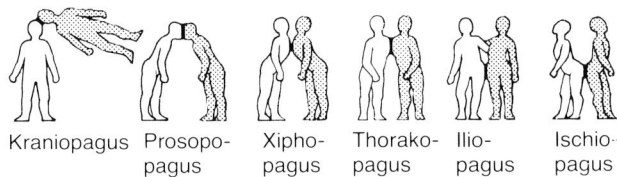

Kraniopagus Prosopo-    Xipho-    Thorako-  Ilio-     Ischio-
                pagus       pagus     pagus     pagus     pagus

Abb. 30   Symmetrische Doppelmißbildungen

**Asymmetrische (= parasitäre) Doppelmißbildungen:** Unvollständige Teilabschnürung oder Induktion während der Blastogenese. Dabei kann ein Partner gut entwickelt **(Autosit)** sein, während der andere mehr oder weniger unvollkommen wie ein Tumor oder **Parasit** an oder in diesem Autositen wächst.

Beispiele:
Epignathus: Tumorartiger Parasit in der Mundhöhle.

Sakralparasit: Im kaudalen Bereich meist über dem Steißbein nach außen wachsend.

Fetale Inklusionen: In sich abgeschlossene Parasiten in der Bauch- oder/und Kopfhöhle, z. B. Teratome.

### 3.1.3 Embryopathien

**Definition:** *Embryopathien sind Störungen, die auf eine Schädigung während der Embryogenese (18. Tag bis Ende des 3. Monats) zurückzuführen sind.*

Schwere Schäden führen auch hier zum Absterben der Frucht (Abort). In der Embryogenese ist die Abortrate jedoch geringer als während der Blastogenese. Bei subletalen Schäden können Heilungen oder Defekte auftreten, in der Regel entstehen jedoch Defektheilungen mit **Einzelmißbildungen.** Die Mehrzahl der Einzelmißbildungen sind Embryopathien.

Da sich während jeder Phase der Embryogenese grundlegende Strukturen einzelner Organe und Körperpartien ausbilden, hängen Art und Ort der Mißbildung sehr viel mehr vom Zeitpunkt als von der Art der Schädigung ab. Mißbildungen entstehen also in den Organen oder Partien, die in der entscheidenden Differenzierungsphase von der Schädigung getroffen werden = Kritische oder sensible Phase der Entwicklung (Abb. 31).

**Die teratogene Determinationsperiode** *ist der Zeitraum, die kritische Phase, in der eine sich entwickelnde Organanlage am empfindlichsten gegenüber Umweltschäden ist.*

(teras, gr. = Wunder), **Teratologie** = Lehre von den Mißbildungen, teratogen = Mißbildungen erzeugend.

So können durch eine gleiche Schädigung (teratogene Noxe) z. B. ionisierende Strahlen zu verschiedenen Zeiten der Embryogenese ganz unterschiedliche Miß-

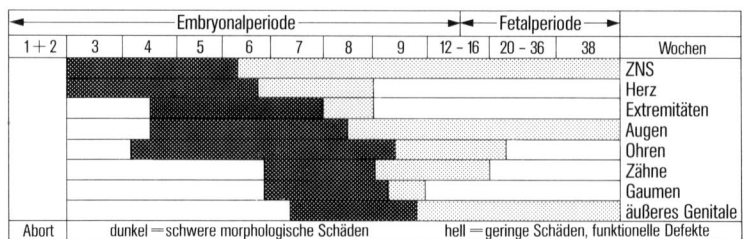

Abb. 31 Teratogene Determinationsperioden (= kritische oder sensible Entwicklungsperioden)

bildungen entstehen. Gleiche Mißbildungen werden jedoch auch durch Sauerstoffmangel in den entsprechenden Determinationsperioden erzeugt.

> **Regel: Für Lokalisationen und Art der Einzelmißbildung ist die Determinationsperiode von entscheidender Bedeutung.**

Ausnahmen: Rubeolen, Thalidomidembryopathien. Hier kommt es auch zu gleichen Mißbildungen, wenn die Noxen zu verschiedenen Zeiten eingewirkt haben. Offenbar tritt der vorausgehende teratogene Schaden erst während der weiteren Differenzierung der unreifen Blasteme in Erscheinung. Mißbildungen können also phasen- und noxenspezifisch entstehen.

Ist die Entwicklung einer Organanlage beendet, kann es nicht mehr zu einer Mißbildung kommen. Die Determinationsperioden für die meisten Mißbildungen liegen zwischen der 4. und 8. Schwangerschaftswoche, im letzten Monat der Embryogenese wird die Empfindlichkeit geringer. Je schwerer die Mißbildung ist, um so früher ist sie in der Regel entstanden.

### 3.1.4 Morphologie wichtiger Einzelmißbildungen

#### 3.1.4.1 Dysraphien
(dys gr. = un-, miß-, rhaphe, gr. = Naht)

**Definition:** *Dysraphien sind Mißbildungen infolge von Verschlußstörungen embryonaler Verwachsungslinien.*

In der frühen Embryogenese kann es z. B. zu Verschlußstörungen des Neuralrohres kommen, die zu folgenden Mißbildungen, vorwiegend lumbosakral, führen können (Abb. 32):

**Spina bifida occulta:** Die beiden Hälften eines Wirbelbogens und Dura spinalis sind nicht geschlossen; an dieser Stelle ist nur eine Bindegewebsplatte vorhanden,

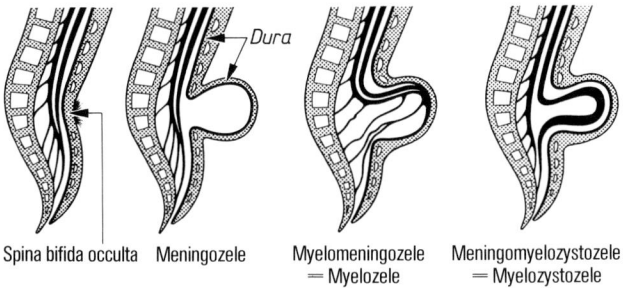

Spina bifida occulta   Meningozele   Myelomeningozele   Meningomyelozystozele
= Myelozele   = Myelozystozele

Abb. 32    Dysraphien im Bereich des Neuralrohres

die oft von stärker behaarter Haut bedeckt wird. Betroffen sind meist L 5 und S 1. Häufigkeit 1–5: 1000 Geburten.

**Meningozele** (kele, gr. = Bruch): Vorwölbung von Rückenmarkshäuten (Meningen) durch die Lücken unvollkommen verschlossener Wirbelbögen (Spina bifida). Enthält die Zele reichlich Liquor wird von einer **Meningozystozele** gesprochen.

**Myelozele = Myelo-meningozele** (myelos, gr. = Mark), häufigste Form: Vorwölbung von Rückenmark und Meningen oder der Cauda equina durch die offenen Wirbelbögen. Ist dabei der Zentralkanal des Rückenmarkes erweitert, wird die Veränderung als **Meningomyelozystozele** bezeichnet.

**Rachischisis** (rhachis, gr. = Rückgrat, schisis, gr. = Spaltung): Ausgeprägte Spaltbildung mehrerer Wirbel. Bei der **Myeloschisis** liegt der gesamte Rückenmarkskanal offen, die Leptomeningen gehen seitlich in die Haut über. Sowohl der Verschluß des Medullarrohres, als auch der Leptomeningen, des Knochens und der Haut sind unterblieben. Prädilektionsstelle dieser Dysraphie ist die Lumbosakralregion.

Die teratogene Determinationsperioden für Myelozele und Rachischisis sind der 27. und 28. Tag.

### 3.1.4.2 Morphologie und adaptative Formveränderungen bei kongenitalen Herzfehlern und Gefäßmißbildungen

**Vorhofseptumdefekt**
Ein Defekt des Vorhofseptums kann im unteren Teil der Vorhofscheidewand im Bereich des embryonalen Septum primum vorliegen (s. Herzentwicklung) = **Septum primum-Defekt** (= ASD I = Atrium-Septum-Defekt I). Diese Form macht etwa 10% der ASD aus, kommt oft gemeinsam mit anderen Mißbildungen am Herzen vor und hat eine schlechte Prognose.

**Septum-secundum-Defekt** (= ASD II): Diese vorwiegend beim weiblichen Geschlecht auftretende, nicht selten ebenfalls mit anderen Herzmißbildungen kombinierte Form, verläuft zunächst ohne Zyanose, da anfänglich ein Links-rechts-

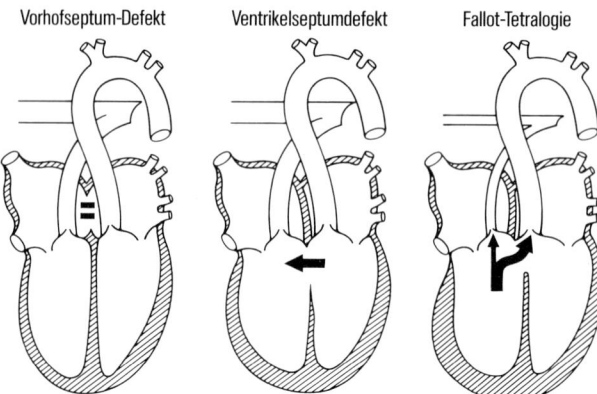

Abb.33   Kongenitale Herzfehler

Shunt besteht. Das Blut fließt aus dem linken in den rechten Vorhof und belastet den rechten Ventrikel mit einem erhöhten Minutenvolumen. Infolgedessen tritt eine Rechtsherzhypertrophie auf. Nach Jahren kann bei hinzukommender Pulmonalarteriensklerose eine so starke Belastung und Insuffizienz des rechten Ventrikels entstehen, daß der rechte Vorhofdruck bis zu einer Shuntumkehr steigt und jetzt das Blut vom rechten in das linke Atrium fließt.

Hämodynamisch wichtiger als die Lage ist die Größe des Defektes. Ungünstig sind Durchmesser über 0,8 cm beim Säugling und 1,5 cm beim Erwachsenen. Die mittlere Lebenserwartung beträgt 40 Jahre.

Etwa 9,6% aller Herzfehler im pädiatrischen Krankengut sind ASD.

Das bei etwa 25% aller Personen **schlitzförmig offene Foramen ovale** spielt hämodynamisch keine Rolle, da die kulissenförmig aneinanderliegenden Septen durch die Druckdifferenz zwischen beiden Vorhöfen (links : rechts = 4 : 1) zusammengepreßt werden. Nur bei starken Druckerhöhungen im rechten Vorhof (z. B. nach einer Lungenarterienembolie) kann sich der bis dahin funktionell geschlossene Schlitz öffnen und es kann z. B. eine „paradoxe Embolie" aus dem venösen in das arterielle System auftreten (7.12.3).

### Ventrikelseptumdefekt
Häufigste Herzmißbildung, 25–30% aller Herzmißbildungen sind Ventrikelseptumdefekte (Abb. 33).

In allen Bereichen des Kammerseptums möglich, am häufigsten ist er unterhalb der Aortenklappe im Septum membranaceum lokalisiert. Funktionell liegt in der Regel ein Links-rechts-Shunt vor. Abhängig von der Größe des Shuntvolumens kommt es in beiden Ventrikeln zu einer vermehrten Volumenbelastung, im rechten Ventrikel zusätzlich zur Druckbelastung. Kleine Defekte unter 0,5 cm Durchmesser mit nur leichtem Links-rechts-Shunt führen nur zur geringen Dilatation und Hypertrophie des linken Ventrikels. Große Defekte über 2 cm bedingen eine schwere pulmonale Hypertonie und Rechtsherzhypertrophie. Im Hinblick auf operative Eingriffe ist die Beziehung zum Reizleitungssystem wichtig. Beim hochsitzenden Defekt sind Hiss-Bündel und die großen Schenkel des Reizleitungssystems nahe dem Unterrand der Öffnung gelegen. Bei pulmonalem Hochdruck kann sich auch hier eine Shuntumkehr mit stärkerer Zyanose und Herzinsuffizienz entwickeln.

Die mittlere Lebenserwartung beträgt bei großen Defekten nur 1–2, bei kleineren 15–20 Jahre. Spontanverschlüsse kleiner Ventrikelseptumdefekte sind in etwa 60%, großer Defekte in etwa 20% möglich.

Als **Morbus Roger** werden kleine Septumdefekte bezeichnet, die zwar ein lautes systolisches Geräusch hervorrufen können, aber hämodynamisch irrelevant sind.

### Fallot-Tetralogie
(Fallot = franz. Arzt 1850–1911)
Eine Herzmißbildung bestehend aus 4 Komponenten:

**Pulmonalstenose,** meist durch Einengung des Pulmonaliskonus (= subvalvulär), seltener durch Stenose der Klappen selbst.

**Ventrikelseptumdefekt,** hochsitzend

**„Reitende Aorta",** d.h. das Aortenostium liegt unmittelbar über dem Ventrikelseptumdefekt, so daß Blut aus beiden Kammern in die Aorta fließt = dextroponierte oder rechtsverlagerte Aorta.

### Hypertrophie des rechten Ventrikels
Die Pulmonalstenose und der Kammerseptumdefekt verursachen eine erhebliche Rechtsherzbelastung mit entsprechender Hypertrophie. 4. ist also eine adaptive Formveränderung infolge von 1.–3. Da infolge der Pulmonalstenose die Lungendurchblutung reduziert ist und die reitende Aorta arterielles und venöses Mischblut aus beiden Kammern erhält, wird der Organismus unzureichend mit $O_2$ versorgt. Infolgedessen bestehen von Geburt an Zyanose und Dyspnoe, es entwickelt sich als Anpassungsvorgang eine Polyglobulie (= reaktive Erythrozytose = Zunahme der Erythrozytenzahl). Unbehandelt beträgt die mittlere Lebenserwartung 12 Jahre, 90% sterben vor dem 25. Lebensjahr.

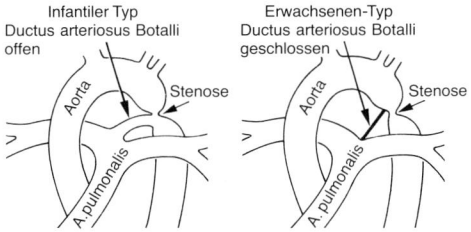

Abb. 34    Aortenisthmusstenose (= Koarktation der Aorta)

### Aortenisthmusstenose ( = Koarktation der Aorta)

Als Aortenisthmus (isthmos, gr. = Landenge, Engpaß) wird der Aortenteil zwischen Abgang der A. subclavia und Einmündung des Ductus arteriosus Botalli (DAB) bezeichnet. In dieser physiologischen Enge können hochgradige Stenosen auftreten, die je nach ihrer Beziehung zum Ductus Botalli in zwei prognostisch unterschiedlichen Formen vorliegen (Abb. 34):

### Erwachsenentyp = Koarktation mit geschlossenem DAB

Die Stenose liegt unmittelbar distal der ehemaligen Mündung des geschlossenen DAB in die Aorta. Infolgedessen ist der Blutdruck vor der Stenose (Arme, Hals, Kopf) hoch, im unteren Körperbereich niedrig. Adaptive Formveränderungen sind Kollateralkreisläufe über die Arteriae mammariae internae, Aa. intercostales und Aa. epigastricae. Die hochgradig erweiterten und geschlängelten Kollateralarterien führen am Unterrand der Rippen (Aa. intercostales) zu charakteristischen, röntgenologisch erkennbaren Druckusuren (usura, lat. = Abnutzung, Gebrauch). Die prästenotischen Arterien sind infolge der Druckerhöhung erweitert und entwickeln frühzeitig eine Arteriosklerose, der linke Ventrikel hypertrophiert. Die mittlere Lebenserwartung der bevorzugt beim männlichen Geschlecht auftretenden Stenose beträgt 20–40 Jahre.

### Infantiler Typ = Koarktation mit offenem DAB

( = Neugeborenen-Typ, juveniler Typ, präduktaler Typ)

Die Stenose ist proximal des offenen DAB lokalisiert, so kann ein großer Teil des venösen Blutes aus der A. pulmonalis direkt in die Aorta fließen und es kommt zur Zyanose der unteren Körperhälfte. Die mittlere Lebenserwartung liegt nur bei 2–4 Jahren.

### Offener Ductus arteriosus

(Ductus arteriosus Botalli persistens)

Entwicklungsgeschichtlich entspricht der Ductus arteriosus Botalli dem distalen Teil der linken 6. Kiemenbogenarterie. In der Embryonalperiode dient er als Kurzschlußkreislauf zwischen Arteria pulmonalis und Aorta unter Umgehung der Lunge. Normalerweise wird das kurze Gefäßstück innerhalb der ersten zwei Wochen nach der Geburt verschlossen, zunächst nur funktionell durch Kontraktion und Abknickung (15–20 Stunden), später bindegewebig. Bei etwa 1% aller Kinder ist der Gang auch noch 1 Jahr nach der Geburt offen. Meist ist seine Persistenz mit anderen Mißbildungen kombiniert, nur selten bleibt er als alleinige Fehlbildung zurück, entweder als kurze fensterförmige oder trichterförmige Verbindung zwischen A. pulmonalis und Aorta. Bei postnatal abnehmendem Lungengefäßwiderstand entsteht ein zunehmender Links-rechts Shunt (Aorta → A. pulmonalis) mit pulmonaler Widerstandserhöhung. Dadurch werden beide Kammern mit einem größeren Blutvolumen belastet, es kommt zur Links- und Rechtsherzhypertrophie. Die mittlere Lebenserwartung beträgt 30–40 Jahre.

**Transposition der großen Arterien**

**Komplette Transposition**

Die Pulmonalarterie entspringt aus dem linken und die Aorta aus dem rechten Ventrikel, d. h. beide großen Arterien haben ihre Plätze vertauscht. Diese Mißbildung ist mit dem Leben nur vereinbar, wenn zusätzlich ein Scheidewanddefekt (Vorhof- oder Ventrikelseptumdefekt) oder ein persistierender Ductus arteriosus Botalli vorliegen. Fehlt dieser Shunt, so verlaufen Lungen- und Körperkreislauf vollständig getrennt, eine Sauerstoffversorgung des Organismus über die Lungen ist dann unmöglich.

Auch bei entsprechenden Shunts beträgt jedoch die Lebenserwartung ohne operative Behandlung nur ein halbes Jahr. Die Kinder – meist Knaben – haben von Geburt an eine schwere Zyanose (M : F = 4 : 1).

**Inkomplette Transposition**

Seltene Mißbildungsgruppe, bei deren wichtigster Form Aorta und A. pulmonalis aus dem rechten Ventrikel entspringen = Taussig-Bing-Komplex = double outlet ventricle.

### 3.1.4.3  Definition einiger Begriffe der Störungen des Entwicklungswachstums

**Agenesie:** (genesis, gr. = Entstehung) Fehlen eines Organes infolge fehlender Anlage in der frühen Embryonalentwicklung.
Beispiel: Einseitige Nierenagenesie mit fehlendem Ureter und fehlender A. renalis.

**Aplasie:** (plasso, gr. = ich bilde) Die Organanlage mit versorgendem Blutgefäß ist zwar vorhanden, die Fortentwicklung jedoch so weit gestört, daß nur rudimentäre, oft nicht mehr identifizierbare Strukturen vorliegen.

Beispiele: Einseitige Nierenaplasie, der Ureter ist vorhanden, am Ureterende kleiner Knoten aus ungeordnetem Binde-Fettgewebe, der einzelne kleine, unvollkommen entwickelte Tubuli enthalten kann, kleine Arteria renalis angelegt. Aplasie der Hoden, Aplasie eines Lungenflügels, Radiusaplasie bei Fanconi-Anämie.

**Atresie:** (tresis, gr. = Loch) Sonderform der Aplasie: Fehlen einer normalen Körperöffnung oder eines Hohlraumes.

Beispiele: Analatresie, Choanalatresie beim Down-Syndrom, Ösophagusatresie, Atresie des Ductus choledochus: Anstelle des Ösophagus oder Gallenganges liegt nur ein solider bindegewebiger Strang vor, anstelle von Körperöffnungen eine Membran.

**Hypoplasie:** (hypo, gr. = unter) Organanlage vorhanden, das Organ ist auch entwickelt, die Entwicklung ist aber vorzeitig zum Stillstand gekommen oder verlangsamt, so daß die normale Organgröße nicht erreicht wurde.

Beispiele: Hypoplasie der Ovarien, Thymushypoplasie.

**Dysplasie/Dysgenesie:** (dys-, gr. = miß-) Das Organ ist angelegt, die Entwicklung führt jedoch zu abnormer Organstruktur und unzureichender Differenzierung, meist mit abnormer Kleinheit.

Beispiele: Dysplastische Zystenniere, Hüftgelenksdysplasien.

(Präneoplastische Dysplasie s. 4.10.6.5)

Einzelmißbildungen können auch auftreten als

**Stenosen** (stenos, gr. = Verengung): Umschriebene Verengungen von Hohlorganen, z.B. Aortenisthmusstenose, Pulmonalarterien- und/oder Klappenstenose, Gallengangsstenose, Ösophagusstenose, Darmstenosen.

Beispiele: Duodenumstenose beim Down-Syndrom, Urethralstenosen.

**Verschmelzung von Extremitäten und paarigen Organen**

**Symmelie:** (sym, gr. = mit, melos, gr. = Glied) Verschmelzung von Gliedern. Meist handelt es sich um fehlende Trennung einzelner Glieder und nur selten um sekundäre „Verschmelzungen" wie fälschlicherweise oft pauschal für diese Mißbildungen angenommen wird.

Beispiele: Syndaktylie = einzelne Finger oder Zehen sind nicht getrennt. Sirenen: Keine getrennten unteren Extremitäten, meist mit Anal- und Rektumatresie und Mißbildungen des Urogenitalsystems gekoppelt, entstehen im frühesten Embryonalstadium.

**Verschmelzung oder fehlende Trennung paariger Organe**

Beispiele: Hufeisenniere = beide Nieren sind am unteren Pol nicht getrennt, „verschmolzen". Zyklopie = ein zentrales Auge bei unvollkommen entwickeltem Stirn-Nasenfortsatz.

**Verdoppelung von Organen:** Beispiele Uterus duplex und/oder Vagina duplex infolge fehlender Verschmelzung der unteren Anteile der Müller-Gänge, doppelte Ureteren, überzählige Nieren, vielfache Milzen (sogen. Nebenmilzen).

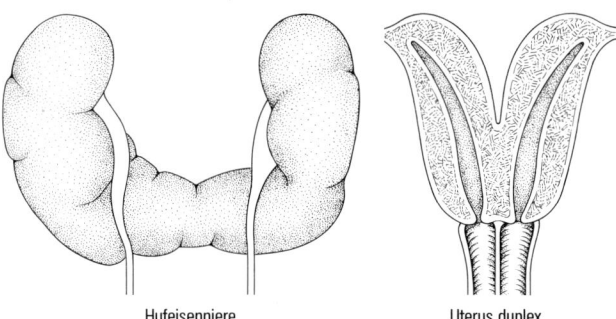

Abb. 35                    Hufeisenniere                    Uterus duplex

**Polydaktylien:** (daktylos, gr. = Finger) Überzählige Finger oder Zehen. Meist sind der 1. oder 5. Finger verdoppelt, in Einzelfällen werden bis zu 8 Fingern beobachtet.

**Zystenbildungen,** Beispiel: Nierenzysten
2 Entstehungsmöglichkeiten:

- Sekundärer Verschluß eines bereits angelegten Tubulus während der Embryonalentwicklung mit „Dehnung des blinden Endes".
- Tumorartig überschießende Proliferation der Tubulusepithelien mit Ausbildung eines zu großen Hohlraumes.

Bilaterale polyzystische Nieren des Neugeborenen (infantiler Typ I) und des Erwachsenen (Typ III) sind autosomal vererbte Erkrankungen, die beim infantilen Typ kurz nach der Geburt zum Tode, beim Erwachsenentyp in 50–60% zur tödlichen Urämie führen.

Nach dem gleichen Prinzip können entstehen: Gallengangszysten, Pankreaszysten.


### 3.1.5  Ätiologie der Gameto-, Blasto- und Embryopathien

Aus der Art einer Mißbildung ist beim Menschen nicht immer mit Sicherheit zu folgern, ob sie durch genetische oder peristatische Faktoren entstanden ist, da äußere Ursachen genetisch bedingte Mißbildungen imitieren können = **Phänokopien.** Nur an Stammbäumen läßt sich bisher die Erblichkeit einer Mißbildung sichern. Schätzungsweise 10% aller Mißbildungen sind auf Umweltfaktoren, 10% auf genetische Faktoren zurückzuführen, bei 80% ist die Ursache unklar.

**Genetische Faktoren**
Genmutationen verschiedenster Ursache durch spontane Mutationen, vor allem im mittleren und höheren Alter der Eltern, durch ionisierende Strahlen, Virusinfekte oder Chemikalien führen zu Informationsstörungen mit entsprechender Fehlentwicklung der Blasto- und Embryogenese. Die Wahrscheinlichkeit der Entstehung einer Mißbildung hängt wesentlich davon ab, ob es sich um **polygene** (durch mehrere Gene bestimmt, z.B. kongenitale Hüftgelenksluxation), **monogene** (von einem Gen bestimmt, z.B. Galaktosämie) oder **chromosomale** (z.B. durch Nondisjunction wie Trisomie 21 oder Chromosomenverlust) bedingte Entwicklungsstörungen handelt.

**Peristatische Faktoren ( = Umweltfaktoren)**

Streng genommen könnten auch die durch Strahlen, Virusinfekte, Chemikalien etc. erzeugten Genmutationen als peristatisch angesehen werden, die vorliegende Einteilung entspricht also einer Übereinkunft!

## Sauerstoffmangel

$O_2$-Mangel führt in den verschiedenen teratogenen Determinationsperioden im Tierexperiment zu allen wesentlichen Mißbildungsformen, die auch beim Menschen bekannt sind. Ursachen embryonalen Sauerstoffmangels beim Menschen:

Implantationsstörungen des Keimes (z. B. falscher Ort, unzureichend ausgebildete Dezidua).

Plazentationsstörungen

Herzmißbildungen der Mutter. Meist kommt es dabei zum Abort, häufig mißgebildete Feten.

Höhe über 3000 m. Kinder peruanischer Frauen, die in den Anden in diesen Höhen leben, haben häufiger Herzfehler.

## Virusinfekte

Bekannteste „Infektembryopathie" ist die

**Rubeolenembryopathie ( = Gregg-Syndrom)** infolge einer Erstinfektion der Mutter während der Schwangerschaft mit dem Rötelnvirus. Tritt die Infektion in den ersten beiden Schwangerschaftsmonaten auf, kommt es in 40–60% zu einem Spontanabort oder zu multiplen Mißbildungen: Katarakt ( = Linsentrübung), Mikrophthalmie ( = Kleinheit des Augapfels), Innenohrtaubheit, Vorhof- oder Ventrikelseptumdefekt des Herzens, Persistenz des Ductus arteriosus Botalli, ZNS-Schäden (z. B. Mikrozephalie), Chorioretinitis, Skelett- und Gebißschäden. Rubeolen-Hepatitis.

Infektionen im dritten Schwangerschaftsmonat führen in 30–35% zu Schädigungen einzelner Organe wie angeborenen Herzfehlern oder Taubheit, im vierten Monat ist nur noch in 10% mit Schädigungen eines Organs zu rechnen.

*Pathogenese der Infektembryopathien:* Viren dringen über die mütterliche Blutbahn durch die synzytialen Plazentarzellen in den Kreislauf des Embryos und damit in alle Gewebe und Organe. Von den Viren befallene Zellen werden nekrotisch.

## Strahlenschäden

Nach Atombombenexplosionen wurden vermehrt Aborte und Mißbildungen beobachtet. Blastopathien und Embryopathien treten nach diagnostischen oder therapeutischen Bestrahlungen der Mutter gehäuft auf. Die häufigsten auf ionisierende Strahlen zurückführbaren Mißbildungen sind: Dysraphien des Neuralrohres, Mikrozephalien, Augenmißbildungen, Skelettmißbildungen wie Gaumenspalten.

## Pharmaka

Klassisches Beispiel:

## Thalidomid (Contergan®)-Embryopathie

Bei Kindern, deren Mütter zwischen dem 35. und 50. Schwangerschaftstag (nach der letzten Menstruation) das Schlafmittel Contergan genommen hatten, traten mehrfach verschiedene Mißbildungen auf, unter denen äußerlich vor allem die Störungen der Extremitätenentwicklung (Dysmelie) auffallen:

**Dysmelie** (melos, gr. = Glied): Störung der Extremitätenentwicklung.

**Amelie:** Vollständiges Fehlen aller Extremitäten oder nur der Arme.

**Phokomelie:** (phoke, gr. = Robbe, Seehund): Hochgradige Verkürzung des Humerus bei teilweise erhaltenem Unterarm mit Handteilen. Besonders typisch für die Thalidomidembryopathie ist das Fehlen präaxialer Handteile ( = Daumen, Zeigefinger).

Außerdem wurden gehäuft gefunden: Herzmißbildungen, Ohrmißbildungen, Augenmißbildungen.

Tierexperimentell lassen sich Embryopathien nach Gabe folgender Pharmaka nachweisen:

Zytostatika (alkylierende Substanzen, z. B. Zyklophosphamid, 6-Merkaptopurin)
Antibiotika (z. B. Tetrazykline, Aktinomyzin)
Hormone (z. B. Kortison, Insulin)
Antimetaboliten (z. B. Aminopterin)
Antiepileptika (z. B. Trimethadion, Paramethadion)

### Embryopathia diabetica
(unterscheide Fetopathia diabetica 3.1.6)

Statistisch eindeutige Häufungen von Mißbildungen werden heute nur bei schwerem Diabetes der Mutter mit vaskulärer Nephropathie und/oder Retinopathie beobachtet: Die Mißbildungsrate beträgt hier 14%. So haben Mütter des Pima-Indianerstammes unter 25 Jahren mit unbehandeltem Diabetes in 38% mißgebildete Kinder (10 × häufiger als bei nichtdiabetischen Müttern).

Die Abortrate wurde bei diabetischen Müttern durch die Diabetestherapie heute von 20 auf 10% gesenkt. Ungeklärt ist jedoch noch die Frage ob Therapeutika selbst (Insulin, Tolbutamid) teratogen wirken.

Ursache der Mißbildungen: Sauerstoffmangelhypoxydose (z. B. hypoglykämische Schockformen der Mutter, Plazentationsstörungen, Implantationsstörungen, Angiopathie) und Substratmangelhypoxydose.

Art der Mißbildungen: Am häufigsten Sakralagenesie, Mißbildungen der kaudalen Wirbelsäule, Hypoplasie des Humerus und Femurs, Nierenmißbildungen, Herzmißbildungen, Lippengaumenspalten.

### Mangelernährung
Vitamin A- und D-Mangel, Proteinmangel und Inanition (allgemeiner Hungerzustand) der Mutter kann zu Embryopathien führen.

### Immunologische Noxen
Werden z. Z. diskutiert.

**Alkohol-Embryopathie**

Der teratogene Effekt des Äthylalkohols nach diaplazentarem Durchtritt wird durch den Alkoholspiegel der Mutter bestimmt. Folgen sind: Intrauteriner Minderwuchs in 90%, Mikrozephalus in 85%, geistige und statomotorische Retardierung in nahezu 90%, Herzfehler und Genitalanomalien in fast 50%, Verkürzungen der Lidspalten, Hypoplasie des Oberkiefers, Verkürzung des Nasenrückens, Gelenkanomalien, Trichterbrust in über 30%.

### 3.1.6 Fetopathien

**Definition:** *Fetopathien sind Störungen, die auf eine Schädigung während der Fetogenese (4. Monat bis zur Geburt) zurückzuführen sind.*

Da mit Ausnahme des ZNS die Entwicklung der Organe und Körperformen in der Fetalperiode abgeschlossen ist, kommt es nicht mehr zu schweren Mißbildungen.

#### 3.1.6.1 Wichtigste Ursachen der Fetopathien

Gefährdet ist der Fetus vor allem durch peristatische Faktoren:

● Infektionen (Protozoen z. B. Lues, Bakterien, Viren z. B. Zytomegalie, Poliomyelitis), die über die Plazenta (= diaplazentar) oder das Fruchtwasser erfolgen.
● Immunologische Einflüsse über die Mutter
● Stoffwechselkrankheiten der Mutter
● Fehlernährung der Mutter
● Sauerstoffmangel
● Plazentainsuffizienz und Durchblutungsstörungen der uteroplazentaren Grenzfläche
● Endokrine Faktoren
● Rauchen
● Genetische Faktoren und Chromosomenanomalien

Auf die verschiedenen Umwelteinflüsse kann der Fetus nur mit wenigen einfachen Abwehr- und Anpassungsreaktionen reagieren:

**Primitive Abwehrreaktionen des Mesenchyms** (= embryonales Bindegewebe, aus dem auch Milz und Lymphknoten hervorgehen) vor allem mit *Phagozytose* der Erreger (z. B. Toxoplasmen). Die typischen morphologischen Kennzeichen der Entzündung (5.2.2) fehlen hier, sie treten am Ende der Fetalperiode auf.

**Krankhafte Anpassungsreaktionen, z. B. vermehrte extramedulläre Blutbildung,** die oft bis zur Geburt in Leber, Milz, Lymphknoten und Lungen erhalten bleibt. Ursachen: Infolge der schädigenden Einflüsse kommt es u. a. zu Plazentaschäden mit Persistenz embryonaler Zottenstrukturen, die eine Hypoxämie des Feten hervorrufen, auf die er mit einer gesteigerten Hämatopoese (= Blutbildung) reagiert.

### 3.1.6.2 Pathogenese und Morphologie der Toxoplasmose unter besonderer Berücksichtigung der Enzephalitis

**Ätiologie**

Erreger ist das in der Tierwelt (Vögel, Säuger, Fische, Reptilien) weit verbreitete Protozoon, Toxoplasma gondii, das auch menschenpathogen ist (= Anthropozoonose = für Mensch und Tier pathogen). Wichtigster Wirt ist die Katze. Die im höheren Lebensalter zunehmende menschliche Durchseuchung liegt über 50%. Eine Gefahr für den Feten besteht nur bei Primärinfektion der Mutter während der Schwangerschaft. Je höher der Durchseuchungsgrad der Bevölkerung, um so geringer ist der Anteil der Frauen, die in der Schwangerschaft eine Erstinfektion erleiden können.

**Pathogenese**

**Infektionsmodus und Krankheitsbild**

**Konnatale (pränatale) Toxoplasmose**

*Häufigkeit:* In unseren Breiten tritt bei 1,5–6,4 von 1000 Schwangeren eine Erstinfektion auf und bei 0,75–1,3/1000 lebendgeborenen Kindern ist eine kongenitale Toxoplasmose anzunehmen.

*Infektionsweg:* Die Infektion der Schwangeren verläuft meist asymptomatisch. Über das Blut der Mutter siedeln sich Erreger zunächst in der Plazenta an, dort sind die Herde u. U. histologisch nachweisbar: Terminalkolonien und Placentitis toxoplasmotica mit überwiegend monozytären Infiltrationen. Diese Besiedelung der Plazenta tritt meist erst nach dem 4. Schwangerschaftsmonat auf. Von den Plazentaherden ausgehend erfolgt die hämatogene Aussaat in den Feten. Meist sterben die Kinder Tage bis Monate nach der Geburt, 30% sind Frühgeburten, oft auch Totgeburten. Je nach dem Zeitpunkt der Aussaat entsteht ein unterschiedliches Bild:

**Generalisationsstadium** (= *viszerale generalisierte T.,* entsteht, wenn die Erstinfektion kurz vor der Geburt stattfindet): Ikterus, gelegentlich Purpura der Haut, Enterokolitis, Hepatosplenomegalie, Hepatitis, Myokarditis, interstitielle Pneumonie. Diese Form ist selten. Der Tod tritt meist in den ersten Tagen bis Wochen nach der Geburt ein. Bei etwas länger zurückliegender Infektion in der 2. Schwangerschaftshälfte: *Intrauterines Generalisationsstadium* mit Enzephalitis und Chorioretinitis des Kindes zum Zeitpunkt der Geburt (= Organstadium). Nach noch früherer Infektion bestehen schon bei der Geburt postenzephalitische Schäden (= *intrauterines Organisationsstadium*).

**Enzephalitis**

Häufiger gefundene Form bei länger überlebenden Kindern mit verkalkten kleinen Gewebsnekrosen und miliaren (hirsekorngroßen) Granulomen in der Großhirnhemisphäre und im subependymalen Mark um die Ventrikel. Bei Aquäduktstenose oder -verschluß kommt es zum Hydrocephalus internus.

Enzephalitisfolgen mit entsprechenden Leitsymptomen sind:

- Hydrozephalus mit Vergrößerung des Schädels
- Epileptiforme Krämpfe
- Intrazerebrale Verkalkungen (im Röntgenbild nachweisbar)
- Chorioretinitis toxoplasmotica

**Diagnose der Toxoplasmose**

Wichtige morphologische *Verdachtsmomente:*

- Disseminierte Verkalkungsherde im Gehirn
- Erweichungsherde
- Chorioretinitis
- Hydrozephalus

*Beweise:* Histologischer Erregernachweis z. B. in Zysten mit Trophozoiten.

- Direkter Erregernachweis z. B. in Sekreten
- Tierversuch
- Immunologisch: Komplementbindungsreaktion (= KBR)
- Serofarbtest (Sabin-Feldmann)

**3.1.6.3 Pathogenese und Morphologie der Fetopathia diabetica**

**Pathogenese:** Das erhöhte Glukoseangebot infolge der mütterlichen Hyperglykämie verursacht eine „Kohlenhydratmast" des Feten. Außerdem kommt es beim Feten zum Hyperkortizismus und zur vermehrten STH-Produktion. Ursache dieser inkretorischen Störungen sind Plazentaveränderungen mit herdförmigem Reifungsarrest. Diese Reifungshemmung wird von den normal entwickelten Chorionzotten durch eine Hyperplasie kompensiert. Das von den Epithelien der hyperplastischen Chorionzotten vermehrt gebildete Choriongonadotropin verursacht wiederum eine Hyperplasie der Nebennierenrinde des Feten mit Hyperkortizismus und Cushing-artigem Bild, sowie eine Hyperplasie des Hypophysenvorderlappens mit gesteigerter ACTH- und STH-Bildung (= Placopathia diabetica).

**Morphologie:** Kohlenhydratmast durch die Mutter sowie erhöhte STH-Wirkung und Hyperkortizismus führen zu übergewichtigen Kindern = Makrosomie = **Riesenkinder,** bei der Geburt 4500–7000 g schwer, über 55 cm lang, rundlich, rosig („Rubensengelchen"), die sich jedoch lebensschwach wie unreife Frühgeborene verhalten. Vor allem fallen die vergrößerte glykogen- und fettreiche Leber mit starker extramedullärer Blutbildung und das vergrößerte glykogenreiche Herz auf. Die oben beschriebenen Stoffwechselstörungen finden ihr morphologisches Substrat in einer adaptiven Hyperplasie der Nebennierenrinde und des Hypophysenvorderlappens und – als Reaktion auf die diabetogene Stoffwechsellage des Feten – eine B-Zellen-Hyperplasie der Langerhans-Inseln (= Hyperinsulismus) des Pankreas. Die Inseln sind zu groß (= Makronesie, Durchmesser über 105 μm) und zu zahlreich (= Polynesie, mehr als 9 Inseln/Gesichtsfeld in 80facher Vergrößerung).

Perinatale Mortalität ca. 5%, postnatal durch Hyaline-Membran Syndrom, letale Mißbildungen, Asphyxie, Hypoglykämie oder Kernikterus. In 40% intrauteriner Fruchttod.

### 3.1.6.4 Morbus haemolyticus neonatorum, Ätiologie, Pathogenese und Morphologie
(lat. = „hämolytische Krankheit der Neugeborenen")

Synonym: Fetale Erythroblastose

**Definition:** *Infolge einer Rh- oder ABO-Blutgruppen-Inkompatibilität (incompatible, franz. = unverträglich) auftretende Erkrankung des Neugeborenen.*

*Häufigkeit:* Die Voraussetzungen zur Entstehung dieser Erkrankung wären auf Grund der Rh-Blutgruppenkonstellation bei ca. 15% aller Neugeborenen gegeben, tatsächlich finden sich jedoch nur bei 0,6–1,3% der Neugeborenen entsprechende Schäden.

**Ätiologie und Pathogenese des Morbus haemolyticus neonatorum**
Antikörper im mütterlichen Blut gegen Erythrozyten des Kindes treten durch die Plazenta auf den Feten über und führen zu unterschiedlich schweren Schäden des Kindes. Im ABO-System wäre die Konstellation sogar bei 25% der Schwangerschaften vorhanden, Schädigungen der Frucht finden sich hier jedoch nur bei 0,2–0,3% der Neugeborenen.

**Ursachen der Antikörperbildung** (Beispiel Rh-Erythroblastosen)

**Gravidität:** Erythrozyten eines Rh-positiven ersten Kindes (Vater Rh+) treten durch Plazentadefekte auf die Mutter über. Während der Schwangerschaft gelangen allerdings nur sehr wenige Erythrozyten in den mütterlichen Kreislauf, die keine wesentliche Antikörperbildung induzieren (frühestens im III. Monat der Gravidität nachweisbar, erst im V. Monat sind sie so hoch, daß eine Hämolyse möglich ist). Bei der Geburt oder beim Abort mit Eröffnung zahlreicher Blutgefäße im Endometrium kommt es dann jedoch zur Einschwemmung so vieler Erythrozyten des Kindes (**„Fetomaterne Mikrotransfusion"**), daß die Mutter in den folgenden 3 Monaten in größeren Mengen Antikörper bildet (schon 0,005 ml Blut können zu einer Erstsensibilisierung führen!). Dabei entstehen inkomplette, blockierende, univalente Antikörper (Molekulargewicht 160000 = Glutinone) und komplette bivalente Antikörper (IgG, Molekulargewicht 500000 = Agglutinine). Aus noch nicht völlig geklärten Gründen bilden aber nur 20% der rh-negativen Frauen nach Einschwemmung Rh-positiver Erythrozyten entsprechende Antikörper.

**Bluttransfusion:** Eine Antikörperbildung kann auch durch Infusion Rh-positiven Blutes bei einer rh-negativen Mutter induziert werden. Da im Transfusionswesen diese Faktoren heute berücksichtigt werden, scheidet diese Ursache meist aus.

**Folgen der Antikörperbildung**

In der zweiten Gravidität mit entsprechender Konstellation (z. B. Mutter rh−, Kind Rh+) kommen jetzt mütterliche Antikörper durch die Plazenta in den kindlichen Kreislauf und reagieren mit den kindlichen Erythrozytenmembranen, wirken als Opsonine und Hämolysine: Blockierung der Oberflächenrezeptoren durch das x-Protein, danach Agglutination und Hämolyse. Die Hämolyse verursacht: Hämolytische Anämie, Icterus gravis, Erythroblastose.

Mit jeder Gravidität nimmt das Ausmaß dieser Reaktionen und damit der morphologischen Veränderungen zu.

**Morphologie des Morbus haemolyticus neonatorum**

**Placopathia haemolytica**

Nur in schweren Fällen vorhanden: Übergewichtige Plazenta mit vermehrtem Flüssigkeitsgehalt (Hydrops). Mikroskopisch: Zottenreifungsstörungen und reichlich Erythroblasten in den fetalen Kapillaren.

**Fetopathia haemolytica**

Mit zunehmender Schwere der Erkrankung sind folgende morphologischen Befunde nachweisbar:

**Hämolytische Anämie**

(=hyperchrome makrozytäre hämolytische A.)

In etwa 10% der Fälle als einziges Symptom. Folgen der Hämolyse:

a) Bei der Hämolyse freigesetztes Eisen wird in Zellen des MPS gespeichert und erzeugt vor allem eine stärkere **Siderose** der Leber und Milz.

b) Kompensatorisch erheblich gesteigerte Erythrozytopoese im Knochenmark. Unter Rückgriff auf andere Gewebe mit hämatopoetischen Fähigkeiten ist auch die **extramedulläre Blutbildung** in der Leber, der Milz und den Lungen, Lymphknoten, Nebennieren, im Nierenhilusfettgewebe und in der Plazenta vermehrt. Aus extramedullären Blutbildungsherden werden (im Gegensatz zum Knochenmark) auch unreife Zellen, z. B. Erythroblasten in großer Anzahl leicht in die Blutbahn ausgeschwemmt (Erythroblastose!). Die Milz ist mit fortschreitendem Schweregrad der Erkrankung infolge des vermehrten Erythrozytenabbaues vergrößert.

**Icterus gravis**

Häufigste Form des Morbus haemolyticus neonatorum (85%). Schwerer hämolytischer Ikterus, der innerhalb der ersten 24 Stunden nach der Geburt auftritt und wesentlich stärker ist, als der physiologische Ikterus des Neugeborenen mit folgenden **morphologischen Befunden:**

Hyperbilirubinämie
Cholestase der Leber
Bilirubinurische Tubulopathie der Nieren

Kernikterus: Besonders im Pallidum, Thalamus, Nucleus caudatus, Nucleus subthalamicus, rostralen Rautengrubenteil, Nucleus dentatus des Kleinhirns.

Die Ganglienzellen, vor allem dieser Bereiche werden durch die anämisch bedingte Hypoxämie geschädigt und von Bilirubin durchtränkt. Das lipophile Bilirubin dringt besonders leicht in die lipidhaltigen Ganglienzellen ein und hemmt die Zellatmung (Bilirubinenzephalopathie).

*Makroskopisch:* Starke Gelbfärbung dieser Kernregionen.

*Mikroskopisch:* Ischämische Zellschäden mit Markscheidenverlust, Neuronophagie, reaktiver Gliaproliferation (16.1.3).

Die zerebralen Läsionen werden durch das Bilirubin und durch die allgemeine Hypoxie infolge der Anämie hervorgerufen. Die sehr hohen Bilirubinspiegel sind zum Teil Folge der begrenzten metabolischen Kapazität der unreifen Neugeborenenleber, deren Glukuronidaseaktivität noch nicht so hoch ist wie beim Erwachsenen. Entsprechend langsamer wird indirektes Bilirubin in ausscheidungsfähiges direktes Bilirubin umgewandelt.

**Hydrops universalis congenitus**
bei 5% aller Fälle von Morbus haemolyticus neonatorum. Der Tod tritt meist intrauterin ein, so daß die Frucht oft mazeriert (= durch Autolyse verändert) geboren wird.

**Morphologische Befunde des Hydrops universalis congenitus:**
Anasarka der Haut (= ausgedehntes Hautödem).
Hydrops aller Körperhöhlen.
Hydrops der Plazenta: Blaß, bis 1000 g schwer (Normalgewicht mit Nabelschnur und Eihäuten zum Termin: 600 g).

Ursache der Ödeme: Die schwere Anämie verursacht Blutgefäßwandschäden mit Permeabilitätssteigerungen.

**Totgeburt**
Beim Hydrops universalis congenitus kommt es in der Regel zum intrauterinen Fruchttod. Auch ohne die morphologischen Befunde des Icterus gravis und des Hydrops sterben jedoch 10–15% der Kinder intrauterin.

**AB0-Erythroblastose**
Auftreten der Erkrankung meist bei Müttern mit der Blutgruppe 0 und den kindlichen Blutgruppen A oder B. In der Regel kommt es nur zu einer geringen hämolytischen Anämie, stärkere Läsionen, Hydrops oder Totgeburten treten nicht auf. Die Erkrankung kann jedoch bereits bei Erstgeburten entstehen. Ursache sind echte Histokompatibilitäts-Antigene, die zur Antikörperbildung gegen alle Zellen des Keimlings gerichtet sind und nicht nur gegen Erythrozyten wie bei der Rh-Erythroblastose.

## 3.2 Zellersatz und Regeneration

### 3.2.1 Definition der Begriffe

**Zellersatz** = *Jeder Ersatz verlorener Zellen, vor allem in Geweben mit physiologischem Zellverlust* (sog. **physiologische Regeneration**)

**Regeneration oder Reparation** = *Wachstumsprozesse zur Wiederherstellung eines abnormen Zell- oder Gewebsverlustes* (sog. **reparative Regeneration**)

**Wechselgewebe** (labile Zellen): Gewebe aus intermitotischen Zellen, die ihre Teilungsfähigkeit während des ganzen Lebens uneingeschränkt beibehalten. Beispiele: Haut, Schleimhaut, Knochenmark (3.2.2).

**Stabile Gewebe:** Gewebe mit differenzierteren, sich unter normalen Bedingungen nicht teilenden Zellen, die im Bedarfsfall noch die Fähigkeit zur Proliferation und zum Ersatz verlorengegangener Zellen besitzen. Beispiele: Leber, Niere, Pankreas, Nebennierenrinde (3.2.2).

**Dauergewebe** ( = permanente Gewebe, Ruhegewebe): Zellen dieser Gewebe haben ihre Teilungsfähigkeit bzw. Erneuerungsfähigkeit endgültig verloren, untergegangene Zellen sind nicht mehr zu ersetzen. Beispiel: Ganglienzellen, Skelettmuskulatur, Herzmuskulatur.

### 3.2.2 Prinzipien des Zellersatzes

Die Fähigkeit zum Zellersatz und zur Regeneration sind in den verschiedenen Geweben unterschiedlich. Je differenzierter Struktur und Funktion einer Zelle sind, umso länger ist in der Regel ihre Lebensdauer und umso geringer ihre Regenerationsfähigkeit. Während der Mitose ist eine Zelle zu anderen differenzierten Funktionen nicht in der Lage. Organe oder Gewebe mit hochqualifizierten Leistungen (z.B. ZNS) bestehen daher aus lang lebenden Zellen. In Geweben mit hoher Mitoserate sind die Areale der Zellneubildung und der wichtigsten funktionellen Aufgaben räumlich getrennt.

### 3.2.2.1 Wechselgewebe (labile Gewebe), Prinzipien des möglichen Zellersatzes

Da die Lebensdauer der Einzelzellen dieser Gewebe nur auf wenige Tage oder Wochen beschränkt ist, muß eine ständige Neubildung erfolgen, entsprechend hoch ist der Zellumsatz. Unter normalen Bedingungen besteht zwischen Zellverlust und Zellneubildung ein Gleichgewichtszustand. Dabei steht am Anfang eine **inäquale** ( = „ungleiche") **Teilung**, bei der jeweils eine Zelle in der Neubildungszone als Stammzelle bleibt, während sich die andere weiter differenziert und „verbraucht". Im Prinzip bestehen die Zellsysteme eines Wechselgewebes also aus ei-

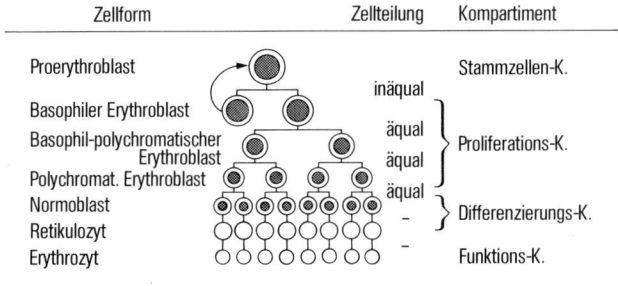

| Zellform | Zellteilung | Kompartiment |
|---|---|---|

Abb. 36    Zellersatz in labilen Geweben, inäquale Zellteilung am Beispiel der Erythropoese

nem Stammzellenkompartiment (z. B. Proerythroblast), einem Proliferationskompartiment (z. B. basophile Erythroblasten = polychromatische Erythroblasten), einem Differenzierungskompartiment (z. B. oxyphiler Normoblast – Retikulozyt) und einem Funktionskompartiment (z. B. Erythrozyt) (Abb. 36).

Beispiele des Zellersatzes für Wechselgewebe:

**Epidermis:** Ständiger Zellverlust durch Abschilferung der oberflächlichen Zellagen des Stratum corneum. Eine Zellenneubildung ist nur im Stratum basale (= Stratum germinativum) möglich, die Zelldifferenzierung findet während der Verlagerung an die Oberfläche statt. Die Lebensdauer einer Epidermiszelle beträgt etwa 100 Stunden. Schleimhaut mit nicht verhornendem Plattenepithel entspricht der Epidermis.

**Darmschleimhaut:** Rasche Abgabe der oberflächlichen Zellen an das Darmlumen. Die Stammzellen sind an der Kryptenbasis lokalisiert. Von dort werden die Zellen an die Oberfläche verlagert und dabei differenziert (Abb. 12). Die Lebensdauer der Dünndarmzellen beträgt ca. 50 Stunden.

**Knochenmark:** Hämatopoese, aus den Stammzellen gehen durch inäquale Teilung über weitere Mitosen in den verschiedenen Proliferationsstadien die differenzierten Blutzellen hervor. Lebensdauer: Erythrozyt 120 Tage, Thrombozyt 8–11 Tage, Granulozyt 4 Tage.

### 3.2.2.2 Stabile Gewebe, Prinzipien des möglichen Zellersatzes

Die Zellen dieser Organe oder Gewebe leben oft mehrere hundert Tage. In regelloser Anordnung werden hier nur einzelne zugrundegegangene „überalterte" Zellen ersetzt, funktionelle Ausfälle des Gesamtorganes treten dabei nicht auf, eine räumliche oder zeitliche Trennung der generativen und funktionellen „Kompartimente" ist nicht notwendig.

Beispiele: Stabile Gewebe sind die drüsigen Organe **Leber, Nierentubuli** (Lebensdauer einer Tubulusepithelzelle über hundert Tage), Pankreas, Speicheldrüsen und endokrine Drüsen wie Nebennierenrinden.

### 3.2.2.3 Dauergewebe, Prinzipien des Zellersatzes

Dauergewebe besitzen keine Regenerationsfähigkeit, ein Ersatz durch gleichwertige Zellen ist nicht möglich.

Beispiel: **Nervenzellen**, eine untergegangene Ganglienzelle wird beim Menschen nicht mehr ersetzt, an ihre Stelle treten Gliazellen. Nur untergegangene Axonanteile können von der überlebenden Nervenzelle von proximal her regenerieren (3.2.7). Die Naht eines verletzten Nerven wird durchgeführt, um diesen regenerierenden Axonen mit dem Bindestützgewebe des peripheren Anteils eine Leitschiene für eine gerichtete Regeneration zur Verfügung zu stellen.

Auch die Skelett- und Herzmuskulatur sind Dauergewebe. Herzmuskelzellen können sich im Kindesalter allerdings noch mitotisch teilen, beim Erwachsenen ist diese Fähigkeit weitgehend gehemmt. DNA-Synthesen sind allerdings noch möglich, da der Wachstumsblock hier in der $G_2$-Phase vorliegt. So bilden sich Kerne mit mehrfachen DNA-Sätzen ($=$ Polyploidie).

### 3.2.3 Prinzipien der reparativen Regeneration nach irreversibler Schädigung labiler und stabiler Gewebe

Eine **vollständige reparative Regeneration** ist nur unter zwei Voraussetzungen möglich:

1. Die Organe und Gewebe müssen zu den Wechselgeweben oder stabilen Geweben gehören.
2. Die Basalmembran oder das Gefäßbindegewebe müssen erhalten sein.

### 3.2.3.1 Oberflächliche Epitheldefekte, möglicher Ersatz durch Regeneration überlebender Epithelien

In **Wechselgeweben** ist eine vollständige Regeneration mit Herstellung des ursprünglichen Zustandes (Restitutio ad integrum) möglich, wenn die Defekte nicht sehr ausgedehnt sind (Abb. 37 a).

Beispiel: Oberflächliche Epitheldefekte der Epidermis können spurenlos abheilen. Dabei wachsen von den basalen erhaltengebliebenen oder von den randständigen Bezirken der Keimschicht (Stratum germinativum) teilungsfähige Zellen vor und decken den Defekt wieder ab. Nekrosen des respiratorischen Epithels können ebenfalls vollständig ersetzt werden, wenn die Basalmembran erhalten geblieben ist (z.B. Tracheobronchitis bei Influenza). Die Regeneration geht hier von den nicht differenzierten Basalzellen aus.

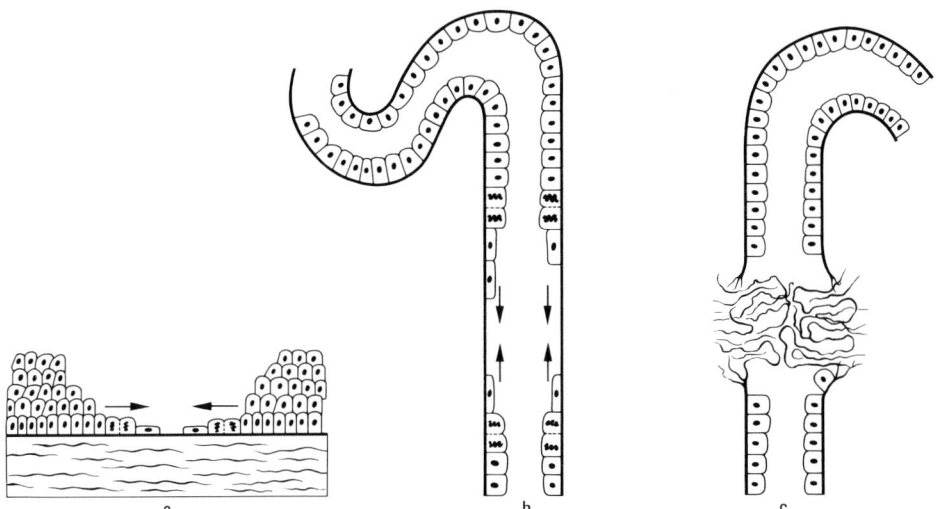

Abb. 37 a    Möglicher Zellersatz in labilen Geweben mit vollständiger Regeneration (Restitutio ad integrum) eines Epitheldefektes am Beispiel eines mehrschichtigen Plattenepithels der Mundschleimhaut.

Abb. 37 b    Mögliche Regeneration stabiler Gewebe mit Restitutio ad integrum, sofern das Bindegewebsgerüst (Basalmembran) erhalten geblieben ist am Beispiel eines Nierentubulus.

Abb. 37 c    Ersatz eines Defektes durch Granulationsgewebe mit Defektheilung (Narbe) nach Zerstörung des Bindegewebsgerüstes (z. B. tubuläre Basalmembran) am Beispiel eines Nierentubulus.

### 3.2.3.2  Stabile Gewebe, mögliche Regeneration mit Restitutio ad integrum, sofern das Bindegewebsgerüst erhalten bleibt

In **stabilen Geweben** kommt es nur dann zu einer vollständigen Restitution, wenn das **Bindegewebsgerüst als Leitschiene** für die regenerierenden Parenchymzellen erhalten geblieben ist.

Beispiele: Nach umschriebenen Tubulusepithelnekrosen der Nieren tritt eine Restitutio ad integrum nur ein, wenn die tubuläre Basalmembran nicht zerstört wurde. Die Regeneration geht dabei durch Zellteilung von den überlebenden Tubulusepithelien oberhalb und unterhalb des Defektes aus. Epithelregenerate wandern entlang der Basalmembran (Abb. 37 b).

Auch in der Leber kommt es nur dann zur Herstellung des ursprünglichen Zustandes, wenn die Bindegewebsstruktur der Sinusoide nicht zerstört wurde. Die Zellneubildung erfolgt hier durch Mitosen der erhaltengebliebenen Hepatozyten.

Die Zellen stabiler Gewebe können unter diesen Umständen wieder in rasch proliferende Zellen übergehen und nach Abschluß der Regeneration wieder in den Zustand sich selten teilender Zellen eines stabilen Gewebes zurückkehren.

### 3.2.3.3 Tiefergreifende oder ausgedehntere irreversible Schäden, Ersatz des Defektes oder der Nekrose durch Granulationsgewebe mit Defektheilung (Narbe)

Bei tiefen und ausgedehnten Defekten mit Zerstörungen des Gefäßbindegewebsgerüstes sind vollkommene Regenerationen auch in Wechselgeweben und stabilen Geweben nicht möglich. Unabhängig von den auslösenden Ursachen wird der Gewebsdefekt hier durch Zellen ersetzt, die nicht mehr in der Lage sind, die ursprüngliche Funktion vollständig zu übernehmen = **Ersatzgewebe**. Diesen Heilungsprozeß bezeichnen wir als unvollständige Regeneration, den Endzustand als Defektheilung.

**Ersatzgewebsbildung**
Der entscheidende Prozeß bei der Ausbildung eines Ersatzgewebes ist die Entwicklung eines Granulationsgewebes (Abb. 37 c).

**Granulationsgewebe:** Schon wenige Stunden nach Entstehen eines ausgedehnten Defektes wandern u. a. Monozyten oder Makrophagen aus der Umgebung ein, die nicht nur nekrotisches Material phagozytieren, sondern sich auch in Fibroblasten umwandeln können.

Makrophagen, die in das Wundgebiet einwandern und Zelltrümmer phagozytieren, setzen einen **angioplastischen Faktor** frei, der die Kapillarproliferation stimuliert, solange ein hypoxisches Milieu vorliegt. Vom Defektrand sprossen Endothelknospen der Kapillaren in das Wundrandgebiet ein, bilden bogenförmige Formationen, die kanalisiert werden und zu anastomosierenden neuen Kapillaren auswachsen. Diese bogenförmigen Kapillaren geben der Oberfläche ein gekörntes Aussehen (granulum, lat. = Körnchen).

Zwischen den Kapillaren bildet sich aus den emigrierten Monozyten, dem Bindegewebe des Defektrandes und den Adventitiazellen der Blutgefäße ein jugendliches Bindegewebe aus proliferierenden Fibroblasten, die zunehmend Interzellularsubstanz produzieren, zunächst Proteoglykane, bald danach auch Kollagen.

Dieses Granulationsgewebe aus Kapillaren und jugendlichem Bindegewebe wächst vom Rand her in den Defekt vor, bis dieser ganz ausgefüllt ist. Es hat folgende wesentliche **Eigenschaften:**

- Blutet bei leichter Beschädigung (wegen des Reichtums an ungeschützt liegenden Kapillaren)
- Unempfindlichkeit (Nervenlosigkeit)
- Hohe Widerstandsfähigkeit gegen Infektionen (wegen der großen Zahl mononukleärer Phagozyten).

**Narbengewebe:** Im Laufe der Zeit ändert sich die Zusammensetzung des Bindegewebes in einem Granulationsgewebe. Die Bildung der Interzellularsubstanz nimmt zu, die Zahl der Bindegewebszellen ab, es entsteht ein faserreiches Bindegewebe = Narbengewebe.

### 3.2.4 Prinzipien der Reparation nach irreversibler Schädigung von Dauergeweben

In **Dauergeweben** ist keine Regeneration möglich und bei jeder Art von Defekt kommt es zur Ersatzgewebsbildung. Die irreversibel geschädigten Strukturen werden durch ein Granulationsgewebe ersetzt, es kommt zu einer Defektheilung mit Narbenbildung.

Beispiel: Im Zentralnervensystem werden Defekte vorwiegend durch Proliferationen von Gliazellen und z. T. auch von Bindegewebszellen der Blutgefäße ersetzt.

### 3.2.5 Hautwunden und Frakturheilung

#### 3.2.5.1 Hautwunden, Ablauf und Morphologie der Heilung

**Primäre Wundheilung („per primam" = p. p. Heilung)**
(sanatio per primam intentionem, lat. = Heilung im ersten Ansatz)

**Definition:** *Wundheilung ohne Komplikationen bei dicht aneinanderliegenden glatten Wundrändern ohne Infektionen.*

Beispiel: Glatte Schnittwunde z. B. Operationswunde.

Jede Wundheilung verläuft grundsätzlich in vier Phasen, deren Dauer von verschiedenen Faktoren (Größe der Wunde, Störungen der Wundheilung) abhängig ist. Die im folgenden angegebenen Zeiten für die sich überschneidenden Phasen gelten für unkomplizierte Heilung per primam (Abb. 38):

**I. Exsudative Phase (erste Stunden)**
Infolge der Verletzung tritt Blut und Plasma in den Defekt und gerinnt, die eröffneten Blutgefäße werden durch Thromben verschlossen, größere Blutverluste da-

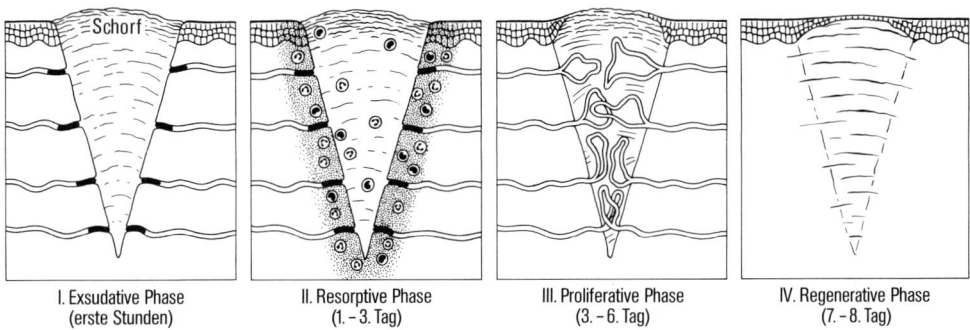

| I. Exsudative Phase (erste Stunden) | II. Resorptive Phase (1.–3. Tag) | III. Proliferative Phase (3.–6. Tag) | IV. Regenerative Phase (7.–8. Tag) |

Abb. 38    Phasen einer primären Wundheilung

durch verhindert, die Wundränder „kleben" zusammen. An der Oberfläche trock-
net das geronnene Blut ein und bildet ein Geflecht aus Fibrin und anderen
Blutbestandteilen = **Schorf**. Dieser Wundschorf ist eine Schutzschicht vor Austrocknung und Infektionen.

### II. Resorptive Phase (1.–3. Tag)

Jeder Vorgang, der zu einer Wunde führt, erzeugt an den Wundrändern Nekrosen,
die abgeräumt werden müssen, bevor ein Ersatzgewebe gebildet werden kann. Die
Resorption des nekrotischen Materials und fortschreitend auch der Blutgerinnsel
erfolgt durch **phagozytierende Zellen**: Aus dem Blut einwandernde Granulozyten
und Monozyten sowie aus ortsständigen Zellen entstandene Histiozyten. Monozyten und Histiozyten werden in dieser Funktion zusammengefaßt als Makrophagen
bezeichnet.

### III. Proliferative Phase (3.–6. Tag)

Granulationsgewebe wächst ein, füllt zunehmend den Defekt aus. Je dichter die
Wundränder aneinanderliegen, umso schneller ist diese Phase abgeschlossen (da-
her Adaptation der Wundränder durch chirurgische Nähte!). Fibroblasten und
Myofibroblasten mit kontraktilen Eigenschaften treten auf.

### IV. Regenerative Phase (7.–8. Tag)

Mit dem Einwachsen des Granulationsgewebes setzt zwar schon die Produktion
von Interzellularsubstanz ein, erst nach dem Wundverschluß durch Granulationsgewebe in der III. Phase wird jedoch Interzellularsubstanz (saure Glykosaminglykane) in größerem Umfang im Defekt und in seiner Umgebung gebildet. Dadurch
erhält die Wunde ihre Festigkeit. Nach Ausfüllung des Defektes durch Granulationsgewebe erfolgt nun auch die Epithelisierung der Oberfläche von Randbezirken her.

Eine „p.p." heilende Wunde geht nach guter Adaptation und chirurgischer Versorgung in eine schmale jugendliche Narbe über. Bei größeren Hautdefekten,
schlechtem Allgemeinzustand und höherem Lebensalter reicht die regenerative
Kapazität der Epidermiszellen an den Wundrändern nicht, um die gesamte Wund-
fläche zu decken. In diesen Fällen sind Hauttransplantationen notwendig. Am Ende des Heilungsprozesses steht die Hautnarbe, in der Haare, Talgdrüsen und
Schweißdrüsen fehlen. In der regenerierten Epidermis werden Melanozyten nicht
neu gebildet, eine Narbe bleibt daher blaß. Die Eigenschaft des Narbengewebes
zu schrumpfen, kann zu Verziehungen der Oberfläche, Deformierungen von Körperöffnungen und Bewegungseinschränkungen führen.

### Sekundäre Wundheilung („per secundam" = p.s. Heilung)

Davon sprechen wir, wenn zur Wundheilung die Ausbildung eines umfangreichen
Granulationsgewebes notwendig ist, um größere Defekte auszufüllen und/oder
größere Mengen nekrotischen Gewebes abgeräumt werden müssen. Alle im fol-

genden genannten Störungen führen zu einer Sanatio per secundam intentionem, die stets verzögert abläuft.

### 3.2.5.2  Hautwunden, Störung der Heilung

**1. Lokale Faktoren**

**Mechanische Einwirkungen** mit Wiederaufreißen des noch nicht ausreichend verfestigten Granulationsgewebes, tritt bei alten Menschen häufiger auf.

**Wundinfektion:** Der Heilungsverlauf ist von der Art des Erregers abhängig. Nekrosen im Wundgebiet fördern die Ansiedlung und Vermehrung von Bakterien. Auch durch Fremdkörper wird die Wundinfektion begünstigt. Je mehr nekrotisches Material und Fremdkörper in der Wunde verbleiben, um so weniger Keime sind notwendig, um eine Infektion zu erzeugen.

**Fremdkörpergranulome:** In der Wunde zurückbleibende, nicht resorbierbare Fremdkörper (Tuchfetzen, Kristalle der verschiedenen Staubarten, Nahtmaterial etc.) lösen oft einen granulomatösen Prozeß aus (5.9.5), der zu Knotenbildungen in den Narben und dadurch evtl. zu Beschwerden führt.

**Serombildung:** Größere Hohlräume im Wundgebiet füllen sich mit Blut, Plasma oder Lymphe, das Hämoglobin wird z. T. abgebaut oder resorbiert, die zurückbleibende Flüssigkeit ist gelblich verfärbt. Der Hohlraum wird jedoch nicht durch Granulationsgewebe ersetzt. Es bleibt ein zystenartiges, von einer Bindegewebskapsel umgebenes Gebilde im Wundgebiet zurück.

**Überschießende Granulationsgewebsbildung:** Wird mehr Granulationsgewebe als notwendig gebildet, kann sich dieses über die Oberfläche vorwölben ( = „wildes Fleisch", lat. = Caro luxurians), das die Wundheilung stört. Um eine Reepithelisierung der Oberfläche zu ermöglichen, muß es abgetragen werden.

**Keloidbildung:** Tumorartige Überschußbildung von Narbengewebe durch länger anhaltende Fibroblastenproliferation bei individueller Disposition (vor allem bei Negern) und nach bestimmten Verletzungen (z. B. Verbrennungen) häufiger. Über dem Keloid entstehen leicht rezidivierende Hautulzera, als Spätkomplikation treten hier gehäuft Karzinome der Epidermis auf.

**2. Allgemeine Faktoren**

**Gerinnungsstörungen** z. B. durch Mangel des Faktors XIII oder nach Therapie mit Antikoagulantien und Fibrinolytika.

**Mangel resorptionsfähiger Granulozyten und Monozyten** z. B. Agranulozytosen, akute Leukämien.

**Störungen der Granulationsgewebsbildung und Bindegewebsbildung** durch

Mangelernährung, Eiweißmangel (besonders Mangel schwefelhaltiger Aminosäuren), Vitamin C-Mangel.

Generalisierte Stoffwechselstörungen und endokrine Erkrankungen z. B. Diabetes mellitus, Morbus Cushing.

Therapiebedingt, z. B. bei Kortison-, ACTH-, Östrogen- oder Zytostatika-Behandlung.

### 3.2.5.3 Knochenfrakturen, Ablauf und Morphologie der Heilung

**Definitionen:**

**Unvollständige Frakturen** *sind Frakturen mit erhaltenem Periost = Grünholzfrakturen* (beim Bruch eines dünnen grünen Zweiges bleibt die Rinde erhalten, wenn die Abwinkelung nicht zu stark ist).

**Vollständige Frakturen** *sind Brüche mit völliger Durchtrennung des Knochengewebes und Periostes. Diese vollständige Fraktur heilt mit unvollkommener Regeneration, es kommt zur Defektheilung.*

Je nach Abstand, Beweglichkeit und Druckwirkung der Frakturenden kommt es zur primären oder sekundären Knochenheilung.

**Sekundäre Knochenheilung**
Bei bestehendem Frakturspalt oder ungenügender mechanischer Fixation der Frakturenden entwickelt sich eine sekundäre Heilung, die auf dem Umweg über metaplastisches Knorpelgewebe in folgenden, sich z. T. überschneidenden Phasen abläuft:

**I. Frakturhämatom (0.–2. Tag)**
Aus eröffneten Blutgefäßen des Knochenmarkes, des Knochens und des umgebenden Weichteilgewebes entsteht ein umfangreiches Hämatom. Ein schmaler Randbezirk des Knochens wird nekrotisch.

**II. Granulationsgewebsbildung (2.–8. Tag)**
= vorläufiger, provisorischer bindegewebiger Kallus (callum, lat. = harte Haut, Schwiele). Aus der Umgebung (Knochenmark, Havers-Kanäle, Weichteilgewebe) wachsen Kapillaren in den Frakturbereich ein. Mit dem Blut werden Monozyten eingeschwemmt, die sich zu Bindegewebszellen umwandeln. Andere Bindegewebszellen stammen vom Periost, vom Endost, dem adventitiellen Bindegewebe der Blutgefäße des Markes, der Havers-Kanäle und dem umgebenden Weichteilgewebe. Es entwickelt sich ein Granulationsgewebe, das die Frakturenden locker miteinander verbindet (= **vorläufiger, provisorischer Kallus**). Das nekrotische Knochengewebe wird abgebaut. Am Ende dieser Woche tritt abweichend von den Vor-

gängen in einer heilenden Hautwunde ein Wandel der vom Endost und Periost abstammenden Mesenchymzellen ein, die Fähigkeiten zur Regeneration von Knochengewebe besitzen und jetzt knorpelartige und osteoidartige Substanzen produzieren. Mitunter steht die Bildung des knorpeligen Kallus in dieser Frühphase im Vordergrund.

**III. Vorläufiger provisorischer knöcherner Kallus (1.-4. Woche)**
Bindegewebszellen werden zunehmend in Osteoblasten transformiert und produzieren die für den Knochen charakteristische Matrix, das Osteoid, in das Hartsubstanzen (Hydroxylapatit) eingelagert werden. Dieser vorläufige provisorische knöcherne Kallus ist ein wenig differenzierter **Faserknochen**. Der knorpelige Kallus wird – ähnlich der Knochenneubildung an Epiphysenfugen – nach Kalkeinlagerungen von Kapillarsprossen mit Riesenzellen abgebaut und durch Osteoid ersetzt.

**IV. Endgültiger knöcherner Kallus (4.-6. Woche)**
Die mechanische Belastung führt zu einem nochmaligen Umbau, mit Abbau des Faserknochens durch Osteoklasten und Aufbau eines jetzt gerichtet strukturierten **Lamellenknochens** durch Osteoblasten. Im Laufe von Monaten und Jahren erhält dieser endgültige Kallus durch Zug- und Druckbelastung Kompakta- und Spongiosastrukturen wie normaler Knochen. Die Frakturstelle bleibt jedoch stets durch einige Unregelmäßigkeiten erkennbar.

Eine sekundäre Frakturheilung verläuft also über die Stadien
**Granulationsgewebe → Faserknochen → Lamellenknochen.**

**Primäre Knochenheilung**
Moderne operative Therapieverfahren z. B. durch Druckosteosynthese führen zu einer weitgehenden Vereinigung der Frakturenden, so daß kein knorpeliger oder knöcherner Kallus gebildet wird. Bei sehr geringen Defekten ist eine *direkte* lamelläre Regeneration ohne Zwischenstadien als „*Spaltheilung*" oder „*Kontaktheilung*" möglich.

### 3.2.5.4 Knochenfrakturen, Störungen der Heilung

**Verzögerte Stabilisierung**
Auch bei ausreichender Stabilisierung der Frakturen kann die Kalkbildung ungenügend sein. So hemmen Kortikosteroide die Kallusbildung.

**Pseudoarthrose**
Bleiben die Frakturenden zu weit voneinander entfernt, so sind die Periost- und Endostzellen nicht mehr in der Lage, den Zwischenraum durch Knorpel und Osteoid zu überbrücken. Außerdem kann Weichteilgewebe zwischen die Knochenlinien verlagert werden. Infolgedessen bildet sich nur eine bindegewebige Brücke, der **bindegewebige Kallus persistiert**. Auch andere, noch nicht genauer ana-

lysierte Vorgänge (lokale oder generalisierte Stoffwechselstörungen?) können die Umwandlung von Bindegewebszellen in Osteoblasten verhindern. Es bleibt bei einer bindegewebigen beweglichen Verbindung der Bruchenden (Pseudoarthrose = falsches Gelenk).

### Knorpelkallus
Der adäquate Reiz zur Ausbildung von Knorpel sind Scherkräfte; wirken diese zu stark und zu lange auf eine Frakturstelle ein, wird zunächst reichlich Knorpel gebildet, der erst abgebaut und durch Faserknochen ersetzt werden muß, ein Prozeß, der die Heilung verzögert.

### Überschießender Kallus (Callus luxurians)
In den äußeren Schichten, im periostalen Bereich gebildeter Kallus (= periostaler Kallus) wird manchmal unvollständig oder gar nicht abgebaut und sogar vermehrt. Dadurch kommt es zu Auftreibungen des Knochens, die mechanische Beschwerden hervorrufen können, z. B. nach Klavikulafraktur, Druck auf Plexus brachialis. Die statische Funktion dieses Knochens ist unterwertig.

### Osteomyelitis
Infektionen der Knochenmarksräume entstehen vor allem nach offenen (= komplizierten) Frakturen mit einer freien Verbindung zwischen Körper-Oberfläche und den Frakturenden. Bakterienansiedlungen im Hämatom geschlossener Knochenbrüche können jedoch ebenfalls zur Infektion der Knochenmarksräume führen. Die Heilung wird dadurch erheblich verzögert, die Gefahr einer Pseudoarthrosenbildung erhöht.

### Nekrosen im Frakturbereich
Von der Blutversorgung abgeschnittene Knochenfragmente werden nekrotisch, vollständig resorbiert oder durch Umbau in den Reparationsprozeß einbezogen.

### Verstärkter Knochenumbau mit Demineralisation
Gesteigerte osteoklastäre Resorption im Frakturgebiet und proximal davon gelegenen Bezirken führt zur unregelmäßigen Demineralisation, die spontan aufhört.

## 3.2.6 Vernarbungsvorgänge im Gehirn

### Schicksal geschädigter Axone und Ablauf sowie Morphologie der Narbenbildung
Ganglienzellen des ZNS haben im Gegensatz zu den Zellen des vegetativen Nervensystems ihre Teilungsfähigkeit verloren, sie gehen bei Zerstörung unersetzbar verloren. Auch die Axone (= distale Neuriten) der Ganglienzellen gehen unter, wenn sie von der Nervenzelle abgetrennt werden, im ZNS sind sie nicht regenerationsfähig, da die schnell entstehende Glianarbe eine gerichtete Axonregeneration verhindert. Der Zerfall des peripheren Axonanteils folgt dem Gesetz der Waller-Degeneration (3.2.7).

**Gliöse und gemischt gliöse Narben**

Die entstehenden Gewebsdefekte werden im Zentralnervensystem durch Gliawucherungen ersetzt. Den Hauptanteil bilden in diesem Gewebe die Astrozytenfasern (2.7.7.1) = **gliöse Narben**. Außerdem können vom Gefäßbindegewebe ausgehende Bindegewebszellen zusätzlich kollagene Fasern bilden = **gemischt gliöse Narben**. Eine starke Verdichtung der Astrozytenfasern führt zu einer Verhärtung des Hirngewebes ( = Sklerose), die je nach der auslösenden Grundkrankheit unterschiedliche Formen annehmen kann.

### 3.2.7 De- und Regenerationsvorgänge an peripheren Nerven

Im peripheren Nerven ist eine Regeneration durchtrennter Axone im begrenzten Umfang möglich. Der periphere Anteil des Axons geht zunächst in Form der Waller-Degeneration zugrunde.

**Waller-Degeneration**

**Definition:** *Art und Weise, in der ein distaler Neuritenabschnitt und seine Markscheide nach Durchtrennung untergehen.*

In Abhängigkeit von der Dicke des Axons (je dicker um so früher) kommt es innerhalb von 2 Stunden zur Schwellung des Axons am *proximalen Stumpf* infolge eines Aufstaues transportablen Materials (u. a. Mitochondrien, Vesikeln, Neurotubuli, Neurofilamente, Enzyme). Die Markscheiden ziehen sich vom Axonstumpf zurück und schwellen gleichfalls.

Submikroskopisch sind in dem regenerierenden Axon dichte Neurofilamente, Neurotubuli und Vesikeln nachweisbar. Die Mitochondrienanreicherung ist wahrscheinlich Folge eines Aufstaues nach Unterbrechung des Axonflusses.

Ähnliche Veränderungen mit Schwellung des Axons und Retraktion der Markscheide spielen sich zunächst am *distalen Stumpf* ab. Anders als proximal schließt sich distal jetzt eine Fragmentierung des Axons und ein Zerfall der Markscheiden an.

Nach 12 Tagen sind Fettkörnchenzellen nachweisbar (einwandernde Makrophagen). Das Axon zerfällt weiter und wird resorbiert, die Schwann-Zellen proliferieren dagegen und bilden, dem Bindegewebsgerüst folgend, bandförmige Strukturen.

**Regenerationsvorgänge**

Grundsätzlich ist durch Auswachsen des proximalen Achsenzylinderstumpfes eine Regeneration möglich. Liegt das periphere Nervenende in unmittelbarer Nähe, so werden durch proliferierende Schwann-Scheiden-Zellen die Lücken ausgefüllt. Die Scheidenzellen wachsen entlang dem distalen Nervenabschnitt weiter und bilden damit die Leitschiene **(Büngner-Bänder)** für die Axone, die vom 2. Tag an aussprossend auf dieser Bahn den Weg in die Peripherie finden. Funktionelle Verlaufskontrollen zeigen eine Regenerationsgeschwindigkeit von ca. 2,0 mm/Tag. Liegen die durchtrennten Nervenenden zu weit auseinander, schiebt sich das schneller proliferierende Bindegewebe dazwischen. Die aus dem proximalen Stumpf wachsenden Axone und Schwann-Zellen werden jetzt fehlgeleitet und bilden ungeordnete knotenförmige Auftreibungen des proximalen Nervenstumpfes, sog. Neuromknoten = **Neurome** oder **Amputationsneurome.**

## 3.3 Metaplasie

(meta, gr. = danach, plasso, gr. = bilden)

**3.3.1 Definition:** *Metaplasie ist die reversible Umwandlung eines differenzierten Gewebes in ein anderes differenziertes Gewebe ähnlicher Bauart.*

Es handelt sich um den Ersatz eines Gewebes durch ein nahe verwandtes, meist nach Regeneration.

### 3.3.2 Pathogenese und Morphologie

**Ursachen:** Chronische Reizzustände verschiedenster Art (entzündlich, chemisch, mechanisch) mit Regenerationsprozessen über längere Zeiträume.

Die direkte Umwandlung einer differenzierten Zelle in eine andere Zellart ist nicht möglich. Eine Metaplasie kann nur während der Differenzierung wenig differenzierter Zellformen entstehen. In den noch teilungsfähigen Zellen mit hoher prospektiver Potenz (Differenzierungsfähigkeit) kommt es dabei zu einer Änderung der Differenzierungsrichtung, einer Fehldifferenzierung, bei der genetisch programmierte, aber nicht realisierte Differenzierungsmöglichkeiten verwirklicht werden. Es können also immer nur verwandte Strukturen entstehen, z. B. Plattenepithel aus Zylinderepithel, aber nicht Knochen aus Plattenepithel.

Molekularbiologisch liegt dieser Änderung der Realisation genetischer Faktoren wahrscheinlich eine Induktion (inducere, lat. = einführen) zugrunde, also eine Freilegung oder Aktivierung von Genorten, die bisher nicht wirksam waren. Andere Informationsorte der DNA werden blockiert.

Metaplasie ist also eine besondere Form der Regeneration, bei der jedoch nicht die gleiche, sondern eine andersdifferenzierte Gewebsart entsteht.

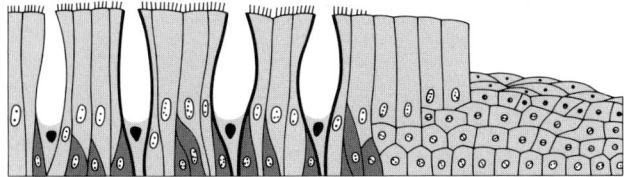

Abb. 39    Plattenepithelmetaplasie der Bronchialschleimhaut

### 3.3.2.1 Metaplasien epithelialer Zellen

Zellen mit entsprechender prospektiver Potenz sind die Reservezellen der Epithelien.

**Plattenepithelmetaplasie von Zylinderepithelien der Bronchialschleimhaut**
Normale Bronchialschleimhaut besteht aus Flimmerepithelien und Becherzellen (Verhältnis etwa 4 : 1) sowie Basalzellen, die den Zellnachschub liefernde Reservezellen sind. Bei einer Metaplasie entwickelt sich zunächst eine Basalzellenhyperplasie. Diese Basalzellen differenzieren sich zu Plattenepithelien. Bei der sog. Stratifikation fehlen Interzellularbrücken. Die besonders häufige Plattenepithelmetaplasie der Bronchialschleimhaut ist reversibel, dabei entwickeln sich unter dem Plattenepithel wieder Zylinderzellen.

Besonderes häufig werden Plattenepithelmetaplasien der Bronchusschleimhaut bei chronischer Bronchitis und Bronchialkarzinomen beobachtet.

Auch eine **Becherzellmetaplasie** ist bei bestimmten Formen chronischer Bronchitis (z. B. bei Asthma) möglich, bei der vermehrt Becherzellen aus den Basalzellen entstehen.

**Plattenepithelmetaplasie von Zylinderepithelien der Zervixschleimhaut**
Unter dem Einfluß chronischer Entzündungsprozesse kann es analog zu den Vorgängen an der Bronchialschleimhaut an der Zervix des Uterus zur Plattenepithelmetaplasie kommen. Auch hier geht das Plattenepithel aus proliferierenden Reservezellen hervor. Bei diesem Vorgang wächst also unter dem Zylinderepithel aus den Reservezellen eine neue Zellrasse hervor, die im Laufe der Zeit mehrere Schichten aufbaut und sich zu einem Plattenepithel entwickelt, das vom normalen Portioepithel kaum zu unterscheiden ist.

**Plattenepithelmetaplasien des Urothels** können in der Harnblase als harmlose *Trigonalmetaplasie* im Trigonum („Plattenepithelmetaplasie vom vaginalen Typ") oder – vor allem nach chronischen Entzündungen – als *Leukoplakie* meist in anderen Blasenabschnitten auftreten, die hier als Präkanzerose anzusehen ist. Chronische Entzündungen führen im Urothel gelegentlich auch zu drüsigen Metaplasien.

**Intestinale Metaplasie der Magenschleimhaut**
Ersatz der Magenschleimhaut durch Gewebe, das histologisch und histochemisch Dünndarm- oder Dickdarmschleimhaut entspricht. Es handelt sich um Folgeer-

scheinungen einer Gastritis, die besondere proliferative und strukturelle Veränderungen auslöst.

Bei der *intestinalen Metaplasie vom Dünndarmtyp (enteraler Typ)* bilden sich anstelle der Foveolae oder Magendrüsen Krypten, die überwiegend von Enterozyten und basal von Paneth-Zellen ausgekleidet werden und relativ wenig Becherzellen enthalten.

Bei der *intestinalen Metaplasie vom Dickdarmtyp (enterokolischer Typ)* bestehen die Krypten fast nur aus Becherzellen.

Intestinale Metaplasien werden besonders oft bei Patienten mit Magenkarzinomen gefunden. Ob sie als Präkanzerosen der Magenschleimhaut angesehen werden können, ist noch nicht endgültig entschieden.

### 3.3.2.2 Metaplasie im Binde-Stützgewebe

Als Reservezellen mit entsprechender prospektiver Potenz gelten hier die Fibroblasten.

**Beschreibung der Knochenmetaplasie im Bindegewebe**

**Myositis ossificans**
Bei chronischer traumatischer Einwirkung auf Skelettmuskulatur (z. B. im M. sartorius: „Reiterknochen", im M. pectoralis und M. deltoideus: „Exerzierknochen") kommt es im Rahmen der Heilungsprozesse zum Auftreten eines jugendlichen Bindegewebes, das sich in Knochen umwandelt.

*Vorgang der Verknöcherung:* Eine wesentliche Rolle spielt offensichtlich die besonders starke Ansäuerung (z. B. durch Laktatanreicherung) im lädierten Muskel mit hoher Kalziumbindungsfähigkeit. Unter dem Einfluß des umgebenden Gewebes wird das saure Milieu neutralisiert. Das angereicherte Kalzium kann jetzt nicht mehr in Lösung gehalten werden. Es bildet sich mit $CO_2$ Kalziumkarbonat, das in die osteoide Substanz eingelagert wird, die von metaplastischen Bindegewebszellen gebildet wurde.

**Anulus fibrosus der Zwischenwirbelscheiben**
Bei der **Spondylarthritis ankylopoetica** ( = Morbus Bechterew) kommt es aus noch nicht völlig geklärter Ursache zur Verknöcherung der Zwischenwirbelscheiben und des Bandapparates der Wirbelsäule, die dadurch zu einem bambusrohrartigen Gebilde umgewandelt wird.

**Narbengewebe**
Unabhängig von der Art der Entstehung kann jedes Narbengewebe eine knöcherne Metaplasie erfahren, unter Umständen sogar mit Ausbildung von Knochenmark.

**Arterienwände**
Mediaverkalkungen muskelstarker Arterien können verknöchern.

### 3.3.2.3 Von der Metaplasie abzugrenzende Begriffe und Befunde

**Anaplasie**
Eine irreversible Entdifferenzierung der Zellen, die ein besonderes Kennzeichen der Malignität ist (4.2).

In Geweben, in denen metaplastische Epithelveränderungen auftreten, entstehen nicht selten auch Karzinome. Beispiele: Bronchialkarzinom (4.10.1), Magenkarzinom (4.10.2), Zervixkarzinom (4.10.6). Die malignen Tumoren gehen dabei nicht von den metaplastischen Epithelien selbst aus. So ist z. B. die Plattenepithelmetaplasie der Bronchialschleimhaut als solche keine Präkanzerose, sondern lediglich ein Hinweis, daß in diesem Gewebe proliferierende Tendenzen vorhanden sind, die kokarzinogen wirken (4.5.5).

**Dysplasie**
(4.10.6.5)

**Prosoplasie**
Bei Regeneration verläuft die Zelldifferenzierung in der üblichen Richtung, sie ist jedoch gewissermaßen überschießend. So kann unverhorntes Plattenepithel unter chronischen Entzündungen in ein verhorntes Plattenepithel übergehen (z. B. chronische Reizung der Mundschleimhaut).

# 4. Tumorpathologie

Onkologie = Geschwulstlehre (onkos, gr. = Masse)

## 4.1 Definition des Tumorbegriffes

Synonyma: Tumor = Geschwulst = Neoplasma ( = gr. „Neubildung")

**Definition:** *Ein Tumor ist eine abnorme Gewebsmasse, die durch eine fortschreitende, überschießende autonome Proliferation körpereigener Zellen entsteht.*

Es handelt sich um eine Gewebsvermehrung, die mit dem normalen Gewebe nicht koordiniert ist und deren Wachstum auch anhält, wenn der auslösende Reiz nicht mehr wirksam wird = autonomes Wachstum. Das autonome Wachstum ist der entscheidende Unterschied gegenüber der Hypertrophie-Hyperplasie (2.7.5) und der Regeneration (3.2).

### 4.1.1 Gutartige und bösartige Tumoren (Dignität)

Das Wachstumsverhalten und die Folgen für den Erkrankten führen zur Unterscheidung gutartiger und bösartiger Tumoren.

Dignität (dignitas, lat. = Wert, Bedeutung) gibt das biologische Verhalten eines Tumors an und wird durch den Verlauf bestimmt. Dieses mit **gutartig ( = benigne)** und **bösartig ( = maligne)** charakterisierte Verhalten ist an sich eine klinische Aussage. Verlaufsstudien haben jedoch die Voraussetzungen geschaffen, auf Grund des morphologischen Befundes bei der Mehrzahl aller Tumoren die Frage nach der Dignität zu beantworten.

**Gutartige (benigne) Tumoren** gefährden das weitere Leben des Erkrankten in der Regel nicht. Ausnahmen: Unterbrechung lebenswichtiger Bahnen, z. B. Obliteration des Ductus choledochus durch einen Polypen, Ösophagusverschluß durch ein Leiomyom. Benigne Geschwülste können jedoch durch Größe und Lokalisation störend wirken.

**Bösartige (maligne) Tumoren** führen unbehandelt in kurzer Zeit, d. h. in einigen Monaten bis wenigen Jahren zum Tod.

### 4.1.2 Nomenklatur

Tumoren werden nach dem Gewebe, aus dem sie hervorgegangen sind ( = Muttergewebe) benannt = **histogenetische Systematik.**

Die Endsilbe **-om** weist darauf hin, daß es sich um einen Tumor handelt. Der erste Teil des Wortes sagt aus, von welchem Muttergewebe der Tumor abstammt.

Beispiele:

**Lipom** (lipos, gr. = Fett) = Tumor, dessen Muttergewebe aus dem Fettgewebe stammt.

**Adenom** (aden, gr. = Drüse) = gutartiger Tumor vom Drüsenepithel ausgehend.

**Karzinom** (karkinos, gr. = Krebs) = vom Epithel ausgehender bösartiger Tumor.

**Sarkom** (sarx, sarkos, gr. = Fleisch) = vom mesenchymalen Gewebe ausgehender bösartiger Tumor.

Bei bösartigen Tumoren wird im allgemeinen an die Bezeichnung des Muttergewebes der Begriff -Karzinom oder -Sarkom angehängt. Beispiele: Adenokarzinom, Liposarkom.

## 4.2 Merkmale und Unterscheidungskriterien gut- und bösartiger Tumoren

### 4.2.1 Gutartige Tumoren

**Wachstum:** Langsames, verdrängendes ( = expansives) Wachstum. Die Zellen der umgebenden Gewebe gehen durch Druckatrophie oder Kompression der versorgenden Blutgefäße zugrunde. Das am längsten überlebende Bindegewebe verdichtet sich dann oft zu einer kapselförmigen Begrenzung.
Merke: Zahlreiche gutartige Tumoren sind unscharf begrenzt und haben keine „Geschwulstkapsel".

**Mitosenzahl:** Entsprechend dem langsamen Wachstum sind in benignen Tumoren im allgemeinen nur wenige Mitosen nachzuweisen: Weniger als 1 Mitose/ 1000 Zellen im histologischen Präparat.
Merke: Auch ein gutartiger Tumor kann Phasen schnellen Wachstums durchlaufen oder infolge eines gesteigerten Zellverlustes mit entsprechendem Zellersatz höhere Mitosezahlen haben.

**Differenzierung:** Zellen und Zellkerne gleichen denen des Muttergewebes in ihrer Struktur weitgehend. In kleinen Gewebsausschnitten ist daher nicht immer zu unterscheiden, ob es sich um normales Gewebe oder einen Tumor handelt. Die Leistungsfähigkeit entspricht ebenfalls oft der des Muttergewebes. Beispiele: Adenome innersekretorischer Drüsen bilden häufig gleichartige Hormone: Epithelkörperchenadenome-Parathormon, Nebennierenrindenadenome-Kortikosteroide.

**Zytologische Kriterien:** Kennzeichen der Gutartigkeit an Einzelzellen sind sowohl im Zellverband als auch an isolierten Zellen (Exfoliativ- oder Punktionszytologie) uniforme Kerngrößen, Kernformen und Zellgrößen sowie regelrechte Kern-Plasmarelationen (s. Abb. 4).

### 4.2.2 Bösartige Tumoren

Ein bösartiger Tumor besteht aus Zellen, die permanent ihre Fähigkeit verloren haben, auf Mechanismen zu reagieren, die in einem normalen Organismus Zahl und Lage der Zelltypen kontrollieren, aus denen der Tumor hervorgegangen ist.

**Wachstum:** Schnelles, infiltrierendes (= invasives) und destruierendes (= zerstörendes) Wachstum. Das Tumorgewebe dringt ohne Rücksicht auf Gewebs- und Organgrenzen in die Umgebung vor und zerstört das ortsständige Gewebe. Die Tumorzellen wachsen dabei zunächst wie die Wurzelspitzen einer Pflanze in den Interzellularräumen und Gewebsspalten vor, die maligne Geschwulst erscheint dadurch unscharf begrenzt, eine Bindegewebskapsel ist meist nicht ausgebildet. Eigenbeweglichkeit und fehlende Kontaktinhibition der Tumorzellen begünstigen die Infiltration.

Kontaktinhibition = Stillstand der Zellbewegung und Aufhören der Zellteilungen bei der Berührung der Zellen miteinander, ein Kennzeichen normaler Zellen in der Gewebekultur und auch im Organismus.

---

**Definition:** *Malignes Wachstum ist eine autonome, unkoordinierte, grenzenlose Gewebswucherung, die auch nach Verschwinden der auslösenden Faktoren anhält, die alle anderen Gewebe überwuchert und meist mit dem Tod des Individuums endet.*

---

Außerdem erleichtern im Grenzgebiet maligner Tumoren nachgewiesene und offensichtlich vom Tumor produzierte **strukturauflösende Enzyme** die lokale Invasion in das umgebende Gewebe, in Blut- und Lymphgefäße: Plasminogenaktivatoren, Kollagenasen, Proteinasen, Hyaluronidasen, letztere depolymerisieren die Mukopolysaccharide der interfibrillären Grundsubstanz und wirken als Ausbreitungsfaktor (= **spreading factor**). Als besonders charakteristisch hat sich dabei die Kollagenase Typ IV erwiesen, die Basalmembransubstanzen zerstört. Die Laktatbildung maligner Tumoren verursacht eine Degeneration des Bindegewebes und macht es damit für die abbauenden Enzyme leichter angreifbar. Wahrscheinlich können auch vom Tumor produzierte zytotoxische Substanzen, z. B. Oligopeptide, die Wachstumsfähigkeit des normalen Gewebes hemmen und damit das Wachstum des Tumors begünstigen. Die zugrundegehenden Zellen im Grenzgebiet fördern die Tumorzellimplantation, da sie eine günstige Ernährungsbasis bieten

(= **feedlayer effect**). In der Umgebung des Tumors bildet sich oft eine perifokale, überwiegend lymphozytäre Begleitentzündung, die Ausdruck einer immunologischen Abwehrreaktion des Organismus ist.

### Tumorverdoppelungszeit

Das Tumorwachstum verläuft exponentiell. Als Maßstab wird u.a. die Zeit angesehen, in der eine Geschwulst ihr Volumen verdoppelt.

Besonders gut untersucht wurden diese Werte z.B. bei Mammakarzinomen (4.10.4). Es dauert bei diesem Tumor etwa 40 Einheiten der Verdoppelungszeit, bis eine Patientin am Mammakarzinom stirbt. Die Hälfte davon entfällt auf die Zeit, die der Tumor benötigt, um 0,5 cm groß zu werden, d.h. eine Größe zu erreichen, die bisher mit keiner diagnostischen Methode sicher erkennbar ist.

Etwa 40% der Mammakarzinome sind langsamer wachsend und haben Verdoppelungszeiten von mehr als 300 Tagen, 36% wachsen mäßig schnell (Verdoppelungszeit 150–300 Tage) und 24% wachsen rasch (Verdoppelungszeit < 150 Tage).

**Mitosenzahl:** Ein morphologisches Zeichen des schnellen Tumorwachstums ist die hohe Mitosenzahl: 20 Mitosen und mehr pro 1000 Zellen im histologischen Schnitt. Die Tumorzellen teilen sich in kurzen Abständen, die Interphasenzeit ($G_1$-Zeit) ist extrem verkürzt.

**Differenzierung:** Die Differenzierung der Gewebs- und Zellstruktur eines malignen Tumors ist meist geringer als im normalen Gewebe oder in gutartigen Tumoren, es tritt ein Differenzierungsverlust ein, eine **Entdifferenzierung** (= Dysplasie oder Anaplasie), eine histologische Aussage über das Muttergewebe kann dann unmöglich werden. Geschwülste mit vollständigem Verlust der Differenzierung, d.h. starker Abweichung von Struktur und Zellbild des normalen Gewebes werden als **anaplastische Tumoren** bezeichnet. Das Ausmaß der Entdifferenzierung wird letztlich durch die Fehlregulation entsprechender Gene bestimmt. Für die normale Struktur und Funktion der Zelle des Erwachsenen benötigte Gene werden dabei inaktiviert, andere nach Abschluß der Embryonalentwicklung supprimierte Gene wieder aktiviert. Dadurch kommt es zu falsch programmierten Protein- d.h. Enzymsynthesen, durch die wiederum Störungen des Membranaufbaues, der Antigene, der Produktion von Wachstumsfaktoren, der Hormone oder anderer Substanzen entstehen. So werden von Tumorzellen Plasminogenaktivatoren gebildet, die für das invasive Tumorwachstum wichtig und zumindest teilweise immunologisch mit Urokinase identisch sind (z.B. bei einigen Lungen-, Magen-, Harnblasen- und Nierenkarzinomen).

Beispiele für Differenzierungen oder Entdifferenzierungen bösartiger Tumoren: Hoch differenzierter maligner Tumor = verhornendes Plattenepithelkarzinom, hat die Fähigkeit oberflächlicher Epidermislagen zur Verhornung behalten.

Niederdifferenzierter maligner Tumor = nichtverhornendes Plattenepithelkarzinom, kann so weit entdifferenziert sein, daß es im einfachen lichtmikroskopischen Bild von einem Sarkom nicht mehr unterscheidbar ist.

Mit gewissen Einschränkungen sind aus dem histologischen Differenzierungsgrad eines bösartigen Tumors Rückschlüsse auf sein Wachstumsverhalten, seine Ausbreitungsgeschwindigkeit und damit auf die Überlebenschancen des Patienten, auf die Prognose möglich. Je größer im allgemeinen die Anaplasie ist, um so schlechter ist die Prognose und um so höher ist damit der Malignitätsgrad des Tumors (s. Grading der WHO-UICC).

**Zytologische Kriterien der Bösartigkeit:** An der Einzelzelle sind folgende Veränderungen Hinweise auf Malignität: **Abnorme Kerngrößen**, häufiger Riesenkerne und mehrkernige Zellen, z. T. infolge aneuploider Chromosomenvermehrung. Stärkere Kerngrößenunterschiede: **Anisonukleose**, abnorme Kernformen: **Kernpolymorphien**, Verschiebung der Kernplasmarelation zugunsten des Kernes, die Nukleolen sind vermehrt und vielgestaltig, die Anfärbbarkeit der Kerne und des Zytoplasmas wechseln von Zelle zu Zelle erheblich = **Polychromasie**, meist sind die Tumorzellen infolge des erhöhten RNA-Gehaltes basophiler. Zellgröße und Zellform variieren stärker = **Zellpolymorphien**.

Die Kerne eines bösartigen Tumors haben oft einen von der Norm abweichenden und ungleichen DNA-Gehalt **(Aneuploidie)**, bei einigen Tumoren finden sich Chromosomenveränderungen, z. B. bei Karzinomen und malignen Melanomen des Chromosoms 1, bei Leukämien des Chromosoms 22 (4.10.7.2), bei malignen Lymphomen des Chromosoms 14 und 8.

Zusammengefaßt ist die Bösartigkeit einer Geschwulst an folgenden Merkmalen zu erkennen:

**Sichere Zeichen der Malignität:**
Infiltrierendes und destruierendes Wachstum infolge enzymatischer Histolyse und Lokomotion ( = aktive Beweglichkeit) der Zellen.
Metastasierung (4.3)

**Unsichere Zeichen der Malignität:**
Rasches Wachstum (Mitosenreichtum)
Zellkernpolymorphien, Zellatpyien
Entdifferenzierung (Anaplasie) mit Verlust gewebseigener Strukturen.

Umfang dieser Veränderungen und Zeitablauf der zum Tode führenden Prozesse sind verschieden, entsprechend unterscheiden wir **Tumoren geringer, mittlerer** und **hoher Malignität.**

Entscheidend für die Therapie und Prognose sind eine möglichst genaue Klassifikation des Tumortyps (Typing), seines Malignitätsgrades (Grading) und seiner Ausdehnung zum Zeitpunkt der Diagnose (Staging). Von der WHO und der UICC ( = **u**nion **i**nternational **c**ontre le cancer) werden heute folgende Begriffe zur Charakterisierung eines Tumors vorgeschlagen und auf internationaler Ebene zunehmend angewandt:

**Typing**

Beschreibung des Zelltyps, der den Tumor bildet.

Beispiele:  Adenokarzinom
Plattenepithelkarzinom
Fibrosarkom

**Grading**

Beschreibung des Differenzierungsgrades.

| Beispiele: | | |
|---|---|---|
| Hochdifferenziert (geringe Malignität = low grade) | | G1 |
| mitteldifferenziert (mäßiggradige Malignität = intermediate) | | G2 |
| niederdifferenziert (hohe Malignität = high grade) | | G3 |

**Staging**

Beschreibung der Größe und Ausdehnung eines Tumors.
Häufig Stadieneinteilung nach dem **TNM-UICC-System**:

**T:**  Tumor: Ausdehnung des Primärtumors
**N:**  Nodule: Zustand der regionären, in gewissen Körperregionen auch der juxta-regionären Lymphknoten
**M:**  Metastases ( = Fernmetastasen)

$T_0$  Keine Evidenz für einen Primärtumor
Tis  Präinvasives Karzinom (Carcinoma in situ)
$T_1$, $T_2$, $T_3$, $T_4$ Evidenz zunehmender Größe und/oder lokaler Ausdehnung des Primärtumors
TX Die Minimalerfordernisse zur Bestimmung des Sitzes oder Ausbreitungsgrades des Primärtumors liegen nicht vor
$N_0$  Keine Evidenz für einen Befall regionärer Lymphknoten
$N_1$, $N_2$, $N_3$ Evidenz zunehmenden Befalls regionärer Lymphknoten
$N_4$  Evidenz des Befalls juxtaregionärer Lymphknoten (wo anwendbar)
$M_0$  Keine Evidenz für Fernmetastasen
$M_1$  Evidenz für Fernmetastasen

Einem Staging nach dem TNM-UICC-System werden die Ergebnisse der **klinischen** Untersuchungen zugrundegelegt. Sind eingehende pathologisch-anatomische Untersuchungen möglich (Auswertung bei ausgedehnten Operationen gewonnener Präparate, Autopsie-Studien) wird eine analoge Stadieneinteilung nach dem P-System vorgenommen, vor die o.g. Großbuchstaben wird dann ein p gesetzt, z.B. pT3, pN2, pM1. p steht für „**p**ostoperativ" oder „**p**athohistologisch gesichert."

# 4.3  Metastasierung

(methistemi, gr. = versetze)

**Definition:** *Metastase ist eine räumlich vom Primärtumor getrennte Tochtergeschwulst, die durch Verschleppung von Tumorzellen entstanden ist.*

Im weiteren Sinne bedeutet Metastase die Verschleppung eines Krankheitsprozesses von einem Ort an einen räumlich getrennten ohne wesentliche Kreislaufstörung.

Der Metastasenbegriff ist also nicht beschränkt auf Tumoren. Beispiele: „metastasierende Sepsis" = Septikopyämie, „metastatische Verkalkung", Silikose.

Metastasierung gilt als sicheres Zeichen der Bösartigkeit eines Tumors.

### 4.3.1 Metastasierungswege und Metastasenbildung

**Vorgang der Metastasierung:** Mit dem infiltrierenden Wachstum dringen Tumorzellen auch in Blutgefäße, Lymphgefäße, seröse Höhlen und Liquorwege ein, in denen sie verschleppt werden, um sich an anderen Stellen wieder anzusiedeln.

Dieser Prozeß kann in drei Phasen zerlegt werden:

Dabei müssen kaskadenförmig verschiedene Schritte durchlaufen werden: Lösen der Tumorzellen aus dem Verband des Primärtumors und Durchbruch durch die Basalmembran am Entstehungsort der Geschwulst, Wandern der Tumorzellen durch das Interstitium, Einbruch in Blut- und Lymphgefäße, Embolisation mit dem Blut und Lymphstrom, Haften an einer anderen Stelle des Blut- und Lymphsystems, erneutes Durchdringen durch Basalmembran und Einwandern in das Gewebe des nun sekundär befallenen Organs mit Tumorzellvermehrung an diesem neuen Ort (Abb. 40).

| | |
|---|---|
| **1. Invasionsphase** | Mobilisierung der Tumorzellen aus ihrem Verband im Primärtumor und ihre Invasion in die Gefäßbahn |
| **2. Embolisationsphase** | Verschleppung der Tumorzellen mit dem Blut- oder Lymphstrom und Embolisierung im „Zielorgan" |
| **3. Implantationsphase** | Angehen von Geschwulstzellenkomplexen im Zielorgan, was der eigentlichen Entwicklung einer Metastase entspricht. Diese Phase ist der entscheidende Schritt in der Metastasierung. |

Die mit der Invasion beginnende Metastasierung ist auf Veränderungen der Oberflächeneigenschaften der Tumorzellen, deren aktive Beweglichkeit und ihre Fähigkeit zur Auflösung umgebender Strukturen zurückzuführen.

So wird das nur in Basalmembranen vorhandene Kollagen IV durch eine entsprechende Kollagenase IV aufgelöst, deren Aktivität in verschiedenen Tumorzellpopulationen unterschiedlich und in Klonen zur Metastasenbildung befähigter Zellen in der Regel vorhanden ist (LIOTTA et al. Lab. Invest. 49: 68, 1983). Die Kollagenase IV-Aktivität zahlreicher Tumoren korreliert mit ihrer Aggressivität (z. B. Karzinome der Kopf- und Halsregion, Harnblasenkarzinome). Meist sind die metastatischen Zellen maligner als der Primärtumor.

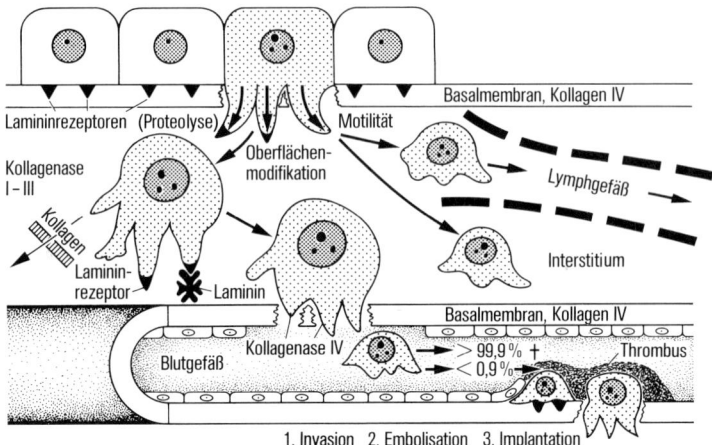

Abb. 40    Vorgang der Metastasierung

Ist eine Tumorzelle einmal in das Interstitium gelangt, muß sie erst wieder beim Eindringen in ein Blutgefäß eine Basalmembran überwinden. Periphere Lymphkapillaren im interstitiellen Gewebe mit diskontinuierlichen Wänden haben keine Basalmembran.

Mit Kollagenasen I‑III kann die Tumorzelle im Interstitium vorhandenes Kollagen I‑III auflösen. Auf diese Invasionstendenz reagiert das Wirtsgewebe mit vermehrter Bindegewebsbildung ( = **Desmoplasie**).

Das erneute Haften der Tumorzellen an der Basalmembran von Blutgefäßen, bei deren Invasion und beim späteren Austritt aus den Blutgefäßen wird u. a. durch ein Glykoprotein (Laminin, Molekulargewicht 1 Mill d) begünstigt, für das die Tumorzelle an der Oberfläche freie Valenzen ihrer Lamininrezeptoren verfügbar hat.

Verschleppung und Anwachsen von Tumorzellen in einem vom Primärtumor getrennten Bereich sind also die Voraussetzungen zur Entstehung einer Metastase. Die Ablösung der Tumorzellen aus dem Primärtumor wird durch eine verminderte Haftung der Zellen aneinander erleichtert. Außerdem erfolgt die Loslösung (Detachement) aus dem Verband des Primärtumors durch Einwirkung von Proteasen: Von Tumorzellen gebildete Enzyme (z. B. Kollagenasen u. a.) lösen interzelluläre Netzwerke von Fibronektinen und von α-2-Makroglobulinen auf, die auch eine molekulare Schutzschicht an der Außenseite der Gefäßendothelien darstellen.

Wahrscheinlich wird auch die Metastasierung durch Gene gesteuert, z. B. die Aussaat durch Gene, die Histokompatibilitätsantigene steuern, die Invasion durch Gene, die proteolytische Faktoren beeinflussen.

## 4.3.1.1 Bedeutung der Metastasierungswege für den Ort der Metastasenbildung

Die Lokalisation der Metastasen wird durch die Metastasierungswege bestimmt.

**Metastasierung über Lymphgefäßbahnen**
Die **lymphogene Metastasierung** erfolgt durch Tumorinvasion von Lymphgefäßen. Karzinome metastasieren in der Regel zunächst lymphogen. Mit dem Lymphstrom verschleppte Tumorzellen bleiben oft in den regionalen Lymphknoten des Abflußgebietes hängen (Beispiel: Mammakarzinom → Metastasen in den axillären Lymphknoten), siedeln sich hier erst in den Randsinus an und können von dort aus den gesamten Lymphknoten durchsetzen = **Lymphknotenmetastasen**.

Auf dem weiteren Weg kommen die Tumorzellen über den Ductus thoracicus in die Venen und breiten sich dann auf dem Blutweg aus. Als erstes „Filter" wirkt hier die Lunge, die daher besonders häufig Sitz von Metastasen ist. Mitunter werden die regionalen Lymphknoten bei der lymphogenen Metastasierung „übersprungen". Auch eine Metastasierung gegen den Lymphstrom ist gelegentlich möglich. **Lymphangiosis carcinomatosa = kontinuierliche** Ausbreitung eines Tumors in Lymphgefäßen, makroskopisch als feines weißliches Netzwerk entsprechend dem Lymphgefäßverlauf erkennbar.

**Metastasierung über Blutgefäßbahnen**
Der Eintritt in das Blutgefäßsystem bei **hämatogener Metastasierung** erfolgt meist in Venen auf dem Umweg über Lymphgefäße. Sarkome metastasieren im allgemeinen unmittelbar hämatogen, Karzinomzellen gelangen im Frühstadium häufig auf dem Umweg über Lymphgefäße in die Blutbahn. Die Regel - Karzinome metastasieren zunächst lymphogen, Sarkome sogleich hämatogen - hat zahlreiche Ausnahmen.

Bei der hämatogenen Metastasierung spielen in den verschiedenen Phasen im einzelnen folgende Vorgänge eine Rolle:

**Einbruch der Tumorzellen in das Blut** und Ablösung aus dem Verband. Die Tumorzelleinschwemmung kann durch mechanische Faktoren begünstigt werden: Gewebszerstörung mit Freisetzung von Tumorzellen und Eröffnung von Gefäßen (Vorsicht bei Operationen oder Quetschungen!).

**Verschleppung mit dem Blut.** Je größer ein Tumor ist, um so mehr Tumorzellen sind im strömenden Blut nachzuweisen, tageszeitliche Schwankungen werden beobachtet - Maximum am Morgen. Je nach Sitz des Primärtumors können die Metastasen entsprechend dem Blutstrom bevorzugt in bestimmte Organe metastasieren. Nach Walther werden folgende Metastasierungstypen unterschieden, die mit Einschränkungen Rückschlüsse auf den Sitz des Primärtumors ermöglichen:

**Lungentyp:** Der Primärtumor ist in der Lunge (z.B. Bronchialkarzinom), die Verschleppung der Tumorzellen erfolgt frühzeitig in den großen Kreislauf, dessen Organe das erste Kapillarfilter sind, Metastasen treten dabei besonders in Leber, Knochen, Gehirn und Nebennieren auf.

**Lebertyp:** Der Primärtumor ist in der Leber. Nach Tumoreinbruch in die Lebervenen kommt es infolge der Filterwirkung der Lungen zunächst zu Lungenmetastasen. Von dort aus erfolgt dann wie beim Lungentyp die weitere Metastasierung in den großen Kreislauf.

**Kavatyp (Venentyp):** Primärtumor im Einstromgebiet der Vena cava (z. B. Nierenkarzinom). Auch hier finden sich Metastasen bevorzugt in den Lungen.

**Pfortadertyp:** Primärtumor im Einstromgebiet der Pfortader, nahezu alle Darmtumoren, Ausnahme: Im unteren Rektum gelegene Tumoren, die nicht über die Pfortader, sondern über die Vena cava in die Lungen metastasieren, während erste Metastasen der hochsitzenden Rektumkarzinome wie die der anderen Darmtumoren oft in der Leber lokalisiert sind. Die weitere Metastasierung verläuft dann nach dem Lebertyp.

**Zysternentyp:** Primärtumor im Abdominalraum (z. B. Magenkarzinom). Unter Umgehung der Pfortader kommen Tumorzellen in die Cysterna chyli und gelangen über den Ductus thoracicus und den Venenwinkel (zwischen Vena jugularis und Vena subclavia links) in die Hohlvene. Nicht selten ist eine frühzeitige Metastase in dem hier gelegenen Lymphknoten zu tasten (**Virchow-Lymphknoten** z. B. bei Magenkarzinom!). Die weitere Metastasierung erfolgt wie beim Venentyp.

**Haftenbleiben der Tumorzellen in der terminalen Strombahn.** Größere Tumorgruppen oder Gewebsbröckel bleiben im „Filter" der peripheren Blutgefäße stecken.

Anlagerung von Tumorzellen an die Gefäßwand: Einzelne Zellen können miteinander verkleben, sie haften dann leichter am Endothel. Eine wesentliche Rolle spielt dabei offenbar die Blutgerinnung.

Erhöhte Gerinnungsneigung des Blutes fördert die Metastasenbildung, folgende Mechanismen sind dabei wirksam:

Thromben begünstigen einerseits das Haften von Tumorzellen an der inneren Gefäßwand. Andererseits haften verschleppte Tumorzellen bei erhöhter Gerinnungsneigung des Blutes leicht am Endothel des venösen Teils der Kapillaren und der Venolen und führen zur Ausbildung eines kleinen Thrombus aus Fibirin und Thrombozyten. Die Oberfläche der Tumorzellen ist thromboplastisch.

Der Thrombus schützt die Tumorzellen vor der lytischen Wirkung des Blutes.

Tumorzellen können im Thrombus lange erhalten bleiben und Spätmetastasen bilden.

Verminderte Gerinnungsbereitschaft z. B. nach Antikoagulantientherapie hemmt dagegen die Metastasierung.

**Invasion der Gefäßwand und Nachbarschaft**

Lokale Vorgänge bei der Metastasenbildung: Die am Endothel haftenden Tumorzellen werden von einem fibrinreichen Abscheidungsthrombus umgeben, in dessen Schutz sich die Geschwulstzellen besonders gut vermehren können. Mit Hilfe der o. g. lytischen Enzyme zerstören die Tumorzellen die Gefäßwand, treten durch die Blutgefäßwand vor allem im venösen Anteil der Kapillaren, vermehren sich im Extravasalraum und induzieren durch Abgabe eines angioplastischen Faktors (= Tumor-Angiogenese-Faktor: TAF) die Bildung eines eigenen Kapillarnetzes. Damit sind die Voraussctzungen für ein weiteres Wachstum geschaffen.

**Metastasierung innerhalb präformierter Hohlräume**

**Liquorräume:** Tumoren des ZNS metastasieren in der Regel nicht in Bereiche außerhalb des ZNS, können sich jedoch beim Einbruch in das Ventrikelsystem vereinzelt im Liquorraum ausbreiten. Beispiel: Medulloblastome. Auf gleichem Wege findet bei Hirnmetastasen extrazerebraler Primärtumoren eine weitere Aussaat im ZNS statt.

**Seröse Höhlen:** Durchsetzt ein Tumor das Mesothel einer serösen Höhle – oft auf dem Weg über subseröse Lymphgefäße – so entsteht häufig eine entzündliche Reaktion mit hämorrhagischem Erguß (z. B. hämorrhagischer Pleuraerguß).

Merke: Ohne ersichtlichen Grund auftretende hämorrhagische Ergüsse sind vor allem bei älteren Menschen stets tumorverdächtig!

Die Tumorzellen breiten sich in den serösen Höhlen aus und siedeln sich bevorzugt in den abhängigen Partien an. Beispiele: Peritonealhöhle → Douglas-Raum. Ein Magenkarzinom kann auf diesem Wege in die Ovarien metastasieren = Krukenberg Tumoren.

**Epithelial ausgekleidete Wege:** Auf kanalikulärem Weg verschleppte Geschwulstzellen sind vor allem diagnostisch bedeutsam, da an ihnen ein zytologischer Tumornachweis möglich ist. Beispiel: Zytologische Tumordiagnostik im Sputum oder im Urin. Es ist in vielen Fällen jedoch fraglich, ob diese von den Oberflächen abgelösten und in ihrer Vitalität in dem ungünstigen Milieu bereits beeinträchtigten Tumorzellen noch in der Lage sind, sich an anderer Stelle anzusiedeln und Metastasen zu bilden. Nur vereinzelt konnte dieser Ausbreitungsweg bewiesen werden (z. B. Tube: Endometrium). Häufiger wachsen dagegen Tumoren kontinuierlich entlang epithelialer Oberflächen.

### 4.3.1.2 Weitere Faktoren, welche Lokalisation und Realisation von Metastasen begünstigen oder hemmen

Wie Tierversuche zeigen, kann eine nur wenige Gramm schwere Krebsgeschwulst täglich einige Millionen Zellen abgeben, von denen indes nur jede hundertste den ersten Tag und jede tausendste die erste Woche überlebt. Für die Realisation von

Metastasen sind also neben den bisher besprochenen, vor allem durch die **Ausbreitungswege** bedingten Gegebenheiten, weitere Faktoren ausschlaggebend. So ist schon lange bekannt, daß in der geradezu als Filterorgan wirksamen Milz oder dem gut vaskulierten Herz- und Skelettmuskel nur selten Metastasen auftreten. Außer der Transportfrage ist das **lokale Milieu** für die Entwicklung von Metastasen entscheidend (Seed and Soil-Theorie, engl., = Saat und Erdboden). Welche metabolischen und immunologischen Vorgänge in den einzelnen Bereichen letztlich das Angehen von Metastasen begünstigen oder hemmen, ist im einzelnen noch unbekannt. Eine Rolle scheinen bestimmte Affinitäten zwischen Makromolekülen der Tumorzellmembran und der jeweiligen Gewebszelle zu spielen. Besonders oft befallen werden Leber, Lungen, blutbildendes Knochenmark und Gehirn.

Ausbreitungswege und lokales Milieu führen zur bevorzugten Metastasierung einiger Tumoren in bestimmte Organe.

Vor allem in das **Skelettsystem** metastasieren:
Prostatakarzinome
Mammakarzinome
Schilddrüsenkarzinome
Nierenkarzinome
Magenkarzinome
Lungenkarzinome
maligne Melanome

**Vertebraler Venentyp der Metastasierung**

Neben der arteriellen Einschwemmung der Tumorzellen über die Aa. nutritiae des Knochens werden zusätzliche Metastasierungswege wie beim sog. vertebralen Metastasierungstyp angenommen. Danach können z. B. beim Prostatakarzinom über die Vv. lumbales ascendentes Tumorzellen bei intraabdominellen Druckerhöhungen (Bauchpresse, Husten, Niesen) mit dem venösen Blut retrograd in die klappenlosen vertebralen Venenplexus und von dort in die Wirbelkörper gepreßt werden. Gleichartige retrograde venöse Aussaaten werden beim Mammakarzinom über die Rami perforantes und Interkostalvenen, aus den dorsalen Schilddrüsenanteilen über tiefe Halsvenen und aus den Nieren über die inkonstant vorhandene V. renazygos angenommen. Damit könnten Fälle erklärt werden, bei denen Wirbelkörpermetastasen bevorzugt in Höhe der jeweiligen Primärtumoren auftreten (Prostatakarzinom – Os sacrum, Mammakarzinom – BWS, Schilddrüsenkarzinom – HWS).

Hochsitzende Rektumkarzinome metastasieren über die Pfortader in die Leber, tiefsitzende Rektumkarzinome über die V. cava inferior in die Lungen.

In die **Lungen** metastasieren vor allem:
Mammakarzinome
Ovarialkarzinome

Nierenkarzinome
Rektumkarzinome
Magenkarzinome
Maligne Hodentumoren

In die **Leber** metastasieren insbesondere:
Lungenkarzinome
Mammakarzinome
Magenkarzinome
Dickdarmkarzinome
Ovarialkarzinome
Maligne Melanome
Sarkome

Ausgangspunkt von **Hirnmetastasen** sind vor allem:
Lungenkarzinome
Mammakarzinome
Maligne Melanome

## 4.4 Tumorrezidiv und Regression von Tumoren

### 4.4.1 Definition der Begriffe

**Rezidiv** *ist das erneute Auftreten eines Tumors nach dessen therapeutischer Beseitigung.*

**Regression** *ist die Rückbildung eines Tumors in Größe und Funktion.*

Rezidive eines Tumorleidens können am Entstehungsort des ersten Tumors nach dessen therapeutischer Beseitigung auftreten *( = Lokalrezidiv)* oder aus Metastasen hervorgehen, die schon vor der Entfernung des Primärtumors entstanden, aber zunächst unbemerkt geblieben sind.

### 4.4.2 Früh- und Spätrezidiv

**Frührezidiv**
In den ersten Monaten bis Jahren auftretende Rezidive werden als Frührezidive bezeichnet.

Ursachen der Frührezidive: Trotz scheinbarer Beseitigung eines Tumors können einige Geschwulstzellen zurückgeblieben sein, von denen ein erneutes Tumorwachstum ausgeht. Da bösartige Tumoren die Fähigkeit haben, diffus in Gewebs- und Lymphgefäßspalten zu wachsen, wird ihre Ausdehnung bei der Operation makroskopisch nicht immer richtig eingeschätzt und es bleiben nicht selten einzelne Geschwulstzellen zurück. Außerdem breiten sich maligne Geschwülste oft diskontinuierlich in der Umgebung aus. Selbst bei mikroskopisch tumorfreien Resektionsrändern ist daher eine vollständige Entfernung des Tumorgewebes nicht mit absoluter Sicherheit gewährleistet.

Auch gutartige Tumoren können rezidivieren, vor allem wenn sie unscharf begrenzt sind und dadurch eine vollständige Entfernung erschwert ist. Beispiele: Enchondrome, die unregelmäßig in die Knochenmarksräume gewachsenen Tumorzellen werden nicht immer vollständig entfernt. Operativ mitunter schwer zugängliche Meningeome sind oft unscharf begrenzt und nicht immer vollständig zu beseitigen.

### Spätrezidive

Rezidive, die nach einem mindestens 5jährigen freien Intervall ohne Metastasen auftreten, werden als Spätrezidive oder Spätmetastasen bezeichnet.

Ursachen der Spätrezidive: Die Spätrezidive gehen offenbar aus verschleppten oder in der Nachbarschaft des entfernten Primärtumors zurückgebliebenen Geschwulstzellen hervor, die über viele Jahre lebensfähig geblieben sind. Ihre Wachstumsfähigkeit war jedoch so stark reduziert, daß sie keinen manifesten Tumor gebildet haben = schlummernde Tumorzellen = **dormant cells** (engl. „schlafende Zellen").

Offenbar können einzelne Tumorzellen im Interstitium über größere Strecken wandern (im Tierversuch einen cm/Tag, SCANLON, Cancer 55: 1163, 1985) und dort lange Zeit ruhen, vor allem wenn sie keinen Anschluß an Blutgefäße finden.

### 4.4.3 Bedeutung der Jahres- oder Mehrjahresüberlebensrate

Von einer Jahresüberlebensrate sprechen wir, wenn ein Patient nach Beseitigung des Tumors 1 Jahr behandelt oder unbehandelt überlebt. Entsprechend gelten Mehrjahresüberlebensraten. Da eine große Zahl der Rezidive, Metastasen und Todesfälle während der ersten 5 Jahre auftritt, wird dieser Grenzwert aufgrund der statistischen Erfahrungen oft als Maßstab für den Therapieerfolg gewählt (= **5-Jahresüberlebensrate**). Eine sichere Aussage über eine Heilung ist im Einzelfall damit jedoch nicht verbunden. So verstirbt mehr als die Hälfte der Patientinnen mit einem Mammakarzinom nach mehr als 5 Jahren an diesem Tumorleiden. Für einige Tumoren wird daher heute zusätzlich zur Begutachtung des Therapieerfolges die 10-Jahresgrenze eingeführt.

Neben Mammakarzinomen neigen vor allem Nieren- und hochdifferenzierte Schilddrüsenkarzinome zu Spätmetastasen, Intervalle bis zu 20 Jahren können hier beobachtet werden.

„5-Jahres-Heilung" gibt die Anzahl der Patienten an, die 5 Jahre nach Beseitigung eines Tumors ohne Rezidiv und ohne Metastasen noch leben, analog gilt die 10-Jahresheilung.

### 4.4.4  Spontane und therapeutisch induzierte Tumorregression

Rückbildungen von Tumorgeweben können spontan oder therapiebedingt auftreten.

**Spontane Regressionen** werden relativ häufig in zentralen Bereichen eines gutartigen oder bösartigen Tumors und in Metastasen beobachtet.

Ursache: Ernährungsstörungen des Tumorgewebes. Mit dem raschen Wachstum der Tumorzellen kann das gefäßführende Stroma nicht Schritt halten. So nimmt die Tumorzellproliferation mit dem Abstand von einer Kapillare ab. Als kritische Grenze wird eine Distanz von 80 µ angegeben. Der Tumor schafft sich zwar durch Anschluß an Blutgefäße der Nachbarschaft und Eröffnung von Interzellularräumen sowie Lymphgefäßen zusätzliche Verbindungen, die jedoch für die Ernährung nicht ausreichen. Es entstehen daher zentrale Nekrosen, die gelegentlich verkalken. Infolgedessen sinken die Oberflächen von Karzinommetastasen oft im Zentrum ein ( = „Krebsnabel").

Auch in größeren gutartigen Tumoren kommt es auf diese Weise häufig zu regressiven Veränderungen in zentralen Abschnitten mit Nekrosen, Fibrosen, Verkalkungen oder Verflüssigungen. Beispiele: Strumaknoten, Leiomyome des Uterus, Neurinome.

Vollständige spontane Regressionen, d. h. Spontanheilungen eines bösartigen Tumors sind absolute Raritäten. Kritischen Prüfungen haben im gesamten Weltschrifttum bisher weniger als 200 Fälle standgehalten. So wurden vereinzelte Spontanremissionen von Neuroblastomen, Chorionkarzinomen, malignen Melanomen und Nierenkarzinomen beschrieben.

Ein in diesem Zusammenhang noch nicht befriedigend erklärbares Phänomen sind die **„ausgebrannten Hodentumoren"**. Dabei ist der Primärtumor im Hoden vernarbt, im Körper sind jedoch zahlreiche Metastasen vorhanden (meist Teratome, seltener Seminome).

**Therapeutisch induzierte Remissionen:** Durch Bestrahlungen, zytostatische oder hormonelle Behandlung können erhebliche Regressionen und in einigen Fällen auch vollständige Rückbildungen bösartiger Tumoren erreicht werden. So werden in zunehmendem Maße Heilungen folgender Tumoren durch geeignete Therapie beschrieben: Wilms Tumoren, Ewing-Sarkome, Lymphogranulomatosen, Burkitt-Lymphome, akute Leukämien des Kindesalters, Chorionkarzinome der Frau.

## 4.5 Kanzerogenese

Kanzerogenese ( = Karzinogenese) = krebserzeugende   Vorgänge   (cancer,   lat.
                                    = Krebs,   karkinos,   gr. = Krebs,   genesis,   gr.
                                    = Entstehung)
Kanzerogen ( = Karzinogen)          = krebserzeugender Faktor

Auf der Suche nach den Ursachen der Tumorentstehung müssen endogene und
exogene Faktoren berücksichtigt werden.

### 4.5.1 Familiäre Disposition

Tumorerkrankungen sind als solche nicht erblich. Die Disposition an einem Tumor zu erkranken, kann jedoch vererbt werden. Bei einigen Geschwülsten besteht
eine so starke rezessiv oder dominant vererbte Disposition, daß eine ausgesprochen familiäre Häufung auftritt.

**Bedeutung familiärer Vorerkrankungen mit hohem Tumorentartungsrisiko**
Vererbbare Gewebsveränderungen, auf deren Boden bestimmte bösartige Geschwülste mit großer Regelmäßigkeit entstehen, sind zum Beispiel:

**Familiäre adenomatöse Polypose (4.10.3)**
Seltene Erkrankung mit autosomal-dominantem Erbgang, bei der zahlreiche Poly-
pen vor allem des Dickdarmes im Jugendalter entstehen. Einer oder mehrere die-
ser Polypen entarten bis zum 4. Lebensjahrzehnt karzinomatös, so daß kaum ein
Patient mit einer unbehandelten familiären Polypose das 40. Lebensjahr überlebt.
Geeignete Therapie: Frühzeitige Kolektomie.

**Gardner-Syndrom (4.10.3)**
Äußerst seltene disseminierte Polypose des Kolons, Magens oder Dünndarmes
mit mesenchymalen Tumoren, insbesondere der Haut und des Knochens, kombiniert. Die nach dem 20. Lebensjahr auftretenden Polypen entarten ebenfalls häufig
karzinomatös.

**Xeroderma pigmentosum**
Eine aktinische Keratose (aktis, gr. = Strahl) bei weißhäutigen Menschen infolge
einer autosomal-rezessiv vererbten Stoffwechselstörung der Haut mit reduziertem
Zystin- und Methioningehalt der Kutis, verminderter Fähigkeit, das UV-Licht zu
filtern und entsprechend angeborener Überempfindlichkeit gegen Lichteinwir-
kungen. Die DNA des Kernes wird infolge eines DNA-Repair-Defektes irrepara-
bel geschädigt. Während der UV-Einwirkung gebildete Dimeren zwischen Basen
der DNA werden nicht mehr repariert, es entstehen gehäuft Mutationen, die wiederum die Karzinomentstehung begünstigen. Dem Licht ausgesetzte Körperpartien entwickeln zunächst rote Flecken ( = Erythem) mit Gefäßerweiterungen. Es
kommt zu abnormen braunen Pigmentierungen, die Haut wird trocken und atro-

phisch, es entstehen Warzen und schließlich oft schon im Kindesalter bösartige Tumoren: Karzinome der Epidermis, Basaliome, seltener Sarkome oder Melanome.

Weitere erbliche Erkrankungen mit gutartigen Tumoren, die maligne entarten können, sind:

**Neurofibromatosis** v. Recklinghausen → Neurinosarkome.

**Osteodysplasia exostotica** → Osteosarkome, Chondrosarkome.

Vererbte gutartige Geschwülste meist ohne maligne Entartung treten auf bei:

**Hippel-Lindau-Krankheit:** Angiomatosis retinae und zahlreiche Zysten im ZNS.

**Tuberöse Hirnsklerose (Bourneville):** Gliomatose des Gehirns, Tumoren in Herz, Nieren, Lungen und tumorartige Hautveränderungen (Adenoma sebaceum).

## Präkanzerosen

Als Präkanzerosen und Präblastomatosen werden Krankheiten bezeichnet, auf deren Boden vermehrt maligne Tumoren auftreten (z.B. Neurofibromatosis v. Recklinghausen, Ostitis deformans Paget, Xeroderma pigmentosum) und Zell- und Gewebsveränderungen, die in eine maligne Neoplasie übergehen können (z.B. familiäre Adenomatosis coli, Epitheldysplasien).

Nach der Wahrscheinlichkeit, mit der eine Präkanzerose in einen malignen Tumor übergeht, werden unterschieden:

**Obligate Präkanzerosen** = Veränderungen mit hohem Entartungsrisiko in relativ kurzem Zeitintervall.

Beispiele: Die bereits erwähnte familiäre adenomatöse Polypose, das Gardner-Syndrom und das Xeroderma pigmentosum.

**Fakultative Präkanzerosen** = Veränderungen mit niederer Entartungsfrequenz.

Beispiele: Colitis ulcerosa: Nach 8-10 Jahren treten gehäuft Kolonkarzinome auf (s. 5.13).

Chronische atrophische Gastritis Typ B (primäre Antrumgastritis) und intestinale Metaplasie der Magenschleimhaut.

Leberzirrhosen, auf deren Boden in etwa 7% ein Leberzellkarzinom entsteht (Wert aus der Bundesrepublik Deutschland).

Cronkhite-Canada-Syndrom: Eine ätiologisch ungeklärte, nicht erbliche, seltene Erkrankung mit gastrointestinaler Polypose, Hyperpigmentation der Haut, Schleimhäute und Retina. Etwa 15% der Patienten bekommen zusätzlich ein Karzinom des Magens oder Darmes.

Die Frage, ob eine obligate oder fakultative Präkanzerose vorliegt, ist in vielen Fällen nicht zu beantworten, da wirksame individuelle Faktoren nicht erfaßbar sind.

Präkanzerosen sind besonders gut an Körperoberflächen zu erkennen. Beispiele: Dysplasien, Leukoplakien, Erythroplasien, Keratosis senilis, Melanosis circumscripta (Dubreuilh).

Von einigen, vor allem europäischen Autoren, wird auch das **Carcinoma in situ** als Präkanzerose im engeren Sinne („Präkanzerose der engeren Begriffsbestimmung") bezeichnet. Im internationalen Sprachgebrauch gilt es heute jedoch allgemein, wie der Name besagt, als umschriebenes Karzinom, das die Basalmembran noch nicht durchbrochen hat (**präinvasives Karzinom, Karzinom im Stadium O**). Es kommt in jedem Epithel vor, am ehesten erfaßbar ist es wie die o. g. Präkanzerosen an Oberflächenepithelien. Eine Voraussetzung zu seiner Entstehung ist die Umwandlung der inäqualen Zellteilung in den äqualen Typ. Bei der inäqualen Zellteilung wandert eine Zelle nach der Mitose der Basaliszelle ohne weitere Teilung sich differenzierend nach oben, die andere bleibt undifferenziert an der Basis für weitere Mitosen verfügbar. Beim äqualen Teilungstyp ist dagegen die mitotische Aktivität bis in die obersten Schichten erhalten, die Zellen bleiben dabei undifferenziert.

Seit langem bekannt, besonders sorgfältig untersucht und in der Krebsvorsorge relativ häufig erfaßt sind das Carcinoma in situ der Portio uteri sowie der Morbus Bowen der Epidermis, der Mund- und Kehlkopfschleimhaut. Besondere diagnostische und therapeutische Probleme bietet das Carcinoma in situ des Übergangsepithels der ableitenden Harnwege, besonders der Harnblase. Im Einzelfall ist nicht vorauszusagen, wann ein Carcinoma in situ in ein invasives Karzinom übergeht, dieser Zeitpunkt kann in wenigen Wochen oder erst nach Jahrzehnten eintreten. Dieses Carcinoma in situ ist vom **Frühkarzinom** (z. B. des Magens) abzugrenzen, das eindeutig über die Basalmembran hinaus wächst und schon in die Submukosa eingewachsen sein kann, mit größter Wahrscheinlichkeit indes noch nicht metastasiert hat.

### 4.5.2 Wichtige chemische Karzinogene

Seit über 200 Jahren sind chemische Substanzen bekannt, die krebserzeugend wirken. Heute kennen wir über 900 Verbindungen, die im Tierversuch oder beim Menschen bösartige Tumoren hervorrufen.

#### Kanzerogene aromatische Kohlenwasserstoffe

1775 beschrieb erstmals der englische Chirurg Pott das gehäufte Auftreten von Karzinomen der Skrotalhaut bei Schornsteinfegern und erkannte bereits damals den ursächlichen Zusammenhang zwischen der chronischen Einwirkung von Ruß und Teer und der Tumorentstehung: „Schornsteinfegerkrebs". Erst 140 Jahre später wurde diese Annahme jedoch durch Yamagiwa und Ishikawa (1915) experimentell gesichert: 2–3malige Pinselung der Innenseite des Kaninchenohres mit Teer führte nach 3 Monaten an dieser Stelle zu Papillomen, die dann in Karzinome übergingen. Als wirksame karzinogene Stoffe wurden dann in den folgenden Jahren im Teer enthaltene aromatische Kohlenwasserstoffe identifiziert, vor allem **3,4-Benzpyren, 20-Methylcholanthren, Dimethylbenzanthrazen.**

3,4-Benzpyren          3-Methylcholanthren          Anthrazen

Alle drei Substanzen sind nur fettlöslich. Sie erzeugen bevorzugt am Ort der Einwirkung bösartige Tumoren. So entwickeln sich nach Hautpinselung bei Mäusen und Kaninchen epitheliale Tumoren der Haut, nach subkutaner Verabreichung bei Ratten Weichteilsarkome.

Diese Stoffe kommen im Zigarettenrauch, in Industriegebieten in höherer Konzentration in der Atemluft, in Autoabgasen, im Straßenstaub und entsprechend vermehrt auch in den Pflanzen dieser Regionen vor. So bestehen deutliche Beziehungen zwischen dem Gehalt der Luft an 3,4-Benzpyren und der Häufigkeit des Bronchialkarzinoms. Man muß jedoch ein Jahr lang die „smogreiche" Luft von Los Angeles einatmen, um die gleiche Menge an Mutagenen aufzunehmen, die ein Zigarettenraucher mit einer Packung Zigaretten täglich aufnimmt (AMES, Cancer 53: 2034, 1984).

**Aromatische Amine**
Grundbaustein dieser Stoffe ist der Benzolring. Mit zunehmender Zahl an Benzolringen nimmt der kanzerogene Effekt zunächst zu, Moleküle mit mehr als 3 annelierten Ringen haben dann wieder eine geringere tumorerzeugende Wirkung. Dabei wirken nicht die aromatischen Amine als solche kanzerogen, sondern ihre Metaboliten. Ihr Effekt ist daher nicht an der Eintrittspforte festzustellen, sondern die Tumoren treten dort auf, wo der entsprechende Metabolit freigesetzt wird. Die bekanntesten kanzerogenen aromatischen Amine sind:

**Beta-Naphthylamin**

$\beta$-Naphthylamin

**4-Dimethylaminoazobenzol**

4-Dimethylaminoazobenzol (Buttergelb)

**2-Azetylaminofluoren**

2-Azetylaminofluoren

### zu Beta-Naphthylamin

1895 stellte der Frankfurter Chirurg Rehn fest, daß in einer Anilinfabrik tätige Arbeiter gehäuft an Blasenkarzinomen erkrankten. Weitere Untersuchungen ergaben jedoch, daß Anilin (1 Benzolring) selbst nicht kanzerogen wirkt, sondern das als Verunreinigung vom Anilin nur schwer trennbare Beta-Naphthylamin (2 Benzolringe).

Auch diese Substanz erzeugt nicht unmittelbar an der Eintrittsstelle in den Organismus Tumoren, sondern wird nach der Aufnahme durch die Lungen, den Mund oder die Haut im Urin ausgeschieden und erst dort enzymatisch in den eigentlich kanzerogenen Metaboliten 1-Hydroxy-2-Aminonaphthalin umgewandelt.

### zu 4-Dimethylaminoazobenzol = DAB = Buttergelb

Diese zur Gelbfärbung der Butter und Margarine in den 30er Jahren benutzte Substanz erwies sich 1936 als karzinogen. Bei Ratten lassen sich mit dieser methylierten Substanz (2 Benzolringe durch die Azobrücke $-N=N-$ verbunden) Leberkarzinome erzeugen. Wird statt der Azobrücke eine Äthylenbrücke ($-CH=CH-$) eingefügt, so entstehen keine Lebertumoren mehr, sondern Geschwülste des Darmes und der Mamma.

### zu 2-Azetylaminofluoren

Hauptbestandteil eines 1920 in den USA patentierten Insektizids, das sich im Tierversuch als eines der stärksten allgemeinen Kanzerogene erwies. Die Anwendung als Pflanzenschutzmittel konnte rechtzeitig verhindert werden.

## Mustards ( = Senfstoffe) und Äthylenimine

In die Gruppe der Mustards gehören die Schwefel- und Stickstoff-Lost-Verbindungen. Die wichtigsten Äthylenimine sind Triäthylenimin (TEM) und Triäthyleniminphosphoramid (TEPA), die einerseits als Krebschemotherapeutika angewendet werden (z. B. Endoxan®, Trenimon®), andererseits Tumoren erzeugen können (bei Ratten z. B. Retikulosen und Leukämien).

Die Mustarde wirken biologisch wie ionisierende Strahlen ( = „**radiomimetische Stoffe**") wachstumshemmend. Ähnlich wirksam sind die als „**Ruhekerngifte**" bezeichneten Äthylenimine.

## Harnstoffderivate

Urethan, ein früher benutztes Narkotikum, erzeugt im Tierversuch Hämangioendotheliome der Leber und Lungenadenome. Die Harnstoffabkömmlinge Thioharnstoff und Thioazetamid führen zu Hepatomen, Schilddrüsentumoren sowie Gehörgangsgeschwülsten.

## Halogenierte aliphatische Verbindungen

Chloroform ($CHCl_4$) und Tetrachlorkohlenstoff ($CCl_4$) sind ausgesprochene Lebertoxine, führen im Tierversuch zu Leberzirrhosen und Lebertumoren.

### n-Nitrosoverbindungen

Einfache aliphatische n-Nitrosoverbindungen wie die **Nitrosamine** sind im Tierversuch extrem potente Karzinogene mit teilweise ausgeprägter organspezifischer Wirkung. 80% der 90 bis 1972 getesteten Nitrosoverbindungen sind karzinogen, keine der bisher untersuchten Tierspezies einschließlich der Primaten erwies sich als resistent.

Auch am Menschen wirken sie daher mit an Sicherheit grenzender Wahrscheinlichkeit karzinogen. So werden Leberkarzinome bei Arbeitern der Kunststoffindustrie auf die Einwirkung des Lösungsmittels **Dimethylnitrosamin** zurückgeführt.

Dimethylnitrosamin $\begin{array}{c} H_3C \\ \phantom{x} \\ H_3C \end{array}\!\!\!\diagdown\!\!N-N=O$

Der organbezogene Effekt kommt offenbar dadurch zustande, daß die gelegentlich karzinogene Substanz erst unter dem Einfluß organspezifischer Enzyme entsteht. N-Nitrosoverbindungen wirken im Tierversuch auch diaplazentar karzinogen auf den Feten!

Wahrscheinlich erfolgt in der Nitrosamin-Kanzerogenese die Transformation zur Geschwulstzelle durch eine Methylierung der Purinbase Guanin.

### Kunststoffe

Arbeiter in der Kunststoffindustrie, die Polyvinylchlorid verarbeiten, erkranken an Sarkomen der Kupffer-Sternzellen der Leber.

### Anorganische Verbindungen

**Arsen:** Bis 1940 als Schädlingsbekämpfungsmittel im Tabak-, Obst- und Weinbau verwendet. „Arsenkrebs" bei Winzern. Langdauernde Arsenmedikation führte früher häufiger zu Hautkarzinomen, Lebergeschwülsten und Bronchialkarzinomen.

**Asbest:** ($=$hydratisierte Silikate – $SiO_2$), wurde in etwa 3000 verschiedenen industriellen Produkten verarbeitet. Alle Asbestarten wirken karzinogen, am stärksten Krokydolith. Gefährlich sind Fasern unter 2,5 µm Dicke und zwischen 10 und 80 µm Länge. Verursachen vor allem Lungenkarzinome, Mesotheliome, Ovarialkarzinome.

**Blei:** Nierenadenome und Nierenkarzinome.

**Chrom:** Lungenkarzinome bei beruflich exponierten Arbeitern.

**Eisen:** Die metallische Form ist nicht karzinogen. Hämatitstäube (eisenoxyd- und silikathaltige Erze) erhöhen beim Menschen jedoch das Risiko, an Lungenkarzinomen zu erkranken. Injizierte Eisendextrane erzeugen lokale Sarkome bei Mensch oder Tier.

**Nickel:** Lungenkarzinome und Karzinome der Nasennebenhöhlen nach beruflicher Exposition.

Damit sind nur die wichtigsten, nichtradioaktiven karzinogenen anorganischen Substanzen genannt.

**„Naturprodukte"**
Bisher unzureichend untersucht ist das Vorkommen von Karzinogenen in Naturprodukten. Beispiele: **Adlerfarn** (Pteridium aquilinum) enthält einen Faktor (alkylierend wirkendes Lakton), der bei Rindern und z. B. auch bei Ratten Harnblasenkarzinome erzeugt. Stämme von Aspergillus flavus bilden **Aflatoxine** (= Difurokumarine mit Molekulargewichten von 312–330), die in Langzeit-Tierversuchen Leber-, Nieren- und Magenkarzinome hervorrufen. Offenbar wirkt Aflatoxin $B_1$ durch eine Bindung an die DNA und stört die RNA-Bindung. Auch in anderen Pilzarten wurden ähnlich wirksame **Mykotoxine** gefunden.

In Zykadazeen, einer in Australien, den karibischen und pazifischen Inseln vorkommenden, palmenförmigen Pflanzenart, findet sich das Glykosid **Zykasin**, das nach Aufnahme über den Darm wie Nitrosamine wirkt, u. a. zu Nieren- und Darmtumoren führt und auch diaplazentar wirksam ist. Pyrrolizidinalkaloide, die vor allem in Unkräutern wie den Gattungen Senecio, Crotalaria und Heliotropium vorkommen, verursachen im Tierversuch u. a. Lebertumoren. Wir kennen heute mehr als 20 Pflanzeninhaltsstoffe und Produkte von Mikroorganismen, die im Tierversuch karzinogen sind.

**Durch chemische Substanzen hervorgerufene Tumoren als Berufserkrankungen**
Berufs- oder Gewerbekrankheit ist eine Schädigung des Körpers, die durch länger dauernde, in der Arbeitsausübung begründete Schädlichkeiten entsteht.

Abzugrenzen vom **Unfall**, der als plötzliches, maximal auf eine Arbeitsschicht begrenztes, von außen einwirkendes körperlich schädigendes Ereignis im Sozialversicherungswesen definiert ist.

Als Berufserkrankungen gelten nur die in der Liste der 7. Berufskrankheitenverordnung aufgeführten Erkrankungen. Eine ganze Anzahl durch chemische Substanzen hervorgerufener Tumoren werden als Berufserkrankung anerkannt.

Beispiele:
- Tumoren der Harnwege durch aromatische Amine
- Karzinome durch Arsen an jeder Körperstelle
- Lungenkarzinome durch Chrom (insbesondere Alkalichromate, Chromfarben)
- Lungenkarzinome und Mesotheliome durch Asbest

### 4.5.3 Tumorentstehung durch Strahleneinwirkung und nach Inkorporation von Radionukliden (ausführlicher 2.5.4 und 2.5.5)

**Ionisierende Strahlen**

**Äußere Bestrahlung:** Die Entdeckung des **Radiums** und die Anwendung der **Röntgenstrahlen** hat die geschwulsterzeugende Wirkung von Strahlen bewiesen. So wurden bei Röntgenpersonal gehäuft Leukämien und Hautkarzinome, bei Überlebenden der Atombombenexplosionen von Hiroshima und Nagasaki Leukämien beobachtet.

**Innere Bestrahlung:** Bergarbeiter in den Joachimsthaler und Schneeberger Gruben des Erzgebirges erkranken infolge der Inhalation von Radiumemanation gehäuft an Bronchialkarzinomen. Therapeutische oder diagnostische Anwendungen von Isotopen können die Entstehung von Tumoren begünstigen. Radioaktives Strontium, Radium 224 und 226 werden anstelle von Kalzium in den Knochen eingebaut. Beispiele: Strontium: Knochentumoren, Kinder, die früher zur Behandlung einer Knochentuberkulose oder eines Morbus Bechterew das kurzlebige Thorium X ($^{224}$Ra) erhielten, erkrankten in den folgenden 20 Jahren 6–8mal häufiger an Knochentumoren oder Leukämien als die Durchschnittsbevölkerung. Thorotrast, früher als Röntgenkontrastmittel benutzte kolloidale radioaktive Lösung von Thoriumdioxyd ($^{232}_{90}$ThO$_2$) mit langer Halbwertszeit führt zu einem 12–16mal höherem Erkrankungsrisiko an Lebertumoren, Leukämien oder malignen Lymphomen.

## Ultraviolette Strahlen

Langdauernde starke Einwirkungen über Jahrzehnte (Beispiel: Starke Sonnenbestrahlung bei Landarbeitern oder Seeleuten) können zu Papillomen und über einen Morbus Bowen oder eine aktinische Keratose zu Karzinomen der exponierten Epidermis führen.

### Tumoren durch Strahlen als Berufserkrankungen

Als Berufserkrankungen werden anerkannt
Tumoren durch: Röntgenstrahlen
        Strahlen radioaktiver Stoffe
        andere ionisierende Strahlen

### Ernährungsweise und Tumorhäufigkeit

Unter den exogenen Faktoren werden in der Kanzerogenese seit einigen Jahren zunehmend häufiger Ernährungsgewohnheiten diskutiert. So hat die „metabolische Epidemiologie" in Bevölkerungen mit hoher Dickdarm-Karzinom-Inzidenz eine Fett-Cholesterin-Protein-reiche und faserarme Diät ergeben. Auch Mammakarzinome treten vor allem bei fettreicher Diät auf.

In Bevölkerungen mit stark gesalzener, gepökelter oder geräucherter Nahrung, vor allem Fisch oder Bohnen und niederer Vitamin-C Aufnahme treten Adenokarzinome des Magens häufiger auf. Ösophaguskarzinome werden häufiger bei Personen mit hohem Tabak- und Alkoholkonsum gefunden, an Pankreaskarzinomen erkranken vor allem Populationen mit typischer fettreicher Diät westlicher Industrienationen und hohem Kaffee- und Zigarettenkonsum.

Bei niedrigem Fleisch- und Fett-Konsum, keinem Alkohol- und Tabakverbrauch sind nahezu alle bösartigen Tumoren signifikant seltener (Ausnahmen: Prostatakarzinom, maligne Lymphome, Leukämien, Tumoren des ZNS), wie Untersuchungen an Mormonen und Adventisten in den USA ergeben haben.

Mit Hilfe des Salmonellen-Mutagentests (AMES, Cancer 53: 2034, 1984) lassen sich „mutagene" Substanzen in nahezu allen Röstprodukten unserer Nahrung (einschließlich Brotrinde), in großer Menge in Kaffee, in Zigaretten, in Dieselabgasen, im menschlichen Kot (in dem natürliche Glykoside durch „Fekalase" zu Mutagenen transformiert werden), im Rotwein u. a. nachweisen.

### 4.5.4 Karzinogenese in ihrem Ablauf

**Definitionen:** *Alle Vorgänge in der Zelle oder in Geweben, die bei der Entstehung bösartiger Geschwülste ablaufen, werden unter dem Begriff der Karzinogenese zusammengefaßt.*

**Synkarzinogenese** = *Wirkung von Karzinogenen, die sich in ihrer malignomerzeugenden Wirkung addieren oder vertreten können.*

**Kokarzinogenese** = *Zusammenwirken von vorausgegangenem Karzinogeneffekt und nachfolgender, die Tumorentstehung begünstigender Vorgänge, z. B. unspezifischer Proliferationssteigerungen.*

**Kokarzinogen** = Faktor, der die Wirkung eines Karzinogens verstärkt, selbst jedoch kein Karzinogen ist (4.5.5).

**Promotor** = Unspezifischer Faktor, der die Entstehung eines Tumors beschleunigt, selbst jedoch keine spezifische iniziierende karzinogene Wirkung hat. Kokarzinogene wirken oft auch als Promotoren (z. B. Proliferationssteigerung, 4.5.5).

#### 4.5.4.1 Mehrstufenablauf (Mehrstufenhypothese) der Karzinogenese

Der zu einem bösartigen Tumor führende Prozeß verläuft nach dieser Hypothese in 3 Phasen:

#### I. Initiierung

Durch verschiedene Karzinogene (chemische Karzinogene, Strahlen, onkogene Viren) werden Änderungen am genetischen Apparat hervorgerufen, die auf die Tochterzellen weitergegeben werden. Beobachtungen aus der experimentellen Tumorforschung weisen darauf hin, daß dabei die Informationszentren durch „Treffer" verändert werden = **Treffertheorie**. Diese molekularen Veränderungen von der Art einer somatischen Mutation sind noch nicht sichtbar. Offenbar führen dabei nur Veränderungen an bestimmten Stellen des Genoms zur malignen Entartung, die heute als Onkogene genauer erfaßt werden können.

#### Onkogene

Onkogene sind etwa 5000 Nukleotidbasenpaare lange Gene, die ca. ein Millionstel des vorhandenen Raumes auf der DNA einnehmen und für die Ausprägung des malignen Phänotyps von Tumorzellen verantwortlich sind. In der DNA des Menschen wurden inzwischen etwa ein halbes Dutzend Onkogene gefunden. Jede Zelle des Menschen enthält einen Satz Gene (mindestens 20), die außerdem Onkogene werden können, wenn sie von Retroviren aufgenommen werden.

Die Verläufer, die **Protoonkogene** sind normale Bestandteile aller somatischen Zellen.

Verwandte menschlicher Protoonkogene kommen auch in der DNA verschiedener anderer Säuger, in Hühnern und selbst der Taufliege Drosophila vor, d.h., sie müssen sich vor mehr als 600 Millionen Jahren entwickelt und alle Selektionsprozesse der Evolution überstanden haben.

Proto-Onkogene steuern normalerweise Wachstum und Differenzierung der Zellen. Am Beispiel eines in Blasenkarzinomzellen des Menschen identifizierten Onkogens (EJ) konnte gezeigt werden, daß aus dem Protoonkogen ein Onkogen hervorgeht, in dem nur eine einzige Base, das Guanin durch Thymin ersetzt (Abb. 41) und damit als Aminosäure Valin statt Glyzin kodiert wird (WEINBERG 1984).

Die lange vermutete und jetzt molekularbiologisch nachgewiesene **Punktmutation** ist verantwortlich für die Strukturveränderung des Kodierungsproduktes dieses Gens, eines 21 000 d großen Proteins, das dem **Platelet derived growth factor (PDGF)** entspricht und in dem die normalerweise in Position 12 lokalisierte Aminosäure Glyzin durch Valin ersetzt wird (Abb. 41). Dieser einzige Aminosäureaustausch verleiht dem Protein offensichtlich eine neue Fähigkeit.

Wie ein so wenig in der Struktur verändertes Protein die Physiologie der Zelle in so fundamentaler Weise verändern kann, wissen wir noch nicht. Wahrscheinlich kontrolliert das vom Protoonkogen kodierte Protein das normale Zellwachstum, während das Onkogen-Protein die Zelle zu bösartigem Wachstum veranlaßt.

Normalerweise wird PDGF bei Verletzungen von Thrombozyten abgegeben und stimuliert Epithelien, Endothelien, Bindegewebszellen und Zellen der Arterienmuskulatur zur Proliferation. Eine Hypothese geht davon aus, daß dieser, von den Tumorzellen atypischerweise produzierte Faktor, an der Oberfläche dieser Geschwulstzellen lokalisierte Rezeptoren besetzt und damit ein ungesteuertes Wachstum auslöst.

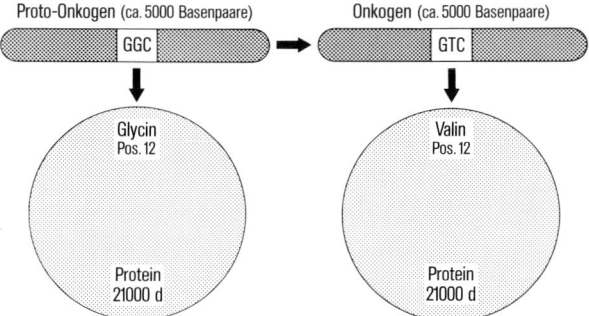

Abb. 41   Punktmutation des menschlichen Blasenkarzinom-Onkogens EJ (Austausch einer Guanin-Base gegen eine Thymin-Base). Dieses Codon kodiert jetzt statt der Aminosäure Glyzin in Position 12 Valin in dem entsprechenden Protein

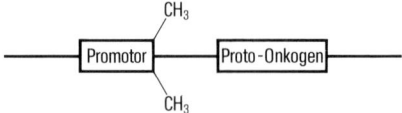

Vorstellung über die mögliche Lokalisation eines Promotors für ein Protoonkogen in der DNA

Untersuchungen an Hühnerlymphomen haben gezeigt, daß mit einem analogen Onkogen („Myc") über ein 21 000 d-Protein zwar ein ungehemmtes Wachstum der Zellen induziert werden kann, zur malignen Umwandlung jedoch noch das Wirksamwerden eines 2. Onkogens („Ras") notwendig ist, das – wie alle Onkogene – zunächst als Protoonkogen in normalen Zellen vorhanden ist und erst nach einer Mutation krebserregend wirkt.

Die neoplastische Transformation der Zelle könnte auch durch „Ausschalten" (oder Amplifikation, d. h. Vermehrung) eines Onkogens zustandekommen, indem in benachbarten „Kontroll-DNA-Sequenzen" aktivierende Abschnitte eingebaut oder mutiert werden.

So wird neben dem Protoonkogen ein „Promotor" in der DNA vermutet, der in methyliertem Zustand das Genom blockiert, nach dessen Demethylierung das Genom aktiviert wird. Alkylierende Substanzen hemmen DNA-Methyltransferasen und könnten damit zur Demethylierung des Promotors beitragen.

In verschiedensten Tumoren des Menschen (z. B. Neuroblastomen, malignen Lymphomen, Darmkarzinomen, Sarkomen) werden die gleichen Onkogene (z. B. N-Ras) gefunden. Aus der Sicht der Molekularbiologie ist Krebs nach diesen neuen Ergebnissen nicht mehr eine Sammelbezeichnung für mehr als 100 verschiedene Erkrankungen, die sich alle durch einen anderen Tumortyp auszeichnen, sondern es mehren sich die Hinweise auf nur wenige, allen Tumortypen gemeinsame molekulare Mechanismen.

In der Phase der Geschwulstinitiierung gelten folgende Regeln:

**Summationswirkung:** Die Wirkung verschiedener Krebsnoxen kann sich addieren = Synkarzinogenese.

**Irreversibilität:** Schädigungen eines DNA-Stranges treten täglich in großer Zahl bei allen Individuen auf (geschätzt 200 Läsionen/Zelle/Tag). Solange nur ein Strang betroffen ist, kann mit Hilfe sehr effektiver Reparaturmechanismen diese Läsion beseitigt ("exzidiert") und über den unveränderten Komplementärstrang der Schaden behoben werden.

Wird jedoch durch einen der Läsion rasch folgenden Zellzyklus mit Verdoppelung der DNA-Stränge diese Veränderung auch auf dem DNA-Komplementärstrang kodiert, bevor die Reparatur einsetzt, ist die durch das Karzinogen erzeugte Zellschädigung irreversibel, sie bleibt nach Absetzen der kanzerogenen Wirkung latent weiter bestehen.

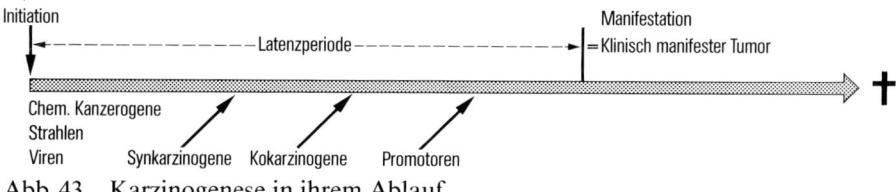

Abb. 43   Karzinogenese in ihrem Ablauf

## II. Latenzperiode

In dieser Phase vermehren sich die initiierten (transformierten) Zellen. Bei kleinen Laboratoriumstieren dauert die Latenzperiode mehrere Wochen (z. B. Epidermiskarzinom der Maus durch Benzpyren 40–50 Tage), beim Menschen 15–20 Jahre, bei einigen Tumoren bis zu 40 Jahren. Dabei findet eine Selektion der Tumorzellen statt. So können rascher wachsende „aggressivere" Zellen langsamer wachsende Tumorzellen verdrängen = **klonale Selektion.**

Die durch das Karzinogen während der Initiationsphase erzeugten Veränderungen im genetischen Apparat werden jetzt teilweise schon realisiert. Kern- und Zytoplasmaveränderungen werden erkennbar, Stoffwechselveränderungen treten in Erscheinung **(Realisation).**

Bei additiver Einwirkung sehr kleiner Karzinogendosen kann die Kanzerisierung der Zelle so spät eintreten, daß das Stadium des manifesten Tumors nicht mehr erlebt wird.

## III. Tumormanifestation

Die Zellveränderungen sind jetzt so weit fortgeschritten, daß ein eigenständiges Wachstum einsetzt, da u. a. ein Verlust der Wachstumsregulationsvorgänge eingetreten ist. Es kann zunächst ein gutartiger Tumor (z. B. Leberzellenadenom) entstehen, aus dem sich dann ein bösartiger Tumor (Leberzellenkarzinom) entwickelt. In anderen Fällen kann ein zunächst auf den Entstehungsort beschränkter Tumor **(Carcinoma in situ)** vorausgehen, der später die Basalmembran durchbricht, infiltriert und schließlich metastasiert.

### Transplazentare Kanzerogenese

Die experimentelle Krebsforschung der letzten Jahre hat gezeigt, daß manche krebserzeugenden chemischen Substanzen transplazentar (diaplazentar) über die Mutter in den ungeborenen Organismus gelangen und dort als Kanzerogene wirken können. Erste Hinweise darauf, daß diese am Tierversuch gewonnenen Erkenntnisse auch für den Menschen gelten, ergaben Beobachtungen in den USA, nach denen junge Frauen gehäuft an Adenokarzinomen der Vagina und Cervix uteri erkrankten, deren Mütter während der Schwangerschaft mit synthetischen Östrogenen, vor allem mit Diäthylstilböstrol behandelt wurden.

### 4.5.4.2  Wirkungsweise der chemischen Kanzerogene

Besonders eingehend konnten die Karzinogenese und dabei gültige Dosis-Wirkungs-Beziehungen in Tierversuchen mit chemischen Substanzen untersucht werden.

**Primär lokal wirkende chemische Kanzerogene,** die am Applikationsort Tumoren erzeugen, sind vor allem kanzerogene Kohlenwasserstoffe: 3,4-Benzpyren, 20-Methylcholanthren, Dimethylbenzanthrazen. Je größer deren Reaktionsfähigkeit mit basischen Proteinen ist, um so stärker ist ihr kanzerogener Effekt.

**Sekundäre Kanzerogene ( = Prokarzinogene = Resorptive Kanzerogene)** werden erst durch enzymatische Prozesse in verschiedenen Bereichen des Organismus in die letztlich kanzerogen wirksamen Stoffe ( = ultimate carcinogen) umgewandelt. In diese Gruppe gehören vor allem die aromatischen Amine und die n-Nitrosoverbindungen.

Beispiele: **Dimethylaminoazobenzol ( = Buttergelb)** wird nach Hydroxylierung in eine N-Hydroxyverbindung mit dem in den Zellen enthaltenen Methionin verestert. Dieser N-Hydroxyester ist offenbar der unmittelbar kanzerogene Wirkstoff, das „ultimate carcinogen". Am Buttergelb bestimmen die Benzolringe mit den dazwischenliegenden Brücken die Organtropie. Die Aminogruppe ist für den kanzerogenen Effekt verantwortlich, die Methylgruppen als funktionelle Gruppen steigern (z. B. durch Veresterung) oder vermindern die kanzerogene Wirkung.

**Beta-Naphthylamin:** Erst die Orthohydroxylierung in der Harnblase zu 1-Hydroxy-2-aminonaphtol führt zu der eigentlich kanzerogenen Substanz. Diese Orthohydroxylierung der aromatischen Amine ist ein wesentlicher Schritt in der Kanzerisierung.

Neuere Untersuchungen haben ergeben, daß die verschiedenen Substanzen in den Zellen der Zielgewebe mit DNA, RNA und Proteinen chemisch reagieren können. Der gemeinsame Wirkungsmechanismus der chemischen Kanzerogene ist ihre kovalente Bindung an kritische Makromoleküle. Als kritisch für die Transformation der Zelle gelten die Reaktionen mit der Kern-DNA. Die Bedeutung der Bindung an RNA und Proteine (Enzyme) ist noch zweifelhaft.

Die kovalente Bindung an die entsprechenden Makromoleküle setzt eine Reaktionsfähigkeit voraus, die bei den alkylierenden Verbindungen (z. B. Stickstoff-Lost, Bischlormethyläther) schon im Molekül vorhanden ist, während die karzinogeneren aromatischen Kohlenwasserstoffe, aromatischen Amine und Nitrosamine erst durch eine „metabolische Aktivierung" im Organismus, meist sogar erst im befallenen Organ, reaktionsfähig werden. Die daran beteiligten Enzyme entsprechen denen, die auch am Metabolismus von Medikamenten und anderen körperfremden Substanzen beteiligt sind. Genetisch bedingte Unterschiede von Enzymaktivitäten oder Enzymdefekte in diesen metabolischen Wegen könnten eine Ursache der verschiedenen individuellen Dispositionen sein.

So entstehen aus aromatischen Kohlenwasserstoffen durch mikrosomale Enzyme (z. B. Arylhydroxykarbonhydroxylasen) Epoxyde als letzte reaktionsfähige Wirkform, die am Ort der Einwirkung Karzinome erzeugt.

In der Entgiftung potentieller Blasenkarzinogene spielt die Azetylierung eine wesentliche Rolle. Untersuchungen am Menschen haben gezeigt, daß an diesem Tumor Erkrankte meist zum „slow acetylator phenotype" gehören, d. h., die entsprechenden Kanzerogene langsamer azetylieren und dann langsamer entgiften. Diese Eigenschaft wird homozygot über ein autosomal rezessives Gen vererbt (Ross 1983).

Die Entstehung eines bösartigen Tumors bei entsprechender Exposition hängt also auch von dem Gleichgewicht zwischen enzymatischer Aktivierung und Inaktivierung der potentiell krebserzeugenden Stoffe ab.

Letztlich wirksame endogene karzinogene Mechanismen könnten über Wasserstoffperoxyde und bei der Lipidoxydation der Fette (Bedeutung der Peroxysomen) entstehende Hydroperoxyde sein.

Die im Organismus nahezu ubiquitäre Harnsäure ist ein sehr wirksames Antioxydans (wirkt stärkter als Vitamin-C), deren Serumspiegel sich während der Primatenentwicklung infolge einer Serie von Mutationen deutlich erhöht hat und ein protektives System gegen $O_2$-Radikale darstellt. Die Ursache der im Vergleich zu kürzer lebenden Säugetieren erheblich verminderte altersspezifische Karzinomrate des Menschen könnte u. a. in den höheren Harnsäurespiegeln zu suchen sein.

Gemeinsames Merkmal der reaktionsfähigen Aktivierungsprodukte ist ihre „Elektrophilie", die auf elektronenarmen Strukturen beruht, welche sich bevorzugt mit elektronenreichen (= „nukleophilen") Strukturen umsetzen wie z. B. N- oder S-Atomen in Amino- und Nukleinsäuren.

Der elektrophile Metabolit, der durch seine Reaktion mit kritischen Zellbestandteilen zur malignen Zelltransformation führt, wird als „ultimate cancerogen" (= ultimales Kanzerogen) bezeichnet. Unter Umständen zwischen der zugeführten Substanz (= Präkarzinogen) und dem ultimalen Karzinogen auftretende Metaboliten werden „proximale Karzinogene" genannt.

Nach ihrer Wirkung auf den genetischen Apparat lassen sich die chemischen Kanzerogene heute in folgende Gruppen einteilen:

**Klassen chemischer Kanzerogene**
**I. Genotoxisch**
1. **Primäre Kanzerogene** = Direkt wirksam auf DNA: Elektrophile organische Substanzen, z. B. Äthylenimin, Bichlormethyläther.
2. **Sekundäre Karzinogene** = Prokarzinogene: Umwandlung in ultimales Kanzerogen durch metabolische Aktivierung, z. B. Vinylchlorid, Benzpyren, β-Naphthylamin, Dimethylnitrosamin.
3. **Anorganische Kanzerogene:** Wirken nicht direkt genotoxisch sondern verursachen DNA-Veränderungen durch fehlerhafte DNA-Replikation, z. B. infolge von Störungen der DNA-Polymerasen. Beispiele: Nickel, Chrom.

**II. Epigenetisch**
4. **„Fest-Status" Kanzerogene:** Wirkung unbekannt, beeinträchtigen meist mesenchymale Zellen, z. B. Asbest, Polymere, Metallfolien.

5. **Hormone** (4.5.7): In der Regel nicht genotoxisch, stören endokrine Balance und Differenzierung, wirken oft als Promotoren, z. B. Östradiol, Diäthylstilböstrol.

6. **Immunosuppressoren**: Im allgemeinen nicht genotoxisch, stimulieren virusinduzierte, transplantierte und metastatische Tumoren, z. B. Azathioprin, Antilymphozytenserum.

7. **Kokarzinogene**: Nicht genotoxisch oder kanzerogen, steigern Effekt von 1 oder 2, z. B. Phorbolester, Äthanol, $SO_2$.

8. **Promotoren**: Nicht genotoxisch oder kanzerogen, steigern Effekt von 1 oder 2, wenn nachträglich gegeben, z. B. Phorbolester, Phenol, Gallensäuren, Tryptophanmetaboliten, Saccharin.

### 4.5.4.3 Dosis-Wirkungsbeziehung

Tierexperimentelle Untersuchungen ergaben zwischen Tagesdosis eines verabreichten Karzinogens und der Zeit, die bis zum Auftreten eines Tumors vergeht, auffällig konstante Beziehungen. Die Gesamtdosis bis zum Auftreten des Tumors ist etwa gleich, d. h. bei niedrigerer Einzeldosis ist eine längerdauernde Zufuhr notwendig und umgekehrt. Daraus ergibt sich die Beziehung:

$$\text{Tagesdosis (d)} \times \text{Induktionszeit (t)} = \text{Gesamtdosis (D)}$$

Die Dosis-Wirkungsbeziehung ist jedoch nicht linear, sondern exponentiell, in einigen Fällen geht die Zeit (t) in der zweiten Potenz ein ($D \times t^2 = \text{konstant}$), allgemein gilt:

$$D \times t^n = \text{konstant}$$

$D = $ Gesamtdosis
$t \ = $ Zeit
$n \ = $ für die verschiedenen Kanzerogene unterschiedlicher Exponent

Auch bei vorübergehender Unterbrechung der Kanzerogenzufuhr bleibt diese Konstante etwa gleich.

Kokarzinogene und Synkarzinogene können die Latenzphase bzw. die Induktionszeit verkürzen.

### Einphasiger Ablauf der Viruskarzinogenese

Die in der chemischen Kanzerogenese gültigen Dosis-Wirkungsbeziehungen sind in der Viruskarzinogenese nicht anwendbar. Die Entstehung eines virusinduzierten Tumors läuft auch nicht in charakteristischen Phasen ab (4.5.6), die Mehrstufentheorie gilt in der o. g. Form hier nicht.

## 4.5.5 Kokarzinogene Faktoren

Unspezifische Reize, die eine vermehrte Zellproliferation auslösen, können die Latenzperiode verkürzen, weil sich damit auch die initiierten Zellen rascher vermehren = **Promotoreffekt**.

**Kokarzinogene** sind Faktoren, die selbst nicht karzinogen wirken, aber die Wirkung von Karzinogenen verstärken und damit meist auch beschleunigen.

Beispiele: Phorbolester im Krotonöl; sie beschleunigen die Entstehung von Hauttumoren durch kanzerogene Kohlenwasserstoffe.

In Süd- und Ostafrika vorkommende Baumarten (Euphorbia triangularis und Euphorbia cooperi), deren Saft bei der Herstellung von Kaugummi und Honig benutzt wurde, enthalten kokarzinogene Faktoren (Diterpenester), die Hauttumoren bei Mäusen begünstigen.

Aus Croton flavens wird in Curaçao und West Indien ein dort viel getrunkener Tee gewonnen. Diese Pflanze enthält 16-Hydroxyphorbol, das ebenfalls als Kokarzinogen angesehen wird. Möglicherweise besteht hier ein Zusammenhang mit der in dieser Region ungewöhnlichen Häufung von Ösophaguskarzinomen.

Als weitere kokarzinogene Faktoren gelten **Phenole**, einige **Hormone**, **Gallensäuren**, chemisch-physikalische Reize, mit Zellproliferationen einhergehende Regenerationsprozesse, insbesondere bei **chronischen Entzündungen**, z.B. chronisches Ulcus ventriculi → Ulkuskarzinom, chronische Bronchitis → Bronchialkarzinom, Leberzirrhose → Leberzellkarzinom.

## 4.5.6 Tumorentstehung durch Einwirkung onkogener Viren

### 4.5.6.1 Onkogene Wirkung von Viren im Tierexperiment

Die Virusätiologie von Tumoren ist bei Tieren experimentell bewiesen und kann auch in der Natur beobachtet werden. Beispiele: Geflügelleukämien und Marek-Krankheit (malignes Lymphom bei Hühnern).

Beim Menschen konnte der letzte Beweis einer Beziehung zwischen DNA Virusinfektionen und Entstehung **maligner** Tumoren bisher nicht erbracht werden, eine Vielzahl von Indizien spricht jedoch für diesen Zusammenhang. Für einige gutartige Tumoren liegen Beweise der Virusätiologie auch beim Menschen vor (4.5.6.2). Tierversuche haben gezeigt, daß tumorerzeugende (= onkogene) Viren DNA- oder RNA-Viren sein können.

Dringen onkogene Viren in eine Zelle ein, so verhalten sich die Zellen unterschiedlich:

### DNA-Viren

a) **Zytopathischer** (= zytolytischer oder zytozider) **Effekt = Produktive Infektion**: Die eingedrungene Virus-DNA repliziert sich nach Verlust der Kapsel in der

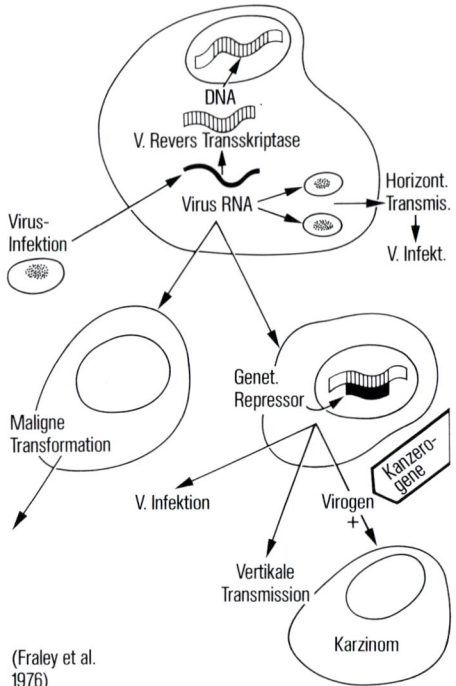

(Fraley et al.
1976)

Abb. 44    Transformation einer Zelle zur Geschwulstzelle durch Einbau eines Virusgenoms

Wirtszelle unter Umstellung des Zellstoffwechsels (Abb. 44) und führt damit zum Zelluntergang. Die Viren sind in diesen Zellen elektronenmikroskopisch nachweisbar.

b) **Transformation zur Geschwulstzelle:** Die freigesetzte Virus-DNA wird in die DNA des Zellkernes eingebaut, es kommt nicht zur Replikation des Virus, die Wirtszelle geht nicht unter. Elektronenmikroskopisch sind Viren in der Zelle nicht nachweisbar, der Zellkern enthält jetzt jedoch zusätzlich die viruseigene DNA-Information, die heute mit Hilfe der RNA-DNA-Hybridisierungstechnik erfaßt werden kann. Immunologisch läßt sich dieser **„verborgene" Einbau des Virusgenoms** aus einem Indiz ableiten: Die transformierten Zellen haben durch das aufgenommene Viruskapsid (Protein) charakteristische antigene Eigenschaften erhalten. Durch gleiche Viren induzierte Geschwülste haben das gleiche Antigen. Die in die DNA der transformierten Geschwulstzelle eingebaute Information des Virusgenoms geht nun an die Tochterzellen über und kann auch mit den Keimzellen über zahlreiche Generationen übertragen werden (= **„vertikale Übertragung"**). Beispiele: $SV_{40}$- und Polyoma-Viren.

**RNA-Viren**

Im Gegensatz zu den DNA-Viren werden in den von RNA-Viren transformierten Wirtszellen weiterhin Viren oder Virusteile gebildet, die stets elektronenmikroskopisch nachweisbar sind. Die infizierten Zellen gehen nicht zugrunde. Es entsteht ein Gleichgewicht der Virusreplikation, so daß eine nahezu konstante Virion-Zahl/Stunde produziert wird. Die lange ungeklärte Frage, wie in der Virus-RNA enthaltene Information so in der Wirtszelle fixiert werden kann, daß sie stets auf die Tochterzelle übertragbar ist, wurde mit der Entdeckung der **Revers-Transskriptase** verständlich. Mit Hilfe dieses Enzyms, einer von der Virus-RNA abhängige DNA-Polymerase, kann die mit dem RNA-Virus eingeschleuste Information auf eine komplementäre DNA übertragen werden ( = DNA-Provirus), die dann in den Kern eingelagert wird. Damit ist die Information in einem Genom fixiert, die Zelle kann so zur Geschwulstzelle transformiert werden (Abb. 44). Beispiel: Rous-Sarkom-Virus.

### 4.5.6.2 Onkogene Virusgruppen

Die wichtigsten tierexperimentell untersuchten und möglicherweise z. T. auch in der Tumorätiologie des Menschen bedeutsamen onkogenen Virusgruppen sind:

**Onkogene DNA-Viren (etwa 50)**

**Papovaviren**
(**Pa**pilloma – **po**lyoma – simian **va**cuolating viruses)
**Papillomaviren** (Subgruppe A der Papovaviren)
Diese kleinen ($\varnothing = 55$ nm) Viren erzeugen beim Menschen **Kehlkopfpapillome** und auf der Epidermis **Warzen**.

**Polyomavirus** (Subgruppe B) (poly = viele, oma = Geschwülste)
Unter ausgewachsenen Mäusen ein weit verbreitetes Virus ($\varnothing = 40$–45 nm), das in neugeborene Nager (Maus, Meerschweinchen, Ratte, Kaninchen) injiziert verschiedenste Tumoren erzeugt (20 histogenetisch verschiedene Formen). Als Wildvirus führt es bei Mäusen zu Parotiskarzinomen. Diese Tumoren haben alle ein gemeinsames virusspezifisches Tumorantigen, das T-Antigen.

**SV-40** ( = **Simian Virus 40**) (Simian, engl. = Affen . . .)
Das spontan bei Affen vorkommende und dort nicht zu Tumoren führende Virus erzeugt in neugeborenen Hamstern Sarkome, in denen ebenfalls T-Antigene nachweisbar sind. Beim Menschen wurden bisher Tumoren mit T-Antigen nicht gefunden.

**Papovavirus der grünen Meerkatzen**, Patienten mit malignen Lymphomen haben in 40% Antikörper gegen dieses Virus, Beweise für eine tumorinduzierende Wirkung beim Menschen stehen bisher jedoch noch aus.

Grüne Meerkatzen in Zentralafrika sind auch der natürliche Wirt des AIDS-Erregers oder seines Vorläufers ( = LAV = Lymphadenopathie assoziiertes Virus).

### Adenoviren
12 von 31 Adenoviren kommen beim Menschen, 6 bei Affen, 2 bei Vögeln und Rindern vor.

Ein mittelgroßer ( Ø 80 nm) Saprophyt des Menschen im lymphatischen Gewebe des Nasenrachenraumes, der bei Kindern mitunter akute fieberhafte Katarrhe des oberen Respirationstraktes und Augenerkrankungen hervorruft. Die Übertragung von Adenoviren auf neugeborene Hamster oder Mäuse führt zu Sarkomen. Beim Menschen konnten bisher Tumoren durch Adenoviren nicht gesichert werden.

### Herpes Viren
Mittel- bis große Viren ( Ø 180–200 nm)

### Epstein Barr Virus (EBV)
Ein Herpesvirus, das im **Burkitt-Lymphom** des Menschen nachgewiesen wurde, wahrscheinlich für die Mononucleosis infectiosa ( = Pfeiffer-Drüsenfieber) und möglicherweise auch für das **nasopharyngeale Karzinom** des Menschen verantwortlich ist. 97% der Afrikaner mit Burkitt-Lymphomen haben multiple Kopien der EBV-Genome in ihren Zellen. Diskutiert wurde auch die Bedeutung eines Herpesvirus (Typ 2 Herpes hominis = Herpes simplex Typ 2) bei der Entstehung des **Portiokarzinoms**.

### Lercke Virus
Erzeugt Nierenkarzinome bei Fröschen.

### Mareck-Erkrankung
Malignes Lymphom bei Hühnern durch einen Herpesvirus erzeugt. Herpesviren (Herpesvirus saimiri) rufen lymphatische Leukämien bei Affen hervor, andere sollen an der Entstehung der Lymphogranulomatose ( = Morbus Hodgkin) beteiligt sein.

### Pocken-Viren
Große Viren ( Ø 250–300 nm): Ein Pocken-Virus erzeugt das Molluscum contagiosum beim Menschen, beim Kaninchen gutartige Fibrome.

### Onkogene RNA-Viren (etwa 100)
Im Gegensatz zu den DNA-Viren sind bei onkogenen RNA-Viren natürlicherweise vorkommende bösartige Tumoren der Vertebraten bekannt. Onkogene RNA-Viren sind alle relativ gleichartig und werden als **„Leukoviren"** oder **„Onkornaviren"** bezeichnet („onkorna" aus onkogen-RNA). Die wichtigsten tumorerzeugenden Viren sind:

    Leukämie-Sarkomvirus der Vögel
    Murine Leukämie-Sarkomviren
    Murine Mammatumorviren: Übertragung des Virus mit der Muttermilch

( = Bittner Faktor). Die Leukämie tritt bei dem Jungtier nach einer Latenzzeit von mehreren Wochen auf.

Leukämie-Sarkomvirus der Katzen, Hamster, Ratten und Meerschweinchen

**Retroviren** bilden von ihrem RNA-Genom mit Hilfe der Revers-Transkriptase in der infizierten Wirtszelle eine DNA-Kopie, die sie in deren Chromosom einführen. Besondere Bedeutung haben HTLV-Viren ( = Human-T-Lymphotropic-Virus), die – abweichend von anderen Retroviren – noch ein zusätzliches Gen mit besonderen aktivierenden Eigenschaften besitzen.

Retroviren sind normalerweise für den Menschen ungefährlich, da sie vom Komplementsystem spontan lysiert werden. HTLV-Viren sind gegen diese Lyse jedoch resistent und können zu folgenden Tumoren führen:

HTLV I:    T-Zellen-Leukämie (Mensch)
HTLV II:   H-Zellen-Leukämie (Mensch wahrscheinlich)
HTLV III: Tumoren bei AIDS (4.5.8) (Kausalkette beim Menschen noch nicht gesichert).


### 4.5.6.3 Onkogene Wirkung von Viren bei einigen Tumoren des Menschen

Zusammengefaßt liegen eindeutige **Beweise** für ursächliche Beziehungen zwischen Virusinfekt und Entstehung des Tumors bei folgenden gutartigen Tumoren des Menschen vor:
Verruca vulgaris (Papovaviren)
Juveniles Kehlkopfpapillom (Papovaviren)
Molluscum contagiosum (Pockenvirus)

Mit größter **Wahrscheinlichkeit** anzunehmen ist die Virusätiologie bei:
Burkitt Lymphom (Epstein Barr Virus)
Leukämien (myeloische)

Erheblicher **Verdacht** auf eine Virusätiologie besteht weiterhin beim:
Mammakarzinom (familiär belastet)
Portiokarzinom (Herpesvirus Typ 2)
Lymphogranulomatose = Morbus Hodgkin

Bisher ist eine RNA-Virus-Onkogenese beim Menschen nur für die T-Zellen-Leukämie bewiesen. Die Beweisführungen sind u. a. dadurch erschwert, daß andere Viren als Hilfsviren an der Onkogenese teilnehmen können.

Der elektronenmikroskopische Nachweis eines Virus in einem Tumor des Menschen sagt somit nichts darüber aus, ob es sich um ein harmloses Begleitvirus ohne Beziehung zur Onkogenese, ein Hilfsvirus oder ein echtes onkogenes Virus handelt.

### 4.5.7 Hormonwirkung

#### 4.5.7.1 Fördernde Wirkung bestimmter Hormone auf die Tumorentstehung

Empirisch wurde auf Grund der Geschlechtsdisposition seit langem ein fördernder Einfluß bestimmter Sexualhormone auf die Entstehung einiger Tumoren angenommen, ohne daß bisher eindeutig der molekularbiologische Mechanismus dieser Wirkung geklärt werden konnte. Hormone erzeugen zwar keine Tumoren, können ihre Entstehung jedoch begünstigen (4.5.7.3).

#### 4.5.7.2 Hyperplasiogene Tumoren. Entstehung autonomer Adenome nach lang anhaltender Stimulation

In der Hypophyse werden „abhängige hyperplasiogene Tumoren" beobachtet, die in Einzelfällen nach längerer Latenzzeit maligne entarten können. Derartige abhängige hyperplasiogene Tumoren entstehen nach Ausfall einer der peripheren Drüsen. Normalerweise wird über einen negativen Rückkopplungsmechanismus die Produktion entsprechender troper Hormone der Hypophyse durch die Hormone der Nebennieren, Schilddrüse, Ovarien und Hoden gedrosselt. Die Dauerstimulation der betreffenden Hypophysenzellen durch den Verlust der peripheren Drüse kann offenbar vereinzelt über eine Hyperplasie zu autonomen Tumoren führen.

#### 4.5.7.3 Hormonabhängigkeit bestimmter Tumoren

**Östrogene** begünstigen mit ihrem proliferierenden Effekt auf das Endometrium die Entstehung von **adenomatösen Polypen** und **Karzinomen** der Korpusschleimhaut des Uterus und mit Prolaktin und Gestagen von **Fibroadenomen** und **Karzinomen** der Mamma. Nach Ovarektomie sollen diese Karzinome seltener auftreten.

Bei Männern entsteht im Alter unter dem Einfluß des relativ erhöhten Östrogenspiegels eine Hyperplasie der Prostata (= **Adenomyomatose**), für die vor allem die Erhöhung des Quotienten Östrogene/Androgene im Serum infolge des sinkenden Adrogenspiegels verantwortlich ist.

**Androgene** fördern die Entwicklung eines **Prostatakarzinoms** vorwiegend in den dorsalen Partien dieser Drüse, deren Proliferation z. B. durch Testosteron gefördert wird. Kastraten erkranken seltener an Prostatakarzinomen.

**Somatotropes Hormon** des Hypophysenvorderlappens soll ebenfalls auf Grund seiner wachstumsfördernden Eigenschaft die Entstehung von Tumoren begünstigen.

### 4.5.8  Erhöhtes Tumorentstehungsrisiko bei immunologischen Defektzuständen

Menschen mit Defekten des Immunsystems, vor allem des T-Zellen-Systems (6.1.2) erkranken außergewöhnlich oft an Tumoren. So ist das Karzinom- und Sarkomrisiko bei Defektimmunopathien gegenüber einer vergleichbaren Population um den Faktor 10000 erhöht. Unter immunsuppressiver Therapie ist das Risiko, an malignen de novo-Tumoren zu erkranken, etwa 100mal größer als in vergleichbaren Altersgruppen. Tierexperimentell läßt sich zeigen, daß in thymektomierten Mäusen durch onkogene Viren oder Karzinogene Tumoren leichter zu erzeugen sind.

Bei Patienten, die z. B. nach **Nierentransplantationen** längere Zeit mit Immunsuppressiva und/oder mit Antilymphozytenserum behandelt wurden, entstehen häufiger bösartige Geschwülste.
Patienten mit T4-Helferzell-Defekten bei erworbenem Immundefekt-Syndrom (AIDS = Acquired Immunodeficiency Syndrome) erkranken häufig an malignen Non-Hodgkin-Lymphomen, an Kaposi-Sarkomen und auch an Karzinomen verschiedener Art.

Diese erhöhte Tumordisposition ist vor allem Folge einer **gestörten Immunüberwachung (Burnet)**: Bei der großen Zahl täglich neu gebildeter Zellen treten während der DNA-Reduplikation immer wieder Mutationen auf, die einzelne Tumorzellen entstehen lassen. Normalerweise werden diese Zellen mit einem anderen Genotypus von immunkompetenten Zellen als „fremd" erkannt und eliminiert. Ein Tumor kann sich jedoch entwickeln, wenn diese Elimination infolge eines defekten Immunsystems unterbleibt, oder die Abweichung der atypischen Zellen von der Norm so gering ist, daß sie das Immunabwehrsystem „unterlaufen".

Neuerdings wird diskutiert, ob maligne Lymphome bei Kindern mit angeborenen Immundefekten, Tumoren bei Nierentransplantatempfängern und die malignen Tumoren bei AIDS-Patienten Folgen einer gestörten Immunüberwachung gegen Antigene ubiquitär onkogener Viren sind (PURTILO 1984).

Außerdem produzieren Tumorzellen Stoffe, die Immunabwehrmechanismen des Körpers hemmen können.

Zusammengefaßt lassen sich in der Kanzerogenese die Beziehungen zwischen Disposition aus den verschiedensten o.g. Gründen, Exposition, Latenzperiode und Krebsentstehung nach Schmähl in folgendem Schema darstellen:

$$D \times E \times A \rightarrow C$$

D = individuelle Disposition
E = Exposition gegenüber krebsauslösenden Noxen

A = Alter des Individuums, d. h. Latenzzeit zwischen Exposition und der Manifestation des Krebses

C = Auftreten (Manifestation) des Krebses

## 4.6 Lokale und allgemeine Wirkungen des Tumors auf den Organismus

### 4.6.1 Lokale Folgeveränderungen

**Zell- und Gefäßveränderungen**
Wächst ein maligner Tumor in das benachbarte Wirtsgewebe ein, kommt es zunächst zu einer bisher nicht deutbaren Hyperplasie der Wirtszellen, bevor sie zugrunde gehen. Vor allem proliferieren die Blutgefäße, deren Wachstum durch einen stromafördernden **angioplastischen Faktor** begünstigt wird, den bösartige Tumorzellen produzieren. Dadurch macht sich der Tumor die ortsständigen Blutgefäße zunutze, zieht sie zu seiner Ernährung heran und schafft damit eine entscheidende Voraussetzung für das Tumorwachstum.

Im Bindegewebe um den Tumor treten oft entzündlich-zellige Infiltrate aus Lymphozyten und Plasmazellen auf. Diese „Stromareaktion" wird als Abwehrreaktion gegen den Tumor gedeutet.

Im Knochengewebe können Karzinommetastasen nicht nur den Knochen zerstören (osteolytische oder osteoklastische Metastasen), sondern auch in pathogenetisch noch nicht vollständig geklärter Weise über eine Osteoblastenstimulation die Knochenneubildung anregen (osteoblastische Metastasen), gelegentlich werden dadurch primäre Osteosarkome vorgetäuscht.

**Tumorwachstum**
Nicht selten führen **mechanische Einwirkungen** eines wachsenden Tumors auf die Umgebung zu den ersten, mitunter sogleich lebensbedrohlichen Symptomen. Vor allem **Stenosen und Verschlüsse von Hohlorganen** können früher oder später lebensgefährliche Komplikationen verursachen.

Beispiele:
Ductus choledochus: Ikterus, Leberkoma
Larynx: Asphyxie
Bronchien: Lungenatelektasen, Sekretstauung, Pneumonie
Ösophagus, Pylorus: Inanition
Kolon: Ileus
Gehirn: Intrakranielle Drucksteigerung mit Beeinträchtigung der Atem- und Kreislaufzentren in der Medulla oblongata (16.1.10)

**Abnorme Verbindungen zwischen Hohlorganen:** Durch Tumorzerfall (Nekrosen von Tumorgewebe) können abnorme Verbindungen zwischen Hohlorganen entstehen („**Krebsfistel**") z. B. zwischen Vagina und Rektum.

**Gefäßarrosionen durch Tumorgewebe:** Gefahr des tödlichen Verblutens
Beispiel: Einbruch eines Bronchialkarzinoms in große Pulmonalarterienäste, in die Vena cava oder Aorta. Hämatemesis bei Magen- oder Ösophaguskarzinomen.

### 4.6.2 Auswirkungen des fortgeschrittenen Tumorstadiums auf den Stoffwechsel des Wirtsorganismus

**Tumorstoffwechsel**
Bösartige Tumoren haben einen ungewöhnlich intensiven Stoffwechsel, verbrauchen rasch Energie, z. B. Glukose. Die Glukosekonzentration ist infolgedessen im Zentrum eines Tumors reduziert. Die **anaerobe Glykolyse** ist in vielen Fällen gesteigert, zeigt den Pasteur-Effekt (für Hefezellen typische Hemmung der anaeroben Milchsäure- und Äthanolbildung in Gegenwart von Sauerstoff). Auch Aminosäuren werden in stärkerem Maße verbraucht, vor allem wenn aus Ulzera des Tumors mit den proteinreichen Exsudaten größere Eiweißmengen verloren gehen und eine **katabole Stoffwechsellage** begünstigen, die zur Abmagerung der Tumorkranken beiträgt. Oft ist die Blutsenkungsreaktion infolge von Veränderungen der Serumeiweißkörperkonzentrationen stark beschleunigt.

In folgenden vier Befunden sind die Auswirkungen des Tumors auf den Stoffwechsel des Wirtsorganismus am eindrucksvollsten zu erkennen:

**Kachexie** (kakos, gr. = schlecht, hexis, gr. = Befinden)
Die Ursachen der hochgradigen Abmagerung und des Kräfteverfalls von Patienten mit bösartigen Tumoren sind jedoch noch nicht in allen Punkten befriedigend erklärt. Eine entscheidende Rolle spielen die Appetitlosigkeit und Schlaflosigkeit bei Schmerzen, die verminderte Nahrungsaufnahme bei Tumor-Stenosen im Magen-Darmkanal, Resorptionsstörungen, Durchfälle und Proteinverluste, z. B. bei ulzerierenden Kolontumoren sowie Eiweißverlusten in Ergüsse bei Karzinomen mit Beteiligung der serösen Höhlen. Weiterhin tragen sekundäre Infektionen mit Fieber infolge der allgemeinen Abwehrschwäche zur Kachexie bei. Hinzu kommen pathogenetisch bisher z. T. ungeklärte generalisierte Stoffwechselstörungen.

**Anämie**
Ursachen:
Okkulte Blutungsquellen, z. B. im Magen-Darmkanal.
Antikörper gegen Erythrozyten → hämolytische Anämien.
Zerstörung des blutbildenden Knochenmarks durch Tumorgewebe: z. B. durch Metastasen eines Mammakarzinoms oder eines Prostatakarzinoms, beim Plasmozytom, bei Leukämien.

**Fieber**
Ursachen: Sekundärinfektionen infolge allgemeiner Abwehrschwäche. Resorption nekrotischer Gewebsanteile.

**Abwehrschwäche**
Ursachen: Störung der Immunabwehr durch Schädigung des lymphatischen Gewebes z.B. bei malignen Lymphomen, bei Lymphogranulomatose oder ausgedehnter Lymphangiosis carcinomatosa.
Hypo-Gamma-Globulinämie durch Proteinmangel infolge von Ernährungsstörungen oder stärkerem Eiweißverlust.
Zytostatische Therapie
Kortikosteroidtherapie

### 4.6.3 Paraneoplastische Syndrome

**Definition:** *Paraneoplastische Syndrome sind Symptome bei Tumorträgern, die durch Stoffwechsel und spezifische sekretorische Leistungen der Tumorzellen hervorgerufen werden und den Effekten endokriner Organe entsprechen können.*

Diese paraneoplastischen Syndrome sind nicht unmittelbar an die Lokalisation, Größe oder histologische Struktur der Geschwulst gebunden. Ursache: Fehlgesteuerte Syntheseleistung, deren molekularbiologischer Mechanismus noch nicht in allen Punkten geklärt ist. Wahrscheinlich handelt es sich um Folgen geänderter Basenkodierungen durch Mutationen der Tumorzellen. Wegfall bestimmter Repressoren können eine Rolle spielen (4.2.2).

#### 4.6.3.1 Formen paraneoplastischer Syndrome

**Paraneoplastische Endokrinopathien (endokrine Syndrome)**
Tumoren mit einem völlig anderen Aufbau als entsprechende endokrine Drüsen produzieren Hormone, die in Struktur und/oder Effekt den Hormonen normaler endokriner Drüsen gleichen.

Beispiele:
**Paraneoplastisches ACTH-Syndrom:** Oft mit Cushing-artigem Bild, wird besonders bei kleinzelligen Bronchialkarzinomen, aber auch bei Karzinomen des Pankreas, des Magens, der Nieren, der Mamma, der Schilddrüse, der Ovarien, der Prostata und der Gallenblase beobachtet. Ursache: Sekretion von Polypeptiden mit ACTH-Wirkung.

**Paraneoplastisches Hyperkalzämiesyndrom:** Folge der Produktion eines Parathormons vor allem in Plattenepithelkarzinomen der Lungen, Karzinomen der Mamma, der Nieren, der Leber, des Pankreas, des Uterus und in Tumoren des lymphoretikulären Gewebes.

**Paraneoplastisches Hypoglykämiesyndrom:** Vermutlich infolge der Bildung einer Insulin-artigen Substanz, besonders bei großen retroperitonealen Fibromen und Fibrosarkomen, seltener bei Karzinomen des Zökums, des Uterus, der Leber, bei Leukämien und Hämangioperizytomen.

Bei Fibrosarkomen wird nach neueren Untersuchungen in der Leber vermehrt ein „non supressible insulin like protein" (= NSILP, Mol. Gewicht 80 000) gebildet, das blutzuckersenkend wirkt und die Glukoneogenese hemmt. Die zur Glukoneogenese notwendigen verzweigten Aminosäuren (z.B. Valin, Leuzin, Isoleuzin) sind stark vermindert. Bisher ungeklärt ist, warum auch die B-Zellen der Pankreasinseln bei Fibrosarkompatienten gegenüber Glukose weitgehend unempfindlich werden.

**Paraneoplastisches Hyponatriämiesyndrom:** Seltenes Syndrom mit schwerem renalem therapieresistenten Natriumverlust bei Lungenkarzinomen offenbar infolge erhöhter ADH-Ausscheidung durch Stimulation des Hypophysenhinterlappens.

**Paraneoplastisches Serotoninsyndrom:** Durch Karzinoide des Magen-Darmkanals und der Bronchien, die Serotonin in größeren Mengen produzieren. Weitere paraneoplastische Syndrome sind:

**P. n. Wachstumshormonsyndrom** bei Bronchial- und Uteruskarzinomen.

**P. n. Gastrinsyndrom**

**P. n. Thyreotropinsyndrom**

**P. n. Erythropoetinsydrom** bei hypernephroiden Nierenkarzinomen.

**Paraneoplastische enzephaloneuromuskuläre Syndrome**
Unabhängig von einem metastatischen Befall des Nervensystems können maligne Tumoren mit verschiedenen neurologischen Symptomen verbunden sein:

Progressive mulitfokale Leukoenzephalopathie (Papovaviren nachweisbar!)

Subakute zerebelläre oder spino-zerebelläre Atrophie

Limbische Enzephalitis u. a. mit Zerstörung des Ammonshornes

Sensorische Neuropathie

Polyneuropathie (Guillain-Barré-Syndrom)

Verschiedene ungewöhnliche neuromuskuläre Störungen:

Myastheniforme Syndrome und Dermatomyositis.

Diese Syndrome treten vor allem bei Karzinomen der Bronchien, der Mamma, des Ösophagus, der Prostata, des Ovars, des Uterus, der Nieren, bei multiplen Myelomen und selten bei lymphatischen Leukämien oder malignen Lymphomen hohen Malignitätsgrades auf. Die Ursachen sind noch weitgehend unbekannt.

**Paraneoplastische hämatologische Veränderungen**

**Polzythämie** besonders bei hypernephroiden Nierenkarzinomen und Hämangioblastomen des Kleinhirns.

**Anämien:** Z. B. aplastische Anämien bei Thymustumoren und Bronchialkarzinomen.

**Leukozytosen** und **leukämische Reaktionen**
Paraneoplastische Störungen der leukozytären Abwehrfunktionen.

Weiterhin werden beobachtet:
Paraneoplastische metabolische, kardiovaskuläre, gastrointestinale und kutane Syndrome.

## 4.7 Mögliche Abwehrmechanismen des Organismus gegen Tumorzellen

Ein wesentlicher Abwehrmechanismus ist die in Kapitel 4.5.8 beschriebene **Immunüberwachung**, die als „fremd" erkannte Zellen zerstören kann. So können beispielsweise bei intaktem Immunsystem durch Mutation entstandene Tumorzellen von immunkompetenten Zellen (T-Lymphozyten), aber auch durch humorale Antikörper zerstört oder in ihrem Wachstum gehemmt werden. Eine wesentliche Rolle spielt dabei die vor allem in den Zelloberflächen lokalisierte Antigenität der Tumorzellen.

Vor allem die Aktivität der zu den T-Zellen gerechneten **„Natural killer cells"** und die Empfindlichkeit des Tumors gegen deren zytotoxischen Effekt sind wahrscheinlich entscheidende Faktoren in der Resistenz des Wirtes gegen die Entwicklung eines Tumors.

Über die Ursachen **unspezifischer Resistenzen** wissen wir bisher zu wenig.

Einen primären Abwehrfaktor gegen die Tumorentwicklung stellen offenbar **Makrophagen** dar. Ihre Aktivierung kann durch T-Zellen oder lösliche, von T-Zellen abgegebene Faktoren erfolgen. Diese Kooperation zwischen T-Zellen und Makrophagen erfolgt z. B. als Antwort der T-Zellen auf ihren Kontakt mit spezifischen Tumorzellantigenen.

Im Frühstadium (10–200 Zellen) können Tumoren von Makrophagen auch T-Zellen-unabhängig eliminiert werden, wie Tierversuche gezeigt haben (WHEELOCK, Lab Invest 48: 120, 1983).

# 4.8  Geschwulstsystematik

Alle Einteilungen der Tumoren gehen auf die entwicklungsgeschichtliche Ableitung der Gewebe aus den Keimblättern zurück ( = histogenetische Klassifikation).

Aus dem Ektoderm und Entoderm gehen hervor: **Epitheliale Tumoren**
gutartig: Adenome, Polypen, Papillome
bösartig: Karzinome

Aus den Abkömmlingen des Mesoderms entstehen: **Mesenchymale Tumoren**
gutartig:  Nach Gewebstyp bezeichnet: Lipom, Fibrom, Osteom etc.
bösartig: Sarkome

## 4.8.1  Mesenchymale Tumoren

### 4.8.1.1  Gutartige mesenchymale Tumoren

Die gutartigen mesenchymalen Tumoren werden nach der vorherrschenden Gewebsart benannt.

**Myome**
Häufige Tumoren, die überwiegend aus Muskelfasern bestehen.

**Leiomyome**
Vorwiegend aus glatter Muskulatur aufgebaute Tumoren, die überall dort vorkommen können, wo auch normalerweise glatte Muskulatur auftritt.

*Makroskopisch:* Oft kugelförmige, scharf begrenzte, meist derbe Knoten mit wirbelartig oder konzentrisch angeordneten Faserstrukturen auf der grauweißen Schnittfläche, die beispielsweise im Uterus über Mannskopfgröße erreichen können.

*Mikroskopisch:* Züge und Bündel glatter Muskelzellen. Die „zigarren-" oder „zeppelinförmigen" Kerne sind mitunter palisadenförmig angeordnet (Differentialdiagnose: Neurinom). Im Zentrum entstehen infolge von Ernährungsstörungen oft regressive Veränderungen: Ödem, Sklerosen, Nekrosen, Verflüssigungen mit Pseudozysten.

**Lokalisation und biologisches Verhalten:** 95% aller Leiomyome finden sich im weiblichen Genitaltrakt, meist handelt es sich um Leiomyome des **Uterus:** 20% aller Frauen über 30 und etwa 40% der Frauen über 50 Jahre haben Uterusmyome, die oft multipel auftreten („Uterus myomatosus"). Durch Deformierungen des Uteruskavums verursachen sie oft Blutungsanomalien.

Leiomyome des **Magen-Darmkanals**

Leiomyome der **Haut** und **Subkutis:** Von den Arrectores pilorum ausgehend (= „oberflächliche" Leiomyome), von den Blutgefäßen ausgehend (= „vaskuläre", meist subkutane Leiomyome).

Mit Ausnahme des ZNS können in allen Bereichen des Organismus aus der glatten Muskulatur der Blutgefäßwände Leiomyome hervorgehen. Leiomyome wirken durch ihr verdrängendes Wachstum und ihre Größe mechanisch als Hindernisse, z. B. Uterusmyome als Geburtshindernis.

**Leiomyoblastome** sind unreife Geschwülste mit nicht vollständig differenzierten glatten Muskelzellen, die eine Zwischenstellung zwischen gutartigen und bösartigen Tumoren einnehmen.

### Rhabdomyome (rhabdos, gr. = Stab)

Gutartige Tumoren der quergestreiften Muskulatur, die äußerst selten sind, da die quergestreiften Muskelfasern zu den „postmitotischen Geweben" oder Dauergeweben gehören (3.2.1). Vereinzelt treten Rhabdomyome im Herzmuskel als angeborene Hamartome (4.8.3.2) vor allem in Verbindung mit tuberöser Hirnsklerose, Talgdrüsenadenomen der Haut und Angiomyolipomen der Nieren auf, werden in der Skelettmuskulatur vor allem in der Zunge, der Halsmuskulatur, dem Larynx und der Uvula gefunden.

### Fibrome

Tumoren aus Bindegewebszellen und -fasern, die in allen Bereichen des Organismus und in jedem Lebensalter auftreten können.

### Hartes Fibrom ( = Fibroma durum)

*Makroskopisch:* Harte, runde auf der Schnittfläche faserige, grauweiße Knoten.

*Mikroskopisch:* Zellarm, mit wenigen Fibrozyten und dichten Bündeln kollagener Fibrillen.

### Weiches Fibrom ( = Fibroma molle)

*Makroskopisch:* Weicher, ebenfalls meist rundlicher Tumor.

*Mikroskopisch:* Wenige Fibrillen, reichlich Grundsubstanz, zellreicher als das harte Fibrom mit gleichförmig ausdifferenzierten Fibrozyten und Fibroblasten.

#### Sonderformen

##### Histiozytom (benigne fibrohistiozytäre Tumoren)

Diese erst seit einigen Jahren als besonderer Tumor erkannte Geschwulst kann in verschiedenen Formen auftreten, bildet oft kollagene Fasern in großer Zahl und wurde früher meist in die Gruppe der Fibrome oder Myxome eingeordnet.

**Fibröses Histiozytom** (früher Dermatofibrom, bei stärkerem Blutgefäßgehalt auch sklerosierendes Hämangiom genannt): Unscharf begrenzter, fibroblasten- und histiozytenreicher

Tumor im Korium, dessen Zellen radspeichenartig oder in Form einer gewebten Matte (= storiformes Muster) angeordnet sind.

**Fibromatosen:** Unscharf begrenzte, z.T. knotige tumorartige zellreiche Bezirke aus Fibroblasten oder Myofibroblasten, die in folgenden Formen auftreten können:

## Begrenzte Formen:

**Palmar- oder Plantarfibromatose** bei Erwachsenen im mittleren Lebensalter. Die Palmarfibromatose verursacht Beugungskontrakturen der Finger (= Dupuytren-Kontraktur). Analoge Veränderungen bei Plantarfibromatose als Morbus Ledderhose bezeichnet.

**Fingerknöchel-Polster** („Knuckle pads" engl. = Knöchel-Polster): Weiße derbe Gewebsknötchen, vorwiegend im dorsalen Gleitgewebe der Streckaponeurose. Histologisch: Myofibroblastenproliferation von gleicher histologischer Struktur wie die Palmarfibromatose und gelegentlich auch mit dieser gemeinsam auftretend.

**Induratio penis plastica:** Fibrose zwischen Tunica albuginea und Corpora cavernosa, in ca. 10% der Fälle zusammen mit Palmar- und Plantarfibromatose auftretend. Bindegewebige Platten, meist an der dorsalen Seite des Penis, führen zur Penisverkrümmung bei der Erektion.

**Formen, die kontinuierlich infiltrieren** und sich lokal trotz des „gutartigen Zellbildes" wie ein bösartiger Tumor ausbreiten können, ohne zu metastasieren:

**Desmoid** (= Desmoidtumor, invasives Fibrom, aponeurotisches Fibrom) bevorzugt bei vielgebärenden Frauen im 3.–5. Dezennium in den Bauchdecken auftretende, von den Muskelaponeurosen ausgehende, infiltrierende Fibromatose, die nicht metastasiert, aber häufig rezidiviert und eine Zwischenstellung zwischen Fibromen und hoch differenzierten Fibrosarkomen einnimmt. Häufigste Lokalisation ist die hintere Rektusscheide. Gleichartige Veränderungen können am Schultergürtel, Gesäß oder Oberschenkel vorkommen, werden hier als **aggressive Fibromatosen** bezeichnet.

**Noduläre Fasziitis** (= subkutane pseudosarkomatöse Fibromatose = Fasciitis nodularis pseudosarcomatosa): Zellreiche und mitosenreiche Bindegewebsneubildung, die meist von subkutanen Faszien ihren Ausgang nimmt und hier bis 3 cm ∅ groß wird. Von tieferen Faszien ausgehende Knoten können bis 11 cm groß werden.

**Fibromatosis colli:** Fibrose im Musculus sternocleidomastoideus bei Säuglingen und Kleinkindern. Schrumpfungen des fibrotischen Gewebes führen zum **Schiefhals** (= Torticollis congenita). Diese Fibrose bleibt meist stationär, breitet sich nur selten infiltrierend aus.

**Juveniles aponeurotisches Fibrom** (verkalkendes Fibrom): Bei Kindern und Jugendlichen an Unterarmen, Händen und Füßen auftretend, infiltriert Fett- und Muskelgewebe, umscheidet Nerven und Gefäße. Ähnliches Bild wie Palmarfibromatose, daneben osteoklastenartige Riesenzellen und Verkalkungen.

## Lipome

Vom reifen Fettgewebe ausgehende, meist in der 5.–6. Dekade auftretende Knoten, deren Bedeutung durch mechanische Faktoren bedingt ist. Prädilektionsstellen sind die Subkutis der Schulter, des Rückens und Halses, der Gesäßregion, Nierenkapsel, das Mesenterium, das Netz und die Darmwand.

*Makroskopisch:* Knoten- oder traubenförmige, weiche scharf begrenzte gelbliche Gebilde mit zarter Kapsel, gelegentlich gestielt als Lipoma pendulans. Vereinzelt können Lipome erhebliche Größe erreichen (bis 20 kg).

*Mikroskopisch:* Reifes Fettgewebe mit univakuolären Fettzellen. Herdförmig sind die Tumoren mitunter auch kapillarreicher, können myxomatöse Abschnitte enthalten oder bindegewebsreich sein („Fibrolipom").

### Sonderformen

**Multiple Lipomatose:** 5–6% der Patienten mit Lipomen haben zahlreiche Lipome an verschiedensten Stellen des Organismus (bis über 100 Knoten).

**Multiple symmetrische Lipomatose:** Seltene, häufiger bei Männern in der 5.–6. Dekade vorkommende Erkrankung mit zahlreichen, symmetrisch angeordneten Lipomen. **Lipoma dolorosa:** Variante der multiplen, nicht symmetrischen Lipomatose mit Schmerzen, die abwechselnd in den verschiedenen Lipomen auftreten und bisher ätiologisch nicht erklärbar sind.

**Angiolipom:** Häufiger gutartiger Weichteiltumor mit kleineren, vorgewölbten, meist multiplen und schmerzhaften subkutanen rötlichen Knoten, die bevorzugt in der 2. Lebensdekade auftreten, aus Fettzellen und zahlreichen Kapillaren bestehen.

**Angiomyolipom:** Aus geschlängelten muskelstarken Blutgefäßen, glatter Muskulatur und reifem Fettgewebe bestehende gutartige Tumoren, die im Bereich der Nieren vorkommen und oft erhebliche Größe erreichen, bis sie entdeckt werden.

**Hibernom:** Ein „fetales Fettzellen-Lipom" aus granulierten Zellen des braunen Fettgewebes. Seltene, meist in der 4. Lebensdekade subkutan auftretende gutartige, bis 15 cm große Geschwulst.

### Chondrome

Tumoren, die dem Aufbau des reifen Knorpels weitgehend gleichen, langsam wachsen und in allen knorpelig vorgebildeten Bereichen des Skelettsystems entstehen, vorwiegend in den kurzen Röhrenknochen der Hände und Füße lokalisiert sind (40%). Selten treten sie an anderen Stellen des Organismus infolge von Metaplasien oder Keimversprengungen auf ( = Hamartome). Chondrome der langen Röhrenknochen und des Stammskelettes sind potentiell maligne, 20–50% dieser Tumoren entarten, bei Durchmessern über 8 cm ist der Tumor mit großer Wahrscheinlichkeit maligne. Nach ihrer Lagebeziehung zum Knochen werden unterschieden:

**Ekchondrom = periostales Chondrom,** exzentrisch am Knochen lokalisiert.

**Enchondrom = zentrales Chondrom,** seltenere Form, liegt im zentralen Knochenbereich.

Außer in Knochen können Chondrome in den knorpeligen Anteilen der Rippen, der Trachea, der Bronchien, der Lungen (hier als Hamartome) und Ohrmuscheln auftreten.

*Makroskopisch:* Derbe, von kapselförmigem Bindegewebe umgebene Knoten mit grauglasiger, unregelmäßig gelappter Schnittfläche.

*Mikroskopisch:* Knorpelgewebe mit gleichmäßig angeordneten isomorphen Knorpelzellen und hyaliner Grundsubstanz, läppchenförmiger Aufbau. Infolge unzureichender Ernährung (durch Diffusion) kommt es häufig zu stärkeren regressiven Veränderungen im Zentrum (Ödem, Nekrosen, Verkalkungen und Verknöcherungen, Pseudozysten).

**Chondromatose:** Zahlreiche chondromartige Gebilde im gesamten Skelett. Diese Erkrankung wird neuerdings nicht mehr als echtes Tumorleiden, sondern als Entwicklungsstörung angesehen.

**Osteochondrom:** Häufigster Tumor des Knochens. In der Metaphysenregion der langen Röhrenknochen, seltener im Becken oder den Rippen lokalisierte knöcherne Auftreibung des Knochens mit einer Knorpelkappe überzogen. Solitärer gutartiger Tumor.

Das selten dominant vererbte Krankheitsbild der **multiplen Osteochondrome** führt in 10 bis 20% zur malignen Entartung mit Ausbildung von Chondrosarkomen.

### 4.8.1.2 Bösartige mesenchymale Tumoren

Bösartige mesenchymale Tumoren werden als Sarkome bezeichnet, wachsen infiltrierend und destruierend und metastasieren. Sarkome treten im Gegensatz zu Karzinomen relativ häufig auch im Jugendalter auf.

### Myosarkome

**Leiomyosarkome** können überall dort entstehen, wo auch Leiomyome vorkommen, gehen am häufigsten vom Uterus, dem Gastrointestinaltrakt, im Weichteilgewebe von den Gefäßwänden und der Pilarmuskulatur der Haut aus. Entsprechend unterscheiden wir retroperitoneale und intraabdominelle, kutane und vaskuläre Leiomyosarkome. In ihrem Aufbau ähneln sie nur noch teilweise glatter Muskulatur. Meist treten sie primär als maligne Tumoren auf.

*Makroskopisch:* Weißliche, oft relativ scharf (!) begrenzte Knoten von unterschiedlicher Konsistenz.

*Mikroskopisch:* Zellreiche, mitosenreiche Tumoren, mit stärkeren Polymorphien der längsovalen Kerne, mehrkernige Riesenzellen werden häufig gefunden.

**Rhabdomyosarkome,** äußerst seltene Tumoren, deren Zellen nur noch vereinzelt Querstreifungen wie Skelettmuskelfasern besitzen. Die Lokalisation ist in den verschiedenen Altersgruppen sehr unterschiedlich:

*Juveniles Rhabdomyosarkom:* Bei Kindern und Jugendlichen treten Rhabdomyosarkome zu 67% im Bereich des Kopfes (Pharynx, Nasenhöhlen, Orbita, Gehörgang), daneben wie bei Erwachsenen auch in der Harnblase auf. Synonyma: Embryonales Rhabdomyosarkom, Rhabdomyosarcoma botryoides (= traubenförmig, botrys, gr. = Weintraube, da der Tumor makroskopisch mitunter traubenartige Strukturen bildet), alveoläres Rhabdomyosarkom.

*Adulte Rhabdomyosarkome:* Bei Erwachsenen werden diese Tumoren zu 76% im tiefen Weichteilgewebe des Rumpfes und der Extremitäten gefunden. Morphologischer Befund und die äußerst ungünstige Prognose sind bei beiden Formen gleich.

*Makroskopisch:* Graurote weiche Knoten.

*Mikroskopisch:* Sehr unterschiedliches Bild mit erheblichen Zellkernpolymorphien, bizarren Riesenzellen, „Rhabdomyoblasten" mit Querstreifungen im Zytoplasma als beweisender Befund sind oft nur nach langem Suchen und mit Spezialfärbung nachzuweisen. In großen Vakuolen kann Glykogen enthalten sein, es treten spinnenförmige Zellen auf. Oft ist der Tumor so entdifferenziert, daß er ohne histochemische Reaktionen als Rhabdomyosarkom nicht mehr identifizierbar ist.

Die WHO-Klassifikation unterscheidet nach dem histologischen Bild **embryonale, alveoläre** und **pleomorphe** Rhabdomyosarkome. Die juvenilen Rhabdomyosarkome entsprechen den embryonalen und alveolären, die adulten den pleomorphen Typen. Alveoläre Rhabdomyosarkome bestehen aus differenzierten Rhabdomyoblasten und multinukleären Riesenzellen.

**Embryonale Rhabdomyosarkome** bestehen überwiegend aus unreifen spindelförmigen Tumorzellen. Nur bei etwa $\frac{1}{3}$ der Tumorzellen ist eine Querstreifung erkennbar.

**Adulte Rhabdomyosarkome** bilden abgerundete, längliche oder tennisschlägerartige Kerne.

### Fibrosarkome

Diese Geschwülste gehen aus maligne entarteten Fibroblasten hervor und treten bevorzugt an den gleichen Stellen wie Fibrome auf: Haut, Sehnen, Faszien. In tiefen Bereichen des Organismus (z. B. Retroperitoneum) sind Fibrosarkome dagegen selten. Fibrosarkome kommen in jedem Lebensalter, nicht selten auch im Jugendalter vor, können u. a. zu einem paraneoplastischen Syndrom mit Hypoglykämie führen (4.6.3.1).

Eine sichere Abgrenzung der aggressiven Fibromatosen von den hochdifferenzierten Fibrosarkomen ist nicht immer möglich.

Zahlreiche, früher als Fibrosarkome bezeichnete Tumoren werden heute in die Gruppe der **malignen fibrösen Histiozytome** eingeordnet.

*Makroskopisch:* Unscharf begrenzte Tumoren unterschiedlicher Form und Größe mit fischfleischartiger Schnittfläche.

*Mikroskopisch:* Je nach Differenzierungsgrad bilden sie noch Kollagenfasern in größerer Menge, haben leichte Zellkernpolymorphien, nieder differenzierte Fibrosarkome werden zunehmend faserärmer und zellreicher.

**Liposarkome**

Tumoren aus maligne entarteten Fettzellen, die in allen Bereichen des Organismus auftreten können und deren Altersgipfel im 6. Dezenium liegt. Zweithäufigster maligner Weichgewebstumor nach den malignen fibrösen Histiozytomen. Bevorzugte Lokalisation sind Extremitäten, Glutealregion und retroperitoneales Fettgewebe. Liposarkome sind häufiger als früher angenommen wurde, entstehen meist primär, gehen nicht aus Lipomen hervor und haben insbesondere bei retroperitonealer Lokalisation eine schlechte Prognose. Bei Erwachsenen metastasieren diese Tumoren in 40% der Fälle, bei Kindern so gut wie nie.

*Makroskopisch:* Multilobuläre Massen, deren Schnittflächen je nach überwiegendem Gewebsanteil fettartig, gelblichrötlich, myxoid, glasig, schleimig oder fibrös sind. Können große Ausmaße erreichen, über 3 kg schwer werden (veröffentlichter Extremfall 32 kg!), haben eine weiche Konsistenz.

*Mikroskopisch:* Meist wie embryonale Fettzellen, verlieren häufig völlig den Charakter von Fettzellen, bilden Spindelzellen, Siegelringzellen, Riesenzellen, sternförmige Zellen, häufig myxomatöse Strukturen. Eine große Zahl von Liposarkomen wurde daher früher als Myxome oder Myxosarkome fehlgedeutet.

**Chondrosarkome**

Maligne, meist nach dem 30. Lebensjahr auftretende, relativ langsam wachsende Knorpelgeschwulst. Zweithäufigste maligne Geschwulst des Knochens, bevorzugte Lokalisationen sind Femur, Humerus, Beckenschaufel, Rippen und Gesichtskieferbereich. Chondrome der großen Knochen entarten in 20–50% maligne. Größter Malignitätsverdacht besteht bei Tumoren mit Durchmessern über 8 cm. Langsames Wachstum, späte Metastasierung.

*Makroskopisch:* Ähneln weitgehend den Chondromen mit grauglasig gelappter Schnittfläche.

*Mikroskopisch:* Polymorphie und Polychromasie der Knorpelzellen, häufiger zwei- und mehrkernige Zellen (wichtiges Malignitätskriterium, da der oft hochdifferenzierte Tumor schwer vom gutartigen Chondrom abgrenzbar sein kann), Mitosen sind selten, Riesenkerne, regressive myxomatöse Veränderungen.

#### 4.8.1.3 Maligne Lymphome

**Einteilungsprinzipien**

Maligne Lymphome sind bösartigeTumoren, die im wesentlichen von den Zellen des Lymphknotenparenchyms ausgehen und in zwei große Gruppen unterteilt werden:

**I. Lymphogranulomatose** (Morbus Hodgkin, 4.10.8)

In der Bundesrepublik sind etwa 50% aller malignen Lymphome Lymphogranulomatosen.

## II. Non-Hodgkin-Lymphome

In dieser Gruppe werden alle anderen malignen Lymphome zusammengefaßt, die aus Zellen der Keimzentren oder des interfollikulären Gewebes hervorgehen können. Gelegentlich können sie auch außerhalb der Lymphknoten auftreten (= extranodale Non-Hodgkin-Lymphome), am häufigsten im Gastrointestinaltrakt, grundsätzlich in allen Organen einschließlich des ZNS.

Ihre Einteilung ist z. Zt. noch im Fluß, die Systematik variiert daher in den verschiedenen Ländern und Schulen, so wie auch Häufigkeitsunterschiede der Typen in den verschiedenen Regionen der Erde vorkommen.

In Japan sind z. B. die T-Zellen-Lymphome und Leukämien wesentlich häufiger als in Europa. In bestimmten Gegenden Afrikas und Neuguineas kommt das Burkitt-Lymphom endemisch vor.

Am einfachsten ist die Unterteilung in:

### Maligne Lymphome von niederem Malignitätsgrad

Diese Tumoren kommen nur im Erwachsenenalter jenseits des 20. Lebensjahres, meist im höheren Lebensalter vor. Nach der in der Bundesrepublik zur Zeit am häufigsten angewandten **Kiel-Klassifikation** gehören in diese Gruppe
1. Lymphozytische maligne Lymphome (ML): Chronische lymphatische Leukämien (B-CLL), Haarzellenleukämie, Mycosis fungoides und Sézary Syndrom, T-Zonen-Lymphom
2. ML lymphoplasmazytisch/-zytoid (= Immunozytom)
3. ML plasmazytisch
4. ML zentrozytisch
5. ML zentroblastisch-zentrozytisch (als noduläre Form früher Morbus Brill-Symmers)

### Maligne Lymphome von hohem Malignitätsgrad

Tumoren dieser Gruppe können in allen Lebensaltern auftreten. Die meisten ML hohen Malignitätsgrades gehen offenbar aus den B-Zellen und nur einige aus T-Zellen (s. Immunpathologie 6.) hervor. Eine allgemein gültige histogenetische Klassifikation ist jedoch noch nicht möglich.

Nach der Kiel-Klassifikation werden die ML hohen Malignitätsgrades unterteilt in:

1. Zentroblastisches ML
2. Lymphoblastisches ML
   a) Burkitt-Typ
   b) „convoluted type"
   c) unklassifiziert
3. Immunoblastisches ML (früher Retikulosarkom)

1. und 2. wurden früher auch als Lymphosarkome bezeichnet.

Zu 1. Das **zentroblastische ML** ist ein seltener, von Keimzentrumszellen ausgehender Tumor des B-Zellentyps aus relativ großen basophilen Zellen (Zentroblasten), die meist mehrere mittelgroße randständige Nukleolen haben.

Zu 2. Das **lymphoblastische ML** ( = lymphoblastisches Sarkom) tritt in verschiedenen Formen auf, unter denen das vor allem in Afrika vorkommende Burkitt-Lymphom von epidemiologischer Bedeutung ist, weil hier erstmals beim Menschen Hinweise auf die Virusätiologie eines bösartigen Tumors vorlagen.

Es handelt sich um einen B-Zellen-Tumor, der von „Sternhimmelzellen" durchsetzt wird. Sternhimmelzellen sind große Histiozyten mit hellem Zytoplasma und Tumorzellphagozytose.

Die leukämische Variante des lymphoblastischen ML ist die Lymphoblastenleukämie (ALL, vom B- oder T-Zelltyp).

Zu 3. Das **immunoblastische ML** geht überwiegend aus B-Zellen (ca. 50–60%), zum Teil auch aus T-Zellen (ca. 10%) hervor, der Rest ist wegen fehlender Oberflächenmarkierungen nicht einzuordnen. Die Tumoren bestehen aus großen basophilen Zellen mit zentral gelegenen Nukleolen, die meist einzeln, selten multipel vorkommen, speichern häufiger Immunglobuline und geben sie vereinzelt auch an das Blut ab, dadurch kommt es zu monoklonalen Anstiegen von IgM, IgA oder IgG im Serum. Immunoblastische ML werden in anderen Klassifikationen in die Gruppe der **Retikulosarkome** eingeordnet, während die Kiel-Klassifikation diese Bezeichnung nur für Tumoren akzeptiert, die von Retikulumzellen im engeren Sinne (histiozytisch, fibroblastisch, dendritisch etc.) ausgehen. Früher war der Begriff des Retikulosarkoms ein Sammeltopf verschiedener ML- und Retikulosarkome im engeren Sinne.

### 4.8.2 Epitheliale Tumoren

### 4.8.2.1 Gutartige epitheliale Tumoren

Die Beziehung zwischen Epithel und Bindegewebe bleibt auch im Tumor erhalten, dem Wachstum des Epithels folgt entsprechend das Bindegewebe. Dabei entstehen folgende Grundformen epithelialer Tumoren:

#### Gutartige epitheliale Tumoren des Plattenepithels, Morphologie

**Papillom** (papilla, lat. = Brustwarze)
Umschriebene gutartige epitheliale Neubildung, die sich meist über die Umgebung erhebt, fast immer ein verästeltes gefäßhaltiges Stroma hat, das von Epithel bedeckt ist (Abb. 45). Papillome kommen in der Mundschleimhaut (Plattenepithelpapillom), in den ableitenden Harnwegen (z. B. Harnblasenpapillom, von Urothel bedeckt) und in den Milchgängen vor (Milchgangspapillom, von Zylinderepithelien bedeckt).

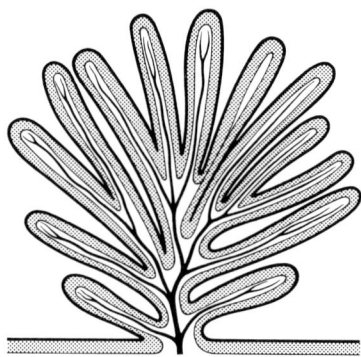

Abb. 45  Aufbau eines Papilloms, z. B. Papillom der Blasenschleimhaut. Fingerförmig nach außen gerichtete Proliferation des Epithels, dem das bindegewebige Stroma mit Blutgefäßen folgt.

Beispiele:
**Papilloma basocellulare (Verruca seborrhoica = seborrhoische Keratose)**
= Basalzellenpapillom = Verruca senilis
Vom 40. Lebensjahr an oft in größerer Anzahl am Rumpf, im Gesicht und an den Armen auftretende Gebilde, die nur sehr selten maligne entarten.

*Makroskopisch:* Warzenförmige, einige Millimeter bis Zentimeter große beetartige flache bis papillomatöse keratotische Gebilde von oft fettiger Konsistenz („seborrhoica", sebum, lat. = Talg, rheo, gr. = fließen) und mitunter bräunlicher Farbe (Melanineinlagerungen).

*Mikroskopisch:* Nach außen gerichtetes Wachstum der Epidermiszellen, so daß der Tumor der Haut aufzuliegen scheint. Nach dem Wachstum des Epithels werden verschiedene Formen unterschieden (hyperkeratotisch verruköser, akanthotisch solider und adenoider Typ).

**Gaumenpapillom**
Mitunter multipel, nicht nur am Gaumen, sondern in der gesamten Mundhöhle, vor allem an der Zunge und den Tonsillen, dem Pharynx und Larynx auftretende Gebilde, die bei Jugendlichen (durch Viren erzeugt) sehr selten maligne entarten, bei alten Menschen dagegen häufiger bösartig werden und hier als fakultative Präkanzerosen anzusehen sind.

*Makroskopisch:* Polypöse, gestielte Tumoren von himbeerenartiger oder stark zerklüfteter zottiger Oberfläche.

*Mikroskopisch:* Bindegewebiger, kapillarreicher, fingerförmiger Grundstock (= verzweigtes Papillom), der von einem mehrschichtigen, gleichmäßig ausdifferenzierten, oft parakeratotischen Plattenepithel bedeckt wird, Mitosen sind nachweisbar.

**Vom Urothel ausgehendes Harnblasenpapillom, Morphologie und biologische Wertigkeit**

In den ableitenden Harnwegen sind Papillome gutartige Tumoren, die bevorzugt um die Ureterostien und im Trigonum der Harnblase auftreten. Der Häufigkeitsgipfel liegt im 6.-8. Lebensjahrzehnt.

### Morphologie

*Makroskopisch:* Warzenförmige Tumoren, die schmalstielig oder breitbasig aufsitzen und zarte zottige oder fingerförmige Strukturen bilden.

*Mikroskopisch:* Ein astwerkartig verzweigtes Bindegewebsgerüst wird von einem 6-7 Zellagen hohen Epithel bedeckt, das lichtmikroskopisch von normalen Übergangsepithel der ableitenden Harnwege (= Urothel) nicht zu unterscheiden ist.

### Biologische Wertigkeit

Harnblasenpapillome sind ein gutes Beispiel für Probleme, die sich heute infolge einer zunehmenden Erfassung von Tumorfrühstadien in der Beurteilung der biologischen Wertigkeit ergeben können. Mit einfachen lichtmikroskopischen Untersuchungstechniken sind einzelne Tumoren nach den in Kapitel 4.2 beschriebenen Kriterien der Malignität nicht ohne weiteres einzuordnen und erfordern äußerst sorgfältige histologische Studien. Die früher nicht immer nach so strengen Maßstäben bewerteten Papillome des Urothels galten seit langem als derartige Grenzfälle und wurden als Präkanzerosen angesehen, da sie häufig rezidivierten, bei nicht wenigen Patienten mit jedem Rezidiv stärkere Zellatypien hatten und schließlich infiltrierend wuchsen. In Rattenversuchen geht jedes mit einem chemischen Karzinogen erzeugte Blasenpapillom bei entsprechender Lebensdauer der Tiere eines Tages in ein Blasenkarzinom über (Abb. 46).

In den USA hatten die schwer einzuordnenden Grenzfälle daher eine längere Diskussion der Frage entfacht, ob nicht zweckmäßigerweise alle Harnblasenpapillome als „Karzinome mit geringerem Malignitätsgrad" eingestuft werden sollten.

Die Anwendung genauerer morphologischer Kriterien hat jedoch gezeigt, daß früher offenbar unter dem alten Begriff des Papilloms Tumoren verschiedener biolo-

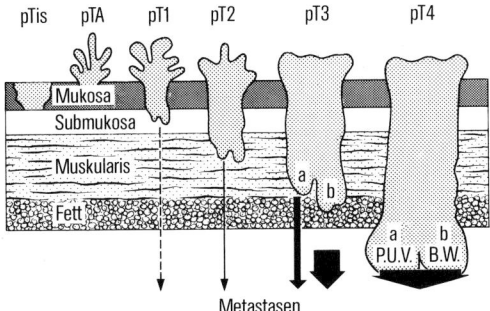

Abb. 46 Stadieneinteilung der Harnblasenkarzinome nach der TNM-UICC-Klassifikation. P. = Prostata, U. = Urethra, V. = Vagina, B. W. = Beckenwand

gischer Wertigkeit zusammengefaßt wurden. In der neueren WHO-Klassifikation der Blasentumoren von 1973 wurde das Papillom als eigenständiger Tumor beibehalten, da bei genauer histologischer Beurteilung nach der o. g. Definition der WHO („... von einem 6–7 Zellagen hohen Epithel bedeckt, das von dem der normalen Blase nicht zu unterscheiden ist") eine kleine Gruppe papillomatöser Tumoren zu erfassen ist, die nach dem klinischen Verlauf als gutartig angesehen werden kann. Danach sind etwa 2–3% der epithelialen Blasentumoren Papillome, d. h. gutartig.

Der größte Teil der früher als Papillome eingestuften Uroeltumoren wird dagegen heute als „hoch differenziertes papilläres Übergangszellenkarzinom" bezeichnet (G1, pTA der WHO-UICC-Klassifikation).

## Gutartige epitheliale Tumoren des Drüsenepithels, Morphologie

### Adenom

**Definition:** *Eine gutartige Neubildung drüsenzelligen Gewebes mit drüsigen, trabekulären oder soliden Strukturen.*

Je nach Lokalisation können sie über Oberflächen vorwachsen (= exophytisches Wachstum) und Polypen bilden oder im Gewebsverband liegende Knoten entwikkeln. Adenome gehen von endokrinen und exokrinen Drüsen und von Schleimhäuten des Magen-Darmkanals aus. Ihr histologischer Aufbau kann das Muttergewebe weitgehend imitieren.

Je nach Anordnung der Epithelien entstehen folgende Formen:

**Tubuläre Adenome:** Typisch sind von Epithel ausgekleidete Kanäle. Beispiele: Tubuläre Adenome der Nierenrinde oder der Schilddrüse (s. auch Dickdarm).

**Trabekuläre Adenome:** Solide, balkenförmig angeordnete Epithelstränge. Beispiele: Trabekuläre Adenome der Nebennierenrinde oder der Schilddrüse.

**Follikuläre Adenome:** Follikelbildungen. Beispiele: Follikuläres Adenom der Schilddrüse.

**Zystadenome (= Kystome):** Größere Hohlraumbildungen im Adenom. Beispiele: Seröses Zystadenom des Ovars mit dünnflüssigem Sekretionsprodukt der Epithelien als Inhalt. Muzinöses Zystadenom des Ovars mit fadenziehendem schleimigem Inhalt. Papilläres Zystadenom (serös) des Ovars, die auskleidenden Zystenepithelien bilden in das Lumen vorspringende papilläre Strukturen.

„Gutartige" Zystadenome können in das Peritoneum Metastasen aussäen, die jahrelang ruhen, später weiterwachsen oder sich zurückbilden können.

Das mit dem Epithel wachsende gefäßführende bindegewebige Grundgerüst paßt sich dem Epithelwachstum an. Bei einigen Tumoren zeigt auch das Bindegewebe ein eigenständiges tumorartiges Wachstum = **Fibroadenome.**

Beispiel:

**Fibroadenom der Mamma**
Überwiegend vor dem 30. Lebensjahr auftretender häufigster gutartiger Tumor in der weiblichen Brust vor der Menopause, der so gut wie nie maligne entartet. Bei jeder 4. Frau ist ein Fibroadenom zu erwarten.

Pathogenetisch geht der Tumor aus dem Mantelgewebe der Drüsenläppchen hervor, in dem hormonal bedingte Quellungsreaktionen ablaufen. Das Epithel der Lobuli und Duktuli wird sekundär einbezogen.

*Makroskopisch:* Relativ scharf begrenzter, meist 1–5 cm großer Knoten von derbelastischer Konsistenz („radiergummiartig", Karzinome sind meist derber, knorpelartig!). Die Haut ist über dem Knoten verschieblich (DD Karzinom!) (4.10.4), grauweiße Schnittfläche.

*Mikroskopisch:*
**Perikanalikuläres Fibroadenom:** Verzweigte Drüsengänge, die meist von einer zweireihigen gleichförmig ausdifferenzierten Epithellage ausgekleidet sind. In typischer Weise werden sie von Bindegewebe **konzentrisch** umgeben, das in früheren Tumorstadien ödematös aufgelockert, myxoid, in fortgeschrittenen Stadien zellarm, fibrosiert oder hyalinisiert ist.

**Intrakanalikuläres Fibroadenom:** Von gleichartigem Epithel ausgekleidete verzweigte Drüsen. Das umgebende Bindegewebe wächst hier polsterartig gegen die Drüsenlichtungen vor, engt diese ein. Die Drüsen werden dabei zu spaltförmigen Hohlräumen ausgezogen, so daß auf dem Schnitt „spitzentuchartig" ausgezogene epitheliale Spalträume im Bindegewebe liegen, das die gleichen Veränderungen durchläuft, wie beim perikanalikulären Fibroadenom. Das intrakanalikuläre Fibroadenom ist der häufigste Tumortyp.

Bei 15–30% der Fibroadenome treten Verkalkungen auf.

Sonderform: **Cystadenoma phylloides** = „Phylloider Tumor" der WHO-Nomenklatur (Syn.: Sarcoma phylloides oder Riesenzellenfibroadenom der Mamma)

Ein Tumor mit der Grundstruktur des Fibroadenoms, der jedoch ein zellreicheres und hyperplastisches Stroma hat, weite Spaltbildungen zwischen den Epithelien sowie Metaplasien des Epithels und Mesenchyms aufweist.

Zystosarkome sind meist 1–10 cm groß, können jedoch bis 30 cm groß und 5000 g schwer werden. Häufig geht der Tumor aus Fibroadenomen hervor.

Der klassische Typ ist das *Cystosarcoma phylloides benignum* ( = proliferierendes (zellreiches) Fibroadenoma phylloides = phylloider Tumor) mit wenigen Mitosen. Das *Cystosarcoma phylloides malignum* ist ein Tumor mit sarkomatösem Stroma, in dem sich Zellkernpolymorphien und vermehrt Mitosen finden. Das *Cystosarcoma phylloides malignum carcinomatodes* hat kanzerisierte epitheliale Komponenten mit Ausbildung eines Plattenepithelkarzinoms.

Alle 3 Formen dringen mit zungenförmigen Ausläufern in das umgebende Gewebe ein und haben entsprechend hohe Rezidivraten (bis 30%) bei zu knapper Exzision. Die sarkomatösen Komponenten führen in 5–6% zu hämatogenen Metastasen.

Reine Adenome der Mamma sind selten. Die **Mastopathia chronica cystica** (fibröse Mastopathie) ist eine häufige Veränderung der Brustdrüse aus unregelmäßig proliferierenden, oft zystisch erweiterten Drüsen und stärker fibrosiertem Bindegewebe.

**Adenomatöser Polyp der Dickdarmschleimhaut ( = tubuläres Adenom** der WHO-Klassifikation)

Häufigster gutartiger Darmtumor, der bei etwa 10% aller Menschen nach dem 40. Lebensjahr auftritt. Autoptisch werden in Europa bei 50% aller Verstorbenen über 60 und bei 75% über 70 Jahren Dickdarmpolypen gefunden (die Häufigkeiten schwanken in verschiedenen Regionen der Erde erheblich). In 25% der Fälle sind multiple Tumoren dieser Art vorhanden. Prädilektionsstellen sind Rektum-Sigma, Zökum und Colon ascendens.

*Makroskopisch:* Selten größer als 2 cm im Durchmesser, breitbasig oder gestielt, oft mit langem, durch die Peristaltik ausgezogenen Stiel, relativ glatte oder brombeerförmige Oberfläche (Abb. 47).

*Mikroskopisch:* Ein Tumor, der vorwiegend aus verzweigten Tubuli aufgebaut ist, die in das zarte Stroma der Lamina propria eingebettet sind (Abb. 47). Die Tubuli werden von basophileren hochzylindrischen Zellen mit länglichen schmalen, „stiftchenförmigen" Kernen ausgekleidet. Die Oberflächen sind infolge der mechanischen Irritation häufiger erodiert, das bindegewebige Stroma entzündlichzellig infiltriert und von Blutungen durchsetzt.

Dickdarmpolypen entarten nicht selten maligne und gehen in Karzinome über. Sie sind fakultative Präkanzerosen. Je größer der Polyp ist, um so höher ist die Wahrscheinlichkeit einer malignen Entartung. Bei Durchmessern über 2 cm wird das Risiko der Bösartigkeit auf 3–20% geschätzt.

**Villöser Polyp ( = villöses Adenom** der WHO-Klassifikation, Abb. 48)

Seine Häufigkeit beträgt nur ¹⁄₂₀ der tubulären Adenome. Der Tumor tritt vorwiegend im höheren Lebensalter auf, ist in der Regel breitbasig, sessil und besteht aus

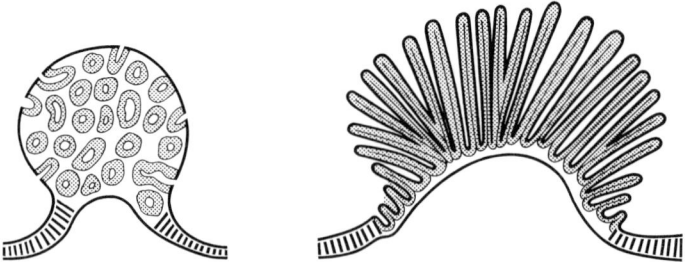

Abb. 47   Tubuläres Adenom der Dickdarmschleimhaut

Abb. 48   Villöses Adenom der Dickdarmschleimhaut

fingerförmigen oder blattförmigen Fortsätzen der Lamina propria, die von gleichartigem Epithel wie das tubuläre Adenom bedeckt werden (Abb. 48). Villöse Adenome sind seltener als tubuläre, meist jedoch größer. Das Entartungsrisiko ist etwa 30mal größer als bei adenomatösen Polypen, es wird auf über 30% gschätzt (4.10.3).

Mischformen zwischen tubulären und villösen Adenomen können vorkommen = **tubulo-villöse Adenome.**

**Juveniler Polyp** (Retentionspolyp): Kleine, im Kindesalter, aber auch im Erwachsenenalter auftretende, entzündlich infiltrierte Polypen, die in der Regel nicht maligne werden, vorwiegend im Rektum und Sigma lokalisiert sind, eine glatte Oberfläche und zystisch erweiterte Krypten in einem stromareichen verbreiterten Interstitium aufweisen.

**Hyperplastischer Polyp** (Metaplastischer Polyp): Meist unter 0,5 cm große, breitbasig aufsitzende Schleimhautverdickung aus verlängerten Krypten, die durch eine überschießende Epithelproliferation entsteht. Das Gleichgewicht zwischen Epithelverlust an der Oberfläche und Nachlieferung von der Kryptenbasis ist gestört, die Proliferationszone ist über mittlere Kryptenabschnitte hinaus zur Kryptenoberfläche hin verlagert.

Mikroskopisch besteht dieser Polyp aus verkürzten sägeblattartig gefalteten Krypten mit vermindertem Becherzellgehalt ohne Zellatypien.

Metaplastische Polypen gehen im Gegensatz zu den villösen und tubulären Adenomen nur extrem selten in Karzinome über.

**Polyposen** (4.10.3)


### 4.8.2.2  Bösartige epitheliale Tumoren ( = Karzinome)

Etwa 90% aller bösartigen Tumoren gehen von Epithelien aus, diese werden als Krebs im eigentlichen Sinne, als Karzinome bezeichnet.

**Gliederung der Karzinome nach Herkunft und Differenzierungsgrad**
Außer der bereits beschriebenen Klassifikation aller bösartigen Tumoren in hoch-, mittel- und niederdifferenziert (4.2.2) werden nach der Herkunft unterschieden:

**Differenzierte Karzinome**

**Plattenepithelkarzinom = Carcinoma spinocellulare = Stachelzellenkarzinom = Epidermoidkarzinom**

Diese Karzinome gehen nicht nur von Geweben aus, die normalerweise Plattenepithelien bilden (Epidermis, Mund-, Pharynx-, Larynx-, Ösophagus-, Portio-, Vaginal-, Analschleimhaut), sondern kommen auch in Organen vor, die kein Plattenepithel enthalten, deren Epithelien jedoch die prospektive Potenz zu ihrer Bildung behalten haben (Metaplasie 3.3). Beispiele: Bronchusschleimhaut besonders häufig, seltener Harnblase, Gallenblase.

*Makroskopisch:* Meist knotenförmiges Wachstum, es entstehen frühzeitig Nekrosen, so daß Oberflächentumoren ulzerieren und in tiefen Organbereichen gelegene

Tumoren weißliche Nekrosen bilden, die mitunter käsigen Nekrosen einer Tuberkulose ähneln.

*Mikroskopisch:*

### Verhornende Plattenepithelkarzinome

Die Differenzierung geht hier so weit, daß die Fähigkeit zur Ausbildung eines Stratum corneum erhalten bleibt. Da diese Verhornung im Zentrum der Tumorzellennester auftritt und die verhornten Zellen nicht an der Oberfläche abgeschilfert werden können, bilden sich konzentrisch geschichtete Hornperlen. Entsprechend dem höheren Differenzierungsgrad wachsen diese Tumoren langsamer und metastasieren später als die anderen Typen.

### Nichtverhornende Plattenepithelkarzinome

Imitieren je nach Differenzierungsgrad nicht verhornendes Plattenepithel mehr oder weniger. Die Zellen in Randabschnitten der Tumorzellennester und -stränge entsprechen dem Stratum basale der Epidermis, teilen sich ständig und wachsen dabei infiltrierend in die Umgebung vor.

In einigen Arbeitsgruppen werden 3 Differenzierungsgrade der Plattenepithelkarzinome (wie die anderer Karzinome) unterschieden:

Grad 1: Hochdifferenziertes, oft verhornendes Plattenepithelkarzinom
Grad 2: Mittel- oder mäßig differenziertes Plattenepithelkarzinom
Grad 3: Niederdifferenziertes Karzinom
Niederdifferenzierte Karzinome können spindelförmige Zellen bilden, so daß sie von Sarkomen schwer abgrenzbar sind.

**Übergangszellkarzinom** ( = Transitionalzellkarzinom, in den ableitenden Harnwegen = Urothelkarzinome): Von Übergangsepithel vor allem der ableitenden Harnwege ausgehende Karzinome, die häufig papilläre, seltener solide Formationen bilden und wie o.g. in hoch-, mäßig- und nieder differenzierte Karzinome (G 1–G 3) eingeteilt werden. Nicht selten treten in diesen Karzinomen plattenepitheliale und gelegentlich auch drüsige Metaplasien auf.

### Adenokarzinome

Von Drüsenepithelien und zylinderzellhaltigen Schleimhäuten ausgehende Karzinome verschiedener Differenzierungsgrade (hoch-, mittel-, niederdifferenziert), die in allen exokrinen und seltener auch endokrinen Drüsen vorkommen.

*Makroskopisch:* Je nach der Lokalisation können Adenokarzinome überwiegend über die Oberflächen vorwachsen (z.B. Dickdarm, Magen) = **exophytisches Wachstum,** sich flächenhaft diffus oder knotenförmig in einem Organ ausbreiten. Exophytisch wachsende Tumoren stoßen häufig die nekrotischen Oberflächenanteile ab. Dadurch entstehen schüsselförmig ulzerierte Tumoren mit wallartigen Rändern, die z.B. im charakteristischen Röntgenbild die Karzinomdiagnose mit großer Wahrscheinlichkeit ermöglichen (Abb. 49).

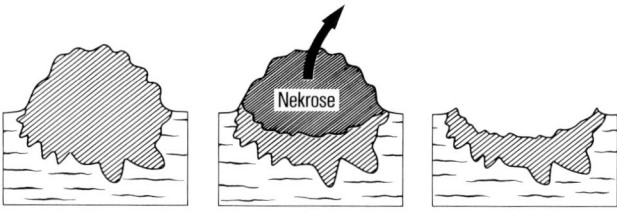

Abb. 49    Entstehung eines ulzerierten Adenokarzinoms aus einem exophytischen Karzinom durch Abstoßung nekrotischer Oberflächenanteile

*Mikroskopisch* werden z. T. in Analogie zu den Adenomen unterschieden:

**Tubuläre** Adenokarzinome: Tubulusbildungen, z. B. Nierenkarzinom.

**Alveoläre** Adenokarzinome: (alveus, lat. = Höhlung, Mulde), z. B. alveoläres Lungenkarzinom.

**Papilläres** Adenokarzinom: Fingerförmig oder astwerkartig verzweigte Oberfläche, z. B. papilläres Adenokarzinom des Kolons, papilläres Zystadenokarzinom des Ovars, papilläres Schilddrüsenkarzinom.

**Verschleimendes** Adenokarzinom: Die Sekretionsleistung der Drüsenepithelien ist hier mit stärkerer Schleimbildung erhalten. Makroskopisch können die Tumoren dadurch ein gallertartiges Aussehen haben: Z. B. Gallertkarzinom des Magens oder Dickdarmes. Muzinöses Karzinom der Mamma.

**Siegelringzellenkarzinom:** Drüsige Strukturen sind meist nicht mehr ausgebildet, die Einzelzelle ist jedoch noch zur Schleimbildung befähigt, der Schleim liegt in großen Vakuolen im Zytoplasma und drängt den Kern an den Rand, so daß im Schnitt das Bild eines Siegelringes entsteht: Z. B. Siegelringzellenkarzinom des Magens.

### Adenomatöse und solide Karzinome

Adenokarzinome können vor allem als niederdifferenzierte Tumoren ohne Ausbildung drüsiger oder tubulärer Strukturen in soliden Zellformationen wachsen. Nicht selten enthält ein Tumor adenomatöse und solide Partien gleichzeitig.

Eine besondere Tumorform sind **Adenoakanthome** (= Adenokankroide), die vorwiegend im Endometrium auftreten. Es handelt sich um Adenokarzinome, die herdförmig Plattenepithelinseln z. T. mit Verhornung bilden.

### Undifferenzierte Karzinome, solide Karzinome

In soliden Nestern oder Strängen angeordnetes Epithelwachstum, das eine sichere Aussage über das Muttergewebe nicht zuläßt. So sind an Metastasen Aussagen über die Lokalisation des Primärtumors in der Regel nicht möglich.
Beispiele: Solide Bronchialkarzinome, oft kleinzellig, solide Mammakarzinome, solide Magenkarzinome, oft kleinzellig.

---

**Merke: Je niedriger ein Karzinom differenziert ist, um so höher ist der Malignitätsgrad,**

---

d. h. um so rascher wächst und metastasiert es in der Regel, um so geringer ist die 5-Jahres-Überlebensrate.

**Gliederung der Karzinome nach ihrem Bindegewebsgehalt**
Auch Karzinome haben ein gefäßhaltiges bindegewebiges Stroma. Je nach dem **Volumenverhältnis zwischen Epithel- und Bindegewebsanteil** werden die Karzinome – unabhängig von der Art des Tumorepithels – eingeteilt in:

**Medulläre Karzinome** ( = *Carcinoma medullare*, medulla, lat. = Mark): Das Epithel entspricht mehr als ca. 50% der Tumormasse. Diese Karzinome haben eine weiche Konsistenz. Mikroskopisch finden sich große Epithelnester zwischen wenig Bindegewebe.

**Einfache Karzinome** ( = *Carcinoma simplex*): Der Anteil an Epithel und Bindegewebe sind etwa gleich groß, mittelfeste Konsistenz.

**Szirrhöses Karzinom** ( = *Carcinoma scirrhosum*, skirrhos, gr. = hart): Das Bindegewebe macht mehr als 50% der Tumormasse aus, feste Konsistenz. Mikroskopisch liegen schmale Epithelstränge zwischen reichlich kollagenfaserigem Bindegewebe.

Beispiele: Szirrhöses Mammakarzinom, medulläres Dickdarmkarzinom.

**Die vier häufigsten Karzinome des Mannes und der Frau**
Nach den Mortalitätsstatistiken des Statistischen Bundesamtes sind die 4 häufigsten zum Tode führenden Karzinome in der Bundesrepublik:

| Männer: | Frauen: |
|---|---|
| 1. Bronchialkarzinom | 1. Mammakarzinom |
| 2. Dickdarmkarzinom | 2. Dickdarmkarzinom |
| 3. Prostatakarzinom | 3. Magenkarzinom |
| 4. Magenkarzinom | 4. Kollum- und Korpuskarzinom |

Diese Reihenfolge der Häufigkeit, aus Gesamtstatistiken ermittelt, ist in den verschiedenen Ländern unterschiedlich. Nicht zuletzt infolge der Frühdiagnostik und Therapie kommt es darüber hinaus zu Verschiebungen in der Reihenfolge. So nimmt die Mortalität am Portiokarzinom der Frau ab, Magenkarzinome werden bei beiden Geschlechtern seltener, Dickdarmkarzinome dagegen häufiger. Bei Frauen nehmen Bronchial- und Mammakarzinome zu.

**Zwischengruppe epithelialer Tumoren hinsichtlich der biologischen Wertigkeit**

Neben Tumoren, die nach unseren Definitionen (4.1) eindeutig gut- oder bösartig sind, gibt es Geschwülste, die eine Zwischenstellung einnehmen und aus praktischen Aspekten als „semimaligne" oder besser als „**Grenzfälle**" bezeichnet werden = „**borderline type**" der angloamerikanischen Literatur.

Diese Tumoren sowohl aus der Gruppe epithelialer als auch mesenchymaler Geschwülste haben zwar histologische Kennzeichen der Malignität (infiltrierendes und meist schnelleres Wachstum, Rezidivneigung, stärkere Zellkernpolymorphien und vermehrt Mitosen), metastasieren jedoch nicht.

Nach der in Deutschland üblichen Nomenklatur werden alle Tumoren, die lokal infiltrierend wachsen, aber nicht metastasieren, in diese Zwischengruppe gerechnet.

Die Meinungen über die Einordnung einzelner Tumoren in diese Zwischengruppe sind jedoch nicht einheitlich. So wird das Basaliom in den USA und nach der WHO-Nomenklatur als **„Basalzellenkarzinom"** bezeichnet.

**Morphologie und biologische Wertigkeit des Basalioms als semimaligner Geschwulsttyp**

**Basaliom** = Basalzellenepitheliom = Epithelioma basocellulare

Meist einzeln, mitunter auch multipel auftretende Tumoren der Haut (in einzelnen Fällen über 100 pro Person beschrieben), die vorwiegend in lichtexponierten Bereichen entstehen (80–90% im Gesicht, Nase, Schläfe, innerer Augenwinkel und Hals). Besonders betroffen sind Personen, die stärkerer Sonnenbestrahlung mit hoher UV-Komponente ausgesetzt werden, z. B. Bergbauern oder Seeleute. Basaliome werden überwiegend im höheren Lebensalter gefunden, können vereinzelt jedoch schon im 2. Lebensjahrzehnt auftreten.

*Makroskopisch:* Flache oder leicht prominente Knoten mit unregelmäßiger Oberfläche, häufig zentralen Ulzerationen. Kontinuierliches Wachstum ohne Heilungstendenz.

*Mikroskopisch:* Von der basalen Epidermis ausgehende, in plumpen Zapfen in das Korium vorwachsende Stränge basophiler Zellen mit längsovalen Kernen. In den Randbezirken der Tumorzellstränge sind die Kerne palisadenförmig angeordnet. Außer diesen soliden Basaliomen können auch zystische, keratotische, adenoide und oberflächliche Typen vorkommen. Bei hohem Gehalt an Melanozyten werden sie als pigmentierte Basaliome bezeichnet.
Problematik der Einordnung von Tumoren in Zwischengruppen s. o., Metastasen treten so gut wie nie auf.

### 4.8.3 Sonderformen von Tumoren

### 4.8.3.1 Embryonale Tumoren

Im Gegensatz zu den bisher besprochenen, in ausdifferenzierten Geweben des Erwachsenen entstehenden Geschwülsten, ist bei den embryonalen Tumoren der Beginn der malignen Zellumwandlung während der Organ- und Gewebsreifung in der Embryogenese anzunehmen. Embryonale Tumoren sind daher oft schon bei der Geburt oder während der ersten 5 Lebensjahre nachweisbar. Sie bestehen aus unreifen embryonalen Zellstrukturen. Die wichtigsten embryonalen Tumoren sind:

- Nephroblastom ( = Wilmstumor)
- Neuroblastom
- Medulloblastom (16.5.1)
- Retinoblastom
- Embryonales Rhabdomyosarkom (4.8.1.2)

**Nephroblastom (Wilmstumor), Morphologie und biologische Wertigkeit**
= Adenosarkom der Niere, embryonales Nephrom, Birch-Hirschfeld-Tumor.

Ein maligner embryonaler Nierentumor, dessen histologisches Bild an unreifes Nierengewebe erinnert und in der gesamten Welt unabhängig von geographischen oder rassischen Bedingungen gleich häufig vorkommt (Morbidität 0,78–0,85/ 100 000 Kinder/Jahr).

Mit 20–30% aller bösartigen Neubildungen des Kindesalters ist er der zweithäufigste maligne Tumor (häufigste = Leukämien) in diesem Lebensabschnitt. 78% der Nephroblastome werden vor dem 5. Lebensjahr gefunden. 6% aller bösartigen Nierentumoren sind Nephroblastome.

**Morphologie**
*Makroskopisch:* Bis kindskopfgroße Tumoren, die in 70% aller Fälle palpatorisch nachgewiesen werden. Relativ scharfe Begrenzung, weißgelbliche bis rosa Schnittfläche, weiche Konsistenz. Der Tumor ist von brüchigen Nekrosen und Zysten durchsetzt. Zum Zeitpunkt der Diagnosestellung sind 40% der Tumoren schon in eine Nierenvene eingebrochen, haben jedoch nur in 20% Fernmetastasen gesetzt, vorwiegend in Lunge und Leber. 3–4% der Nephroblastome treten bilateral auf.

*Mikroskopisch:* Nephroblastome enthalten in unterschiedlicher Verteilung drei feingewebliche Anteile:

Unreife mesenchymale Elemente aus spindelförmigen Zellen, myxomatösen Anteilen und undifferenzierten zytoplasmaarmen Zellen mit kleinen Kernen („Blasten").
Differenziertes Stützgewebe: Reifes Bindegewebe, Knorpel, Knochen, Fett, Muskelfasern.
Epitheliale Anteile, die unreifen Harnkanälchen und abortiven Glomerula entsprechen.

Nach der überwiegenden Zusammensetzung aus diesen Elementen werden unterschieden: Mischtypen, epitheliale blastemische oder stromahaltige Typen. Je höher der Gehalt an Tubulusstrukturen ist, umso ungünstiger ist die Prognose.

**Biologische Wertigkeit**

Dysontogenetische, d. h. auf Grund fehlerhafter Entwicklung entstandene maligne Tumoren, die aus dem metanephrogenen Blastem hervorgehen und schnell wachsen, keine Geschlechtsdisposition haben. Nicht selten tritt der Tumor zusammen mit Anomalien in anderen Bereichen auf: Hamartome, Anomalien des Urogenitaltraktes, Hemihypertrophie und andere Anomalien des Bewegungsapparates, Aniridie u. a. Augenanomalien, ZNS-Anomalien. Infolge einer verbesserten Therapie mit frühzeitiger Nephrektomie und Bestrahlung ist die Prognose heute nicht mehr ganz so schlecht. Erfolgt die geeignete Behandlung schon vor dem ersten Lebensjahr, beträgt die Überlebensrate bei lokalisiertem Tumor (Stadium I) 80%, beim Vorliegen von Fernmetastasen zum Zeitpunkt der Diagnose (Stadium IV) 50%.

**Neuroblastom, Morphologie und biologische Wertigkeit**

Embryonaler Tumor, der aus Anteilen des sympathischen Nervensystems hervorgeht und entsprechend bevorzugt im Mark der Nebenniere und im Grenzstrangbereich vorkommt, 67% sind im Abdominalbereich lokalisiert. In der Riechschleimhaut wird der Tumor als „**Ästhesioneuroblastom**" (aisthesis, gr. = Empfindung) bezeichnet. Die Geschwulstentstehung geht auf Vorgänge während der Entwicklung dieser Anteile des peripheren Nervensystems zurück. 70% der Neuroblastome werden während der ersten 4 Lebensjahre gefunden, mitunter auch schon bei Feten und Neugeborenen beobachtet und bei 70% sind zum Zeitpunkt der Diagnose schon Metastasen vorhanden.

**Morphologie**

*Makroskopisch:* Bis faustgroße, weiche, von dünner Pseudokapsel umgebene Tumoren mit höckriger Oberfläche und weißlicher oder infolge von Blutungen und Nekrosen buntgefleckter Schnittfläche, die kleine Verkalkungsherde enthält.

*Mikroskopisch:* Nach dem Differenzierungsgrad werden verschiedene Formen unterschieden, zu deren Verständnis wir die Entwicklungsstufen kennen müssen, die normale Zellen des sympathischen Nervensystems durchlaufen.

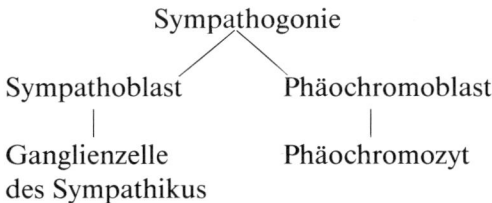

Entsprechend können Neuroblastome folgender Differenzierungsgrade entstehen:

*Undifferenzierter Tumortyp* (früher als Sympathogoniom bezeichnet): Seltener, undifferenzierter, kernreicher Tumor aus zytoplasmaarmen, gelegentlich in Pseudorosetten angeordneten Zellen mit kleinen hyperchromatischen Kernen, die etwas größer als Lymphozyten sind und an ein kleinzelliges Bronchialkarzinom erinnern. (Unterscheide: „**Pseudorosette**" = radiäre Zellanordnung um virtuellen Hohlraum u. a. Nekrosen, Blutgefäß; „**Flexner-Rosette**" = radiäre Zellanordnung um Lumen mit Zilien).

*Reifere polymorphe Form* (früher als Sympathoblastom bezeichnet): Mit Ausbildung von Faserbündeln und vereinzelten Riesenzellen.

**Ganglioneurom** ( = Gangliozytom): Hoch differenzierter gutartiger, seltener Tumor mit regellos angeordneten Ganglienzellen. Häufig sind unreifere und reifere Zellformen in einem Tumor gleichzeitig vorhanden = **Ganglioneuroblastom**.

### Biologische Wertigkeit
Die unreiferen Formen entstehen vorwiegend in der Nebenniere, wachsen schnell und metastasieren früh, entweder bevorzugt lymphogen in das Abdomen, z. B. die Leber (**Typ Pepper**) oder hämatogen in das Skelettsystem (**Typ Hutchinson**), oft in den Schädel. Die Prognose ist schlecht, der Tod tritt im Kindesalter ein.

Das gutartige **Ganglioneurom** wird dagegen häufig erst im frühen Erwachsenenalter zufällig gefunden (Häufigkeitsgipfel 20 Jahre, bevorzugt Frauen, links häufiger als rechts), ist vorwiegend im Grenzstrang und nur selten in der Nebenniere lokalisiert, kann sehr groß werden (bis 6 kg!) und Verdrängungserscheinungen verursachen. Einige dieser Tumoren sind durch Ausreifung von weniger differenzierten Neuroblastomen und deren Metastasen entstanden, d. h. Neuroblastome können vor allem in den ersten Lebenswochen und im frühen Kindesalter eine Differenzierung zu reiferen Formen durchmachen (etwa 1–2%). Weitgehende spontane Rückbildungen mit Verkalkungen wurden mehrfach beschrieben und sogar Heilungen bei Lebermetastasen beobachtet. Dabei ist noch ungeklärt, ob hier die embryonale Tumorzelle ebenfalls der natürlichen Ausreifungstendenz folgt, oder ob die besonders günstige immunologische Abwehrlage des Kindes für diese Wandlung zu benigneren Formen verantwortlich ist.

Diese günstigen Verläufe werden jedoch nur vereinzelt beobachtet. Die Überlebensrate bei jungen Säuglingen mit Leber- und Hautmetastasen wird mit 65% angegeben, sonst ist die Prognose bei disseminierten Erkrankungen infaust.

### Teratome, formale Pathogenese, Morphologie und biologische Wertigkeit
Teratogene Tumoren sind **Tumoren aus pluripotenten Zellen**, die aus undifferenzierten Mutterzellen abgeleitet werden, primitiveren Keimzellen entsprechen und damit noch die prospektive Potenz zur Bildung aller Gewebe besitzen.

### Formale Pathogenese der Teratome
(teras, gr. = Zeichen, Wunder, Mißgeburt, Ungeheuer)

Dysontogenetische Keimzelltumoren, in denen Abkömmlinge aller drei Keimblätter entwickelt sind. Diese Geschwülste gehen aus embryonalen omnipotenten Zellen hervor. Es gibt gutartige und bösartige Teratome. Am häufigsten treten Terato-

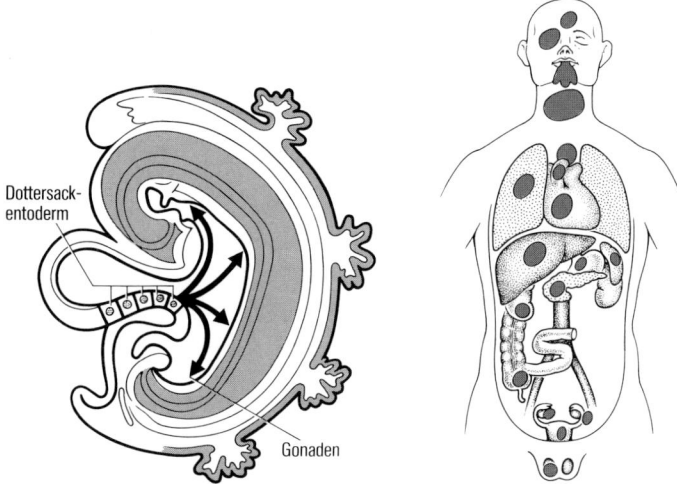

Abb. 50 a) Vorstellungen zur Entwicklung extragonadaler Keimzelltumoren: Auf dem Weg aus dem Dottersackentoderm in die Gonaden (unterer Pfeil) kommt es zur Fehlverlagerung einiger Zellen mit gleicher prospektiver Potenz in andere Bereiche des Körpers b) Lokalisation von Keimzelltumoren (z. B. Teratome, Seminome)

me in den Keimdrüsen und entlang der Keimbahn um die mittlere Sagittalebene des Körpers (Abb. 50) auf:

> Ovar: Etwa 10–25% aller Ovarialtumoren
> Hoden: 30–50% aller Hodentumoren
> Retroperitoneum: Im medialen dorsalen Bereich
> Mesenterialwurzel
> Mediastinum
> Zentralnervensystem: Bevorzugt Pinealregion

**Morphologie**
Entsprechend dem Differenzierungsgrad werden unterschieden:

**Reife Teratome = adulte Teratome** (Teratoma coetaneum)
Vollständig ausgereifte Gewebe, biologisches Verhalten wie **gutartige** Tumoren.

*Makroskopisch:* Reife Teratome treten häufig in Form von sog. **Dermoidzysten** auf: Bis kindskopfgroße Zysten, die besonders im Ovar und seltener im Hoden des Kindesalters gefunden werden, von Talg (bei Körpertemperatur flüssig), Hornschuppen und Haaren ausgefüllt sind. Streng genommen handelt es sich nicht um Dermoidzysten, die nur aus Haut mit Anhangsgebilden bestehen (s. Mikroskopie). Der vom makroskopischen Aspekt abgeleitete Name hat sich jedoch eingebürgert.

*Mikroskopisch:* Die großen zystischen Hohlräume sind meist von verhornendem Plattenepithel ausgekleidet. Im angrenzenden Bindegewebe finden sich Hautanhangsgebilde, Haare, Talgdrüsen, Schweißdrüsen, daneben regellos angeordnet

Fett, drüsige Strukturen vom Aufbau der Bronchusdrüsen, Darmdrüsen, Schilddrüse („Struma ovarii", selten Ursache einer Hyperthyreose!), Hirngewebe, Augenanlagen, Knorpel, Knochen, Zähne, Muskelgewebe. In adulten Teratomen können so gut wie alle Gewebe auftreten, eigentümlicherweise werden jedoch nie Keimdrüsengewebe gefunden. Diese Gewebe wölben sich meist als sog. „Kopfhöcker" gegen das Zystenlumen vor.

**Unreife Teratome = embryonale Teratome** (Malignes Teratom)
Bestehen aus embryonalen unreifen Geweben, daneben können sie in unterschiedlicher Menge differenzierte Strukturen enthalten. Embryonale Teratome verhalten sich wie **bösartige** Tumoren, treten besonders häufig im Hoden auf. Jeder dritte Hodentumor ist ein Teratom.

*Makroskopisch:* Überwiegend solide Tumoren, die auf der Schnittfläche oft von kleinen Zysten durchsetzt werden.

*Mikroskopisch:* Unreifes mesenchymales Gewebe mit spindelkernigen Zellen und undifferenzierte epitheliale Elemente. Abkömmlinge aller Keimblätter können maligne werden, meist entartet jedoch die epitheliale Komponente, bösartige Teratome entsprechen also fast immer Karzinomen. Es handelt sich um niederdifferenzierte ( = anaplastische) Karzinome, die vorwiegend solide wachsen, relativ häufig Keimplatten der frühen Embryonalentwicklung ( = embryo-like bodies oder embryoid like disk) imitieren, gelegentlich tubuläre oder papilläre Strukturen bilden. Häufig enthalten maligne Teratome Komponenten eines Dottersacktumors, der aus kleinen Zysten, Spalten und tubulären Formationen besteht, die oft endothelartig abgeflacht sind. Maligne Teratome metastasieren frühzeitig lymphogen und hämatogen (haben z.B. im Hoden eine wesentlich schlechtere Prognose als Seminome).

**Biologische Wertigkeit der Teratome**
Die Teratome des Hodens und des Ovars stammen von den Keimzellen ab und auch die extragonadalen Teratome werden von Urgeschlechtszellen abgeleitet, die während der Embryonalentwicklung dorthin gelangt sind. Welche Faktoren schließlich die prospektive Potenz dieser totipotenten Zellen aktivieren, ist unbekannt.

Teratome des Ovars treten meist im jüngeren und mittleren Lebensalter auf, sind meist reif und gutartig. Teratome des Hodens, ebenfalls vorwiegend im jugendlichen und mittleren Lebensalter (20.–30. Lebensjahr) beobachtet, sind dagegen in der Regel unreif und bösartig. Nur die seltenen differenzierten Hoderatome des Kindesalters können als gutartig angesehen werden. Ätiologisch ist die Abgrenzung der adulten Teratome von den Blastopathien schwierig. Sie könnten nach ihrem Aufbau zu den Blastopathien (3.1.2), d.h. den Doppelmißbildungen gerechnet werden. Demnach würde es sich gewissermaßen um einen rudimentären Zwilling handeln, der in das Innere des anderen Zwillings verlagert wurde, also eine **fetale Inklusion** vorliegen, die sich durch ihre Lokalisation von den „Autositen", z. B. den Sakralparasiten und dem Epignathus (gnathos, gr. = Gebiß, Backe, Wange, epi, gr. = auf) unterscheidet. Zahlreiche Beobachtungen sprechen für diese Annahme.

Eine Teratomentstehung ist aus pluripotenten Zellen des Tumorträgers selbst möglich. Offenbar können diese Zellen als Keimzellen auch ohne Befruchtung, d. h. parthenogenetisch (parthenos, gr. = Jungfrau, genesis gr. = Entstehung = Jungfernzeugung = Entwicklung aus unbefruchteten Eizellen) zur weiteren Entwicklung angeregt werden.

### Chorionkarzinome

Maligne Tumoren im Uterus, die vom Chorion, d. h. von fetalen Zellen ausgehen. Das Chorionkarzinom imitiert atypische Zellen des Synzytiotrophoblasten und des Zytotrophoblasten der Plazenta. Es handelt sich also um Tumoren, die von Zellen des Kindes ausgehen, sich aber in der Mutter ausbreiten und zu deren Tode führen können. Hochmaligne Tumoren, die jedoch heute gut chemotherapeutisch zu behandeln und oft zu heilen sind.

Diese Chorionkarzinome müssen von den Chorionkarzinomen der Hoden abgegrenzt werden, die in die Gruppe der malignen Teratome gerechnet werden. Auch Chorionkarzinome der Ovarien können aus Keimzellen mit extraembryonaler Differenzierung hervorgehen. Im Gegensatz zu den schwangerschaftsassoziierten Chorionkarzinomen sprechen diese, von Keimzellen ausgehenden Tumoren, schlecht auf eine Chemotherapie an.

### Karzinoide

Eine Sonderstellung nehmen auch die von den Zellen des APUD-Systems (**A**min **P**recusor **U**ptake and **D**ecarboxylation) ausgehenden Karzinoide ein, die im gesamten Magen-Darmtrakt, in der Lunge, aber auch in anderen Organen vorkommen können, langsam wachsen und relativ spät metastasieren. Von einigen Autoren werden diese Tumoren heute auch als Kultschitzkyzellen-Karzinome bezeichnet.

### Karzinosarkome

Seltene Tumoren, in denen sowohl das Bindegewebe als auch das Epithel eigenständig maligne wachsen, z. B. Karzinosarkome des Endometriums.

## 4.8.3.2 Morphologie und biologische Wertigkeit tumorähnlicher Neubildungen

**Definition:** *Tumorartige Gewebsveränderungen, die während der Embryonalentwicklung angelegt wurden und erblich sein können. Sie werden unter dem Sammelbegriff* **Hamartome** *zusammengefaßt.*

### Hamartie/Hamartom

(hamartema, gr. = Sünde, Fehler)

### Definitionen

**Hamartie** *ist eine dysontogenetisch, d. h. während der Embryonalentwicklung entstandene kleinste fleckförmige Fehlbildung infolge fehlerhafter Durchmischung der einzelnen Gewebskomponenten* (sog. „Webfehler der Natur").

**Hamartome** *sind größere tumorartige Fehlentwicklungen von der gleichen Art wie Hamartien, die wegen der Geschwulstähnlichkeit mit der Endung „om" versehen werden.*

Diese historisch zu verstehende Bezeichnung wurde beibehalten, obwohl es keine echten Geschwülste im Sinne der Definition (4.1) sind. Hamartome sind oft schon bei der Geburt vorhanden, können multipel auftreten, entsprechend dem allgemeinen Wachstum des Organismus größer werden oder sich zurückbilden, können aber auch erst im Verlauf des Lebens manifest werden.

Häufigste Lokalisation der Hamartome: Haut, Lunge, Leber.
Fehlentwicklungen dieser Art an der **Haut** werden als **Mal, Muttermal** oder **Nävus** (naevus, lat. = Muttermal) bezeichnet.

Je nach dem fehlerhaft auftretenden Gewebe unterscheiden wir z. B.:

Naevus pigmentosus  = Fehlentwicklung aus Zellen des pigmentierten Systems
Naevus flammeus  = Fehlentwicklung aus Blutgefäßen
Naevus pilosus  = Fehlentwicklung aus Haaren
Naevus sebaceus  = Fehlentwicklung von Talgdrüsen

Das multiple Auftreten in verschiedenen Bereichen des Organismus wird als **Phakomatose** bezeichnet (phakos, gr. = Linse, wegen der häufig linsenförmigen Knoten).

### Nävuszellnävi, Morphologie und biologisches Verhalten

**Definition:** *Gutartige Hauttumoren auf dem Boden einer Wucherung fehlentwickelter Melanozyten, den Nävuszellen.*
Nävuszellen = abwegig entwickelte Abkömmlinge der Neuralleiste, die in der Basalschicht der Epidermis liegen und sowohl melanogene, wie neurogene Tendenzen zeigen können. Diese Zellen können infolgedessen wie fehlgebildete Melanozyten der Haut wachsen (meistens) oder, vor allem in tieferen Hautschichten, Schwann-Zellen imitieren (seltener).

Nävuszellnävi können schon bei der Geburt vorhanden sein, der übliche braune „Naevus pigmentosus" entwickelt sich jedoch erst in der Kindheit.

### Morphogenese und Morphologie des Nävuszellnävus
Nävuszellen bilden sich in der basalen Epidermis, trennen sich von der Epidermis und liegen schließlich in tumorartigen Nestern im Korium („tropfen in das Korium ab"). In der Epidermis und im oberflächlichen Korium haben sie noch die Fähigkeit, Melanin zu bilden. Je nach dem Fortschreiten dieses „Nävuszellenabtropfens" von der Epidermis finden sich verschiedene Typen (s. Mikroskopie).

*Makroskopisch:* Senfkern- bis bohnengroße, selten bis handflächengroße, flache oder prominente, meist rötlich oder bräunlich pigmentierte Knoten der Haut.

*Mikroskopisch:* Nach der Lage der Nävuszellnester werden unterschieden:

**Junktionaler Nävus** = Junktionsnävus = Grenzflächennävus. Scharf begrenzte Zellnester an der Grenze (= Junktion) zwischen Epidermis und Korium, die aus rundlichen gleichmäßig ausdifferenzierten Zellen mit kleinen runden bis ovalen Kernen und hellerem Zytoplasma bestehen, das mehrfach grobkörniges Melanin speichert. Die Zellnester liegen **in** der Epidermis, d.h. oberhalb der Basalmembran. Junktionsnävi treten in den ersten zehn Lebensjahren auf.

**Kombinierter Nävus** = „compound naevus" = „Verbundnävus"
Das „Abtropfen" der Nävuszellen (= „junktionale Aktivität") führt zur Ausbildung von Zellnestern im Korium, so daß bei diesem Typ Nävuszellen sowohl in der basalen Epidermis als auch im Korium vorhanden sind. Die Zellform entspricht etwa der des Junktionsnävus, Melanin ist vor allem in den oberflächennahen Zellen enthalten. Die junktionale Aktivität beginnt im Kindesalter und endet nach der Pubertät, kombinierte Nävi werden daher vorwiegend zwischen dem 10. und 20. Lebensjahr gefunden.

**Korialer Nävus** = dermaler Nävus = inaktiver Nävus. Der Vorgang des „Abtropfens" ist abgeschlossen, zwischen Nävuszellnestern und Epidermis besteht kein Kontakt mehr, der gesamte Nävus liegt ausschließlich im Korium. Dieser Nävus tritt bevorzugt zwischen dem 20. und 30. Lebensjahr auf.

Sonderformen:

Blauer Nävus = im tiefen Korium gelegener, unscharf begrenzter, gutartiger Melanozytentumor, der bläulich durch die Haut schimmert. Bevorzugte Lokalisation ist die Wangenhaut, er tritt aber auch an Rumpf und Extremitäten auf. Histologisch besteht er aus spindelförmigen melaninspeichernden Melanozyten und Fibrozyten.

Maligner blauer Nävus = selten entartet ein blauer Nävus maligne.

Mongolenfleck = blauer Sakralfleck des Neugeborenen, wird nicht nur bei Mongolen, sondern bei fast allen stärker pigmentierten Rassen in der Sakralregion gefunden, besteht aus großen melaninspeichernden Zellen im Korium („Mongolenzellen"), deren Herkunft umstritten ist. In der Regel bildet sich dieser Sakralfleck während des Jugendalters zurück, bleibt er bis ins Erwachsenenalter bestehen, wird er als persistierender Mongolenfleck bezeichnet.

**Biologisches Verhalten der Nävuszellnävi**
Nävuszellnävi sind gutartige „Tumoren". Die Unterscheidung der drei verschiedenen Typen hat jedoch praktische Bedeutung. Bei einer junktionalen Aktivität im mittleren und höheren Lebensalter besteht die Gefahr einer malignen Entartung in ein malignes Melanom, vor allem, wenn in oberflächennahen Abschnitten die Anordnung der Tumorzellen in Nestern fehlt.

Eine Zwischenstellung zwischen Junktionsnävus und malignem Melanom nimmt die

**Lentigo maligna = Melanosis circumscripta praeblastomatosa (Dubreuilh)** ein. Fast ausschließlich in lichtexponierter Haut, meist im oberen Gesicht lokalisierte, flache solitäre braune Herde, die Jahre bis Jahrzehnte bestehen. Hier liegen diffus an der Grenzschicht zwischen Korium und Epidermis atypische Melanozyten, die keine Nester bilden, deutliche Zellkernpolymorphien aufweisen, jedoch noch nicht in das Korium infiltriert sind. Analog zum Carcinoma in situ könnte dieser Prozeß als „Melanoma in situ" bezeichnet werden, er wird in neueren Einteilungen daher auch unter den malignen Melanomen geführt (s. u.).

**Melanoblastom = malignes Melanom = malignes Melanoblastom = Melanozytoblastom**
(abzugrenzen vom benignen juvenilen Melanom, das bei ähnlichem Zellbild einen gutartigen Verlauf nimmt). Häufigkeitsgipfel zwischen dem 40. und 60. Lebensjahr. Das maligne Melanom entsteht meist primär oder selten aus einem junktionalen oder kombinierten Nävuszellnävus. Es handelt sich um einen sehr malignen Tumor, der von der Kutis oder den Schleimhäuten ausgeht. Einige Formen metastasieren früh und umfangreich in den gesamten Organismus auch an ungewöhnlichen Stellen z. B. Milz und Herz.

*Mikroskopisch* bestehen maligne Melanome aus großen runden epithelartigen Zellen, die in Metastasen gelegentlich mit Karzinommetastasen zu verwechseln sind, wenn sie kein Melanin enthalten oder aus spindelförmigen sarkomartigen Zellen mit unterschiedlichem Melaningehalt. Metastasen können melaninfrei sein = Leukometastasen.

Im Hinblick auf die unterschiedliche Prognose werden heute drei Formen des malignen Melanoms mit zunehmender Malignität unterschieden:

**Malignes Melanom auf dem Boden einer Melanosis circumscripta praeblastomatosa Dubreuilh (MCP) = lentigo maligna-melanoma (LMM).**
Ein langsam an Größe zunehmender, unregelmäßig begrenzter Pigmentfleck von ungleichmäßiger Braunfärbung in lichtexponierten, altersatrophischen Hautbezirken, der die Oberfläche im Gegensatz zum SSM nicht überragt. Nach mindestens 3–5 Jahren, im Mittel jedoch erst nach 10–15 Jahren entsteht auf dem Boden einer MCP ein malignes Melanom mit dessen üblicher Potenz des invasiven Wachstums und der Metastasierung. Etwa 10% der malignen Melanome entstehen aus einer MCP.

Mikroskopisch sind in größeren Nestern angeordnete atypische Melanozyten durch die Basalmembran in die Dermis vorgedrungen.

**Oberflächlich spreitendes Melanom = SSM (engl. = „superficial spreading melanoma")**
Hat zunächst eine „horizontale" Wachstumstendenz mit flacher, nur leicht prominenter, bräunlicher Oberfläche. In der Regel entwickelt sich daraus erst dann ein rasch wachsender Tumor, wenn der Durchmesser von 2,5 cm überschritten ist. Mikroskopisch wird die Basalmembran des anfänglich intraepidermal wachsenden

Tumors zwar frühzeitig durchbrochen, trotzdem hält das oberflächliche Wachstum relativ lange an. Etwa 50–65% der malignen Melanome sind SSM.

**Noduläres Melanom = NM** (engl. = nodular melanoma)
Wächst von vornherein „vertikal" exo- und endophytisch, bildet rote (amelanotische) bis tiefschwarze Knoten mit glatter Oberfläche, die sehr verletzlich sind, leicht bluten und ulzerieren. Diese Form ist von den drei Typen am bösartigsten und metastasiert früh. Etwa 20–30% der malignen Melanome sind NM.

Die atypischen Melanozyten bilden epitheloide (globoide), spindelzellige, seltener kleinzellige, nävoide Strukturen, Ballonzellen oder Riesenzellen. Die Pigmentbildung ist sehr unterschiedlich.

Noduläre Melanome wachsen schnell in die Tiefe und metastasieren früh.

Die Wahrscheinlichkeit der Metastasierung hängt von der Eindringtiefe ab. Nach *Breslow* ist bei einer Tumordicke unter 0,76 mm noch nicht mit einer Metastasierung zu rechnen, zwischen 0,76 und 1,5 mm ist die Prognose ungewiß, über 1,5 mm ist mit Metastasen zu rechnen und die Prognose schlecht.

### Angiome, Morphologie und biologische Wertigkeit

Angiome sind geschwulstartige Gebilde des Blut- und Lymphgefäßsystems, die pathogenetisch auf angeborene Überschußbildungen des gefäßführenden Mesenchyms zurückzuführen und damit ebenfalls in die Gruppe der Hamartien oder Hamartome einzuordnen sind. Angiome treten häufig in der Haut auf, sind oft schon bei der Geburt vorhanden.

### 1. Hamartien der Blutgefäße

**Naevus flammeus** ( = Feuermal)

*Makroskopisch:* Häufig in der Gesichtshaut lokalisierte, einseitige, mehr oder weniger scharf begrenzte blaurote stabile Hautverfärbung. Mitunter tritt sie in Kombination mit anderen Fehlbildungen auf, z.B. Hyperplasie der Knochen und Weichteile des befallenen Körperbereiches ( = **Klippel-Trenauny-Parkes-Weber-Syndrom**) oder mit Hämangiomen der Leptomeningen ( = **Sturge-Weber-Syndrom**).

*Mikroskopisch:* Erweiterungen der oberflächlichen kapillären Gefäße ( = Teleangiektasien) des Koriums bis zum Bild eines kavernösen Hämangioms **ohne** Endothelproliferationen.

**Morbus Osler** ( = M. Rendu-Osler oder Osler-Weber-Rendu)
Dominant autosomal erbliche multiple Teleangiektasien der Haut und Schleimhäute sowie der inneren Organe (Leber, Milz, Lunge, Niere) mit erhöhter Blutungsneigung. In einigen Fällen sind größere arterio-venöse Fisteln vorhanden, die zu entsprechenden Kreislaufbelastungen führen.

*Makroskopisch:* Teleangiektasien vor allem im Gesicht, am Lippenrot und der Nasenschleimhaut, in Leber, Milz, Gastrointestinaltrakt und Lungen.

*Mikroskopisch:* Arterien, Venen und Kapillaren mit zahlreichen Ektasien, Aneurysmen, kapillären und arterio-venösen Angiomen. Die erhöhte Blutungsneigung ist Folge des vermehrten Plasminogen-Aktivator-Gehaltes im perikapillären Gewebe.

### 2. Hamartome der Blutgefäße = Hämangiome

Hämangiome können in allen Bereichen des Organismus auftreten. Prädilektionsstellen sind Haut, Leber, Milz und ZNS.

### Kapilläres (juveniles) Hämangiom

Vorwiegend in der Haut des Kopfes und Halsbereiches.

*Makroskopisch:* Leuchtend rote (erdbeerfarbene) weiche gutartige Tumoren, die zwischen der 3. und 5. Lebenswoche auftreten und in den folgenden Monaten an Größe zunehmen. Im Gegensatz zu den beiden folgenden Formen werden sie dann jedoch wieder kleiner, in einigen Jahren können sie sich vollständig zurückbilden.

*Mikroskopisch:* Läppchenförmig angeordnete Kapillaren; während der Wachstumsphase finden sich stärkere Endothelproliferationen mit Ausbildung solider Stränge längsovaler Zellen. Im reiferen Stadium nehmen die Kapillarlumina zu, später werden die Kapillaren durch differenziertes Bindegewebe ersetzt.

### „Hämangiom" vom Granulationsgewebstyp

(Syn.: Eruptives Angiom, teleangiektatisches Granulom, Granuloma teleangiectaticum oder pyogenicum)

Gutartige, solitäre erhabene Läsion der Haut oder Schleimhäute, die histologisch einem kapillären Hämangiom oder einem Granulationsgewebe entspricht.

### Kavernöses Hämangiom

Am häufigsten in der Leber, der Subkutis und im Wirbelmark, aber auch im Gehirn, den Nieren und Lungen.

*Makroskopisch:* Große, dunkelrote, meist weiche Tumoren.

*Mikroskopisch:* Weitlumige, dünnwandige Blutgefäße mit venösem Blut gefüllt. Größere kavernöse Hämangiome gehen nicht selten mit Thrombozytopenien und Purpura einher (= **Kasabach-Meritt-Syndrom**), die Zeichen einer Verbrauchskoagulopathie infolge Fibrinbildung im Hämangiom und entsprechendem Verbrauch von Thrombozyten, Fibrinogen, Prothrombin und Plasminogen sind (7.10.2).

### Angiokeratom

= teleangiektatische oder angiomatöse Hautveränderung mit Hyperkeratose, tritt in verschiedenen Formen, z. T. mit generalisierten Stoffwechselstörungen auf, z. B. Angiokeratoma diffusum corporis mit Sphingolipoidose (M. Fabry).

**Angioma arteriale racemosum** ( = Rankenangiom, racemus, lat. = Traube)
Eine tumorartige Gefäßvermehrung aus dickwandigen, arterienartigen trauben-
oder rankenförmig angeordneten, geschlängelten pulsierenden Blutgefäßen, die
vorwiegend im Gesicht und am Schädel lokalisiert ist. Mitunter kann an den wenig differenzierten Blutgefäßen nicht sicher entschieden werden, ob es sich um Arterien oder Venen handelt oder ob ein arteriovenöses Aneurysma vorliegt.

**Glomustumor = Glomangiom**
Ähnlich in seinem Aufbau dem neuro-myo-arteriellen Glomus. Meist unter 1 cm
im Durchmesser große, nicht selten unscharf begrenzte, schmerzhafte, im tiefen
Weichteilgewebe oder unter den Nägeln gelegene Knoten, die mikroskopisch aus
kapillarähnlichen Spalträumen mit umgebenden kubischen relativ großen hellen
Zellen ( = Glomuszellen), epitheloiden, angiomatösen und neuromatösen Elementen bestehen. Meist gutartig, extrem selten kommen maligne Tumoren dieser Art
vor.

**3. Tumoren der Gefäßwandzellen**
Die Bildung von Gefäßlumina tritt zurück, im Vordergrund stehen Proliferationen
der Gefäßwandzellen.

**Hämangioendotheliom**
Die Endothelzellen proliferieren in größerem Umfang, als zur Ausbildung der
Blutgefäße notwendig ist. Die überschüssigen Zellen häufen sich im Lumen an
oder bilden solide Sprossen.

**Hämangioperizytom**
Seltene Tumoren der Haut, Subkutis oder des Nasenrachenraumes. Von Endothel
ausgekleidete Spalträume werden von unregelmäßig proliferierenden, dicht gela-
gerten Perizyten mit ovalen oder spindelförmigen Kernen umgeben, um die sich
ein Retikulumfasernetz nachweisen läßt.

**Biologische Wertigkeit der Angiome des Blutgefäßsystems**
Während die unter 1. und 2. beschriebenen Hamartome gutartig sind, ist die biologische Wertigkeit der Hämangioendotheliome und -perizytome zweifelhaft. Sie
können sich wie gutartige Tumoren, in anderen Fällen wie maligne Geschwülste
verhalten. So metastasieren 20% der Hämangioperizytome der Haut. Bei eindeutig
malignem Bild wird der Tumor des Gefäßendothels als Sarkom, z. B. als **Häman-
gioendotheliosarkom** oder als **malignes Hämangiotheliom** (ein hochmaligner Tumor!) bezeichnet.

**Sonderformen der Angiome des Blutgefäßsystems**
Lindau-Tumor = Kleinhirnangioblastom = Angioretikulom = Hämangioblastom
Histologisch dichtes Geflecht aus Kapillaren und Retikulinfasern, das Angiom kann nekro-
tisch, von Blutungen durchsetzt und zystisch umgewandelt werden.

Hippel-Lindau-Erkrankung = Lindau Tumor in Verbindung mit einer Angiomatose der
Netzhaut und mit Pankreaszysten.

Sturge-Weber-Krankheit = Meist einseitige Hämangiome der Leptomeningen des Großhirns, der Chorioidea des Auges und der Gesichtshaut im Trigeminusbereich.

## Zerebrale Massenblutung aus Hämangiomen des ZNS

Im Gehirn lokalisierte Hämangiome können Ursache völlig unerwarteter Todesfälle infolge einer Gefäßwandruptur mit zerebraler Massenblutung auch bei jüngeren Personen sein. Mitunter sind Angiome so klein, daß sie in dem durch die
Blutung zerstörten Hirngewebe nicht mehr gefunden werden. Oft sind die atypisch
aufgebauten Blutgefäße verkalkt, Siderinablagerungen in der Umgebung weisen
auf vorausgehende Mikroblutungen hin.

## 4. Hamartome der Lymphgefäße = Lymphangiome

### Lymphangiom

Gutartige Gewächse der Lymphgefäße, die wesentlich seltener als die der Blutgefäße sind. Sie kommen vor allem in der Haut des Kopfes, Thorax, der Extremitäten, aber auch in der Mundschleimhaut, der Zunge und im Darmtrakt vor und treten in zwei Formen auf:

**Kavernöse Lymphangiome**, bei Kindern vorkommende Hamartome aus weitlumigen dünnwandigen Lymphgefäßen, die z. B. in der Tiefe der Haut und Subkutis,
im Mediastinum und Retroperitoneum liegen und auch als Hygrome („Wasser-
geschwulst") bezeichnet werden.

**Lymphangioma circumscriptum corporis**, etwas häufiger als das kavernöse Lymph-
angiom, besteht aus Gruppen hirsekorngroßer Bläschen, die meist unter der
Epidermis lokalisiert sind.

### Lymphangiosarkom (malignes Lymphangioendotheliom)

Sehr seltener Tumor, der meist nach chronischem Lymphödem z. B. in Form des
**Stewart-Treves-Syndroms** auftritt: Nach Radikaloperation eines Mammakarzinoms entsteht infolge der Unterbrechung zahlreicher Lymphbahnen gelegentlich
ein chronisches Lymphödem in dem gleichseitigen Arm, auf dessen Boden sich
nach 10–20 Jahren ein Sarkom der Lymphgefäße (oder auch der Blutgefäße) bilden kann. Der gleiche Befund kann sich auch auf dem Boden eines chronischen
Lymphödems am Bein entwickeln.

### Kaposi-Sarkom

(Syn.: Idiopathisches multiples Pigmentsarkom, Sarcoma idiopathicum haemorrhagicum
multiplex)

Ein potentiell maligner Tumor aus irregulären Gefäßen, die von spindelförmigen, an Leio-
myoblasten erinnernden Zellen mit hyperchromatischen prominenten Kernen umgeben
werden.

Makroskopisch finden sich multiple blau- bis braunrote Knoten in der Haut. Die Tumoren
können auch in parenchymatösen Organen (z. B. Leber, Lunge, Gehirn), im Knochen und
den Lymphknoten auftreten.

In Äquatorialafrika (z. B. Uganda) ist das Kaposi-Sarkom einer der häufigsten bösartigen Tumoren, der einen rasch zum Tode führenden Verlauf nimmt. Gleichartige Tumoren werden bei AIDS-Kranken (s. 6.1.5) gefunden, während die vor allem bei männlichen Ashkenazi-Juden im Mittelmeergebiet auftretende Form weniger maligne verläuft.

**Tumoren aus entwicklungsgeschichtlichen Resten**
Von den Hamartomen abzugrenzen sind echte Geschwülste, die aus entwicklungsgeschichtlich vorübergehend entstehenden, aber nicht rückgebildeten Strukturen hervorgehen. Die unzureichende Rückbildung derartiger, nicht seltener Gewebsreste ist jedoch nicht die Ursache der Geschwulstentwicklung, sondern diese Gewebe bilden nur den Boden, auf dem sich Tumoren nach den besprochenen Mechanismen der Kanzerogenese (4.5) bilden können.

**Kraniopharyngeom** (= suprasellläre epidermoide Zyste = Erdheimtumor = Hypophysengangsgeschwulst)
Ein Tumor, der aus Resten der Rathke-Tasche (Ductus craniopharyngealis) entsteht. Die Rathke-Tasche geht aus einer embryonalen Vorwölbung des Rachendaches bis in die Region der späteren Sella turcica hervor. Normalerweise entwickeln sich aus den oberen Anteilen der Rathke-Tasche die Zellen, die später den Hypophysenvorderlappen bilden. Das Kraniopharyngeom macht etwa 3% aller intrakraniellen Tumoren aus und ist nach den Kleinhirntumoren der häufigste intrakranielle Tumor des Kindesalters. Ein im Zellbild und seinem biologischen Verhalten gutartiger Tumor, der wegen seiner Lokalisation aber lebensbedrohlich ist. Infolge von Hypophysenläsionen führt er zum hypophysären Zwergwuchs und durch Druck auf das Chiasma zu ophthalmologischen Erscheinungen. Der Tod tritt meist infolge Hypophyseninsuffizienz ein.

Makroskopisch: Bis mandarinengroßer Tumor intra- oder suprasellär gelegen, der aus zystischen Hohlräumen und kompakteren Anteilen besteht.

Mikroskopisch: Von Plattenepithel ausgekleidete, kleine, zystische Hohlräume mit netzförmigen Epithelverbänden. Häufig röntgenologisch nachweisbare Verkalkungen und Verknöcherungen. Die Plattenepithelien können verhornen, die Zellkerne sind in Randabschnitten oft palisadenförmig wie bei Basaliomen angeordnet. Häufig gleicht der Tumor den im Kiefer lokalisierten Adamantinomen. Außer einer Ausweitung und Zerstörung der Sella turcica kann der Tumor auch in die Umgebung einwachsen.

**Ameloblastom** (früher: Adamantinom)
Tumor im Kieferbereich, der aus Resten von Zahnkeimanlagen hervorgeht, primitive Epithel- und Bindegewebsformationen der Anlage des Zahnkeimes imitiert und lokal infiltrierend wächst. In 4–5% der Fälle verhält er sich wie ein maligner metastasierender Tumor.

**Chordom**
Aus Resten der nicht rückgebildeten Chorda dorsalis hervorgehender seltener maligner Tumor mit großen blasigen, schleimbildenden Zellen. Bevorzugte Lokalisation sind Schädelbasis, obere Wirbelsäule und Kreuzbein.

## 4.9  Grundlagen zytologischer und histologischer Methoden zum Nachweis eines Tumors

Entscheidende Voraussetzung für die erfolgreiche Behandlung bösartiger Tumoren sind die **Früherkennung** mit **eindeutigem morphologischem Nachweis** des Tumors. Nur bei frühzeitigem Erkennen maligner Geschwülste ist eine Heilung durch operative oder radiologische Maßnahmen möglich. In der Tumortherapie angewandte therapeutische Eingriffe stellen nicht selten eine erhebliche Belastung für den Organismus dar. Nebenwirkungen von Medikamenten oder radiologischen Behandlungen müssen in Kauf genommen werden. Derartig eingreifende Maßnahmen dürfen daher nur nach eindeutiger morphologischer Sicherung des Tumors durchgeführt werden.

### 4.9.1 Vorsorgeuntersuchung

Zahlreiche Tumoren verursachen erst in einem unheilbaren Stadium charakteristische Symptome. Die Erfolgsaussichten können wesentlich verbessert werden, wenn durch Screening-Untersuchungen (screening, engl. = Durchsieben, Aussuchen) der Bevölkerung Frühstadien erfaßt werden. In der Bundesrepublik Deutschland stehen gesetzlich jeder Frau über dem 20. und jedem Mann über dem 45. Lebensjahr pro Jahr eine kostenlose Vorsorgeuntersuchung zu, die nach Symptomen eines Portio-, Mamma-, Rektum-, Prostata-, Haut-, Nieren- und Harnwegskarzinoms fahndet. Beruflich exponierte Personen und andere „Risikogruppen" müssen ebenfalls regelmäßig kontrolliert werden.

Derartige Untersuchungen an großen Bevölkerungsgruppen sind nur mit leicht durchführbaren, relativ zuverlässigen und billigen Methoden möglich. Die zytologische Diagnostik erfüllt heute diese Voraussetzungen. Auf Grund der in Kapitel 4.2 angegebenen Malignitätskriterien können Tumoren in leichter zugänglichen Bereichen des Organismus mit Hilfe der Zytodiagnostik rechtzeitig erkannt und behandelt werden.

**Grundkenntnisse der zytologischen Methoden zur Vorsorgeuntersuchung**
Die **Zytodiagnostik** bedient sich dabei folgender, in Abschnitt 1.6.2 und 1.6.3 ausführlicher beschriebenen Methoden:

**Exfoliativzytologie**

Beispiele:

**Abstriche** (direkt von den Oberflächen, Prinzip des Verfahrens 1.6.3): z. B. zur Früherkennung des Portiokarzinoms, des Larynxkarzinoms, des Bronchuskarzinoms, der Karzinome des oberen Verdauungstraktes (Mund-, Rachenraum, Ösophagus, Magen).

**In Spülflüssigkeiten** der jeweiligen Hohlorgane können zytologisch erkannt werden: Bronchuskarzinome, Ösophagus- und Magenkarzinome, Nierenbecken-, Ureter-, Harnblasenkarzinome.

Auch in **spontan entleerten Flüssigkeiten** sind Tumorzellen nachweisbar, z. B. Bronchuskarzinom im Sputum, Karzinome der ableitenden Harnwege im Urin.

**Frühzeitige Diagnose der Vor- und Frühstadien des Portiokarzinoms**
Mit Hilfe der Zytodiagnostik ist es möglich, schon die im Vorstadium der Krebsentstehung auftretenden Zelldysplasien zu erfassen. Die Bewertung der gynäkolo-
gischen Ausstriche erfolgt nach der von Papanicolaou angegebenen Skala, die
auch zur Beurteilung zytologischen Materials aus anderen Körperregionen Anwendung findet:

Pap. I    = Normales Zellbild
Pap. II   = Tumorverdächtige Zellabnormitäten (z. B. Entzündung).
Pap. III  = Tumorverdächtige Zellabnormitäten, die zur sicheren Tumordiagnose
            nicht ausreichen, jedoch zweifelhaft sind.
Pap. IV   = Verdacht auf Malignität, einzelne atypische Zellen.
Pap. V    = Eindeutig maligne Tumorzellen in größerer Anzahl.

Durch die Früherkennung des Portiokarzinoms mit dieser Methode konnte die
Mortalität an diesem Tumor von 28 Frauen/100 000 im Jahre 1930 auf 6/100 000
1974 gesenkt werden.

**Punktionszytologie**
Die Feinnadelsaugbiopsie ermöglicht heute zytodiagnostische Untersuchungen
nahezu aller Organe und Gewebsbereiche (Prinzip des Verfahrens 1.6.2). Vor allem
folgende Tumoren sind heute im Frühstadium mit dieser Methode zu erkennen:
Prostatakarzinom, Mammakarzinom, Schilddrüsenkarzinom, Speicheldrüsentu-
moren, Pankreastumoren.


**4.9.2  Diagnosesicherung**


**4.9.2.1  Sicherung einer Diagnose durch zytologische und/oder histologische
Untersuchungen von bioptisch gewonnenem Material**

Andere Erkrankungen oder Symptome können ein Tumorleiden weitgehend imitieren. Die in der modernen Tumortherapie angewandten therapeutischen Verfah-
ren sind nicht selten eine erhebliche Belastung für den Organismus, Nebenwirkungen müssen in Kauf genommen werden, die vereinzelt sogar zum Tode führen
können, z. B. Infektgefährdung bei Zytostatika- und Steroidtherapie, Blutungsneigungen, Blutungen und Perforationen von Ulzera. Derartig eingreifende Behandlungen dürfen daher nur nach eindeutiger morphologischer Sicherung des Tumors
durchgeführt werden.

Ist das Ergebnis der morphologischen Untersuchung z. B. wegen unzureichender Gewebs-
entnahme oder stärkerer artifizieller Läsionen des Gewebes zweifelhaft oder liegen auch
morphologisch schwer zu beurteilende Grenzfälle zwischen gut- und bösartigen Tumoren
vor, so muß eine Wiederholung der morphologischen Untersuchung angestrebt werden
oder unter Einbeziehung anderer Mittel ggf. auch des Verlaufes eine Klärung der Dignität

des Tumors erreicht werden. Der Pathologe muß die Grenzen seiner Diagnostik genau kennen und in Zweifelsfällen konsiliarischen Rat einholen.

Darüber hinaus hängt das therapeutische Vorgehen im einzelnen (z. B. Strahlenart und -dosis, Schema der zytostatischen Behandlung, Ausmaß der Operation) von der Art und vom Differenzierungsgrad des Tumors ab.

### 4.9.2.2 Bestätigung der Diagnose jedes operativ entfernten Tumors durch histologische Untersuchungen

Prognose und Nachbehandlung werden ebenfalls wesentlich durch Art, Differenzierungsgrad und Ausdehnung eines Tumors bestimmt.

Bioptisch entnommene kleine Gewebsstücke sind nicht immer repräsentativ für das Gesamtbild. So können Tumoren in unterschiedlichen Bereichen verschiedene Differenzierungsgrade aufweisen.

In Abhängigkeit von der Entnahmetechnik, von sekundären Veränderungen der Zellen und Erfahrungen der Untersucher ist die Zytodiagnostik einiger Tumoren noch mit gewissen Fehlerquoten behaftet (falsch negative Ergebnisse sind häufiger als falsch positive).

*Zur Bestätigung der Diagnose ist daher die histologische Untersuchung eines operativ entfernten Gewebes notwendig. Die Unterlassung kann als Kunstfehler angesehen werden.*

## 4.10 Wichtige maligne Tumoren

### 4.10.1 Bronchialkarzinom
= Lungenkarzinom = bronchogenes Karzinom

### 4.10.1.1 Häufigkeit, Geschlechts- und Altersprädilektion

Noch am Ende des vorigen Jahrhunderts war das Bronchialkarzinom eine so seltene Erkrankung, daß Einzelfälle publiziert wurden. Seit Anfang des 20. Jahrhunderts ist eine fortlaufende Häufigkeitszunahme zu beobachten. Innerhalb der vergangenen 100 Jahre hat die Häufigkeit dieses Tumors in Deutschland auf das 15fache zugenommen (z. B. Obduktionsgut Dresden). Während die Mortalitätsrate am Bronchialkarzinom um die Jahrhundertwende noch unter 1% aller malignen Geschwülste lag und 1920 5-10% betrug, sterben heute 25-30% aller Männer und 4% aller Frauen mit einem bösartigen Tumor am Bronchialkarzinom. In der WHO-Mortalitätsstatistik bösartiger Tumoren des Mannes steht wie in der BRD das Bronchialkarzinom an erster Stelle. Dabei zeigen sich erhebliche geographische Unterschiede. So werden altersbereinigte Sterbedaten von 81,9/100 000 Männer in Schottland, 7,8/100000 in Mexiko und 0,8/100000 in Nigeria gefunden. Der Altersgipfel liegt zwischen dem 55. und 65. Lebensjahr, Männer erkranken je nach Exposition 4-10 mal häufiger als Frauen. In der Bundesrepublik betrug die Mortalität 1975 70,6, der Sexualquotient beträgt z.Zt. 6,4.

### 4.10.1.2 Ätiologie des Bronchialkarzinoms

Die auffällige Zunahme des Bronchialkarzinoms in den Industriestaaten innerhalb weniger Jahrzehnte weist auf exogene Einflüsse hin. Folgende ätiologische Umweltfaktoren gelten als gesichert:

**Zigarettenrauchen**
Mehr als 80% aller Bronchialkarzinome werden heute in Industrienationen auf das Zigarettenrauchen zurückgeführt. Von den 10 im Tabakrauch nachgewiesenen Kanzerogenen (überwiegend aromatische Kohlenwasserstoffe) spielt das **3,4-Benzpyren** die größte Rolle. Wer pro Tag mehr als 20 Zigaretten raucht, hat gegenüber dem Nichtraucher ein um mindestens 20fach höheres Bronchialkarzinomrisikio (Bundesrepublik Deutschland, ländliches Gebiet). In den USA betrug die Sterberate am Bronchialkarzinom (Statistik von 1958) pro 100000 Einwohner bei Nichtrauchern 3,4, bei einem Konsum von mehr als 20 Zigaretten/Tag dagegen 157! Bei englischen Ärzten, die das Rauchen eingestellt haben, sank die Häufigkeit um bis zu 36% gegenüber der allgemeinen männlichen Bevölkerung. Nach 10jähriger Abstinenz wird wieder das Risikostadium des Nichtrauchers erreicht.

Die durchschnittliche Latenzzeit bis zur Manifestation des Bronchialkarzinoms wird bei Zigarettenrauchern auf etwa 40 Jahre geschätzt. Nur etwa 10-20% der Raucher „erleben daher ihr Bronchialkarzinom", die Mehrzahl stirbt zuvor an anderen Erkrankungen (Herzinfarkt, chronische Bronchitis→Rechtsherzinsuffizienz etc.). Erwartungsgemäß erkranken jetzt auch Frauen häufiger an Bronchialkarzinomen. Über eine Funktionseinschränkung der Zilien, eine Zilienatrophie und eine chronische Bronchitis kann Zigarettenrauch außerdem als Kokanzerogen wirken. Andere kanzerogene Substanzen werden infolgedessen vermindert ausgespült, die Bronchitis begünstigt atypische Epithelregenerationen (4.10.1.3).

**Luftverunreinigungen**
In Industriezentren enthält die Luft eine Vielzahl sehr wirksamer Karzinogene, die aus Verkehrs- und Industrieabgasen sowie Hausbrand stammen. Es handelt sich dabei vorwiegend um alkylierende Substanzen (z.B. Dimethylnitrosamin) und **polyzyklische Kohlenwasserstoffe** (z.B. 3,4-Benzpyren). Mehrere Indizien sprechen für die ursächliche Bedeutung dieses „urbanen Faktors", seine Wertigkeit wird jedoch unterschiedlich beurteilt und scheint zunehmend hinter dem Zigarettenrauchen zurückzutreten.

**Berufsrisiko**

Seit langem ist die erhöhte Mortalität am Bronchialkarzinom bei **Bergarbeitem in Urangruben** (Schneeberg und Joachimsthal) bekannt. Die langfristige Inhalation von Radongas führt hier zum Bronchialkarzinom. Neuerdings wird diskutiert, ob die Inhalation radioaktiv kontaminierter Schimmelpilze dabei eine begünstigende Rolle spielt. Pilze sollen als bleibende Emissionszentren ionisierender Strahlen wirken und durch zusätzliche Aflatoxin-Abgabe den kanzerogenen Effekt verstärken.

Gewerbemedizinisch anerkannte Berufskrebse der Lungen sind in über 30 Berufsgruppen bekannt. Folgende Kanzerogene stehen dabei im Vordergrund:

Asbest:     (= basisches Magnesiumsilikat): Enthalten in Feuerschutzkleidung, Isolierstoffen, Brems- und Kupplungsbelägen, Asbestzement, Filtern für bestimmte chemische Prozesse etc.

Arsen:     In Schädlingsbekämpfungsmitteln, Maler- und Druckfarben, Keramik, Gerbereien, Holzimprägnation.

Chrom:     In Farben, Metallegierungen, im Zement.

Kohlenteer
u. Pech:     Kokereien, Gasanstalten, Straßenbau.

Nickel:     Metallverarbeitung.

Ruß:     Industriell und kommerziell (Schornsteinfegerkrebs).

**Chronische Entzündungen der Lungen**

Chronische Bronchitiden verschiedenster Ursachen und Lungentuberkulosen sollen im Sinne der Kokarzinogenese die Entstehung von Bronchialkarzinomen begünstigen (s. 4.10.1.3).

**Summationseffekt**

Die aufgeführten ätiologischen Faktoren können sich addieren. So erkrankt ein starker Raucher in einem Asbestbetrieb eher an einem Bronchialkarzinom als ein nichtrauchender Asbestarbeiter.

**4.10.1.3 Pathogenese des Bronchialkarzinoms**

Das Bronchialkarzinom geht aus den **Basalzellen** des Schleimhautepithels hervor. Diese regenerationsfähigen Zellen sind der Angriffspunkt („targetcells", target, engl. = Zielscheibe) der Kanzerogene. Das Karzinom kann dabei auf zweierlei Weise entstehen:

**Direkte Umwandlung** der malignen determinierten *Basalzellen* in Karzinomzellen.

**Atypische Epithelregeneration** mit Basalzellenhyperplasie und *Plattenepithelmetaplasie*. Entstehung eines Carcinoma in situ im Bereich der *Plattenepithelmetaplasie* und Übergang in ein infiltrierendes Karzinom. 90% der an einem Bronchialkarzinom Verstorbenen haben Plattenepithelmetaplasien im Bronchialsystem. Nicht jede Plattenepitelmetaplasie ist jedoch eine Präkanzerose, sondern sie stellt nur den Boden dar, auf dem ein Karzinom entstehen kann.

Die Morphogenese macht verständlich, warum die Mehrzahl der Bronchialkarzinome Plattenepithelkarzinome und (den Basalzellen ähnelnde) kleinzellige Karzinome sind. Die Häufigkeitszunahme der Bronchialkarzinome in diesem Jahrhundert geht ausschließlich auf die Zunahme dieser beiden Karzinomformen zurück.

Selten sind die seromukösen Drüsen der Bronchialwand und die Alveolarepithelien **(Pneumozyten Typ II)** Ausgangspunkt eines Bronchialkarzinoms.

### 4.10.1.4 Morphologie des Bronchialkarzinoms

*Makroskopisch:* Unterschiedlich große (stecknadelkopf-faustgroß) Tumoren mit grauweißer Schnittfläche. Größere Karzinome nehmen oft umfangreiche hilusnahe Lungenabschnitte ein (Lokalisation 4.10.1.6).

*Mikroskopisch:* Die neuere WHO-Klassifikation unterscheidet folgende histopathologische Formen der Bronchialkarzinome:

### Epidermoidzellige Karzinome = Plattenepithelkarzinome

53-55% aller Bronchialkarzinome im klinischen und bioptischen Untersuchungsgut, 35% der Bronchialkarzinome im Autopsiegut. Geschlechtsverhältnis: $\male$ : $\female$ = 13:1.

*Histologisches Bild:* Der hochdifferenzierte Tumor mit Interzellularbrücken und Vorhornungszeichen ähnelt weitgehend den Zellen und Schichtungen der Epidermis. In der niederdifferenzierten Form erinnert er nur noch entfernt an Plattenepithelien, kann in spindelzelligen Varianten sarkomartige Strukturen bilden. Epidermoidzellige Karzinome haben in der Regel ein kräftig entwickeltes bindegewebiges Stroma und lösen eine stärkere humorale Entzündungsreaktion in der Umgebung aus.

### Kleinzellige anaplastische Karzinome

35% aller Bronchialkarzinome im klinischen und bioptischen Untersuchungsgut, 40-55% der Bronchialkarzinome im Autopsiegut. Geschlechtsverteilung: $\male$ : $\female$ = 9:1. Diese Karzinome gehen nicht von den einfachen Bronchialepithelien wie die übrigen Typen der Bronchialkarzinome aus, sondern von den Zellen des APUD-Systems (s. S.669).

*Histologisches Bild:* Nach den Zellformen werden vier Gruppen unterschieden:

Spindelzellig = haferkornartige Kerne, engl. = oat-cell carcinoma.
Polygonal = „mehrwinklige" Zellformen

Lymphozytenartig   = „Schneeberger-Typ", Kerndurchmesser mit 6–8 µm deutlich größer als Lymphozyten (4 µm). Der Kern nimmt 90% des Zelleibes ein, die Zelle wirkt daher nacktkernig.

Sonstige   = Sammeltopf verschiedener kleiner Zellformen.

## Adenokarzinome

6–15% aller Bronchialkarzinome, im Biopsie- und Autopsiegut etwa gleich häufig, nehmen in den letzten Jahren zu, gehen häufiger aus Narben hervor. Geschlechtsverhältnis: ♂ : ♀ = 1:1 bis 1:5.

*Histologisches Bild:* Drüsige Strukturen, die in folgenden Formen mit oder ohne Schleimbildung auftreten können:

Azinär: Ähneln beerenförmigen Drüsenendstücken, z. T. tubuläre Strukturen

Papillär

Bronchiolo-alveolär: Besonderer Tumor mit 37 verschiedenen Namen, am häufigsten als **„Lungenadenomatose"** oder **Alveolarzellenkarzinom** beschrieben (1–2% aller malignen Lungentumoren). Aus noch unbekannten Gründen wachsen die wahrscheinlich von den Pneumozyten Typ II ausgehenden zylindrischen Tumorzellen rasenförmig ohne Entwicklung eines eigenen Geschwulststromas unter Benutzung der vorgebildeten Lungenstrukturen und kleiden tapetenförmig die Alveolarwandung aus (ca. 0,5% aller Bronchialkarzinome).

## Großzellige Karzinome

Tumoren aus vorwiegend großzelligen Elementen ohne Zeichen der Epidermisierung und ohne Drüsenbildungen.

*Histologisches Bild:* Verschiedene Zellformen können überwiegen:
Schleimbildende solide Tumoren
Solide Tumoren ohne Schleimbildung
Riesenzellreiche Tumoren
Hellzellige Tumoren: Differentialdiagnostisch mitunter schwer von Metastasen eines klarzelligen Nierenkarzinoms abzugrenzen.

Neben diesen vier wichtigen Gruppen der Bronchialkarzinome können selten noch folgende Formen auftreten:

## Kombinierte Epidermoid- und Adenokarzinome

**Karzinoide** = hochdifferenzierte epitheliale Tumoren niederen Malignitätsgrades mit sehr guter Prognose, die im früheren Lebensalter auftreten ( ~ 40 Jahre) und von Kultschitzky-Zellen ausgehen ( = Kultschitzky-Karzinom). Ursächliche Beziehungen zum Rauchen oder anderen, für die Ätiologie des Bronchialkarzinoms typischen Kanzerogenen sind nicht bekannt.

**Tumoren der Bronchialdrüsen**

Das Bild dieser Tumoren entspricht dem der Speicheldrüsen:
Zylindrome ( = adenoid-zystisches Karzinom)
Mukoepidermoidtumoren ( = mukoepidermoide Karzinome)
Sonstige

### 4.10.1.5 Dignität der verschiedenen histologischen Typen des Bronchialkarzinoms

Die prognostische Wertigkeit der verschiedenen Tumorformen ist unterschiedlich. Ausbreitungsmodus, Prognose und klinisches Bild (z. B. paraneoplastische Syndrome, 4.6.3) hängen wesentlich vom histologischen Typ des Bronchialkarzinoms ab.

**Epidermoidzellige Karzinome** bleiben relativ lange auf die Thoraxhöhle beschränkt, werden häufig noch in einem operablen Zustand gefunden und haben die beste Prognose unter den Bronchialkarzinomen. In chirurgischen Statistiken ist dieser Tumortyp am häufigsten.

**Kleinzellige anaplastische Karzinome** sind hoch maligne Tumoren, die keine oder nur schwache Umgebungsreaktionen auslösen, sehr früh metastasieren. Die Tumorverdoppelungszeit beträgt hier nur 24 Tage (Vergleich: Karzinoide 500 Tage)! Nicht selten sind die Metastasen erste Hinweise auf das Tumorleiden. Im Gegensatz zu Plattenepithel- und Adenokarzinomen sprechen kleinzellige Karzinome relativ gut auf eine Chemo- und Strahlen-Therapie an.

Entgegen der in älteren Büchern vertretenen Meinung haben **Adenokarzinome** der Lungen eine schlechte Prognose. Lediglich die bronchiolo-alveolären Karzinome (Lungenadenomatose, Alveolarzellenkarzinom) haben eine bessere Prognose, ihre 5-Jahres-Überlebensrate beträgt 44%, während die aller übrigen Bronchialkarzinome günstigenfalls bei 23% liegt.

*Prognostische Wertigkeit:* Großzellige Karzinome nehmen in ihrer Dignität eine Mittelstellung unter den beschriebenen Tumoren ein. Daraus läßt sich folgende „Malignitätsskala" der verschiedenen histologischen Bronchialkarzinomtypen – gemessen an der Metastasenhäufigkeit – ableiten:

sehr maligne    kleinzellige anaplastische Karzinome
                Adenokarzinome (Ausnahme Alveolarzellenkarzinom)
                Polymorphgroßzellige Karzinome
                Epidermoidzellige Karzinome (E. K.)
                Niederdifferenzierte E. K.
weniger maligne  hochdifferenzierte E. K. mit Verhornung

Nur 40% der Bronchialkarzinome bieten jedoch ein einheitliches histologisches Bild. 60% bestehen aus mehreren der o. g. Typen.

### 4.10.1.6 Bevorzugte Lokalisation der Bronchialkarzinome

Die rechte Lunge ist etwas häufiger befallen (weil größer) als die linke (re 54,3%, li 45,7%). Oberlappen sind häufiger betroffen (re 25,6%, li 30%) als Unterlappen (re 15,4%, li 15,7%).

Nach der Lokalisation werden zentrale und periphere Bronchialkarzinome unterschieden. Allgemein wird angenommen, daß 70% aller Bronchialkarzinome zentral, d. h. hilusnahe an der Verzweigung eines Hauptbronchus, Lappen- oder Segmentbronchus und nur 30% peripher, d. h. distal der Segmentaufteilung entstehen. Diese Annahme stützte sich auf Sektionsstatistiken.

**Lokalisation und Tumorzelltyp**
Peripher:      Überwiegend Adenokarzinome
Intermediär:  Überwiegend Plattenepithelkarzinome
Zentral:       Überwiegend kleinzellige Karzinome

### 4.10.1.7 Ausbreitung von Bronchialkarzinomen und dadurch verursachte Komplikationen

**Kontinuierliches Wachstum**
Epidermoidzellige Karzinome wachsen zunächst überwiegend kontinuierlich in die Umgebung, bilden Rundherde und führen rasch zum Bronchusverschluß. Dadurch kommt es zu **Segmentatelektasen**, die oft ein Frühsymptom sind. Dieser Karzinomtyp neigt am häufigsten zu Nekrosebildungen und geht in der Hälfte aller Fälle mit Sequestrierungen und **Kavernenbildungen** einher. 80–90% der kavernenbildenden Bronchialkarzinome sind vorhornende epidermoidzellige Karzinome.

**Pancoast-Tumoren** (Pancoast 1875–1939, amerik. Röntgenologe) = sog. Ausbrecherkrebse der Lungen: Periphere, häufig in der Lungenspitze gelegene, die Thoraxwand früh durchsetzende Tumoren, die bei Infiltration des Plexus brachialis entsprechende Arm-Symptome und einen *Horner-Symptomenkomplex* (Ptosis, Miosis, Enophthalmus infolge einer Schädigung des Halssympathikus) hervorrufen. Pancoast-Tumoren sind am häufigsten epidermoidzellige Karzinome.

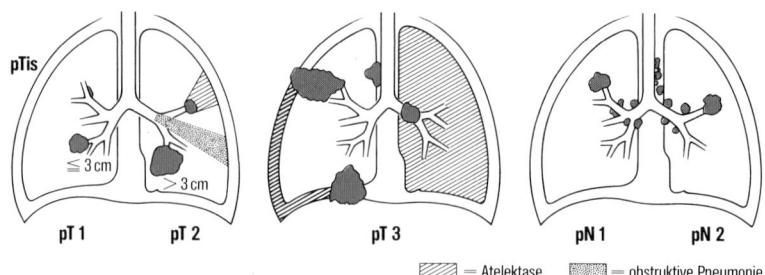

Abb. 51   Stadieneinteilung der Bronchialkarzinome nach dem TNM-System der UICC

Relativ häufig dehnen sich die Karzinome auf das Mediastinum und den Ösophagus aus, können durch Ösophago-Bronchialfisteln zu Aspirationspneumonien führen.

Kontinuierliche Ausbreitung der Karzinomzellen in den Lungenalveolen führt zum Bild der seltenen „Krebspneumonie" (2–3% der Karzinome). Häufigere Infiltrationen der Pleura und des Perikards verursachen hämorrhagische Pleuritiden und Perikarditiden. Einbrüche in die großen Venen und Pulmonalarterien können entsprechende Einflußstauungen oder tödliche Blutungen auslösen. Fortschreitendes Wachstum in den Lymphgefäßen ergibt eine Lymphangiosis carcinomatosa, eine kontinuierliche Ausbreitung des Tumors ist auch kanalikulär über die Bronchien möglich.

### Paraneoplastische Syndrome
Etwa 10% der Bronchialkarzinome bilden ektopische (d. h. außerhalb der dafür zuständigen Organe) Hormone, unter denen so gut wie alle Hormone vorkommen. Am häufigsten ist die Bildung von ACTH. Plattenepithelkarzinome bilden relativ häufig auch Kalzitonin.

### Metastasierungsformen des Bronchialkarzinoms
Eine diskontinuierliche Ausbreitung des Tumorgewebes ist auf folgende Weise möglich:

*Lymphogen:* Zunächst über den Lymphweg in die regionalen Lymphknoten am Lungenhilus, von dort aus weiter über die Bifurkationslymphknoten, Hiluslymphknoten der Gegenseite, die paratrachealen, mediastinalen und aufsteigend in die zervikalen oder absteigend in die paraaortalen und retroperitonealen Lymphknoten.

*Hämatogen:* Durch direkte Blutgefäßinvasion in der Lunge oder über die Lymphbahnen und den Ductus thoracicus in die obere Hohlvene.

*Kanalikulär:* In die Lichtung eines Bronchus eingebrochene Tumorzellen können innerhalb der gleichen oder in die kontralaterale Lunge verschleppt werden und sich z. B. in peripheren Bronchien erneut ansiedeln.

Zunächst metastasieren die Bronchialkarzinome in 90% aller Fälle lymphogen in die regionalen Lymphknoten.

Bei einigen Tumortypen erfolgen der Einbruch in die Blutgefäße und die hämatogene Metastasierung sehr rasch. So neigen besonders die kleinzelligen anaplastischen Karzinome und die Adenokarzinome zur hämatogenen Aussaat, während die epidermoiden Karzinome später und seltener auf dem Blutweg metastasieren. Dieser hämatogene Metastasierungstyp ist bei Bronchialkarzinomen oft so charakteristisch, daß allein das Verteilungsmuster der Metastasen im Organismus auf ein Bronchialkarzinom hinweist. In fünf Organe metastasieren Bronchialkarzinome bevorzugt:

Leber:        40%
Knochen:      30% (vorwiegend Wirbelsäule)
Nebennieren:  23%
Nieren:       20%
Gehirn:       17% (davon 40% im Kleinhirn)

Ipsi- oder kontralaterale Lungenmetastasen treten in 20–40% der Bronchialkarzinome auf. 40% aller Hirnmetastasen gehen von Bronchialkarzinomen aus.

Vor allem auf die frühe Metastasierung der anaplastischen Karzinome und die hohe Metastasenfrequenz ist die nach wie vor hohe Gesamtmortalität am Bronchialkarzinom von 92% zurückzuführen.

Die postoperative histopathologische TNM-Klassifikation der Bronchialkarzinome wird entsprechend der UICC nach folgenden Gesichtspunkten vorgenommen (Abb. 51):

**pT-Primärtumor**

pTis    Präinvasives Karzinom (Carcinoma in situ).
pT0     Keine Evidenz für einen Primärtumor.
pT1     Der Tumor mißt in seiner größten Ausdehnung 3 cm oder weniger, ist umgeben von Lungengewebe oder viszeraler Pleura, ohne bronchoskopischen Hinweis einer Infiltration proximal eines Lappenbronchus.
pT2     Der Tumor mißt in seiner größten Ausdehnung mehr als 3 cm, *oder* Tumor jeglicher Größe mit begleitender Atelektase *oder* obstruktiver Entzündung, die sich bis zum Hilus ausdehnt.
        Bei der Bronchoskopie darf die proximale Ausdehnung des Tumors höchstens bis 2 cm distal der Karina reichen. Jede begleitende Atelektase oder obstruktive Pneumonie muß weniger als einen ganzen Lungenflügel betreffen, und es darf kein Pleuraerguß bestehen.
pT3     Ein Tumor jeglicher Größe mit direkter Ausdehnung auf benachbarte Strukturen, wie Thoraxwand, Zwerchfell oder Mediastinum, *oder* Tumor bei der Bronchoskopie weniger als 2 cm distal der Karina, *oder* Tumor verbunden mit Atelektase oder obstruktiver Pneumonie eines ganzen Lungenflügels, *oder* ein Pleuraerguß.

**pN-Regionäre Lymphknoten**

pN0     Keine Evidenz für einen Befall der regionären Lymphknoten.
pN1     Metastasen in peribronchialen Lymphknoten *und/oder* homolateralen Hilus-Lymphknoten, einschließlich einer direkten Ausdehnung des Primärtumors.
pN2     Metastasen in Lymphknoten im Mediastinum.
pNX     Die Minimalerfordernisse zur Beurteilung der regionären Lymphknoten liegen nicht vor.

**pM-Fernmetastasen**

pM0    Keine Evidenz für Fernmetastasen.

pM1    Fernmetastasen vorhanden.

pMX    Die Minimalerfordernisse zur Feststellung von Fernmetastasen liegen nicht vor.

## 4.10.2 Magenkarzinom

### 4.10.2.1 Häufigkeit des Magenkarzinoms

In Zentraleuropa ist das Magenkarzinom der zweithäufigste, zum Tode führende bösartige Tumor, der bei Männern nur in städtischen Ballungszentren vom Bronchialkarzinom und in der BRD seit 1981 vom Dickdarmkarzinom übertroffen wird. So betrug die Mortalität am Magenkarzinom in der Bundesrepublik Deutschland bei Männern 1975 42 (Bronchialkarzinom 71), bei Frauen liegt die Sterblichkeitsrate mit 22 unter der des Mammakarzinoms (33) und Dickdarmkarzinoms (28). Die Inzidenz des Magenkarzinoms betrug 1975 in der Bundesrepublik etwa 30.

Die regionalen Unterschiede der Erkrankungshäufigkeit sind erheblich. So ist das Magenkarzinom in Japan bei Männern und Frauen mit Abstand der am häufigsten zum Tode führende Tumor (Mortalität japanischer Männer 65,5), in den USA liegt die Häufigkeit dagegen weit unter der des Bronchialkarzinoms beim Mann (Inzidenz 1975–1979 11,7, Mortalität 8,7!) und des Mammakarzinoms bei der Frau.

Die Ätiologie ist noch unbekannt, diskutiert werden vor allem Nitrosoverbindungen in der Nahrung. Der seit etwa 1935 deutliche Häufigkeitsrückgang dieses Tumors ist noch nicht eindeutig zu erklären.

### 4.10.2.2 Alters- und Geschlechtsprädilektion des Magenkarzinoms

**Altersverteilung:** Der Häufigkeitsgipfel des Magenkarzinoms liegt im 50.–70. Lebensjahr. In diese Altersgruppe fallen 55% aller Karzinome des Magens, weitere 20% treten im 40.–49. Lebensjahr auf. Der Tumor wird selten auch bei 30–40jährigen beobachtet, selbst bei Kindern wurden Einzelfälle beschrieben. Bei 75jährigen beträgt die Inzidenz dagegen 103 (Rochester, USA, Mayo Clinic 1975–1979).

**Geschlechtsverteilung:** Männer : Frauen = weltweit 2 : 1. Die Todesursachenstatistik der BRD gibt allerdings einen Sexualquotienten M : F von 1,07 : 1 an.

### 4.10.2.3 Risikofaktoren

Die Ätiologie des Magenkarzinoms ist noch ungeklärt, wir kennen jedoch einige Risikofaktoren.

Besonders häufig entsteht ein Magenkarzinom auf dem Boden einer **chronisch atrophischen Gastritis** mit Achlorhydrie, vor allem bei Patienten mit perniziöser Anämie. In der atrophischen Schleimhaut bestehen oft präkanzeröse Veränderungen mit Epithelatypien. Vor allem die *intestinale Metaplasie,* die in mehr als ⅔ aller Karzinommägen vorhanden ist, wird als hoher Risikofaktor diskutiert.

**Hyperplasiogene Polypen** der Magenschleimhaut können maligne entarten und **Adenome** sind als Präkanzerosen anzusehen.

**Exogene Faktoren,** insbesondere einseitige Ernährung, spielen ätiologisch eine entscheidende Rolle. So scheinen reichlich Räucherfleisch und -fisch, gepöckelte Nahrungsmittel, Zerfallsprodukte überhitzter Fette, Nitrosoamine, Asbestpartikel, Aflatoxine u. a. ursächliche Bedeutung zu haben. Auffälligerweise ist die Landbevölkerung von diesem Tumor häufiger betroffen als die Stadtbevölkerung. Schätzungsweise 90% der Magenkarzinome sind durch chemische Noxen bedingt.

**Chronische Ulzera** sind ein weiterer prädisponierender Faktor. Etwa 4% der chronischen Geschwüre des Magens entarten maligne und bis zu 7% der Magenkarzinome sollen aus primär benignen chronischen Ulzera hervorgehen (s. Ulkuskarzinom).

In Restmägen nach Magenteilresektionen wegen eines Ulcus ventriculi sollen nach mehreren Jahren Karzinome gehäuft auftreten = **Magenstumpfkarzinom.** Ätiologie und Pathogenese dieser „postoperativen primären Magenkarzinome" sind umstritten.

Erbfaktoren spielen in der Ätiologie des Magenkarzinoms eine untergeordnete Rolle, könnten beim diffusen Typ eine gewisse Bedeutung haben, während der intestinale Typ eher von Umweltfaktoren beeinflußt sein soll. Eine gewisse Disposition scheint durch die Blutgruppen gegeben zu sein. Blutgruppe A hat in beiden Geschlechtern ein um 20% erhöhtes Risiko.

### 4.10.2.4 Morphologie des Magenkarzinoms

**Makroskopische Formen** (Borrman-Klassifikation)

**Typ 1: Polypöses Karzinom**
Polypös, blumenkohlartig oder zottig in das Lumen vorragende weiche Tumoren, von grauroter Farbe, die bei Berührungen leicht bluten und häufig kleinere oder größere Oberflächendefekte (Erosionen oder Ulzerationen) haben. Diese Tumoren sitzen der Magenwand im Gegensatz zu den Polypen meist breitbasig auf. Seltenste Form des Magenkarzinoms.

**Typ 2: Ulzerierendes Karzinom**
Ein ulzeriertes Karzinom mit schüsselförmigem Oberflächendefekt unterschiedlicher Tiefe, zentralen Nekrosen und wulstförmigem Randwall aus Tumorgewebe.

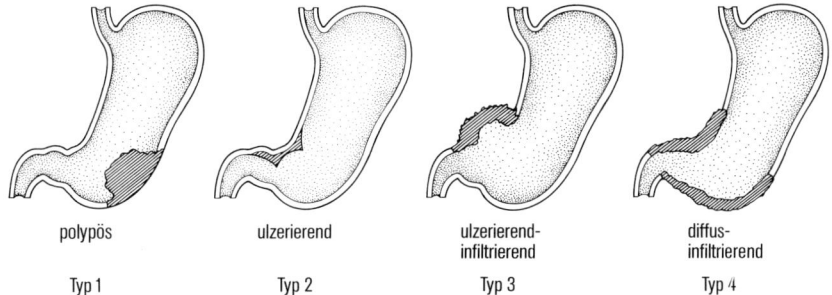

| polypös | ulzerierend | ulzerierend-infiltrierend | diffus-infiltrierend |
| Typ 1 | Typ 2 | Typ 3 | Typ 4 |

Abb. 52  Makroskopische Formen der Magenkarzinome

Ulzerierte Karzinome können durch Nekrosen und Ulzerationen hervorgehen aus:

Lokal infiltrierenden, d. h. endophytisch wachsenden Karzinomen.

Rasch zerfallenden polypösen, d. h. exophytisch wachsenden Karzinomen mit Verlust des ursprünglich polypösen Anteils (s. Abb. 52).

„Ulzerierte Karzinome" sind mitunter schwer von einem „Ulkuskarzinom" abzugrenzen.

**Typ 3: Ulzerierend infiltrierendes Karzinom**
Ulzerierendes Karzinom, das die umgebende Magenwand durchsetzt hat.

**Typ 4: Diffus-infiltrierendes Karzinom**
Das Karzinom durchsetzt diffus flächenhaft die gesamte Magenwand. Es beginnt meist im Antrum, von dort ausgehend kann es den gesamten Magen einnehmen. Die Magenwand ist verdickt, infolge der gleichzeitigen Bindegewebsvermehrung derb. Auf der Schnittfläche sind die Mukosa und Submukosa homogen weißlich, schwielig-derb (= szirrhöses Karzinom), Schrumpfungen führen zu Stenosen im Pylorusbereich. *Linitis plastica:* Besondere Form eines diffus infiltrierenden Karzinoms mit horizontaler und vertikaler (transmuraler) Ausbreitung in der Magenwand. Infolgedessen entsteht der sog. *Feldflaschenmagen* mit verdickter starrer Wand und engem Lumen.

Ulzera sind selten, die Schleimhautfalten sind plump, aufgetrieben, makroskopisch erscheint die Schleimhaut oft intakt, der Tumor kann daher röntgenologisch und gastroskopisch längere Zeit übersehen werden. Wichtiges röntgenologisches Kennzeichen: Wandstarre mit fehlender Peristaltik.

**Ulkuskarzinom**
Definition: Ein Magenkarzinom, das auf dem Boden eines chronischen Ulcus ventriculi entstanden ist. Dieser Tumor entwickelt sich in Randabschnitten des Ulkus. Er ist als Ulkuskarzinom vom ulzerösen Karzinom nur abzugrenzen, wenn die Kennzeichen des chronischen Ulkus noch erkennbar und nicht schon durch das Karzinom zerstört sind: Hochzie-

hen der Muscularis propria an den Ulkusrand, obliterierende Endangitis am tumorfreien Ulkusrand (11.2).

### Histologische Typen des Magenkarzinoms

Nach dem histologischen Bild lassen sich mindestens 5 verschiedene Typen des Magenkarzinoms mit einigen Untergruppen unterscheiden. Zur Zeit wird noch keine einheitliche histologische Klassifikation angewandt. Von der **WHO** wurde 1977 folgende Einteilung vorgeschlagen:

1. **Adenokarzinom**
   a) papillär
   b) tubulär
   c) muzinös
   d) Siegelringzellenkarzinom

2. **Adenosquamöses Karzinom**

3. **Plattenepitelkarzinom**

4. **Undifferenziertes Karzinom**

5. **Unklassifiziertes Karzinom**

### Zu 1. Adenokarzinome

Die meisten Magenkarzinome sind Adenokarzinome. Das mikroskopische Bild der Tumorzellen ähnelt dem der normalen Magenschleimhautepithelien oder dem des Darmepithels mit sekretorischer Aktivität und Auftreten von Paneth-Zellen in unterschiedlichem Ausmaß. Oft finden sich in verschiedenen Arealen eines Karzinoms sehr unterschiedliche Strukturen. So kann ein Tumor als papilläres Adenokarzinom im Bereich der Schleimhaut und als muzinöses Adenokarzinom in tieferen Wandabschnitten wachsen. Der überwiegende Zelltyp sollte den Ausschlag bei der Bezeichnung des Tumors geben.

**Zu 1. a) Papilläres Adenokarzinom:** Schlanke oder plumpe fingerförmige Epithelformationen aus zylindrischen oder kubischen Zellen, die meist polar zur Oberfläche ausgerichtet auf einem Bindegewebskern angeordnet sind. Papilläre Adenokarzinome wachsen typischerweise als polypöse Massen exophytisch in das Magenlumen vor, wenn sie tief in die Magenwand infiltrieren, sind sie meist relativ scharf begrenzt.

**Zu 1. b) Tubuläres Adenokarzinom:** Vorwiegend aus verzweigten Tubuli bestehend, die in ein fibröses Stroma eingebettet sind. Die Querschnittsfläche der Tubuli kann sehr unterschiedlich sein, zystische Erweiterungen mit Schleimmassen gefüllt, sind nicht selten.

**Zu 1. c) Muzinöses Adenokarzinom = Gallertkarzinom:** Ein Adenokarzinom, das massenhaft - schon makroskopisch erkennbar - Schleim produziert, der im Tumor retiniert wird, oft sind zwischen den Schleimmassen nur noch einzelne, in kleinen Gruppen oder Ketten angeordnete Karzinomzellen z. T. in Form von Siegelringzellen zu erkennen, Schleim kann in das umgebende Bindegewebe austreten. Synonym wird dieses Karzinom auch als mukoides oder muköses Adenokarzinom bezeichnet. Verkalkungen z. T. in Form von Psammomkörpern und Verknöcherungen können auftreten.

**Zu 1. d) Siegelringzellenkarzinom** = Carcinoma sigillocellulare: Dieses Adenokarzinom besteht überwiegend aus isolierten Tumorzellen, deren heller, vakuolisierter Zelleib so viel Schleim enthält, daß der Kern an den Rand verlagert ist, sichelförmig erscheint und auf dem Querschnitt das Bild eines Siegelringes entsteht. In der PAS-Färbung ist das Zytoplasma leuchtend rot angefärbt. Andere Tumoren dieser Gruppe enthalten Becherzellen oder Zellen mit eosinophilerem Zytoplasma, in dem neutrales Muzin nachweisbar ist, der Kern liegt hier nur leicht exzentrisch. Siegelringzellenkarzinome neigen zu einem frühen diffus infiltrierenden Wachstum, verursachen oft eine erhebliche Fibrose („Szirrhus") und haben eine besonders schlechte Prognose. Das Ausmaß der Fibrose kann so stark sein, daß dadurch der Charakter des Siegelringzellenkarzinoms maskiert wird.

Außer dieser Einteilung der Adenokarzinome nach dem Zell- bzw. Wachstums-Typ ( = „typing") können sie gemäß der WHO-UICC nach dem **Differenzierungsgrad** („grading") klassifiziert werden in:

Hochdifferenziert     = G 1
Mäßig differenziert   = G 2
Nieder differenziert  = G 3

Darüberhinaus werden noch folgende Begriffe zur Charakterisierung des Wachstumstypes benutzt:

**Solid** – die Zellen liegen dicht gepackt, sind oft undifferenziert, können jedoch drüsige Strukturen enthalten. Diese Tumoren sind meist relativ scharf begrenzt.

**Szirrhös** – das fibröse Stroma überwiegt in diesen Tumoren, die Tumorzellen sind spärlich, liegen oft nur vereinzelt in kleinen Gruppen oder schmalen Strängen. In der schwachen Vergrößerung ist die Tumorzellinfiltration schwer von einer Entzündung abzugrenzen, was früher zu der Bezeichnung „Linitis plastica" (linum, lat. = Leinwand) geführt hat, da durch das faserreiche Tumorstroma stärkere Schrumpfungen mit Verziehungen, Deformierungen und Verkleinerungen des Magens auftreten können. Ein rasch wachsender Tumor, der makroskopisch dem diffus-infiltrativen Tumortyp entspricht.

**Intramuköse Infiltration** – der Tumor ist auf die Lamina propria, die Schleimhaut beschränkt, die Muscularis mucosae ist nicht infiltriert. Dieser Begriff ist nicht synonym mit „Carcinoma in situ". Intramuköse Karzinome können in die regionalen Lymphknoten metastasieren.

**Zu 2. Adenosquamöses Karzinom**

Ein relativ seltener Tumor im Magen, der teils den Aufbau eines Adenokarzinoms, teils eines Plattenepithelkarzinoms hat. Dieser besondere Tumor muß von Adenokarzinomen abgegrenzt werden, in denen gelegentlich auch kleine Plattenepithelinseln auftreten können.

**Zu 3. Plattenepithelkarzinom**

Reine Plattenepithelkarzinome sind selten, die Plattenepithelkarzinome der Kardiaregion gehen meist vom Ösophagus aus.

**Zu 4. Undifferenziertes Karzinom**

Dieses Karzinom bildet keine drüsigen oder andere charakteristischen Strukturen, nicht selten besteht der Tumor aus kleinen oft nahezu runden Tumorzellen, die ihren Epithelcharakter weitgehend verloren haben und in schmalen Strängen alle Wandschichten durchsetzen. Die differentialdiagnostische Abgrenzung von mesenchymalen Tumoren (Sarkomen) kann vereinzelt schwierig sein. Synonym werden benutzt Carcinoma simplex und medulläres Karzinom.

**Zu 5. Unklassifiziertes Karzinom**

In dieser Gruppe werden alle Karzinome zusammengefaßt, die nicht unter 1.–4. eingeordnet werden können.

Unter prognostischen Gesichtspunkten werden neuerdings (LAURÉN und MING) zwei Typen der Magenkarzinome unterschieden:

**Intestinaler Typ:** Überwiegend drüsenbildendes Karzinom, dessen Zylinderepithelien denen des unteren Verdauungtraktes ähneln. Dieser Typ bildet meist mehr kompakte Tumormassen und wächst weniger invasiv, eher verdrängend.

**Diffuser Typ:** Dissoziierte kleine Karzinomzellen, die nur selten Nester oder solide Verbände und keine Drüsen bilden. Siegelringzellen sind oft vorhanden. Unscharf begrenztes diffuses Wachstum mit schlechter Prognose. Dieser Typ ist etwa 2–3mal häufiger als der intestinale Typ.

#### 4.10.2.5 Bevorzugte Lokalisation des Magenkarzinoms (Abb. 53)

*Antrum-Pylorusregion:* 60–70% aller Magenkarzinome. Im Gegensatz zum Ulcus pepticum findet sich jedoch keine Bevorzugung der kleinen Kurvatur.

*Corpus ventriculi:* 20–30%, hier meist an der kleinen Kurvatur lokalisiert.

*Kardia:* 10%.

#### 4.10.2.6 Ausbreitung des Magenkarzinoms

Durch **kontinuierliches Wachstum** breiten sich Magenkarzinome relativ rasch auf benachbarte Organe aus. Kardianahe Tumoren infiltrieren bevorzugt die Leber, antro-pylorische Karzinome wachsen oft in das Pankreas und häufiger als früher

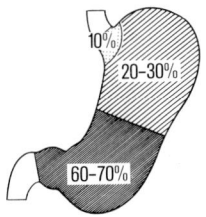

Abb. 53   Bevorzugte Lokalisation der Magenkarzinome

angenommen in das Duodenum ein. Über zunächst entstehende Verwachsungen ist auch ein Übergreifen auf das Querkolon, den Dünndarm, die Milz oder die Bauchwand möglich. Bei etwa der Hälfte aller ausgedehnteren Magenkarzinome ist der terminale Ösophagus infiltriert.

**Metastasierungsformen des Magenkarzinoms**
Die gute Lymphgefäßversorgung des Magens begünstigt frühzeitige **lymphogene Metastasierungen** (60–83% der Operationspräparate). Am häufigsten sind die Lymphknoten der kleinen und großen Kurvatur befallen, es folgen die retroperitonealen, suprapankreatischen und portalen Areale. Von den regionalen Lymphknoten können die mediastinalen und zervikalen Lymphknoten und von dort die pulmonalen und pleuralen Lymphgefäße infiltriert werden. Nach Infiltration der Cisterna chyli ist eine Ausbreitung über den Ductus thoracicus und den linken Venenwinkel in die Blutbahn möglich. Dabei kann der an der Einmündung des Ductus thoracicus in den linken Venenwinkel gelegene Lymphknoten befallen werden ( = „**Virchow-Lymphknoten**"), dessen palpatorisch erfaßbare Infiltration jedoch nur geringe praktische Bedeutung hat, da er nur bei 3% aller Magenkarzinome beteiligt ist.

**Hämatogene Metastasierungen** können über den Ductus thoracicus und die obere Hohlvene in die **Lungen** erfolgen, in denen bei 70–90% der Magenkarzinome des chirurgischen oder autoptischen Untersuchungsgutes Metastasen nachweisbar sind. Der wichtigere Metastasierungsweg verläuft über die Pfortader in die **Leber** (43%) und von dort in die Lungen (6%). Von den Lungen ausgehend werden seltener die Knochen (5%), Nebennieren (4%), Nieren (3%) und die Milz (2%) metastatisch besiedelt.

Eine peritoneale Aussaat meist über das subseröse Lymphgefäßsystem in die freie Bauchhöhle führt zur Implantation von Tumorzellen in verschiedensten Bereichen des Peritoneums, einer **Peritonealkarzinose** (Carcinosis peritonei), die bei etwa 20% der unbehandelten Magenkarzinome nachzuweisen ist. Besonders häufig kommt es zur Ansiedlung von Tumorzellen im Douglas-Raum („Schlammfang des Beckens"). Offenbar auf transperitonealem Weg entstandene beidseitige Ovarialmetastasen werden als **Krukenberg Tumoren** (dt. Pathologe, 1871–1946) bezeichnet.

Die Reizung des Peritoneums durch die Tumorzellen verursacht häufig einen **hämorrhagischen Aszites**.

### 4.10.2.7 Komplikationen des Magenkarzinoms

**Stenosen des Magenlumens** durch den Tumor, vor allem am Pylorus und der Kardia, führen zu Lumenerweiterungen und Wandhypertrophien oral gelegener Abschnitte. Die Nahrungsaufnahme wird behindert, es kommt zur rasch fortschreitenden Kachexie.

**Chronische Blutverluste** aus ulzerierten Tumorabschnitten verursachen hypochrome Anämien (Eisenmangelanämien). Massive Blutungen aus großen eröffneten Arterien können tödlich sein.

**Perforationen** zerfallender Karzinome in die freie Bauchhöhle treten bei etwa 5% aller Magenkarzinome auf, können zu einer gedeckten lokalen oder diffusen eitrigen Peritonitis führen. Nicht selten entstehen Komplikationen auch durch Übergreifen des Tumors auf Nachbarorgane. So können Stenosen oder Verschlüsse des Ductus choledochus zum **Stauungsikterus** führen, Pfortaderstenosen zur **Pfortaderthrombose** mit Aszites, seltene Durchbrüche in das Querkolon zu entsprechenden **Fisteln** mit Ausscheiden unverdauter Speisen im Stuhl ( = Lienterie, leios, gr. = glatt, enteron, gr. = Darm).

### 4.10.2.8 Frühkarzinom des Magens = early cancer
### = Oberflächenkarzinom = Mikrokarzinom

**Definition:** *Ein Karzinom des Magens, dessen Invasion noch auf Mukosa und Submukosa beschränkt ist.*

Unter Zerstörung der epithelialen Basalmembran infiltriert es die Tunica propria der Schleimhaut, kann die Muscularis mucosae durchbrochen haben, in die Submukosa eingewachsen sein und sogar schon kleine Metastasen in regionalen Lymphknoten gesetzt haben (etwa 5% der Fälle). Im Gegensatz zum Carcinoma in situ z. B. der Portio, bei dem die Basalmembran noch nicht durchbrochen ist, handelt es sich hier bereits um ein infiltrierendes Karzinom, das definitionsgemäß jedoch noch nicht die Muscularis propria infiltriert hat.

*Makroskopisch:* Nach dem gastroskopischen Bild werden 3 Typen unterschieden:

Typ   I: Polypöse Vorwölbung der Schleimhaut
Typ  II: Wachstum im Schleimhautniveau
Typ III: Erosion oder flache Ulzeration

Etwa ein Drittel bis die Hälfte der Frühkarzinome hat eine Flächenausdehnung von 0,2–2,0 cm², 5% sind größer als 10 cm².

*Mikroskopisch:* Es handelt sich fast ausschließlich um höher differenzierte Adenokarzinome oder Siegelringzellenkarzinome. Da die maligne Entartung vor allem
von den Epithelien im Hals- und Isthmusbereich der Drüsen ausgeht, kann die
Schleimhautoberfläche mitunter intakt sein und das Karzinom mit sehr oberflächlich entnommenen Gewebsproben nicht erfaßt werden. Nach der Ausdehnung
des Frühkarzinoms werden unterschieden:

M-Formen     = auf die Mukosa beschränkt
SM-Formen   = Muscularis mucosae und Submukosa ebenfalls infiltriert.

Lymph- und Blutgefäßeinbrüche werden fast nur beim Submukosatyp beobachtet. Angaben über regionale Lymphknotenmetastasen betragen im Mittel 7%, in
einzelnen Veröffentlichungen bis 29%.

Die **Diagnose** eines Frühkarzinoms ist endgültig nur am systematisch untersuchten
resezierten Magen möglich, da mit keiner klinischen Methode und auch nicht am
kleinen, bioptisch entnommenen Gewebsteil eine sichere Aussage über die Ausdehnung des Tumors getroffen werden kann.

### 5-Jahresüberlebensrate nach Operation

Die 5-Jahresüberlebensrate nach Resektion eines Magens mit einem Frühkarzinom beträgt 90%! Hat das Karzinom dagegen die Muscularis propria erreicht,
sinkt die 5-Jahresüberlebensrate auf 50%. Die 5-Jahresüberlebensrate aller ope-
rierten Patienten mit einem Magenkarzinom beträgt nur 5–12%, der kurativ resezierten Fälle 40%.

### 4.10.3 Dickdarmkarzinome

### 4.10.3.1 Häufigkeit

Nach der Krebsmortalitätsstatistik des Statistischen Bundesamtes in Wiesbaden
aus dem Jahre 1981 steht das Karzinom des Kolons und Rektums inzwischen
beim Mann nach dem Bronchialkarzinom und bei der Frau nach dem Mammakarzinom an der 2. Stelle der Krebssterblichkeit in der BRD. Zwischen 1961 und
1971 ist die Mortalität an diesem Tumor in der Bundesrepublik beim Mann von 18
auf 34, bei der Frau von 13 auf 30 pro 100 000 Einwohner gestiegen.

Auch in den USA sind Dickdarmkarzinome stellenweise schon auf die 2. Stelle der
Häufigkeitsskala gerückt. In Indien und Afrika sind sie dagegen 10mal seltener.
Für diese Unterschiede sind offenbar nicht rassische, sondern exogene Faktoren
verantwortlich. Besonders in Ländern mit hohem Fett- und Eiweißverbrauch
steigt die Häufigkeitsrate. Dabei wird angenommen, daß aus Nahrungsproteinen,
(vor allem Tryptophan und Tyrosin) durch die Bakterieneinwirkungen im Magen-
Darmkanal und die Zubereitung (Braten, Rösten) karzinogene oder kokarzinogene Substanzen entstehen. Durch bakterielle Dehydroxylierung sollen außerdem

aus Gallensäuren und Cholesterin karzinogene Metaboliten entstehen. Vor allem die Desoxycholsäure scheint unter gewissen Umständen kokanzerogen zu wirken. Eine faserarme Nahrung steigert darüberhinaus die Konzentration der Karzinogene bzw. Kokarzinogene und ihrer Ausgangsstoffe im Darm.

### 4.10.3.2 Alters- und Geschlechtsprädilektion

**Altersverteilung**
Der Häufigkeitsgipfel liegt zwischen dem 50. und 70. Lebensjahr, nur 5% werden vor dem 45. Lebensjahr diagnostiziert. Nach dem 50. Lebensjahr steigt die Häufigkeit sprunghaft um den Faktor 10 an.

**Geschlechtsverteilung**
Männer erkranken insgesamt häufiger als Frauen. Genauer betrachtet zeigen sich jedoch Geschlechtsunterschiede der Häufigkeitsverteilung bezüglich der Lokalisation im Dickdarm.

- Bei Kolon- und Sigmakarzinomen ist das Geschlechtsverhältnis etwa gleich.
- Rektumkarzinom: Männer:Frauen = 2:1
- Das Rektumkarzinom ist bei Männern häufiger als das Kolonkarzinom. Rektum-:Kolonkarzinom = 3:2.
- Das Kolonkarzinom ist bei Frauen häufiger als das Rektumkarzinom. Rektum-:Kolonkarzinom = 1:2.

Die in Europa zu beobachtende Häufigkeitszunahme der Dickdarmkarzinome ist vor allem auf eine Zunahme des Rektumkarzinoms zurückzuführen.

### 4.10.3.3 Erkrankungen des Dickdarmes mit erhöhtem Entartungsrisiko

**Polypen**

**Adenome**
Kolorektale Adenome sind „benigne gestielte oder sessile ( = breitbasige) Neoplasien des Drüsenepithels mit Atypien verschiedenen Grades" (WHO-Definition 1976). Adenome sind fakultative Präkanzerosen. Über 90% der kolorektalen Karzinome gehen aus Adenomen hervor.

**Villöse (papilläre) Adenome ( = villöse Dickdarmpolypen)**
Polyp mit schlankem, fingerförmigem Bindegewebsgerüst (4.8.2.1). 35–75% dieser Polypen gehen in (meist verschleimende) Dickdarmkarzinome über.

**Tubuläre Adenome ( = adenomatöse Dickdarmpolypen)**
Glatte oder maulbeerförmige Oberfläche (4.8.2.1). Dieser Typ ist der häufigste aller Polypen, hat die gleiche Lokalisation und Altersverteilung wie das Dickdarmkarzinom. Nur 3% der tubulären Adenome gehen direkt in ein Karzinom über, vor allem dann, wenn ihr Durchmesser 1 cm überschreitet.

**Familiäre adenomatöse Polypose des Dickdarmes (erbliche Polypose) =
Adenomatose**
Seltene autosomal dominant erbliche Erkrankung. Schon bei Jugendlichen treten
100–5000 tubuläre Adenome auf, im 35. Lebensjahr findet sich bei der Mehrzahl
aller Patienten ein Dickdarmkarzinom, der Tod tritt bei unbehandelten Patienten
vor dem 40. Lebensjahr ein (obligate Präkanzerose!). Therapie: Frühzeitige Resektion der befallenen Darmabschnitte.

**Gardner Syndrom**
Disseminierte Polypose des Dickdarmes, Magens und Dünndarmes nach dem
20. Lebensjahr, sowie multiple Osteofibrome und Epidermiszysten, Fibrome und
Fibromatosen sowie Dentitionsstörungen (mangelhafter Zahndurchbruch, überzählige Zähne). Karzinomatöse Entartung der Dickdarmadenome bei nahezu
100% im 5. Lebensjahrzehnt. *Merke:* Beim Peutz-Jeghers-Syndrom mit Polypose
des Magen-Darmtraktes und Melanose der Lippenschleimhaut tritt nur äußerst
selten eine karzinomatöse Entartung eines Polypen auf.

**Colitis ulcerosa gravis**
Nach 10jährigem Bestehen einer Colitis ulcerosa entwickelt sich bei 5%, nach
25 Jahren bei 40% der Patienten ein Dickdarmkarzinom. Patienten mit einer Colitis ulcerosa erkranken 5–30mal häufiger an einem Karzinom des Dickdarmes als
ein gleichaltes Vergleichskollektiv.

### 4.10.3.4 Morphologie

**Makroskopische Formen der Dickdarmkarzinome** (Abb. 54)

**Polypöse blumenkohlartige Karzinome**
In das Lumen vorragende weiche Tumoren, die meist in der rechten Dickdarmhälfte lokalisiert sind, nur selten einen Darmverschluß, häufig jedoch stärkere Blutungen verursachen.

**Manschettenförmig stenosierende Karzinome**
Flache Tumorinfiltrate, die im Verlauf von 1–2 Jahren die Darmwand zirkulär
durchsetzen, zu Stenosen und Obliterationen führen. Tumoren dieser Form infil-

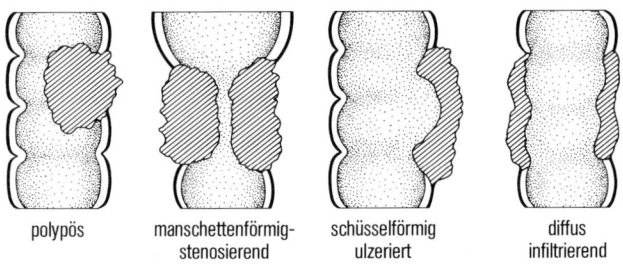

| polypös | manschettenförmig-<br>stenosierend | schüsselförmig<br>ulzeriert | diffus<br>infiltrierend |

Abb. 54    Makroskopische Formen der Dickdarmkarzinome

trieren relativ langsam die äußeren Darmwandschichten und ulzerieren spät, sie treten in der linken Dickdarmhälfte (Colon descendens, Sigma, Rektum) häufiger auf.

Die Ursachen der unterschiedlichen Tumorformen in der rechten und linken Darmhälfte sind nicht geklärt. Diskutiert werden mechanische Faktoren: Im rechten Dickdarm ist der Stuhl noch weicher, auch leicht verletzliche weiche Tumoren können hier eher frei in das Lumen vorwachsen ohne mechanisch abgetragen zu werden. Im linken Dickdarm mit meist festerem Darminhalt kann ein Tumor dieser Konsistenz nicht so in das Lumen vorwachsen, die prominenten Teile werden abgelöst.

### Schüsselförmig ulzerierte Karzinome
Rundliche Tumoren mit zentraler Ulzeration und wallartig aufgeworfenem Rand, infiltrieren relativ früh alle Wandschichten und das angrenzende Binde-Fettgewebe, sind häufig im Rektum lokalisiert.

### Diffus infiltrierende Karzinome („Linitis plastica-Typ")
Frühe Infiltration der Submukosa und der äußeren Wandabschnitte mit brettharter Versteifung der Wand und Stenose der Lichtung. Seltener Tumor mit besonders schlechter Prognose, der meist im jüngeren Lebensalter (ca. 40. L. J.) gefunden wird.

### Histologische Typen der Dickdarmkarzinome (WHO-Klassifikation 1976)

### Adenokarzinome
95% aller Dickdarmkarzinome sind Adenokarzinome, meist höher, selten niederer differenziert. Die Drüsenepithelien der Karzinome können tubuläre, azinöse oder papilläre Strukturen bilden, meist sind sie relativ uniform aufgebaut und sezernieren Schleim.

### Muzinöse Adenokarzinome ( = Gallertkarzinome oder verschleimende Adenokarzinome)

Adenokarzinome, die erhebliche, schon makroskopisch erkennbare Schleimmengen im Tumor retinieren. Die Schleimmassen können dabei in erweiterten Drüsenlichtungen liegen oder innerhalb diffuser Schleimablagerungen sind nur noch einzelne Tumorzellen erkennbar. Etwa 10% der Dickdarmkarzinome sind verschleimende Adenokarzinome, die eine schlechte Prognose haben während die üblichen Adenokarzinome eine bessere Prognose aufweisen.

### Siegelringzellenkarzinome
Bei diesen Karzinomen tritt eine intrazelluläre Verschleimung auf, die zu einer Dehnung des Zelleibes mit Verlagerung des Kernes an den Rand führt (Magenkarzinom 4.10.2.4). Nur aus Siegelringzellen bestehende Karzinome sind selten, meist sind einige drüsige Formationen vorhanden. Die Prognose dieser Karzinome ist besonders schlecht.

**Plattenepithelkarzinome**
Im Dickdarm äußerst seltene, im Bereich der Analschleimhaut häufige Tumorform, die histologisch in drei Zelltypen auftreten kann: Basalzellig, nicht verhornend oder verhornend. Typische Plattenepithelkarzinome bilden Interzellularbrücken und Keratin.

**Adenosquamöse Karzinome**
Sehr seltene Tumoren, die sowohl drüsige als auch plattenepitheliale Formationen enthalten.

**Undifferenzierte Karzinome**
Maligne epitheliale Neubildungen, die keine drüsigen Strukturen oder andere besondere Merkmale wie Zeichen der Schleimproduktion erkennen lassen.

**Unklassifizierbare Karzinome**
Karzinome, die in keine der o.g. Gruppen einzuordnen sind.

Als „high-risk"-Karzinome gelten (muzinöse) Adenokarzinome niederen Differenzierungsgrades, Siegelringzellenkarzinome und Tumoren mit Lymphgefäßinvasion.

**4.10.3.5 Bevorzugte Lokalisation der Dickdarmkarzinome** (Abb. 55)

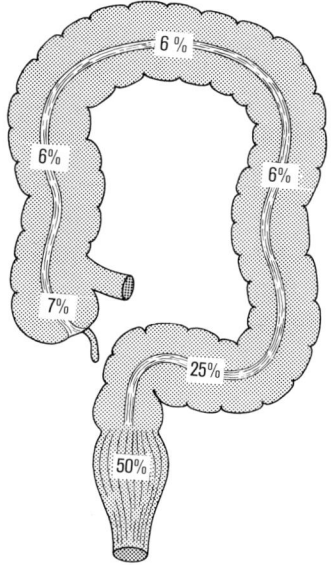

Abb. 55   Bevorzugte Lokalisation der Dickdarmkarzinome

In der Bundesrepublik gelten etwa folgende Zahlen:

| | |
|---|---|
| Rektum | 61% |
| Sigma | 21% |
| Colon descendens | 3% |
| Colon transversum | 6% |
| Colon ascendens | 5% |
| Zökum | 4% |

(s. Geschlechtsunterschiede 4.10.3.2).

In den USA wird seit einigen Jahren eine zunehmende Rechtsverschiebung in Zökum und Colon ascendens beobachtet. Multiple Karzinome im Dickdarm werden bei 4% der Tumorträger gefunden.

### 4.10.3.6 Ausbreitung der Dickdarmkarzinome

**Kontinuierliche Ausbreitung** in das angrenzende Fett- und Bindegewebe. Einwachsen in Nachbarorgane, Rektumkarzinome infiltrieren z. B. in die Harnblase, den Uterus, die Vagina, dagegen nur äußerst selten in die Prostata. Bei Infiltration des Peritoneums kann es zur peritonealen Aussaat mit Peritonealkarzinose kommen, vereinzelt werden transperitoneal fast ausschließlich die Ovarien befallen, so daß der falsche Eindruck primärer Ovarialkarzinome entstehen kann ( = **Krukenberg-Tumoren** 4.10.2.5).

**Metastasierungsformen der Dickdarmkarzinome**
Bevorzugte **lymphogene** Ausbreitung in die Dickdarmschleimhaut der Umgebung sowie regionalen und mesenterialen Lymphknoten. Die meist hochdifferenzierten Karzinome metastasieren relativ spät. Ausgedehnte Tumoren metastasieren über den Ductus thoracicus in den Virchow-Lymphknoten am Venenwinkel links supraklavikulär. Das Dickdarmkarzinom ist eines der 3 häufigsten Karzinome im Abdominalraum, die auf diesem Wege metastasieren: Dickdarm-, Magen- und Uteruskarzinom kommen am häufigsten als Ursprungsort von Metastasen in den Virchow-Lymphknoten in Betracht.

**Hämatogene Metastasierung:** Tiefsitzende Rektumkarzinome metastasieren über die Verzweigungen der V. cava inferior bevorzugt in die Lungen, alle anderen Dickdarmkarzinome über die Pfortader in die Leber und von dort in die Lungen. Insgesamt finden sich hämatogene Metastasen zu 75% in der Leber, zu 15% in den Lungen und zu 5% im Skelettsystem.

### 4.10.3.7 Komplikationen der Dickdarmkarzinome

Die häufigste Komplikation ist die **Lumeneinengung** (Stenose) oder **Verlegung** (Obturation, jeder 10. Patient) durch den Tumor mit entsprechenden Folgen: Lichtungserweiterung und Wandhypertrophie oral des Tumors, Stagnation des Kotes, dadurch bedingte Entzündungen und Nekrosen der Wand mit **pseudomembranö-ser Kolitis, Geschwüren** (sterkorale Ulzera, stercus, lat. = kotig), **Perforationen** in die freie Bauchhöhle, **Peritonitis.** Mitunter kommt es plötzlich zum **Obturations-ileus** mit Peritonitis. Vor allem zerfallende und ulzeröse Karzinome verursachen meist **okkulte Blutungen** und führen zu Eisenmangelanämien. Massive Blutungen aus den Karzinomen sind seltener. In fortgeschrittenen Stadien können **Fisteln** (z. B. Darm-Darm, Darm-Blase, Darm-Vagina) und ausgedehnte Verwachsungen auftreten. Mögliche Folgen einer Invasion der Ureterwand sind Hydronephrose und Pyelonephritis.

### 4.10.4 Mammakarzinom

#### 4.10.4.1 Häufigkeit

Nach der Morbiditätsstatistik ist das Mammakarzinom der häufigste bösartige Tu-mor der Frau in der westlichen industrialisierten Welt. Etwa jede 15. Frau hat hier ein Karzinom der Brustdrüse zu erwarten. 22% aller Karzinome bei Frauen sind Mammakarzinome. Die mittlere Inzidenz beträgt in diesen Ländern 70. Regional bestehen jedoch erhebliche Häufigkeitsunterschiede. An der Spitze stehen die Niederlande, Dänemark, Großbritannien, die Bundesrepublik, Frankreich und Italien liegen etwa in der Mitte, in Japan erkranken dagegen weniger als 4/100 000 Frauen. Die Häufigkeit des Tumors und die Mortalität nehmen ständig zu. In der BRD betrug die Mortalität 1975 32,8/100 000 Frauen, in den USA 1969 24,5/100 000 Frauen.

#### 4.10.4.2 Alters- und Geschlechtsprädilektion

Das mittlere Alter liegt bei 56 Jahren. Vor dem 20. Lebensjahr ist der Tumor selten, danach nimmt die Häufigkeit bis zum 40. Lebensjahr fortschreitend zu. Dann folgt ein Plateau und anschließend ein zweiter kontinuierlicher Anstieg in der Postme-nopause. Diese *bimodale Altersverteilung* und andere Beobachtungen haben zur Unterscheidung von 2 Typen des Mammakarzinoms geführt:
*Postmenopausaler Typ*
*Prämenopausaler Typ.*
Vor der Menopause ist ein tastbarer Knoten in der Mamma mit etwa 30%iger Wahrscheinlichkeit ein Karzinom, nach der Menopause mit über 90%. 98,7% der Mammakarzinome treten bei Frauen, 1,3% bei Männern auf.

#### 4.10.4.3 Pathogenese

Die Ätiologie ist im einzelnen noch unbekannt. Erschwerend wirkt bei der Suche nach den Ursachen der lange Abstand zwischen Tumorinduktion und klinischer Manifestation. Zwischen Kanzerisierung der ersten Zelle und dem Tode der Trägerin am Karzinom vergehen 25–30 Jahre (s. Tumorverdoppelungszeiten 4.2.2). Die bei einer Tumorgröße von 1 cm beginnende klinisch manifeste Phase nimmt davon nur ein Drittel ein.

Zur kausalen Pathogenese werden folgende Faktoren diskutiert:

**Hormone**
In welcher Weise Hormone die Karzinomentstehung begünstigen, ist noch nicht eindeutig geklärt. Das unmittelbar die Drüsenproliferation stimulierende Hormon ist zwar Prolaktin, seine Synthese und Ausschüttung wird jedoch in Form eines Regelkreises über das Zwischenhirnsystem durch Östrogen beeinflußt. Es gilt als gesichert, daß **Östrogene** das Wachstum des Mammakarzinoms fördern können, ob sie für seine Entstehung allein verantwortlich sind, ist noch ungeklärt. Offensichtlich wirkt ein im Verlauf des Lebens länger einwirkender Östrogeneffekt als Kokarzinogen. Für hormonelle Einflüsse sprechen folgende Beobachtungen:

Ovarektomie vor dem 40. Lebensjahr senkt das Erkrankungsrisiko unter ⅓ desjenigen unbehandelter Frauen.

Je mehr Kinder eine Frau und je früher sie Kinder bekommt, um so geringer ist die Wahrscheinlichkeit, an einem Mammakarzinom zu erkranken (4.10.4.4).

Wahrscheinlich spielen komplizierte Steuermechanismem endokriner Faktoren (Östrogene, Progesteron, Prolaktin u. a. Peptidhormone) dabei eine wesentliche Rolle. Prolaktin könnte sich als wichtiger Kofaktor in der Kanzerogenese erweisen.

**Virusätiologie**
Experimentelle Untersuchungen an Mäusen haben seit langem eine Virusätiologie des Mammakarzinoms ergeben. Am Menschen konnte dieser Beweis bisher nicht erbracht werden, mehrere Faktoren sprechen indes ebenfalls für einen solchen Zusammenhang (4.5.6). Besonders diskutiert werden heute RNA-haltige Onkornaviren.

### 4.10.4.4 Die Entstehung begünstigende Faktoren (Risikofaktoren)

**Hormonelle Einflüsse**
Unverheiratete Frauen haben etwa 2,5mal häufiger Mammakarzinome als verheiratete.

Nonnen erkranken auffällig oft an Mammakarzinomen.

Frauen mit früher Menarche (vor dem 12. Lebensjahr) und später Menopause (nach dem 55. Lebensjahr) sind eher zum Mammakarzinom disponiert.

Aus der Gesamtöstrogenfraktion scheint der Östradiol- und Östrogenanteil als kanzerogener Kofaktor besondere Bedeutung zu haben, während das in der Schwangerschaft erhöhte Östriol antineoplastisch wirkt.

Niedrige Androgenausscheidungen im Urin sind mit erhöhtem Karzinomrisiko verbunden.

### Erbfaktoren

Bei familiärer Disposition ist das Erkrankungsrisiko allgemein 2-3mal größer. Hatte die Mutter ein unilaterales Mammakarzinom, ist das Risiko bei der Tochter um den Faktor 3-4 höher.

### Umweltfaktoren

Die geographischen Unterschiede zwischen einzelnen Ländern sind unabhängig von der rassischen Zusammensetzung. So entspricht die Inzidenz des Mammakarzinoms bei japanischen Immigrantinnen in den USA schon in der 2. Generation der der weißen Amerikanerinnen. Hoher Fettgehalt der Nahrung begünstigt die Entstehung von Mammakarzinomen (Serumlipide→Hypophysenhormone). Experimentell ist durch fettreiche Diät eine Hyperprolaktinämie zu erzeugen.

### 4.10.4.5 Morphologie des Mammakarzinoms

### Makroskopisches Bild

Das typische invasive Mammakarzinom ist ein unscharf begrenzter, zunächst nur bei der Palpation erfaßbarer, meist derber („knorpelartig") schwer verschiebbarer Knoten. Im fortgeschrittenen Stadium Einziehungen der Haut oder der Mamille im Tumorbereich, Durchbruch des Tumors an die Oberfläche mit Ulzeration. Infolge eines Lymphödems der Haut durch Blockade intramammärer Lymphbahnen wird die Haut über einem Karzinom oft dicker, die Poren treten stärker hervor = „Apfelsinenschalenhaut".

Feste, trockene Schnittfläche von kleinen gelblichen Zonen durchsetzt, unscharfe strahlenförmige Begrenzung. Seltener sind die Knoten weich (medulläre Karzinome), haben eine prominente oder glasig gallertige Schnittfläche ( = Gallertkarzinome = „Schleimgerüstkrebs").

### Histologische Typen des Mammakarzinoms

*Histogenese:* 80-90% aller Mammakarzinome gehen von den Milchgängen aus. Die weit überwiegende Anzahl der infiltrierenden Karzinome entstammt den kleinen terminalen Milchgängen (duktuläre Karzinome). 10-20% gehen von den Epithelien der Drüsenlobuli aus ( = lobuläre Karzinome).

### Klassifikation der Mammakarzinome nach der WHO (1981)
### I. Nicht invasive Karzinome (8-10% der Mammakarzinome)
Unabhängig von der Art des Tumorzellenwachstums (solide, kribriform, papillär) ist das Geschwulstgewebe auf die Milchgänge oder Lobuli beschränkt, die Basalmembranen sind nicht durchbrochen.

**Intraduktales Karzinom**
Mitunter sind die Milchgänge zu dicken Tumorsträngen ausgeweitet, aus deren Zentren schmierig gelbliche nekrotische Tumormassen wie aus Komedonen ausgedrückt werden können. Kleinherdige Verkalkungen können ein wichtiger Tumorhinweis im Mammogramm sein. Die Prognose der intraduktalen Mammakarzinome ist günstiger als die der infiltrierenden Karzinome. Wird der Tumor nicht vollständig reseziert, geht in der Hälfte bis ⅔ der Fälle daraus innerhalb von 10 Jahren ein invasives Karzinom hervor. Die 5-Jahresüberlebensrate differiert in Abhängigkeit vom Vorliegen latenter Invasionsherde zwischen 64–90%.

Etwa dreimal häufiger als diese meist im zentralen Quadranten lokalisierten intraduktalen Karzinome ist eine Tumorform, die den Kliniker heute vor besonders schwierige Entscheidungen hinsichtlich der richtigen Therapie (Mammaamputation? Quadrantenresektion? Subkutane Mastektomie? Abwarten? Psychologisches Problem „sex or life") stellt und die daher eine Sonderstellung einnimmt:

**Lobuläres Carcinoma in situ** (3–7% der Mammakarzinome)
„Lobuläres Carcinoma in situ" besagt, daß der Tumor auf die Lichtungen der Azini und terminalen Gangsegmente eines Läppchens beschränkt ist. Dieser Tumor wird meist nur zufällig, prämenopausal bevorzugt im Alter von 44–53 Jahren entdeckt, da er klein und nicht zu palpieren ist. Die Drüsenendstücke sind durch Tumorzellen mit rundlichen uniformen, vergrößerten Kernen ersetzt und in solide Strukturen umgewandelt. Etwa 15% dieser Tumoren gehen innerhalb von 10 Jahren in ein infiltrierendes Karzinom über. In 70% der Fälle tritt diese Tumorform multizentrisch, in etwa 35% bilateral auf.

**II. Invasive Karzinome**
Die Karzinomzellen haben die Basalmembran der Milchgänge durchbrochen und infiltrieren das umgebende Bindefettgewebe.

**Invasives duktales Karzinom** (70% aller Mammakarzinome)
Diese vom Epithel der terminalen Milchgänge ausgehenden Karzinome wachsen infiltrierend und bilden meist polygonale, feste Knoten mit radiären Ausläufern und grauweißer Schnittfläche.

Mikroskopisch bestehen sie aus einfachen soliden oder drüsigen Zellverbänden. Relativ häufige Varianten mit hohem Bindegewebsanteil (= starke desmoplastische Reaktion) wurden früher als szirrhöse Karzinome (skirrhos gr. = hart) bezeichnet.

**Invasives duktales Karzinom mit prädominierender intraduktaler Komponente** (10–15% aller Mammakarzinome)
Mehr als 50% der Flächenausdehnung dieser Karzinome entfallen auf Tumoranteile in Milchgängen, in denen sie kribriforme, solide oder papilläre Muster bilden

und nur in geringem Anteil invasiv wachsen. Je größer der invasive Anteil, um so schlechter die Prognose. Das **Komedokarzinom** im engeren Sinne (4-6%) mit gelben, von der Schnittfläche ausdrückbaren Pfröpfen, gehört in diese Gruppe.

**Invasives lobuläres Karzinom** (10% aller Mammakarzinome)
Unscharf begrenztes, derbes, bindegewebsreiches, kleinzelliges, stark infiltrierend wachsendes Karzinom, in dem die Tumorzellen meist in Einzelzellreihen angeordnet sind (gänsemarschartig, „indian file pattern" = „Indianer-Pfad-Muster"). In 50-80% finden sich gleichzeitig lobuläre Carcinomata in situ. 30% der Tumoren bilden Siegelringzellen. Die Prognose ist besonders schlecht, 60% haben axilläre Lymphknotenmetastasen, die 10-Jahresüberlebensrate beträgt 42%.

**Muzinöses Karzinom** (1-2% aller Mammakarzinome) (= Gallertkarzinom = schleimbildendes Mammakarzinom = mukoides Karzinom = Carcinoma colloides oder gelatinosum).
Rundlicher bis knolliger weicher Tumor mit gallertiger Schnittfläche. Mikroskopisch besteht der Tumor meist aus relativ gleichförmigen Zellgruppen, die von extrazellulären Schleimmassen umgeben werden. Verkalkungen sind häufig. Metastasen treten bei dieser reinen Form selten auf (ca. 10%), die 5-Jahresüberlebensrate beträgt ca. 75%. Gemischte Formen mit soliden, adenomatösen, papillären oder siegelringzelligen Komponenten haben eine schlechtere Prognose (Fünfjahresüberlebensrate 59%).

**Medulläres Karzinom** (4-7% aller Mammakarzinome)
Kapsulär begrenzter Tumor aus soliden Karzinomzellformationen, die girlandenförmig von dichten Infiltraten aus Lymphozyten und Plasmazellen umgeben werden. Die Zehnjahresüberlebensrate ist mit 68% günstiger als bei anderen Mammakarzinomen.

**Papilläres Karzinom** (1-2% aller Mammakarzinome)
Weicher bröckliger, von unterschiedlich alten Blutungen durchsetzter Tumor, der von einer Kapsel begrenzt wird, in erweiterten Milchgängen meist in der Mitte des Drüsenkörpers oder unter der Areola lokalisiert ist und langsam wächst.

Mikroskopisch bildet der Tumor zahlreiche feine oder grobe papilläre Strukturen. Die Prognose ist mit Fünfjahresüberlebensraten von 63% und Zehnjahresüberlebensraten von 52% relativ günstig. Eine Variante dieses Karzinoms ist das **intrazystische Karzinom** mit einer großen, den Tumor umgebenden Zyste.

**Tubuläres Karzinom** (ca. 1% aller Mammakarzinome)
Meist kleiner (1,0-1,5 cm), rundlicher, derber Knoten mit atypischen tubulären Proliferationen, die von einreihigem kubischem Epithel mit hyperchromatischen Kernen umgeben werden und keine Basalmembran besitzen. Da es nicht selten

mit anderen Tumortypen kombiniert ist, liegen die Häufigkeitsangaben in einigen Statistiken höher. Die Fünfjahresüberlebensrate des reinen Typs beträgt 100%.

**Adenoid-zystisches Karzinom** ( < 1% aller Mammakarzinome)
Seltener Tumor der Mamma, der dem Zylindrom der Speicheldrüsen und des oberen Respirationstraktes entspricht. Rundlicher Knoten mit stark infiltrierendem Wachstum, teils solide, teils drüsige, von PAS-positivem Sekret ausgefüllte Strukturen bildet, Plattenepitelmetaplasien und geschichtete Kalkkonkremente (Psammomkörper) enthalten kann. Sehr günstige Prognose, da Metastasen sehr selten sind.

Weitere, noch seltenere, in der WHO-Klassifikation aufgeführte Karzinome sind das **sekretorische (juvenile) Karzinom,** das **apokrine Karzinom, Karzinome mit Metaplasien** (Plattenepitheliales Karzinom, Spindelzellen-Karzinom, Knorpel- und Knochengewebe-bildendes Karzinom), das **mukoepidermoide Karzinom,** das **Karzinosarkom,** das **Karzinom mit Riesenzellbildung,** der **Karzinoid-Tumor der Mamma,** das **hellzellige Karzinom** und das Karzinom mit **choriokarzinomatöser Differenzierung.**

**Morbus Paget der Mamille** (1-3% aller Mammakarzinome)
(J. Paget, Chirurg, London, 1814-99)
Sonderform eines Mammakarzinoms, das von den großen Milchgängen oder deren Mündungstrichter ausgeht und sich metastatisch aus noch unbekannter Ursache in der Epidermis von Mamille oder Areola ausbreitet („epidermotrope Absiedlung"). Das Erkrankungsalter liegt im allgemeinen höher ( ~ 58 J) als bei anderen Mammakarzinomen.

Makroskopisch wird der Tumor oft mit einem Ekzem verwechselt, bildet sich langsam ausbreitende, rötliche, nässende oder verkrustete Effloreszenzen, die scharf begrenzt sind und ulzerieren. In etwa 40% liegt dem M. Paget ein nicht invasives, in 60% ein invasives Mammakarzinom zugrunde.

Nach der Tumorausdehnung werden 3 Stadien unterschieden:

**Stadium I**
Lokaler Prozeß im Mündungsgebiet der großen Milchgänge als Manifestation eines submamillären intraduktalen Karzinoms.

**Stadium II:** Zeichen eines nicht invasiven intraduktalen Karzinoms des Drüsenkörpers, meist eines Komedokarzinoms, wahrscheinlich aus I hervorgegangen.

**Stadium III:** M. Paget = Teilerscheinung eines klinisch als Mammatumor erfaßbaren invasiven duktalen Karzinoms.

Stadium I und II haben rechtzeitig erkannt und reseziert eine gute Prognose.

Da der Prozeß nicht selten lange verkannt und als Ekzem behandelt wird, ist häufig zum Zeitpunkt der Diagnosestellung bereits ein infiltrierendes Wachstum und mitunter bereits eine Metastasierung eingetreten.

**Als Vorstadium** der Mammakarzinome müssen die Mastopathia chronica cystica mit zystischer Erweiterung der Drüsengänge, Metaplasien und papillären Epithelproliferationen angesehen werden. Bei stärkeren Proliferationen der Drüsenepithelien mit leichten Zellatypien ( = **proliferierende Mastopathie**) ist das Krebsrisiko 3–5mal größer als bei brustgesunden Frauen.

#### 4.10.4.6 Bevorzugte Lokalisation des Mammakarzinoms (Abb. 56)

Prädilektionsstellen:
   Äußerer oberer Quadrant  45%
   Zentrum um Mamille     25%
   Innerer oberer Quadrant  15%
   Untere Quadranten zus.   15%

Die Wahrscheinlichkeit, in der kontralateralen Brust ein zweites Karzinom zu bekommen, ist bei Frauen mit einem Mammakarzinom 5mal größer, als in der Durchschnittspopulation. Mammakarzinome sind bei Frauen in der linken Brust häufiger (da diese größer ist als die rechte), bei Männern treten sie dagegen rechts etwas häufiger auf.

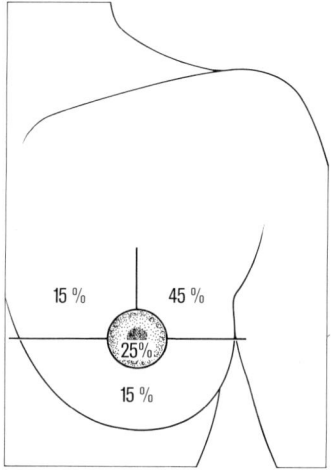

Abb. 56    Bevorzugte Lokalisation des Mammakarzinoms

#### 4.10.4.7 Ausbreitungs- und Metastasierungsformen des Mammakarzinoms

**Lokale Ausbreitung**

Die Mehrzahl der Karzinome infiltriert frühzeitig das umgebende Binde-Fettgewebe und im fortgeschrittenen Stadium die Pektoralismuskulatur. Karzinome des oberen äußeren Quadranten wachsen oft nach außen, Tumoren der inneren Quadranten infiltrieren früh die Muskulatur und die Thoraxwand. In Einzelfällen wächst das Mammakarzinom in großen flächenhaften Arealen in Lymphgefäßen der Haut und schnürt den Brustkorb schließlich wie einen Panzer ein („**Panzer-krebs**").

## Metastasierungsformen

### Lymphogen

Mammakarzinome metastasieren anfangs überwiegend auf dem Lymphweg. Dabei werden folgende Lymphbahnen und Lymphknoten befallen:

a) **Axilläre** Lymphknoten, dann den Lymphwegen um die V. subclavia folgend
b) **Unterhalb des M. pectoralis,** von dort ebenfalls der V. subclavia folgend
c) **Interkostal,** der A. mammaria interna folgend, in das Mediastinum
d) **Kontralateral** über prästernale Lymphbahnen

Karzinome im oberen äußeren Quadranten metastasieren in der Regel über a) seltener auch über b), Karzinome der inneren Quadranten über c) mit der Gefahr eines frühzeitigen Befalls der Pleura und Lungen. Nach der Größe der Lymphknotenmetastasen unterscheiden wir
– Tumorzellenembolien
– Mikrometastasen ($< 0,2$ cm $\emptyset$)
– Makrometastasen ($> 0,2$ cm $\emptyset$)

Primärtumoren $< 1$ cm $\emptyset$ Größe haben in 27%, zwischen 1–2 cm in 45%, zwischen 2–5 cm in 48% und $> 5$ cm in 75% am einfachen Paraffinschnitt nachweisbare Metastasen in den axillären Lymphknoten.

Etwa 50% der bis 2 cm im Durchmesser großen und 80% der über 2 cm großen Karzinome haben Metastasen in den regionalen Lymphknoten.

### Hämatogen

Meist geht der hämatogenen Metastasierung eine lymphogene Aussaat voraus. Am häufigsten finden sich Metastasen in folgenden Organen:

Knochen (70%), vorwiegend Becken, Wirbelsäule, Schädelkalotte und Femur
Lungen (60%)
Leber (50%)
Ovarien (13–28%, mitunter in Form von „Krukenberg-Tumoren")
Nebennieren (22–40%)
Gehirn und Rückenmark (15%)

### 5-Jahres-Überlebensraten

| | |
|---|---|
| Unbehandelte Mammakarzinome | 18% |
| Behandelte Karzinome mit Lymphknotenmetastasen: | |
| 1–3 axilläre Lymphknoten befallen | 62% |
| 4 axilläre Lymphknoten befallen | 32% |
| Behandelte Karzinome ohne Lymphknotenmetastasen | 80% |

Der Status der Östrogen- und Progesteron-Rezeptoren hat sich für die postoperative Therapie des Mammakarzinoms als wichtig erwiesen, da „rezeptorenpositive" Karzinome eher eine Remission unter entsprechender Behandlung erwarten lassen als „negative" Tumoren.

Die Bestimmung dieser Hormonrezeptoren erfolgt z. Z. biochemisch an Frischmaterial des Tumorgewebes. Als postiv gilt z. B. ein $^3$H-Östradiolgehalt des Tumorgewebes von mehr als 15 fmol ( = Femtomol = Mol$^{-9}$). Auch mit histochemischen Methoden (z. B. Lektin-Rezeptoren) ist es möglich, Anhaltspunkte für ein Ansprechen des Tumors auf eine Hormontherapie zu gewinnen.

Trotz aller therapeutischer Bemühungen beträgt die Dauerheilung aller Mammakarzinome (20-Jahresüberlebensrate) zusammen nur etwa 18–maximal 30%. Folgende Faktoren beeinflussen die Prognose im ungünstigen Sinne:
Jüngeres Lebensalter (meist niederdifferenzierte Karzinome)
Tumorgröße über 4 cm ⌀ (etwa 28% der Karzinome)
Metastasen in regionalen Lymphknoten
Beteiligung der Mamille, dann liegen häufig auch Lymphknotenmetastasen vor.
Hautveränderungen im Tumorbereich („Orangenhaut", Ödem, Verdickung).

**Mögliche Komplikationen**
Nach Mammaamputation und Ausräumung der axillären Lymphknoten kommt es mitunter zu einem chronischen Lymphödem in dem Arm dieser Seite. Auf dem Boden dieses Lymphödems kann selten (ca. 10% der Lymphödeme) ein Angiosarkom entstehen ( = Stewart-Treves-Syndrom).

## 4.10.5  Prostata-Karzinom

### 4.10.5.1  Häufigkeit und Altersprädilektion

Das Prostatakarzinom steht nach dem Bronchial- und Dickdarmkarzinom in der Krebsmortalitätsstatistik des Mannes in der Bundesrepublik an 3. Stelle der Häufigkeitsskala, ist in den USA bereits an die 2. Stelle gerückt.

Inzidenzraten sind in den verschiedenen Regionen der Erde sehr unterschiedlich. Am höchsten sind sie bei den Schwarzen in den USA, betragen z. B. in Alameda 100,2, bei Weißen dagegen nur etwa 44,3 (Los Angeles). Die niedrigsten Inzidenzen werden in Asien beobachtet, für Japan gelten hier Werte von 3,4, für Shanghai von 0,8.

Die Mortalität wird in der Bundesrepublik Deutschland mit 13,9, in der schwarzen Bevölkerung der USA mit 21,9 angegeben.

Latente, d. h., zu Lebzeiten nicht in Erscheinung getretene Prostatakarzinome finden sich nach Sektionsstatistiken aus der Bundesrepublik bei etwa 19% der Männer zwischen dem 45.–54. Lebensjahr, bei etwa 40% der Männer zwischen 55.–75. und bei 52% der Männer jenseits des 75. Lebensjahres.

## 4.10.5.2  Morphologie

Makroskopisch derbe, unscharf begrenzte, grauweiße bis gelbliche Herde.

### 4.10.5.3  Bevorzugte Lokalisation des Prostata-Karzinoms

Die Mehrzahl der Prostatakarzinome geht von den äußeren dorsalen und lateralen subkapsulären Drüsengruppen aus, seltener entstehen Karzinome aus den volumenmäßig überwiegenden inneren Drüsengruppen.

75% der Prostatakarzinome entstehen im Lobus posterior, der vom Rektum her gut tastbar ist und den lateralen Partien, 10% in der ventralen Kommissur. Die endourethralen Drüsengruppen sind nur vereinzelt Ausgangspunkt des Tumors, bei 10–20% der Karzinome ist der Ursprung nicht mehr feststellbar (Abb. 57).

**Histologische Typen der Prostatakarzinome**
Die WHO-Typisierung unterscheidet folgende histologische Wachstumsmuster (pattern):

**Adenokarzinome**
mikroglandulär
makroglandulär
kribriform
solide/trabekulär
andere (endometroide, papilläre, zystadenoide, schleimbildende)

**Transitionalzellkarzinome**
(Urothelkarzinome)

**Plattenepithelkarzinome**
undifferenzierte Karzinome

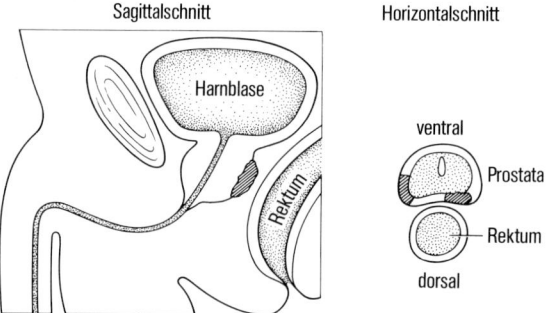

Abb. 57   Bevorzugte Lokalisation des Prostatakarzinoms. Die Mehrzahl der Prostatakarzinome geht von den äußeren subkapsulären Drüsengruppen aus.

**Adenokarzinome** (97–98% aller Prostatakarzinome)
**Kribriforme Karzinome:** Solide Tumorzellstränge und Nester, die siebförmig von kleinen drüsenartigen Hohlräumen durchsetzt werden. Obwohl dieser Tumortyp einen relativ hohen Differenzierungsgrad hat, spricht er schlecht auf eine antiandrogene Hormontherapie an.

**Urotheliale Karzinome:** Ausgangspunkt kann das Urothel periurethraler Drüsen sein. Diese Tumoren sprechen – im Gegensatz zu zahlreichen gewöhnlichen Prostatakarzinomen – nicht auf eine antiandrogene Therapie an.

**Plattenepithelkarzinome** (0,3–2,0%)
Hoch-, mäßig- und niederdifferenziert, oft verhornend, können von den periurethralen Drüsen ausgehen. In der Bundesrepublik wird nach der Klassifikation des „urologisch-pathologischen Arbeitskreises Prostatakarzinom" folgende Typisierung angewandt:

**Gewöhnliche Prostatakarzinome**

| uniformer Aufbau | pluriformer Aufbau |
|---|---|
| glandulär | glandulär (kribriform) |
| kribriform | kribriform (glandulär) |
| solid/trabekulär | kribriform/solid |

**Außergewöhnliche Prostatakarzinome**
- urotheliale Karzinome (Transitionalzellen-Karzinom)
- Plattenepithelkarzinome
- Endometroide Karzinome
- Schleimbildende Karzinome

**Undifferenzierte Prostatakarzinome**

97% der Tumoren sind gewöhnliche, nur 3% außergewöhnliche Prostatakarzinome, 44% sind uniform, 54% pluriform.

Nach dem **Differenzierungsgrad** der Tumorzellen, vor allem dem Ausmaß der Kernatypien unterscheiden wir:

**Hoch differenzierte Karzinome, G 1** (8%):
Die Drüsen sind hier so gut ausdifferenziert, daß die Abgrenzung von normalen Azini schwierig sein kann. Oft enthalten diese Tumoren sehr helle Zellen, wichtiges Malignitätskriterium sind prominente Nukleolen.

**Mäßig differenzierte Karzinome, G 2** (57%):
Drüsen mit mittelschweren Kernatypien, hellerem oder basophilerem Zytoplasma.

**Nieder differenzierte Karzinome, G 3** (35%):
Stärker atypische Drüsen mit erheblichen Zellkernpolymorphien, häufig Wachstum in soliden Nestern.

**Undifferenzierte Karzinome:** Solide wachsende Tumoren mit stärkeren Zellkernpolychromasien. In dieser Gruppe sind hinsichtlich der Differentialdiagnose zwei Sonderformen besonders erwähnenswert:

- Hellzellige Karzinome: Vorwiegend solide wachsende Stränge und Nester großer Tumorzellen mit hellem Zytoplasma. Metastasen dieses Karzinoms sind z. B. im Knochen schwer von Metastasen eines klarzelligen Nierenkarzinoms abzugrenzen.
- Kleinzellige Karzinome: Kleine Zellen mit chromatinreichen Kernen. Knochenmetastasen dieses Tumortyps können leicht mit Metastasen kleinzelliger Bronchialkarzinome verwechselt werden.

### 4.10.5.4 Ausbreitungs- und Metastasierungsformen des Prostatakarzinoms

**Lokale Ausbreitungsformen**

Die Karzinome infiltrieren langsam in das umgebende Prostatagewebe, bevorzugen dabei perineurale Gewebsspalten. In fortgeschrittenerem Stadium wächst der Tumor in die umgebenden Gewebe und Organe ein (Samenblase, Beckenbindegewebe). Harnblase und Urethra scheinen relativ „immun" gegen die Invasion zu sein; hier infiltrieren die Tumoren oft auffällig spät. Im einzelnen werden folgende Ausbreitungsstadien unterschieden:

Nach der **TNM-UICC-Klassifikation** aufgrund des pathologisch-histologischen Untersuchungsbefundes (pT) (Abb. 58):

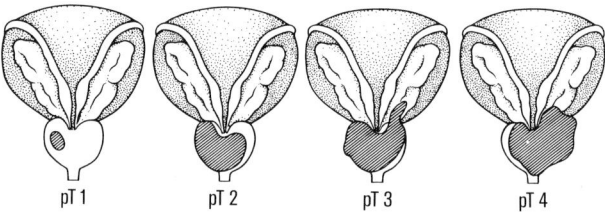

pT 1            pT 2            pT 3            pT 4

Abb. 58   Lokale Ausbreitungsformen des Prostatakarzinoms. Stadieneinteilung nach der TNM-UICC-Klassifikation

pT0 = Kein Tumor bei Untersuchung von Proben
pT1 = Fokalkarzinom (einzeln oder multipel)
pT2 = Diffuses Karzinom mit oder ohne Ausdehnung auf die Kapsel
pT3 = Karzinom mit Austritt aus der Kapsel und/oder Ausdehnung auf die Samenblasen
pT4 = Ausdehnung auf benachbarte Organe

Unter klinischen Gesichtspunkten werden außerdem folgende Begriffe angewandt.

**Manifestes Karzinom:** Tumor mit entsprechenden Erscheinungen, der klinisch erkannt ist.

**Latentes Karzinom:** Klinisch stummes, erst postmortal durch die Autopsie erkanntes Karzinom.

**Okkultes Karzinom:** Klinisch noch nicht entdeckter Primärtumor bei nachgewiesenen Metastasen.

**Inzidentes Karzinom:** Klinisch stummes Karzinom, das zufällig in 10–15% der Gewebe gefunden wird, die wegen einer nodulären Hyperplasie der Prostata (=gutartiger Prozeß s. 12.4) entfernt wurden. Dieses Karzinom wird vom Kliniker auch als T0-Karzinom bezeichnet.

## Fernmetastasen

### Lymphogen

Bevorzugt befallen sind die regionalen Lymphknoten: Iliakal, inguinal, retroperitoneal, paraaortal, abdominal. Bei Infiltration der Samenblasen (pT3) sind bereits in 80% Lymphknotenmetastasen vorhanden, im Stadium pT2 in 30–60%, im Stadium pT1 in 22–30%. Selten finden sich Metastasen in mediastinalen und supraklavikulären Lymphknoten.

### Hämatogen

**Knochenmetastasen** bei pT4 in 70% nachweisbar. Bevorzugt befallen sind die Knochen mit blutbildendem Mark:
Wirbelsäule, Becken, Rippen (Röhrenknochen mit Fettmark selten). Die Tumorzellen kommen über die Lungenpassage in den arteriellen Kreislauf und auf diesem Weg oder retrograd über das vertebrale Venensystem in den Knochen (lymphogene Ausbreitung in die untere WS wird diskutiert). Meist regen die Metastasen im Skelett die Neubildung von Knochensubstanz an = osteoblastische Metastasen: Röntgenologisch Verdichtung.

### Lungenmetastasen

### 4.10.5.5 Abgrenzung von der nodulären Hyperplasie der Prostata (12.4)

Klinisch ist die Abgrenzung der nodulären Hyperplasie vom Karzinom aufgrund des rektalen Palpationsbefundes nicht immer eindeutig möglich. Karzinome bilden zwar meist derbe Knoten in den äußeren (peripheren) Drüsenabschnitten, während die noduläre Hyperplasie sich bevorzugt in den zentralen und lateralen Drüsenarealen entwickelt und eine prallelastische Konsistenz hat, drüsenärmere Areale mit festerer Konsistenz können jedoch ein Karzinom vortäuschen. Nur die histologische Untersuchung führt zur sicheren Diagnose. Etwa ⅓ der palpatorisch verdächtigen Knoten ergibt in der Harpunenbiopsie ein Karzinom.

### 4.10.6 Portiokarzinom

Das häufigste Genitalkarzinom der Frauen vor dem 50. Lebensjahr (mit Ausnahme der jüdischen Bevölkerung).

#### 4.10.6.1 Häufigkeit und Altersprädilektion

Erhebliche geographische und rassische Unterschiede, die höchste Mortalitätsrate findet sich in Lateinamerika (Kolumbien), in Teilen Afrikas und Asiens, die geringste in Israel (2/100 000 Einwohner), USA und Europa (10-15/100 000 Einwohner).

In der Bundesrepublik Deutschland ist das Portiokarzinom (ca. 15% der Krebsneuerkrankungen der Frau) nach dem Mammakarzinom (ca. 19%) das zweithäufigste Karzinom der Frau.

Der Häufigkeitsgipfel liegt zwischen dem 40-60. Lebensjahr, einige Fälle treten jedoch schon vom 20. Lebensjahr an auf.

#### 4.10.6.2 Pathogenese

Das Portiokarzinom entsteht in der Übergangszone zwischen Plattenepithel und Zylinderepithel. Die „krebssensiblen" Zellen dieses Areals sind die bipotenten Reservezellen (4.10.6.4). Als besonders sensible Phasen gegenüber kanzerogenen Einflüssen gelten metaplastische Umbauvorgänge des Plattenepithels im Grenzgebiet, die vor allem während der Geburt, der Pubertät, dem Beginn der sexuellen Aktivität und während der ersten Schwangerschaft stattfinden. Welche Kanzerogene die maligne Transformation der Zelle verursachen, ist noch umstritten. Als biologische Mutagene werden angesehen exogene Virus-DNA vom Herpesvirus Typ 2 und die DNA des Spermakopfes, der in junge metaplastische Plattenepithelien eindringt und abgebaut wird. DNA-Fragmente stimulieren die DNA Synthese und schaffen damit eine Voraussetzung der Mutation. Papillomaviren oder Papovaviren scheinen ebenfalls in der Kanzerogenese eine Rolle zu spielen.

#### 4.10.6.3 Die Entstehung begünstigende Faktoren

Vor allem epidemiologische Studien weisen darauf hin, daß mechanische, chronisch-entzündliche, chemische und bakterielle Reize, Smegmabestandteile sowie Toxine von Mikroorganismen und Pilzen wesentliche begünstigende Faktoren sind. So ist das Portiokarzinom bei Angehörigen niederer sozialer Klassen und armer Bevölkerungsgruppen häufiger. Begünstigend wirkt ein früher Beginn der heterosexuellen Aktivität, Multipara erkranken häufiger als Frauen ohne Kinder, bei Nonnen ist das Karzinom der Portio extrem selten, kommt bei Virgines und Kindern nicht vor, bei Prostituierten ist die Inzidenz dagegen 4mal größer als in der Gesamtbevölkerung.

Ein Hinweis auf kanzerogene oder kokanzerogene Faktoren im Smegma ist die Seltenheit des Portiokarzinoms in Bevölkerungen, in denen Zirkumzisionen vorgenommen werden (z. B. Indien).

---

Wichtige prädisponierende Faktoren des Portiokarzinoms
- früher und häufiger Geschlechtsverkehr
- häufiger Partnerwechsel und mangelhafte Hygiene bezüglich der Übertragbarkeit
- langdauernde chronische Entzündungen

---

### 4.10.6.4 Vorstadien des Portiokarzinoms und ihre Morphologie

Da die Portio der Untersuchung leicht zugänglich ist, konnten hier die Vorstadien eingehend untersucht werden.

Die Grenze zwischen schleimbildendem Zervixepithel und Plattenepithel der Portio wird während des Lebens ständig verschoben. So reicht das Portioepithel bei Kindern in den Zervikalkanal, nach der Pubertät wächst das Zervixepithel nach außen auf die Portio vor ( = **physiologisches Ektropium**) und verschiebt sich im höheren Lebensalter wieder in den Zervikalkanal. Die Umgebung des Muttermundes erscheint daher im gebärfähigen Alter gerötet wie ein Epitheldefekt, täuscht eine Erosion vor = **Pseudoerosion**. Die einfache Pseudoerosion enthält nur wenige Drüsen, in der papillären oder glandulären Pseudoerosion stehen die Drüsen dichter. Die im Vergleich zum Plattenepithel sehr viel vulnerablere Zervixschleimhaut wird leichter lädiert. Infolgedessen grenzt sie nur bei 5% aller geschlechtsreifen Frauen intakt an das Portioepithel. Diese Grenzzone ist daher ständigen Regenerations- und Umbauprozessen = **Übergangszone** unterworfen.

Ausgangszellen der Regenerationsprozesse sind die Basalzellen des Plattenepithels und die Reservezellen (entsprechen den Basalzellen des Bronchusepithels).

Diese undifferenzierten basalen Zellen ( = bipotente Reservezellen) mit ihrer größeren prospektiven Potenz sind die „Targetzellen" der kanzerogenen Faktoren.

Aus den bipotenten Reservezellen in der Übergangszone kann Plattenepithel auf zwei verschiedene Weisen entstehen:
Regeneration von den Basalzellen des Plattenepithels der Portio.

Plattenepithelmetaplasie der Zervixschleimhaut durch Proliferation der basalen Reservezellen (indirekte Metaplasie).
Auf beiden Wegen kann durch atypische Proliferation ein Karzinom entstehen,

vieles spricht dafür, daß der 2. Weg über die indirekte Metaplasie der subzylindrischen Reservezellen häufiger begangen wird.

90% der Portiokarzinome entstehen nicht direkt, sondern über verschiedene **Vorstufen,** die rückbildungsfähig sind und keineswegs zum Karzinom führen müssen:

**1. Einfache Basalzellenhyperplasie**
Regeneratorische Vermehrung der Basalzellen des Portioepithels, die jetzt in 3–4 Reihen angeordnet, aber vollständig normal ausdifferenziert sind.

**2. Atypische Basalzellenhyperplasie**
(Wird mitunter auch in die Gruppe der Dysplasien eingeordnet). Wie 1. jedoch mit Kerngrößenunterschieden und Polychromasien der basalen Epithelien. Treten Atypien auch in parabasalen Abschnitten auf, wird von einigen Autoren noch der Begriff des „unruhigen Epithels mit leichten Atypien" benutzt.

**3. Abnormes Epithel** (Hinselmann I, 1969)
Differenzierungsstörungen des Plattenepithels mit unvollkommener oder fehlender Ausbildung der glykogenhaltigen Wabenzellschicht. Das Plattenepithel erscheint auch in mittleren und oberen Schichten dichter, basophiler, ist jedoch gleichförmig differenziert, die Schichtung erhalten.

#### 4.10.6.5  Dysplasie des Plattenepithels und Carcinoma in situ; Morphologie und biologische Wertigkeit

**Dysplasie**
Dysplasie ist ein Oberbegriff für zelluläre *und* gewebliche Abweichungen von der Norm.

**Präneoplastische Dysplasie:** Zellatypien in Verbindung mit Störungen der Strukturdifferenzierung.

(s. dagegen „entwicklungsbedingte Dysplasien", 3.1.4.3).

Für die Dysplasie des Portioepithels gilt:

**Definition:** *Qualitativ gleiche Atypiezeichen wie beim Carcinoma in situ, quantitativ jedoch geringer. Im Gegensatz zum Carcinoma in situ ist die Schichtenfolge des Plattenepithels zumindest teilweise erhalten.*

**Morphologie**

**Leichte Dysplasie** (= *I. Grades*): Basalzellenhyperplasie mit Kernatypien, aufgehobener Schichtung im basalen und mittleren Schleimhautbereich und vermehrte Mitosen.

**Mittelschwere Dysplasie** (= *II. Grades*): Die Epithelatypien sind insgesamt stärker als beim I. Grad, erstrecken sich auch auf das mittlere Drittel der Schleimhaut. Intrazytoplasmatisch nachweisbares Glykogen schwindet fortschreitend. Die Gesamtbreite des Epithels nimmt zu.

**Schwere Dysplasie** (= *III. Grades*): Erhebliche Kernpolymorphien und Hyperchromasien in allen Schichten des Plattenepithels. In einigen Fällen treten zahlreiche Koilozyten auf (= Epithelien mit Ballon-förmig aufgetriebenem Zelleib, klarem Zytoplasma und hyperchromatischen entrundeten Kernen = *koilozytische Dysplasie*), die durch Papillomavirusinfektionen hervorgerufen werden. (HPV = human papilloma virus).

(Anm.: „**Atypisches Epithel**" ist ein Sammeltopf aller atypisch proliferativen Veränderungen ohne Unterscheidung der bisher beschriebenen Formen.)

**Biologische Wertigkeit**
Die einfache Basalzellenhyperplasie ist ein Zeichen der gesteigerten Regeneration, besitzt keinen Krankheitswert, auch das „abnorme Epithel" kann nicht als Vorstadium eines Karzinoms angesehen werden. Alle anderen Formen atypischen Epithels können nach unterschiedlich langen Zeiträumen in ein Karzinom übergehen. Dysplasien I. und II. Grades sind noch rückbildungsfähig. Die schwere Dysplasie (III. Grades) ist in der biologischen Wertigkeit dem Carcinoma in situ gleichzusetzen.

Insgesamt bilden sich 30-40% der Dysplasien wieder zurück. Ein Fortschreiten zum Carcinoma in situ wird in 35% der Fälle beobachtet, etwa 30% rezidivieren. Für den Übergang in ein Carcinoma in situ gelten im Mittel folgende Zeiträume:

Dysplasie   I. Grades in 72 Monaten→Ca. in situ
Dysplasie  II. Grades in 38 Monaten→Ca. in situ
Dysplasie III. Grades in 12 Monaten→Ca. in situ

**Carcinoma in situ** (CIS = intraepitheliales Karzinom = präinvasives Karzinom)

**Definition:** *Hochgradig atypisches Epithel ohne invasives Wachstum (histologisches Bild eines nicht invasiven Karzinoms).*

*Maximum an Epithelatypien wie bei jedem anderen Karzinom, das Bindegewebe ist jedoch noch nicht infiltriert, die Basalmembran ist intakt.*

**Morphologie**
Histologisch finden sich:

- Vollkommener Verlust der Schichtung
- Fehlende Zellgrenzen
- Vermehrte Zelldichte

- Kernpolymorphien (nur mäßig)
- Kern-Plasma-Relation zugunsten des Kernes verschoben = kleine plasmaarme Zellen
- Mitosengehalt erhöht, atypische Mitosen

Nach dem Ausgangszelltyp werden unterschieden:
- CIS vom Plattenepitheltyp, bei dessen früher „netziger Infiltration" eher mit Metastasen zu rechnen ist (schon bei 1 mm Invasionstiefe).
- CIS vom Reservezelltyp mit längsspindeligen Zellen und länglichen Kernen, die bei Infiltration vorwiegend plump vorwachsen und später metastasieren.

Je nach der Ausdehnung werden unterschieden:

- Ca in situ im Epithelniveau an der Oberfläche
- Ca in situ mit Einwachsen in Zervixdrüsen
- Ca in situ mit plump vorwuchernden Zapfen in das Bindegewebe oder netziger Infiltration

Bei allen 3 Formen bleibt die Basalmembran intakt.

### Zervikale intraepitheliale Neoplasie (CIN)
Unter diesem Begriff werden alle möglichen Vorstadien eines invasiven Portiokarzinoms zusammengefaßt, von der leichten Dysplasie bis zum CIS. Zwischen den verschiedenen Schweregraden der CIN bestehen offenbar nur quantitative und keine qualitativen Unterschiede.

### Biologische Wertigkeit
Zwischen Induktion und Promotion des Tumors ( = stumme Phase 4.5.4) vergehen im Durchschnitt 15–20 Jahre ( = ¼–⅓ des Lebens). Stärkeres, längeres und früheres Einwirken des Karzinogens und entsprechender Kokarzinogene können diesen Zeitraum verkürzen. Das einmal entstandene Carcinoma in situ ist irreversibel, es kann jedoch über Jahre stationär bleiben. Leichtere Dysplasien können sich in 20–60% der Fälle zurückbilden.

Die *präinvasive Phase* des Portiokarzinoms dauert im Mittel bei
70% der Patienten    5 Jahre
20% der Patienten 1–5 Jahre
10% der Patienten    1 Jahr

Da bei 90% der Fälle mehr als ein Jahr bis zur Entstehung eines invasiven Karzinoms vergeht, genügt in der Praxis eine jährliche Vorsorgeuntersuchung, im Falle einer Gravidität kann die Geburt abgewartet werden.

### 4.10.6.6 Morphologie und Lokalisation des manifesten Portiokarzinoms

Bevorzugter Ort der Krebsentstehung ist die Übergangszone zwischen Zylinder- und Plattenepithel der Zervix-Portio-Grenze (98%) und hier besonders die vordere Muttermundslippe (vordere: hintere MML wie 2:1). Im höheren Alter verlagert

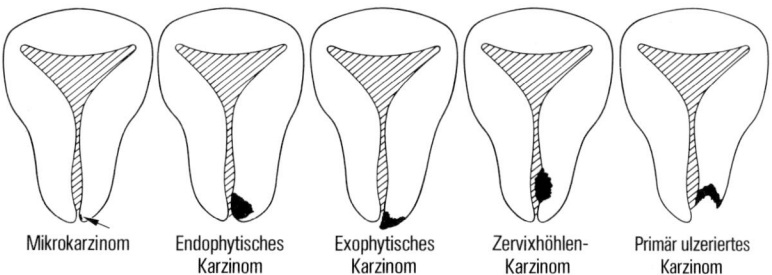

| Mikrokarzinom | Endophytisches Karzinom | Exophytisches Karzinom | Zervixhöhlen-Karzinom | Primär ulzeriertes Karzinom |

Abb. 59   Makroskopische Formen des Portiokarzinoms

sich diese Übergangszone fortschreitend in den Zervikalkanal, die Karzinome können dann als sog. Zervixhöhlen-Karzinome auftreten, oft erst in einem fortgeschritterenem Stadium erkannt werden.

**Makroskopie des Portiokarzinoms**
Nach Lokalisation und makroskopischem Befund werden unterschieden (Abb. 59):

**Mikrokarzinom:** Im Durchmesser bis 0,3–0,5 cm große Karzinome, die makroskopisch noch nicht als Karzinom zu identifizieren sind.

**Endophytisches Karzinom:** Wächst infiltrierend in die Zervixwand, die Zervix kann dadurch aufgetrieben sein, häufigste Form des Portiokarzinoms.

**Exophytisches Karzinom:** Papillär nach außen wachsender Tumor, oft mit nekrotisch zerfallender Oberfläche.

**Zervixhöhlenkarzinom:** Vom Zervixkanal ausgehende Tumoren. Vor allem bei älteren Frauen mit physiologischer Verlagerung der Übergangszone in den Zervikalkanal können Plattenepithelkarzinome trotz unauffälligen Muttermundes bereits ein fortgeschrittenes Stadium erreicht haben.

**Primär ulzerierter Typ:** Ohne wesentliche Tumorbildung entsteht an der Portio ein Geschwulstkrater.

**Histologie des Portiokarzinoms**
Portiokarzinome sind stets Plattenepithelkarzinome, deren verschiedene Differenzierungsformen Plattenepithelkarzinomen in anderen Bereichen des Organismus entsprechen.

**Vorhornendes Plattenepithelkarzinom** = höchstdifferenzierte Form mit langsamstem Wachstum, relativ selten.

**Nichtverhornendes Plattenepithelkarzinom** = mäßig differenzierter Tumor mit schnellerem Wachstum ( = Intermediärzellenkarzinom), häufigste Form des Portiokarzinoms.

**Kleinzelliges Plattenepithelkarzinom** = weitgehende Anaplasie ( = Basalzellenkarzinom), gehen wahrscheinlich aus den CIS des Reservezellentyps hervor.

Unterscheide: Zervixkarzinome = unter diesem Begriff werden Karzinome der Zervix- und der Portioschleimhaut zusammengefaßt. Da 95% der Zervixkarzinome von der Portioschleimhaut ausgehende Plattenepithelkarzinome und nur 5% von der Zervixschleimhaut stammende Adenokarzinome sind, werden im klinischen Sprachgebrauch beide Begriffe oft synonym benutzt. Die Häufigkeit der Adenokarzinome der Cervix uteri hat sich in den letzten Jahren jedoch verdoppelt.

### 4.10.6.7 Ausbreitung (in 4 Stadien), Metastasierungsformen und Komplikationen

Da von mehreren Arbeitskreisen noch die Stadieneinteilung der FIGO ( = Internationaler Verband der Gynäkologen und Geburtshelfer) angewandt wird, sind im folgenden diese und die TNM-UICC-Klassifikation gegenübergestellt, sie entsprechen sich weitgehend.

| TNM-UICC Kategorien | FIGO Stadien | |
| --- | --- | --- |
| pTis | 0 | Präinvasives Karzinom (Carcinoma in situ) |
| pT0 | – | Keine Evidenz für einen Primärtumor |
| pT1 | I | Das Karzinom ist auf die Zervix beschränkt, 5-Jahresheilung 75–100% |
| pT1a | I a | Mikroinvasives Karzinom, nur histologische Verifikation möglich, klinisch nicht zu diagnostizieren. 5-Jahresheilung 95–100% |
| – | I a$_1$ | Frühe Stromainvasion in Form der beginnenden oder „tropfigen Stromainvasion", der „beginnenden Stromaarrosion" oder der „netzigen Infiltration" |
| – | I a$_2$ | Okkultes Karzinom, Mikrokarzinom |
| pT1b | I b | Alle übrigen Formen des invasiven Stadiums I = klinisch invasives Karzinom |
| pT2 | II | Das Karzinom hat die Zervixwand überschritten aber noch nicht die Beckenwand erreicht und/oder greift auf die Vagina über, erreicht jedoch noch nicht deren unteres Drittel. 5-Jahresheilung 55% |
| pT2a | II a | Ohne Infiltration des Parametriums |
| pT2b | II b | Mit Infiltration des Parametriums |
| pT3 | III | Karzinom mit Ausdehnung in das untere Drittel der Vagina und/oder bis zur Beckenwand. 5-Jahresheilung 30% |
| pT3a | III a | Mit Ausdehnung in das untere Drittel der Vagina |
| pT3b | III b | Mit Ausdehnung bis zur Beckenwand und/oder Hydronephrose oder stummer Niere infolge tumorbedingter Ureterstenose |
| pT4 | IV a | Karzinom mit Ausdehnung in die Schleimhaut der Harnblase oder des Rektums und/oder mit Ausdehnung über das eigentliche Becken hinaus. 5-Jahresheilung 6–9% |
| pM1 | IV b | Befall entfernter Organe (Fernmetastasen) |
| pTX | – | Die Minimalerfordernisse zur Bestimmung des Primärtumors liegen nicht vor |

Überwiegend breitet sich das Portiokarzinom kontinuierlich auf die Nachbarorgane aus. Zum Zeitpunkt des Todes ist das Karzinom in 40% auf das Becken begrenzt, in 65% bestehen Lymphknoten- und in ca. 50% hämatogene Metastasen.

**Metastasierungsformen des Portiokarzinoms**
Vorwiegend **lymphogene** Metastasierung, die in allen vier Stadien eintreten kann und etwas vereinfacht dargestellt den Uteringefäßen folgt: Parametrien, Tuben, Ovarien, Vagina, Blase, Rektum, Beckenlymphknoten, um Ureter und A. uterina→Fossa obturatoria→am Abgang der A. hypogastrica, Leistenlymphknoten, aufsteigend in die paraaortalen Lymphknoten. Bei einem Tumordurchmesser über 1 cm ist eine Metastasierung in die Lymphknoten an der Beckenwand anzunehmen.

**Hämatogene** Metastasierung ist seltener und erfolgt später, bevorzugt in die Lungen, die Leber, das Skelettsystem, das Gehirn und die Haut.

**Komplikationen**
**Ureterstenosen** oder -verschlüsse durch Tumorgewebe, seltener auch durch narbige Veränderungen nach Operationen oder Bestrahlungen. Dadurch werden aufsteigende Harnwegsinfektionen mit Pyelonephritiden begünstigt. Die Urämie ist häufigste Todesursache.

**Rektovesikovaginalfisteln** vor allem nach intensiver Strahlentherapie oder bei Tumoreinbruch in Blase und/oder Rektum.

### 4.10.7 Leukosen (Leukämien)
(leukos, gr. = weiß, haima, gr. = Blut)

**4.10.7.1 Definition:** *Systematisierte diffuse autonome (tumorartige) Vermehrung bestimmter zellulärer Blutbestandteile mit unterschiedlich starker Ausschwemmung in das periphere Blut.*

„Weißblütigkeit" ist nur bei sehr hohen Leukozytenzahlen vorhanden. Die Zellvermehrung ist wahrscheinlich eher Folge von Reifungsstörungen und gestörten Abbauprozessen als gesteigerter Neubildungen.

Leukämien sind den malignen mesenchymalen Erkrankungen zuzuordnen.

Die Mortalitätsrate beträgt etwa 6/100000 Einwohner (Männer > Frauen), für die verschiedenen Leukämieformen finden sich dabei jedoch erhebliche rassische Unterschiede. So gibt es in Japan so gut wie keine B-Zellen-Leukämien.

## 4.10.7.2 Ätiologie

### Organische Lösungsmittel u. a. chemische Substanzen

**Benzol** und seine Homologe, wahrscheinlich auch einige Arzneimittel (Chloramphenikol und Phenylbutazon) können nach längerer Einwirkung myeloische Leukämien hervorrufen. Experimentell wurde gesichert, daß chemische Substanzen latente Leukämieviren aktivieren, also letztlich die chemisch induzierten Leukämien auch Virusleukämien sind.

### Ionisierende Strahlen

**Röntgenstrahlen** verursachen eine Zunahme der Leukämieraten (Röntgenpersonal, gehäufte und starke Strahlenexposition von Patienten, vor allem bei Durchleuchtungen). Mme Curie ist an einer chronischen myeloischen Leukämie gestorben.

**Atombombenexplosion** in Hiroshima führte zu einer erheblichen Zunahme der Leukämiefälle unter der überlebenden strahlenexponierten Bevölkerung. Leukämiehäufungen werden nach Thorotrastinjektionen, bei Arbeitern in Urangruben und in der Leuchtfarbenindustrie beobachtet. Im Mittel treten strahlenbedingte Leukämien (meist chronisch myeloisch) 2–10 Jahre nach der Strahlenexposition auf.

### Viren

Bei zahlreichen Säugern und anderen Wirbeltieren (besonders Maus und Huhn) lassen sich experimentell verschiedenartigste Leukämien durch RNA-Viren erzeugen (myeloische, monozytäre, lymphatische, plasmazelluläre, Mastzellen-Leukämie). Eine Fülle von Indizien spricht auch beim Menschen für die Virusätiologie von Leukämien. Die endemisch in Japan und vereinzelt in der Karibik auftretende T-Zellen-Leukämie wird mit einem Virus assoziiert (HTL-RNA Virus: Human T-cell leukemia/lymphoma).

### Genetische Faktoren

Familienuntersuchungen weisen auf einen oder mehrere genetische Faktoren hin, deren Zusammenwirken eine Leukämie verursachen. So werden bei Patienten mit Trisomie 21 (Down-Syndrom) häufiger Leukämien gefunden, bei der chronischen Myelose finden sich charakteristische Veränderungen am Chromosom 22 (= Philadelphia-Chromosom, benannt nach dem Entdeckungsort). $Ph_1$ wird während des Lebens erworben und tritt in allen 3 Zellsystemen des blutbildenden Markes auf (Granulozyto-, Erythrozyto- und Thrombozytopoese).

Mit Ausnahme der diskutierten Virusätiologie führen fast alle bisher bekannten Ursachen zu *myeloischen* Leukämien.

Durch die Transformation haben die entsprechenden hämatopoetischen Zellen gegenüber normalen blutbildenden Zellen einen Wachstumsvorteil erlangt und expandieren.

### 4.10.7.3 Häufigste Leukämieformen

Leukämien werden klassifiziert nach Verlauf und Differenzierungsgrad der Zellen in akute und chronische sowie nach der Zellart in myeloische, lymphatische u.a. Leukämien. Die drei häufigsten Leukämien sind:

- Akute Leukämien
- Chronische myeloische Leukämien
- Chronische lymphatische Leukämien

Sehr selten sind dagegen die Leukämien einzelner Zellrassen, wie die Basophilen-, Eosinophilen-, Neutrophilen-, Promyelozyten-, reinen Monozyten-, Plasmazellen- und Erythroleukämien.

### 4.10.7.4 Altersprädilektion sowie makroskopische und mikroskopische Veränderungen

**Akute Leukämien**
50–60% aller Leukämien verlaufen akut.

**Altersverteilung**
94% der akuten Leukämien treten vor dem 15. Lebensjahr auf, der Häufigkeitsgipfel liegt im 4. Lebensjahr, ein zweiter flacher Gipfel zwischen dem 60. und 70. Lebensjahr. 90% der akuten Leukämien des Kindesalters sind akute lymphatische Leukämien (ALL) oder akute undifferenzierte Leukämien (AUL) und nur 10% akute myeloische Leukämien (AML). Im Erwachsenenalter sind dagegen 87% AML und nur 13% ALL und AUL.

**Makroskopische Veränderungen**
Die histologisch verschiedenen akuten Leukämien haben klinisch und makroskopisch ein gleichartiges Bild.

**Knochenmark:** Leukämische Infiltrationen des Knochenmarks führen zu graurotten Verfärbungen der blutbildenden spongiösen Knochenbezirke, vor allem der Wirbelkörper. Vereinzelt tritt bei unreifen myeloischen Leukämien durch den hohen Gehalt an Myeloperoxydase eine Grünfärbung des Markes ein (=Chloroleukämie). Stärkere leukämische Infiltrationen können eine Rarefizierung des Spongiosagerüstes (Osteoporose) und herdförmige Aufhellung im Röntgenbild (=„Osteolysen", vor allem in wachsenden Knochen des Kindes) verursachen.

Die Verdrängung des normalen blutbildenden Markes führt zum Bild der Panmyelophthise (=„Versagen des blutbildenden Gewebes") mit Entzündungen verschiedenster Art, z. B. ulzerierende Stomatitiden, Enteritiden, Pneumonien etc. und hämorrhagischer Diathese. Im übergeordneten Sinne wird Panmyelophthise auch als nosologische Einheit verstanden, als Zustand völligen Versagens aller blutbildenden Gewebe.

**Leber:** Vergrößert mit verwaschener Struktur.

**Milz:** In der Regel nur geringgradig vergrößert. Nur die lymphoblastischen Leukämien haben in mehr als der Hälfte aller Fälle Milzvergrößerungen mit weicher Konsistenz (Rupturgefahr!). Das Milzgewicht liegt selten über 600–800 g.

**Lymphknoten:** Selten, nur bei lymphoblastischer Leukämie häufiger vergrößert.

**Weitere Organe:** Mitunter makroskopische Veränderungen durch Infiltrate im **Magen-Darmtrakt** (Verbreitungen durch diffuse oder knotige Infiltrate, Ulzerationen), in den **Meningen** (Meningeosis leucaemica), im Gehirn (zunehmend häufiger unter Chemotherapie, die im Gehirn infolge der Blut-Liquor-Schranke nicht wirksam ist), den **Nieren** (grauweiße Herde, Organe oft stark vergrößert), **Hoden** und **Ovarien, Penis** (schmerzhafter Priapismus), **Lungensepten.**

**Mikroskopische Befunde**
Die Leukämiezellen haben eine erheblich verlängerte Lebensdauer. Meist runde Zellen mit eingekerbten Kernen, infiltrieren diffus die befallenen Organe. Besonders typisch ist eine diffuse Infiltration der Leber (Portalfelder *und* Sinusoide).

Mit histochemisch darstellbaren Enzymen können heute verschiedene **Formen der akuten Leukämie** unterschieden werden:

- PAS-Typ                          Akute lymphatische Leukämie (ALL)
- Esterase-Typ                     Akute Monozytenleukämie (AMOL)
- Peroxidase-Typ
- Peroxidase-Typ 3                 Promyelozytenleukämie
- Peroxidase-Typen 1 und 2   Myeloblastenleukämie und Promyelozytenleukämie

Etwa 15–20% der ALL gehen aus Vorstufen der T-Lymphozyten hervor, die dem Knochenmark oder Thymus entstammen. Die anderen ALL entstehen aus Vorstufen der B-Lymphozyten ( = „gewöhnliche ALL") im Knochenmark.

**Chronische Leukämien = differenzierte Leukämien**

**Chronische myeloische Leukämien (CML)**

**Altersverteilung**

**Erwachsenenform:** Häufigkeitsgipfel zwischen dem 60. und 70. Lebensjahr. Mit Ausnahme der ersten Lebensmonate können alle Altersgruppen betroffen sein. 26% aller Leukämien des Erwachsenen sind chronische myeloische Leukämien.

Typisch ist das Philadelphia-Chromosom (Ph$_1$-Chromosom, Deletion des Chromosoms 22 = anstelle von zwei langen Armen dieses Chromosoms nur zwei kurze Stummel, die fehlenden Teile sind meist auf das Chromosom 9 transloziert). Diese Ph$_1$-Form kann auch bei Kindern auftreten.

**Juvenile Form:** Im Gegensatz zur Erwachsenenform Ph$_1$-negativ und durch einen hohen Gehalt an Hb-F in den Erythrozyten gekennzeichnet. Meist sind auch Monozyten vermehrt = myelomonozytäre chronische Leukämie beim Kleinkind.

### Makroskopische Veränderungen

**Knochenmark:** Graurot, in geringerem Maße auch hier Rarefizierung des Spongiosagerüstes.

**Leber:** Vergrößert, braunrot oder gelblich.

**Milz:** Erheblich vergrößert, Gewichte von 2000–5000 g ( = 13–33fache des Normgewichtes von 150 g), bei längerem Bestehen festere Konsistenz, häufig Infarkte, graurote Schnittfläche.

**Lymphknoten:** Regelmäßig befallen, aber selten durch leukämische Infiltrate vergrößert.

**Weitere Organe:** Wie bei den akuten Formen (vor allem in terminalen „Blastenschüben") myeloische Zellinfiltrate mit Schwellungen der entsprechenden Organe und Gewebe: **Nieren, Magen-Darmkanal, Haut, ZNS, Dura, Hoden** und **Ovarien, Herzklappen, Corpora cavernosa.**

### Mikroskopische Befunde

Die Zahl der Leukozyten ist im peripheren Blut stark erhöht (bis zu 500000 Zellen/µl), das Blut kann dadurch „weißlich" wirken. Im Gegensatz zu den akuten Leukämien, bei denen nur bestimmte Reifungsstufen der Blutzellen vermehrt sind, findet sich bei der CML eine Vermehrung aller Formen der **granulozytopoetischen Reihe,** meist überwiegen Myelozyten. Die alkalische Leukozytenphosphatase ist stark vermindert. Die Zahl der Thrombozyten und Erythrozyten sinkt. Im *Knochenmark* verdrängen die leukämischen Infiltrate das blutbildende Mark und das Fettmark. Charakteristisch ist in der *Leber* eine vorwiegende Infiltration der Sinusoide, weniger der Portalfelder (bei der chron. lymphat. Leukämie *nur* in Portalfeldern!). Die rote Pulpa der *Milz* ist diffus durchsetzt von myeloischen Zellen aller Reifungsgrade, die Follikel sind atrophisch. In *Lymphknoten* können Sinusoide, die sinusnahe Pulpa und das Bindegewebe von Leukämiezellen infiltriert sein. Darüber hinaus findet sich infolge der Verdrängung des blutbildenden Knochenmarks nicht selten eine extramedulläre Erythrozyto- und Thrombozytopoese vor allem in Milz und Leber. Die obengenannten Organe sind in unterschiedlichem Ausmaß herdförmig oder diffus leukämisch durchsetzt.

## Chronische lymphatische Leukämie (CLL)

### Altersverteilung

Der Häufigkeitsgipfel liegt zwischen dem 60. und 70. Lebensjahr. Nur selten tritt die CLL vor dem 45. Lebensjahr auf, vor dem 30. Jahr wird sie nicht beobachtet.

### Makroskopische Veränderungen

**Knochen:** Meist nicht verändert, das Fettmark der Röhrenknochen wird jedoch von proximal nach distal fortschreitend in blutbildendes Mark umgewandelt.

**Leber:** Vergrößert, nicht selten makroskopisch erkennbare Verbreiterung der Portalfelder, dadurch kann ein zirrhoseartiges Bild vorgetäuscht werden.

**Milz:** Stärkere Vergrößerung, jedoch nicht so extrem wie bei der chronischen myeloischen Leukämie. Die vergrößerten Follikel sind oft makroskopisch erkennbar. Im fortgeschrittenen Stadium finden sich Infarkte, Konsistenzvermehrung und Kapselverdickungen.

**Lymphknoten:** Erheblich vergrößert, in einzelnen Arealen oder generalisiert, im Spätstadium bilden sie tumorartige Pakete.

**Andere Organe: Nieren** herdförmig durchsetzt, **Haut** häufiger als bei den anderen Leukämien beteiligt mit Ausbildung von Knoten oder Papeln ( = Lymphadenosis cutis circumscripta) bevorzugt im Gesicht und am Stamm symmetrisch angeordnet. **ZNS, Speichel-** und **Tränendrüsen** durch leukämische Infiltrate geschwollen und schmerzhaft ( = **Mikulicz-Syndrom**).

### Mikroskopische Veränderungen

Zahl der Lymphozyten im peripheren Blut bis auf 500000–1 Mill./mm³ erhöht. Trotz hoher Lymphozytenwerte können sich die Patienten oft erstaunlich wohl fühlen.

**Knochenmark:** Kleine oder mittelgroße Lymphozyten im Mark vermehrt, mitunter auch knötchenförmige Infiltrate, die ein relativ uniformes Zellbild bieten, im Spätstadium oft diffuse Infiltrate.

**Leber:** Leukämische Infiltrate fast ausschließlich in den Portalfeldern.

**Milz:** Diffuse Durchsetzung der gesamten Pulpa mit lymphoiden Leukämiezellen mit weitgehender Zerstörung der normalen Follikel- und Sinusoidstruktur.

**Lymphknoten:** Diffuse Infiltration mit lymphatischen Zellen unter Zerstörung der Lymphknotenstruktur.

**Andere Organe:** Herdförmige oder diffuse Durchsetzung der o. g. befallenen Organe.

**Haarzellenleukämie**
Eine Sonderform chronisch verlaufender Leukämien, die wahrscheinlich aus B-Lymphozyten hervorgeht. In starken Vergrößerungen haben die Zelloberflächen haarförmige Fortsätze.

### 4.10.7.5 Bedeutung histologischer (Biopsie) und zytologischer Untersuchungsverfahren einschließlich histochemischer Methoden für die Diagnose und Klassifizierung der Leukämien

Die beste Differenzierung der Leukämien ist an vital gewonnenen Blutausstrichen möglich. Form und Reifungsgrad der Leukämiezellen können mit üblichen Färbungen (z. B. Pappenheim) gut erkannt werden.

**Histochemische Methoden** ermöglichen oft eine genauere Klassifizierung vor allem unter den akuten Leukämien. So können mit der **Chlorazetat-Esterase-Reaktion** oder Peroxydase-Reaktion die Zellen der myeloischen und der lymphatischen Reihe unterschieden werden. Die myeloischen Blutzellen reagieren histochemisch positiv.

Zellen der akuten lymphatischen Leukämie geben eine deutliche, der chronischen lymphatischen Leukämie eine angedeutete positive **PAS-Reaktion**, bei den myeloischen Zellen verläuft die Reaktion negativ.

α-**Naphthylazetatesterase** ist in Monozyten positiv. Mit der unspezifischen **Esterase-Reaktion** ist in einigen Fällen die Unterscheidung zwischen akuten myeloischen und myelomonozytären Leukämien möglich.

Die **alkalische Leukozytenphosphatase** ist bei der chronischen myeloischen Leukämie stets vermindert (wichtiges Unterscheidungsmerkmal gegenüber der reaktiven Leukozytose mit normaler a. P.!).

Mit Hilfe spezifischer Zellmarker an Lymphozytenoberflächen können CLL vom B-Zellentyp (die häufigere Form in Europa) und vom T-Zellentyp unterschieden werden.

Gleichartige histochemische Reaktionen sind auch an bioptisch gewonnenen Geweben, vor allem Lymphknoten und Knochenmark durchführbar.

**Histologische Untersuchungsverfahren:** Die strenge Bevorzugung der Periportalfelder durch Infiltrate der chronischen lymphatischen Leukämie erlaubt in einfachen Färbungen am Lebergewebe eine Abgrenzung von myeloisch-leukämischen Infiltraten, die auch die Sinusoiden befallen.

Beste bioptische Bilder liefern Knochenmarksbiopsien aus dem Beckenkamm mit speziellen Stanzen. Im Gegensatz zur Aspirationsbiopsie beim Sternalpunktat lassen sich hier die Markstruktur sowie die Verteilung der blutbildenden Zellen und

Leukämiezellen genau feststellen. Am autolytisch verändertem Autopsiegut ist die histologische Differenzierung der akuten Leukämien schwieriger.

### 4.10.7.6 Folgeerkrankungen

**Folgen der Knochenmarksinsuffizienz**
Durch Verdrängung des normalen Knochenmarkes entsteht ein Mangel aller funktionsfähigen Blutzellen, der zu entsprechenden Läsionen führt:

**Ischämische Organschäden**, z. B. feintropfige Verfettung der Leber und des Herzmuskels.

Granulozytopenie und gestörte Granulozytenfunktion (z. B. reduzierte Phagozytosefähigkeit bei myeloischer Leukämie): Erhöhte Infektanfälligkeit mit tödlichen Infektionen: **Bakterielle Sepsis**, auch mit selteneren, normalerweise nicht so gefährlichen Erregern, z. B. Pneumocystis carinii, Protozoen oder Hefen. **Tuberkulöse Infektionen** mit schwerem raschen Verlauf bis zur Sepsis tuberculosa acutissima Landouzy (5.18.4), **Pilzsepsis**, z. B. Kandidose, Aspergillose, Kryptokokkose, Mukormukose. Eine zusätzliche Rolle spielt die Störung der Immunabwehr, infolgedessen treten auch häufiger schwere **Virusinfekte** auf, u. a. Zytomegalie-Virus-Infekt.

**Therapiefolgen**
Durch die notwendige Behandlung mit pharmakologisch sehr aktiven Substanzen (Chemotherapie, Kortikosteroide) und Bestrahlungen wird nicht nur die Granulozytopoese gestört, sondern auch die Zahl der immunologisch aktiven Lymphozyten nimmt ab, die humorale und zellgebundene Immunabwehr werden dadurch geschädigt. Neben den oben genannten Schäden können Ulzera vor allem im Magen-Darmtrakt hinzukommen, die Therapiefolge sein können, bei der CML auch spontan auftreten (Folge einer Vermehrung von Histamin oder Histaminmetaboliten im Blut?).

Etwa ⅔ der Leukämiepatienten sterben an schweren Infekten verschiedenster Art, ⅓ an akuten Blutungen (gastrointestinal, intrakraniell, vor allem zerebral, pulmonal) vor allem infolge der Thrombozytopenien oder Verbrauchskoagulopathien (7.10.2.2).

### 4.10.8 Lymphogranulomatose (Morbus Hodgkin)

Die Lymphogranulomatose ist die häufigste Form des malignen Lymphoms.

Unter **malignen Lymphomen** werden alle bösartigen Erkrankungen des lymphatischen Systems verstanden:

1. Verschiedene Formen der Lymphogranulomatose
2. Non-Hodgkin-Lymphome = alle anderen Formen des malignen Lymphoms (4.8.1.3).

Die Morbidität des malignen Lymphoms beträgt in der Bundesrepublik Deutschland 3/100000 Einwohner, davon entfallen 1,5 auf Lymphogranulomatosen und 1,5 auf Non-Hodgkin-Lymphome. Alle Formen der Lymphogranulomatose sind primär im lymphatischen Gewebe lokalisiert, meist den Lymphknoten, selten den Tonsillen, in fortgeschritteneren Stadien sind Milz (Porphyr- oder Bauernwurstmilz: 0,5–1,0 cm große, scharf begrenzte, prominente grauweiße Tumorherde), Knochenmark und Leber sowie nicht selten auch die Lungen befallen.

### 4.10.8.1 Histologisch differenzierbare Typen der Lymphogranulomatose

Entsprechend der Klassifikation von Rye (= Ort in den USA) werden nach Lukes und Mitarb. (1966) vier Typen der Lymphogranulomatose mit zunehmend schlechterer Prognose unterschieden:
1. Lymphozytenreicher Typ (LP)
2. Nodulär sklerosierender Typ (NS)
3. Mischtyp (MC)
4. Lymphozytenarmer Typ (LD)

#### Zu 1. Lymphozytenreicher Typ

**Morphologie:** Kleine und große Lymphozyten durchsetzen diffus oder knotenförmig das lymphatische Gewebe, dessen normale Struktur aufgehoben ist. Dazwischen finden sich in unterschiedlicher Anzahl histiozytäre Zellen, die manchmal das Aussehen von Epitheloidzellen haben.

Entscheidend für die Diagnose ist das Auftreten von **Sternberg-Riesenzellen** (Reed-Zellen der anglo-amerikanischen Literatur) = Mehrere große gelappte Kerne mit hellem Karyoplasma und sehr großem Nukleolus, der die Größe eines kleinen Lymphozyten erreichen kann. Diese mehrkernige Riesenzelle geht aus einkernigen „Hodgkinzellen" mit gleichartigem Kern und mäßig basophilem Zytoplasma hervor, die möglicherweise einer malignen Variante der basophilen Stammzelle entspricht. Sternberg-Riesenzellen sind ein notwendiges, aber allein kein hinreichendes Kriterium zur Diagnose einer Lymphogranulomatose. Eosinophile Granulozyten, Nekrosen und Vernarbungen sind selten.

**Ausbreitung:** Beginnt bevorzugt im Halsbereich, geht nur selten in eine generalisierte Form über.

**Biologische Wertigkeit:** Relativ gute Prognose, die mittlere Lebenserwartung beträgt mehr als 10 Jahre. Der Lymphozytenreichtum könnte als Ausdruck einer guten Abwehrlage des Organismus gedeutet werden.

### Zu 2. Nodulär sklerosierender Typ

**Morphologie:** Neben zahlreichen Lymphozyten, Hodgkinzellen und Sternberg-Riesenzellen fällt eine starke Vernarbungstendenz auf. Durch unregelmäßige Bindegewebszüge (im polarisiertem Licht doppelt brechende Formen, s. dagegen „lymphozytenarme Form mit Fibrose"!), werden knotenförmige zellreiche Areale abgeschnürt. Durch Schrumpfungsartefakte zwischen Bindegewebe und Hodgkinzellen treten sog. **„lacunar cells"** auf, d. h. von einem hellen Hof umgebene Zellen mit großen hellen Kernen.

Nach dem vorwiegenden Zelltyp werden heute 3 Untergruppen abgegrenzt: Lymphozytenreiche NS, gemischtzellige NS und lymphozytenarme NS.

**Ausbreitung:** Entsteht vorwiegend im Mediastinum, von dort aus werden die axillären und supraklavikulären Lymphknoten befallen. Besonders häufig ist bei dieser Form auch die Lunge beteiligt.

**Biologische Wertigkeit:** Mittlere Prognose, die durchschnittliche Lebenserwartung liegt über 4 Jahren.

### Zu 3. Mischform

**Morphologie:** Entspricht der klassischen Form der Lymphogranulomatose mit allen histologischen Komponenten, die ein buntes Bild hervorrufen: Lymphozyten unterschiedlicher Größe, eosinophile Granulozyten, Hodgkinzellen und Sternberg-Riesenzellen in größerer Anzahl, einzelne Plasmazellen, Nekrosen und vor allem nach Strahlen- und Chemotherapie Vernarbungen (die histologische Klassifizierung sollte vor Therapiebeginn vorgenommen werden, da sonst z. B. eine nodulär sklerosierende Form vorgetäuscht werden kann). Dieses entzündungsähnliche Bild hat zu dem Begriff der Lympho„granulomatose" geführt.

Eine epitheloidzell*reiche* Lymphogranulomatose hat neben typischen Hodgkin-Zellen und Sternberg-Zellen eine große Zahl unregelmäßig verteilter und meist großflächiger Epitheloidzellinfiltrate. Diese seltene Variante des Mischtyps ist von der u. g. epitheloid*zelligen* Lymphogranulomatose abzugrenzen.

**Ausbreitung:** Beginnt ebenfalls oft am Hals oder im Thorax, abdominelle paraaortale Lymphknoten und die Milz werden jedoch früh befallen.

**Biologische Wertigkeit:** Schlechtere Prognose, die mittlere Lebenserwartung liegt bei 2,5 Jahren.

### Zu 4. Lymphozytenarmer Typ

**Morphologie:** Drei verschiedene Formen, die als prognostisch ungünstiges Zeichen alle einen verminderten Lymphozytengehalt aufweisen.

Retikulumzellenreiche Form: Mittelgroße retikulumzellenartige Zellen überwiegen.

Mit diffuser „Fibrose": Gleichmäßige Faservermehrung mit fortgeschrittener Hyalinisierung (keine Doppeltbrechung der Fasern im polarisiertem Licht).

Hodgkin-Sarkom: Im Vordergrund des mikroskopischen Bildes stehen Hodgkin-Zellen und Sternberg-Riesenzellen. Die Zellkernpolymorphie ist erheblich, Mitosen sind häufig. Das **primäre Hodgkinsarkom** zeigt vom Beginn an dieses Bild, das **sekundäre Hodgkinsarkom** tritt erst im Verlauf der Behandlung auf und wird daher besonders häufig durch die Autopsie nachgewiesen.

**Ausbreitung:** Beginnt überwiegend abdominal. Neben lymphatischen Geweben kann diese Form wie ein Sarkom in jedes Organ knotig metastasieren.

**Biologische Wertigkeit:** Sehr schlechte Prognose, die durchschnittliche Lebenserwartung entspricht nur 1,5 Jahren.

Außer diesen vier wichtigsten Typen der Lymphogranulomatose wurde früher noch eine **xanthöse Form** unterschieden, die mit Vernarbungen und Schaumzellenbildung einherging und unter der Therapie entstand. Daneben gibt es einen **epitheloidzelligen Typ** ( = Lennert-Lymphom), der neben zahlreichen Lymphozyten kleine Epitheloidzellenherde und keine typischen Sternberg-Riesenzellen enthält, vorwiegend im höheren Alter auftritt und eine schlechtere Prognose hat (etwa dem Mischtyp entsprechend). Jeder dieser Typen kann früher oder später in eine malignere Form übergehen. Der besonders bösartige lymphozytenarme Typ wird daher bei der Sektion häufiger beobachtet als im Biopsiegut. Prognose und Therapie werden nicht nur durch den Tumortyp sondern auch durch die Ausbreitung der Lymphogranulomatose zum Zeitpunkt der Diagnose bestimmt. Entsprechend unterscheiden wir in der Klinik nach der **Ann-Arbor-Klassifikation** (1973, gilt modifiziert auch für die Non-Hodgkinlymphome) folgende Ausbreitungsstadien:

**Stadium I:** Befall nur einer Lymphknotenregion in der oberen oder unteren Körperhälfte (Zwerchfellgrenze) oder einer extranodalen Lokalisation

**Stadium II:** Oberhalb oder unterhalb des Zwerchfells sind zwei oder mehrere anatomische Regionen oder lokalisiert ein extranodales Organ beteiligt, Befall der Milz wird durch $II_s$ gekennzeichnet

**Stadium III:** Befall der Lymphknoten beider Körperhälften, ist die Milz beteiligt, lautet die Bezeichnung $III_s$ (s für spleen)

**Stadium IV:** Generalisationsstadium mit Befall zahlreicher Organe und des Knochenmarkes

Als zusätzliche Kriterien werden das Fehlen ( = A) oder Vorhandensein ( = B) folgender klinischer Symptome in der Klassifizierung festgelegt: Ungeklärtes Fieber über 38 °C, ungeklärter Gewichtsverlust von mehr als 10% im Verlauf von 6 Monaten, Nachtschweiße.

Eine sichere Stadieneinteilung ist nur mit Hilfe histologischer Untersuchungen möglich. Zum Zeitpunkt des Todes sind neben den Lymphknoten vor allem die Milz (74%), die Leber (66%), das Knochenmark (65%), die Lunge (37%), Pleura (21%), der Magen-Darmkanal (28%) sowie Nieren und ableitende Harnwege (20%) befallen.

## 4.10.8.2 Häufigkeit, Geschlechts- und Altersprädilektion

| Typ | Häufigkeit | Geschlechts-prädilektion m : w | Altersprädilektion Lebensjahrzehnt | 5-Jahres-heilung (%) |
|---|---|---|---|---|
| 1. Lymphozytenreich | 3% (Lennert) 20% (Lukes) | 2,0 : 1,0 | 4. | ~95 |
| 2. Nodulär sklerosierend | 35% | 0,9 : 1,0 | 3. | ~82 |
| 3. Mischform | 50% | 1,8 : 1,0 | 6. | ~64 |
| 4. Lymphozytenarm | 12% | 1,3 : 1,0 | 7. | ~27 |

## 4.10.8.3 Ätiologie und Pathogenese

Zahlreiche Indizien weisen auf eine Virusätiologie hin, letztlich ist der auslösende Faktor noch unbekannt. Die Ausgangszelle der Lymphogranulomatose ist nach wie vor unbekannt. Mit Hilfe eines neuen monoklonalen Antikörpers (Ki-1-Antikörper) läßt sich eine Hodgkin-Zellinie identifizieren, die als Ausgangszelle der Hodgkin- und Sternberg-Reed-Zelle angesehen wird, ohne daß ihre Natur bisher geklärt werden konnte.

# 5. Entzündung

## 5.1 Definition und Phänomenologie

**Definition:** *Entzündung ist eine komplexe Reaktion des Gefäßbindegewebes auf Zell- oder Gewebsschäden = die Summe aller biochemischen und strukturellen Veränderungen, die einer Läsion folgen.*

Es handelt sich um eine Abwehrreaktion des Organismus, die der Beseitigung schädigender Einflüsse und der Regeneration von Läsionen dient.

Entzündungen spielen sich in einzelnen Organen oder Gewebsbezirken ab, der gesamte Organismus ist nicht entzündet, kann jedoch in charakteristischer Weise darauf reagieren (Leukozytose, Dysproteinämie mit Erhöhung der Blutsenkungsgeschwindigkeit, Kreislaufbeschleunigung, Temperaturerhöhung etc.). Ebenso sind die Parenchymzellen, z.B. die Tubulusepithelien der Nieren oder die Leberepithelien selbst nicht „entzündet".

Entzündungen werden durch Anhängen der Silbe „-itis" benannt: Z.B.: Nephritis, Dermatitis, Hepatitis (Ausnahme: Pneumonie).

**Phänomenologie:** Da der Organismus nur über ein begrenztes Spektrum von Reaktionsmöglichkeiten verfügt, sind die morphologisch faßbaren Veränderungen unabhängig von den auslösenden Faktoren grundsätzlich gleich.

Die wesentlichen morphologischen Zeichen dieser Reaktion sind Kreislaufveränderungen mit Transsudation von Blutplasma und Transmigration von Blutzellen in den Extrazellularraum sowie Proliferation der ausgewanderten oder der ortsständigen Zellen.

Die äußerlich erkennbaren Folgen dieser Veränderungen wurden bereits vor 2000 Jahren in den klassischen **4 Kardinalsymptomen** der Entzündung von **Celsus** (30 v.Chr.–50 n.Chr.) beschrieben, denen später Galen (131–200 n.Chr.) ein 5. hinzufügte:

1. Calor          = Erwärmung
2. Rubor          = Rötung
3. Tumor          = Schwellung
4. Dolor          = Schmerz
5. Functio laesa  = Funktionsstörung

Zu 1. **Calor**: Die Erwärmung der entzündlich veränderten Areale ist Folge einer starken Hyperämie. Damit kommt vermehrt das weniger abgekühlte Blut des Körperkerns an die Oberfläche (das Symptom gilt also nur für oberflächliche Areale).

Zu 2. **Rubor**: Infolge der starken Hyperämie kommt es zu einer Rötung der Entzündungszone, die im Zentrum wegen der stärkeren Sauerstoffverarmung des hier langsamer strömenden Blutes (Prästase, u. U. Stase) dunkelrot, in der rasch durchströmten Randzone hellrot ist.

Zu 3. **Tumor**: Hyperämie, Flüssigkeitsaustritt aus der Blutbahn mit Ödem und Zellemigration verursachen eine Schwellung des Entzündungsgebietes.

Zu 4. **Dolor**: Nervenschädigungen durch Produkte der Entzündungserreger (z. B. Bakterientoxine), durch Veränderungen des allgemeinen osmolaren Milieus (z. B. pH-Abfall), durch Schwellungsdruck sowie humorale Schmerzmediatoren (z. B. Prostaglandine, Histamin) führen vor allem bei akuten Entzündungen oft zu erheblichen Schmerzen.

Zu 5. **Functio laesa**: Schmerzen und Schwellungen veranlassen eine bewußte oder unbewußte Ruhigstellung der betroffenen Bereiche des Bewegungsapparates, die inneren Organe werden durch Änderung des lokalen Stoffwechselmilieus in ihrer Funktion beeinträchtigt.

## 5.2 Einteilung der Entzündungen

Entzündungen werden nach ihrem zeitlichen Ablauf, nach ihrem morphologischen Bild und ihrer Ätiologie eingeteilt.

### 5.2.1 Zeitlicher Ablauf der Entzündung (Verlaufsformen)

Nach Dauer und Verlauf einer Entzündung unterscheiden wir:

#### 5.2.1.1 Perakute Entzündung

Schlagartiger Beginn mit äußerst heftiger Reaktion, kurzem Verlauf und oft tödlichem Ausgang. Beispiel: Cholera sicca.

#### 5.2.1.2 Akute Entzündung

Plötzlicher Beginn, heftiges, symptomreiches Auftreten der beschriebenen Kardinalsymptome mit relativ kurzem Verlauf (z. B. Abszeß 5.6.5, Lobärpneumonie 5.15). Die akute Entzündung kann tödlich enden (z. B. Cholera) oder mit einer Restitutio ad integrum ausheilen (ebenfalls Cholera, Schnupfen), sie kann jedoch auch in eine subakute oder chronische Verlaufsform übergehen.

### 5.2.1.3 Subakute Entzündung

Die beschriebenen Veränderungen verlaufen verzögert über mehrere Tage bis Wochen, können ausheilen, chronisch werden oder zum Tod führen.

### 5.2.1.4 Chronische Entzündung

Schleichender Beginn ohne heftige Reaktionen, hämodynamische Reaktionen oder Exsudationen treten zurück. Die chronische Entzündung kann von vorneherein als solche beginnen = **primär chronische Entzündung** (Beispiele: Sarkoidose, Tuberkulose, primär chronische Polyarthritis) oder aus einer akuten Form hervorgehen = **sekundär chronische Entzündung** (Beispiele: Chronische Pneumonie, chronische Bronchitis).

### 5.2.2 Morphologisches Erscheinungsbild

### 5.2.2.1 Exsudative Reaktionen

Infolge entzündlicher Wandläsionen der terminalen Strombahn kommt es zum Austritt von Serumbestandteilen oder Plasma in den Extrazellularraum (Schleimhautoberflächen, seröse Höhlen, Interstitium), Formen des Exsudates s. 5.6.

### 5.2.2.2 Nekrotisierende Reaktionen

Die Gewebsschädigung ist so schwer, daß Nekrosen auftreten, die auf besonders starke entzündungsbedingte Störungen der terminalen Strombahn zurückzuführen sind. Beispiele: Nekrotisierende Appendizitis, Tonsillitis, Stomatitis.

### 5.2.2.3 Proliferative Reaktionen

Charakteristisch ist die Proliferation von Fibroblasten, die aus dem Gefäßbindegewebe hervorgehen. Proliferative Entzündungsprozesse ersetzen stärker geschädigte Strukturen (Wundheilung 3.2.5) und treten bei chronischen Entzündungen auf.

### 5.2.2.4 Granulierende Reaktionen

Aus dem Gefäßbindegewebe kann sich auch ein bunt zusammengesetztes Granulationsgewebe aus proliferierenden Blutgefäßen und Fibroblasten entwickeln (s. 5.8). Irreversibel geschädigte Areale oder Defekte sind nur durch eine granulierende Entzündung zu ersetzen, die jedoch keinen vollwertigen Ersatz schafft, sondern nur eine Defektheilung mit Narbenbildung ermöglicht.

### 5.2.2.5  Granulomatöse Reaktionen

Typisch ist eine Ausbildung von Granulomen (s. 5.9), d. h. herdförmigen Proliferationen von Histiozyten oder Makrophagen.

### 5.2.3  Kausale Faktoren der Entzündung

#### 5.2.3.1  Ätiologie

Eine Entzündung kann exogen („von außen") oder endogen („von innen") verursacht werden (Kausale Faktoren 5.3), nicht selten sind mehrere Faktoren wirksam.

Einteilungen der Entzündungen nach der Ätiologie sind in der Praxis daher viel schwerer als ihre Bezeichnung nach dem zeitlichen Ablauf und dem morphologischen Erscheinungsbild. Auf verschiedenste auslösende Ursachen reagiert der Organismus mit einem relativ gleichartigen Entzündungsbild und nur bei einigen, meist granulomatösen Entzündungen, kann aus dem morphologischen Befund mit einiger Wahrscheinlichkeit auf die Ätiologie geschlossen werden ( = spezifische Entzündungen, z. B. Tuberkulose).

Sofern die Ursachen der Entzündung feststellbar sind (z. B. Erregernachweis), läßt sich eine Einteilung nach kausalen Faktoren vornehmen.

#### 5.2.3.2  Kausale Faktoren

Entzündungen können entstehen durch

**Belebte Erreger** (s. 2.6)
Häufigste Ursachen von Entzündungen, z. B. Viren, Rickettsien, Bakterien, Pilze, Protozoen, Parasiten (z. B. Würmer).

**Physikalische Noxen** (s. 2.4 und 2.5)
Thermische Noxen: Hitze, Kälte

Aktinische Noxen: Röntgenstrahlen, UV-Strahlen (aktis, gr. = Strahl)

**Chemische Noxen** (s. 2.3): Säuren, Basen (Laugen), Reizgase.

#### 5.2.3.3  Normergische und allergische Reaktion
　　　　(ausführlicher s. Immunpathologie 6.1)

Bei **normergischen** Entzündungen (ergon, gr. = Leistung, Werk), stehen nach den allgemeinen Erfahrungen auslösende Ursache und entzündliche Reaktion in einem adäquaten Verhältnis.

Die auf eine Komplement-verbrauchende Antigen-Antikörperreaktion zurückgehende **allergische** Entzündung (5.2.3.4 und 6.1) ist dagegen Folge einer immunologisch bedingten Überempfindlichkeit. Schon geringste auslösende Reize (Antigene) können heftigste entzündliche Reaktionen (allergisch-hyperergische Entzündung) verursachen. Der entscheidende Unterschied zwischen normergisch und allergisch ist quantitativ, nicht qualitativ. So ist die Art der strukturellen Veränderungen bei beiden Formen grundsätzlich gleich. Als **hypoergische** Reaktion wird dagegen eine krankhaft schwache Reaktion auf allergisierende Reize bezeichnet.

### 5.2.3.4 Antigen-Antikörperreaktion mit Komplementbindung

Immunologische Prozesse mit Komplementbindungen bei Antigen-Antikörperreaktionen aktivieren Faktoren, die typische entzündliche Gewebsveränderungen hervorrufen: Steigerung der Gefäßpermeabilität, Freisetzung von Mediatoren entzündlicher Reaktionen, von leukotaktischen Substanzen etc. (ausführlicher Immunologie 6.).

### 5.2.3.5 Ischämie und Trauma

Durch Minderdurchblutungen oder Traumen ausgelöste Gewebsschäden rufen entzündliche Reaktionen hervor (auch 2.2.3 Sauerstoffmangel und 3.2.5 Wundheilung). Der entscheidende auslösende Mechanismus aller unter 5.2 aufgeführten kausalen Faktoren einer Entzündung ist die Zell- und Gewebsschädigung, die den entsprechenden entzündlichen Reiz auf das Gefäßbindegewebe ausübt.

## 5.3 Ausbreitung und Hemmung der Entzündung

### 5.3.1 Ausbreitung der Entzündung

Je nach Art des kausalen Faktors und den anatomischen Gegebenheiten kann eine Entzündung auf den Eintrittsort beschränkt bleiben ( = **lokalisierte Entzündung**) oder sich auf verschiedene Weise ausbreiten. Viele Erreger bevorzugen bestimmte Eintrittspforten und siedeln sich aufgrund eines besonderen Mileus in einzelnen Organen an oder rufen nur in diesen entzündliche Reaktionen hervor.

Folgende Ausbreitungswege sind möglich

**kontinuierlich (per continuitatem)**
diffus im Interstitium, Beispiel: Phlegmone

kanalikulär über anatomisch vorgebildete Wege, Beispiel: Bronchopneumonie

lymphogen in den Lymphbahnen, Beispiel: Lymphangitis

**diskontinuierlich**

Entzündungen können sich auf kanalikulärem Wege, über Lymphbahnen oder auf dem Blutweg auch diskontinuierlich ausbreiten und erst an entfernteren Stellen wieder entzündliche Reaktionen hervorrufen.

### 5.3.2 Fördernde Faktoren

Alle Faktoren, die eine Auflockerung der Grundsubstanz hervorrufen, begünstigen die Ausbreitung einer Entzündung. So sind zahlreiche Mikroorganismen mit Enzymen ausgestattet, die diese Fähigkeit besitzen.

Streptococcus pyogenes und Brucella melitensis produzieren beispielsweise Hyaluronidasen, die Glykosaminglykane der Proteoglykane im Bindegewebe abbauen, Klostridien können mit Hilfe von Kollagenasen natives Kollagen abbauen. Einige Bakterien, z. B. Staphylokokken, bilden Fibrinolysin, das Fibrin auflöst, andere, z. B. Streptokokken geben Streptokinase ab, die körpereigenes Plasmin aktiviert, durch das Fibrin abgebaut wird.

### 5.3.3 Hemmende Faktoren

Es wird angenommen, daß die Fibrinexsudation einen „abdichtenden" Effekt hat und die Ausbreitung einer Entzündung hemmt.

## 5.4 Biochemie der Entzündung

Weitgehend unabhängig von der auslösenden Noxe läuft eine Entzündung in bestimmten Phasen (biphasisch oder triphasisch) ab. Die entscheidenden biochemischen Veränderungen sind dabei molekularpathologische Läsionen des Bindegewebes.

### 5.4.1 Katabole Phase der Entzündung

Jede Entzündung beginnt mit einer Schädigung und oft mit dem Untergang von Zellen. In diesem einleitenden katabolen Stadium werden durch die genannten (5.3.2) und andere Faktoren letztlich über Störungen des energieliefernden Stoffwechsels Azidose und Zelltod erzeugt. Die Membrandurchlässigkeit der absterbenden Zellen nimmt zu und es treten sogenannte **Entzündungsstoffe** aus, überwiegend hydrolytische lysosomale Enzyme: Proteasen, Peptidasen, Nukleasen, Phosphatasen, Hyaluronidasen, Glykosidasen etc. Dadurch kommt es zu einer Läsion der bindegeweblichen Grundsubstanzen, die Protofibrillen der kollagenen Fasern quellen. Hydrolyse und Depolimerisation der Grundsubstanz ändern die Permeabilität des Interstitiums und der Basalmembranen.

Eine gesteigerte Permeabilität der kapillären Basalmembranen ist die entscheidende Voraussetzung für die verschiedenen exsudativen Reaktionen (5.6). In das entzündlich veränderte Gewebe treten Plasmaproteine vom Typ der Glykoproteide ein, die bereits jetzt die zweite, **anabole Phase** einleiten (5.4.2).

Das relativ uniforme Bild der Entzündung trotz vielfältiger Ätiologie spricht dafür, daß die charakteristischen biochemischen und morphologischen Entzündungserscheinungen nicht unmittelbar durch die schädigenden Agentien, sondern mittelbar über freiwerdende Wirkstoffe des Organismus entstehen. Neben der Azidose und den genannten Enzymeffekten wirken noch besondere biologisch aktive Stoffe als Vermittler ( = *Mediatoren*), die ebenfalls in dieser ersten Phase freigesetzt werden:

### 5.4.2 Mediatoren der Entzündung

Die verschiedensten Ursachen einer Entzündung aktivieren im Organismus bestimmte Mediatoren, durch die charakteristische Gewebsveränderungen ausgelöst werden und den unspezifischen Entzündungen unabhängig vom auslösenden Faktor ein relativ gleichartiges Bild verleihen. Mediatoren der akuten Entzündung greifen vorwiegend an den Venolen an, während die der chronischen Entzündung diesbezüglich relativ unwirksam sind und primär an den Zellen im Gewebe ansetzen. Folgende Stoffgruppen spielen als Mediatoren in der Frühphase der Entzündung eine besondere Rolle:

### 5.4.2.1 Biogene Amine

**Histamin:** Entsteht durch Dekarboxylierung aus Histidin, ist in vielen Geweben vorhanden, wird wie Serotonin vor allem in Mastzellen und basophilen Granulozyten gespeichert. Durch die Gewebsschädigungen werden offenbar an den Mastzellenoberflächen Enzyme aktiviert (Proteasen, Lezithinasen), die Membranschäden hervorrufen und damit die Freisetzung von Histamin auslösen. Vor allem die Einwirkung von IgE auf Mastzellen, Bakterientoxine, Traumen und proteolytische Enzyme können rasch Histamin freisetzen. Segmentkernige Granulozyten geben lysosomale Faktoren (basische Proteine) ab, die aus Mastzellen Histamin freisetzen.

Histamin erweitert die Arteriolen und führt zu einer Permeabilitätssteigerung der Kapillaren und Venolen infolge Öffnung der Interzellularbrücken zwischen den Endothelzellen. Reizungen der sensiblen Nervenendfasern durch Histamin sind eine Ursache des Entzündungsschmerzes. „H-Substanzen" sind Stoffe mit histaminartiger Wirkung.

**Serotonin** ( = 5-Hydroxytryptamin): Es ist wie Histamin im Organismus weit verbreitet, wird vor allem in Mastzellen, Thrombozyten und argentaffinen Zellen des Darmes gefunden. Serotonin ruft ebenfalls eine Vasodilatation und Steigerung der Gefäßpermeabilität hervor.

Diese beiden Amine werden rasch metabolisiert und damit inaktiviert, wenn sie in das Plasma austreten. Sie sind daher nur kurz in der initialen Entzündungsphase wirksam.

### 5.4.2.2 Polypeptide

**Kinine:** Die wichtigsten Mediatoren der Entzündung aus dieser Gruppe, eine Polypeptidgruppe (jeweils aus 9-11 Aminosäuren), die aus dem $\alpha$-2-Globulin des Blutserums unter der Wirkung des Enzyms Kallikrein gebildet wird.

Das enzymatisch aktive Kallikrein entsteht unter Einfluß des Hagemannfaktors der Blutgerinnung ( = Faktor XII) aus dem Prokallikrein, das im Blut und Gewebe vorkommt.

Die wichtigsten Kinine sind **Bradykinin** und **Kallidin**. Neben einer permeabilitätssteigernden Wirkung in der terminalen Strombahn verursachen sie eine Kontraktion der glatten Muskulatur vor allem der Venolen. Der dadurch bedingte Anstieg des hydrostatischen Druckes in den vorgeschalteten Kapillaren begünstigt die Permeabilitätssteigerungen. Auch die Kinine wirken auf sensible Nervenendfasern und tragen damit zum Entzündungsschmerz bei.

### 5.4.2.3 Proteasen

Diese Enzyme wirken nur mittelbar auf die Blutgefäße dilatierend und permeabilitätssteigernd durch Freisetzung vasoaktiver Peptide, wie das bereits erwähnte Kallikrein sowie Plasmin, lysosomale Katalasen, Globulin-Permeabilitätsfaktor ( = an einen Inhibitor gekoppeltes Enzym, dessen Vorstufe aus der $\alpha$-2-Globulin-Fraktion des Plasmas stammt). Auch hydrolytische Enzyme der Bakterien können Mediatoren der Entzündung freisetzen.

### 5.4.2.4 Prostaglandine (PG)

Eine größere Bedeutung wird den Prostaglandinen im Frühstadium der Entzündung zugeschrieben.

Diese zuerst in den Samenbläschen und der Prostata nachgewiesenen ungesättigten zyklischen Fettsäuren wurden inzwischen in 16 verschiedenen Verbindungen mit unterschiedlichen vasoaktiven Effekten in zahlreichen Organen gefunden. Einige senken den Arteriolentonus, andere führen zur Konstriktion der glatten Muskulatur des Darmes und der Bronchien.

Prostaglandine werden aus Arachidonsäure gebildet, einer vierfach ungesättigten Fettsäure, die verestert in Membranlipiden vorliegt.

So wird die erhöhte Gewebsdurchblutung als Reaktion auf Zymosan oder Infektionen mit E. coli und Bordetella pertussis primär durch lokal freigesetzte vasodilatatorisch wirkende Prostaglandine (z. B. $PGE_2$ oder $PGF_2$) induziert. Sie sind an der Entstehung des Schmerzes beteiligt.

### 5.4.2.5 Leukotaktische Faktoren

Im Interstitium werden z. B. durch Komplementaktivierung (C5a), Koagulation von Mikroorganismen oder Mastzellen Faktoren freigesetzt, die leukotaktisch wirken, d. h. weiße Blutzellen „anlocken".

Innerhalb von 6 Minuten führen leukotaktische Faktoren zur Adhärenz der Granulozyten und Monozyten an den Endothelien der benachbarten postkapillären Venolen und zur Emigration dieser Entzündungszellen (Abb. 60). Gleichzeitig steigern sie den lokalen Blutstrom über die Freisetzung von Prostaglandinen. Wichtige leukotaktische Faktoren sind die Leukotriene.

### 5.4.2.6 Leukotriene (LT)

Wie die Prostaglandine aus Arachidonsäure mit Hilfe des Schlüsselenzyms Lipoxygenase gebildete Stoffgruppe, die aus Granulozyten, Makrophagen, Mastzellen u. a. freigesetzt werden kann.

LT wirken leukotaktisch (5.5.3.2), erhöhen die Gefäßpermeabilität direkt ($LTC_4$, $LTD_4$) oder mittelbar über Granulozyten ($LTB_4$), stimulieren damit die Ödembildung ($LTB_4$), induzieren die Bildung von Thromboxan $A_2$ ($LTB_4$), das die Thrombozytenaggregation fördert oder verursachen Kontraktionen der glatten Muskulatur (z. B. langanhaltende Bronchokonstriktion durch $LTD_4$).

Besonders wichtig ist die chemotaktische und chemokinetische (= ungerichtete Bewegungssteigerung) Wirkung von $LTB_4$. In Konzentrationen, die noch keine Permeabilitätsänderung der Gefäßwand hervorrufen, führen sie innerhalb von 10–15 Minuten zur Infiltration der postkapillären Venolenwand durch neutrophile und eosinophile Granulozyten, später zur Einwanderung von Monozyten in die Gefäßintima.

Zwei wesentliche Symptome der Entzündung, Plasmaaustritt in den Extravasalraum und die Ansammlung weißer Blutzellen werden also durch Leukotriene vermittelt.

### 5.4.2.7 Azetyl-glyzeryl-äther-phosphorylcholin (AGEPC)

Ein Mediator der Entzündung, bei dem es sich um die aktive Komponente des **Thrombozyten aktivierenden Faktors** (= platelet-activating factor = PAF) handelt und der offenbar von Granulozyten gebildet wird. AGEPC steigert 1000–10000mal stärker die Gefäßpermeabilität und 100–1000mal stärker die Konstriktion kutaner Gefäße als Histamin. Es aktiviert die Granulozyten durch Stimulation der Chemotaxis, Sekretion der Granula, Aggregation und Bildung von Superoxydanionen (Abb. 61).

Die Durchblutung und die Gefäßpermeabilität steigernde Mediatoren wirken synergistisch.

### 5.4.3 Anabole Phase der Entzündung

Mit dem vermehrten Eintreten von Glykoproteiden in das entzündete Areal kommt es zu Proliferationen der Fibroblasten, die mit der Bildung von Glykosaminoglykanen beginnen. Bereits in den ersten Tagen nimmt der Hexosamingehalt zu, der DNA-Gehalt steigt als Ausdruck der Zellproliferation. In der 2. Woche nimmt der Galaktosamingehalt als Zeichen der Chondroitinsulfatbildung zu.

Der Kollagengehalt nimmt im Entzündungsgebiet auf das 2–6fache der Norm zu. Die Quellung der Grundsubstanz geht bei diesen Polymerisationsprozessen zurück.

## 5.5 Teilkomponenten der exsudativen entzündlichen Reaktion

Neben den bisher beschriebenen biochemischen Vorgängen wird das Bild der Entzündung durch folgende pathophysiologische und morphologische Komponenten bestimmt.

### 5.5.1 Entzündliche Kreislaufstörungen (vaskuläre Reaktionen)

Die entzündlichen Kreislaufstörungen laufen in charakteristischen Phasen ab.

**1. Initiale Ischämie:** Im Augenblick des auslösenden Reizes werden neurogen über Katecholaminwirkungen zunächst die Arteriolen kontrahiert ( = Sofort- oder Initialreaktion), das geschädigte Gewebe ist blaß und blutarm.

**2. Aktive Hyperämie:** Schon 2–3 Minuten später folgt eine Dilatation der Arteriolen, arterioläre und präkapilläre Sphinkteren werden geöffnet, es kommt zu einer erheblichen aktiven Hyperämie der Kapillaren auch in Verzweigungsästen, die normalerweise nicht oder nur intermittierend durchblutet werden. Auch die Venolen erweitern sich. Die Gewebsdurchblutung kann dabei bis auf das Zehnfache gesteigert werden. Stärkere Hyperämie führt zur hellroten Verfärbung und Erwärmung.

**3. Prästase:** Unter Einwirkung verschiedener Mediatoren (5.4.2) und durch das Ödem werden Venolen und Venen eingeengt, es kommt zur Eindickung des Blutes, zur Viskositätserhöhung und damit zur Blutstromverlangsamung in der erweiterten kapillären Strombahn.

**4. Stase:** Nicht selten stagniert der Blutstrom vollständig, die Erythrozyten können sich zu „Geldrollen" zusammenlegen („roter sludge"), über Endothelläsionen können Thromben entstehen. Während die Stase mit rotem Sludge bei Verbesserung der lokalen hämodynamischen Bedingungen (z. B. Strömungsbeschleunigung infolge erhöhter vis a tergo, (lat. = Kraft von hinten) rein mechanisch leicht reversibel ist, bestehen Thromben infolge der Thrombozytenveränderungen und Fibrinbildungen (7.11) aus schwerer auflösbaren Strukturen.

### 5.5.2 Entzündliche Permeabilitätsstörung (Störungen der Gefäßpermeabilität)

Die Wände der Kapillaren und Venolen sind normalerweise für Proteine und andere Makromoleküle undurchlässig. Der intravaskuläre Druckanstieg in der 2.–4. Phase der entzündlichen Kreislaufstörungen, die Dehnung der Gefäßwände, die Wandläsionen durch **Hypoxie und Azidose** sowie die Eröffnung von Lücken zwischen den Endothelien durch die genannten Mediatoren (z. B. AGEPC bzw. PAF, Histamin, Serotonin, Kinine) verursachen eine erhöhte Gefäßwandpermeabilität.

In der Spätphase der Entzündung wird als weiterer permeabilitätssteigernder Mediator Lysolezithin aktiv, das durch Komplement freigesetzt wird und die Wanddurchlässigkeit der Venolen und Kapillaren ebenfalls erhöht.

Morphologisch finden sich Zeichen der Gefäßwandschäden mit Schwellung der Endothelien, einige Endothelzellen werden vollständig nekrotisch, lösen sich von der Wand ab. Später kommt es als Ausdruck der Regeneration zu Endothelproliferationen. Die physikochemischen Änderungen der Basalmembranstrukturen als Ursache der Permeabilitätsstörungen sind noch nicht befriedigend geklärt. Aus der Größe durchtretender Makromoleküle wird geschlossen, daß die normale „Porenweite" der Gefäßwände von 37–38 Å auf etwa 50–200 Å zunimmt. Bei einer akuten Entzündung tritt ca. siebenmal mehr Flüssigkeit aus den lädierten Kapillar- und Venolenwänden, als unter normalen Bedingungen, entsprechend nimmt der Lymphabfluß erheblich zu.

### 5.5.3 Entzündliche Exsudation
(exsudare, lat. = ausschwitzen)

**Definition:** *Exsudat ist eine eiweißreiche Flüssigkeit, die infolge erhöhter Gefäßpermeabilität aus den Blutgefäßen in das Interstitium oder an Oberflächen austritt.*

**Unterscheidung von Exsudat und Transsudat:** Der Eiweißgehalt des Exsudates bestimmt weitgehend das spezifische Gewicht. So werden Ergüsse in freie Körperhöhlen (Pleura, Perikard, Peritoneum) mit einem spezifischen Gewicht über 1,018 als Exsudat, unter 1,015 als Transsudat bezeichnet. Exsudate enthalten größere Plasmaproteine wie Globuline, Fibrinogen, Lipoproteine und Enzyme, die in Transsudaten fehlen. Ursache der Exsudate ist eine entzündlich bedingte Steigerung der Gefäßpermeabilität. Transsudate treten dagegen infolge eines erhöhten hydrostatischen oder verminderten onkotischen Druckes aus den Gefäßen aus.

### 5.5.3.1 Formen des Exsudates

Je nach den Permeabilitätsänderungen der terminalen Strombahn kann das Exsudat unterschiedlich zusammengesetzt sein.

Folgende 3 Formen werden unterschieden:

**Seröses Exsudat:** Eiweiß und Elektrolyte entsprechen in ihrer Zusammensetzung etwa denen des Serums. Mitunter enthält das Exsudat noch proteolytische Enzyme, Hyaluronidasen oder vermehrt Albumine.

**Fibrinöses Exsudat:** Entspricht etwa dem Vollplasma einschließlich des Fibrinogens.

**Hämorrhagisches Exsudat:** Die Gefäßwanddurchlässigkeit ist so groß, daß auch Erythrozyten, also sämtliche Blutbestandteile austreten.

### 5.5.3.2 Entzündliche Emigration von Blutzellen aus dem Blut in das Entzündungsfeld

Während Exsudate, Transsudate und Erythrozyten passiv unter der Einwirkung des hydrostatischen und onkotischen Druckes die Blutgefäßlichtungen verlassen, treten kernhaltige Blutzellen als Zeichen der Entzündung **aktiv** aus.

### Granulozyten
Der Granulozytenaustritt aus dem Blutstrom beginnt mit einer Verlagerung dieser Zellen von der normalen zentralen Gefäßstrombahn in den Randstrom = **Margination** (Abb. 60).

Diese Verlagerung in die Peripherie wird begünstigt durch den Sludge der Erythrozyten, die jetzt als größere Partikel das zentrale Strombett einnehmen und die Granulozyten nach marginal verdrängen. Außerdem scheinen vasoaktive Substanzen (Mediatoren) und elektrochemische Oberflächenveränderungen der Gefäßendothelien (z. B. Einlagerungen von Kalziumionen zwischen Endothelzellen und Granulozyten) die „Klebrigkeit" der Gefäßwand für Granulozyten zu erhöhen.

Eine Ursache dieses Haftens sind offenbar auch Änderungen der elektrostatischen bzw. elektrochemischen Oberflächenverhältnisse. Normalerweise sind die Oberflächen von En-

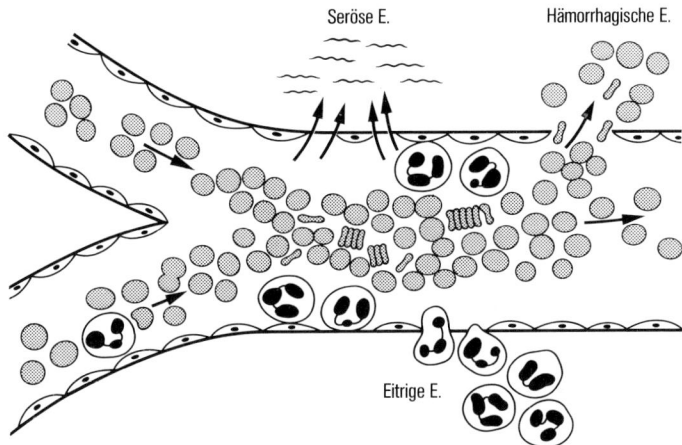

Abb. 60   Entzündung, Vorgänge in den postkapillären Venolen während der Frühphase

dothelien, Granulozyten und Erythrozyten negativ geladen, d. h., sie stoßen sich gegenseitig ab. Diese negative Ladung geht bei Entzündungen teilweise verloren.

Durch diese Veränderungen wird innerhalb von 30 Minuten das Endothel der kapillären und postkapillären Venolen von neutrophilen Granulozyten förmlich ausgekleidet. Nun beginnen die „klebenden" Granulozyten vor allem aus den Venolen auszuwandern = **Emigration** (bzw. Transmission). Dabei schieben sie mit amöboiden Bewegungen aktiv Zytoplasmafortsätze (Pseudopodien) zwischen die Endothelzellen nach außen und die gesamte Zelle folgt z. T. unter sanduhrartiger Verformung. Nach etwa 10 Minuten hat die Zelle das Blutgefäß verlassen. Wie Granulozyten die Basalmembran passieren, ist im einzelnen noch unklar (Auflösung durch Enzyme?). Bis hierher verläuft die Emigration weitgehend ungeordnet und zufällig. Im extravasalen Bindegewebe wird die aktive Fortbewegung dann durch Stoffe gesteuert, die chemotaktisch wirken.

**Chemotaxis** = In der Richtung determinierte, gezielte Zellbewegung durch chemische Reize.

**Leukotaxis** = Chemotaxis von Leukozyten

Leukotaktisch wirken vor allem von Bakterien abgegebene Substanzen und Komplementfaktoren (z. B. $C_{5-7}$). Sehr effektive Leukotaxine, d. h. auf Leukozyten chemotaktisch wirkende Substanzen, sind auch zahlreiche Arachidonsäure-Metaboliten der Lipoxygenasekette, z. B. Leukotriene $B_4$ ($LTB_4$). Offenbar haben die Granulozyten spezifische Oberflächenrezeptoren für Zytotaxine, die u. a. in den Leukozyten die Freisetzung von $Ca^{++}$ aus intrazellulären Speichern und eine Stimulation der $Na^+$-$K^+$-ATPase bewirken. Mikrofilamente spielen eine wesentliche Rolle bei der Fortbewegung dieser Zellen. Neutrophile Granulozyten haben eine amöboide Wanderungsgeschwindigkeit von 4–7 mm/Tag, kehren nicht wieder in den Blutstrom zurück und gehen innerhalb von 3–4 Tagen in Erfüllung ihrer Funktion zugrunde.

Auf Grund der großen Zahl biologisch aktiver Substanzen können Granulozyten vielfältige Prozesse beeinflussen

Proteasen: Hydrolyse von Basalmembranen, Histonen und Proteoglykanen.

Kollagenasen: Hydrolyse des Kollagens der Basalmembranen.

Elastase: Hydrolyse der Lamina elastica interna.

Fibrinolytisch wirkende Stoffe: Fibrinabbau.

Thrombin-aktivierende Stoffe: Thromboplastin.

„Slow reacting substance" (SRS): Erhöhung der Gefäßpermeabilität und Kontraktion der glatten Muskulatur.

Freie Sauerstoffradikale: Akuter Gewebsschaden, Zytotoxizität (Abb. 61).

Oberflächenproteasen: Kinin-Freisetzung aus $\alpha$-Globulin.

Kininogenase: Aktivierung von Kinin aus Kinininogen.

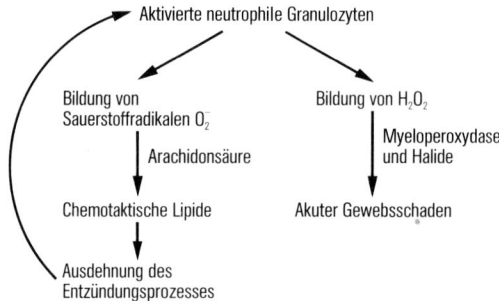

Abb. 61    Wirkung des Sauerstoffmetabolismus der Granulozyten bei der Entzündung und Gewebsschädigung

Mit Hilfe verschiedener Mediatoren erhöhen Granulozyten offenbar direkt den lokalen Blutstrom und die Gefäßwandpermeabilität.

Damit nimmt die Leukotaxis eine zentrale Stellung in der Auslösung der verschiedenen Prozesse ein, die zur Entzündung führen.

> Merke: *Die Emigration von Granulozyten ist das wichtigste lichtmikroskopische Kennzeichen der akuten Entzündung.*

**Monozyten**

Die Emigration erfolgt amöboid in gleicher Weise nach Margination wie die der Granulozyten, verläuft insgesamt jedoch langsamer. So treten Monozyten erst 5 Stunden nach einem entzündungsauslösenden Reiz im entzündlich veränderten

Areal auf, während Granulozyten bereits nach 1,5 Std. eintreffen. Monozyten überleben im Extravasalraum länger als Granulozyten (Monate) und wandeln sich während ihrer phagozytierenden Tätigkeit in unterschiedlich geformte Zellen um, können sich im Gewebe vermehren, in **Makrophagen** transformieren (dagegen „Mikrophage" = segmentkerniger Granulozyt).

Diese, bei Entzündungen aus dem Knochenmark stammenden, aus transformierten Monozyten hervorgegangenen Makrophagen, sind morphologisch von den ortsständigen histiozytären Makrophagen ( = Histiozyten = ruhende Wanderzellen) nicht zu unterscheiden. Je nach der lokalen Situation können sich die emigrierten Monozyten in Epitheloidzellen, Riesenzellen, Siderophagen ( = siderinspeichernde Makrophagen) oder Lipophagen ( = lipidspeichernde Makrophagen) umwandeln.

Auch Makrophagen enthalten eine große Zahl biologisch aktiver Stoffe: Neben verschiedenen lysosomalen Enzymen, Interferon, Prostaglandine, Komplementkomponenten C2 und C4, Plasminogenaktivatoren, Stimulatoren der Fibroblasten- und Gefäßproliferation, System zur Bildung von Superoxyd und freier Radikale u. a.

Bei einigen Entzündungen überwiegen im mikroskopischen Bild Monozyten und Makrophagen (z. B. Typhus, Tuberkulose, Bruzellose). Eine besondere Rolle spielen Monozyten bzw. Makrophagen bei der immunpathologischen Reaktion vom verzögerten Typ (6.1.2.5). Beim Kontakt sensitiver Lymphozyten mit Antigen entsteht ein chemotaktischer Faktor für Monozyten.

Die verschiedenen mononukleären Makrophagen bilden trotz ihrer Verteilung im gesamten Körper ein funktionell zusammenhängendes System, das dem retikuloendothelialen System (RES) oder retikulohistiozytären System (RHS) der früheren Nomenklatur entspricht und heute als **Monozyten-Phagozyten-System (MPS)** bezeichnet wird.

Granulozyten und Makrophagen sind durch ihre Fähigkeit zur **Phagozytose** (s. 1.2, Abb. 1) die wichtigsten Zellelemente zur Beseitigung nekrotischen oder fremden Materials. Dabei werden in den ersten Stunden zunächst die Granulozyten, gewissermaßen als die erste Front der zellulären Abwehr wirksam, während die Monozyten später zum Einsatz kommen. Bei ihrem Untergang setzen die neutrophilen Granulozyten Enzyme frei, die nekrotisches Material auflösen, aber auch erhaltenes Gewebe schädigen können.

Das Haften des zu phagozytierenden Materials (z. B. Bakterien oder Fremdkörper) an der Zelloberfläche als erster Schritt zur Phagozytose wird durch Änderungen der Oberflächenspannung, durch spezifische Phagozytose-fördernde Faktoren ( = Opsonine: β- und α1-Globuline, die nur zusammen mit Komplement reagieren) und durch unspezifische Faktoren eingeleitet, z. B. basische Proteine, Kationen wie $Ca^{++}$, die negative Ladungen der Bakterienoberfläche neutralisieren.

Makrophagen haben Komplementrezeptoren und bilden selbst die Komplementfaktoren C2 und C4.

### Lymphozyten

Lymphozyten verlassen die Gefäße in anderer Weise als Granulozyten. Sie „kleben" nicht an Oberflächen. Nach dem Kontakt mit der Endotheloberfläche wird
der Lymphozyt vom Zytoplasma der Endothelzelle umflossen, in die Zelle inkorporiert, durch die intakte Endothelzelle transportiert und auf der Gegenseite wieder herausgeschleust. Dieser Vorgang wird als **Emperipolese** (en-, em-, gr. = hinein,
peripoleo, gr. = sich um etwas oder in etwas bewegen) bezeichnet.

Die Lymphozytenemigration erfolgt im wesentlichen in den postkapillären Venolen. Ungeklärt sind die Mechanismen des Basalmembrandurchtrittes.

Lymphozyteninfiltrate treten vor allem bei chronischen Entzündungen auf und
sind Ausdruck immunologischer Prozesse.

### Erythrozyten

Erythrozyten werden passiv infolge des hydrostatischen Druckes durch eine stärker geschädigte Gefäßwand ausgestoßen. Entzündungen mit Erythrozytenaustritten (s. hämorrhagische Entzündung: 5.6.10) sind also meist Zeichen einer stärkeren Gefäßwandschädigung.

### 5.5.3.3 Mobilisation von Makrophagen in der Spätphase

Im entzündeten Gewebe phagozytieren Makrophagen Bakterien, untergegangene
Granulozyten und andere Zellreste. Da Makrophagen wesentlich länger als Granulozyten leben, sind sie in der Spätphase der Entzündung in größerer Zahl anzu-
treffen. Sie transportieren Antigene in regionale Lymphknoten und leiten damit
die Immunantwort ein. Ein Zeichen der humoralen Immunabwehr ist das Auftreten von Plasmazellen in peripheren Arealen bestehender Entzündungsherde.

> Merke: *Infiltrate aus Lymphozyten und Plasmazellen* (in der histologischen
> Routinediagnostik auch als „Rundzellinfiltrate" zusammengefaßt)
> *charakterisieren das Bild der chronischen Entzündung.*

### 5.5.3.4 Einfluß chemotaktischer Substanzen des Wirtsorganismus und pathogener Mikroorganismen auf die Exsudation

Die oben definierte Chemotaxis spielt eine wesentliche Rolle für den Ablauf der
Entzündung. Nahezu alle Bakterien oder ihre Toxine sind positiv leukotaktisch,
d. h. sie ziehen Granulozyten aus größerer Entfernung an.

Viren wirken nicht leukotaktisch. Bei Virusinfektionen sind histologisch daher nur wenige Granulozyten nachzuweisen. Die chemotaktische Stimulation der Granulozyten ist direkt möglich.

Exogene oder endogene Stoffe mit dieser Eigenschaft werden **Zytotaxine** genannt. Andere Substanzen wirken unmittelbar über die Bildung von Zytotaxinen auf Leukozyten ein ( = **Zytotaxigene**).

**Endogene Zytotaxine** des Wirtsorganismus sind im normalen Serum vorhanden, können durch Antigen-Antikörperkomplexe aktiviert werden, sind in entzündlichen Exsudaten und in Granulozytenfraktionen nachweisbar, s. leukotaktische Faktoren (5.4.2.5), Leukotriene (5.4.2.6) und AGEPC sowie PAF (5.4.2.7).

**Exogene Zytotaxine** sind u. a. aus Bakterienendotoxinen und aus Tuberkuloproteinen darstellbar.

## 5.6 Exsudative entzündliche Reaktionen, unterteilt nach den Formen des Exsudates

Die exsudativen Entzündungen werden nach der Zusammensetzung des Exsudates unterteilt:

### 5.6.1 Seröse Entzündung

#### 5.6.1.1 Pathogenese und Morphologie

**Pathogenese:** Die beschriebenen Permeabilitätsstörungen (5.5.2) führen zum Flüssigkeitsaustritt aus der Blutbahn. Dieses Exsudat ähnelt dem Blutserum, die niedermolekularen Stoffe entsprechen dem Serum, Albumin ist oft in größerer Menge, Globulin in der Regel in geringerer Konzentration als im Blutserum enthalten, der Enzymgehalt wechselt. Nicht selten sind seröse Entzündungen Frühstadien anderer Entzündungsformen (z. B. Schnupfen).

**Morphologie**

**Seröse Entzündung im Gewebe:** Als einziges lichtmikroskopisches Zeichen findet sich ein entzündliches Ödem.

Beispiele:

#### 5.6.1.2 Urtikaria

Eine mit vorübergehenden ödematösen Flecken oder Quaddeln einhergehende meist von Jucken begleitete seröse Entzündung der Haut.

Sie tritt bei anaphylaktischen Reaktionen unter der Einwirkung des zytotropen Antikörpers IgE und Histaminfreisetzung (6.1.3.5), durch Toxinwirkungen nach Insektenstichen, nach Kontakt mit Brennesseln oder nach Virusinfekten (z. B. Masern) auf. Histologisch findet sich an der urtikariellen Erhebung ein Ödem, besonders im oberen Korium. Die Hautgefäße sind weitgestellt, mit Blutzellen dicht angefüllt.

### 5.6.1.3 Seröse Entzündung an Oberflächen, Merkmale der serösen Entzündung der Schleimhäute und der serösen Höhlen

**Katarrh, Merkmale der serösen Entzündung der Schleimhäute** (katarrheo, gr. = herabfließen)

An Oberflächen kommt es nach den beschriebenen Pathomechanismen zu vermehrten Flüssigkeitsabsonderungen, die Kennzeichen der katarrhalischen Entzündung sind.

In den geschwollenen und geröteten Schleimhäuten tritt das Exsudat durch die Blutgefäße in das lockere Interstitium und von hier aus in großer Menge an die Oberflächen, von denen es „herabfließt". Dabei bleiben die Oberflächen im Gegensatz zu den fibrinösen Entzündungen glatt und glänzend. Beispiele:

**Erstes Stadium des Schnupfens** (5.6.2)

**Cholera asiatica**
Diese durch orale Infektion mit Choleravibrionen aus dem Trinkwasser vor allem noch in Asien heimische Erkrankung ist das typische Beispiel einer serösen Entzündung, die bei entsprechender Lokalisation in kurzer Zeit zum Tode führen kann. Die aufgenommenen Vibrionen vermehren sich im Dünndarmlumen, dringen jedoch nicht in die Darmwand ein. Sie zerfallen in der Darmlichtung, die dabei freiwerdenden Endotoxine und andere toxische Metaboliten schädigen die Schleimhautepithelien. Durch Störungen der „Natriumpumpe" ($\sim Na^+K^+$-ATPase) entsteht ein starkes Ödem, der bedeckende Schleimbelag wird durch eine Neuraminidase abgelöst, ein besonderes Vibrionentoxin (Choleragen) wirkt extrem vasodilatorisch. Dadurch werden in kürzester Zeit große Flüssigkeitsmengen an das Darmlumen abgegeben. Unter schwersten Brechdurchfällen mit „reiswasserartigen Stühlen" verliert der Organismus seinen Flüssigkeitsbestand und der Tod tritt in Exsikkose ein. Unter rechtzeitiger Flüssigkeitssubstitution könnte Cholera heute in der Mehrzahl geheilt werden.

**Serositis, Merkmale der Entzündung der serösen Höhlen**
Auch an Oberflächen der serösen Höhlen tritt die Flüssigkeit zunächst durch die Blutgefäße in das lockere Interstitium und gelangt dann als dünnflüssiger, leicht gelblich gefärbter Erguß in die serösen Höhlen =
Pleuritis serosa
Pericarditis serosa
Peritonitis serosa
Arthritis serosa

Bei diesen Entzündungen werden Mesothelien abgelöst und schwimmen in den freien Körperhöhlen. Die oft sehr umfangreichen Ergüsse können erhebliche Funktionsstörungen der Organe in diesen Höhlen verursachen z. B. Kompressionsatelektasen der Lungen bei Pleuritis serosa oder Einflußstauung des Herzens bei Pericarditis serosa.

### 5.6.2 Serös-schleimige Entzündung

#### 5.6.2.1 Pathogenese und Morphologie

**Pathogenese:** Wie bei der serösen Entzündung ist der initiale Pathomechanismus eine Hyperämie mit gesteigerter Gefäßpermeabilität. Darüber hinaus werden jedoch die schleimbildenden Drüsen über die Nerven z. T. über Mediatoren gereizt, sondern vermehrt Schleim ab, der sich dem serösen Exsudat als charakteristische Komponente dieser Entzündungsform beimengt.

Serös-schleimige Entzündungen spielen sich also nur an Schleimhautoberflächen ab, die Becherzellen enthalten oder auf die Drüsen münden (Magen-Darm-Kanal, Respirationstrakt, Gallenblase).

**Morphologie:** Die Schleimhäute sind stark ödematös geschwollen, gerötet, ein Gemisch aus seröser Flüssigkeit und Schleim mit abgeschilferten Schleimhautepithelien vermischt, fließt in großen Mengen von den Oberflächen ab.

Typisch serös-schleimige Entzündungen sind z. B. Enteritiden und der Schnupfen.

#### 5.6.2.2 Schnupfen, Beispiel eines serös-schleimigen Katarrhs der Schleimhäute

Der durch verschiedene Viren (Adenoviren, Myxo-, Pikorna-, Rheo-Viren, Coxsackie A 21, RS-Viren) hervorgerufene einfache Schnupfen (= Rhinitis catarrhalis acuta = Koryza = common cold) ist die häufigste seromuköse Entzündung des Menschen. Etwa 90% der Fälle sind virusbedingt, außerdem können allergische Reaktionen, chemische oder physikalische Reize zur akuten Rhinitis führen. Morphologisch sind die Nasenschleimhäute im Anfangsstadium hyperämisch, es kommt zur serösen Exsudation in das Schleimhautbindegewebe mit einer oft so starken ödematösen Schwellung, daß die Atmung behindert wird. Die seröse Exsudation führt zum „Nasenlaufen", die Reizung der schleimbildenden Drüsen zur schleimigen Komponente. Nach 3–5 Tagen klingt die Entzündung in der Regel wieder ab. Bakterielle Superinfektionen können jedoch zur eitrigen Entzündung führen.

## 5.6.3. Fibrinöse Entzündung

### 5.6.3.1 Pathogenese und Morphologie

**Pathogenese:** Charakteristisch für fibrinöse Entzündungen ist der Austritt größerer Fibrinogenmengen aus den Blutgefäßen (= Exsudation), die im Gewebe und an Oberflächen unter dem Einfluß der Gewebsthrombokinase zu Fibrin polymerisieren. Ursache dieser Entzündungen mit erhöhter Permeabilität für größere Eiweißmoleküle (Mol. Gew. Albumin = 69 000, Fibrinogen = 340 000!) sind an den serösen Häuten vor allem Bakterien, Urämie, rheumatisches Fieber, rheumatoide Arthritis oder andere Kollagenosen.

Fibrinöse Schleimhautentzündungen treten besonders auf bei Diphtherie (Pharynx und Respirationstrakt), Grippe (Trachea und Bronchien), Ruhr (Darm) und Säure-Verätzungen (Mund, Pharynx, Ösophagus, Magen).

**Morphologie:** An Oberflächen bildet sich ein filzartiges Netzwerk von Fibrinfäden, das je nach Art der Oberfläche und dem Umfang der Oberflächenzerstörung eine unterschiedliche Zusammensetzung hat. Entsprechend unterscheiden wir an Schleimhäuten:

**Pseudomembranös-kruppöse (= croupöse) nicht nekrotisierende Entzündungen**
Pseudomembranös werden diese Entzündungen genannt, weil die membranartigen Gebilde aus geronnenem Fibrin keine echten Membranen aus lebendem Gewebe, wie z. B. das Trommelfell oder das Omentum sind. Krupp = Croup = bellender Husten = lautmalerische Nachahmung der für diese Erkrankung der Atemwege typischen Stimme.

Bei der pseudomembranös-kruppösen Entzündung bleibt das fibrinöse Exsudat auf dem intakten Schleimhautepithel liegen (= nicht nekrotisierend). Mitunter geht auch das Oberflächenepithel zugrunde, die Basalmembran bleibt jedoch stets intakt. Die Auflagerungen lassen sich daher leicht von der Oberfläche ablösen, rasche Heilung mit Restitutio ad integrum ist möglich.

**Pseudomembranöse nekrotisierende Entzündung = diphtherische Entzündung** (diphthera, gr. = abgezogenes Tierfell)

Von einigen Autoren wird diese Entzündung auch als „membranöse" im Gegensatz zur „pseudomembranösen" Entzündung bezeichnet. Vor allem drei Diphtherie-Toxine sind bei der Entstehung dieser nekrotisierenden Entzündung wirksam:

**Toxin A** = Klassisches Toxin mit besonderer Affinität zum Nervensystem und Herzmuskel.

**Toxin B** = **B$_1$** = **Invasin** = Spreading factor = bakterielle Hyalase.

**B$_2$** = **Nekrosefaktor** = erzeugt sehr rasch lokale Nekrosen, z. B. der Mundschleimhaut.

Charakteristisch für diese Entzündungsform sind tiefergreifende Nekrosen unter den Pseudomembranen, die Schleimhautepithelien und obere Lagen des Schleimhautbindegewebes zerstört haben. Auf diese Weise entsteht ein „tierfellartiges" verfilztes Gebilde aus nekrotischen Zellen und Fibrinfäden, die z.T. in den Gewebsspalten haften. Bei der gewaltsamen Ablösung der Pseudomembranen (oder „Membranen") entstehen Substanzverluste mit Ulzerationen, es kommt zu Blutungen aus eröffneten Gefäßen. Die Heilung ist nur mit Defekten möglich, da nicht alle Strukturen (z.B. Drüsen) vollkommen regenerieren.

### 5.6.3.2 Diphtherie als Beispiel der fibrinösen (pseudomembranösen) Entzündung der Schleimhäute

**Ätiologie:** Charakteristisches Beispiel einer pseudomembranösen nekrotisierenden Entzündung ist die vom **Corynebacterium diphtheriae** hervorgerufene Diphtherie.

**Pathogenese:** Die Ektotoxine der Erreger verursachen schwere Kapillarschäden und Schleimhautnekrosen mit Zerstörung der Schleimhautepithelien und des angrenzenden Bindegewebes. Starke Blutplasmaexsudationen führen zur Ausbildung der beschriebenen Pseudomembranen aus nekrotischen Zellmassen und Fibrinfäden.

Die Diphtherie beginnt meist in der Nase, dehnt sich jedoch dann rasch auf Rachen, Kehlkopf, Trachea und Bronchien aus. So sind bei typischem Verlauf z.B. auf dem Gaumenbogen und den Tonsillen weißliche, später schmutzig graugelbe oder bräunliche Membranen erkennbar. Seltener entsteht eine Wund- oder Haut-Diphtherie mit Beteiligungen des Gehörganges, Nabels, der Vagina und der Konjunktiven.

### Mögliche Komplikationen

**Stenose der Atemwege** durch die Pseudomembranen mit Erstickungsgefahr.

Einige toxische Bakterienstämme geben außerdem Exotoxine ab, die in das Blut ausgeschwemmt werden (= Toxämie) und folgende Schäden hervorrufen können:

- **Nekrosen der Herzmuskulatur** mit Gefahr der akuten tödlichen Herzinsuffizienz
- **Degenerative Markscheidenveränderungen** peripherer Nerven
- Polyneuritis mit Bevorzugung der Hirnnerven: Gaumensegel- und Pharynxmuskellähmung
- Gefahr der Aspirationspneumonie
- **Toxische Leberschäden**
- **Toxische Nierenschäden**

### 5.6.3.3 Fibrinöse bzw. serofibrinöse Entzündung seröser Häute am Beispiel der Perikarditis, Pleuritis und Peritonitis

**Fibrinöse und serofibrinöse Perikarditis**
Fibrinogenhaltiges Exsudat tritt durch die Oberfläche, in geringen Mengen führt es nur zur leichten grauweißen Trübung der Herzbeutelblätter (Epikard und Perikard), bei massiven Exsudationen kommt es durch die Bewegung des Herzens zu wellenartigen oder zottenförmigen Fibrinauflagerungen (**Cor villosum = Zottenherz** = bread and butter pericardium – wie zwei auseinandergerissene Oberflächen eines Butterbrotes).

Die trockene Perikarditis ( = **Pericarditis sicca = Pericarditis fibrinosa**) ist auskultatorisch an einem herzschlagsynchronen Reibegeräusch zu erkennen. Tritt außerdem eine Flüssigkeitsexsudation auf (z. B. seröses Exsudat = **Pericarditis exsudativa = Pericarditis serofibrinosa**), so geht das Reibegeräusch zurück (Schmiereffekt).

*Mikroskopisch* fehlen die Mesothelzellen (nekrotisch und abgestoßen), dem submesothelialen Bindegewebe ist ein Netzwerk aus Fibrinfäden aufgelagert.

Die fibrinolytische Kapazität der Umgebung unter Mitwirkung von Granulozyten und Makrophagen reicht oft nicht aus, das Fibrin aufzulösen. Ein Abbau ist daher nur durch einsprossendes Granulationsgewebe möglich. Läuft diese Organisation auf beiden Herzbeutelblättern ab, so trifft sich das Granulationsgewebe und führt zur Verwachsung der Perikardblätter, die im Bereich des gesamten Herzbeutels verwachsen können = **Concretio pericardii**. Die Konkretio wirkt wie eine Einschnürung, erschwert die Füllung des Herzens in der Diastole und die Entleerung in der Systole vor allem dann, wenn breite, derbe, schrumpfende bindegewebige Schwarten infolge eines umfangreichen Exsudates aufgetreten sind. Im Extremfall können vor allem bei tuberkulösen Perikarditiden Verkalkungen der Narbenplatten eintreten = **Pericarditis calculosa = Panzerherz**.

Die serofibrinöse Perikarditis führt bei stärkeren Ergußbildungen zur Einflußstauung und zum Herzversagen. Bei rasch auftretendem Herzbeutelerguß können bereits 150 ml Exsudat tödlich sein.

**Fibrinöse und serofibrinöse Pleuritis**
In gleicher Weise wie bei der Perikarditis tritt Fibrin an die Pleuraoberflächen aus. Die Pleurablätter werden stumpf und trüb. Durch die Atemverschiebungen werden die Fibrinauflagerungen zu leistenartigen Erhebungen zusammengeschoben. Solange keine Ergüsse auftreten, ist auskultatorisch ein atemsynchrones Reibegeräusch hörbar. Oft verwachsen die Pleurablätter, nicht selten bis zur völligen Obliteration der Pleurahöhle. Nach stärkeren fibrinösen Exsudationen können sich dabei breite bindegewebige Pleuraschwarten bilden und erhebliche Behinderungen der Atemexkursion verursachen.

Wird neben Fibrin auch seröses Exsudat in größerer Menge ausgeschieden (= **Pleuritis serofibrinosa**), kann es zur Kompressionsatelektase der Lungen kommen. Mit dem Auftreten des Ergusses verschwindet das Reibegeräusch.

Die fibrinöse Pleuritis ist der häufigste Typ der Pleuraentzündung. Sie tritt vor allem über Pneumonien und Lungeninfarkten, bei Urämie und Tuberkulose auf.

**Fibrinöse und serofibrinöse Peritonitis**
Auf dem Peritoneum entstehen die fibrinöse und serofibrinöse Entzündung in gleicher Weise wie am Perikard und der Pleura. Fibrinöse Verklebungen der Darmschlingen können organisiert werden, Verwachsungen zu Motilitätsstörungen und zum Ileus führen.

Andererseits werden durch die fibrinösen Verklebungen geschädigte Darmabschnitte oder Perforationen oft abgedeckt und eine diffuse tödliche Peritonitis verhindert.

### 5.6.4 Eitrige phlegmonöse Entzündung
     (Eiter = lat. pus, puris; gr. pyon; phlegmone, gr. = Brand, Hitze, Entzündung)

**Definition der eitrigen Entzündung**: *Als eitrig werden alle Entzündungen bezeichnet, bei denen der überwiegende Anteil des Exsudates aus neutrophilen Granulozyten besteht.*

Eitrige Entzündungen können in verschiedenen Formen auftreten (Abb. 62):

- **Phlegmone:** Diffuse Ausbreitung der Granulozyten im Gewebe (5.6.4.1), Beispiel: Erysipel.
- **Abszeß:** Eitrige Gewebseinschmelzung (5.6.5), Beispiel: Furunkel, Karbunkel.
- **Empyem:** Eiter in vorgebildeten Körperhöhlen (5.6.6), Beispiel: Empyem der Pleurahöhle.

**Pathogenese:** Eitrige Entzündungen werden so gut wie ausschließlich von Bakterien hervorgerufen (= pyogene Erreger, pyogene Kokken), die durch Oberflächendefekte in das Gewebe eindringen. Abflußstörungen in Hohlorganen begünstigen das Eindringen von Eiterungen, z. B. Harnabflußstörungen → Zystoureteropyelonephritis, Sekretstau in Bronchien → Bronchitis → Bronchopneumonie, Kotstauung → Appendizitis.

Nur selten entstehen „aseptische" d. h., keimfreie eitrige Entzündungen durch bestimmte Chemikalien (z. B. Terpentin), beim Abbau untergegangenen Gewebes, z. B. zerstörter Muskulatur, puriformer Erweichung eines Thrombus (7.11.9.2). Diese dehnen sich jedoch im Gegensatz zu bakteriell verursachten Eiterungen nicht weiter aus.

### 5.6.4.1 Phlegmone, Pathogenese und Morphologie

**Pathogenese:** Einige Eitererreger breiten sich mit Hilfe besonderer Enzyme (z. B. Hyaluronidase) sehr leicht diffus im interstitiellen Bindegewebe aus, entsprechend verhält sich die nachfolgende phlegmonöse Entzündung. Diese Fähigkeit zur raschen diffusen Ausbreitung im Gewebe besitzen vor allem **Streptokokken**. Der Entzündungsprozeß schreitet in der Regel rasch fort, eine Tendenz zur Abkapselung (wie bei der abszedierenden Entzündung) ist nicht vorhanden.

### Morphologie

*Makroskopisch* ist das entzündete Gebiet stark ödematös geschwollen, gerötet, unscharf begrenzt. Auf der Schnittfläche sind gelbliche Streifen zu erkennen.

*Mikroskopisch* ist das aufgelockerte interstitielle Gewebe **diffus** von Granulozyten durchsetzt. Die Gewebestruktur bleibt dabei zunächst noch erhalten (s. Abgrenzung vom Abszeß!). Nekrosen gehören nicht zum Bild der Phlegmone.

Die den Eiter bildenden neutrophilen Granulozyten verfetten fortschreitend und gehen dabei zugrunde. Zunächst treten im Zytoplasma der Leukozyten kleine Lipidtropfen auf, die sich vergrößern. Der Kern zerfällt, bis schließlich gelbliche Zellschatten zurückbleiben (= Eiterkörperchen), die dem Eiter die gelbe Farbe und rahmige Beschaffenheit verleihen.

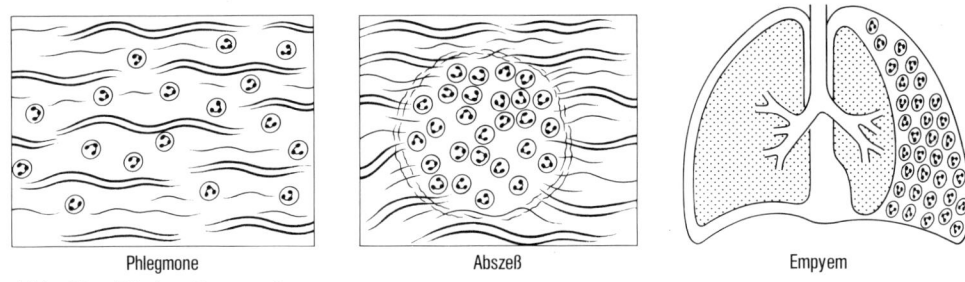

Phlegmone          Abszeß          Empyem

Abb. 62    Eitrige Entzündungen

### 5.6.4.2 Phlegmonöse Entzündungen, Beschreibung der Merkmale

**Weichteilphlegmone:** Diffuse rasche Ausbreitung einer granulozytären Entzündung im interstitiellen Bindegewebe der Kutis, Subkutis, Skelettmuskulatur. Die Fasern des Interstitiums sind durch ein entzündliches Ödem auseinandergedrängt, neben Granulozyten können sich Fibrinfäden, Monozyten und vereinzelte Lymphozyten finden. Das rasche Fortschreiten kann zu lebensbedrohlichen Entzündungen führen.

Beispiel: Phlegmonöse Entzündung von der Wurzelentzündung eines Unterkieferzahnes oder einer Tonsillitis ausgehend, über den Mundboden und die Halsweichteile auf das Mediastinum übergreifend.

**Erysipel** = Wundrose (erythros, gr. = rot, pella, gr. = Haut): Eine durch β-hämolysierende Streptokokken verursachte äußerst schmerzhafte phlegmonöse Entzün-

dung der Haut und Unterhaut, die in 90% aller Fälle im Gesicht auftritt, von kleinen, meist nicht nachweisbaren Hautdefekten ausgeht und zu flächenhaften
flammenden Rötungen und Schwellungen der befallenen Bezirke führt. Das diffuse eitrige Exsudat durchsetzt Korium und Subkutis, breitet sich den Erregern folgend fortschreitend auf dem Lymphwege aus. Normalerweise heilt das Erysipel
nach 1–2 Wochen mit einer Restitutio ad integrum aus.

### 5.6.5  Eitrige abszedierende Entzündung
(abscessus, lat. = Weggang)

**Definition:** *Ein Abszeß ist eine Eiteransammlun~~g~~ ... ~~ch~~
Gewebszerfall entstanden ist.*

#### 5.6.5.1 Pathogenese und Morph~~o~~

**Pathogenese:** Abszedierende Entz~~ü~~
vorgerufen, die weniger Hyaluroni~~c~~
sich daher nicht so rasch ausbreiten, ~~k~~
direkte Einwirkung der Bakterien (z. B.
bose der Blutgefäße hervorrufen. Vor a~~u~~
keit.

Toxinwirkung und Durchblutungsstörunge~~n~~
Emigration neutrophiler Granulozyten. Die s~~~~
zytieren die Bakterien, gehen aufgrund ihrer ~~k~~
Toxinwirkung nach wenigen Tagen zugrunde. A~~u~~
ten und den Bakterien werden proteolytische un~~d~~
frei (Proteasen, Peptidasen, Trypsin, Lipasen), Tryp~~~~
nicht in ausreichender Menge aus dem Serum in di~~e~~
wandeln die Enzyme das nekrotische Gewebe, die Gr~~a~~
fäßen ausgetretenes Fibrin in eine gelbliche Masse (= E~~i~~

Der Abbau makromolekularer Substanzen in kleinere Mo~~l~~     ~~z~~ur Zunahme des osmotischen Druckes mit einströmende~~r~~ Flüssigke~~i~~  ~~~~ der Umgebung
und Umwandlung des Abszesses in einen prall elastischen Hohlraum. Die abszedierende Entzündung unterscheidet sich also von der Phlegmone vor allem durch
den massiven Gewebsuntergang mit anschließender Verflüssigung.

### Morphologie

*Frühstadium:* Ein durch Verflüssigungsnekrose entstandener Hohlraum ist dicht
mit Granulozyten angefüllt. Unter Spannung stehend nähert er sich soweit wie
möglich der Kugelform. Die gelbe Oberfläche wird von einem roten Randsaum
begrenzt.

Mit fortschreitender Zeit wird der Abszeß von einem Granulationsgewebswall mit weitlumigen Kapillaren begrenzt, in dessen Maschen sich Makrophagen und Granulozyten finden.

*Spätstadium:* Der demarkierende Granulationsgewebswall bildet unter der Wirkung proliferierender Fibroblasten eine **Abszeßmembran**, die zunehmend mehr Bindegewebe enthält. Eine Heilung ist nur unter Beseitigung des eitrigen Inhaltes möglich (Beschleunigung durch Inzision mit Drainage!). Nur selten wird ein Abszeß durch Resorption des Inhaltes in ein zystenartiges Gebilde mit seröser Flüssigkeit umgewandelt.

### 5.6.5.2 Furunkel, Beispiel einer abszedierenden Entzündung, Beschreibung der Merkmale
(furunculus, lat. = der kleine Dieb)

**Definition:** *Ein Furunkel ist ein Abszeß um einen Haarfollikel*

Das besondere Merkmal dieser abszedierenden Entzündung ist die Lokalisation, sonst entspricht das Bild jedem anderen Abszeß.

**Morphologie:** Perifollikulärer Abszeß mit dichten Granulozytenansammlungen, der das Haar, seinen Follikel und die Talgdrüsen zerstört. Nach Ausstoßen des Eiterpfropfes heilt der Furunkel mit einer kleinen Narbe aus.

**Karbunkel** = mehrere konfluierende Furunkel.

### 5.6.5.3 Furunkel, Ätiologie und Pathogenese

Staphylokokken breiten sich von der Oberfläche, einem Haarfollikel oder einer Talgdrüse folgend in die Tiefe aus und es kommt in der oben beschriebenen Weise zur Nekrose und zum Abszeß. Seltener entstehen Furunkel durch Keimverschleppung auf dem Lymph- oder Blutweg. Patienten mit Diabetes mellitus neigen besonders zu Furunkeln.

### 5.6.6 Empyem
(en-, gr. = darin; pyon, gr. = Eiter)

**Definition:** *Ein Empyem ist eine eitrige Entzündung in einem vorgebildeten Hohlraum* (z. B. Pleura-, Perikard-, Peritoneal-Höhle, Gallenblase).

Für Empyeme einiger Hohlorgane haben sich folgende Begriffe eingebürgert:

Empyem des Nierenbeckens = Pyonephros
Empyem des Uterus         = Pyometra
Empyem der Tuba uterina   = Pyosalpinx

Empyem der Gelenkhöhle    = Pyarthros
Empyem der Hirnventrikel   = Pyozephalus

Selten benutzt werden: Pyothorax, Pyoperikard oder Pyoperitoneum, hier wird meist Pleuraempyem etc. gesagt.

### 5.6.6.1 Pathogenese und Morphologie

**Pathogenese:** Gelangen Eitererreger (meist über Nachbarorgane oder seltener durch Verletzungen) in vorgebildete Körperhöhlen, so treten segmentkernige Granulozyten in großer Zahl durch die Schleimhäute aus und füllen, oft mit Fibrin vermischt, die Lichtungen aus. Auch der Durchbruch eines Abszesses in eine freie Körperhöhle führt zum Empyem.

**Morphologie:** Die entzündeten Körperhöhlen sind von Eiter angefüllt. Vor allem in den serösen Höhlen können durch fibrinöse Verklebungen der jeweiligen Blätter (Pleura, Perikard, Peritoneum) kleinere Eitermengen abgekapselt werden, es entstehen „gekammerte Empyeme".

### 5.6.6.2 Empyem, Beschreibung der Merkmale am Beispiel des Pleuraempyems

**Pathogenese:** Eitererreger (vor allem Pneumokokken, Staphylokokken oder Streptokokken) gelangen meist über Bronchien und Lungen (z. B. bei Pneumonie) auf die Pleura.

**Morphologie:** Die meist von Fibrinbelägen bedeckten Pleurablätter werden durch das Empyem auseinandergedrängt, das mehrere Liter betragen kann. Kleinere Eitermengen sammeln sich nicht selten basal oder in Interlobärspalten an und können durch Verklebungen der Pleurablätter abgekapselt werden. Ein Empyem induziert in der Regel eine starke granulierende und proliferierende Reaktion (5.8), die im Verlauf des Heilungsprozesses zu ausgedehnten Vernarbungen mit breiten Schwartenbildungen führt.

### 5.6.7 Eitriger Katarrh

Definition des Katarrhs 5.6.1.3

### 5.6.7.1 Pathogenese und Morphologie

**Pathogenese:** Bakterielle Infektionen von Schleimhäuten können zum Austritt großer Granulozytenmengen führen, die als eitrige Flüssigkeit von der Schleimhautoberfläche abfließen. Vor allem Virusinfekte führen zur lokalen Resistenzverminderung und bahnen damit den Weg für bakterielle Superinfektionen mit Kokken.

**Morphologie:** Gelblich schmierige Massen fließen von den Schleimhäuten ab. Meist werden jedoch gleichzeitig seröses und schleimiges Exsudat mit abgesondert = schleimig-katarrhalisch-eitrige Entzündung (z. B. Schnupfen im späteren Stadium).

### 5.6.8 Nekrotisierende Entzündung

**Definition:** *Entzündung mit überwiegender Gewebsnekrose und nur geringfügiger Fibrinexsudation.*

#### 5.6.8.1 Pathogenese und Morphologie

**Pathogenese:** Entscheidende Voraussetzung ist eine rasch beginnende, schwere und andauernde lokale Durchblutungsstörung. Durch Toxine belebter Erreger oder andere Noxen werden Gewebe direkt oder mittelbar geschädigt. Dabei kommt es über Mediatoren und entzündliche Kreislaufstörungen mit Stase oder thrombotischen Gefäßverschlüssen zu ausgedehnten Nekrosen (s. Abszeß-Pathogenese 5.6.5.1).

Alle Faktoren, die eine lokale Anreicherung der schädigenden Noxen begünstigen, fördern nekrotisierende Entzündungen (z. B. Mangel an Spreading factor). Bei Störungen des zellulären Abwehrmechanismus treten besonders leicht nekrotisierende Entzündungen auf (z. B. Agranulozytose, Panmyelophthise).

**Morphologie:** Sind Nekrosen an Oberflächen, z. B. Schleimhäuten lokalisiert, werden sie oft in die Lichtungen abgestoßen, dabei entstehen tiefgreifende Gewebsdefekte ( = Ulzera), die Entzündung wird dann als **ulzerös-nekrotisierend** bezeichnet.

Beispiele: Nekrotisierende Stomatitis, Tonsillitis, Appendizitis, Typhus abdominalis, nekrotisierende Kolitis nach Schwermetallvergiftungen (z. B. Hg, Bi).

Tritt in Organen mit Ausführungsgängen eine nekrotisierende Entzündung auf, können die nekrotischen Massen nach enzymatischer Verflüssigung über die vorhandenen Ausführungsgänge abfließen, so daß Hohlräume ( = **Kavernen**) zurückbleiben.

Beispiele: Verkäsende Tuberkulose ( = besondere Form einer nekrotisierenden Entzündung) der Lungen oder der Nieren.

#### 5.6.8.2 Nekrotisierende Entzündungen, Beschreibung der Merkmale am Beispiel der „areaktiven Nekrosen" der Mundhöhlen- und Rachenschleimhaut

**Pathogenese:** Schwere auszehrende Krankheiten (z. B. Protein- und Vitaminmangel bei fortgeschrittenem Hungerzustand oder Tumorkachexie) und Insuffizienz der Abwehr dienender Zellsysteme (z. B. Diabetes mellitus) oder Abwehrschwäche nach Infektionskrankheiten (z. B. Masern, Scharlach, Grippe, Pertussis) führen an den Schleimhäuten der Mund- und Rachenregion zum Zusammenbruch der physiologischen Abwehrfunktionen gegen die normalerweise auf diesen Schleimhäuten ohne Krankheitswert saprophytär (sapros, gr. = faul; phyton, gr. = Gewächs = im toten Material dieser Oberflächen) lebenden Bakterien. Unter der Wirkung eindringender, jetzt pathogen werdender Bakterien, kommt es wie beschrieben zu lokalen Kreislaufstörungen mit Prästase, Stase und Nekrosen. Vor allem Anaerobier vermehren sich in der Tiefe des nekrotisierenden Gewebes.

**Morphologie:** Die gelblichen oder schmutzig graubraunen Nekrosen werden von **keinem** entzündlichen Demarkationswall begrenzt.

### 5.6.9  Gangräneszierende (putride) Entzündung

(gangraina, gr. = fressendes Geschwür, kalter Brand, Krebsschaden; putridus, lat. = voll Fäulnis, faul)

**Definition:** *Nekrotisierende Entzündung, die von Fäulnisprozessen überlagert wird.*

### 5.6.9.1  Pathogenese und Morphologie

**Pathogenese:** In nekrotisierenden Entzündungen vor allem in „areaktiven Nekrosen" (5.6.8.2) kommt es bei allgemeiner Resistenzminderung zur Aktivierung bestimmter Bakterienstämme mit normalerweise geringer Virulenz (z. B. Borrelia refringens, fusiforme Bakterien). Es handelt sich dabei um Fäulniserreger, durch deren Wirkung die Koagulationsnekrose in übelriechende, faulig zerfallende Massen zersetzt wird. Dabei entstehen Amine, Merkaptan, Sulfhämoglobin und Schwefelwasserstoff aus Proteinen.

Andere Fäulniserreger können selbst nekrotisierend wirken, z. B. Clostridium perfringens durch sein $\alpha$- und $\epsilon$-Toxin oder Clostridium oedematiens (Gasbrand) durch $\gamma$-Toxin.

**Morphologie:** Schmutzig graubraun bis grünschwarz verfärbte aashaft stinkende schmierig zerfallene Massen. Gangräneszierende Entzündungen entstehen nur an Oberflächen oder in Hohlorganen, die Beziehung zur Oberfläche haben.

In der Reihenfolge der Häufigkeit treten gangräneszierende Entzündungen auf an Mund-, Rachen- und Nasenhöhlen, Anus, Darmschleimhaut, Lungen.

Beispiele: Noma (nemo, gr. = weiden, abfressen) = schwere, in der Regel tödliche nekrotisierende Entzündung, die am Zahnfleisch beginnt und auf die Wangen fortschreitet, gangräneszierende Appendizitis, gangräneszierende Cholezystitis, gangräneszierende Pneumonie. Extremitätengangrän ist meist Folge eines arteriosklerotischen Arterienverschlusses mit Nekrosen, die am häufigsten an den Zehen beginnen, bei jauchigstinkendem Zerfall als **feuchte Gangrän**, bei fortschreitender Eintrocknung des abgestorbenen Gewebes als **trocke-**

**ne Gangrän** bezeichnet werden (2.7.3.8). Die schwärzlich eingetrockneten nekrotischen Gewebe schrumpfen ( = Mumifikation).

### 5.6.9.2 Lungengangrän, Beispiel einer gangräneszierenden Entzündung

**Pathogenese:** Faulige Zersetzung des Lungengewebes bei Ansiedlung von Anaerobiern (Fusobakterien, Klostridien) oder fäulniserregenden Aerobiern (z. B. Proteus) in Lungennekrosen oder Pneumonien. Die Entstehung wird begünstigt durch Bronchiektasen, Aspiration, Fistelbildung, zytostatische oder immunsuppressive Therapie.

**Morphologie:** Grünlich schwärzlich zundrig-jauchig zerfallene, stinkende Gewebsmassen mit Einschmelzung, die rasch fortschreitet.

### 5.6.10 Hämorrhagische Entzündung

**Definition:** *Eine hämorrhagische Entzündung liegt dann vor, wenn das entzündliche (seröse, fibrinöse oder eitrige) Exsudat in größerer Menge Erythrozyten enthält.*

### 5.6.10.1 Pathogenese und Morphologie

**Pathogenese:** Diese relativ seltene Entzündungsform tritt infolge einer stärkeren Permeabilitätsstörung der Blutgefäße mit umfangreicher Erythrozytendiapedese auf. Ursachen sind vor allem Infektionen mit hochtoxischen belebten Erregern, z. B.

**Bakterien:** β-hämolysierende Streptokokken (Erysipel und Scharlach), Bacillus anthracis (Milzbrand), Bacterium mallei (Rotz), Yersinia pestis (Pest mit hämorrhagischer Pneumonie).

**Viren:** Grippeviren (5.6.10.2 und 5.10), Variolaviren ( = Pocken = hämorrhagische Diathese = „schwarze Blattern").

**Chlamydien:** Miyagawanella psittaci (Papageienkrankheit, Psittakose).

**Rickettsien**

**Allergisch-hyperergische** umschriebene Gefäßwandläsionen z. B. Lentasepsis mit Osler-Blutungen.

**Toxine:** Salvarsan, Urämietoxine u. a.

Hämorrhagische Entzündungen seröser Häute (z. B. Pleuritis haemorrhagica) sollten stets den Verdacht auf eine tuberkulöse Entzündung oder eine Lymphangiosis carcinomatosa wecken. Meist ist das Exsudat bei der Pleuritis tuberculosa jedoch nicht hämorrhagisch.

**Morphologie:** Entzündungen mit rötlichen, dunkelroten oder bei längerem Bestehen bräunlichen Exsudaten.

### 5.6.10.2 Hämorrhagische Entzündungen, Beschreibung der Merkmale am Beispiel der Grippe (s. auch 5.10).

**Pathogenese:** Infektion mit einem Grippevirus, der virusbedingte Permeabilitätssteigerungen der Kapillaren und postkapillären Venolen für Erythrozyten verursacht.

**Morphologie:** Bevorzugt befallen sind die Schleimhäute des Rachens, Kehlkopfes, der Trachea und der Bronchien. Besonders typisch ist eine hämorrhagische Tracheobronchitis mit geschwollener, oft „samtroter" Schleimhaut und eine hämorrhagische Bronchopneumonie, die oft zu schweren Schockzuständen führt.

## 5.7 Folgen der exsudativen entzündlichen Reaktion und ihre Heilung

Verlaufen die exsudativen Entzündungen (serös, fibrinös, eitrig, hämorrhagisch) ohne Komplikationen, so wird das entzündliche Exsudat in der Regel aufgelöst und abtransportiert. An diesem Prozeß sind vor allem zwei Mechanismen beteiligt, die bei den verschiedenen Heilungsarten folgendermaßen ablaufen:

### 5.7.1 Heilung mit Restitutio ad integrum

#### 5.7.1.1 Resorption des Exsudates und Abtransport über die Lymphgefäße

Die gelösten Anteile des Exsudates werden aus der interstitiellen Flüssigkeit von den Lymphgefäßen aufgenommen und in die Lymphknoten transportiert (zentripetale Stromrichtung durch Lympgefäßklappen reguliert). Der Abtransport wird durch den Spüleffekt der aktiven entzündlichen Hyperämie begünstigt: Aktive Hyperämie → vermehrte seröse Exsudation → gesteigerter Lymphabfluß. Auf diesem Wege können auch im Entzündungsgebiet nicht zerstörte Entzündungserreger abtransportiert werden. Vor allem Kokken rufen dabei nicht selten eine entzündliche Reaktion der Lymphgefäße selbst (= **Lymphangitis**) hervor, die im Hautbereich als rote Streifen an die Oberfläche durchschimmern.

In den regionalen Lymphknoten entsteht jetzt eine Reaktion, die als Ausdruck der einfachen Resorption in Form einer sog. unspezifischen **Lymphadenitis** auftreten kann = Sinus mit reifen Histiozyten angefüllt und erweitert (= Sinushistiozytose), die vergrößerten Lymphfollikel enthalten große Keimzentren. Kommen größere Mengen virulenter Erreger in die Lymphknoten, so kann dort ebenfalls eine

schwere Entzündung entstehen, z. B. eine eitrige, u. U. abszedierende Lymphadenitis bei Staphylokokkeninfektion.

Ungelöste Stoffe werden von Makrophagen im Entzündungsgebiet phagozytiert
und lokal vollständig abgebaut oder über die Lymphgefäße in die regionären
Lymphknoten transportiert, in denen der weitere Abbau erfolgt.

### 5.7.1.2 Wiederherstellung der anabolen Stoffwechsellage und Restitutio ad integrum

Nach Wiederherstellung der anabolen Stoffwechsellage normalisiert sich die Gefäßpermeabilität, die schädigenden Noxen und Mediatoren der Entzündungen
werden unter der heilenden Wirkung der aktiven Hyperämie abgebaut, resorbiert
und abtransportiert. Das Gewebe gewinnt wieder seine ursprüngliche Struktur
und Funktion = Heilung mit Restitutio ad integrum.

### 5.7.2 Defektheilung oder chronische Entzündung

Nach stärkeren Schädigungen des Gewebes durch die Entzündung ist eine vollständige Wiederherstellung des ursprünglichen Zustandes nicht mehr möglich
(3.2.3). Das gilt vor allem für nekrotisierende Entzündungen. Durch Zellproliferationen können irreversible Strukturschäden unvollkommen wieder ersetzt werden = Defektheilung (3.2.3).

Unter bestimmten Voraussetzungen, insbesondere bei weiterer Einwirkung schädigender Noxen oder Hinzukommen anderer Schädigungsfaktoren gehen die exsudativen Reaktionen in chronische Entzündungen über.

**Chronische Entzündungen** können als *nicht proliferative Entzündungen* verlaufen,
bei denen keine wesentlichen Zellneubildungen auftreten. Hier stehen entzündlichzellige Infiltrate aus Lymphozyten und Plasmazellen im Vordergrund.

Die charakteristische chronische Entzündung nach Defekten ist eine *chronisch-
proliferative Entzündung,* bei der Gewebsneubildungen mit proliferierenden Kapillaren und Bindegewebsneubildungen im Vordergrund stehen (proles
lat. = Nachkommenschaft, ferre, lat. = tragen).

In der Regel treten chronisch-proliferative Entzündungen als chronisch granulierende, granulomatöse oder sklerosierende Entzündungen auf.

Als **granulierende Entzündungen** werden entzündliche Prozesse bezeichnet, bei denen ein Granulationsgewebe entsteht (5.8). Bei **granulomatösen Entzündungen** (5.9)
bilden sich Granulome, d. h. **knötchenförmig** angeordnete Zellgruppen.

**Chronisch sklerosierende (fibrosierende) Entzündungen** sind durch eine stärkere
Faserbildung charakterisiert.

# 5.8 Granulationsgewebe
(granulum, lat. = Körnchen)

**Definition:** *Granulationsgewebe ist ein Gewebe aus proliferierenden Kapillaren und Fibroblasten sowie anderen Zellelementen, in wechselnder Anzahl, das der Demarkation untergegangener Gewebe und dem Ersatz von Gewebsdefekten dient.*

### 5.8.1 Pathogenese und Morphologie

**Pathogenese:** Granulationsgewebe entsteht überall dort, wo größere Gewebsdefekte vorliegen, unabhängig davon, ob diese Defekte durch Entzündungen, Verletzungen oder Nekrosen hervorgerufen werden. Ausgangsgewebe ist das erhalten gebliebene ortsständige Gefäßbindegewebe.

**Morphologie:** (Morphogenese s. 3.2.3.3). Das wesentliche Strukturelement eines jeden Granulationsgewebes sind bogenförmig proliferierende Kapillaren, die der Oberfläche ein schwammiges, rot gekörntes Aussehen (granulum lat. = Körnchen) verleihen. Alle anderen Zellelemente wie Granulozyten, Lymphozyten, Plasmazellen, Monozyten bzw. Makrophagen und Fibroblasten können in Menge und Zusammensetzung je nach Dauer der Entzündung, auslösenden Ursachen und Lokalisation wechseln.

### 5.8.2 Demarkation und Organisation von Nekrosen, Thromben und Hämatomen durch Granulationsgewebe sowie Narbenentstehung

**Nekrosen** werden, unabhängig von der Art ihrer Entstehung (entzündlich, ischämisch z. B. Infarkt) am Übergang zum Gesunden immer von einem Granulationsgewebe begrenzt = demarkiert. Entsprechend seiner Entstehungsweise zeigt dieses demarkierende Granulationsgewebe eine charakteristische Schichtung:

**Innenzone:** In das unmittelbare Grenzgebiet der Nekrose wandern in den ersten 6–8 Stunden Granulozyten ein, die jedoch zugrundegehen, wenn sie sich zu weit von den ausreichend mit $O_2$ versorgten Randgebieten entfernt haben (kritische Grenzschichtdicke ca. 200 μm, s. auch 2.7.3). Außerdem dringen in die äußere Randzone der Nekrosen Monozyten (→ Makrophagen) und Lymphozyten ein. Durch Zerfall der Granulozyten erfolgt eine extrazelluläre Proteolyse. Makrophagen lösen das nekrotische Material erst intrazellulär nach der Phagozytose auf. Diese Phagozytose erfolgt durch Endozytose, d. h. durch bläschenförmige Einstülpungen des Plasmalumens. Die endozytotoxische Aktivität des Makrophagen wird durch Interferon direkt gesteigert.

**Mittlere Zone:** Einige Stunden später wachsen vom Rand Kapillarsprossen in das nekrotische Gewebe ein, die das Eindringen von Sauerstoff und weiterer Zellen

(Granulozyten, Makrophagen, Lymphozyten, Plasmazellen) in zentrale Abschnitte der Nekrose und damit auch dort den Abbau der nekrotischen Massen ermöglichen.

**Außenzone:** Zwischen den Kapillarsprossen entsteht ein jugendliches lockeres Bindegewebe, dessen Fibroblasten aus emigrierten Monozyten und Adventitiazellen der Blutgefäße hervorgegangen sind.

Diese drei zeitlich und räumlich ineinander übergehenden Zonen im Randgebiet der Nekrose schreiten gegen das Zentrum vor, verflüssigen und resorbieren die nekrotischen Massen und ersetzen sie. Der Prozeß wird als **Organisation** der Nekrose bezeichnet.

In gleicher Weise werden **Thromben** oder **Hämatome** durch einwachsende Granulationsgewebe organisiert (7.11.9). Der Abbau großer Erythrozytenmengen führt hier außerdem zu stärkeren Siderinspeicherungen in Makrophagen ( = Siderophagen) und vor allem in Hämatomen oft zu Cholesterinkristallbildungen (aus den Lipiden der Erythrozytenmembranen), um die sich Fremdkörperriesenzellen entwickeln können (5.9.5).

Mit fortschreitender Organisation nimmt in den Außenschichten die Fibroblastenproliferation und Kollagenfaserbildung zu, bis schließlich die Nekrose vollständig beseitigt ist und durch ein zunehmend kollagenfaserreiches Bindegewebe = **Narbengewebe** ersetzt wird (3.2.4). Die Umwandlung in eine Narbe dauert je nach Größe des Defektes mehrere Wochen. Alte zellarme und kollagenfaserreiche Narben werden auch als **Schwielen** bezeichnet.

### 5.8.3 Demarkation und Organisation infizierter Nekrosen durch Granulationsgewebe, Abszeßmembran

Infizierte Nekrosen werden in gleicher Art durch ein Granulationsgewebe demarkiert und resorbiert. Dabei kommt es, vor allem nach Staphylokokkeninfekten zu einer raschen Auflösung der Nekrosen durch einwandernde Granulozyten und zur Ausbildung einer von Eiter gefüllten Höhle ( = Abszeß). Um diesen Abszeß bildet sich wie oben beschrieben ein demarkierender Granulationsgewebswall, der in die Abszeßlichtung vorwächst. Sind in dem Abszeß noch größere Mengen virulenter Bakterien vorhanden, wird die nach innen dringende Granulationsgewebsschicht stets von neuem zerstört. Erst nach Beseitigung der Bakterien wird schließlich der Abszeßinhalt aufgelöst, resorbiert, von Granulationsgewebe ersetzt und in eine Narbe umgewandelt.

### 5.8.3.1 Beschreibung der Abszeßmembran

Abszeßmembran = pyogene Membran = den Abszeß umgebendes Granulationsgewebe, das den Abszeß gegen die unveränderte Umgebung abgrenzt.

**Aufbau:** 4 Zonen

**Innerste Zone** = Exsudationszone: Eitriges Exsudat aus Granulozyten. Solange virulente Erreger im Zentrum enthalten sind, wandern Granulozyten aus den Kapillaren des Granulationsgewebes in die Abszeßlichtung.

**Resorptionszone:** Besteht vorwiegend aus phagozytierenden Makrophagen, die überwiegend Lipide gespeichert haben (= Schaumzellen) und die der inneren Schicht einer Abszeßmembran das makroskopisch gelbe Aussehen verleihen.

**Zone der Bindegewebsneubildung:** Hier überwiegt das kapillarreiche Granulationsgewebe. Hinzu kommen Fibroblastenproliferationen und als Ausdruck der Immunabwehr Infiltrate aus Lymphozyten und Plasmazellen.

**Faserzone:** Zone des ausdifferenzierten kollagenfaserreichen Granulationsgewebes, Bildung von Proteoglykanen und Kollagen durch Fibroblasten. In dieser Zone sind oft herdförmig dichtere Lymphozyteninfiltrate vorhanden.

### 5.8.4 Demarkierende granulierende Entzündung am Rand von Fistelkanälen

**Definition:** *Eine Fistel* (fistula, lat. = röhrenförmiges Geschwür) *ist eine angeborene oder erworbene pathologische gangförmige Verbindung zwischen Höhlen und Körperoberflächen.*

**Pathogenese der erworbenen entzündlichen Fistel**
Besonders virulente Erreger in einem Abszeß können das Granulationsgewebe zerstören, nekrotisch umwandeln und die Abszeßmembran durchbrechen. Dieser durchgebrochene Eiterherd wird erneut von Granulationsgewebe begrenzt. Auf diese Weise kann sich eine abszedierende Gewebseinschmelzung in der Richtung des geringsten Widerstandes ausbreiten, bis eine innere (z. B. Darm) oder äußere (z. B. Haut) Oberfläche erreicht wird und eine offene Verbindung zwischen dem primären Eiterherd in der Tiefe und der Oberfläche hergestellt ist. Aus der Fistel entleert sich kontinuierlich entzündliches Exsudat, meist Eiter.

**Morphologie:** Die Fistel wird von einem Granulationsgewebssaum begrenzt, der einer Abszeßmembran weitgehend gleicht. Die beiden innersten Zonen sind jedoch nicht deutlich abgegrenzt, so daß meist nur zwei Zonen den Fistelkanal umgeben:

**Innere Zone der Bindegewebsneubildung**
Kapillarreiches Granulationsgewebe, das von Granulozyten, Makrophagen, Plasmazellen, Lymphozyten und nicht selten von Fremdkörperriesenzellen durchsetzt wird.

**Äußere Zone des kollagenfaserreichen Bindegewebes**
Mitunter wird ein Fistelkanal durch einwachsendes Epithel von einer Oberfläche her ausgekleidet.

**Beispiele:** Analfistel, Darmfistel (besonders bei Enteritis granulomatosa = Morbus Crohn), Fisteln bei chronischer Osteomyelitis.

### 5.8.5 Demarkierende granulierende Entzündung am Grund von Geschwüren ( = Ulzera)

**Definition:** *Ulkus* (ulcus, lat. = Geschwür) *ist eine Entzündung der Haut oder Schleimhaut mit tiefergehendem Substanzverlust.*

**Pathogenese:** Jedem Ulkus geht eine Nekrose der Oberfläche voraus, die entzündlich durch Erreger (nekrotisierende Entzündung), Blutgefäßverschlüsse, durch Verbrennungen, Verätzungen oder Traumen entstanden sein kann. Einwandernde Granulozyten bilden eine Demarkationszone, verflüssigen die Randzone, die Nekrose wird abgestoßen und es entsteht ein Gewebsdefekt, ein Geschwür. Dieser Defekt wird jetzt von einem Granulationsgewebe begrenzt (demarkiert), das die beschriebene Schichtung zeigt.

**Morphologie:** Solange die Noxe (z. B. pathogene Erreger bei infizierten Geschwüren) noch einwirkt, besteht der Geschwürsgrund aus granulozytär durchsetzten nekrotischen, schmierig eitrig belegten Massen. Ist die Noxe beseitigt, wird der Geschwürsgrund gereinigt.

In den oberen Schichten des Ulkus finden sich Granulozytenemigrationen und seröse Exsudationen.

Anschließend folgt das rötliche kapillarreiche Granulationsgewebe, dessen Maschen unterschiedlich dicht von Monozyten, Lymphozyten und Plasmazellen durchsetzt werden (s. Abb. 96, Ulcus ventriculi: 11.2.2). In tieferen Schichten nehmen die Fibroblastenproliferationen und Kollagenfaserbildungen zu.

**Geschwürsheilung:** Das Granulationsgewebe füllt den Defekt zunehmend aus, von den Ulkusrändern wachsen Epithelregenerate vor, das Geschwür wird reepithelialisiert. Diese Überhäutung kann gelegentlich erschwert werden, wenn Granulationsgewebe überschießend über die Oberfläche vorwächst = Caro luxurians = „wildes Fleisch" (muß beseitigt werden, um eine Heilung zu ermöglichen).

Das abgeheilte Geschwür besteht aus kollagenfaserreichem Narbengewebe, das von meist minderwertigen Epithelregeneraten (zu niedrigem Epithel in Schleimhäuten mit unvollkommen ausgebildeten Drüsen) bedeckt wird.

# 5.9 Granulomatöse Reaktion

**Definition:** *Eine durch Granulome charakterisierte entzündliche Reaktion.*

**Granulome:** Kleine, etwa 0,1–2,0 nm große tumorartige Knötchen (daher die Endung „-om"), die einen für bestimmte Erkrankungen charakteristischen Aufbau haben können.

Eine entzündliche Läsion, die aus einer bestimmten Anordnung von Makrophagen, Makrophagenabkömmlingen (z. B. Epitheloidzellen) und Zellen besteht, die mit Makrophagen in Beziehung stehen, wie z. B. Lymphozyten und Fibroblasten.

**Morphologie:** Die mitunter zu größeren Knoten konfluierenden Granulome bestehen in der Regel aus Makrophagen, die aus Monozyten hervorgehen und sich in verschiedene Zellformen transformieren können. Meist werden sie von lymphoplasmazellulären Säumen umgeben, oft enthalten sie mehrkernige Riesenzellen und Fibroblasten.

Auf Grund des mikroskopischen Bildes sind bei einigen granulomatösen Reaktionen mit Einschränkungen Aussagen über die Ätiologie möglich, diese Entzündungen werden daher als **spezifische Entzündungen** bezeichnet (im Gegensatz zu den bisher besprochenen unspezifischen Entzündungen, die keinen Rückschluß auf die Ursache zulassen).

Absolut sichere Aussagen sind jedoch auch bei den spezifischen Entzündungen auf Grund des histologischen Bildes allein nicht möglich.

Eindeutige ätiologische Diagnosen können nur durch den Nachweis der Erreger (z. B. Tuberkelbakterien als „säurefeste Stäbchen") oder des auslösenden Agens (z. B. Fremdmaterial) gestellt werden, da verschiedene ätiologische Faktoren gleichartige Granulome erzeugen können.

## 5.9.1 Granulome vom Sarkoidose-Typ

**Pathogenese:** Granulome, die bei der Sarkoidose (Morbus Boeck) entstehen. Die Sarkoidose ist eine generalisierte oder nur in einigen Organen (Lunge, Lymphknoten, Leber, Haut, Augen, Speicheldrüsen, Knochen, Nervensystem) auftretende granulomatöse Erkrankung unbekannter Ätiologie.

Als Ursachen werden diskutiert: 1) Abnorme immunologische Reaktion auf verschiedene Antigene (Histoplasma capsulatum, Coccidioides immitis, Kiefernpollen u. a.), 2) Atypisch verlaufende Tuberkulose 3) Reaktion auf Epstein-Barr Virus.

Granulome vom Sarkoidose-Typ können erzeugt werden durch Beryllium, säurefeste Substanzen aus Kiefernpollen (z. B. in Schweden), Kapselanteilen von Tuberkelbakterien (Phthiolsäure, Phthiozerolester) und Zirkonium aus Deodorant-

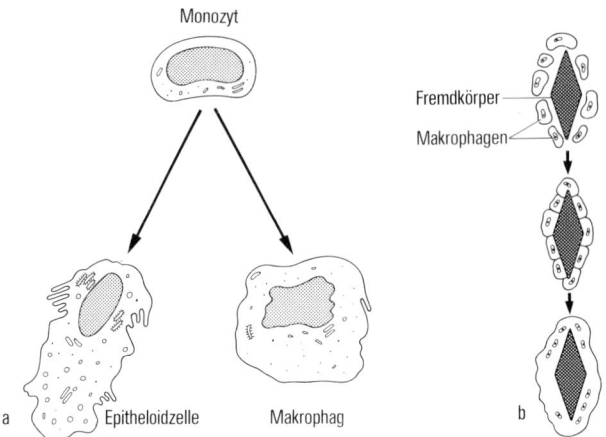

Abb. 63

a Entstehung der Epitheloidzellen u. des
   Makrophagen aus dem Monozyt

b Entstehung einer mehrkernigen Fremd-
   körperriesenzelle durch Makrophagen-
   fusion

sprays. Sie treten außerdem auf bei der Enteritis granulomatosa (Morbus Crohn),
in Lymphknoten im Abflußgebiet von Karzinomen (= „sarcoid like lesion") und
bei Toxoplasmose.

**Morphologie:** Knotenförmig angeordnete, oft mosaikartig gelagerte große Makrophagen, die an Epithelzellen erinnern und daher als Epitheloidzellen bezeichnet
werden.

**Epitheloidzellen** sind Makrophagen mit spezifischen morphologischen und funktionellen Eigenschaften. Es handelt sich um spezialisierte Monozytenabkömmlin-
ge mit reversiblen Verlusten von Oberflächenrezeptoren (z. B. FC und C3) und daher auch phagozytierendem Potential. Ihre phagozytische Aktivität ist wesentlich
geringer als die der Makrophagen. Sie haben einen großen ovalen oder schuhsoh-
lenartig bzw. katzenzungenartig eingebuchteten Kern mit lockerem Chromatinge-
rüst und relativ breitem leicht eosinophilem Zytoplasmaleib ohne deutlich erkennbare Zellgrenzen. Ultramikroskopisch ist eine reichhaltige Organellenausstattung
erkennbar: Ausgeprägtes endoplasmatisches Retikulum, zahlreiche Mitochondrien und Lysosomen (Abb. 63a).

Epitheloidzellen der Sarkoidose-Granulome enthalten Angiotensin-converting-
enzyme, das die Abgrenzung von anderen Granulomen ermöglicht. Außerdem treten in den Knoten mehrkernige Riesenzellen auf, die oft Langhans-Riesenzellen
entsprechen.

**Langhans-Riesenzelle:** Mehrkernige, bis 300 µm große Zelle, die 60, mitunter über
100, meist hufeisenförmig am Rand des großen Zelleibes angeordnete Zellkerne
enthalten kann und durch Fusion zahlreicher Makrophagen entsteht. Im Zytoplasma können muschelförmige, verkalkte, kristalline Einschlüsse (= **Schaumann-**

**körper**) oder sternförmige Strukturen ( = **asteroid bodies**, engl. = sternartige Körper) vorhanden sein, die sich aus der Zentrosphäre ableiten und überwiegend aus Mikrofilamenten und Tubuli bestehen.

Außen werden die Granulome von lockeren Lymphozytensäumen umgeben, innerhalb der Granulome finden sich T-Lymphozyten. Im Gegensatz zu den Granulomen vom Tuberkulosetyp treten Nekrosen in Sarkoidosegranulomen nur äußerst selten auf, am Rand und im Inneren der Granulome bildet sich oft reichlich Kollagen, d. h. diese Granulome tendieren zur Fibrose und Hyalinose. Sarkoidosegranulome neigen nicht zur Konfluenz.

**Morphogenese:** Offensichtlich treten diese Granulome als Reaktion auf bestimmte, schwer abzubauende Substanzen auf, die zu einer Umwandlung von Makrophagen in Epitheloidzellen und Langhans-Riesenzellen führen.

### 5.9.2  Granulome vom Tuberkulose-Typ

**Pathogenese:** Diese Granulome entstehen vor allem bei Infektionen mit Mycobacterium tuberculosis, außerdem treten sie bei Lepra und Syphilis auf.

**Morphologie:** Die Granulome sind denen des Sarkoidose-Typs sehr ähnlich, bestehen ebenfalls aus Epitheloidzellen und Langhans-Riesenzellen, haben jedoch eine etwas andere Anordnung der Zellelemente.

Im Zentrum der Granulome finden sich häufiger Nekrosen ( = käsige Nekrosen s. 5.18.2.1). Die Epitheloidzellen sind um die Nekrosen meist wirbelartig oder in schräger Palisadenstellung angeordnet. Die Langhans-Riesenzellen liegen mehr in äußeren Zonen des Granuloms, die Öffnung des „Hufeisens" der Kernanordnung weist meist auf das Zentrum des Granuloms. Außen findet sich ein dichter Lymphozytenwall. Tuberkulosegranulome neigen zur Konfluenz, Fibrosierungen treten seltener auf (Abb. 64).

### Ätiologie und Morphogenese
Granulome vom Tuberkulose-Typ entstehen vor allem dann, wenn die phagozytierenden Makrophagen nicht in der Lage sind, bestimmte Erreger zu töten und ab-

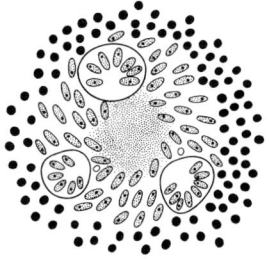

Abb. 64   Granulom vom Tuberkulosetyp

zubauen. Normalerweise werden die phagozytierten Erreger durch Peroxyde des Makrophagen geschädigt. Einige virulente Erreger bilden jedoch in so großen Mengen Katalase, daß sie damit das Peroxyd des Makrophagen inaktivieren. Die Makrophagen enthalten also weiterhin virulente Erreger, unter deren Einfluß sie sich in Epitheloidzellen umwandeln und z. T. zu mehrkernigen Riesenzellen verschmelzen. Die zentrale Nekrose entsteht als Folge immunpathologischer Reaktionen unter der Wirkung von T-Lymphozyten.

### 5.9.3 Granulome vom Typ des rheumatischen Fiebers

**Pathogenese:** Analog zum Arthusphänomen (6.1.3.7) verursachen Ablagerungen von Immunkomplexen aus Streptokkenantigenen (M-Protein) und entsprechendem Antikörper mit Komplementbindung Kapillarschädigungen. Es folgen Plasmaaustritt und Ausfällung des Fibrinogens zu Fibrin unter dem Bild des Fibrinoids (2.7.8) mit anschließender zellulärer Reaktion, die zum typischen Aschoff-Geipel-Knötchen ( = Granulom) führt (Abb. 65).

**Morphologie und Morphogenese:** Die meist unter 1 mm großen Granulome entstehen am häufigsten im Myokard, vorwiegend im Kammerseptum, in der Hinterwand der linken Kammer, im hinteren Papillarmuskel der Mitralis, im Pulmonaliskonus, der Hinterwand des linken Vorhofes und subendokardial, nur sehr selten an anderen Stellen des Organismus. Sie sind streng perivaskulär, besonders um die Venolen im Interstitium angeordnet. Ihre Entwicklung verläuft in 3 Stadien, deren zeitliche Reihenfolge jedoch nicht obligat eingehalten wird.

**I. Stadium** (2.–3. Woche): **Frühinfiltrat**, besteht aus fibrinoider Nekrose im perivaskulären Bindegewebe mit Schwellung, Fragmentation und Eosinophilie der Kollagenfasern sowie lockeren Infiltraten aus wenigen Granulozyten, Lymphozyten und Plasmazellen.

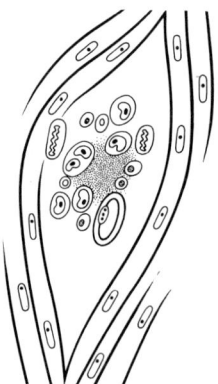

Abb. 65   Granulom vom Typ des rheumatischen Fiebers, Aschoff-Geipel-Knötchen.

**II. Stadium** (1.-2. Monat): „**Blühendes Granulom**" = **Aschoff-Geipel-Knötchen** mit folgendem Aufbau:

Im Zentrum fibrinoide Nekrose mit umgebenden Infiltraten aus **Aschoff-Zellen** = große Makrophagen mit 1-5 großen, nierenförmigen Zellkernen, die plumpe, dichte Chromatinbrocken in einem hellen Hof enthalten (Eulenaugen- oder Katzenaugenzellen). Im Längsschnitt erinnern die zentralen Chromatinmassen in Form eines gezackten Bandes mit zur Kernmembran radiär ausstrahlenden Chromatinfäden an eine Raupe = cater-pillar-cell (cater-pillar, engl. = Raupe).

**Anitschkowzellen** = transformierte Herzmuskelzellen = Kardiohistiozyt = Kardiomyozyt. Kleine längliche Zellen ebenfalls mit einem „Eulenaugenzellkern" ( = Anitschkowkern), wenig eosinophilem Zytoplasma und unscharfen Zellgrenzen. Diese Zelle tritt beim Untergang von Herzmuskelzellen des angrenzenden Myokards auf („muskelaggressives Granulom"). Dabei ist umstritten, ob sie aus degenerierten Herzmuskelzellen oder Mesenchymzellen hervorgeht.

**Lymphozyten, Plasmazellen, Granulozyten.**

**III. Stadium: Narbe** (nach 3-4 Monaten)
Das blühende Aschoff-Geipel-Knötchen kann sich spontan zurückbilden und in eine spindelförmige Narbe übergehen, die noch nach Jahren die Diagnose einer abgelaufenen rheumatischen Myokarditis ermöglicht. In den Narben entstehen gelegentlich „Rezidivgranulome".

### 5.9.4 Granulome vom Typ der rheumatoiden Arthritis

Bei der rheumatoiden Arthritis (primär chronische Polyarthritis PCP, chronische Polyarthritis RA, s. 15.1) kommt es zu granulomatösen Reaktionen mit Ausbildung linsen- bis erbsgroßer Knoten. Diese Knoten werden in der Subkutis (Prädilektionsstellen: Processus olecrani, Ulnakante, Hinterhaupt, Sitzbein, Oberschenkel, Schienbein, Köpfchen der Finger- und Metakarpalknochen), der Synovialis, den Sehnen und Sehnenscheiden, der Herzmuskulatur, dem Perikard, der Lunge und Pleura, der Dura, den Perineuralscheiden und der Sklera des Auges beobachtet.

Sie sind die einzigen für die rheumatoide Arthritis typischen morphologischen Veränderungen.

**Pathogenese:** Die Ätiologie ist letztlich nach wie vor unklar. Folgende ätiologischen Faktoren und pathogenetischen Mechanismen werden in der Reihenfolge der Wahrscheinlichkeit diskutiert.

**Immunpathologischer Mechanismus**
Das charakteristische Bild des Granuloms entsteht wahrscheinlich durch IgG-IgM Komplexe in den Nekrosen, die offenbar eine zentripetale Anordnung der

umgebenden Bindegewebszellen induzieren. In der Regel sind die Rheumafaktoren im Serum dieser Patienten positiv.

### Traumafolge

Die bevorzugte Lokalisation der Granulome in Bereichen, die mechanischen Einwirkungen besonders ausgesetzt sind (Ellenbogenregion, Schienbeinkante) spricht dafür, daß Traumen die Entstehung der Knoten begünstigen.

### Ischämiefolge

Da bei rheumatoider Arthritis nicht selten eine nekrotisierende Angiitis (15.1) mit Gefäßstenosen und Verschlüssen auftritt, wäre eine ischämische Genese denkbar. Lokalisation und Form der Nekrosen sprechen indes gegen die Allgemeingültigkeit dieser Annahme.

### Genetische Faktoren

Die Disposition zur Entwicklung dieser Granulome könnte durch genetische Faktoren bedingt sein. So führt die enge Koppelung der Gene für die Immunreaktionen und die Histokompatibilitätsantigene (HLA) dazu, daß bestimmte HLA-Gruppen mit der Fähigkeit oder Unfähigkeit zu bestimmten Immunreaktionen verknüpft sind.

**Morphologie:** Langsam wachsende, schmerzlose Knoten mit weißlich-gelber Schnittfläche, das Zentrum kann weich oder sogar verflüssigt sein, zu Verkalkungen kommt es nur selten in älteren Knoten.

*Mikroskopisch* haben die Knoten einen charakteristischen Aufbau:

**Nekrotisches Zentrum:** Das im Frühstadium noch Strukturen erkennen läßt: Kerntrümmer, Kollagenfaserreste und streifenförmige Fibrineinlagerungen. Später ist es weitgehend homogen, enthält Neutralfette, Phospholipide, Cholesterin, Glukosaminglykan, Plasmaproteine, proteolytische und lysosomale Enzyme.

**Umgebende Zellpalisade:** Das nekrotische Zentrum wird von einem Saum dicht gelagerter Bindegewebszellen (Makrophagen) umgeben, deren längsovale Kerne palisadenförmig radiär zum nekrotischen Zentrum hin ausgerichtet sind.

**Äußeres Randgebiet:** Ein faser- und gefäßreiches Randgebiet umgibt den Knoten außen.

### Differentialdiagnostische Abgrenzung

Vom „Rheumaknoten" bei rheumatischem Fieber und vom Granuloma anulare sind die Granulome der rheumatoiden Arthritis mitunter schwer abzugrenzen. Im Zweifelsfall gelten folgende Kriterien:

| rheumatoide Arthritis | rheumatisches Fieber |
|---|---|
| größere Knoten | kleinere Knoten |
| festere Konsistenz | geringere Konsistenz |
| langsameres Entstehen | schnelleres Entstehen |
| langsameres oder kein Verschwinden | rasches Verschwinden |

| rheumatoide Arthritis | Granuloma anulare |
|---|---|
| regelmäßige Histiozyten-palisade | Zellpalisade um Nekrose |
| | nicht so regelmäßig aufgebaut |
| vorwiegend in der Subkutis | vorwiegend im Korium |

## 5.9.5 Granulome vom Fremdkörpertyp

**Pathogenese:** Größere partikuläre, vom Körper als „fremd" empfundene und mit den üblichen lytischen Mechanismen nicht abzubauende Gebilde lösen oft eine charakteristische granulomatöse Entzündung aus. Als Fremdmaterial in diesem Sinne kann körperfremdes aber auch körpereigenes Material wirken.

Beispiele:

**Exogenes Fremdmaterial:** Holz-, Metall-, Glassplitter, staubförmiges Fremdmaterial: Silikathaltiger Staub, Metallstaub, Nahtmaterial (Fäden), Talkum (Magnesiumsilikat).

**Endogenes (körpereigenes) Fremdmaterial:** Cholesterinkristalle, Uratkristalle (Gicht), verkalkte Nekrosen (z. B. Epithelioma calcificans), Haarschäfte (z. B. in entzündeten Pilunidalsinus), Hornschuppen (z. B. rupturierte Atherome, Cholesteatome), Fibrin, Amyloid.

Nicht jedes Fremdmaterial löst eine Fremkörperreaktion aus. Wir unterscheiden daher **indifferente, inerte Fremdkörper**, die zu keiner Schädigung führen und reaktionslos abgelagert werden können. Beispiel: Kohlepartikel, reiner Kohlenstoff, z. B. Ruß, ist inert, wird von den Zellen des MPS (Alveolarmakrophagen der Lunge, Makrophagen in Lymphknoten) phagozytiert, über Lymphbahnen abtransportiert und im gesamten MPS (früher = RHS) gespeichert, ohne jede Reaktion.

Die oben aufgeführten alterierenden Fremdkörper schädigen dagegen das Gewebe auf verschiedene Weise:

1. Geringe Mengen des Fremdkörpers werden **gelöst** und wirken toxisch (z. B. Metakrylatmonomere, die in der Knochenchirurgie benutzt wurden) oder lösen Immunreaktionen aus (z. B. als Haptene). Kleine eingeatmete Quarzkristalle geben ständig Kieselsäure ($SiO_2$) ab, die fibroblastisch wirkt, d. h. eine chronisch proliferierende und sklerosierende Entzündung mit Bindegewebsbildung unterhält („Silikose"), analog wirken Talkumkristalle.

2. **Mechanische** Schädigung des Gewebes durch Druck oft scharfkantiger Kristalle.

3. Mechanische Wirkung und Abgabe löslicher Substanzen.
Beispiele: Größere Eisensplitter oder Bleikugeln lädieren mechanisch die Umgebung, geben andererseits geringe gelöste Metallmengen ab. Kleinste Quarzkristal-

le führen nach neueren Untersuchungen offenbar ebenfalls zu mechanischen Schädigungen der Lysosomen in den Phagozyten.

4. Radioaktive Fremdkörper mit zusätzlicher **Strahlenwirkung**. Beispiel: Thorotrast.

5. **Tumorerzeugung**. Beispiele: Strahlende Fremdkörper wie Thorotrast (erzeugt z. B. Hämangioendotheliosarkome der Leber), bei anderen ist der tumorauslösende Mechanismus noch unbekannt (z. B. Asbest verursacht Pleuramesotheliome, Bronchialkarzinome u. a. bösartige Tumoren).

**Morphologie:** Die Fremdkörper werden von typischen mehrkernigen Riesenzellen ( = **Fremdkörperriesenzellen**) mit vorwiegend zentral gelegenen und unregelmäßig angeordneten Kernen umgeben (s. dagegen hufeisenförmige Lage der Kerne in Langhans-Riesenzellen). Größere Fremdkörper werden von zahlreichen Fremdkörperriesenzellen begrenzt.

In der Umgebung hat sich darüberhinaus ein Granulationsgewebe gebildet, das zahlreiche Makrophagen, oft vom Typ der Epitheloidzellen enthält, außerdem Fibroblasten, die zunehmend Kollagen bilden, bis das von Riesenzellen umgebene Fremdmaterial in eine Narbe eingebettet ist. In den Riesenzellen oder von ihnen begrenzt kann Fremdmaterial jahrzehntelang liegen bleiben.

**Morphogenese:** Fremdkörper erzeugen zunächst am Eintrittsort in den Organismus eine Exsudation von Makrophagen und einigen Granulozyten. Kleine Fremdkörper werden von den Makrophagen phagozytiert, in denen sie jedoch nicht abgebaut werden können. Chemisch aktive anorganische Fremdkörper (z. B. Siliziumoxydverbindungen, Schwermetalloxyde) werden an Trägersubstanzen aus Proteinen und Polysacchariden (in den Phagolysosomen der Makrophagen gebildet) gekoppelt und dadurch vollständig oder teilweise inaktiviert. Granulome dieser Art bestehen vorwiegend aus einkernigen Makrophagen und kollagenfaserigem Bindegewebe.

Größere Fremdkörper können von einem Makrophagen nicht aufgenommen werden. Durch Verschmelzung mehrerer Makrophagen entstehen dann die mehrkernigen **Fremdkörperriesenzellen** (Abb. 63 b).

## 5.10 Grippe (Virusgrippe) = Influenza

(s'agrippe, fr. = sich festklammern; influere, lat. = hineinfließen)

Die Grippe ist die am schnellsten sich ausbreitende Infektionskrankheit, sie befällt vorwiegend den Respirationstrakt.

## 5.10.1 Ätiologie und Pathogenese

Ätiologisch handelt es sich um eine Infektion mit Orthomyxoviren, rundliche bis fadenförmige 80-100 nm große RNA-Viren, die eine besondere Affinität zum Epithel der oberen Atemwege haben. Die Infektion erfolgt durch Inhalation der Erreger (Tröpfcheninfektion). Die Viren vermehren sich nur im Zylinderepithel des Respirationstraktes. Kinder und Erwachsene jenseits des 50. Lebensjahres mit geschwächter Abwehrlage erkranken am häufigsten.

Das Grippevirus kommt in drei Serotypen vor:

**Influenzavirus Typ A:** Neigt zu weltweiten Pandemien (vor allem Suptypen A1 und A2), die in Abständen von Jahren auftreten und eine unterschiedliche Morbidität haben. An der Epidemie 1918-20 starben schätzungsweise 10 Millionen Menschen. Als geringer verbreitete Epidemie tritt die Virusgrippe der Typen A jeden 2.-3. Winter auf. Gemeinsam ist allen Stämmen ein lösliches A-Antigen.

**Influenzavirus Typ B:** Tritt meist in kleineren Epidemien endemisch oder sporadisch auf. Die Abstände zwischen den Epidemien sind größer, die Morbidität ist meist geringer als bei den A-Typen. Diesen Stämmen ist ebenfalls ein lösliches Antigen (B-Antigen) gemeinsam.

**Influenzavirus Typ C:** Führt in der Regel nur zu leichten respiratorischen Erkrankungen, die sporadisch auftreten.

Infektionsmodus und Erkrankungsbild sind bei allen drei Typen grundsätzlich gleich. Die Infektion erfolgt durch Tröpfchen, die Viren haften an den Zilien des respiratorischen Epithels und dringen in die Zellen ein, in denen sie sich vermehren. 1 bis 2 Tage vor und 1 bis 2 Tage nach den ersten Krankheitserscheinungen sind sie in den Epithelien nachweisbar. Grippeviren können sich nur in Zylinderepithelien des respiratorischen Epithels vermehren, dabei treten Zellnekrosen auf. Eine Invasion des Blutes findet in der Regel nicht statt. Die Immunität gegen Grippeinfektion hält 1-2 Jahre an.

## 5.10.2 Morphologie der Rhinitis, Laryngitis, Tracheitis und Bronchitis bei Grippe

Die **Rhinitis** ist eine katarrhalische oder serös-schleimige Entzündung, wie beim einfachen Schnupfen.

Bei der **Konjunktivits** steht ebenfalls das Ödem des Schleimhautbindegewebes mit Hyperämie, Juckreiz und Tränenfluß im Vordergrund.

Im Bereich der **Larynx-, Trancheal- und Bronchialschleimhaut** findet sich infolge stärkerer toxischer Gefäßläsionen eine hochgradige Hyperämie mit kleinen Blutungen, die diesen Schleimhäuten eine „flammende" Röte verleihen. Am 2.-3. Tag verursachen Epithelnekrosen und Fibrinexsudationen (=fibrinös verschorfende oder hämorrhagisch nekrotisierende Entzündung) „kleieförmige" schuppende **Schleimhautbeläge.**

Mikroskopisch sind ein Ödem, Erythrozytenextravasate und lymphoplasmazelluläre Infiltrate typisch, das Zylinderepithel ist nekrotisch. Es kann innerhalb von 8 Tagen regenerieren, eine Heilung mit Restitutio ad integrum ist die Regel.

### 5.10.3 Morphologie der Viruspneumonie bei Grippe

Drei Formen der Grippepneumonie sind zu unterscheiden:

**Primär-hämorrhagische Grippepneumonie:** Gefährlichste Form mit perakutem Verlauf, der schon nach 1–2 Tagen zum Tode führen kann. Schwere, von Blutungsherden durchsetzte Lungen mit hochrot gefärbten und geschwollenen („samtrot") Schleimhäuten der Trachea und Bronchien. Als Folge eines schweren toxischen Wandschadens sind die Kapillaren herdförmig stark erweitert, Gefäßwandnekrosen und Thromben treten auf, in den Alveolen findet sich ein hämorrhagisches Ödem.

**Interstitielle Grippepneumonie:** Seltenste Form: Hirsekorngroße, graue, unscharf begrenzte Herde mit überwiegend peribronchiolären Infiltraten aus proliferierten Histiozyten, Lymphozyten und nur einigen Granulozyten.

**Sekundär-bakterielle Grippepneumonie:** Häufigste Form (s. 5.10.4).

### 5.10.4 Ursache und Morphologie der bakteriellen Superinfektion als häufige Komplikationen

Häufig tritt bei der Grippe eine zusätzliche Infektion mit Bakterien auf, die zu bedrohlichen Komplikationen führen kann.

**Ursache der bakteriellen Superinfektionen:** Schleimhautläsionen durch die Viren mit Zerstörung des Zylinderepithels. Der Verlust dieser physiologischen Abwehrschranken erleichtert die Bakterieninvasion. Meist dringen verschiedene Bakterienarten ein (=Mischflora), vor allem Streptokokken, Staphylococcus aureus, Pneumokokken, Haemophilus influenzae, Escherichia coli und Klebsiellen.

**Morphologie der bakteriellen Superinfektion:** Die Entzündung wird eitrig, es finden sich dichte Granulozyteninfiltrate in den Schleimhäuten von Nase, Pharynx, Trachea und Bronchien, dabei kann eine nekrotisierende oder phlegmonöse Tracheobronchitis auftreten.

Bei Übergreifen der Entzündung auf die Alveolen entsteht eine **Herdpneumonie** oder **Bronchopneumonie**, die in eine konfluierte (pseudolobuläre) Pneumonie übergehen kann und häufiger mit Lungenabszessen, Gangrän und Pleuraempyem einhergeht. Meist ist die „Grippepneumonie" eine derartige bakterielle Grippe-Bronchopneumonie.

Eine weitere seltene Komplikation der Grippe ist die meist tödliche hämorrhagische **Leuko-enzephalitis**, die auch als para- oder postinfektiöse Enzephalitis bezeichnet wird. Morphologisch finden sich auf der Schnittfläche punktförmige Blutungen im Mark (Purpura cerebri), denen mikroskopisch perivaskuläre Blutungen entsprechen. Außerdem kommen Zerfallsherde der Markscheiden vor. Entzündlich-zellige Infiltrate (lympho-granulozytär) sind spärlich.

Mitunter tritt bei Grippe eine **Myokarditis** auf, andere Komplikationen sind vor allem **Entzündungen der Nasennebenhöhlen** und die **Otitis media**.

Von dieser echten Grippe sind die „Erkältungskrankheiten" abzugrenzen:

**Common cold diseases = „Erkältungskrankheiten"**
Es handelt sich um Virusinfekte des Respirationstraktes, die morphologisch unter dem Bild einer **katarrhalischen Entzündung** verlaufen und eine der häufigsten Erkrankungen des Menschen darstellen. Überwiegend wird der obere Respirationstrakt befallen. Je nach schwerpunktmäßiger Lokalisation kann die Erkrankung auftreten als:

Schnupfen = Rhinitis acuta catarrhalis  
Angina = Pharyngitis acuta catarrhalis  
Conjunctivitis acuta                       } meist afebril  
Laryngitis acuta catarrhalis  
Tracheobronchitis acuta catarrhalis (meist fieberhaft)

= „grippaler", d. h. grippeartiger Infekt = fieberhafter Katarrh = acute respiratory disease

Gelegentlich kann es auch hier zur Pneumonie kommen.

**Ätiologisch** wird die common cold disease vor allem durch Picornaviren, die kleinsten RNA-haltigen Viren (20 bis 30 nm) ausgelöst, unter denen vor allem Rhinoviren mit serologisch über 100 verschiedenen Typen im Vordergrund stehen, die nur Entzündungen der Nasenschleimhaut verursachen. Im einzelnen führen folgende Viren zu Erkältungskrankheiten:

**Pikornaviren:** Rhinoviren, ECHO-Viren (**E**nteric **C**ytopathogenic **H**uman **O**rphan), Coxsackieviren.

**Myxoviren:** Influenzaviren.

**Paramyxoviren:** Parainfluenzaviren, RS-Viren ( = **R**espiratory **s**yncytial Virus).

**Adenoviren:** ( = DNA-Viren).

Der Ausdruck Erkältungskrankheit ist ätiologisch daher falsch. Es wäre jedoch denkbar, daß Abkühlung zur Minderdurchblutung der Schleimhäute führt und dadurch eine Disposition zum „Angehen" der Infektion geschaffen wird.

Beim Schnupfen wird das Flimmerepithel der Regio respiratoria zerstört und damit bakteriellen Besiedelungen der Weg gebahnt. Die Erkrankung heilt im allgemeinen nach 5–14 Tagen mit einer Restitutio ad integrum, es besteht nur eine geringe Immunität.

## 5.11 Hepatitis

**Definition:** *Der Begriff Hepatitis umfaßt alle hepatozellulären Erkrankungen, die mit einer Entzündung der Leber einhergehen.*

### 5.11.1 Ätiologie

Häufigste Ursache der Hepatitis ist die Infektion mit den Viren der infektiösen Hepatitis. Man unterscheidet heute drei Hauptformen der Virushepatitiden: die Hepatitis A (HA), die Hepatitis B (HB) und die Hepatitis Non A Non B (HNANB).

Darüberhinaus können hepatitisartige Leberveränderungen im Rahmen anderer (Gelbfieber-, Zytomegalie-, Epstein-Barr-, Variola-, Poliomyelitis-, Coxsackie-, Herpes- und Varizellen-) Virus-Infektionen gefunden werden, entzündliche Veränderungen im Rahmen bakterieller Erkrankungen (Leptospiren, Bruzellen, Mykobakterien) oder anderer infektiöser Schädigungen (Aktinomykose, Amöbiasis, Schistosomiasis, Bilharziose, Leishmaniose, Malaria, Clonorchiasis) auftreten, sowie verschiedenste metabolische und toxische (Alkohol, Medikamente, Drogen, Chemikalien) Substanzen oder Autoimmunmechanismen entzündliche Sekundärphänomene mit ähnlichem morphologischen und klinischen Erscheinungsbild auslösen.

**Hepatitis-A-Virus (HA-Virus)**
Bei dem HA-Virus handelt es sich um ein 27 nm großes, hüllenloses, einsträngige RNA enthaltendes und der Enterovirus-Subgruppe der Pikornaviren angehörendes, relativ äther-, säure- und hitzestabiles Virus, das direkt zytotoxisch auf die Leberzelle wirken kann.

Für die durch diesen Erreger hervorgerufene **Virushepatitis A** werden folgende Synonyme gebraucht: Hepatitis mit kurzer Inkubationszeit (15–40 Tage), infektiöse Hepatitis, Hepatitis epidemica, Australia-Antigen ( = Au-Ag)-negative Hepatitis.

Infektionsmodus: Fäkal-oral; selten parenteral. HA tritt weltweit, überwiegend epidemisch, in gemäßigteren Breiten mit Gipfeln im Spätherbst und frühen Wintermonaten vor allem bei Kindern und Jugendlichen auf.

In der Bundesrepublik Deutschland besitzen 50–80% der Erwachsenen Antikörper gegen Hepatitis A.

Die Diagnose der HA kann in der Inkubationsphase durch den Nachweis von Hepatitis-A-Antigen im Stuhl erfolgen, Beweis einer frischen HA-Infektion ist der Nachweis von Antikörpern der IgM-Klasse im Serum; die in der Rekonvaleszenzphase gebildeten IgG-Antikörper persistieren lebenslang und zeigen Immunität an. Eine Hepatitis A heilt immer aus, eine positive Syntropie zum hepatozellulären Karzinom besteht nicht.

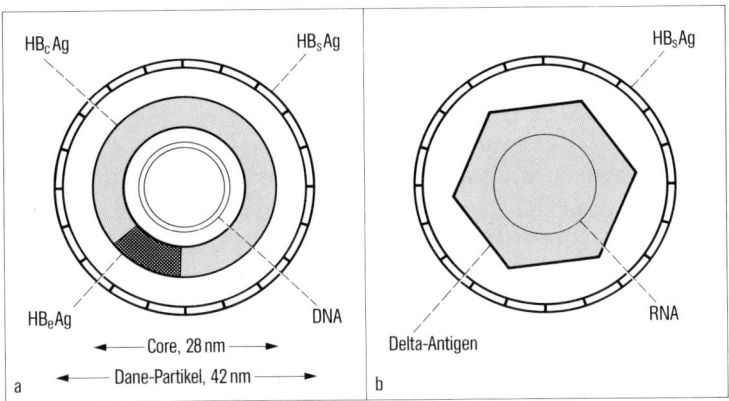

Abb. 66    a) Schematische Darstellung des Hepatitis-B-Virus
b) Schematische Darstellung des Delta-Antigens

## Hepatitis-B-Virus (HB-Virus)

Der Erreger der HB ist das nach seinem Entdecker benannte 42 nm große **Dane-Partikel.** Es besteht zum einen aus dem im GER der Leberzelle gebildeten Hüll-protein, das im Serum in Form runder bis 20 nm im Durchmesser großer und schlauchförmiger, bis 250 nm langer Strukturen als Hepatitis B-Surface-Antigen (**HB$_s$AG,** surface, engl. = Oberfläche; früher: Australia-Antigen, Hepatitis-assozi-iertes Antigen) vorkommt.

Neben dem HB$_s$-Ag konnten inzwischen weitere Oberflächenproteine nachgewiesen wer-den, z. B. Pre-S-1, das vermutlich eine Rolle bei der Virusadsorption an die Zielzelle spielt, Pre-S-2 und ein sog. X-Protein, welches bei der Leberkarzinomentstehung beteiligt sein soll.

Der Kern des HB-Virus besteht aus Strukturen, die zum Teil durch ihre Antigeni-tät erfaßt werden können: einer partiell doppelsträngigen zirkulären DNA von nur 0,78 nm Länge und einem Molekulargewicht von $1,6 \times 10^6$ d, einer HBV-spezi-fischen DNA-Polymerase, dem HB-Core-Antigen (**HB$_c$Ag**), (core, engl. = Virus-kern), welches im Leberkern vermehrt wird und dem **HB$_e$Ag** (HB-early-Antigen, early, engl. = früh), wahrscheinlich einem metabolischen Abbauprodukt von Core, das im Serum als kleine Proteinkomponente (kleines HB$_e$Ag, Mol. Gew. 19 000 d) und großes Protein (großes HB$_e$Ag, Mol. Gew. 300 000 d) zirkuliert (Abb. 66 a).

Wesentlich für das Ausmaß der Leberschädigung sind die Wechselwirkungen zwi-schen Antigenen und humoralen oder zellulären Antikörpern entsprechend dem Immunstatus des Infizierten.

Folgende Synonyma werden für die durch das HB-Virus hervorgerufene **Virushe-patitis B** benutzt: Hepatitis mit langer Inkubationszeit (50–180 Tage), Serumhepa-titis, homologer Serumikterus, Inokulationshepatitis, Australia-Antigen-positive Hepatitis.

Infektionsmodus: Parenteral, venerisch, durch Speichel, durch perinatale Transmission, seltener perkutan.

HB tritt sporadisch auf, besonders gefährdete Gruppen sind Patienten und Personal von Hämodialysezentren und onkologischen Abteilungen sowie Fixer. Das $HB_sAg$ ist der diagnostisch wichtigste Marker einer HB-Infektion, es ist bereits einige Wochen vor Beginn der klinischen Symptomatik nachweisbar, gefolgt vom Auftreten des $HB_eAg$. Beide Antigene erreichen höchste Titer kurz vor oder bei Beginn der klinischen Symptome und sinken bei unkompliziertem Verlauf in einigen Wochen unter die Nachweisgrenze.

Die Diagnose einer HB-Infektion kann auch durch Anti $HB_c$IgM in der akuten Krankheitsphase geführt werden. In der Rekonvaleszenz herrscht Anti $Hb_c$-IgG (und/oder Anti $HB_e$) vor, mit jahrelanger Persistenz, ist daher als Marker zur Feststellung einer durchgemachten HB-Infektion geeignet. Anti $HB_s$ wird mit einer Latenz von einigen Monaten gebildet und zeigt Immunität an, in 15-20% wird dieser Antikörper in der deutschen Bevölkerung gefunden.

Bei etwa 10% der Betroffenen verzögert sich die Elimination der Antigene. Die Antigenpersistenz von $HB_sAg$ über 6 Monate kann zu einem inapperenten Trägerstatus, in ca. 1% zu einer chronisch verlaufenden Lebererkrankung führen. Hohe $HB_eAg$-, $HB_cAg$- und DNA-Polymerase-Titer zeigen bei $HB_sAg$-positiven Seren Virämie und Infektiosität an.

Durch molekulare Hybridisierung mit klonierter HBV-DNA wird es in Zukunft möglich sein, den Infektiositätsgrad der HB direkt über die Konzentrationsbestimmung der HBV-DNA zu bestimmen.

Die HB verläuft meist schwerer als die HA, selten fulminant, oft protrahiert mit möglichem Übergang in Chronizität (ca. 10% der HB-Infektionen führen zur chronischen Hepatitis). Patienten mit vorausgegangener HB-Infektion erkranken häufiger an einem hepatozellulären Karzinom, wobei 25% der Leberkarzinompatienten $HB_sAg$ aufweisen.

Bis heute ist jedoch noch nicht endgültig geklärt, ob das HB-Virus direkt onkogen wirkt, als Ko-Karzinogen soll es jedoch in genetisch disponierten Populationen Bedeutung haben.

### Delta-Antigen
Eine Sonderform der $HB_sAg$-positiven Hepatitis stellt die Doppelinfektion mit einem weiteren Hepatitis-Antigen, dem Delta-Antigen dar, die zu fulminanter oder chronischer Leberentzündung führen kann. Das Delta-Antigen, ein möglicherweise defektes RNA-Virus, benötigt die Hülle des HBV ($HB_sAg$) zur Replikation (Abb. 66b).

### Non A Non B-Hepatitis (HNANB)
Eine nur durch Ausschluß einer Hepatitis A oder B definierte Hepatitis, bei der bis heute noch keine sicheren Marker nachweisbar sind. Man vermutet mindestens

zwei verschiedene Erreger, da die Inkubationszeiten zwischen 15 und 30 bzw. 70 und 140 Tagen variieren.

Infektionsmodus: Überwiegend parenteral, selten fäkal-oral.

HNANB tritt vorwiegend bei Erwachsenen auf, sporadisch ohne jahreszeitlichen Gipfel, ist heute die häufigste Form der Posttransfusionshepatitis, der chronischen Lebererkrankungen in Hämodialysestationen, bei Drogenabhängigen und verantwortlich für ernsthafte, oft tödliche Komplikationen bei Nierentransplantationen (wenn auch bei diesen Patienten häufiger eine Zytomegalievirusinfektion Ursache der Hepatitis ist). Die Inkubationszeit beträgt 14–140 Tage. Der Nachweis einer Nicht A-nicht B-Hepatitis ist nur durch Ausschluß möglich. HNANB scheint seltener zu einer Leberzirrhose zu führen.

Die Erkrankung nimmt häufiger einen protrahierten, aber auch fulminanten Verlauf, auch ein chronischer Trägerstatus ist bekannt.

### 5.11.2 Formen der akuten Hepatitis

Nach ihrem Verlauf und klinischem Bild werden folgende Formen der akuten Virushepatitis unterschieden:

- Akute Hepatitis
- Rezidivierende Hepatitis
- Akute Hepatitis mit cholestatischem Einschlag
- Fulminante oder maligne Hepatitis

### 5.11.2.1 Akute Hepatitis

Die Virushepatitis ist eine akute fieberhafte Allgemeinerkrankung mit Organmanifestation in der Leber. Durch Hepatitisvirustypen A, B oder NANB hervorgerufene Leberentzündungen sind im klinischen Bild, morphologischem Befund und lichtmikroskopischen Veränderungen nicht unterscheidbar.

**Pathogenese**
Die pathogenetischen Mechanismen, die zur Leberzellschädigung führen, sind noch nicht in allen Einzelheiten geklärt. Es besteht weitgehende Übereinkunft, daß der Angriffspunkt des Erregers die Leberzellen sind, die in unterschiedlichem zeitlichen Ablauf lytisch-nekrotisch werden und bedingt durch die große regeneratorische Kapazität der Leber relativ schnell erneuert werden können. Es wurde nachgewiesen, daß virale Antigene ($HB_sAg$) an Leberzellmembranen Ziel-Antigene sind und eine Immunantwort auslösen. Die Interaktion der auf diese Weise aktivierten B- und T-Lymphozyten mit der Leberzellmembran soll letztendlich zur Zellnekrose führen. Sicherlich sind noch weitere antigen-wirkende Faktoren des

Hepatitis-B-Virus wirksam, wie HB$_c$Ag, HB$_e$Ag, bisher noch unbekannte Antigene, möglicherweise auch Lipoproteine der Zellmembran.

Die akute Virushepatitis kann als Folge eines erfolgreichen Angriffes eines effektiven spezifischen Immunsystems angesehen werden, mit dem Ziel, das Virus mittels Leberzellnekrosen zu eliminieren.

Die Mesenchymreaktion bei der akuten Hepatitis ist vorwiegend als Sekundärerscheinung aufzufassen.

### Morphologie

*Makroskopisch:* Die Leber ist vergrößert, stumpfrandig, die glatte Oberfläche ist gerötet, die Läppchenzeichnung verwaschen, die Konsistenz weich oder gespannt und verfestigt.

*Mikroskopisch:* Die Veränderungen betreffen diffus das gesamte Organ, sie manifestieren sich an den Leberzellen, dem intraazinären und dem portalen Mesenchym.

**Frühstadium:** Im präikterischen Stadium (1–2 Wochen vor Auftreten des Ikterus, klinisch Erhöhung der Serumtransaminasen) stehen mesenchymale Veränderungen mit Aktivierung und Vermehrung der Kupffer-Sternzellen im Vordergrund. Daneben können läppchenzentrale konfluierende und monozelluläre Parenchymnekrosen sowie Polymorphien und Mitosen der Leberzellkerne auftreten. Vom 4.–5. Tag nach der Infektion an finden sich Infiltrate aus Lymphozyten, Monozyten, Plasmazellen und eosinophilen Granulozyten, selten wenige neutrophile Granulozyten in den Portalfeldern und zwischen den Leberläppchen.

**Stadium der voll entwickelten Hepatitis:** Im Vordergrund stehen im ikterischen Stadium Parenchymveränderungen wie **azidophile Degeneration, disseminierte eosinophile Einzelzellnekrosen,** die etwa vom 12. Ikterustag an als stark hydropisch geschwollene „Ballonzellen" mit z. T. wasserhellem Zytoplasma vorwiegend um die Zentralvenen auftreten. Von der 2.–3. Krankheitswoche an kommt eine weitere Form der Einzelzellnekrose hinzu = **Councilman-Körperchen** ( = aus dem Zellverband gelöste, in die perisinusoidalen Räume abgestoßene, abgerundete Epithelien mit homogenem, in der HE-Färbung rotem Zytoplasma mit noch vorhandenem pyknotischen oder fehlenden Kern).

Die Reaktion des Mesenchyms nimmt ebenso zu; es kommt zu mitotischer Vermehrung und Schwellung von Kern und Zytoplasma der **Sternzellen,** die als knötchenförmige Wucherungen untergehende Hepatozyten phagozytieren. Außerdem entwickelt sich eine diffuse Hypertrophie, lokale Hyperplasie und Mobilisierung der Sinusendothelien, die sich zu aktiven Makrophagen umwandeln. Die **Portalfelder** werden verbreitert durch unterschiedlich dichte portale und periportale Infiltrate aus Makrophagen und Lymphozyten weniger aus Plasmazellen, neutrophilen und eosinophilen Granulozyten mit Untergang von Leberzellen.

Inkonstante Veränderungen sind Gruppennekrosen der Hepatozyten, Auftreten von Galle-pigment im Lebergewebe in Form von Gallethromben in läppchenzentralen Gallekapilla-ren, als intrazelluläres Gallepigment in granulärer Form oder seltener in eingedickter Form in erweiterten Duktuli. Weiterhin kann es zur Akkumulation lipofuszinähnlichen **Zeroid-pigments** in Sternzellen und Makrophagen kommen.

Bei schweren Verläufen können ausgedehntere Leberzelluntergänge entstehen: Zentrolo-buläre und zentroportale Nekrosen = Brückennekrosen, die von den Zentralvenen aus azi-noperipher fortschreiten. Das Gitterfasergerüst bleibt dabei meist intakt. Gerüstkollaps führt im Nekrosebereich zur Bildung bindegewebiger Septen, die passiv durch Kondensa-tion vorhandener Gitterfasern entstehen ( = passive Septen). Unter der Einwirkung stimu-lierter Sternzellen werden kollabierte Gitterfasern vom Typ III Kollagen in reifes Kollagen Typ I umgewandelt, es kommt zu einer sogenannten Kollagenisierung des Retikulinfaser-gerüsts, einem sklerosierendem Prozeß, der jedoch vollständig reversibel sein kann.

Eine Unterscheidung der HA, HB und HNANB ist serologisch, jedoch morphologisch kaum möglich. Die HA zeichnet sich vorwiegend durch portoperiportale Entzündungspro-zesse aus, während die entzündlichen Veränderungen bei der HB lobulär betont sind. Bei der HNANB finden sich zusätzlich häufig eine feintropfige Leberepithelverfettung, ver-mehrt plasmazelluläre Infiltrate, gehäuft degenerative Gallengangveränderungen, auffällig ist darüber hinaus ein hoher Gehalt an Councilman-Körperchen.

**Spätstadium:** Die degenerativen Veränderungen nehmen mit abklingendem Ikte-rus ab, Nekrosen werden seltener gefunden. Im Vordergrund stehen regeneratori-sche Prozesse mit Erhöhung der Zahl doppel- und mehrkerniger Leberzellen. Am längsten sind Councilman-Körperchen nachweisbar. Die diffuse Sternzellprolife-ration geht in eine herdförmige Proliferation unter Ausbildung kleiner Knötchen über, die als **Restknötchen** ( = Spätknötchen) noch bis zu 6 Monaten nachweisbar sein können. Innerhalb eines halben Jahres heilen 80% der akuten Virushepatiti-den vollständig ab (Restitutio ad integrum), etwa 5% gehen in die chronisch-persi-stierende Form über (5.11.3.1).

Bei der Hepatitis B lassen sich im vollentwickelten Stadium in den Leberzellen trotz Sero-positivität keine Virusanteile nachweisen, treten Virusantigene auf, muß mit einem protra-hierten oder sogar chronischen Verlauf gerechnet werden.

### 5.11.2.2 Rezidivierende Hepatitis

Hierbei tritt nach scheinbarer Normalisierung einer akuten Virushepatitis ein neu-er Krankheitsschub auf. Soweit bisher bekannt, sind klinischer Verlauf und mor-phologisches Bild der Hepatitiden durch erneute Infektion gleichartig, histolo-gisch finden sich die Zeichen einer noch floriden akuten, nicht abgeklungenen He-patitis. In hohem Prozentsatz scheint es sich allerdings um eine Zweitinfektion zu handeln, entsprechend den unterschiedlichen Hepatitisinkubationszeiten (z. B. HNANB, Zweitinfektion mit HB-Viren). Diese Infektionen müssen abgegrenzt werden von der **prolongiert** oder **protrahiert verlaufenden Hepatitis.** Bei gleichem histologischem Bild dauert der Ikterus hier in der Regel 6–8 Monate, während ei-ne unkompliziert verlaufende Hepatitis nach 6–12 Wochen abgeklungen ist (einige morphologische Entzündungszeichen überdauern allerdings meist das klinische Bild).

**Persistierende akute Hepatitis** = seltene Sonderform der akuten Virushepatitis (ca. 0,8% aller Hepatitisfälle), bei der nach Abklingen der akuten Krankheitsphase unter gleichbleibendem histologischem Bild einer meist leichten akuten Hepatitis weder eine Progredienz noch eine Heilungstendenz erkennbar sind. Die Prognose ist gut, die Heilung verläuft in der Regel mit einer Restitutio ad integrum.

### 5.11.2.3 Akute Hepatitis mit cholestatischem Einschlag

Klinisch entspricht das Bild einer schweren ikterischen Hepatitis mit zusätzlichen Symptomen eines Verschlußikterus. Zumeist handelt es sich um protrahiert verlaufende Erkrankungen vorwiegend älterer Patienten.

Der morphologische Befund weist neben allen Kennzeichen einer meist sehr schweren Hepatitis eine besonders starke intrahepatische Cholestase auf. Die Leberoberfläche ist oft grün gesprenkelt. Mikroskopisch enthalten die Gallekapillaren vorwiegend in den Läppchenzentren Gallethromben, die umgebenden Leberepithelien reichlich feintropfiges Gallepigment. In den Portalfeldern dominiert oft das Bild einer Cholangiolitis ( = cholestatisch-cholangitische Verlaufsform).

### 5.11.2.4 Fulminante bzw. maligne Hepatitis
= nekrotisierende Verlaufsform, tritt bei 0,2–1% der Patienten mit Virushepatitis auf.

**Verlauf:** Während die durchschnittliche Letalitätsquote bei der Hepatitis A 0,6% und der Hepatitis B 4,4% beträgt, liegt die Letalität der nekrotisierenden Verlaufsform über 70%. Nach dem Verlauf werden 3 Formen der malignen Hepatitis unterschieden:

*perakuter Typ:* Beginn ohne erkennbares Vorstadium, Tod innerhalb von 10 Tagen.

*akuter Typ:* Beginn wie eine übliche Hepatitis, Tod innerhalb von 20 Tagen.

*subakuter Typ:* Entsteht ebenfalls früher oder später aus einer normalen Hepatitis, hier bestehen Überlebenschancen.

*Makroskopisch:* Im perakuten Stadium ist die vergrößerte Leber rot, im akuten Stadium wird die Leber kleiner, weich, schlaff, die Oberfläche runzelig. Der subakute Typ hat eine granuläre unregelmäßige Oberfläche, deren Farbe von Braun zu Gelb, später Grün oder Rot wechselt, die Konsistenz nimmt zu.

*Mikroskopisch:* Vorwiegend azinozentrale Massennekrosen führen zu einem leeren Sinusoidgerüst in Form läppchenzentraler Kollapsfelder oder Schattenläppchen, in denen, wie in allen Bereichen der Leber, die Sternzellen stark proliferiert sind.

Das übliche Bild der Virushepatitis ist nicht mehr erkennbar. In den wenigen Fällen, in denen die maligne Hepatitis überlebt wird, sind bei erhaltenem Grundgerüst der Sinusoide Regenerationen mit Restitution der Läppchenstruktur möglich, meist entstehen jedoch unregelmäßige Narbenlebern.

### 5.11.3 Formen der chronischen Hepatitis

**Definition:** *Nicht mehr selbst limitierte Entzündungen der Leber, die allein durch den morphologischen Befund charakterisiert sind.*

Nach internationaler Übereinkunft wird eine Entzündung der Leber chronische Hepatitis genannt, wenn sie länger als 6 Monate dauert, entscheidende diagnostische Bedeutung der histologischen Leberpunktionsdiagnostik!

Die chronischen Hepatitiden sind weder ätiologisch noch klinisch oder morphologisch eine Krankheitseinheit.

Zwei charakteristische Formen werden unterschieden.

### 5.11.3.1 Chronisch persistierende Hepatitis

**Definition:** *Eine mindestens 6–12 Monate, unter Umständen viele Jahre ohne wesentliche Änderungen des klinischen oder morphologischen Befundes fortbestehende chronische Leberentzündung.*

**Pathogenese:** Die chronisch persistierende Hepatitis (CPH) geht in ca. 10% aus einer leichten oder protrahiert verlaufenden Hepatitis-B und in mindestens 50% aus einer Hepatitis NonANonB hervor. Die Diagnose bedarf der Sicherung durch mindestens zwei Leberpunktionen im Abstand von wenigstens 6 Monaten. Ursache der chronisch fortbestehenden Entzündung ist die Persistenz des Virus bei höhergradigem Immundefekt des Erkrankten mit geringer Antikörperproduktion und somit nur unzureichender Abwehrreaktion.

### Morphologie

*Makroskopisch:* Leicht vergrößerte Leber mit glatter Oberfläche, hell lachsrote oder weiße Farbe infolge Kapseltrübung oder Kapselverdickung, normale Konsistenz, verwaschene Läppchenzeichnung.

*Mikroskopisch:* Die Portalfelder sind nur leicht fibrosiert, gering oder stärker verbreitert durch dichte z. T. follikuläre lymphoplasmazelluläre Infiltrate, die Grenzlamelle des läppchenperipheren Leberparenchyms wird in der Regel nicht überschritten. Selten finden sich diffus verstreut liegende Einzelzellnekrosen. In typischen Fällen lassen sich bei der HB in den Läppchen massenhaft orceinpositive **Milchglashepatozyten** nachweisen.

Virus-Antigen (HB$_s$Ag)-haltige Bezirke können mit Hilfe des Elektronen- und Lichtmikroskops dargestellt werden. Durch Wucherung des ER weisen diese Zellen meist rundliche homogene und bisweilen butzenscheibenartige Zytoplasmabezirke auf, die zur Bezeichnung „Milchglashepatozyten" führte.

Die chronisch persistierende Hepatitis heilt in mehr als der Hälfte der Fälle in 2–5 Jahren aus, nur etwa 5% gehen in die chronisch-aggressive (chronisch-aktive) Hepatitis über.

### 5.11.3.2 Chronisch aggressive Hepatitis

**Definition:** *Entzündliche Lebererkrankung mit stark ausgeprägter Tendenz zur progredienten Verschlechterung mit Zerstörung der Läppchenarchitektur.*

**Pathogenese:** Bei der chronisch aktiven (chronisch aggressiven) Hepatitis B spielt die Persistenz des HB$_c$Ag eine entscheidende Rolle. Sie entsteht bei einer Unfähigkeit der Viruselimination infolge unterschiedlich schwerer Intoleranz gegenüber dem Virus. Die B-Virus-induzierte Form ist bei uns am häufigsten und betrifft vorwiegend Männer. 25% der chronisch aktiven Hepatitiden kommen gehäuft bei jungen und bei in der Menopause befindlichen Frauen vor, die als „autoimmune" Form oder auch als „lupoide Hepatitis" bezeichnet wird.

Nach der Theorie von Doniach und Walker könnten Autoimmun-Phänomene eine Rolle spielen, wobei die Leberzellmembranen antigene Eigenschaften bekommen oder aber verbotene Lymphozytenklone (forbidden clones) entstehen.

Die serologisch nachweisbaren Antikörper (antinukleäre Antikörper = ANA, Antikörper gegen glatte Muskulatur = SMA, Antikörper gegen Lebermembranen = LMA und Antikörper gegen leberspezifisches Protein = antiLSP), die vorübergehend auch bei jeder Hepatitis auftreten können, sind in ca. 50% der Fälle ein bleibendes Phänomen.

### Morphologie

*Makroskopisch:* Nach dem laparoskopischen Oberflächenbild werden je nach Progredienz des Leidens drei Stadien unterschieden: „große weiße Leber" (wie bei der chronisch persistierenden Hepatitis), „große bunte Leber" und „große bunte Höckerleber".

*Mikroskopisch:* Dichte, auf das periportale Lebergewebe übergreifende lymphoplasmazelluläre Infiltration mit Zerstörung der Grenzlamelle und Entstehung von **Mottenfraßnekrosen** ( = Destruktion von Leberzellen im peripheren Grenzbereich des Leberläppchens und des portalen Bindegewebes in Verbindung mit einem lymphoplasmazellulären Infiltrat) im periportalen Bereich des Leberläppchens. Prognostisch ungünstige Veränderungen sind fleckförmige Leberzellnekrosen und besonders konfluierende lytische Nekrosen (Brückennekrosen). Im Rahmen der entzündlichen Infiltration, die bei schweren Verlaufsformen in Form sog. aktiver

Septen in die Läppchen eindringt, kommt es zur Fibroblastenproliferation, die über Bindegewebsbildung zum zirrhotischen Umbau der Leber führen. Bei der $HB_sAg$-positiven chronisch aggressiven Hepatitis werden nur wenige Milchglashepatozyten gefunden. Bei der $HB_sAg$-negativen chronisch aggressiven Hepatitis fehlen diese. $HB_cAg$ stellt sich manchmal im Kern als sog. Sandkerne (= sanded nuclei) dar.

Ausgedehnte Lebernekrosen können ein Leberzerfallskoma hervorrufen, 30–40% können ausheilen, etwa 50% gehen in eine Leberzirrhose über.

# 5.12 Appendizitis

Vorwiegend eine Erkrankung der „zivilisierten" westlichen Welt. Über 50% der akut bedrohlichen Abdominalerkrankungen werden in unseren Breiten durch Wurmfortsatzentzündungen verursacht.

Am häufigsten befallen werden Kinder und Jugendliche, im hohen Alter mitunter symptomarmer Verlauf (cave übersehene Perforation).

### 5.12.1 Ätiologie und Pathogenese

Die akute Entzündung des Wurmfortsatzes wird in der Regel durch Keime der normalen Darmflora hervorgerufen, vor allem Enterokokken d. h. nicht hämolysierende Streptokokken der Gruppe D nach Lansfield, Anaerobier der Bacteroides fragilis-Gruppe, E. coli u. a., die aus dem Darmlumen in die Schleimhaut eindringen. Begünstigt wird die Bakterieninvasion durch Schleimhautläsionen, deren Entstehung wiederum durch folgende Veränderungen gefördert wird:

Verlegung der Wurmfortsatzlichtung durch
  Kotsteine (= Koprolithen): Bei 100% der nekrotisierenden und 75% der übrigen
  Formen der Appendizitiden nachgewiesen
  Fremdkörper
  Narben oder Adhäsionen
  Würmer (Oxyuren, Askariden)

Diese Lumenverlegung führt zur Kot- und Sekretstauung, zur Wanddehnung und zu lokalen Zirkulationsstörungen, schafft damit einen Locus minoris resistentiae, der die enterale Infektion fördert. In Ausnahmefällen kann auch eine Amöbiasis oder eine übergreifende Enteritis granulomatosa Crohn Ursache einer Wurmfortsatzentzündung sein. Selten sind hämatogene bakterielle Infektionen und Mitbeteiligungen der Appendix (= „Tonsille des Darmes") bei Virusinfekten (z. B. Mumps, Grippe, Varizellen, Masern mit Warthin Finkeldey Riesenzellen). Schlakkenarme protein- und fettreiche Ernährung begünstigen die Entstehung der Appendizitis.

Neuerdings wird auch diskutiert, ob Immunkomplexschädigungen oder eine allergische Reaktion vom verzögerten Typ eine ursächliche Rolle spielen.

### 5.12.2 Morphologie

Nach Stadium und Schwere werden verschiedene Formen unterschieden (Abb. 67):

**1. Appendizitischer Primäraffekt.** Einige Stunden (ca. 6) nach Beginn der Entzündung:

*Makroskopisch:* Serosagefäße meist in der distalen Hälfte gerötet.

*Mikroskopisch:* In einzelnen Schleimhautbuchten Oberflächendefekte der Schleimhaut mit Granulozyteninfiltraten in inneren Wandschichten. In diesem Stadium ist eine Restitutio ad integrum noch möglich.

**2. Akute phlegmonöse Appendizitis.** Nach 12 Stunden:

*Makroskopisch:* Stark geröteter, verdickter Wurmfortsatz, Serosa oft getrübt, fibrinös belegt.

*Mikroskopisch:* Diffuse Granulozyteninfiltrate in allen Wandschichten.

**3. Ulzerophlegmonöse Appendizitis.** Nach 24 Stunden:

*Makroskopisch:* Erheblich verdickter, schmierig grau gelblich belegter Wurmfortsatz mit multiplen Schleimhautdefekten.

*Mikroskopisch:* Flache Schleimhautulzerationen und diffuse Granulozyteninfiltrate in allen Wandschichten. Granulozytär durchsetzte Fibrinbeläge auf der Serosa.

**4. Eitrig abszedierende Appendizitis.** Neben den unter 2. und 3. beschriebenen Veränderungen ist die Wand makroskopisch und mikroskopisch von kleinen Abszessen durchsetzt.

**5. Nekrotisierende (gangräneszierende) Appendizitis.**

*Makroskopisch:* Dunkelroter, aufgetriebener, zundrig zerfallender brüchiger Wurmfortsatz. Mit zunehmender Gangrän blaurot-blaugrün-blauschwarze Verfärbung und stinkender Inhalt.

Da die A. appendicularis im Gegensatz zu anderen Darmarterien keine Arkaden bildet, können ischämische Wandschäden leichter auftreten.

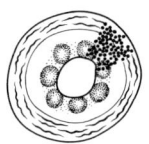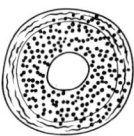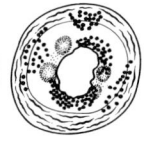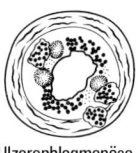

|  |  |  | Ulzerophlegmonöse |
| Appendizitischer | Akute phlegmonöse | Ulzerophlegmonöse | und eitrig |
| Primäraffekt | Appendizitis | Appendizitis | abszedierende |
|  |  |  | Appendizitis |

Abb. 67    Appendizitis

*Mikroskopisch:* Unter der Einwirkung anaerober Bakterien entstehen vor allem bei Phlegmonen des Mesenteriolums und Thrombophlebitiden der Vena appendicularis ausgedehnte Wandnekrosen. 3.–5. heilen nur mit Narbenbildungen ab.

### 5.12.3 Mögliche Komplikationen, Pathogenese und Morphologie

**Peritonitis,** entsteht durch Übergreifen der Entzündung auf das Bauchfell.

Peritonitis circumscripta: Führt zu flächenhaften Verklebungen und später zu Verwachsungen mit der Umgebung.

Peritonitis diffusa: Die diffuse, fibrinös eitrige Peritonitis verursacht einen paralytischen Ileus und Kreislaufschock.

**Perforation** infolge umschriebener vollständiger Zerstörung der Wand. Vor allem bei abszedierender und nekrotisierender Appendizitis. Besonders gefährdet sind Kinder vor dem 10. und Erwachsene nach dem 60. Lebensjahr.

Perforation in die freie Bauchhöhle mit Ausbildung einer diffusen Peritonitis.

Gedeckte Perforationen nach vorausgehenden Verklebungen oder Verwachsungen der Wurmfortsatzoberfläche mit der Umgebung.

**Periappendizitische und perityphlitische Abszesse** gehen meist aus einer gedeckten Perforation hervor.

Periappendizitischer Abszeß = Abszeß in der Umgebung des Wurmfortsatzes.

Perityphlitischer Abszeß (typhlos, gr. = blind, enteron, gr. = Darm) = Abszeß in der Umgebung des Zökums lokalisiert, tritt vor allem bei retrozökal gelegener Appendix auf. Ein perityphlitischer Abszeß kann bis unter das Zwerchfell aufsteigen.

**Thrombophlebitis des Mesenteriolums,** oft greift die Entzündung auf das Mesenteriolum über, in dem sich infizierte Thromben bilden.

**Leberabszesse** entstehen durch Bakterienverschleppung oder Mikroembolien infizierter Thromben über die Pfortader.

**Narbige Obliteration** der Wurmfortsatzlichtung in proximalen Abschnitten kann folgende Komplikationen verursachen:

Begünstigung rezidivierender Entzündungen und Ausbildung eines **Empyems** im distalen Wurmfortsatzteil.

Flüssigkeitsansammlungen im Appendixlumen mit Schleimhautatrophie und starker Erweiterung dieses Abschnittes = **Hydrops** des Wurmfortsatzes.

Vermehrung des Becherzellgehaltes und Schleimansammlungen im Restlumen = **Mukozele** mit hochgradiger Lichtungserweiterung. Nach Ruptur einer Mukozele werden schleimbildende Epithelien auf das Peritoneum verschleppt, können dort weiter wachsen und ein „Pseudomyxoma peritonei" erzeugen.

Vor allem bei Kindern nicht selten in das Wurmfortsatzlumen eindringende Oxyuren ( = **Oxyuriasis des Wurmfortsatzes**) rufen im allgemeinen nur eine leichte entzündliche Schleimhautreaktion mit überwiegend eosinophilen Granulozyten hervor, eine typische Appendizitis tritt meist nicht auf; klinisch kann jedoch die Schmerzsymptomatik einer Appendizitis vorliegen.

**Chronische** oder **chronisch-rezidivierende** Appendizitiden sind selten.


## 5.13  Colitis ulcerosa

### 5.13.1 Pathogenese

Die Pathogenese dieser zwischen dem 20. und 40. Lebensjahr am häufigsten, stetig zunehmenden und neuerdings auch bei Kindern häufiger werdenden Erkrankung ist noch immer nicht restlos geklärt. Folgende Hypothesen werden diskutiert:

**Immunmechanismen**

**Defekt des Mukosablocks**
Am Anfang steht ein Defekt des Mukosablocks. Im Oberflächen- und weniger im Kryptenepithel sind die sekretorischen Komponenten (SC) sowie IgA und sIgA stark vermindert. Infolgedessen ist das darmeigene Abwehrsystem beeinträchtigt. Es kommt zu einer permanenten erheblichen Stimulierung des B-Zellen-Systems, der Anteil der IgG produzierenden Plasmazellen ist auf das 10fache vermehrt.

Lokal gebildete Immunkomplexe und deren Phagozytose durch Granulozyten und Makrophagen setzen lysosomale Enzyme frei, die das Gewebe zerstören.

**Autoimmunmechanismen** (6.1.4)

**Humorale Antikörper:** In 50–90% wurden zirkulierende Antikörper gegen Kolonschleimhaut nachgewiesen. Antigen ist vor allem ein Glykosaminglykan des Zytoplasmas der schleimproduzierenden Zellen.

Da sich häufig kreuzreagierende Antikörper gegen Extrakte aus Kolongewebe und gegen E.coli (Stamm O 119 : B 14) nachweisen lassen, gelten folgende pathogenetischen Vorstellungen: Die Antigenverwandtschaft zwischen Kolonschleimhautbestandteilen und symbiontischen Darmbakterien verhindert normalerweise eine Immunreaktion gegen die Darmbakterien. Bei Zerstörung dieser Toleranz richtet sich die immunologische Abwehr sowohl gegen Darmbakterien als auch gegen das Kolonepithel.

**Zellständige Immunreaktion:** Zirkulierende Lymphozyten wirken zytotoxisch.

Diese zytotoxischen Lymphozyten entstehen auf folgende Weise: Aus noch nicht näher bekannten Gründen wird die Schleimhaut geschädigt, die schützende Mukosabarriere durch „colitogene Bakterien" (z.B. E.coli O 119 : B 14) durchbrochen. Dadurch kommen die Darmbakterien mit zirkulierenden T-Lymphozyten in Kontakt, die jetzt spezifisch geprägt und zur Bildung zytotoxischen Lymphotoxins induziert werden. Die enge antigene Verwandtschaft von Polysacchariden der Kolonepithelien stört das immunologische Erkennen von „fremd" und „nicht fremd" und es entsteht eine Autoaggressionskrankheit mit „self perpetuation" (6.1.4).

### Infektiöse Genese

In der Darmwand wird ein etwa 60 nm großes Virus nachgewiesen, dessen ätiologische Bedeutung jedoch noch geklärt werden muß.

Ebenso ist die ätiologische Rolle zellwanddefekter Organismen umstritten, die vermutlich mit der Gruppe der Korynebakterien/Mykobakterien verwandt sind.

### Genetische Faktoren

Familiäre Häufungen sprechen für eine polygene (multifaktoriell) vererbte Krankheit.

### Überempfindlichkeit gegen Fremdallergene

Bei zahlreichen Patienten wird eine Überempfindlichkeit gegen Fremdallergene in Nahrungsmitteln, Pollen, Milch und Medikamenten nachgewiesen.

### Psychosomatische Zusammenhänge

Da die Erkrankung häufiger bei jüngeren Menschen mit minderer seelischer Belastbarkeit und Neigungen zu Depressionen gefunden wird, werden immer wieder psychische Faktoren als Teilursache diskutiert.

Wahrscheinlich führt eine Summation mehrerer dieser Faktoren zu einem Circulus vitiosus.

### 5.13.2 Morphologie

Die Erkrankung beginnt in 85% aller Fälle im Rektum und breitet sich von hier auf das gesamte Kolon aus, greift in einem Drittel der Fälle auf das terminale Ileum über, nur etwa 5% beginnen im Zökum und Colon ascendens.

In etwa je einem Drittel sind das gesamte Kolon oder die linke Kolonhälfte, in etwa ⅓ Rektum oder Rektosigmoid, in etwa ¹⁄₁₀ verschiedene Kolonanteile segmental oder rechtsseitiges Kolon und terminales Ileum befallen.

*Makroskopisch:* Der befallene Abschnitt ist wandverdickt, eingeengt und verkürzt infolge muskulärer Kontraktionen. Im Frühstadium ist die Schleimhaut ödematös geschwollen, dunkelrot bis violett, blutet bei geringsten Verletzungen erheblich. Dann entsteht ein granuliertes schwammartiges Mukosarelief, es folgen Erosionen und zunächst einzelne kleine, später flächenhafte Ulzera.

Im voll entwickelten Stadium finden sich landkartenartig begrenzte, längsgestellte konfluierte Ulzera mit unterminierten Rändern. Die zwischen den Geschwüren stehengebliebenen Schleimhautinseln oder Brücken bilden Pseudopolypen. Nach jahrelangem Verlauf geht das polypöse Stadium in die atrophische Phase mit „trockener Schleimhaut" über.

*Mikroskopisch:* Im Frühstadium oder erneuten Entzündungsschub sind Mukosa und Submukosa lymphohistiozytär und plasmazellulär sowie von zahlreichen eosinophilen Granulozyten infiltriert. Dabei treten Granulozyten in die Krypten aus und bilden vor allem in basalen Abschnitten **Kryptenabszesse**, die miteinander verschmelzen und zu größeren flachen Ulzera führen. Die Zahl der Becherzellen ist vermindert.

Im Gegensatz zur Enteritis granulomatosa Crohn, die frühzeitig alle Wandschichten befällt, ist die Colitis ulcerosa primär eine Erkrankung der Schleimhaut.

Bei fortschreitender Geschwürsbildung liegt die Muscularis propria frei. Dazwischen bilden stehengebliebene Schleimhautinseln unvollständige Epithelregenerate und ein sehr kapillarreiches Granulationsgewebe **Pseudopolypen.**

Bei Ausheilung entsteht eine narbige Schleimhautatrophie mit Abflachung der Krypten und einfachem Zylinderepithel, das keine Becherzellen mehr enthält (daher „trockene Schleimhaut").

### 5.13.3 Folgekrankheiten und Komplikationen

#### Komplikationen

**Toxisches Megakolon:** Bei etwa 2–10% aller Patienten tritt eine fulminante Episode oder perakute Verlaufsform auf, der klinisch das toxische Megakolon entspricht. Es findet sich besonders im Querkolon eine extreme Dilatation mit schwerer, die gesamte, oft papierdünne Wand durchsetzender Entzündung, Zerstörung der Muscularis propria und Schädigung der autonomen Nervenplexus. Die Letalität beträgt 8–75%.

**Darmwandphlegmone** mit Abszeßbildungen in der Umgebung und Ausbildung einer Peritonitis.

**Perforation** der Darmwand mit kotiger Peritonitis und **Fistelbildungen** (rektoanal, rektovaginal, enteral-enteral). Im Gegensatz zur Colitis granulomatosa Crohn sind Fistelbildungen jedoch Ausnahmen.

### Folgekrankheiten

**Karzinomatöse Entartung:** Die jahrelangen regenerativen Prozesse begünstigen die Karzinomentstehung (s. 4.10.3.3). Durchschnittlich 3% aller Patienten erkranken an einem Dickdarmkarzinom. Mit fortschreitender Krankheitsdauer steigt die Entartungsfrequenz zunehmend rascher. Nach 25 Jahren haben 40% aller Erkrankten ein Dickdarmkarzinom. Doppel- und Mehrfachkarzinome des Dickdarms sind häufig. Auch Gallengangskarzinome treten 8–20mal häufiger auf.

Einige **Begleiterscheinungen** der Colitis ulcerosa weisen auf immunologische Phänomene hin: Autoimmunhämolytische Anämien, Uveitis und Episkleritis, Morbus Bechterew ( = Spondylarthrosis ankylopoetica), Arthralgien, Erythema nodosum, Pyoderma gangraenescens. Pericholangitis, primär sklerosierende Cholangitis.

## 5.14 Streptokokkenangina

**Definition:** *Angina (angere, lat. = beengen) ist eine den Isthmus faucium einengende Entzündung des lymphatischen Rachenringes, insbesondere der Gaumenmandeln.*

Da die isolierte Entzündung der Tonsillen ( = Tonsillitis oder Amygdalitis) von der des Rachenringes mitunter schwer abzugrenzen ist, werden beide Begriffe oft synonym benutzt. Präziser bedeutet jedoch:

Angina = Entzündung des Waldeyer-Rachenrings und der angrenzenden Rachen- und Gaumenschleimhaut

Tonsillitis = Entzündung der Tonsillen

Pharyngitis: Entzündung des Rachens

### 5.14.1 Ätiologie

Häufigste Ursache der Angina sind Infektionen mit Mikroorganismen. Die Mehrzahl der bakteriellen Infektionen wird durch Streptokokken hervorgerufen.

Die akuten Entzündungen entstehen meist durch **hämolysierende Streptokokken** der Gruppe A (α-hämolysierende Streptokokken wandeln Hämoglobin um, β-hämolysierende Streptokokken bauen Hb völlig ab), die chronischen Entzündungsformen oft durch **Viridans-Streptokokken.**

Folgende andere Erreger führen ebenfalls zu Anginen: Kokken verschiedener Art, z. B. Staphylokokken, Pneumokokken, Micrococcus catarrhalis, vor allem auch Haemophilus influenzae, Diphteriebakterien: Angina diphtherica.

Fusobakterien und Borrelia vincentii: Angina Plaut Vincenti = Angina ulceromembranacea.

**Viren** der Erkältungskrankheiten (Pikorna-, Myxo-, Adenoviren), der Mononucleosis infectiosa – Monozytenangina (Epstein-Barr-Virus), Coxsackie A-Virus = Herpangina.

Infektquellen sind entweder exogene Neuinfektionen oder die Mischflora der Mundhöhle.

Besonders disponiert sind Kinder, begünstigend wirken die pathologische Mundatmung und meteorologische Einflüsse.


## 5.14.2 Pathogenese

Häufigster Infektionsweg ist die orale Keiminvasion durch umschriebene Kryptendefekte (s. Analogie zum Primäraffekt der Appendizitis). Die starke Verzweigung der Krypten und die Druckspannung beim Schluckakt begünstigen das Eindringen und die Ausbreitung der Erreger. Der hämatogene Infektionsweg ist selten.

Nach der Lokalisation werden folgende topographischen Formen unterschieden:

Angina tonsillaris ( = Gaumenmandeln)
Angina pharyngea lateralis ( = Seitenstränge)
Angina retronasalis (Rachenmandel)
Angina lingualis (Zungenmandel)


## 5.14.3 Morphologie

Nach der Entzündungsform (5.2.2) kann eine Angina catarrhalis, lacunaris, pseudomembranacea, ulcerosa, ulceromembranacea, necroticans oder gangraenescens vorliegen.

*Makroskopisch:* Die Streptokokkenangina ist meist eine **Angina (Tonsillitis) lacunaris ( = Kryptentonsillitis)**. Dabei sind an der Oberfläche der geröteten und geschwollenen Tonsillen gelbliche Stippchen zu erkennen, die Eiterpfröpfe in den Krypten entsprechen.

*Mikroskopisch:* Im Frühstadium (serös-katarrhalische Entzündung) der Angina lacunaris ist das Plattenepithel der Oberfläche und Krypten aufgelockert ( = Spongiose), die Epithelzellen sind geschwollen ( = ballonierte Degeneration).

Durch Oberflächendefekte dringen Bakterien ein, die Umgebung der Defekte wird von Granulozyten durchsetzt. Infolge der entzündlichen Schwellung ist der Abfluß aus den Krypten erschwert. Infolgedessen reichern sich dort abgeschilferte Plattenepithelien, Bakterien und Granulozyten an, die sog. Tonsillenpfröpfe bilden, in denen sich Eitererreger besonders rasch vermehren. Nach Abklingen der Entzündung liegengebliebene Pfröpfe können verkalken ( = Tonsillensteine = Amygdalithen).

Streptokokkeninfekte (z. B. Scharlach) oder Entzündungen durch Diphtheriebakterien können auch eine **Angina (Tonsillitis) pseudomembranacea** hervorrufen, bei der ein fibrinreiches Exsudat und Nekrosen der Epithelien schmierig gelbliche membranartige Beläge erzeugen.

Bei der nekrotisierenden und ulzerös-nekrotisierenden Angina (Tonsillitis) entstehen unter einem entzündlichen Schorf Geschwüre.

Die Tonsillitis bei **infektiöser Mononukleose** (Monozytenangina, Pfeiffer-Drüsenfieber) durchläuft in der Regel eine katarrhalische, eine pseudomembranöse und eine ulzeröse Entzündung.

Die ebenfalls pseudomembranöse und ulzerierende oft einseitige **Angina Plaut-Vincenti** beeinträchtigt trotz des schweren morphologischen Befundes meist kaum das Allgemeinbefinden.

### 5.14.4 Mögliche Komplikationen, Pathogenese und Morphologie

**Phlegmone:** Von der Tonsillenkapsel und dem paratonsillären Gewebe kann sich die Entzündung auf das Interstitium der angrenzenden Muskulatur (M. constrictor pharyngis) ausbreiten, die Fascia pharyngica durchsetzen und in das Spatium parapharyngicum gelangen.

Diese gefürchtete **Parapharyngealphlegmone** kann absteigend den Kehlkopf erreichen oder zu einer meist tödlichen Medialstinalphlegmone führen, andererseits bis zur Schädelbasis aufsteigen und hier endokrine Komplikationen oder Mittelohrläsionen verursachen.

**Abszeß: Tonsillarabszeß**, eine lokale Komplikation. Meist treten in der Tiefe der Tonsillen neben einem Follikel Gewebseinschmelzungen und zahlreiche kleine oder ein großer Abszeß auf. **Peri- oder Paratonsillarabszeß:** Nach Ausdehnung der Entzündung auf die Mandelkapsel ( = retrotonsillär gelegenes Bindegewebe) kann es zu Abszedierungen in diesem Bereich (supratonsillär, retrotonsillär) kommen. Die umgebenden entzündlichen Schwellungen können zum Glottisödem, zur Kieferklemme oder zur Arrosionsblutung benachbarter Gefäße führen.

**Entzündliche Streuherde:** Über die Lymphgefäße oder Venen kann die Entzündung Streuherde im gesamten Organismus absiedeln **(Pyämie)**. In der Regel erfolgt die Ausbreitung zunächst über die Lymphgefäße und greift von dort auf die Venen über. Primär hämatogene Ausschwemmungen sind selten, am ehesten noch bei nekrotisierenden Tonsillitiden.

Meist geht eine Thrombophlebitis kleiner Venen im seitlichen Halsdreieck voraus, die sich auf die V. jugularis ausdehnt, von der die Streuung der Erreger in das Blut erfolgt. Retrograd kann es seltener über Verzweigungsäste der V. facialis, V. ophthalmica inferior und die Orbitalvene oder über den Plexus pharyngicus zur tonsillogenen **Sinus-cavernosus-Thrombose** kommen.

**Sepsis** (s. auch 5.19): **Tonsillogene Sepsis:** Alle Formen der septischen, vom Mandelgewebe ausgehenden Allgemeininfektionen. Streuherde finden sich besonders in Lungen, Herz, Nieren, Knochenmark und Hirnhäuten, bei Kindern entsteht häufiger hämatogen eine **Otitis media**.

**Blutungen**, meist bei Paratonsillarabszessen aus Ästen der A. carotis externa, seltener interna oder Venen, die tödlich sein können.

### 5.14.5 Zweitkrankheiten (= Nachkrankheiten)

Streptokokkenanteile sind schwache Antikörperbildner, führen nicht zur Immunität, können jedoch über eine Sensibilisierung des Organismus, hyperergische Zweiterkrankungen verursachen:

**Glomerulonephritis** (12.1.2)

**Poststreptokokkennephritis:** β-hämolysierende Streptokokken der Gruppe A wirken antigen (nephritiserzeugende = „nephritogene" Typen sind vor allem 1–4, 12, 18, 25, 31, 49, 55, 57, 60), es kommt zur Antigen-Antikörperreaktion im Blut und zur Präzipitation der Antigen-Antikörperkomplexe im Bereich der glomerulären Basalmembran. Unter Komplementverbrauch entsteht dadurch eine **exsudativ proliferative Glomerulonephritis** (= Immunkomplex-Nephritis).

Außerdem kann von einer verrukösen rheumatischen Endokarditis (s. u.) über eine bakterielle Endocarditis polyposa (bes. Endocarditis lenta durch α-hämolysierende Streptokokken z. B. Str. viridans (7.6.1) eine sog. **Löhlein-Herdnephritis** auftreten, bei der nekrotisierende und vernarbende Läsionen einzelner Glomerulum-Lobuli als Folge kapillärer Mikrothrombosen im Vordergrund stehen, die Zeichen einer Hypersensitivitätsreaktion sind.

**Akutes rheumatisches Fieber** (5.20)
2–3 Wochen nach einer oft mild verlaufenden Angina mit β-hämolysierenden Streptokokken der Gruppe A treten Immunkomplexe im Blut auf, die sich an den Gelenken im Bereich der Synovialmembranen unter Komplementverbrauch ablagern, fibrinoide Verquellungen der kollagenen Fasern mit nachfolgenden entzünd-

lich-zelligen Infiltrationen aus Lymphozyten, Plasmazellen und Makrophagen hervorrufen.

Zu den Gelenkveränderungen kommen oft Entzündungen des Herzens als

**Endocarditis verrucosa rheumatica** (7.6.1): Fibrinoide Nekrosen im Bindegewebe der Herzklappen und Auflagerungen von Thrombozytenaggregaten.

**Myocarditis rheumatica:** Charakteristisch sind interstitielle Aschoff-Geipel Knötchen um die Venolen (5.20.2).

# 5.15 Lobärpneumonie

(pneumon, gr. = Lunge)

Synonyma: Croupöse oder kruppöse Pneumonie, fibrinöse Pneumonie

**Definition:** *Pneumonien sind alle Entzündungen des Lungengewebes, die sich in den Alveolen (= alveoläre Pneumonien) oder primär und vorwiegend im Interstitium (= interstitielle Pneumonien) abspielen können.*

*Die Lobärpneumonie ist charakterisiert durch eine fibrinöse intraalveoläre Entzündung in einem ganzen oder in mehreren Lungenlappen.*

## 5.15.1 Ätiologie und Pathogenese

Erreger sind im Krankengut außerhalb der Kliniken weit überwiegend **Pneumokokken** Typ I und II, die durch Inhalation (Tröpfcheninfektion) aufgenommen werden und vor allem die lobären Pneumonien jüngerer Personen hervorrufen.

Seltener sind Infektionen mit Pneumokokken Typ III (Pneumococcus mucosus, meist über dem 50. Lebensjahr auftretend). In Krankenhäusern können außerdem folgende gefürchteten Hospitalismuskeime (z. B. über Atemgeräte auf Intensivstationen) zu Pneumonien führen: Klebsiella pneumoniae, Pseudomonas aeruginosa, Enterobakter, Proteus.

Pneumokokken finden sich bei 40% der Gesunden in den Luftwegen. Besondere disponierende Faktoren müssen also die Entstehung der Infektion begünstigen.

Lobäre Pneumonien sind heute selten. Weniger als 1% aller Pneumonien sind Pneumokokkenpneumonien. Sie werden vor allem bei Alkoholikern, nach starker länger dauernder Unterkühlung, bei Diabetikern, in der Schwangerschaft, im Senium und bei allgemeiner Körperschwäche beobachtet. Virusinfekte (z. B. Erkältungskrankheiten) scheinen Pneumokokken den Weg zu bahnen.

Das Besondere dieser Pneumonieform mit plötzlichem Beginn des gleichen morphologischen Entzündungsbildes in einem **gesamten** Lungenlappen ist noch nicht befriedigend erklärt. Es wird angenommen, daß nach vorausgehender Infektion eine erneute aerogene Aufnahme des gleichen Erregers zur hyperergischen Entzündungsreaktion an der alveolär-kapillären Membran führt (= bakterielle Allergie), die gleichartige Reaktionen des Gefäßsystems eines ganzen Lungenlappens auslöst. Nach einer Inkubationszeit von 1–5 Tagen und einer nur Stunden dauernden hämatogenen Generalisation folgen hohes Fieber und plötzlicher Schüttelfrost. Die Pneumokokken vermehren sich im entzündlichen Exsudat, bis der Antikörpertiter im Blut eine optimale Höhe erreicht hat. Jetzt beginnt die Krise (= plötzlicher Temperaturabfall) oder Lyse (= langsamer Temperaturabfall) mit Auflösung und Abtransport des Exsudates.

### 5.15.2 Stadien der Lobärpneumonie, ihre Morphologie und Heilung

Die Lobärpneumonie läuft in 4 charakteristischen Stadien ab (in typischer Form nur bei unbehandelten Patienten), die stets den gesamten Lappen oder große Teile davon gleichermaßen betreffen:

### I. Anschoppung (1.–2. Tag)

*Makroskopisch:* Dunkelrote, schwere blutreiche Lungen, von deren Schnittfläche schaumig-blutige Flüssigkeit austritt („pflaumenbrühartiges" Sputum in der Klinik).

*Mikroskopisch:* Entzündliche Hyperämie und Prästase, Kapillaren prall mit Erythrozyten gefüllt. Die Alveolen enthalten eiweißreiches Ödem, in dem die Erreger nachweisbar sind, abgestoßene Alveolarepithelien, vereinzelt Erythrozyten und einige Granulozyten sowie ein feinfädiges Fibrinnetz.

### II. Rote Hepatisation (2.–3. Tag)

*Makroskopisch:* Große schwere, luftleere blutreiche rote Lungen von fester, leberartiger („Hepatisation") brüchiger Konsistenz. Nach Abstreifen des Blutes ist die Schnittfläche trocken und gekörnt (= Fibrinpfröpfe ragen aus den angeschnittenen Alveolen heraus), die Pleura ist durch eine fibrinöse Pleuritis getrübt.

*Mikroskopisch:* Kapillaren enthalten zunächst weiterhin reichlich Erythrozyten, daneben umfangreiche Fibrinexsudation in die Alveolarlichtungen mit Fibringerinnung und Ausbildung eines dichten Netzwerkes von Fibrinfäden (→ feste Konsistenz), das von Alveolardeckzellen und Granulozyten durchsetzt ist, die Pneumokokken phagozytiert haben. Das Fibrinnetz tritt auch durch die Alveolarporen (= Kohn-Poren) in Nachbaralveolen über, füllt Lymph- und Blutgefäße aus. Im weiteren Verlauf werden die Erythrozyten infolge der Kapillarkompression durch den Alveoleninhalt verlagert, die Lunge verfärbt sich grau.

### III. Graue Hepatisation (4.-6. Tag)
Höhepunkt der Krankheit

*Makroskopisch:* Die Lungen erreichen jetzt ihr maximales Volumen, jeder Lungenflügel kann 1,5 bis 2,0 kg schwer werden. Grau-gelbe, körnige trockene Schnittfläche, stärkere fibrinöse Pleuritis.

*Mikroskopisch:* Die Kapillaren erscheinen komprimiert, enthalten nur wenige Erythrozyten. Das fibrinöse Exsudat wird dicht von Granulozyten durchsetzt, die zerfallen und damit zur enzymatischen Auflösung der Fibrinfäden führen. Andere Granulozyten verfetten (grau-gelbe Schnittfläche), die Erythrozyten sind abgebaut.

### IV. Gelbe Hepatisation und Lyse (7.-11. Tag)

*Makroskopisch:* Gelbliche Farbe, Konsistenz wieder weicher, von der Schnittfläche fließt trübe, rahmige graugelbe Flüssigkeit ab.

*Mikroskopisch:* Die Kapillaren enthalten wieder mehr Blutzellen, zerfallende Granulozyten führen unter dem Einfluß der Proteasen zur Verflüssigung des Fibrins, dessen Abbauprodukte (Polypeptide) auf dem Lymphweg abtransportiert oder als Sputum ausgehustet werden. Innerhalb von 14 Tagen werden die Alveolen von Alveolarepithelien neu ausgekleidet, mit Surfactant versehen und wieder normal belüftet. Bei normalem Verlauf kommt es auf diese Weise zur Heilung mit morphologischer Restitutio ad integrum. Im Lysestadium fällt das Fieber unter Schweißausbruch ab („Krise") oder sinkt innerhalb mehrerer Tage auf Normalwerte („Lyse").

Unter der heute üblichen Antibiotikatherapie wird das Fieberstadium verkürzt. Die Exsudatresorption und damit der morphologische Ablauf der einzelnen Stadien werden jedoch nur dann beschleunigt, wenn die Therapie vor Ausbildung eines fibrinösen Exsudates einsetzt. Infolge der modernen Therapie ist die Letalität von durchschnittlich 20% auf 3% gesunken.

### 5.15.3  Mögliche Komplikationen, Pathogenese und Morphologie

#### 5.15.3.1  Abszeß

Fibrinthromben in kleineren Blutgefäßen der Lungen verursachen ischämische Nekrosen, die eitrig eingeschmolzen werden und in Lungenabszesse übergehen: 6-8% aller Lobärpneumonien. Bei Verbindungen mit dem Bronchialbaum kann der Inhalt ausgehustet werden, es bleibt eine Abszeßkaverne zurück. Subpleurale Abszesse können in die Pleurahöhle durchbrechen und zum Empyem oder Pyopneumothorax (= Luft + Eiter in der Pleurahöhle) führen.

Bei ausgedehnten Lungennekrosen durch umfangreiche thrombotische Gefäßverschlüsse kann nach Besiedelung mit Fäulniserregern eine **Lungengangrän** auftreten.

### 5.15.3.2 Empyem

Eine fibrinöse oder serofibrinöse Pleuritis ist bei jeder Lobärpneumie vorhanden
( = Begleitpleuritis). Treten Pneumokokken in das Exsudat aus, kommt die Granu-
lozytenexsudation hinzu und es entsteht das Pleuraempyem ( = parapneumoni-
sches Empyem): 2–5% aller Lobärpneumonien. Bleibt die Lösung des Exsudates
im Pleuraraum aus, entwickelt sich ein Granulationsgewebe, das in strangförmige
oder flächenhafte Verdickungen oder Verwachsungen der Pleura übergeht.

### 5.15.3.3 Chronische Pneumonie (Karnifizierende Pneumonie)

Wird das intraalveoläre fibrinöse Exsudat nicht gelöst, z.B. infolge unzureichender Quantität oder Qualität der Granulozyten, so wandern aus den Alveolensepten
Makrophagen ein und resorbieren das Fibrin. Gleichzeitig dringen Fibroblasten
und Angioblasten aus dem adventitiellen interstitiellen Bindegewebe ein und bilden ein Granulationsgewebe, das zur Organisation des Exsudates führt. Dieses
Granulationsgewebe wird zunehmend faserreicher. Die Alveolen sind damit irreversibel verödet und fallen für die Atemfunktion aus. Der langsam schrumpfende
Bezirk wird fester, bekommt eine fleischige Konsistenz (Karnifikation, caro,
lat. = Fleisch).

Weitere Komplikationen einer Lobärpneumonie sind: Fibrinöse oder fibrinös eitrige **Perikarditis** (4–20%), **ulzeröse Endokarditis** (1%), als Folge hämatogener Bak-
terienstreuung **Leptomeningitis** (2%), **Hirnabszeß, eitrige Arthritis, eitrige Osteomyelitis.**

**Pneumonia migrans (Wanderpneumonie):** Zeitlich gestaffelt können weitere Lungenabschnitte oder Lappen befallen sein.

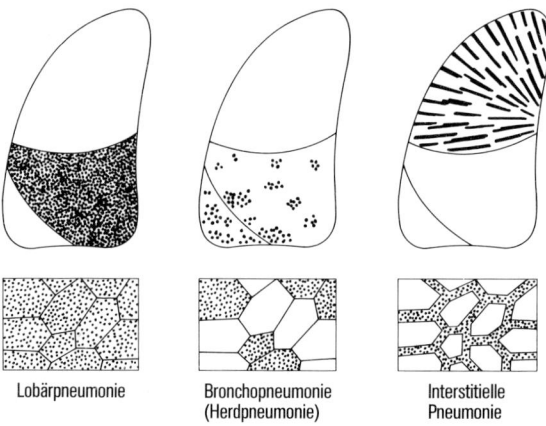

Lobärpneumonie     Bronchopneumonie     Interstitielle
                   (Herdpneumonie)      Pneumonie

Abb. 68   Die wichtigsten Formen der Pneumonie

# 5.16 Bronchopneumonie
( = Endobronchiale Herdpneumonie)

**Definition:** *Eine von den Bronchien in die Alveolen fortgeleitete Pneumonie.*

Gehört in die Gruppe der **Herdpneumonien**, die heute häufigste Pneumonieform, eine ätiologisch und morphologisch heterogene Krankheitsgruppe.

### 5.16.1 Ätiologie und Pathogenese

Entsteht auf kanalikulärem Wege einer absteigenden Infektion der Luftwege (Nasenrachenraum → Kehlkopf → Trachea → Bronchien → Bronchioli → Alveolen) mit verschiedenen Bakterien z. B. Pneumokokken (Typ X), Staphylokokken (vor allem durch sekundäre Hospitalismusinfektionen, neigen zur abszedierenden Herdpneumonie, werden zunehmend resistent gegen Antibiotika und verursachen hohe Letalität), Streptokokken (seltener, neigen zum weiteren Fortschreiten im Lungeninterstitium), Klebsiellen (Friedländer Pneumonie), Legionella pneumoniae (Letalität 20%!), Haemophilus influenzae (vor allem Säuglings- und Kindesalter), Pseudomonas aeruginosa, Enterokokken, E. coli, Proteus, Pyozyaneus. Nicht selten finden sich Mischinfektionen. Virusinfekte können Wegbereiter einer Bronchopneumonie sein. So können bei Masern, Keuchhusten, Common cold disease oder Grippe, eitrige Bronchitiden oder Bronchiolitiden entstehen, die in eine Bronchopneumonie übergehen.

Neben den bereits bei der Lobärpneumonie aufgeführten **prädisponierenden Faktoren** (allgemeine Abwehrschwäche bei Alkoholikern, Diabetes mellitus, Abkühlung und Nässe, Kachexie sowie konsumierenden Erkrankungen wie Tuberkulose oder malignen Tumoren) begünstigen **Reduktionen der spezifischen Resistenz** durch zahlreiche Faktoren die Entstehung der Bronchopneumonie z. B. bestimmte **Therapien** (Zytostatika, Kortikosteroide), **Sekretstauungen** durch Bronchusobstruktionen und **Durchblutungsstörungen der Lungenstrombahn** (Hypostase = verlangsamte Durchblutung mit Stauung in abhängigen Lungenpartien z. B. paravertebral) verursacht bei

Bettlägerigen → **„hypostatische Pneumonie"**.
Lungeninfarkt → **Infarktpneumonie**, Linksinsuffizienz.

### 5.16.2 Morphologie der Bronchopneumonie

Typisch ist die meist kleinherdige multifokale intraalveoläre Ausbreitung des entzündlichen Exsudates. Da die Herde im Gegensatz zur Lobärpneumonie nicht gleichzeitig entstehen, sind sie verschieden groß und zeigen unterschiedliche histologische Bilder (Abb. 68).

*Makroskopisch:* Bunte Schnittfläche mit verschieden großen (meist 1–2 cm ∅) grauweißen-grauroten unregelmäßigen oder kleeblattförmigen Verdichtungsherden neben belüfteten Arealen. Die infizierten Bronchiolen treten oft als Punkte oder Streifen in diesen Herden hervor. In der Regel hält sich die Entzündung nicht an die Grenzen der Lobuli. Die alte Bezeichnung „Lobulärpneumonie" ist daher unangebracht. Entzündungsherde können nur in einem Lungenlappen auftreten, sind meist jedoch in der gesamten Lunge, *bevorzugt den Unterlappen,* vorhanden. Nicht selten konfluieren die Herde, so daß im fortgeschrittenen Stadium eine Lobärpneumonie vorgetäuscht wird.

*Mikroskopisch:* Entzündliches Ödem und leukozytenreiches Exsudat in den Bronchiolen und umgebenden Alveolen. Der histologische Befund mit abgelösten geschwollenen Alveolarepithelien, Erythrozyten, vor allem Granulozyten und Fibrin in den Alveolen entspricht zwar grundsätzlich dem der Lobärpneumonie, im Gegensatz zu dieser werden hier jedoch alle Stadien gleichzeitig nebeneinander gefunden. Die fibrinöse Komponente tritt bei der Bronchopneumonie allerdings meist zurück.

### 5.16.3 Komplikationen, Pathogenese und Morphologie

Wie bei der Lobärpneumonie entwickelt sich häufig eine fibrinöse Pleuritis. Je nach Virulenz der Erreger und Abwehrlage des Organismus entstehen:

**Abszesse:** Mikroabszesse oder durch Konfluenz große Abszesse bis zur Gangrän. Eine besondere Form ist die **primär abszedierende Herdpneumonie** des Säuglings, die häufig zum Pleuraempyem oder einem Pyopneumothorax führt und eine schlechte Prognose hat.

**Pleuraempyem**

**Hämatogene Streuherde** in alle Bereiche des Organismus.

**Karnifikation** bei ausbleibender Lyse der einzelnen Herde. Sind Pneumoniereste noch nach 6 Wochen vorhanden, sprechen wir von einer *chronischen Pneumonie.*

Weitere Formen der Herdpneumonien sind:

**Aspirationspneumonie:** Aspiration von Mageninhalt führt zu peptischen Nekrosen vor allem in den Lungenunterlappen. Das Erregerspektrum hängt von der Flora des Nasen-Rachen-Raumes ab. In letzter Zeit treten gramnegative Bakterien wie Enterobakter und Pseudomonas aeruginosa stärker in den Vordergrund.

**Hämatogene Herdpneumonie:** Entsteht während der Generalisationsphase von Infektionskrankheiten, Septiko-Pyämien (z. B. hämatogene Staphylokokken-, Streptokokken- oder Coli-Pneumonien). Die Zuordnung zum Bronchialsystem fehlt bei der hämatogenen Herdpneumonie.

### 5.16.4 Interstitielle Pneumonien

Lungenerkrankungen, bei denen entzündliche Infiltrate vor allem im bindegewebigen Lungengerüst (Alveolarsepten, peribronchialen, perivasalen Bindegewebe, interlobulären Septen) auftreten.

Ätiologisch handelt es sich vor allem um Viruspneumonien (z. B. Masern – oft mit mehrkernigen Riesenzellen – sog. Hecht-Riesenzellen, Parainfluenza, Grippe), um Pneumonien durch Erreger, die zwischen Viren und Bakterien einzuordnen sind (Rickettsien, Erreger der Ornithose, Psittakose sowie Mykoplasmen) und die Folgen immunologischer (Farmerlunge, Vogelhalterlunge), chemischer oder toxischer Einwirkungen (z. B. bestimmte Zytostatika wie Bleomyzin, Zyklophosphamid, Busulfan, Methotrexat, Herbizide, Paraquat, Haarspraylunge).

Morphologisch können sie als septale **perilobuläre** (oder **interlobuläre**), **peribronchioläre** oder **perialveoläre** (bzw. **intralobuläre**) Formen auftreten und zu Lungenfibrosen führen.

## 5.17 Leptomeningitis
(Leptomeninx = Weiche Hirnhaut = Pia + Arachnoidea)

**Definition:** *Entzündung der weichen Hirnhäute, die sich überwiegend im Subarachnoidalraum abspielt.*

### 5.17.1 Ätiologie und Pathogenese

#### 5.17.1.1 Ursachen der Leptomeningitiden

**Bakterielle Infektionen:** Führen zur eitrigen Leptomeningitis.

*Erreger:*
Meningokokken (Serotypen A, B oder C), Pneumokokken, Haemophilus influenzae, Streptokokken, Staphylokokken, E. coli, Proteus, Pseudomonas aeruginosa, Tuberkelbakterien, Listeria monocytogenes u. a.

**Virusinfektionen:**
Lymphozytäre Meningitiden, bei denen es sich meist um abortive Verlaufsformen von Virusinfektionen des ZNS und seiner Häute, also Meningoenzephalitiden handelt.

*Erreger:*
Poliomyelitis-, Coxsackie-, Echo-, Influenzaviren, lymphozytäre Choriomeningitis der Maus und des Goldhamsters, die selten auf den Menschen übertragen werden kann.

**Begleitmeningitiden:**
Akute seröse Meningitiden, die im Anfangsstadium einiger Infektionskrankheiten vorübergehend auftreten und spurlos ausheilen können, z. B. bei Mumps, Grippe, Mononucleosis infectiosa, Scharlach.

### 5.17.1.2 Entstehungsweisen der Leptomeningitiden

Die Erreger gelangen auf folgenden Wegen in die weichen Hirnhäute:

**Direkt traumatisch:** Offene Verletzungen des Schädels, einschließlich feinster Frakturlinien, die z. B. Verbindungen zwischen Nasennebenhöhlen und den Leptomeningen herstellen.

**Fortgeleitet** aus der Nachbarschaft kontinuierlich oder mittelbar über infizierte Venenthrombosen z. B. von einem Hirnabszeß (meist direkt oder im Anschluß an eine Otitis media vorwiegend über eine eitrige Thrombophlebitis des Sinus sigmoideus), eine Mastoiditis, nach Entzündungen der Nase und ihrer Nebenhöhlen, von Entzündungen im Oberlippenbereich über die Vena angularis und eine Thrombose des Sinus cavernosus, einer Orbitalphlegmone oder einem Erysipel der Kopfhaut ausgehend.

**Hämatogen metastatisch:** Ausgangspunkte der auf dem Blutweg in die Leptomeningen verschleppten Erreger sind oft die Lungen (Pneumonien, Lungenabszesse), schwere septisch pyämische Allgemeininfektionen, Typhus, Infektionen des Nasen-Rachenraumes bei Meningokokkenmeningitis. Oft sind die Ausgangspunkte nicht nachweisbar.

Eintrittspforten in die Leptomeningen sind die Zona vasculosa piae und der Plexus chorioideus der Ventrikel. Durch den Liquorfluß können sich die Erreger rasch im gesamten Liquorraum ausbreiten.

### 5.17.2 Morphologie der eitrigen Leptomeningitis

*Makroskopisch:* Bei den perakuten Fällen sind die Leptomeningen gerötet, die Blutgefäße hyperämisch, bei den häufigeren akuten Meningitiden die weichen Hirnhäute getrübt, gelbe Eitersäume folgen den Meningealvenen, grüngelbliche Eitermassen füllen die Windungstäler oder flächenhaft die gesamten Subarachnoidalräume aus. Von einigen Erregern werden bestimmte Areale bevorzugt. So ist bei der Pneumokokkenmeningitis besonders die Konvexität der Großhirnhemisphären befallen (= **„Haubenmeningitis"**), bei der tuberkulösen Meningitis die Hirnbasis (basale Meningitis), die Meningokokkenmeningitis breitet sich über alle Areale des Gehirns aus. Je älter die Entzündung ist, um so mehr Exsudat bildet sich in den basalen Zisternen („Schlammfänger").

*Mikroskopisch:* Einem initialen entzündlichen Ödem folgen rasch massive perivaskuläre Granulozytenemigrationen, die den Subarachnoidalraum ausfüllen. Der Fibringehalt ist erregerabhängig, Pneumokokken-Meningitiden sind fibrinreich, Meningokokkenmeningitiden fibrinarm, führen jedoch häufiger zu Vaskulitiden, fibrösen und hyalinen Thromben.

Das Zellbild wechselt mit dem Alter der Entzündung (Liquorzytologie!):

Akutes Frühstadium:    Granulozyten + Fibrin (über 5000/3 Zellen im Liquor-
                       punktat)
nach 12 Stunden:       Lymphozyten kommen hinzu
Nach einigen Tagen:    Makrophagen
Subakutes Stadium:     Lymphozyten, Makrophagen und Plasmazellen über-
                       wiegen
Chronisches Stadium:   Bindegewebsbildung (Fibroblasten) mit lymphoplas-
                       mazellulären Restinfiltraten.

**Akute abakterielle Meningitis:** Meist durch Virusinfektionen hervorgerufen (z. B.
Mumps, Ornithose), hier stehen lymphozytäre, monozytäre oder plasmazelluläre
Reaktionen im Vordergrund.


### 5.17.3 Mögliche Komplikationen, Pathogenese und Morphologie

**Meningoenzephalitis:** Übergreifen der Entzündung auf die Hirnrinde auf folgende
Weise:

Den Piagefäßen folgend in den Virchow-Robin Räumen ( = Raum zwischen Gefäßwand und der von Astrozytenfasern gebildeten perivaskulären Membran), die
von Granulozyten oder mononukleären Zellen ausgefüllt werden.

Nach Durchwanderung der Pia-Gliamembran erfolgt unabhängig von den Gefäßen die diffuse Durchsetzung der äußeren Rindenzonen (Molekularschicht).

**Verschlußhydrozephalus:** Die physiologischen Engen des Liquorsystems (Apertura
mediana ventriculi IV = Magendii, Apertura lateralis ventriculi IV = Luschkae,
Aquaeductus cerebri = Sylvii, Foramina interventricularia) können durch dickflüssige Exsudate, Granulationsgewebe oder Narbengewebe verlegt werden, der Li-
quorabfluß wird dadurch behindert und es kommt zur Ventrikelerweiterung
( = **Hydrocephalus internus occlusus**).

Ependymitis und Pyocephalus internus: Übergreifen der Entzündung auf das
Ventrikelsystem auf den normalen Verbindungswegen (Foraminae Luschkae und
Foramen Magendii) mit Entzündung im und unter dem Ventrikelependym
( = Ependymitis), Ablösung der Ependymzellen und Schädigung der um das zen-
trale Höhlengrau gelegenen vegetativen Zentren (Hypothalmus) durch die Erre-
gertoxine.

Überlebt der Patient die Entzündung, entstehen unter den Defekten knötchenförmige Gliawucherungen, die zu wärzchenförmigen Vorwölbungen führen. Die
sonst glatte Ventrikelauskleidung erscheint dadurch rauh = **Ependymitis granularis**
oder „Ependymgranulationen" (strenggenommen keine Entzündung, sondern ein

Restzustand!). Bei schwerer Infektion wird das Ventrikelsystem von Eiter ausgefüllt = tödlicher **Pyocephalus internus**.

Hirnnervenschäden: Entzündliche Schädigungen der Hirnnerven und ihrer Wurzeln durch basale Meningitiden können z. B. bei Läsionen des N. opticus zur Erblindung oder des N. vestibulocochlearis zur Taubheit führen.

**Gefäßschäden:** Werden Hirngefäße im Subarachnoidalraum in die Entzündung einbezogen, können Intimaödeme, entzündliche Gefäßwandinfiltrate, Gefäßwandnekrosen, Thrombosen der Piavenen, Sinus und Hirnbasisarterien und dadurch wiederum Hirninfarkte entstehen.

**Eitrige Pachymeningitis:** Übergreifen der Entzündung auf den Subduralraum führt zur eitrigen Pachymeningitis interna, die in ein Subduralempyem übergehen kann. Bei Säuglingen und Kleinkindern können auf diese Weise als Spätkomplikationen postmeningitische Subduralergüsse entstehen (= Serum und Blut im Subduralraum).

In der Regel heilt die eitrige Meningitis bei rechtzeitiger antibiotischer Therapie spurlos aus oder es bleiben bindegewebige Verdickungen der Hirnhäute zurück.

## 5.18 Tuberkulose
(tuberculum, lat. = Knötchen)

**Definition:** *Durch Tuberkelbakterien hervorgerufene Entzündung, die meist mit typischen ( = „spezifischen") Granulomen einhergeht.*

### 5.18.1 Ätiologie und Pathogenese

#### 5.18.1.1 Erreger

**Mycobacterium tuberculosis**, menschenpathogen sind der Typus humanus und der Typus bovinus. Gerade oder leicht gekrümmte, grampositive, unbewegliche 0,5-8,0 μm lange und 0,2-0,5 μm dicke säurefeste Stäbchen. Obligate Aerobier, wachsen also in $O_2$-reichem Milieu rasch (z. B. offene Lungenkavernen), in $O_2$-armer Umgebung (z. B. geschlossene Käseherde) langsam.

Die Erreger haben eine hohe Resistenz gegen Austrocknung, Säuren und Alkohol. Dagegen hemmen aliphatische Fettsäuren das Wachstum (Fettsäuren entstehen z. B. in Käseherden bei lokaler Azidose durch Fettspaltung infolge der Wirkung von Lipasen). Tuberkelbakterien bestehen aus: **Lipiden** (Phospholipide und Neutralfette), die 50% der Bakterienmasse ausmachen, vor allem die Bakterienhülle bilden und für Säurefestigkeit und Virulenz verantwortlich sind. Die phosphorhaltigen Lipide (Phosphatide), besonders die **Phthionsäure**, verursachen die Umwandlung von Monozyten und Makrophagen in Epitheloidzellen mit Langhans-Riesenzellen sowie die Verkäsungen, sie sind also für die Entstehung der „spezifischen" Veränderungen verantwortlich. **Wachse (Mykolsäureester)**, wie z. B. der Cord-Faktor (= ein Lipid), bestimmen die Virulenz der Erreger. Die Säure- und Alkalifestigkeit ist ebenfalls auf die Wachse zurückzuführen.

**Proteine** (= Tuberkuloproteine) wirken als Antigene und sind für die Sensibilisierung des Organismus verantwortlich (5.18.3.1). Im sensibilisierten Organismus verursachen sie eine allergische Reaktion = Hypersensibilitätsreaktion, z. B. Tuberkulinreaktion.

Das Bakterienprotein „Tuberkulin" wirkt allerdings nur in Verbindung mit Polysacchariden antigen, es hat also die Eigenschaft eines Haptens. Tuberkulin allein löst keine im Serum nachweisbare Antikörperbildung aus, sondern reagiert nur direkt mit den Zellen des Tuberkulosekranken.

**Kohlenhydrate:** Die Polysaccharide des Tuberkelbakteriums haben ebenfalls antigene Wirkung. Sie lösen die granulozytäre Reaktion und Makrophagenexsudation am Beginn der Erkrankung aus und regen die Granulozytopoese im Knochenmark an.

Die Empfänglichkeit des Menschen gegenüber Tuberkelbakterien ist so groß, daß sich bei einer Infektion stets eine Infektionskrankheit anschließt, deren Verlauf jedoch sehr unterschiedlich sein kann.

Infolge der verbesserten hygienischen Verhältnisse sind die Tuberkuloseerkrankungen in den westlichen Industriestaaten jedoch wesentlich zurückgegangen. Anfang dieses Jahrhunderts wurden in Mitteleuropa bis zum 15. Lebensjahr bei etwa 50%, bis zum 20. Lebensjahr bei etwa 100% der Bevölkerung tuberkulöse Primärkomplexe nachgewiesen, 1969–70 wurden tuberkulöse Kalkherde nur noch vereinzelt bei 20jährigen gefunden. In den USA betrug die Mortalität an Tbc 1906 200/100000 Einwohner, heute beträgt sie nur noch 1/100000.

### 5.18.1.2 Infektionswege der Tuberkulose

**Inhalation:** Über 90% der Infektionen erfolgen aerogen durch Inhalation bakterienhaltiger Staubpartikel oder Tröpfchen. Meist entwickelt sich dann ein tuberkulöser Primärherd in den Lungen, seltener in den Tonsillen. Erreger ist so gut wie immer der Typus humanus.

**Perorale Infektion:** Infizierte Milch oder seltener Fleisch verursachen eine Darmtuberkulose und/oder Mesenteriallymphknotentuberkulose. Erreger ist in der Regel der Typus bovinus. In Europa und den USA mit nahezu tuberkulosefreien Rinderbeständen ist diese Form heute extrem selten.

**Kutane Infektion:** Mit Typus humanus oder bovinus = Inokulationstuberkulose bei Ärzten (z. B. sog. Leichentuberkel), Veterinären, Metzgern oder Infektionen der Genitalschleimhäute durch Kohabitationen sind heute ebenfalls äußerst selten.

**Intrauterine Infektion** = konnatale Tuberkulose bei tuberkulöser Plazentitis ist selten. Folgende Infektionswege sind dabei möglich:

Nabelvene – hämatogen, Primärherd in der Leber

Verschlucken bakterienhaltigen Fruchtwassers, Primärherd im Darmkanal oder im Mittelohr

Aspiration infizierten Fruchtwassers, Primärherd in der Lunge

### 5.18.1.3 Bedeutung der Allergie und der unspezifischen Resistenz

Infektion und Krankheitsverlauf werden nicht nur von der Zahl und Virulenz der Tuberkelbakterien sondern auch von der Abwehrlage des Organismus bestimmt.

**Allergie:** Die erste überstandene Infektion mit Tuberkelbakterien hinterläßt eine gesteigerte Gewebsempfindlichkeit (zellgebundene Hypersensibilitätsreaktion = hypersensitive Reaktion Typ IV = Allergie, 6.1.1) gegen Tuberkuloprotein, die etwa 20 Tage nach der Infektion am stärksten ist, dann langsam abfällt, aber so lange erhalten bleibt (an T-Lymphozyten gebunden), wie lebende Tuberkelbakterien im Organismus vorhanden sind. Darauf beruht die diagnostisch verwertbare Tuberkulinreaktion (6.1.2.1), die nur aussagt, daß in diesem Organismus lebende Tbc-Bakterien existieren, jedoch nichts über die Aktivität der Entzündung besagt, denn sie ist auch bei inaktiven Herden im Organismus positiv.

**Resistenz:** Bereits wenige Tage nach der Erstinfektion beginnt die „erworbene Resistenz", die nach 6–8 Wochen ihr Maximum erreicht und einen wesentlichen, wenn auch nicht absoluten Schutz gegen erneute Infektionen darstellt (relative Immunität). Ursache dieser erworbenen Resistenz ist offenbar eine Aktivierung der Zellen des MPS vor allem der Makrophagen, die jetzt Bakterien rascher phagozytieren und abbauen. Humorale Antikörper spielen dabei keine Rolle.

Offenbar wirkt die immunologische Reaktion konditionierend auf die Makrophagen. Antigenübertragungen (Proteine, Polypeptide) über das T-Lymphozytensystem spielen dabei wahrscheinlich eine Rolle. Bekannte Faktoren unter den Lymphokinen sind ein die Phagozytoseaktivität der Makrophagen steigernder Faktor, ein chemotaktischer und ein die Lymphozytenfunktion steigernder, blastenbildender Faktor.

Allergie und erworbene Resistenz stehen in keinem direkten Verhältnis zueinander, d. h. auch bei nur geringer Allergie kann eine gute Resistenz des Organismus vorhanden sein und umgekehrt. Allgemeine Abwehrschwäche, z. B. Hunger, vermindern die unspezifische Resistenz und begünstigen das Angehen einer Tuberkulose.

Dieses Phänomen der geweblichen Allergie und der erworbenen Resistenz wird in der **BCG-Impfung** therapeutisch genutzt (5.18.3.5).

Nach klinischer Ausheilung wird die Sensibilisierung meist durch in den Herden überlebende, in ihrer Resistenz gedrosselte und an weiterer Ausbreitung gehinderte Bakterien („persisters") unterhalten.

### 5.18.2 Reaktionsweise des Gewebes

Das morphologische Bild der Reaktionsweise des Gewebes auf die Infektion mit Tuberkelbakterien ist so charakteristisch, daß daraus mit Wahrscheinlichkeit auf den Erreger geschlossen werden kann, auch wenn die Tuberkelbakterien nicht erkennbar sind. Entzündungen mit derartigen, auf den Erreger hinweisenden Gewebsreaktionen bezeichnen wir als „spezifische Entzündung".

Es muß jedoch betont werden, daß von der Tuberkulose schwer abgrenzbare Gewebsreaktionen vor allem mit Epitheloidzellgranulomen vereinzelt auch bei anderen Entzündungen auftreten können und letztlich nur der Nachweis des Erregers als säurefestes Stäbchen beweisend ist.

Die spezifische tuberkulöse Entzündung tritt in zwei, nicht selten nebeneinander vorkommenden Formen auf:

### 5.18.2.1 Exsudativ-käsige tuberkulöse Entzündung

Am Ort der Infektion entsteht zunächst ein Tuberkelbakterien enthaltendes serofibrinöses granulozytenhaltiges Exsudat, das in den Lungen die Alveolen ausfüllt. Etwa 20 Tage nach der Erstinfektion, d.h. nach Umstimmung des Organismus in eine hyperergisch-allergische Reaktionslage und bei weiterer Anwesenheit jetzt schon phagozytierter Bakterien beginnt eine für die Tuberkulose typische trockene Nekrose des Exsudates und des davon durchsetzten oder umgebenden Gewebes = Verkäsung:

**„Tuberkulöser Käse" = spezifische trockene Nekrose**
Die Verkäsung ist Folge der Tuberkulotoxine und der hyperergisch-allergischen Reaktion. Zunächst sind in dieser Verkäsung noch Zelltrümmer erkennbar, auch die resistenteren elastischen Fasern sind noch einige Zeit erhalten, später bleibt nur eine homogene amorphe Masse übrig.

**Ausbreitung oder Demarkation**

**Bei schlechter Abwehrlage** des Organismus kann die exsudativ käsige Entzündung oft **ohne wesentliche zellige** Reaktion fortschreiten.

Tuberkulöser Käse ist – sofern sich kein zu stark saures Milieu entwickelt (z. B. infolge Lipidspaltung durch Lipasen!) – ein für die Keimvermehrung günstiger Nährboden, er enthält stets Tuberkelbakterien! Bei rascher Vermehrung der Bakterien breitet sich die Verkäsung fortschreitend in die Umgebung aus oder kleinere

Herde konfluieren zu ausgedehnten Käseherden. Beispiel: Käsige Lobärpneumonie, führt zum Tod.

**Bei guter Abwehrlage** kommt es nach der Immunisierung zur Abgrenzung der Entzündung durch ein spezifisches epitheloidzellhaltiges Granulationsgewebe mit umgebendem Lymphozytenwall, zur Demarkation. Dieser Wall kann sich in eine Bindegewebskapsel umwandeln. Auf diese Weise abgekapselte größere Herde werden als **Tuberkulome** bezeichnet, da sie klinisch mit einem Tumor verwechselt werden können. Tuberkulome treten vor allem in den Lungen, im Gehirn, der Leber und Milz auf.

### Verflüssigung oder Eindickung und Verkalkung

Eine weitere Eigentümlichkeit der käsigen Nekrose ist, daß sie nicht organisiert und resorbiert werden kann. Im Laufe der Zeit sind folgende Veränderungen des Käses möglich:

**Verflüssigung:** Proteolytische Enzyme können gelegentlich zur Verflüssigung des Käses führen, es kommt zur Auflockerung in bröcklig breiige, dickflüssige und schließlich dünnflüssige milch- oder eiterartige Massen, die aber keine Granulozyten enthalten. Für eine eitrige Entzündung charakteristische Rötung und Wärme fehlen = *„kalter Abszeß"*. Ein typischer kalter Abszeß ist der **Senkungsabszeß**: Eine Wirbelkörpertuberkulose kann sich z. B. unbemerkt der Psoasmuskelloge folgend bis in die Leisten – oder weiter den Oberschenkelfaszien folgend – bis in die Kniekehle ausbreiten bevor sie hier erst erkannt wird.

Diese Verflüssigung käsiger Nekrosen steht meist am Beginn eines rascher fortschreitenden Verlaufes der Erkrankung. Bekommt eine derartige, von verflüssigtem Käse angefüllte, abgekapselte Höhle Anschluß an ein kanalikuläres System (z. B. Bronchus) so können die Käsemassen entleert werden (Infektionsgefahr für die Umgebung!), und es entsteht ein teilweise oder vollständig mit Gas gefüllter Hohlraum = **Kaverne** = exakt definiert als eine mit Gas gefüllte, durch Gewebseinschmelzung entstandene Höhle.

(S. dagegen „kavernöse Nierentuberkulose", hier wird auch eine nach Anschluß an das Nierenbecken entstandene, mit Harn gefüllte Höhle als Kaverne bezeichnet.)

**Eindickung:** Durch Flüssigkeitsverlust an die Umgebung (auch durch Bindegewebskapseln geht Flüssigkeit verloren) wird das käsige Material zunehmend eingedickt und fester.

**Verkalkung:** Im eingedickten Käse kommt es zum Ausfallen von Kalksalzen, der Käse wandelt sich in kreide- oder mörtelartige und schließlich in kompakte, vollständig verkalkte Massen um, die ebenfalls noch virulente Bakterien enthalten.

Verkalkungen des Käses treten frühestens nach 2–6 Monaten auf und sind 3 Jahre nach der Primärinfektion röntgenologisch erkennbar. Bis sich ein steinharter Knoten, gelegentlich mit Verknöcherungen, gebildet hat, vergehen bis zu 5 Jahren.

### 5.18.2.2 Proliferativ-produktive tuberkulöse Entzündung, Morphologie des zur Heilung führenden Prozesses

Bei der meist vorhandenen guten Abwehrlage des Organismus entsteht eine proliferativ-produktive tuberkulöse Entzündung mit einem spezifisch tuberkulösen Granulationsgewebe, das folgende morphologischen Kennzeichen aufweist:

**Tuberkel** = stahlstecknadelkopf- bis hirsekorngroße graue, später zentral oft gelbliche Knötchen = spezifische Granulome (s. 5.9.2, Abb. 64) aus:

Innerem **Epitheloidzellsaum** um ein Zentrum radiär oder wirbelartig angeordnet.

Dazwischen, meist in den äußeren Arealen des Knötchens Langhans-Riesenzellen.

Außen ein Wall vorwiegend aus Lymphozyten und einzelnen Plasmazellen.

Im Gegensatz zum normalen (und luetischen!) Granulationsgewebe ist das der Tuberkulose in der Regel **gefäßlos**. Unter der Chemotherapie kann jedoch eine Revaskularisation auftreten.

Die aus Makrophagen hervorgegangenen Epitheloidzellen und Langhans-Riesenzellen haben die Fähigkeit, Tuberkelbakterien zu phagozytieren und abzubauen.

Bei weniger guter Abwehrlage entsteht eine zentrale Nekrose, die von Tuberkeln umgeben wird oder Tuberkel verkäsen sekundär bei Verschlechterung der Abwehrlage. Durch Verschmelzen von Tuberkeln entstehen Konglomerattuberkel.

Produktive und exsudative (verkäsende) tuberkulöse Entzündungen laufen also oft nebeneinander ab und sind Ausdruck unterschiedlicher Resistenz oder immunologischer Reaktion.

Der zur **Heilung** führende Prozeß ist durch eine Umwandlung der verkäsenden Entzündung in eine proliferativ-produktive Form charakterisiert, welche die käsigen Nekrosen umgibt. Die Tuberkel werden von Lymphozyten infiltriert. Nach Umwandlung von Epitheloidzellen in Fibroblasten werden kollagene Fasern gebildet, es kommt zur Vernarbung. Wie in jeder Narbe nimmt der Zellgehalt langsam ab und es bleibt ein fibrozytenarmes hyalinisiertes Bindegewebe zurück, das im Gegensatz zum alten Käseherd keine Tuberkelbakterien enthält.

Das vielfältige Krankheitsbild der Tuberkulose wird in 2 große Gruppen eingeteilt:

### I. Primärperiode = Primärinfektionstuberkulosen

Unter diesem Begriff werden die Primärinfektion mit der postinfektiösen primären Generalisation, Bildung des Primärkomplexes und die kanalikulären sowie lympho-hämatogenen Ausbreitungsformen zusammengefaßt.

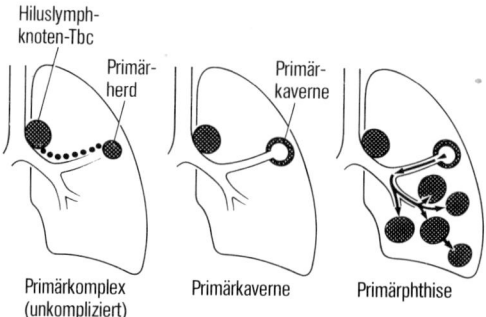

Abb. 69    Tuberkulöse Erstinfektion (Primärinfektion), Primärkomplex und Primärherd-phthise

## II. Postprimärtuberkulosen (5.18.5) = Sekundäre Tuberkulosen

Erkrankungen, bei schon sensibilisiertem Wirt, die keinen direkten Zusammen-hang mit dem Primärkomplex haben, meist erst nach Jahren oder Jahrzehnten durch exogene oder endogene Reinfektion (Aufbruch oder Reaktivierung ruhen-der, scheinbar abgeheilter Herde) entstehen.

### 5.18.3 Tuberkulöse Erstinfektion ( = Primärinfektion)

Infolge der verbesserten hygienischen Verhältnisse in der Bundesrepublik hat sich die vordem in der frühen Kindheit auftretende Erstinfektion zunehmend häufiger in das Adoleszenten- und Erwachsenenalter (ca. 60%) verlagert.

Bei erstem Kontakt eines normergischen Individuums mit Tuberkelbakterien ver-läuft die Entzündung nach der folgenden Gesetzmäßigkeit:

1–2 Stunden nach Eintritt von Tuberkelbakterien in den Organismus kommt es zu-nächst zu einer initialen kurzdauernden Bakteriämie ( = **postinfektiöse primäre Ge-neralisation)** mit Aufnahme der Erreger durch das MPS. Dadurch wird innerhalb von 2–3 Wochen eine immunologische und unspezifische Umstimmung des Wirts-organismus eingeleitet.

### 5.18.3.1 Unkomplizierter Primärkomplex, Pathogenese und Morphologie

**Primärherd = Primäraffekt**

Am Eintrittsort der Erreger entsteht in dem noch normergischen Individuum wäh-rend dieser allergischen Phase eine initiale Entzündung mit unspezifischem fibri-nös-zelligem Infiltrat, aus dem nach etwa 2 Wochen die spezifische tuberkulöse Nekrose mit Verkäsungen (Primärherd) hervorgeht. Anschließend kommt es mit zunehmender erworbener Resistenz zur Ausbildung eines epitheloidzelligen Wal-les um den Käseherd, im weiteren Verlauf zur bindegewebigen Abkapselung und nach ein bis mehreren Jahren zur Verkalkung. In der Regel entsteht nur *ein* Primärherd.

### Primärkomplex

Bei der Erstinfektion frei werdende und von Makrophagen phagozytierte Bakterien werden über die Lymphbahnen in die regionären Lymphknoten verschleppt. Dabei tritt auch eine spezifische Entzündung in den Lymphgefäßen (makroskopisch und röntgenologisch nicht erkennbar) und den regionären Lymphknoten auf, die wahrscheinlich zunächst epitheloidzellig ist, dann aber stets zu käsigen Nekrosen führt = **exsudativ-verkäsende Lymphadenitis.** Diese Mitbeteiligung der regionären Lymphknoten erfolgt obligat bei jeder Primärtuberkulose (Abb. 69).

---

Primärkomplex = Primärherd + Lymphknotenherd

---

Meist wird der unkomplizierte Primärkomplex klinisch nicht bemerkt oder geht mit nur leichten uncharakteristischen Allgemeinbeschwerden einher. Er unterhält die relative tuberkulöse Infektionsimmunität.

In etwa der Hälfte aller Fälle bleibt er die einzige Manifestation der Tuberkulose. Im Primärherd und den dazugehörigen Lymphknoten können jedoch Bakterien überleben und Quelle späterer Exazerbationstuberkulosen werden.

### Mögliche Lokalisationen des Primärkomplexes

Der Primärkomplex entsteht immer an der Eintrittsstelle der Erreger in den Organismus.

**Lunge:** 70–90% aller Primärherde sind in den Lungen, meist in den gut ventilierten Abschnitten lokalisiert:

Subpleurale Abschnitte des „**Mittelgeschosses**" (= kraniale Anteile der Unterlappen und basale Anteile der Oberlappen, oft am Interlobärspalt), am häufigsten im 2. und 3. Segment des rechten Oberlappens. Der Herd besteht meist aus nur wenigen Azini.

Die entsprechende **Lymphknotenbeteiligung** findet sich in Lungenhiluslymphknoten, den Bifurkations- oder paratrachealen Lymphknoten. Diese Lymphknoten sind oft so stark vergrößert, daß sie röntgenologisch erkennbar werden, während der meist erbs- bis walnußgroße Primärherd im allgemeinen übersehen wird, so lange er nicht verkalkt ist.

**Magen-Darmtrakt:** Die Häufigkeit hängt von der Verbreitung der Rindertuberkulose ab. Bevorzugte Lokalisation des Primärherdes ist die Ileozökalregion. Nach Eindringen des Erregers (nahezu immer Typus bovinus) entwickelt sich ein verkäsendes Knötchen, dessen Durchbruch an die Schleimhautoberfläche ein linsengroßes Ulkus erzeugt.

Den zirkulär verlaufenden Lymphbahnen folgend bilden sich nicht selten weitere Tuberkel, die zerfallen und zirkuläre, u. U. konfluierende Geschwüre bilden (zirkuläres Geschwür spricht makroskopisch für Tbc! Alle anderen ulzerierenden Darmerkrankungen bilden regellos angeordnete oder längsgestellte Schleimhautdefekte!)

Die zum Primärkomplex gehörenden Lymphknoten liegen in der Mesenterialregion. Oft verheilt der Primärherd so weitgehend, daß nur die späteren verkalkten Mesenteriallymphknoten auf die enterale Primärinfektion hinweisen.

**Mundhöhle und Pharynx:** Aerogene und enterale Infektionen möglich (etwa 60–70% Typus humanus).

Am häufigsten ist hier der Primärherd in den **Gaumentonsillen** lokalisiert, nicht selten ist er so klein, daß er nicht erkannt wird. Erst die zum Primärkomplex gehörende Mitbeteiligung der dann stark geschwollenen Lymphknoten am Kieferwinkel führt zur Diagnose. Seltener sind Primärherde in den Rachentonsillen (Lymphknoten: Retropharyngeal und aurikulär) und im Zahnfleisch sowie in kariösen Zähnen.

**Haut:** Nach Verletzungen auftretend, zunächst heilt die Wunde, nach etwa 1 Monat wird dann der verkäsende Primärherd mit Geschwürsbildung beobachtet, der später vernarbt. Regionale Lymphknoten des Primärkomplexes verkäsen ebenfalls (s. auch BCG-Impfung 5.18.3.3).

**Genitalbereich:** Labien oder Vulva selten, häufiger nach Infektionen beim Zirkumzisionsritual, Primärherd meist am Frenulum.

**Konnatale Tuberkulose** (5.18.12): Primärkomplex in Leber, Darm oder Lunge.

In Ausnahmefällen können die aufgeführten seltenen extrapulmonalen Primärkomplexe zusammen mit einem Primärkomplex in den Lungen auftreten (= multipler Primärkomplex).

### 5.18.3.2 Hämatogene Streutuberkulose, Pathogenese und Morphologie

Während der Primärinfektion werden Tuberkelbakterien auch mit dem Blutstrom verschleppt, bei guter Abwehrlage des Organismus jedoch größtenteils im MPS abgefangen. Tuberkelbakterien können dabei aber auch in die Lungen und andere Bereiche des Organismus gelangen (z. B. Nebennieren, Nieren, Tuben, Nebenhoden, Knochen, Gelenke, Chorioidea des Auges) und in Form einer leichten Miliartuberkulose dort ebenfalls kleine spezifische Entzündungen hervorrufen, die **gleichzeitig mit dem Primärkomplex** verkäsen, abgekapselt werden und verkalken. Nach der Herdgröße werden grobkörnige, grobknotige und großherdige Streutuberkulosen unterschieden, die sich in den Lungen gern in apikalen Abschnitten absiedeln *(„Spitzenstreuung")*.

Ein besonderer Krankheitswert kommt dieser diskreten Aussaat meist nicht zu = blande, **abortive hämatogene Streutuberkulose** (s. dagegen hämatogene Frühgeneralisationen: 5.18.4). Da in diesen Herden lebende Tuberkelbakterien zurückbleiben, können sie bei Änderungen der Abwehrlage des Organismus später zum Ausgangsherd einer Organtuberkulose werden, z. B. Simon-Spitzenherde der Lungen als Ausgangspunkt der chronischen Lungentuberkulose (5.18.6).

## Häufigste Lokalisationen

Alle Bereiche der **Lungen**: In der äußersten Lungenspitze lokalisierte Herde verursachen mitunter eine alveoläre Pneumonie mit begleitender fibrinöser Pleuritis, die so gut wie immer abheilt und die häufigen, klinisch bedeutungslosen fibrinösanthrakotischen Lungenspitzen- und Pleuranarben hinterläßt. Bevorzugt befallen werden außerdem **Nieren** und **Knochen**.

### 5.18.3.3 BCG-Impfung als künstlich ausgelöste tuberkulöse Primärinfektion

Durch die intrakutane Injektion lebender Tuberkelbakterien des Typus bovinus mit abgeschwächter Resistenz (**B**acterium **C**almette **G**uérin) entsteht lokal und in regionären Lymphknoten eine milde, für den Geimpften in der Regel ungefährliche tuberkulöse Entzündung, die zu einer Immunität von 5–7 Jahren und mehr führt. Dabei wird vom Arzt übereinkunftsmäßig meist am Oberschenkel ein Primärherd erzeugt. 5–6 Wochen nach der Impfung entsteht ein Ulkus, das später vernarbt. Zum Primärkomplex gehörende regionale Lymphknoten (bei Oberschenkelimpfung inguinal), weisen ebenfalls spezifische Entzündungsprozesse mit Verkäsung auf.

Bei insuffizientem Immunsystem (z. B. angeborene Immundefekte), kann es ausnahmsweise auch von einer Impfung ausgehend zur progressiven Tuberkulose kommen.

### 5.18.4 Progressive Verlaufsformen der tuberkulösen Primärinfektionsperiode

#### 5.18.4.1 Primärherdphthise ( = progressiver Primärherd = progressiver Primäraffekt) (phthisis, gr. = Schwund, Auszehrung, Schwindsucht).

**Pathogenese und Morphologie:** Der Primärkomplex kann im Bereich des Primärherdes und der Hiluslymphknoten (5.18.4.2) fortschreiten.

Geht die Verkäsung des Primärherdes weiter, so können davon ein ganzes Lungensegment oder selten ein ganzer Lappen befallen werden ( = **lobuläre oder lobäre käsige Pneumonie**).

Dieser **fortschreitende ( = progrediente) Primärherd** entwickelt sich, wenn:

Die produktiv granulierende Randreaktion zur Abkapselung des Primärherdes ausbleibt infolge Verminderung der allgemeinen Abwehrlage (Unterernährung, zusätzliche Infektionskrankheiten) oder infolge ungünstiger spezifischer immunologischer Abwehr.

Die bereits ausgebildete Begrenzung durchbrochen wird.

**Primärkaverne:** Abzugrenzen von der aus dem Frühinfiltrat hervorgehenden typischen infraklavikulären Frühkaverne (5.18.6.1). Der durch Kontaktwachstum fortschreitende Primärherd erreicht stets einen solchen Umfang, daß ein mittlerer oder größerer Bronchus mit einbezogen wird. Nach Erweichung oder Sequestration (= Ablösung toten Gewebes vom lebenden) der Käsemassen werden sie durch den Bronchus ausgestoßen und es bildet sich ein Hohlraum, eine Kaverne = Primärkaverne, die sich ständig vergrößern kann.

**Bronchogen kanalikuläre Ausbreitung:** Von der Kavernenwand lösen sich bakterienhaltige Teile, die durch die Atembewegung über das Bronchialsystem in andere, vorwiegend tiefere Lungenabschnitte verschleppt werden = bronchogen kanalikuläre Ausbreitung. So entstehen neue exsudative und wegen der schlechten Abwehrlage verkäsende Herdpneumonien = progressive Lungenphthise = „Schwindsucht" = **Primärphthise** (hier ist, im Gegensatz zu Phthisen späterer Erkrankungsstadien, der Streuherd mit dem Primärherd identisch).

### 5.18.4.2 Pathogenese und Morphologie der progressiven Lymphknotentuberkulose

Bei verminderter Abwehrlage schreitet die Entzündung über die regionären Lymphknoten hinaus auf weitere tracheobronchiale, paratracheale, bifurkale und mediastinale Lymphknoten unter Ausbildung großer, tumorartiger Lymphknotenpakete fort. Die ersten befallenen Lymphknoten verkäsen, später kann sich eine produktive Tuberkulose anschließen.

Halslymphknoten werden auf diesem Wege nicht befallen; ihre Beteiligung spricht für einen gleichzeitigen Primärherd im Nasenrachenraum. Von mediastinalen Lymphknoten ausgehend können jedoch Pleura und Perikard infiziert werden (= Pleuritis und Pericarditis tuberculosa exsudativa).

Außerdem kann aus einem progressiven Primärkomplex eine **lymphonoduläre Perforationsphthise** entstehen.

### 5.18.4.3 Pathogenese und Morphologie der hämatogenen Frühgeneralisation (= akute Miliartuberkulose)

Während die „hämatogene Streutuberkulose" (5.18.3.2) meist ungefährlich ist und keine Herde in anderen Bereichen des Organismus hinterläßt, ist die wiederholte oder kontinuierliche Aussaat großer Mengen von Tuberkelbakterien in die Blutbahn nach eingetretener Allergisierung eine lebensbedrohliche Komplikation. Ausgangsherde sind meist die Lymphknoten, nur selten geht die Frühgeneralisation vom Primärherd aus. Die Erreger dringen entweder über eine verkäsende Tuberkulose des Ductus thoracicus oder durch Einbruch eines Käseherdes in eine Lungenvene in die Blutbahn ein.

**Akute Miliartuberkulose:** Hämatogen entstehen in allen Organen hirsekorngroße (milium, lat. = Hirse) Knötchen. Bevorzugt befallen werden Lungen, Leber, Milz, Nieren, Meningen (wird oft zur Todesursache), Knochenmark, Lymphknoten, Schleimhäute, seröse Häute.

Auf den Oberflächen und Schnittflächen der Organe sind mehr oder weniger dichtstehende gelbliche oder graue miliare Knötchen erkennbar, die sich histologisch je nach Reaktionslage als Epitheloidzellknötchen mit oder ohne Verkäsung darstellen. Verläuft die Aussaat in verschiedenen Schüben, ist mikroskopisch ein unterschiedliches Alter der Tuberkel festzustellen.

Die Tuberkulinreaktion wird im Verlauf der akuten Miliartuberkulose negativ.

**Sepsis tuberculosa gravissima:** ( = Sepsis tuberculosa acutissima, Typhobazillose Landouzy)

Bei Anergie, d. h. Verlust der natürlichen oder erworbenen Resistenz, entsteht nach Gefäßeinbruch eines tuberkulösen Herdes eine hämatogene Streuung, die unter einem schweren Krankheitsbild wie eine septische Allgemeininfektion mit Fieber, Schüttelfrost, hämorrhagischer Diathese über eine Woche bis zu 3 Monaten verläuft, typhusartig wirken kann und zum Tode führt.

Ursachen der Anergie sind vor allem Störungen der Immunabwehr infolge immunsuppressiver Therapie, angeborener Defektimmunopathien, außerdem Leukosen und andere Bluterkrankungen, sowie Kortison- und ACTH-Therapie.

### 5.18.4.4 Meningitis tuberculosa (Meningoencephalitis tuberculosa)

**Pathogenese und Morphologie:** Die Erreger gelangen hämatogen über Herde in der Hirnrinde oder in den Plexus chorioidei in die weichen Hirnhäute, zunächst entsteht hier eine serofibrinöse Entzündung. Makroskopisch sind die basalen Meningen getrübt, später grau-gelb-grünlich gelatinös verändert. Nach einigen Tagen kommt es besonders um die Gefäße zur Verkäsung des Exsudates und zur Ausbildung disseminierter grau-gelblicher Knötchen. Im allgemeinen bleibt der Prozeß auf die Hirnbasis und die Zisternen beschränkt.

Da in der weit überwiegenden Mehrzahl die Infektion des Subarachnoidalraumes über kleine hämatogene Streuherde in der Hirnrinde entsteht, wird die Erkrankung heute korrekterweise als Meningoencephalitis tuberculosa bezeichnet.

**Mögliche Folgen der Meningitis tuberculosa:** Während die Erkrankung früher immer zum Tode führte, kann sie heute überlebt werden. Bei zu spät einsetzender Therapie vernarben die basalen Meningen, die Hirnnerven werden dabei bindegewebig ummauert, es treten **Wurzelschäden** und narbige Verschlüsse der Liquorabflußwege mit Ausbildung eines **Hydrocephalus internus occlusus** auf.

Durchblutungsstörungen, Erweichungen und entsprechende neurologische Ausfallserscheinungen (z. B. Hemiplegie) entstehen, wenn die Arterien von der spezifischen Entzündung mit ergriffen werden = **spezifische obliterierende Endarteriitis.** Als Folge dieser Endarteriitis finden sich regelmäßig kleine Erweichungsherde in den Ganglien des Hirnstammes, den vegetativen Kerngebieten des Hypothalmus, deren versorgende, von der Hirnbasis kommenden Gefäße besonders häufig arte-

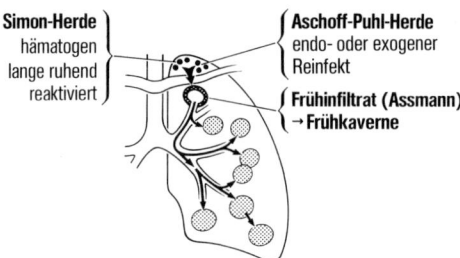

Abb. 70    Postprimärinfektionstuberkulose der Lunge (Simon-Herde)

riitische Läsionen aufweisen. Ependymitis granularis bzw. subependymäre Gliose
(5.17.3).

### 5.18.5 Postprimärinfektionstuberkulose ( = Sekundäre Tuberkulose)

Die Tuberkulosen der Postprimärperiode können sich unmittelbar an die Primärtuberkulose anschließen, häufiger treten sie jedoch nach einem jahrelangen Intervall auf.

Im Gegensatz zur Primärinfektionsperiode ist der Verlauf der postprimären Tuberkulose uneinheitlich. Meist bleibt die Erkrankung auf ein Organ oder ein Organsy-
stem beschränkt und wird damit zur chronischen, oft über Jahre verlaufenden **Organtuberkulose des Erwachsenen**, mit exsudativen und produktiven Phasen. Die
regionären Lymphknoten werden dabei nicht befallen.

Die postprimäre Tuberkulose kann auch mit einer hämatogenen Aussaat in den
gesamten Organismus beginnen ( = **hämatogene Spätgeneralisation**, 5.18.8) oder
von einer postprimären Organtuberkulose kann eine Spätgeneralisation ausgehen.

#### 5.18.5.1 Einleitung der Postprimärinfektionsperiode

Die postprimäre Tuberkulose kann ausgelöst werden durch:

**Exazerbation** (acer, lat. = scharf: „Wiederaufbrechen", Reaktivierung) eines alten
narbig abgegrenzten jedoch noch bakterienhaltigen Herdes, der bei einer u. U. diskreten Frühgeneralisation ( = blande, abortive hämatogene Streuung) entstanden
ist oder eines Lymphknotens des Primärkomplexes. Dieser Infektionsmodus wird
als **endogener Reinfekt** bezeichnet.

**Superinfektion:** Auf eine biologisch noch aktive Tuberkulose mit zumindest teilweise erhaltener relativer spezifischer Infektionsimmunität pfropft sich eine zusätzliche Infektion mit Tuberkelbakterien von außen. Vor allem nach Zufuhr einer
großen Zahl sehr virulenter Bakterien z. B. durch intensiven Kontakt mit einer In-

fektionsquelle und/oder allgemeiner Abwehrschwäche kann es zur Superinfektion kommen.

**Exogene Reinfektion:** Neuinfektion von außen nach vollständiger biologischer Ausheilung einer Tuberkulose (= keine relative tuberkulöse Infektionsimmunität mehr vorhanden, Tuberkulintest negativ), wird besonders im Senium beobachtet („Greisentuberkulose").

Die häufigsten postprimären Organtuberkulosen treten in den **Lungen** (5.18.6), dem **Urogenitale** (5.18.7) und den Knochen auf, seltener werden andere Bereiche des Organismus befallen. Faktoren, durch die Exazerbationen vernarbter Streuherde begünstigt werden, sind vor allem konsumierende Erkrankungen, wie maligne Tumoren, andere Infektionskrankheiten, chronische Hungerzustände, Silikose und intensiver Kontakt mit Infektionsquellen.

### 5.18.6 Chronische Lungentuberkulose = chronische Lungenphthise

Lungenphthise = isolierte Organtuberkulose der Lungen.

Nach der Art der Entzündungsherde werden eine exsudative, kavernöse, produktive und zirrhotische Lungenphthise unterschieden.

Nach der Herdgröße unterscheiden wir azinöse (ca. linsen- bis erbsgroß, oft kleeblattförmig), lobuläre und lobäre Pneumonien.

**Entstehungsweise:** Die chronische Lungentuberkulose beginnt in einem apikalen Oberlappensegment (1. oder 2. Segment). In diesem obersten Spitzenbereich der Lungen sind postprimär hämatogen vorwiegend käsige Streuherde (= **Simon-Herde**) entstanden, die abgekapselt und verkalkt lange Zeit ruhen können und nach Jahren, oft erst im hohen Lebensalter wieder aktiviert werden. Außerdem können in der Lungenspitze nach einem endogenen (hämatogenen) oder exogenen (bronchogenen) Reinfekt im Gebiet des dorsalen Oberlappenbronchus erbs- bis kirschgroße Lungenspitzenherde entstehen (= **Aschoff-Puhl-Herde**), die nicht selten ebenfalls Ausgangspunkt einer chronischen Lungentuberkulose sind (Abb. 70).

Warum die Lungenspitze für das Angehen dieser Tuberkuloseform besonders disponiert ist, wurde noch nicht in allen Punkten geklärt. Minderbelüftung, Besonderheiten der Blutzirkulation und schlechte Lymphzirkulation spielen dabei offenbar eine besondere Rolle.

Über bronchogene Streuherde, nach Ausbildung einer Kaverne oder einer käsigen Spitzenbronchitis breitet sich die Tuberkulose von diesen Spitzenherden ausgehend in darunter gelegene infraklavikuläre Abschnitte aus = **infraklavikuläres Frühinfiltrat** (= Assmann-Frühinfiltrat).

Klinisch kommt dem Frühinfiltrat eine große Bedeutung zu, da es röntgenologisch als erste Manifestation einer chronischen Lungentuberkulose erkennbar ist.

Histologisch ist das Frühinfiltrat eine **alveoläre Herdpneumonie,** die in eine **käsige Herdpneumonie** übergeht, wenn die rechtzeitige Behandlung unterbleibt. Nach Anschluß an einen Drainage-Bronchus mit Entleerung der Käsemassen entsteht aus dem Frühinfiltrat eine meist eiförmige dünnwandige **Frühkaverne** oder es entwickelt sich eine **Bronchialwandtuberkulose.** Von diesen Herden kann sich die Tuberkulose auf kanalikulärem (bronchogen) Wege von apikal nach kaudal über die gesamte Lunge ausbreiten.

Je nach der Allergielage, der unspezifischen Resistenz des Organismus, der Dauer der Erkrankung, der Therapie und anderen z.T. unbekannten Faktoren kann die nun folgende chronische Organtuberkulose einen sehr unterschiedlichen Verlauf (oft in Schüben) nehmen und damit zu verschiedenartigen morphologischen Bildern führen.

### 5.18.6.1 Exsudative Tuberkulose der Lungen

**Stadien der exsudativen Lungentuberkulose** ( = exsudative Phthise)

Beginn als **exsudative Alveolitis** mit ausgeprägtem Desquamationskatarrh ( = Ablösung der Alveolarwand) der Alveolarepithelien und fibrinösem oder granulozytärem Exsudat. Dieses Stadium kann noch vollständig ausheilen oder übergehen in:

**Gelatinöse Pneumonie** mit grauer, glasig-gelatinöser Schnittfläche der Lungen und fibrinarmem entzündlichem Ödem sowie verfetteten Alveolarepithelien in den Alveolarlichtungen. Es handelt sich hierbei um eine durch Toxine ausgelöste Entzündungsreaktion. Ausheilung ist möglich oder der Prozeß schreitet fort zur

**Käsigen Pneumonie** mit Zerfall des Lungengewebes, das im Gegensatz zur gelatinösen Pneumonie Tuberkelbazillen in großer Menge enthält. Dieser Befund entspricht der typischen Form der exsudativen Lungentuberkulose. Je nach Ausdehnung der Herde unterscheiden wir käsige Endo- und Peribronchitis, azinöse käsige Pneumonie, lobuläre oder lobäre käsige Pneumonie. Die besonders oft und rasch zum Tode führende lobäre käsige Pneumonie tritt vor allem bei Säuglingen, in der Pubertät und bei allgemeiner Resistenzschwäche auf. Alle diese Formen der exsudativen Phthise neigen zur Kavernenbildung und können in die kavernöse Lungentuberkulose übergehen.

### 5.18.6.2 Kavernöse Lungentuberkulose

Entsteht durch Erweichung und Abgrenzung von Käseherden.

**Akute Kaverne** bildet sich durch Zerfall einer käsigen Pneumonie (unregelmäßige Höhlen) oder käsigen Bronchitis (röhrenförmige Hohlraumbildung), Verschmelzungen führen zu verzweigten Hohlraumsystemen mit Zerstörung ausgedehnter Lungenpartien. Die unregelmäßigen Innenwände bestehen aus verkästen Gewebsresten.

**Chronische Kavernen** haben eine erheblich verdickte Wand aus drei Schichten, die durch Fortschreiten der spezifischen Entzündung mit Reinigung der Kaverne und erneutem Abschmelzen durch käsige Nekrosen entsteht. Dadurch bildet sich von innen nach außen folgender Wandaufbau:

Granulozytenreiche Fibrinschicht, die Tuberkelbakterien enthält.
Spezifische Granulationsgewebsschicht mit Epitheloidzellsaum.
Kollagene Fasergewebsschicht.

Die Ausbildung kommunizierender Hohlräume durch unterschiedliches Fortschreiten der Kavernen, Schrumpfungen und Vernarbungen mit Atelektasenbildungen führen zum charakteristischen Bild der chronisch kavernösen Lungentuberkulose.

Hauptgefahren der Kavernen sind die tuberkulösen bronchogenen Streuungen und Kavernenblutungen durch Eröffnungen von Gefäßen. Unter günstigen Voraussetzungen kann es zur Abheilung mit Schwund des spezifischen Granulationsgewebes kommen: Das Lumen wird von einer relativ glatten Bindegewebskapsel begrenzt und ist bakterienfrei = **gereinigte Kaverne.**

### 5.18.6.3 Tuberkulome

**Morphologie:** Im Durchmesser meist 1–5 cm große, zentral verkäste, kugelförmig isolierte, außen von einer dünnen Kapsel aus Granulationsgewebe und kollagenfaserigem Bindegewebe begrenzte Herde. Eine epitheloidzellige Kapselinnenzone ist Zeichen einer weiter bestehenden Aktivität.

**Lokalisation:** Lungen, bevorzugt in den Oberlappen, Gehirn, Milz.

**Pathogenese und Morphogenese:** Die Entstehung ist auf dreierlei Wegen möglich:

Demarkation käsiger Pneumonien durch ein Granulationsgewebe (das Areal enthält noch Fragmente elastischer Fasern).

Durch schubweise fortschreitende Vergrößerung käsiger Herde (konzentrische Schichtung).

Nachträgliche Auffüllung einer Kaverne nach Verschluß des Drainagebronchus (vollständig frei von Gewebsstrukturen).

Bei guter Abwehrlage können Tuberkulome durch Eintrockung des Käses kleiner werden und herdförmig verkalken, bei schlechter Abwehrlage fortschreiten und bei Bronchusanschluß eine Kaverne bilden.

### 5.18.6.4 Chronisch produktive ( = azinös-nodöse) Lungentuberkulose

Typisch für diese Form der Lungentuberkulose ist die Ausbildung kirschgroßer oder größerer kleeblattartiger Herde, die nur beschränkt wachsen und eine kokardenförmige Schnittfläche haben: Zentrale Verkäsung und Vernarbung, am Rand Neubildung produktiver Knötchen = **Kokardentuberkel.**

### 5.18.6.5 Indurierende zirrhotische Lungentuberkulose

Gleichzeitige Vernarbung und langsames Fortschreiten der spezifischen Entzündung, vor allem durch produktive Herde, sind für die **chronisch indurierende Lungentuberkulose** charakteristisch.

Kommt es zur stärkeren Konfluenz der Herde, ausgedehnteren Vernarbungen und Schrumpfungen meist mit umfangreicheren Ablagerungen anthrakotischen Pigmentes, entsteht die **zirrhotische Phthise,** mit Bronchiektasien und Kavernen.

Die chronische Lungentuberkulose verursacht Kachexie, Anämie, Arrosionsblutungen aus Arterien im Kavernenbereich, es besteht die Gefahr der weiteren Ausbreitung im Organismus (z. B. Kehlkopf- und Darmtuberkulose).

Nach Zerstörung großer Lungenbezirke droht die respiratorische Insuffizienz. Die Einengung der Pulmonalisstrombahn infolge des Parenchymverlustes, der Lungenschrumpfung und der Gefäßobliteration führt zur Rechtsherzbelastung, die heute, im Zeitalter der Chemotherapie, häufigste Todesursache bei chronischer Lungentuberkulose ist.

### 5.18.6.6 Pleuritis tuberculosa

In jedem Stadium der Tuberkulose kann es zur Mitbeteiligung der Pleura kommen, deren Symptome klinisch oft im Vordergrund stehen. Sie kann von der Lunge, von den bronchopulmonalen und tracheobronchialen Lymphknoten und selten von den Rippen oder der Wirbelsäule ausgehend in zwei Formen auftreten:

**Produktive tuberkulöse Pleuritis = Pleuritis sicca**

Meist über einem Lungenherd durch lymphogene Ausbreitung lokalisiert, umschrieben, bevorzugt über den Lungenspitzen, oft mit stärkerer Fibrinexsudation, Verwachsungen beider Pleurablätter in diesem Bereich und Schwielenbildungen. Bei Miliartuberkulose kann die ganze Lungenoberfläche von miliaren Tuberkeln übersät sein.

**Exsudative tuberkulöse Pleuritis**

Entsteht meist bei einem tuberkulösen Primärkomplex. Einem trockenen Initialstadium folgt ein Pleuraerguß, der überwiegend serofibrinös oder fibrinöskäsig ist. Erweichung des käsigen Exsudates und Leukozyteneinwanderung führen zum **tuberkulösen Pleuraempyem.** Bei Abheilung kommt es zu Verwachsungen der Pleurablätter, Pleuraschwielen und -schwarten und oft zur vollständigen Obliteration des Pleuraraumes.

## 5.18.7   Chronische Urogenitaltuberkulose

Häufigste Form der extrapulmonalen Organtuberkulosen.

### 5.18.7.1   Tuberkulose der Nieren, Pathogenese und Morphologie

**Pathogenese:** Die meist zwischen dem 20. und 50. Lebensjahr klinisch in Erscheinung tretende Nierentuberkulose entsteht im allgemeinen hämatogen, nimmt ihren Ausgang in etwa 60% aller Fälle von Herden, die während einer postprimären Frühstreuung entstanden sind. Bis zur klinischen Manifestation können mehr als 10 Jahre vergehen.

Durch die Glomerula oder Blutgefäße des Nierenmarkes ausgetretene Tuberkelbakterien bleiben in den Tubuli oder im Interstitium liegen und breiten sich von hier innerhalb der Niere hämatogen oder kanalikulär weiter aus. Auf diese Weise entsteht zunächst in der äußeren Markregion ein anfangs streifenförmiger, verkäsender spezifischer Entzündungsprozeß, der mottenfraßartig einen Renkulus zerstört. Je nach der Abwehrlage kann sich dieser Herd abkapseln, sich weiter ausbreiten und in das Nierenbecken einbrechen (= offene Tuberkulose), sich entleeren, eine Kaverne bilden und/oder sich auf die Nierenrinde ausdehnen.

### Morphologie

**Käsig-kavernöse Nierentuberkulose:** Diese, im Autopsiegut häufigste Form der chronischen Nierentuberkulose, beginnt meist als kavernöse Form und geht nur selten aus einer produktiv knotigen Tuberkulose durch sekundäre Verkäsung hervor.

Die vergrößerte Niere hat eine unregelmäßige Oberfläche mit narbigen Einziehungen und miliaren Knötchen. Die Schnittfläche ist von weißlich gelblich begrenzten Kavernen mit umgebenden miliaren Tuberkeln durchsetzt.

Später wandelt sich das Granulationsgewebe in teilweise hyalinisiertes Narbengewebe um.

**Produktiv knotige Nierentuberkulose:** Es entstehen bis walnußgroße Knoten aus spezifischem Granulationsgewebe, die verkäsen und Tuberkulome bilden können. Einbrüche in das Nierenbecken finden nicht statt.

**Tuberkulöse Mörtelniere:** Bei Verschluß des Ureters (z. B. durch bröcklige Käsemassen oder Vernarbungen) schreitet die Verkäsung nach Zerstörung der Markregion rascher auch rindenwärts bis nahe an die Nierenkapsel fort. Die zunächst noch erhalten gebliebenen subkapsulären Parenchymbezirke wandeln sich mit der Faserkapsel der Niere in eine derbere Kapsel um, die sackförmig diese Areale oder die gesamte käsig umgewandelte Niere umgibt.

Durch fortschreitende Eindickung des Käses und Kalkeinlagerungen entsteht so aus der partiellen oder totalen tuberkulösen **Sackniere** mit dünnflüssigem Inhalt über die **Kittniere** eine **Mörtelniere,** die von z. T. verkalktem bröckeligem, mörtelartigem Brei angefüllt ist. Oft werden in diesem Spätstadium die Mörtelmassen nur noch von einem Narbengewebssaum ohne florides spezifisches Granulationsgewebe begrenzt ( = ausgebrannte Tuberkulose).

### 5.18.7.2 Tuberkulose des Nierenbeckens, des Ureters, der Harnblase und des Nebenhodens

Im allgemeinen absteigend kanalikulär aus einer Nierentuberkulose hervorgehend, entwickelt sich eine produktiv granulierende oder verkäsende Tuberkulose der ableitenden Harnwege. Etwa 15% der Patienten mit Nierentuberkulose haben eine ulzeröse Harnblasentuberkulose. Nach Befall nur einer Niere kann auf diesem Weg sekundär von der Blase aufsteigend vereinzelt auch die kontralaterale Niere auf kanalikulärem Wege infiziert werden (Ausnahme von der Regel einer hämatogen entstehenden und in der äußeren Markregion beginnenden Nierentuberkulose!). Erfolgt der Einbruch des spezifischen Entzündungsprozesses in die ableitenden Harnwege noch während der hyperergischen Phase, entwickelt sich die seltene, aber gefürchtete *Pyelitis, Ureteritis und Urocystitis caseosa,* eine exsudative, sehr rasch verlaufende Frühform der Tuberkulose im Rahmen einer Späterstinfektion, die 9–17 Monate nach dem Primärinfekt entsteht. Es handelt sich um eine hyperergische Reaktion vom Typ eines Arthus Phänomens (6.1.3.7). Dabei werden die gesamten Oberflächen der ableitenden Harnwege durch flächenhafte Nekrosen zerstört. Diese 9–12 Monate nach einem Primäraffekt auftretende käsige Oberflächenentzündung führt meist über eine hämatogene Nachstreuung zur tödlichen Meningitis.

Aszendierend können vom Colliculus seminalis ausgehend auch die Prostata, vor allem aber die Samenblase und die Nebenhoden ( = **Epididymitis tuberculosa**), seltener die Hoden ( = Orchitis tuberculosa) von einer meist verkäsenden Tuberkulose befallen werden.

Die Genitaltuberkulose der Frau tritt am häufigsten in den Tuben auf ( = **Salpingitis tuberculosa**), meist als käsige Endosalpingitis tuberculosa mit reichlich käsigen Massen im Lumen. Sie entsteht in der Regel hämatogen, kann auf das Endometrium und Ovar übergreifen.

### 5.18.8 Hämatogene Spätgeneralisation während der Postprimärinfektionsperiode der Tuberkulose

Im Gegensatz zur hämatogenen Frühgeneralisation, die von einem nicht abgeheilten oft progressiven Primärkomplex ausgeht, entsteht die Spätgeneralisation nach einem unterschiedlich langen mitunter jahrelangen symptomfreien Intervall.

**Pathogenese und Morphologie der Streuherde bei Miliartuberkulose**

Die tuberkulöse Spätgeneralisation (= Spätstreuung) kann bei allgemeiner Abwehrschwäche ihren Ausgang nehmen von:

Altem Primärkomplex, der exazerbiert, Ausgangsherd ist meist ein Lymphknoten (= lymphoglanduläre Reinfektion).

Organtuberkulosen, die selbst durch hämatogene Streuungen entstanden sind (z. B. Knochen, Nieren, Nebennieren, Genitalorgane), können Streuquelle einer Spätgeneralisation sein (= sekundäre Streuquellen).

Die Streuung erfolgt in gleicher Weise wie bei der Frühgeneralisation und führt zu folgenden Formen der Miliartuberkulosen:

- Akute Miliartuberkulose.
- Sepsis tuberculosa acutissima Landouzy (5.18.4.3).
- Chronische Miliartuberkulose: Über längere Zeitabschnitte subakut oder chronisch verlaufende hämatogene miliare Streuung.

# 5.19  Bakterielle Sepsis

## 5.19.1  Definition der Begriffe

### 5.19.1.1  Sepsisherd. *Ein örtlich begrenzter bakterieller Entzündungsherd, meist an der Eintrittspforte der Erreger, aus dem eine Sepsis hervorgehen kann.*

Beispiele für häufige Herde als Ausgangspunkt einer Sepsis sind:
Angina tonsillaris, Erreger meist Strepto- und Staphylokokken
Pyelonephritis, Erreger meist Kolistämme
Furunkel, Pyodermien, Erreger meist Staphylokokken
Panaritium = eitrige Nagelbettentzündung, Erreger meist Staphylokokken oder Streptokokken
Uterusinfektionen nach Aborten oder Geburten
Pneumonien, Pleuraempyem, verschiedenste Erreger
Zahngranulome, Erreger meist Streptokokken

### 5.19.1.2  Bakteriämie

*Eine vorübergehende Anwesenheit von Bakterien im Blut infolge eines kurzfristigen Einbruches ohne allgemeine Krankheitserscheinungen, da keine oder ungenügende Toxinfreisetzungen stattfinden.*

Wahrscheinlich kommt es sehr häufig zu vorübergehenden Bakterieneinschwemmungen in das Blut z. B. nach Zahnextraktionen. Die Erreger werden jedoch bei guter Abwehrlage des Organismus rasch durch zahlreiche antibakterielle Substanzen (z. B. Opsonine, Antikörper, Komplement) vernichtet, von den Zellen des MPS phagozytiert und zerstört.

Analog kann auch eine **Virämie** auftreten. Der Transport der Viren durch Blut findet dabei frei wie bei Poliomyelitis und Gelbfieber oder in Monozyten und Lymphozyten statt (z. B. Masern-, Epstein-Barr-, Herpes simplex-, Zytomegalie- und Pox-Viren).

### 5.19.1.3 Sepsis

*Zirkulation virulenter, pathogener, sich im Blut vermehrender Bakterien, die unter Wirkung ihrer Toxine schwere allgemeine Krankheitserscheinungen mit Fieber und Schüttelfrost hervorrufen und zu toxischen Schädigungen innerer Organe (z. B. Milz, Leber, Nieren) führen.*

Die Sepsis entsteht durch ein konstantes oder kurzfristig rezidivierendes Eindringen der Erreger in die Blutbahn (direkt oder indirekt über das Lymphgefäßsystem). Dabei treten nur allgemeine, lichtmikroskopisch oft nur mit Mühe erkennbare Organläsionen auf (dagegen Septikopyämie s. 5.19.2.4).

### 5.19.1.4 Sepsis lenta (lentus, lat. = langsam):

Eine besonders langsam verlaufende Allgemeininfektion, die mit subfebrilen Temperaturen, Anämie und Hautveränderungen einhergeht, häufig durch den Streptococcus viridans ausgelöst und von einer Endocarditis ulceropolyposa unterhalten wird. Ursache dieses schleichenden Verlaufes ist eine besondere immunologische Umstimmung des Organismus.

### 5.19.1.5 Pyämie

Absiedlung im Blut kreisender Bakterien in anderen Organen mit Ausbildung erneuter Entzündungsherde (Abszesse).

Das gleichzeitige Vorliegen einer Sepsis und Pyämie wird als **Septikopyämie** bezeichnet.

### 5.19.1.5 Septikämie

Im modernen angloamerikanischen Schrifttum wird die in der Praxis nicht immer einfache Trennung von Bakteriämie und Sepsis nicht mehr vorgenommen und bei Auftreten von Symptomen der Begriff „Septikämie" angewandt.

### 5.19.2 Pathogenese der bakteriellen Sepsis

Pathogenetisch kommen vor allem 3 Ursachen in Frage:
1. Eine lokalisierte Infektion kann durch die Abwehrmechanismen des Körpers nicht mehr abgegrenzt werden.

2. Die Sepsis kann von einer kleinen, unwesentlich erscheinenden Entzündung aus unbekannten Gründen ausgehen oder der Ausgangspunkt wird nicht gefunden ( = *kryptogene Septikämie,* kryptos, gr. = verborgen, genes, gr. = entstanden aus).

3. Die auslösenden Mikroorganismen werden direkt in den Blutstrom gebracht.

Oft kann die Eintrittspforte der Erreger nur vermutet werden. Nach Untersuchungen von Svanbom (Scand. J. Infect. Dis. 11: 187, 1979) waren etwa die Hälfte der wahrscheinlichen Eintrittspforten in der Haut (24%) oder dem Harntrakt (22%) lokalisiert. Es folgten der Respirationstrakt, während der Gastrointestinaltrakt einschließlich der Gallenwege (7%) und Zähne (3%) seltener als Streuherde infrage kamen.

Quellen der nosokomialen Septikämien (nosokomeion, gr. = Krankenhaus) sind meist Kanülen und nur ausnahmsweise Infusionslösungen. Blutgefäßkanülen, die länger als 48–72 Stunden liegen, führen in 2–5% zu Septikämien, die meist von der eigenen Hautflora des Patienten ausgehen. Entsprechend gefährdet sind Drogensüchtige und Patienten mit Kathetern verschiedenster Implantationsorte (mit Ausnahme der Harnkatheter).

Auslösende Mikroorganismen sind vor allem Staphylokokken (Mehrzahl Penizillinase-produzierend), auf die etwa 20% der endemisch in Krankenhäusern erworbenen ( = nosokomialen) Septikämien entfallen, Streptokokken (meist α-hämolytisch) und E. coli. Enterokokken-Septikämien sind mit 2,7–3,4% zwar noch relativ selten, werden jedoch häufiger. In den letzten Jahren haben endemische Septikopyämien durch Klebsiellen, Enterobakter, Serratien und Pseudomonas aeruginosa zugenommen, in zahlreichen Kliniken übertreffen sie bereits die durch E. coli. Etwa 3% der systemischen Infektionen gehen auf Kandida-Arten zurück, die nahezu alle in Kliniken erworben werden.

Neben den obengenannten Erregern kann eine Sepsis durch zahlreiche andere Mikroorganismen wie Pneumokokken, Proteus, Meningokokken, Gonokokken etc. (auch Pilze!) hervorgerufen werden.

### 5.19.2.1 Entstehung der die Sepsis begünstigenden Faktoren

Die Entstehung einer Sepsis wird begünstigt durch allgemeine Resistenzschwäche (z. B. durch Hunger, bei Kachexie, malignen Tumoren, chronischen Infektionskrankheiten, Leukämien, Agranulozytosen) und hohe Virulenz der Erreger. Weitere prädisponierende Faktoren sind heute Änderungen der Abwehrlage als Therapiefolgen (z. B. Kortikosteroidtherapie, Zytostatikatherapie).

Gefährdet sind vor allem ältere Personen. 42% der an einer Septikämie Erkrankten und 62% der daran Verstorbenen sind älter als 65 Jahre. Eine größere Anzahl jüngerer Patienten stammt aus der Drogenszene und Personen mittleren Alters kommen aus der Gruppe der Alkoholiker. Patienten mit letalen Grundkrankheiten erkranken in allen Altersgruppen 10 bis 15mal häufiger an Septikämien als andere stationäre Patienten. So tritt bei 50% der Leukämiker oder Empfänger eines Organtransplantates früher oder später eine Septikämie auf.

Das **OPSI-Syndrom** (Overwhelming Post-Splenectomy-Infection) ist eine perakut verlaufende Septikämie bei splenektomierten Patienten, meist durch Pneumokokken ausgelöst, mit den morphologischen Befunden eines Waterhouse-Friedrichsen-Syndroms (16.4.2). Es wird vorwiegend bei Kindern und jungen Erwachsenen beobachtet. Der Tod tritt innerhalb weniger Stunden unter dem Zeichen eines schweren Schockzustandes ein, so daß sich die klassischen Symptome einer Septikämie hier nicht mehr entwickeln können. Das OPSI-Syndrom wird daher fast nie zu Lebzeiten diagnostiziert. Seit Kenntnis dieses Krankheitsbildes wird heute nach traumatischen Milzläsionen häufiger ein organerhaltender oder teilorganerhaltender Eingriff versucht und die totale Splenektomie seltener durchgeführt.

### 5.19.2.2 Vom Sepsisherd ausgehende lymphogene Ausbreitung von Bakterien als Quelle einer Sepsis

Die lymphogene Ausbreitung verläuft über folgende Wege:

**Eitrige Lymphangitis:** Die im Entzündungsbereich vorhandenen Bakterien gelangen mit dem Lymphstrom in die Lymphgefäße, in denen sie durch ihre Toxine eine Entzündung hervorrufen = Lymphangitis. Durch die Lymphgefäßwand greift die Entzündung auf das umgebende Gewebe über (= Perilymphangitis) und ist dann als roter Streifen erkennbar, der sich vom primären Entzündungsherd auf weitere Strecken nach zentral verfolgen läßt (z. B. vom Panaritium der Hand bis in die Axilla).

**Eitrige Lymphadenitis:** Über die afferenten Lymphbahnen gelangen die Bakterien in die Randsinus der regionalen Lymphknoten, in denen sich im Rahmen der Abwehrreaktion eine eitrige, nicht selten abszedierende Lymphadenitis entwickelt. Bei guter Abwehrlage wird die weitere Ausbreitung der Bakterien hier gehemmt, sie werden von Granulozyten und Makrophagen phagozytiert und zerstört. Makrophagen vermitteln dabei die Antikörperbildung (6.1).

**Ductus thoracicus:** Je nach Lokalisation des Sepsisherdes kommen die Erreger bei unzureichender „Filterwirkung" der regionalen Lymphknoten in die großen Lymphgefäße wie den Ductus thoracicus und damit in das Blut.

### 5.19.2.3 Vom Sepsisherd ausgehende infizierte Venenthrombose als Ausgangspunkt einer Sepsis

Häufig dringen im primären Entzündungsgebiet die Bakterien in die Venenwände ein und rufen eine Entzündung der Gefäßwand mit Thrombose (7.11) hervor = **Thrombophlebitis.** In dem Thrombus können sich die Mikroorganismen unter gewissen Bedingungen rasch vermehren. Die Ausbreitung in die Blutbahn erfolgt hier also unmittelbar aus dem Thrombus.

Bevorzugte Ausgangspunkte einer Sepsis auf diesem Wege sind:

| | |
|---|---|
| Angina tonsillaris | → Thrombophlebitis der Vena jugularis und der Halsvenen |
| Otitis media | → Thrombophlebitis des Sinus sigmoideus |
| Oberlippenfurunkel | → Thrombophlebitis der V. facei → V. angularis → V. ophthalmica → des Sinus cavernosus. |
| Appendizitis | → Thrombophlebitis der Venen des Mesenteriolums → V. mesenterica → V. portae |

### 5.19.2.4  Entstehung multipler metastatischer Streuherde

Werden infizierte Bruchstücke von Thromben embolisch verschleppt, kommt es zu multiplen Abszessen in den Bereichen, in denen die bakterienhaltigen Emboli haften bleiben. Vereinzelt können sich auch bei guter Abwehrlage hämatogene Streuherde in verschiedenen Bereichen des Organismus ansiedeln (z. B. Knochen, Nieren, Gehirn, Lungen) und zu umschriebenen Entzündungen (meist Abszessen) führen. Das Auftreten derartiger metastatischer Abszesse wurde früher als Pyämie, die Kombination mit einer Sepsis als Septikopyämie bezeichnet. Diese Herde können ebenfalls zum Ausgangspunkt einer Sepsis werden (sekundäre Sepsisherde).

Die Mehrzahl infizierter Thromben entsteht in Venen des großen Kreislaufes (5.19.2.3). Entsprechend bilden sich multiple metastatische Streuherde bevorzugt in den Lungen, wo sie septische Herdpneumonien auslösen.

Gelangen Erreger durch die Lungen oder von Streuherden im arteriellen Bereich (z. B. linkes Herz) in den arteriellen Kreislauf, entstehen entsprechende Streuherde in den Nieren, im Myokard, im Gehirn, den Meningen, im Knochenmark, den Gelenken und der Haut (5.19.3.2).

### 5.19.2.5  Bakterielle Endocarditis ulcerosa

Unter gewissen Bedingungen siedeln sich die Bakterien leicht auf den Herzklappen, vor allem auf vorgeschädigten Klappen des Herzens an (7.6.2 und 7.6.3). Die Erreger haften zunächst an den Schließungsrändern und vermehren sich dort zwischen Thrombozyten- und Fibrinniederschlägen rasch, es kommt zur Zerstörung des Klappengewebes und stärkeren Störungen der Klappenfunktion, gleichzeitig zur Ausbildung größerer, brüchiger bakteriell durchsetzter Thromben auf den Klappen. Infizierte Bruchstücke dieser Thromben werden leicht mit dem arteriellen Blut verschleppt und erzeugen in den genannten Organen Abszesse. Da außerdem von den Herzklappen ständig Bakterien und ihre Toxine in das Blut abgegeben werden, liegt meist gleichzeitig eine Sepsis vor.

### 5.19.2.6 Endocarditis lenta im Gefolge einer „endogenen Infektion"

Bei Infektionen mit weniger virulenten Bakterien (meist mit dem β-hämolysierenden Streptococcus viridans, seltener mit Enterokokken) und besserer Abwehrlage
des Organismus kommt es zu einer Endocarditis lenta mit etwas milderen Allge-
meinsymptomen und einem längeren Verlauf als bei der Endocarditis ulcerosa. Da
vergrünende Streptokokken normalerweise im Mund und oberen Respirationstrakt vorhanden sind, müssen weitere Faktoren hinzukommen um diese Krankheit
auszulösen:

Eindringen ins Blut (= endogene Infektion) z. B. nach Zahnextraktionen oder
Tonsillektomien, Änderung der immunologischen Abwehrlage.

### 5.19.3 Morphologie der Sepsis

Die einzelnen makroskopischen Befunde einer Sepsis sind spärlich und überwiegend uncharakteristisch. Zusammengefaßt ergeben sie jedoch ein charakteristisches Bild.

### 5.19.3.1 Septische Splenomegalie

Hervortretender makroskopischer Befund ist die **septische Milzschwellung**
(= „akute septische Splenitis").

*Makroskopisch:* Milz vergrößert (meist nur bis 300 g, seltener 500 g–600 g, Norm-
gewicht = 150 g, in Ausnahmefällen bis 1000 g!), hyperämisch, weich, von der
Schnittfläche reichlich „Pulpabrei" (= Fibrin, Immunglobuline, Makrophagen,
Granulozyten und Erythrozyten) abstreifbar.

*Mikroskopisch:* Zunächst perifollikuläre Hyperämie, weite blutreiche Sinus, später
(nach 8 Std.) Vermehrung neutrophiler Granulozyten und Monozyten in der roten
Pulpa, Exsudation von Serum und Fibrin in Pulpa und Kapsel (= fibrinöse Perisplenitis, die später hyalinisieren und in eine „Zuckergußmilz" übergehen kann).
Hyperplasie der Follikel mit Aktivierung der vergrößerten Keimzentren. Nach
1 Woche treten in der roten Pulpa Plasmazellen auf.

**Schwellung der parenchymatösen Organe** durch hochgradige Hyperämie und toxisches Ödem: z. B. Leber, Nieren, Herzmuskel, Gehirn. In Leber und Herz kommt
es oft zur toxischen Verfettung der Leberepithelien bzw. Herzmuskelzellen.

**Aktivierung der Zellen des MPS:** Neben den Milzveränderungen Schwellung und
Proliferation Kupffer-Sternzellen der Leber, generalisierte Lymphknotenvergrößerungen.

**Zeichen des Schocks:** In der Regel werden die Befunde einer Sepsis durch Zeichen
des hinzukommenden Schocks überlagert. Die Bakterientoxine lösen einen Kreis-

laufschock unterschiedlichen Grades (7.10) aus. Disseminierte intravasale Gerinnung, Verbrauch von Gerinnungsfaktoren und Störungen der Mikrozirkulation rufen zusätzliche Organschäden hervor, so daß oft die primär durch die Sepsis und sekundär durch den Schock entstandenen Organläsionen nicht mehr unterscheidbar sind. Wir finden u. a.:

Schocknieren mit herdförmigen Tubulusepithelnekrosen

Schocklungen mit hyalinen Membranen, herdförmigem Ödem und Blutungen

Schockleber mit umschriebenen Nekrosen

Pankreasnekrosen

Hypophysennekrosen und hämolytische Nebennierenrindennekrosen (vor allem bei Meningokokkensepsis unter dem Bild des Waterhouse-Friedrichsen-Syndroms)

Herdförmige Blutungen in die Magen-Darmschleimhaut, mitunter nekrotisierende oder ulzerierende Enterokolitis

Hautblutungen, meist punktförmig

Knochenmark entsprechend einem Schockmark

### 5.19.3.2 Metastatische Streuherde, meist septische Infarkte

Das morphologische Bild wird bunter, wenn gleichzeitig metastatische Abszesse vorhanden sind.

**Lungen:** Infizierte Emboli verursachen meist kleinere (bis erbsgroße) septische Infarkte, die einen günstigen Nährboden für die eingeschleppten Bakterien darstellen, so daß „metastatische Herdpneumonien" entstehen, die eitrig eingeschmolzen werden und in Lungenabszesse übergehen. Ebenso können bei Streuungen in der arteriellen Strombahn (vorwiegend von einer ulzeropolypösen Endokarditis ausgehend) in den verschiedenen Organen bis stecknadelkopfgroße, vereinzelt auch mehrere Zentimeter große Abszesse auftreten (z. B. Gehirn oder Leber) und schwere Funktionsstörungen hervorrufen. Es entstehen septische Milzinfarkte, Abszesse im Herzmuskel, „metastatische eitrige Prostatitiden", „metastatische eitrige Herdenzephalitiden", „metastatische Arthritiden", „metastatische Abszesse der Nieren" und septische Glomerulitiden (s. dagegen Löhlein-Herdnephritis, die in 30% aller Fälle von Endocarditis lenta entsteht, aber eine immunologische Genese hat!).

### 5.19.3.3 Bakterielle Endokarditis

Die bei einer bakteriellen Sepsis auftretende Endokarditis ist eine Endocarditis ulcerosa oder ulcero-thrombopolyposa (7.6.2 und 7.6.3).

## 5.20 Rheumatisches Fieber

( = rheumatic fever = Streptokokken-Rheumatismus)

**Definition:** *Eine Zweitkrankheit, die im Mittel 3 Wochen nach einer Infektion mit β-hämolysierenden Streptokokken der serologischen Gruppe A (nach Lancefield) als Hypersensitivitätsreaktion auftritt.*

Die Symptome der in jeder Altersgruppe vorkommenden, aber vorwiegend im Kindesalter auftretenden (6.–15. Lebensjahr) Erkrankung, sind im Frühstadium oft unterschiedlich und die Organbeteiligungen wechseln. In der Reihenfolge ihrer diagnostischen Wertigkeit wurden daher international als Haupt- und Nebenkriterien vereinbart ( = Jones-Kriterien):

| Hauptkriterien | Nebenkriterien |
|---|---|
| 1. Karditis | 1. Fieber |
| 2. Polyarthritis | 2. Gelenkschmerzen |
| 3. Chorea minor | 3. Anhalt für vorausgegangene Infektion mit β-hämolysierenden Streptokokken |
| 4. Subkutane Knötchen | 4. Früheres rheumatisches Fieber |
| 5. Erythema marginatum | 5. Erhöhte BSG, Leukozytose, erhöhter Antistreptolysin-Titer, C-reaktives Protein |

Zwei Hauptkriterien oder ein Hauptkriterium und zwei Nebenkriterien sprechen für ein rheumatisches Fieber (Gelenkveränderungen sind also nicht obligat!). Bei Kindern steht die Herzbeteiligung im Vordergrund, bei Jugendlichen und Erwachsenen die Arthritis. Die Krankheit hinterläßt keine Immunität sondern im Gegenteil eine erhöhte Anfälligkeit.

### 5.20.1 Pathogenese

Wie die akute Glomerulonephritis (s. 12.1.2) und das Erythema nodosum ist das akute rheumatische Fieber eine „Streptokokkennachkrankheit". Während des Intervalls von 3 Wochen kommt es zur Sensibilisierung, die dann das rheumatische Fieber bedingt.

Die Erstinfekte mit β-hämolysierenden Streptokokken der Gruppe A treten in folgenden Formen auf:

Angina, Scharlach, Pharyngitis, Tonsillitis, Tracheobronchitis, Rhinitis, Sinusitis, Otitis.

Die häufigste Vorkrankheit, die Streptokokkenangina, verläuft bei etwa ⅓ der Patienten symptomlos. Nur etwa 3% der an einem entsprechenden Streptokokkeninfekt Erkrankten reagieren mit einem rheumatischen Fieber.

Warum die auslösenden Streptokokken vor allem nach Infekten im Pharynx zum rheumatischen Fieber führen, ist ungeklärt. Wahrscheinlich ist eine vorausgegangene Beteiligung des lymphatischen Gewebes der Tonsillen oder des Pharynx Voraussetzung. Möglicherweise wird die abnorme Immunantwort durch eine Interaktion der Streptokokkenantigene mit den lymphatischen Zellen von Pharynx und Tonsillen bedingt.

Disponierende Faktoren sind:

Sozialer Status: Ärmere Bevölkerungsschichten erkranken häufiger infolge größerer Infektionsgefahr durch enge Wohnverhältnisse, Unterkühlung, Mangelernährung, schlechtere ärztliche Versorgung. So ist das rheumatische Fieber in Entwicklungsländern besonders häufig.

Familiäre Disposition: Vererbte immunologische Reaktionsweise.

Alter: Beginn in 90% aller Fälle zwischen 5–25 Jahren.

Die von den Erregern gebildeten Ektotoxine und Enzyme schädigen das Gefäßbindegewebe und die Herzmuskulatur. β-hämolysierende Streptokokken sind jedoch zu diesem Zeitpunkt in den rheumatisch veränderten Geweben nicht nachweisbar. Entscheidend sind immunologische Mechanismen, die in einzelnen Punkten noch unklar sind.

Einmal gibt es Hinweise darauf, daß eine **Immunkomplexallergie vom Typ III** vorliegt. Danach kommt es durch Bildung von Immunkomplexen aus Streptokokkenantigenen mit homologen Antikörpern zur Komplementaktivierung, die Kapillarwandläsionen und herdförmige exsudativ entzündliche Prozesse verursacht. Zum anderen werden Autoantigen-Antikörperreaktionen mit der Oberfläche der Herzmuskelzellen beobachtet, die durch zytotoxische Antikörper (Typ II) entstehen, welche gegen Streptokokkenantigene gerichtet sind, aber mit den Zellen des Myokards kreuzreagieren. An der Oberfläche der Herzmuskelzellen im Sarkolemm oder dem subsarkolemmalen Zytoplasma der Herzmuskelfasern liegen determinierte Gruppen vor, die den sog. M-Substanzen der Streptokokken weitgehend gleichen. Schließlich könnten gewebsfixierte Reaktionen von Serumantikörpern mit Antigenkomplexen ablaufen, die durch Koppelung von Streptokokkenantigenen mit untergehendem Gewebe entstehen.

Dabei auftretende schädigende Faktoren führen zur Denaturierung und Verquellung kollagener Fibrillen, an die sich Fibrinmonomere binden, die sich dann färberisch wie Fibrin verhalten. Dabei werden in der Grundsubstanz des Bindegewebes die Glykosaminglykane (Mukopolysaccharide) depolymerisiert, die sauren Glykosaminglykane, vor allem die Hyaluronsäure nehmen zu. Infolge der Kapillarwandschädigungen treten Fibrin und γ-Globulin in die aufgelockerte Grundsubstanz aus und es entsteht zunächst eine eosinophile Homogenisierung, dann wird das Gewebe in eine feingranuläre azidophile Masse umgewandelt, die wir als **fibrinoide Nekrose** bezeichnen (2.7.8).

Diese Veränderungen treten nicht nur im Herzen (Endokard und Myokard), sondern auch an den Sehnen, in Faszien, in der Gelenkkapsel und der Synovia der Gelenke auf und sind typisch für eine Hypersensibilität.

### 5.20.2 Myocarditis rheumatica

Die häufigsten und folgenschwersten Veränderungen treten beim rheumatischen Fieber am Herzen auf: „Der akute Rheumatismus leckt die Gelenke, aber beißt das Herz" (Lasègne 1864). Die Herzbeteiligung beträgt 80%!

*Morphologie:* Die Myokarditis des rheumatischen Fiebers läuft ausschließlich am Gefäßbindegewebe ab. Dabei werden 3 Stadien unterschieden (s. auch 5.9.3).

**I. Stadium = Exsudative Frühphase** (1.–3. Woche): primäre Kapillarschädigung, Fibrinexsudation und Läsionen des Bindegewebes wie oben beschrieben (5.20.1).

**II. Stadium = Rheumatisches Granulom** (4.–8. Woche): Die exsudativen Prozesse lösen eine zelluläre Reaktion aus, die in der 4. Krankheitswoche mit Lymphozyten- und Plasmazellinfiltraten beginnt. Im 2. Monat kommen charakteristische große basophile Zellen mit raupenförmigen Kernen (= Anitschkowzellen) und Riesenzellen (= Aschoff-Zellen) hinzu. So entsteht ein typisches, makroskopisch kaum sichtbares knötchenförmiges Infiltrat, das in dieser Form fast ausschließlich im Herzmuskel um Kapillaren und Venolen auftritt und als **Aschoff-Geipel-Knötchen** oder „blühendes Granulom" bezeichnet wird (5.9.3, Abb. 65). Das ebenfalls beim rheumatischen Fieber nachweisbare bis taubeneigroße „Rheumaknötchen" (= Bangsches rheumatoides Granulom = Nodus rheumaticus, 5.9.4) wird dagegen häufiger außerhalb des Herzens, vor allem in der Umgebung von Gelenken gefunden. Außer den Aschoff-Geipel-Knötchen im perivaskulären Bindegewebe des Myokards finden sich innerhalb der Herzmuskulatur „muskelaggressive Granulome" um untergehende Muskelfasern als Ausdruck einer Autoantikörperwirkung gegen Herzmuskulatur.

**III. Stadium = Narbenbildung** (3.–4. Monat): Die Makrophagen des Knötchens nehmen nach einigen Wochen Fibroblasteneigenschaften an, es werden zunehmend kollagene Fasern gebildet und das Granulom wandelt sich bei ständiger Zellverminderung in eine bleibende Narbe um.

**Mögliche Folgen der Myocarditis rheumatica**
Das typische Aschoff-Geipel-Granulom läßt die Herzmuskulatur weitgehend intakt und ist in der Regel klinisch unbedeutend. Sind Granulome und Narben jedoch im Reizleitungssystem lokalisiert, so können sie zur tödlichen Herzinsuffizienz führen.

Vereinzelt, vor allem bei Kindern, kann allerdings der rheumatische Prozeß im Herzmuskel so akut verlaufen, daß eine tödliche Myokardinsuffizienz innerhalb der ersten 3 Wochen eintritt. Dabei entsteht anstelle der relativ geringfügigen fibrinoiden Vorgänge ein ausgedehntes serofibrinöses Exsudat mit zahlreichen Granulozyten und einzelnen Lymphozyten im Interstitium. Offenbar liegt hier ein Äquivalent des Arthus-Phänomens vor.

Die funktionelle Bedeutung der muskelaggressiven Granulome ist noch nicht geklärt.

### 5.20.3 Endocarditis rheumatica (7.6.1)

**Pathogenese:** Der entzündliche Prozeß verläuft im subendothelialen Bereich grundsätzlich gleich wie im Gefäßbindegewebe des Myokards, wird jedoch durch die Besonderheiten der Endokardstruktur modifiziert. Während die Fibrinexsudation und die fibrinoide Verquellung im Myokard in Abhängigkeit von den Gefäßwandläsionen herdförmig ablaufen, treten sie im parietalen Endokard flächenhaft auf. An den Herzklappen, die eine Duplikatur des Endokards sind, überwiegen dagegen ebenfalls herdförmige fibrinoide Bezirke.
(Einzelheiten der Pathogenese und Morphologie 7.6.1)

### 5.20.4 Pericarditis rheumatica (5.7.3)

**Pathogenese:** Im normalen Perikard liegt ein Netz von Kapillaren ohne vollständige Endothelbegrenzung der mesodermalen Höhle an. Kontinuierlich fließt ein seröser Flüssigkeitsstrom vom Kapillarnetz durch den spaltförmigen Hohlraum des Perikards in die ableitenden Lymphgefäße. Tritt infolge von Kapillarschädigungen auch Fibrinogen aus und polymerisiert zu Fibrin so wird die Flüssigkeitsdrainage über die Lymphgefäße erschwert und es entsteht ein Erguß im Perikard. Bildet sich innerhalb kurzer Zeit ein Erguß von mehr als 150 ml, so kann der Tod infolge einer Einflußstauung in das rechte Herz eintreten.

Die akute Perikarditis des rheumatischen Fiebers ist eine **fibrinöse** oder **serofibrinöse** Perikarditis (5.6.3). Erst nach einigen Tagen treten Lymphozyten, Granulozyten und Makrophagen in größerer Zahl auf. Diese Veränderungen sind uncharakteristisch. Darüber hinaus kommen herdförmige Fibrinexsudationen im submesothelialen Gewebe und eine fibrinoide Degeneration von Kollagenfasern hinzu (typisch, aber nicht absolut spezifisch für rheumatisches Fieber, da auch bei anderen Perikarditiden gefunden). Selten werden die für das rheumatische Fieber beweisenden Aschoff-Granulome auch im Epi- und Perikard gefunden, sind hier meist kleiner als im Myokard.

Spielt sich die Perikarditis vorwiegend im submesothelialen Gewebe ab und tritt nur wenig Fibrin in die Perikardhöhle aus, entsteht eine weiße glänzende Narbenplatte = „Sehnenfleck". Nach starker Fibrinexsudation kommt es zu Verwachsungen der Herzbeutelblätter (5.6.3). Bei Rezidiven der rheumatischen Erkrankung reagiert meist auch das Perikard mit. In der Regel sind bei der rheumatischen Herzerkrankung alle Herzabschnitte befallen, wobei allerdings oft die o. g. Schwerpunkte auftreten. Sind beim rheumatischen Fieber Endo-, Myo- und Perikard in der oben beschriebenen Form gleichzeitig entzündlich verändert, wird die Erkrankung als **Pankarditis** bezeichnet.

# 6. Immunpathologie

## 6.1 Grundlagen der Immunologie
(s. GK Med. Mikrobiologie 11.6)
(immunitas, lat. = freisein von)

Der Organismus verfügt über eine Anzahl von Abwehrmechanismen, die in unspezifischer Form als Entzündung, Phagozytose und humoraler Faktoren oder in spezifischer Form als Immunität auftreten.

**Definition:** *Immunität ist die erworbene spezifische Unempfindlichkeit gegenüber Infektionen und Toxinen.*

Immunität im weitesten Sinne beruht auf der Fähigkeit des Organismus, „selbst" von „nichtselbst" zu unterscheiden, etwas als „fremd" zu erkennen und spezifisch darauf zu reagieren. Das Immunsystem gewährleistet die biologische Individualität und Integrität.

Im engeren Sinne wird darunter die Fähigkeit verstanden, auf Antigene mit Antikörpern zu reagieren, durch die letzlich die individuelle Spezifität des Organismus gewährleistet wird. Diese biologische Individualität entsteht während der Perinatalperiode, alles später davon abweichende wird unter normalen Bedingungen als fremd erkannt und eliminiert. Träger und Vermittler der Immunität sind die mobilen Zellen des Lymphsystems. Besondere Bedeutung gewinnen die immunologischen Abwehrmechanismen durch folgende Funktionen:

Beseitigung während des Lebens ständig auftretender mutierter somatischer Zellen.

Elimination parenteral zugeführter Fremdstoffe, vor allem Proteine, fremde Zellen, Gewebe (s. Transplantation!), Toxine, Erreger.

Diese Ausschaltung fremder Einflüsse ist durch mehrere immunologische Reaktionen möglich, vor deren Besprechung einige Begriffe zu definieren sind:

### Antigene
Als Antigene werden Stoffe bezeichnet, die in der Lage sind eine spezifische Immunantwort auszulösen, mit Antikörpern zu reagieren. Nicht jede Substanz, die eine Immunantwort auslöst, geht auch unmittelbar in eine Immunreaktion ein, sondern ist dazu erst nach Koppelung an ein Trägerprotein in der Lage. Wir unterscheiden daher

**Vollantigene = Immunogene** = Komplette Antigene, diese lösen als solche die Bildung von Antikörpern aus. Immunogene sind stets Makromoleküle (Mol. Gew. in der Regel > 5000 Dalton). Dazu gehören nahezu alle körperfremden und denaturierten körpereigenen **Proteine**, Lipoproteine, Glykoproteine, Nukleoproteine, **Polypeptide** aus mindestens 3–4 Aminosäuren, **Glykosaminglykane** (z. B. Blutgruppensubstanzen).

Die Spezifität der Antigene wird von wenigen molekularen Anteilen (ca. 10 Aminosäuren) an der Antigenoberfläche getragen = antigene Determinanten oder Epitope, zu denen nach dem „Schloß-Schlüssel-Prinzip" die spezifischen Antikörper gebildet werden.

**Haptene = inkomplette Antigene** (hapto, gr. = anheften, haften) haben nur in Verbindung mit einem Trägerprotein antigene Eigenschaften: Lipide, denaturierte Nukleinsäuren, Medikamente und Chemikalien (z. B. Penizillin, Aminobenzoesäure, Anilinderivate). Polysaccharide (z. B. Bakterienhüllen von Pneumokokken) können komplette oder inkomplette Antigene sein. Die antigenspezifische Determinante sind hier die Glykosylreste der Polysaccharide, sie bestimmen auch die ABO-Blutgruppen beim Menschen.

### Immunsystem
Das Immunsystem besteht aus 4 großen Gruppen, von denen jede kurzfristig selbständig bestimmte Abwehrfunktionen gegen Antigene ausüben kann, meist jedoch eine arbeitsteilige Zusammenarbeit stattfindet:

|          | Antigenspezifisch       | Antigenunspezifisch        |
|----------|-------------------------|----------------------------|
| humoral  | Antikörper              | Komplementsystem           |
| zellulär | T- und B-Lymphozyten    | Makrophagen/Granulozyten   |

(nach BITTER-SUERMANN, DÄ 80: 33, 1983)

### Antikörper
Antikörper sind Stoffe, die der bedrohte Organismus gegen Fremdstoffe bildet. Es handelt sich um Immunglobuline, die als spezifisches Reaktionsprodukt von Plasmazellen auf Antigen-Reize gebildet werden. Auf Grund spezifischer Gruppen passen sie komplementär zu entsprechenden determinanten Gruppen der Antigene (Schlüssel-Schloß-Vorstellung). Die korrespondierenden Teile des Antigens und des Antikörpers werden bei der Antigen-Antikörperreaktion je nach ihrer molekularen Struktur durch Van-der-Waals-Kräfte, offensichtlich auch in salzartigen Bindungen und über Wasserstoffbrücken gebunden.

Im Serum kommen vier Hauptklassen von Antikörpern vor, die elektrophoretisch in der γ-Globulinfraktion wandern ( = Immunglobuline = Ig).

**IgG,** Mol. Gew. 150 000 Dalton, 9 mg/ml Serum, wichtigste Funktion: Allgemeine bakterielle Abwehr, wirken als neutralisierende Antitoxine, lösen als „Spätantikörper" nach 2-4 Wochen die zuerst auftretenden IgM-Antikörper ab. Nach den verschiedenen Varianten der schweren $\gamma$-Ketten werden 4 Subklassen (IgG 1-4) mit unterschiedlich starker Komplementaktivierung unterschieden.

IgG der Mutter passiert die Plazentarschranke und verleiht dem Neugeborenen in den ersten Lebenswochen einen gewissen Schutz, bis sein eigenes Immunsystem voll funktionsfähig ist. Monozyten und die meisten B-Lymphozyten sowie T-Suppressorlymphozyten haben an ihrer Oberfläche einen FC-Rezeptor für das IgG-Molekül.

**IgA,** Mol. Gew. 160 000 Dalton, 4 mg/ml Serum, wichtigste Funktion: Relativ eigenständiges Immunsystem mit Abwehrfunktionen an Schleimhautoberflächen, besonders Gastrointestinal- und Respirationstrakt, es hat hohe antivirale und antibakterielle Potenz. Das schleimhautsessile von subepithelialen Plasmazellen sezernierte IgA ist nicht vom Serumantikörperspiegel abhängig.

**IgD,** Mol. Gew. 185 000 Dalton, 0,03 mg/ml Serum, Funktion noch weitgehend unbekannt. Möglicherweise ist es als Oberflächenrezeptor bei der Differenzierung der B-Lymphozyten von Bedeutung. Neben IgM bildet es einen wesentlichen Anteil der membrangebundenen Rezeptoren der B-Lymphozyten.

**IgE,** Mol. Gew. 190 000 Dalton, 0,0003 mg/ml Serum, vorwiegend zellgebunden, wichtigste Funktion: Als sog. Reagine lösen sie allergische Überempfindlichkeitsreaktionen aus. Sie haften z. B. an Mastzellen und basophilen Granulozyten und setzen Histamin sowie andere vasoaktive Amine frei.

**IgM,** Mol. Gew. des Pentamers 950 000 Dalton, 1 mg/ml Serum, phylogenetisch das erste Immunglobulin. Wichtigste Funktion: Hauptaufgabe ist die Elimination in den Kreislauf eingetretener Mikroorganismen aus dem Gefäßsystem. In monomerer Form kommt es an Oberflächen von B-Lymphozyten als Antigenrezeptor vor.

T-Helferzellen haben ebenfalls FC-Rezeptoren für IgM. IgM tritt bei humoralen Immunreaktionen auf (= „Frühantikörper"), hat eine starke Agglutinationsfähigkeit und kann das Komplementsystem aktivieren. Wegen des hohen Molekulargewichtes kann IgM die normale Gefäßwand kaum passieren und wirkt vor allem intravasal.

### Komplement
Das Komplementsystem ist ein aus zahlreichen Glykoproteinen bestehendes komplexes Enzymsystem, das in einer Reaktionskaskade ähnlich dem Blutgerinnungs- oder Fibrinolysesystem seine Funktion ausübt.

Seine physiologischen Funktionen lassen sich in 4 Abschnitten erfassen:

1. **Stimulation** von Zellen, um sie in die Abwehraufgaben bei der Entzündung einzubeziehen (z. B. basophile Granulozyten, Mastzellen, Makrophagen).

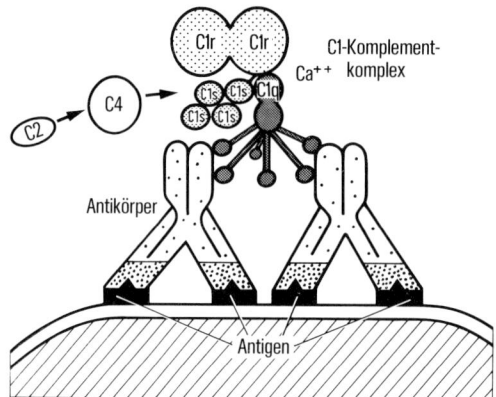

Abb. 71   Aktivierung des Komplementsystems. Antikörper haben Antigene auf einer Zelloberfläche durch eine Antigen-Antikörper-Reaktion gebunden. Bei entsprechendem Abstand beider Antikörpermoleküle kommt es zur Aktivierung von C1q ( = „Erkennungseinheit des Komplementsystems") und unter Einwirkung von $Ca^{++}$ zur Zusammenlagerung der Untereinheiten C1r und C1s, die als Enzymkomplex wirken und dann die Komplementproteine C4 und C2 aktivieren.

2. **Kontaktvermittlung** zu Zellen **(Phagozyten),** die spezifische Rezeptoren für Komplementfragmente haben, um den Abbau und die Beseitigung von Fremdmaterial einzuleiten.
3. **Zerstörung von Zellen** infolge der zytotoxischen Wirkung des terminalen Lysokomplexes C5–C9 (s. Abb. 72).
4. **Auflösung von Immunkomplexen** in Zusammenarbeit des klassischen und alternativen Weges (s. Abb. 72) sowie den Regulatorproteinen H und I.

Besonders gut untersucht ist die Rolle bei der Elimination oder Zerstörung von Fremdzellen durch Antikörper, in dem es zwei wichtige Funktionen erfüllt:

Über eine Erkennungseinheit (C1q) entdeckt es Antikörper, die sich mit der Fremdzelle verbunden haben und fixiert sich daran.

Diese Komplement-Antikörper-Verbindung führt zur Aktivierung des Komplementsystems und darüber zur Vernichtung der Fremdzelle.

Die verschiedenen Einzelkomponenten des Systems sind vorwiegend im Blut, aber auch in anderen Körperflüssigkeiten nachweisbar. Die Aktivierung der insgesamt 9 Faktoren erfolgt schrittweise. Dabei entstehen in den einzelnen Stufen biologisch aktive Substanzen, die der jeweiligen immunologischen Reaktion ein bestimmtes Gepräge verleihen können. Die einzelnen Komplement-Komponenten werden mit C1 bis C9 bezeichnet, diese Zahlen geben mit Ausnahme von C4 auch die Reihenfolge an, in der die Komplement-Proteine aktiviert werden. C4 reagiert unmittelbar nach C1 (historisch bedingte Numerierung).

Der Komplementfaktor C1 ist aus drei Untereinheiten mit den Bezeichnungen C1q, C1r und C1s aufgebaut, die in Anwesenheit von Kalzium-Ionen miteinander gekoppelt sind. Die *Erkennungseinheit* des Komplementsystems ist C1q, das sich mit einer bestimmten Region des Fc-Teiles der Antikörpermoleküle verbindet, besonders dann, wenn die Antikörpermoleküle an Antigen gebunden sind. Größe und Bildungsort der einzelnen Komplement-Proteine sind in der folgenden Tabelle aufgeführt

| Komplement | Mol. Gew. | Bildungsort |
|------------|-----------|-------------|
| C1q | 400 000 | Darmepithel |
| C1r | 170 000 | Darmepithel |
| C1s | 79 000 | Darmepithel |
| C4 | 240 000 | Makrophagen |
| C2 | 120 000 | Makrophagen |
| C3 | 180 000 | Leber |
| C5 | 200 000 | Milzzellen |
| C6 | 150 000 | Leber |
| C7 | 140 000 | ? |
| C8 | 150 000 | Milzzellen |
| C9 | 79 000 | Leber |

Trotz der verschiedenen Bildungsorte entfaltet das System erst im Blut seine funktionelle Einheit. C1q kann sich an IgG und IgM binden, während IgA und IgE C1q nicht fixieren können. Bei IgG sind immer zwei aneinanderliegende Moleküle an der Oberfläche einer Zelle zu einer ausreichenden Haftung notwendig. IgM kann aufgrund seiner pentameren Struktur als Einzelmolekül C1 fixieren (Abb. 71).

Der klassische Reaktionsweg kann auch durch RNA-Tumorviren, bestimmte Endotoxine und Mononatriumuratkristalle aktiviert werden.

C2, C4, C3 werden als *„Aktivierungseinheit"* und C5 bis C9 als *„Membranangriffseinheit"* bezeichnet.

Der **klassische Weg** der Komplementaktivierung erfolgt in der o. g. Reihenfolge der Zahlen nach Bindung von Antikörpern an partikuläre oder lösliche Antigene. Die Aktivierung der ersten 3 Komponenten C1, C4, C2 führt zur Bildung von C4, 2-Konvertase, einem Enzym, das C3a in C3b umwandelt. Dieser Weg wird durch Immunkomplexe oder Aggregate von IgG und IgM aktiviert. Der alternative Reaktionsweg oder **alternate pathway** oder das Properdin-System umgeht die Frühreaktion des klassischen Reaktionsweges (C1, C4, C2) und führt direkt zur Spaltung von C3. Dieses System kann u. a. durch Lipopolysaccharide gramnegativer Bakterien, durch antigengebundenes IgA, durch antigengebundene F(ab)$_2$-Fragmente von IgG, durch ungespaltenes IgG, durch Endotoxin oder durch Polysaccharide von Bakterien und Pilzen oder Lipopolysacchariden wie Inulin, Zymosan und durch Peptidglykane aktiviert werden (Abb. 72).

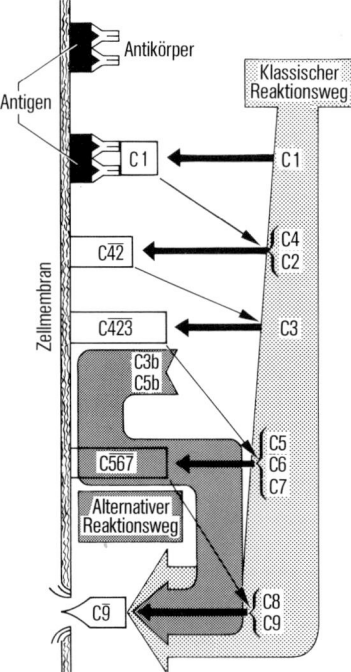

Abb. 72   Komplementsystem, klassischer und alternativer Reaktionsweg

Der klassische Reaktionsweg verläuft sehr schnell und häufig auch überschie-ßend, der alternate pathway langsamer und nur selten überschießend.

Beide Wege führen schließlich über die gemeinsame Endstrecke C3–C9 zur **Zyto-lyse** antikörperbeschickter Zellen (z. B. Mikroorganismen oder Erythrozyten), in-dem das Endprodukt C89 der Endkaskade Lysozym an die Zelloberfläche bringt, durch die eine Perforation erzeugt wird.

Außer der Zytolyse führen Überfunktion des Komplementsystems zu einer An-zahl lokaler oder systemischer Reaktionen wie dem anaphylaktischen Schock (6.1.3.2), der Serumkrankheit (6.1.3.6), dem Arthusphänomen (6.1.3.7), dem aku-ten respiratorischen Distress-Syndrom (ARDS oder Lungenschock).

**Anaphylatoxinwirkung:** Die Komplementfragmente C3a und C5a können die Membran von Mastzellen und basophilen Granulozyten so stark schädigen, daß sie degranulieren und dabei Entzündungsmediatoren wie Histamin u. a. freisetzen, die wiederum eine Erhöhung der Gefäßpermeabilität bewirken. Das erleichtert das Eindringen zirkulierender Immunkomplexe in die Gefäßwand und zusammen mit dem **chemotaktischen Effekt** von C567 das Austreten segmentkerniger Granu-lozyten aus dem Blutgefäßsystem in das Entzündungsgebiet. C5a führt außerdem zur Exozytose lysosomalen Inhaltes aus neutrophilen Granulozyten. Die Freisetzung von Histamin und Serotonin aus Mastzellen, Thrombozyten und Granulozyten führt auch zu Spasmen der glatten Muskulatur (s. anaphylaktischer Schock 6.1.3).

### Immunadhärenz

Die Adhärenz von Immunkomplexen an Zellen wird durch die Komplementfragmente C3b und C4b vermittelt. Immunadhärenz verstärkt die Phagozytose. Bakterien können durch Makrophagen oder Granulozyten erst phagozytiert werden, wenn sie von einer C3/C5 Komplementschicht bedeckt werden (= Opsonierung), die ihr Haften an den phagozytierenden Zellen begünstigt.

**Opsonine** sind phagozytosefördernde Serumbestandteile, die z. B. Bakterienoberflächen so verändern, daß diese phagozytiert werden können (opseneo, gr. = ich bereite zur Nahrung vor).

Neuerdings werden zunehmend häufiger **angeborene Defekte und Dysfunktionen des Komplementsystems** entdeckt, die vor allem zur Häufung bakterieller Infekte und Autoimmunerkrankungen führen. Defekte der C1, C4 und z. T. der C2-Komponenten verursachen Lupus erythematodes-ähnliche Bilder (6.1.3.10). Hemmungen der Komplementreaktionen können u. a. durch Interferon (z. B. C3-Hemmung) verursacht werden.

### Allergie

auch als Hyperergie bezeichnet, ist die Überempfindlichkeit infolge krankhafter Immunphänomene (6.1.1).

### Zelluläre Immunsysteme

Die Ausbildung einer spezifischen Immunität des Organismus findet in den lymphoretikulären Organen statt und ist an lymphoide Zellen gebunden. Diese zelluläre Basis der Immunantwort wird durch 4 Zelltypen gewährleistet (Abb. 73):

**Stammzelle** des Knochenmarkes, deren Reifung von einem Polypeptidhormon der epithelialen Zellen des Thymus stimuliert wird und die die folgenden Zellen liefert.

**Immunkompetente Zelle,** die aufgrund zahlreicher Rezeptoren ($2 \times 10^4$) an der Oberfläche die Fähigkeit hat, ein Antigen zu erkennen.

**Sensibilisierte Zelle,** hat eine Antigeninformation aufgenommen und ein „Gedächtnis" dafür entwickelt (= memory cell).

**Antikörperbildende Zelle** = T-Lymphozyt mit zellständigem Antikörper oder aus den B-Lymphozyten hervorgegangene Plasmazelle, die humorale Antikörper bildet.

Nach den Zelltypen unterscheiden wir zwei Immunsysteme, die durch Mittler (z. B. T4-Helferzellen und T8-Suppressorzellen) eng zusammenarbeiten:

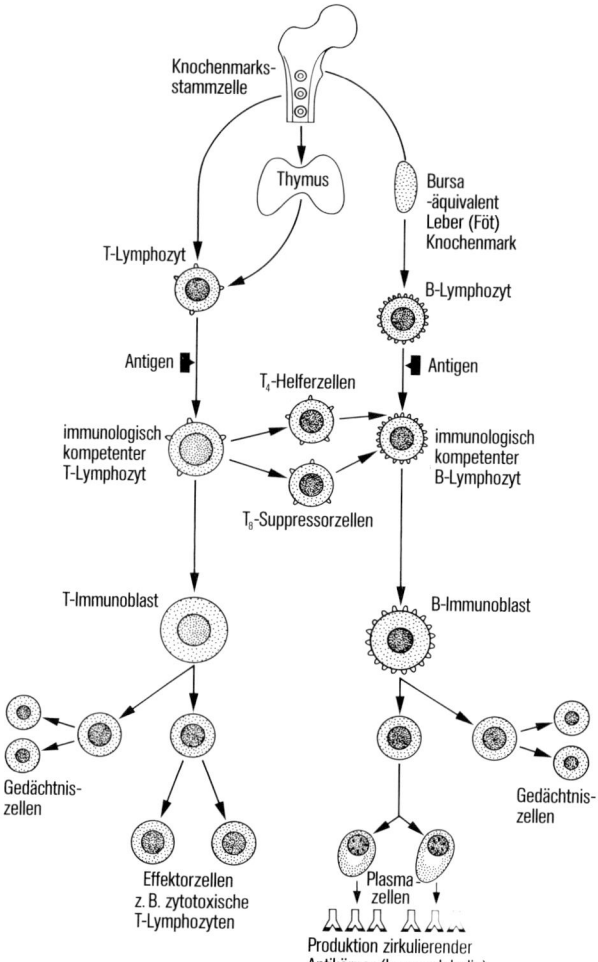

Abb. 73   Immunsystem des Menschen

I. Thymusabhängiges Immunsystem = T-Zellen-System
II. Thymusunabhängiges Immunsystem = B-Zellen-System

**Makrophagen** spielen eine wesentliche Mittlerrolle bei der Immunantwort. Zunächst phagozytieren sie oft die Antigene, bauen sie teilweise ab und bieten sie dann in geeigneter Form an ihrer Oberfläche den immunkompetenten Lymphozyten an. Wachstum und Vermehrung der Makrophagen wird durch den Colony-stimulating factor 1 (CSF1) reguliert.

### I. T-Zellen-System
Etwa 60–70% der Blutlymphozyten sind T-Lymphozyten (Abb. 73). Dieses System besteht aus den thymusabhängigen kleinen Lymphozyten, die Träger der zellulären Immunität sind und zur Reaktion vom verzögerten Typ führen. Kurz vor und

nach der Geburt ist der embryonale Thymus besonders intensiv am Aufbau lymphatischen Gewebes beteiligt. Aus den hämatopoetischen Stammzellen des Knochenmarkes, des Dottersackes und der fetalen Leber entstehen kleine Lymphozyten. Diese Vorstufen der T-Zellen wandern während der 9. Schwangerschaftswoche in die Epithelanlage des Thymus ein, teilen sich dort ständig und reifen zunächst in der Rinde, dann im Mark heran, ehe sie die periphere Blutbahn erreichen. Jede dieser Zellen ist auf die Synthese eines einzigen Proteins von Antigencharakter eingestellt, der Antikörper bleibt in oder an dieser Zelle und wird nicht an die Umgebung (z. B. in die Lymphe oder das Blut) abgegeben.

Infolge einer hohen Mutationsrate entstehen ständig Zellen mit unterschiedlichem DNA-Code und somit eine große Zahl von Lymphozyten mit differenten zellgebundenen Antikörpern, von denen jeder mit einem anderen Antigen reagiert. Nach dieser Mutationstheorie von Burnet würde der Mensch etwa $10^6$–$10^7$ auf Antigene spezifisch ansprechende Lymphozyten (= immunkompetente Lymphozyten) haben. Diese Zellen wandern als T-Lymphozyten aus dem Thymus (= primäres Immunorgan) in alle anderen lymphatischen Organe, lagern sich u. a. im subkortikalen (= parakortikalen) Bereich der Lymphknoten (= Zone zwischen subkapsulären Lymphfollikeln und Zentrum der Lymphknoten) und der periarteriolären Scheide der Milz ab (= sekundäre Immunorgane). Über den Ductus thoracicus kommen sie wieder in den Blutkreislauf. So kreisen die langlebigen, spezifisch antigenreaktiven T-Lymphozyten in großer Zahl (ca. $10^7$) ständig im Organismus und bilden ein mobiles Überwachungssystem. Ihre Lebensdauer kann über 10 Jahre betragen.

Nach charakteristischen Oberflächenantigenen werden T1 bis T12-Lymphozyten unterschieden.

Durch Abgabe löslicher Mediatorstoffe **(Lymphokine)** können spezifisch sensibilisierte T-Lymphozyten Lokalisation und Stärke einer Immunantwort beeinflussen, in dem sie z. B. chemotaktisch auf Monozyten wirken, ihre Wanderungsfähigkeit hemmen (= Makrophagenmigrations-Inhibitions-Faktor) oder die Phagozytosefähigkeit der Makrophagen erhöhen (= Makrophagen-aktivierender Faktor). Andere Lymphokine können die Gefäßpermeabilität erhöhen, zytotoxisch wirken (Lymphotoxin) oder die Mitose von Lymphozyten fördern (mitogener Lymphozytenfaktor).

**Primärantwort des T-Zellen-Immunsystems = Reaktion vom verzögerten Typ = Spätreaktion**
Kommt einer dieser Lymphozyten mit einem Antigen in Kontakt, das er erkennen kann, so wird diese Zelle stimuliert, sich zu vermehren. Sie wandert zunächst in die parakortikale Zone der Lymphknoten oder die periarterioläre Zone der Milzfollikel. Dort proliferiert der Immunoblast und bildet kleine T-Lymphozyten. Auf diese Weise entsteht ein Zellstamm (= Klon) von Lymphozyten, die gegen ein be-

stimmtes Antigen sensibilisiert sind (= Theorie der klonalen Selektion nach Burnet).

Die Erkennung des Antigens als „fremd" geschieht bei dem Kontakt durch antigenspezifische Oberflächenrezeptoren der T-Lymphozyten. Diese Rezeptoren sind offenbar in die Lymphozytenoberflächenmembran eingebaute Antikörper, deren determinante Gruppen direkten Kontakt mit dem Antigen aufnehmen (Schlüssel–Schloß). Infolgedessen werden die Lymphozyten größer, die RNA- und Proteinsynthese wird angeregt, die Zellen wandeln sich in Immunoblasten mit basophilem Zytoplasma um (= pyroninophilem Zytoplasma, Pyronin ist ein basischer Farbstoff, der sich mit P-Gruppen der Nukleinsäure verbindet), es folgen DNA-Synthese und Mitoseaktivität.

Die bei der Zellteilung entstehenden kleinen Lymphozyten wandern dann als **Effektorzellen** wieder in das Blut und reagieren direkt mit dem Antigen. Der Ablauf der Zellstimulation und Zellteilung bis zu einer erkennbaren entzündlichen Abwehrreaktion dauert etwa 24–48 Stunden, im Vergleich zu der später zu besprechenden Sofort-Reaktion ist dieser Verlauf verzögert.

Zur Zeit werden intensiv Subpopulationen der T-Lymphozyten untersucht. Am Ende der Reifungsphase im Thymusmark teilen sich die T-Zellen u.a. in zwei Populationen, die T4-Helfer/Induktor-Zellen und die T8-Suppressor Zellen. Gegen bestimmte Antigene ist die Antikörperbildung durch B-Zellen nur mit Hilfe bestimmter T-Zellen möglich. T-Helfer- und Suppressorzellen kooperieren über lösliche Mediatoren mit B-Zellen.

**T4-Helfer-Zellen** stimulieren die B-Zellen zur Umwandlung in Immunglobulin-sezernierende Plasmazellen (Abb. 74) und aktivieren T8-Zellen zu zytotoxischen Funktionen. Sie

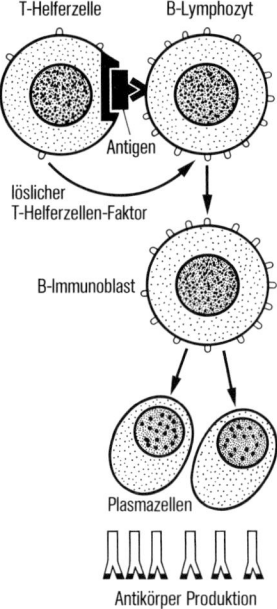

Abb. 74   Zusammenwirken von T-Helferzellen und B-Lymphozyten bei der humoralen Immunantwort

selbst erkennen HLA-D Antigene und werden durch Zellen aktiviert, die neben dem Fremdantigen HLA-D Antigene präsentieren.

Wahrscheinlich wirken T-Helferzellen und B-Lymphozyten nach der in Abb. 74 dargestellten Weise zusammen: Die T-Zelle bindet sich an einen Trägerteil des Antigens (Ag). Gleichzeitig „erkennt" der B-Lymphozyt mit seinem Oberflächenrezeptor die Haptendeterminante. Auf diese Weise stehen beide Zellen über das Antigen in Verbindung. Lösliche Faktoren der T-Helferzellen führen dann zu Proliferationen und Differenzierungen der B-Zellen. Die Antikörperbildung durch B-Zellen würde danach durch zwei Informationen in Gang gesetzt: Die spezifische Bindung der B-Zellenoberflächenrezeptoren an die Haptendeterminante und den löslichen Faktor der T-Helferzellen.

Gegenspieler der T-Helferzellen sind T-Suppressorzellen, die mit Hilfe löslicher Faktoren die Aktivität der T-Zellen unterdrücken.

Die **T8-Suppressorzellen** unterdrücken mit Hilfe löslicher Faktoren die Aktivität und Proliferation der T4-Helferzellen und supprimieren dadurch unmittelbar die Differenzierung der B-Lymphozyten zu antikörperbildenden Zellen (Abb. 73). Sie besitzen zytotoxische Eigenschaften. T8-Zellen können Zellen mit MHC-I-Strukturen (**m**ajor **h**istocompatibility-complex) HLA, B, C erkennen und angreifen, Zellen mit MCH II dagegen nur mit Hilfe der T4-Zellen zerstören.

Bei Gesunden beträgt das Verhältnis T4/T8-Zellen etwa 2:1.

### Sekundärantwort = anamnestische Reaktion des T-Zellen-Immunsystems
(anamnesis, gr. = Erinnerung)
Einige dieser klonal entstandenen kleinen T-Lymphozyten kreisen als Träger des „immunologischen Gedächtnisses" ( = **Gedächtniszellen** oder **memory cells**) fortlaufend zwischen den peripheren lymphoiden Organen und dem Blut, in den Lymphknoten sind sie vor allem im Parakortex nachzuweisen. Sie sind die wesentlichen Informationsspeicher, die ihre Information durch Langlebigkeit über Jahre konserviert transportieren. Bei erneutem Antigenkontakt können sie in kürzerer Zeit eine heftigere Reaktion auslösen = Sekundärantwort. Diese Sekundärantwort kommt schneller und ist stärker, weil jetzt bereits eine größere Zahl an Gedächtniszellen von der Primärantwort zurückgeblieben ist. Nach erneutem Antigeneintritt werden sie in den regionären Lymphknoten sensibilisiert, gelangen in das gesamte lymphatische System, d. h. in die parakortikalen Zonen der Lymphknoten und die periarteriellen Zonen der Milz, vermehren sich rasch und bilden erneut Effektorzellen. Dabei entstehen natürlich auch wieder Gedächtniszellen, so daß jeder erneute Antigenkontakt eine stärkere Reaktion auslöst = *booster-effect*.

Biochemisch liegt dem „Gedächtnis" wahrscheinlich eine in der DNA gespeicherte Information zugrunde, die durch das Antigen abgerufen wird. Antigene, die eine Spätreaktion auslösen können, sind z. B. Bakterien und ihre Toxine (z. B. Tuberkulose, Bruzellose), Viren (Masernexanthem, Virusenzephalitis), Pilze (z. B. Histoplasmose, Blastomykosen), Kontaktallergene, auf die Haut einwirkende chemische Substanzen, Gewebsantigene, sog. H-Antigene, sie lösen die Abstoßung von Allotransplantaten aus.

## II. B-Zellen-System

10–30% der Blutlymphozyten des Menschen sind B-Zellen, was auf ihre geringe Neigung zur Rezirkulation zurückgeführt wird.

Der Begriff des B-Zellen-Systems leitet sich von der Bursa Fabricii ab, ein bei Vögeln in der Nachbarschaft der Kloake gelegenes Gebilde, das übergeordnetes Zentrum eines zweiten Lymphozytentyps ist. Beim Menschen entsprechen dem Bursasystem vor allem die Leber (Föt) und das Knochenmark. Die Lymphozyten dieses Systems kommen aus dem Knochenmark oder den Bursaäquivalenten lymphatischer Organe und werden als „bone marrow lymphocytes" oder B-Lymphozyten bezeichnet.

Sie zeichnen sich durch monomeres IgM auf der Membran (mIgM) aus, das sich von dem sezernierten IgM (sIgM) geringfügig unterscheidet. Einige reife B-Zellen exprimieren neben mIgM auch mIgD, mIgG und mIgA. Daneben exprimieren B-Zellen auch Fc- und C3-Rezeptoren sowie HLA-DR-Antigene.

Das Abwehrsystem beruht hier auf der Bildung humoraler Faktoren, den Immunglobulinen, die mit den Antigenen reagieren, während im T-Zellen-System die sensibilisierten Lymphozyten (Effektorzellen) selbst mit dem Antigen reagieren.

Monozyten und die Mehrzahl der B-Lymphozyten haben einen Oberflächenrezeptor zur Bindung von Komplementproteinen (C3b, C3d und C4).

### Primärantwort des B-Zellen-Immunsystems = Sofortreaktion

In den Körper eingedrungenes Antigen wird – vor allem, wenn es sich um größere Partikel handelt – zunächst von den Makrophagen (Monozyten) phagozytiert und mit Hilfe des lysosomalen Apparates der Zellen abgebaut. Diese Abbauprodukte sind oft sehr viel stärker „immunogen". Das im Lymphstrom der Körperperipherie ankommende Antigen wird von Makrophagen der Lymphknoten, im Blut zirkulierendes Antigen dagegen von den Uferzellen des MPS der Leber (Sternzellen) und der Milz phagozytiert. Nach der Antigenaufnahme lagern sich in vitro Lymphozyten an die Makrophagenoberfläche und nehmen über längliche Ausstülpungen der Zelloberfläche Kontakt mit den Makrophagen auf. Das Antigen wird dabei offensichtlich wie bei T-Lymphozyten von Antikörpermolekülen in der Oberfläche der spezifisch antigenreaktiven (= immunkompetenten) B-Zellen gebunden. Danach wandeln sich diese Lymphozyten (Zentrozyten der Lymph- oder der Milzfollikel) in größere basophilere (pyroninophile) Zellen, B-Immunoblasten um, die in die Markstränge der Lymphknoten wandern, sich teilen, zu Plasmoblasten, Plasmozytenvorstufen I und II, schließlich zu nur 3–5 Tage lebenden Plasmazellen differenzieren und spezifische Immunglobuline produzieren. Diese humoralen Antikörper erscheinen nach 4 Tagen bis 4 Wochen im Serum.

### Gedächtniszellen (memory cells):
Einige der spezifisch sensibilisierten B-Zellen bleiben als Zentrozyten mit entsprechenden Antikörpern an der Zellmembran in den Follikeln liegen und wandeln sich nicht zu Plasmazellen um. Diese Gedäch-

niszellen sind langlebig. Wahrscheinlich handelt es sich bei den Zentroblasten der Keimzentren um ihre Vorstufen. Offensichtlich ist die Entwicklung der Keimzentren (= Reaktionszentren) in den Lymphfollikeln etwa 1 Woche nach Antigenzufuhr Ausdruck der Bildung von Gedächtniszellen. Eine wesentliche Rolle bei dieser „Gedächtnisbildung" kommt den Makrophagen zu. An der Oberfläche von Zytoplasmaausläufern dieser Zellen sowie der dendritischen Retikulumzelle der Lymphfollikel und Keimzentren wird Antigen für lange Zeit als kleiner Antigen-Antikörperkomplex abgelagert (= Antigenpersistenz). Es wird vermutet, daß sich die Gedächtniszellen durch Kontakt mit diesem Antigen und anschließende Mitosen ständig erneuern können. Damit könnte die lange Dauer vieler humoraler Immunreaktionen erklärt werden.

### Sekundärantwort = anamnestische Reaktion des B-Zellen-Immunsystems

Wird das gleiche Antigen erneut zugeführt, läuft die Antikörperbildung auf dem jetzt „vorprogrammierten" Weg rascher (innerhalb von 2–3 Tagen) und stärker ab. Das Antigen kommt auf dem Lymphweg oder über das Blut in die Milzfollikel, wird dort festgehalten (= follicle trapping) und von den Gedächtniszellen (Zentrozyten) erkannt. Eine Mitwirkung der Makrophagen ist bei der Sekundärantwort von untergeordneter Bedeutung.

Die Immunreaktion des Soforttyps mit Hilfe des B-Zellen-Systems ist auf folgende Antigene gerichtet:

Proteine – Nukleoproteine, Glykosaminglykane
Chemikalien, Drogen
Mikroorganismen und ihre Toxine, Parasiten
Zell- und Gewebsantigene

Auf das gleiche Antigen können sowohl das B-Zellen-System mit einer Sofortreaktion als auch das T-Zellen-System mit einer Spätreaktion antworten.

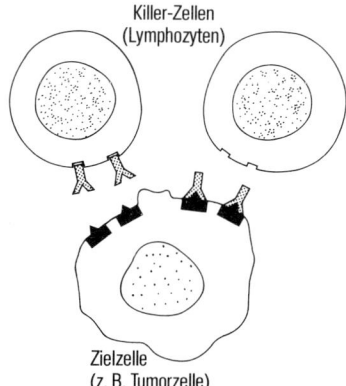

Abb. 75   Wirkungsweise der Killer-Lymphozyten

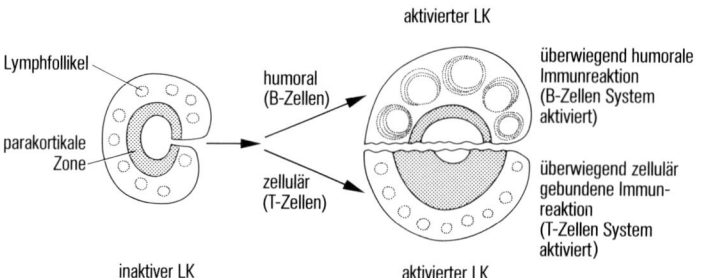

**Abb. 76** Aktivierte Lymphknoten bei überwiegend humoraler oder zellulärer Immunreaktion

**Null-Zellen** (5–15% der Lymphozyten)
Zusätzlich zu den bereits beschriebenen zytotoxischen T-Lymphozyten und T-Zellen, die unterschiedliche Mediatoren abgeben können, gibt es Lymphozyten, die aufgrund ihrer Oberflächenrezeptoren weder den T-Zellen, noch den B-Zellen zuzuordnen sind.

**Natürliche Killer-Zellen und Killerzellen**
(= NK-Zellen und K-Zellen): Die bekanntesten Zellen aus dieser Gruppe sind die NK-Zellen, die in der Lage sind, Tumorzellen, virusinfizierte Zellen oder nicht differenzierte Zellen zu lysieren. Es handelt sich um eine spontane Zytolyse, die ohne vorherige Antigenstimulierung zustandekommt. NK-Zellen sind nicht antigenspezifisch und greifen Zellen ohne vorausgehende Sensibilisierung an (Abb. 75). Ihre Funktion ist eng an Interferon gebunden. Sie haben einen Rezeptorenbesatz von hoher Bindungskraft für das Fc-Teil des IgG-Moleküls oder für Antigene an ihrer Oberfläche, durch die eine Bindung mit den entsprechenden Oberflächenantigenen der Zielzellen möglich ist. Durch die Ausschüttung von Mediatoren kommt es zur Abtötung der Zielzelle. Außer diesen NK-Zellen können auch antigenspezifisch reagierende zytotoxische T-Zellen und von Lymphozyten aktivierte Makrophagen antigenunspezifisch als Killer-Zellen funktionieren.

**Lymphknoten** lassen bei überwiegender Stimulation des B-Zellensystems mit humoraler Antikörperbildung eine Aktivierung der Lymphfollikel mit Ausbildung großer Keimzentren (= follikuläre lymphatische Hyperplasie) erkennen. Bei Stimulation des T-Zellen-Systems mit überwiegend zellulär gebundener Immunitätsreaktion kommt es vor allem zur Verbreiterung der parakortikalen Zone mit bunter Pulpahyperplasie, bei der zahlreiche aktivierte Lymphozyten und Immunoblasten auftreten (Abb. 76).

In der **Milz** sind entsprechend die Follikel Ort der Antikörperbildung durch B-Lymphozyten und die periarteriellen Zonen Sitz des T-Lymphozytensystems.

### 6.1.1 Allergie als spezifische Überempfindlichkeitsreaktion (= Hyperergie = hypersensitivity) gegenüber Antigenen

**Definition:** *Allergie ist die spezifische Überempfindlichkeitsreaktion (Hyperergie, engl. = hypersensitivity) gegenüber Antigenen.*

Die bisher beschriebenen Mechanismen führen nicht immer nur zu einer Immunität, einer Unempfindlichkeit im Sinne der gegebenen Definition, sondern unter bestimmten Umständen kann es auch zu pathogenen Reaktionen, zu Überempfindlichkeitsreaktionen kommen. Während bei der Immunität die Antigen-Antikörperreaktion den Organismus nicht beeinflußt, ruft die Antigen-Antikörperreaktion bei der Allergie Zell- und Gewebsschäden hervor, die lokal eine Entzündung oder generalisiert einen Schock verursachen können. Entsprechend beiden Zellsystemen unterscheiden wir:

Pathogene Überempfindlichkeitsreaktion vom verzögerten Typ des T-Zellen-Systems ( = Spätreaktion), Transplantatabstoßung.
Pathogene Überempfindlichkeitsreaktion vom Soforttyp des B-Zellen-Systems.


### 6.1.2 Überempfindlichkeitsreaktionen des zellulären T-Zellen-Immunsystems, Reaktionen vom verzögerten Typ = Typ IV ( = Spätreaktionen)

Überempfindlichkeitsreaktionen des T-Zellen-Immunsystems gegen Bakterien, Viren, Pilze und Protozoen spielen wahrscheinlich bei sämtlichen Infektionen eine Rolle. Ein besonders gutes Beispiel der Bedeutung des T-Zellen-Systems für Diagnostik, Verlauf und morphologisches Bild einer Infektionskrankheit ist die Tuberkulose. Allergische Reaktionen vom Spättyp werden daher auch als Tuberkulintyp der Immunreaktion bezeichnet.


#### 6.1.2.1 Zelluläre Infektallergie vom verzögerten Typ am Beispiel der Tuberkulinreaktion

**Pathogenese der Tuberkulinreaktion:** Innerhalb von 1–2 Wochen nach einer Infektion mit Tuberkelbakterien hat sich im Organismus eine größere Anzahl gegen Tbc-Bakterien sensibilisierter T-Lymphozyten (Gedächtniszellen) entwickelt. Die Sensibilisierung des T-Zellen-Systems erfolgt durch Lipidkomponenten der Bakterienmembran (β-Hydroxyfettsäure und Glykopeptid).

Werden einem sensibilisierten Menschen nun als Antigen wirksame Bestandteile der Tbc-Bakterien in Form des Tuberkulins ( = Neu-Tuberkulin = mechanisch zertrümmerte und aufgeschlossene Tbc-Bakterien) intrakutan injiziert, so kommt es innerhalb von 24–48 Stunden am Ort der Injektion zu einer allergischen Entzündung ( = Spätreaktion).

**Morphologie der Tuberkulinreaktion:** Ausbildung eines roten Hautknötchens. Mikroskopisch sind Infiltrate aus Lymphozyten, Monozyten, Makrophagen und ein Ödem nachweisbar. Nach starker Reaktion entstehen Nekrosen.

Wie der Kontakt sensibilisierter T-Lymphozyten mit dem Antigen diese Entzündung auslöst, ist im einzelnen noch unklar. Wahrscheinlich entstehen dabei Lymphokine, die Permeabilitätssteigerungen der Blutgefäße verursachen und die Einwanderung der Monozyten induzieren. Diese Monozyten wandeln sich unter dem Einfluß von Lymphokinen (dem Makrophagen-aktivierenden Faktor) in aktivierte Makrophagen mit gesteigerter Phagozytoseaktivität um. Bei schwer abbaubaren Antigenen bilden sich Epitheloidzellen mit Granulomen aus, die also eine besondere Form der zellgebundenen Überempfindlichkeitsreaktion Typ IV sind (5.9.1 und 5.9.2). Mediatoren der humoralen Überempfindlichkeitsreaktion (B-Typ) wie Histamin, Anaphylatoxin oder Leukotoxin sind dagegen nicht darstellbar.

Die positive Tuberkulinreaktion beweist, daß eine Infektion mit Tuberkelbakterien stattgefunden hat (Ausnahme: Auch nach BCG-Impfung reagiert der Organismus Tuberkulin-positiv). Der negative Ausfall der Tuberkulin-Reaktion besagt, daß der Mensch noch nie mit Tuberkulose infiziert wurde oder die Infektionsimmunität erloschen bzw. die Tuberkulose biologisch inaktiv ist oder eine Anergie (= fehlende Reaktion auf Antigene) vorliegt.

### 6.1.2.2 Bedeutung der erworbenen zellulären Überempfindlichkeit für den Verlauf der Tuberkulose
(Tuberkulose s. auch 5.18)

Treten Tuberkelbakterien erstmals in einen normergischen Organismus ein, so kommt es am Eintrittsort zunächst zu einer unspezifischen Entzündung mit Granulozyteninfiltration, Makrophagenansammlungen und fibrinösem Exsudat. Die Tuberkelbakterien werden phagozytiert (bis 50 pro Makrophage), können von diesen zunächst aber nicht abgebaut werden. Da in der Frühphase (erste Stunden) ständig auch einige Bakterien im Organismus kreisen, entwickelt sich innerhalb von 3–4 Wochen jedoch eine allergisch-hyperergische Reaktionslage. Das Auftreten von T-Lymphozyten in der unspezifischen Entzündung beeinträchtigt offenbar die Erreger so, daß sie jetzt von den Makrophagen abgebaut werden können. Durch diese veränderte Reaktionslage entstehen an der Eintrittsstelle nun charakteristische (= spezifische) Veränderungen. Bei voll entfaltetem Abwehrmechanismus entwickelt sich das typische tuberkulöse Granulationsgewebe mit hirsekorngroßen Knoten aus Epitheloidzellen, mehrkernigen Riesenzellen (Langhans-Riesenzellen).

Beim ersten Kontakt des Organismus mit Tuberkelbakterien bildet sich der Primärkomplex, der jetzt eine gewisse (keine absolute!) Immunität unterhält, die nur von einer massiven Infektion mit äußerst virulenten Keimen durchbrochen werden kann (Superinfektion). Wird der sensiblisierte Organismus zum zweitenmal mit Tuberkelbakterien infiziert, stehen exsudative Vorgänge im Vordergrund, es kommt zu ausgedehnteren Gewebszerstörungen durch käsige Nekrosen. Bei hyperergischer-allergischer Reaktion können meningitische Reizungen, Pleuritiden und Synovialitiden entstehen.

Die durch sensibilisierte T-Lymphozyten bedingte Allergie erreicht 3 Wochen nach der Erstinfektion den Höhepunkt (mit der Tuberkulinprobe nachweisbar), kann dann stark abnehmen, bleibt jedoch so lange erhalten wie lebende Tbc-Bakterien im Organismus vorhanden sind. Auch der abgeheilte (vernarbte, verkäste oder verkalkte) Primärkomplex kann virulente Tbc-Bakterien enthalten und die positive Tuberkulinreaktion unterhalten.

Die Allergie ist nicht gleichzusetzen mit einer Resistenz gegen weitere Tbc-Infektionen. Einige Tage nach Infektionsbeginn entwickelt sich zwar auch eine erworbene Resistenz, die ihr Maximum nach 6–8 Wochen erreicht und ebenfalls so lange besteht, wie lebende Tbc-Bakterien im Organismus vorliegen. Diese Resistenz ist jedoch wahrscheinlich auf eine Aktivierung des MPS zurückzuführen, das die Bakterien rascher abräumt, humorale Antikörper sind dabei bedeutungslos. Eine hohe Allergie kann bei Personen mit geringer Resistenz des Gesamtorganismus auftreten und umgekehrt.

Analoge Typ IV-Reaktionen werden auch bei Lepra und Pilzinfektionen sowie Kontaktdermatiden beobachtet, z. B. durch bestimmte Farbstoffe wie Dinitrochlorbenzol, Pikrinsäure, Metalle wie Nickel, Chrom oder Medikamente wie Penizillin.

### 6.1.2.3 Transplantationsallergie ( = Transplantationsimmunität)

Folgende Transplantationsformen werden unterschieden:

Autotransplantation = Gewebsverpflanzung von einer Stelle an eine andere des gleichen Organismus (z. B. Kosmetische Chirurgie).
Isotransplantation = Transplantation zwischen genetisch gleichen Individuen, d. h. eineiigen Zwillingen.
Allotransplantation (allos, gr. = andersartig) = Homotransplantation = Gewebstransplantation zwischen Individuen gleicher Spezies unterschiedlicher genetischer Struktur (z. B. zwischen genetisch nicht identischen Menschen).
Heterotransplantat = Xenotransplantat = Transplantation zwischen unterschiedlichen Arten (z. B. Affe – Mensch).

**Allgemeine Pathogenese der Abstoßungsreaktion:** Typisches Beispiel einer allergischen Spätreaktion ist die Transplantatabstoßung. Von T-Lymphozyten als fremd erkannte Transplantate ( = Allo- und Heterotransplantate) werden angegriffen und zerstört, d. h. abgestoßen.

Für die Bedeutung der T-Lymphozyten bei der Transplantatabstoßung sprechen das Fehlen einer Abstoßungsreaktion nach Thymektomie oder bei thymuslosen Mäusen und die Übertragbarkeit der Abstoßungsreaktion durch sensibilisierte Lymphozyten ( = second set rejection) im Tierversuch. Humorale Antikörper (B-Typ) sind nur im geringen Umfang an der Transplantatabstoßung beteiligt.

**Histokompatibilitätsantigene (HL-A-Antigene)**

Die individuelle Spezifität der Gewebe wird vor allem durch Glykoproteine der Zelloberfläche bestimmt, die als Antigene wirken und als HL-A-Antigene bezeichnet werden. Sie sind in allen kernhaltigen Zellen und den Thrombozyten enthalten (Ausnahme: Erythrozyten).

Beim Menschen ist das Chromosomenpaar 6 Sitz der Gene, die die Ausbildung der Gewebsantigene und die Antigene für die zelluläre Immunantwort steuern. Im einzelnen können auf den Chromosomen 6 je 4 Genorte (Loci) unterschieden werden (HL-A-A, HL-A-B, HL-A-C, HL-A-D). Da jeder Lokus multiple Allele enthält, ist das HL-A-System äußerst vielfältig. Inzwischen werden mehr als 50 HL-A-Antigene erfaßt. Die 4 o. g. Gene werden jedoch gemeinsam vererbt, (= Haplotyp), so daß jedes Individuum je 2 Haplotypen vom Vater und der Mutter erbt.

Durch möglichst genaue Untersuchungen müssen Spender ausgewählt werden, die in ihrem Antigenmuster weitgehend zum Empfänger passen. Je stärker die genetischen Unterschiede sind, um so früher und heftiger werden die Transplantate abgestoßen. Die Stärke dieser Immunantwort wird außerdem durch *Ir-Gene (Immune response Gene)* reguliert.

### Akute Abstoßungsreaktion am Beispiel allogener Nierentransplantate

**Primärantwort = first-set rejection** (rejection engl. = Abstoßung)
Unmittelbar nach Anastomosierung der Nierenhilusgefäße erkennen spezifisch antigenreaktive Lymphozyten die fremden HL-A-Antigene, werden sensibilisiert und in der Parakortikalzone der Lymphknoten und der periarteriolären Zone der Milzfollikel zu Immunoblasten differenziert. Daraus entstehen durch Mitosen Lymphozytenklone, die zytotoxisch wirken (= Effektorzellen). Diese zytotoxischen Lymphozyten kommen mit den Endothelien des Transplantats in Kontakt, die dadurch geschädigt werden, es entwickelt sich eine allergische Vaskulitis.

Morphologie: Die Blutgefäßwände und ihre Umgebung sind ödematös aufgelokkert, das Endothel ist geschwollen oder abgelöst. Lymphozyten und Monozyten treten durch die Gefäßwände aus und bilden dichte perivaskuläre Infiltrate, die nur zum geringen Teil aus spezifisch sensibilisierten T-Zellen bestehen, vorwiegend handelt es sich um unspezifische zellige Infiltrate.

An dem geschädigten Endothel können sich Thrombozytenaggregate und Fibrinpräzipitate bilden, Nekrosen und Blutungen können hinzukommen. Die funktionslos gewordene Niere („abgestoßene", der Begriff wurde von Beobachtungen an Hauttransplantaten abgeleitet) muß entfernt werden. Dieser ganze Prozeß läuft innerhalb von 10 Tagen ab.

**Sekundärantwort = second-set rejection**
Würde von dem gleichen Spender nochmals Gewebe transplantiert, käme es in sehr viel kürzerer Zeit (Stunden) zu einer wesentlich stärkeren Abstoßungsreaktion, da jetzt bereits eine große Zahl von Gedächtniszellen von der Primärantwort zurückgeblieben ist, die das Transplantat als fremd erkennen und in größerer Menge Effektorzellen bilden können.

**Besondere Formen der Transplantatabstoßung**

### Hyperakute Abstoßung

Unter bestimmten Voraussetzungen kann auch das B-Zellen-Immunsystem auf H-Antigene mit der Bildung humoraler Antikörper reagieren und innerhalb von 10 Minuten bis zu wenigen Tagen eine besonders starke akute Abstoßungsreaktion mit schwerer Vaskulitis, massiven Ablagerungen von Fibrinpräzipitaten in den Gefäßlichtungen, Thrombenbildungen und Granulozyteninfiltraten verursachen. Zu dieser hyperakuten Rejektion kommt es z. B., wenn durch vorausgehende Bluttransfusionen humorale zytotoxische Antikörper gegen weiße Blutkörperchen gebildet wurden.

### Chronische Abstoßung

Der Pathomechanismus der chronischen Abstoßung ist noch nicht vollständig geklärt. Möglicherweise spielt auch hier das humoral-zytotoxisch wirksame B-Zellen-System die entscheidende Rolle. Es entwickelt sich eine oft jahrelang schleichend verlaufende Vaskulitis, bei der über ein chronisches Intimaödem eine stenosierende Intimasklerose entsteht. Die bindegewebig verdickte Intima enthält reichlich Lipid-speichernde Makrophagen. Die Gefäßeinengung verursacht eine chronisch fortschreitende Mangeldurchblutung der Niere mit Tubulusatrophie, Verkleinerung der Glomerula und Ausbildung einer vaskulären Schrumpfniere, die zum renalen Hochdruck führen kann.

### Graft versus host reaction (GVHR)

(engl. Transplantat gegen den Wirt-Reaktion)
Bei allen bisher beschriebenen Immunphänomenen handelte es sich um einen Abwehrmechanismus des Empfängers gegen „Fremdes". Bei der GVHR greifen dagegen fremde, in den Empfängerorganismus eingeführte immunkompetente, also spezifische antigenreaktive Zellen den Empfänger, den „Gastgeber" an. Das Transplantat schädigt mit seinen immunologischen Mechanismen den Wirt.

Tierexperimentelles Beispiel: Injiziert man jungen immunologisch unreifen Mäusen ($F_1$-Generation) immunkompetente Lymphozyten erwachsener, also immunologisch ausgereifter Tiere eines anderen Stammes aus der Milz, dem Knochenmark oder den Lymphknoten, so werden diese Zellen von dem immunologisch unreifen Jungtier nicht als fremd erkannt und nicht eliminiert, das Tier bleibt immuntolerant gegen diese fremden Zellen. Auch bei Immundefekten des Empfängers (z. B. nach Röntgen-Ganzkörperbestrahlung) überleben transplantierte Lymphozyten. Die transplantierten immunkompetenten Zellen siedeln sich in den Organen des Wirtes an und reagieren auf das Wirtsgewebe als Antigen. Es kommt zu einer dauernden Sensibilisierung der Gastzellen durch Wirtsantigen, die fremden Lymphozyten wirken nach Art der Spätreaktion als zytotoxische Effektorzellen mit den Empfängerzellen. Besonders geschädigt werden dabei die Zellen der Epidermis, des Darmes, der Leber, es entstehen Dermatitiden, Diarrhoen, Ikterus, Splenomegalie, die Tiere bleiben im Wachstum zurück = **runt disease** (runt, engl. = Zwergwuchs), werden kachektisch und sterben schließlich.

Analoge Krankheitsbilder wurden neuerdings bei Menschen beobachtet, die Knochenmarkstransplantate erhalten hatten und deren Immunabwehr zuvor durch Ganzkörperbestrahlung ausgeschaltet wurde. Es entsteht eine sog. **Sekundärkrankheit** mit exanthematösen und dermatitischen Hautveränderungen, Diarrhoen, Ikterus, Infektanfälligkeit und Gewichtsabnahme. Je ungünstiger die ABO- und die HLA-Kompatibilität ist, um so schwerer verläuft die Sekundärkrankheit.

Bei transplazentarer Blutzellenpassage können Lymphozyten der Mutter auf den Feten übertreten. Dabei entwickelt sich ein **postnatales Immundefizienz-Syndrom**, das pathogenetisch der runt disease gleicht.

Bei den üblichen Gewebs- und Organtransplantationen spielt die GVHR dagegen keine Rolle.

### 6.1.3 Überempfindlichkeitsreaktionen des humoralen B-Zellen-Immunsystems, Reaktionen vom Soforttyp

#### 6.1.3.1 Anaphylaktischer Typ (Typ I = Reagintyp) der Überempfindlichkeitsreaktion

Der Begriff Anaphylaxie (= Schutzlosigkeit) ist historisch zu verstehen. Richet stellte 1902 fest, daß eine i. v. Zweitinjektion des Tentakelgiftes der Aktinien (Seeanemonen) nach 2–3 Wochen bei Hunden nicht auf ein unempfindliches (immunes), sondern im Gegenteil auf ein äußerst überempfindliches Tier traf, das mit einem tödlichen Schock reagierte (s. Atopie 6.1.3.2).

**Lokale anaphylaktische Reaktion und generalisierter anaphylaktischer Schock, Pathogenese**
Genetisch prädisponierte Personen reagieren auf bestimmte Antigene (Allergene) mit der Bildung größerer Mengen des nicht komplementbindenden Immunglobulins E (IgE), das rasch den Blutkreislauf verläßt und sich an Zelloberflächen anlagert (= zytotroper oder zytophiler Antikörper), vor allem an Gewebsmastzellen, basophilen Granulozyten und glatter Muskulatur. Voraussetzung für die Immunantwort vom anaphylaktischen Typ ist also die Bildung eines IgE-Antikörpers mit besonderer Affinität zu den Oberflächen dieser Zellen. Die zellgebundenen IgE-Moleküle können für Wochen und Monate im Gewebe haften.

Während des ersten sensibilisierenden Kontaktes treten noch keine nennenswerten Antigen-Antikörper-Reaktionen auf, da das Antigen abgebaut ist, bevor genügend Antikörper an diese Zellen gebunden wurden. Die erneute Einwirkung des gleichen Antigens verursacht dann jedoch schnell auftretende lokale Reaktionen (Urtikaria, Kontraction der glatten Muskelzellen, vor allem der Bronchien) oder schwere generalisierte Symptome (= anaphylaktischer Schock). Ursache der raschen zweiten Reaktion: Zwischen dem ersten und dem zweiten Antigenkontakt wurden in größerem Umfang myotrope Antikörper an den Rezeptoren der Zellmembranen gebunden, die nun sofort mit dem erneut zugeführten Antigen reagieren. Diese Antigen-Antikörperreaktion verursacht jetzt unter Komplementbildung Zellschädigungen, die an den Gewebsmastzellen u. a. zu Degranulierungen des Zytoplasmas führen und sog. Mediatorstoffe freisetzen, die für die anaphylaktischen Reaktionen verantwortlich sind.

Am Beginn der Pathomechanismen, die zum Schock mit Versagen multipler Organe, vor allem zum Lungenversagen führen, steht die Wirkung der Komplementfaktoren C3a und C5a auf Granulozyten. Pulmonale Leukostase, Leukozyten-Aggregation, Freisetzen von toxischen Sauerstoffradikalen, Enzymen, Prostaglandinen und Leukotrienen (5.4.2.6) lösen dann eine irreversible Kette von Reaktionen aus, die zum Organversagen führen. Die wichtigsten **schnell wirksamen Mediatorstoffe** sind:

AGEPC und PAF (5.4.2.7)

Histamin, es kommt vor allem in Gewebsmastzellen, Granulozyten und Thrombozyten vor, verursacht beim Menschen vorwiegend Kontraktionen der Bronchialmuskulatur, Hyperämie und Hypersekretion von Schleim.

Anaphylatoxin, Komplementfragmente C3a und C5a.

Serotonin, tritt besonders in den Mastzellen und Thrombozyten sowie den chromaffinen Zellen des Magendarmkanals, in Milz, Lungen und Nieren auf, verursacht im Schock Kontraktionen der glatten Muskulatur.

**Langsam wirksame Mediatorstoffe** sind:
Bradykinin, Teil eines Systems (Kinine) biologisch wirksamer Peptide, die zu Kontraktion der glatten Muskulatur und Steigerung der Gefäßpermeabilität führen.

Slow Reacting Substances of Anaphylaxis ( = SRS-A), ein Leukotrien (LTE$_4$), das nach einer Latenzphase zu lang anhaltender Bronchokonstriktion führt und die Wirkung des Histamins um ein Vielfaches übertrifft (s. 5.4.2.6).

**Lokale anaphylaktische Reaktion, Morphologie**
Wird ein Antigen nach vorausgehender Sensibilisierung erneut lokal zugeführt, z. B. intradermal injiziert, so entsteht an dieser Stelle eine Schwellung = lokale Entzündung. Mikroskopisch handelt es sich um eine seröse Entzündung mit Ödem und weitgestellten Blutgefäßen. Nach einiger Zeit kommen Infiltrate aus eosinophilen Granulozyten, Mastzellen, Lymphozyten und Plasmazellen hinzu.

**Anaphylaktischer Schock und „Schockfragmente", Morphologie**
Nach Zufuhr größerer Antigenmengen (z. B. wiederholte Injektion des gleichen Tierserums, fehlerhafte Bluttransfusionen, Penizillinallergie, gelegentlich auch Insektenstiche) beginnt unter entsprechenden Voraussetzungen innerhalb von Minuten der anaphylaktische Schock mit Rötung und Jucken der Haut, es entwickeln sich rasch eine Ateminsuffizienz, Ödeme, z. B. der Augenlider und der Kehlkopfschleimhaut (akute Erstickungsgefahr!).

Die besondere Morphologie des anaphylaktischen Schocks ist mit der Affinität des IgE zu den Oberflächen der Mastzellen und glatten Muskelfasern zu erklären. Histamin führt zur Arteriolenkontraktion und zur Kapillarektasie. Sämtliche obengenannten Mediatoren der Anaphylaxie wirken darüberhinaus permeabilitätssteigernd auf die Blutgefäße. Infolgedessen kommt es zum raschen Plasmaverlust in das Gewebe mit starken Ödembildungen einerseits und Hypovolämie andererseits. Die Bronchialmuskulatur ist kontrahiert, es entsteht eine akute exspiratorische Insuffizienz mit Obstruktions-Emphysem. Die Kontraktion der Splanchnikus- und Lebervenen verursacht eine hochgradige Hyperämie im Splanchnikusgebiet. Wie bei Schockformen anderer Genese kommt es zur disseminierten intravasalen Gerinnung (s. DIC 7.10.2.2) mit Ausbildung hyaliner Mikrothromben vor allem in den kleinen Lungengefäßen und den Glomerula der Nieren.

Häufiger als ein schwerer allgemeiner Schock werden partielle Funktionsstörungen gleicher Art beobachtet = **Schockfragmente**. So können nur eine allergische Glossitis, Atemstörungen von der Art eines Asthma bronchiale oder eine Urtikaria auftreten.

### 6.1.3.2 Atopische anaphylaktische Reaktion, Pathogenese und Morphologie

**Definition:** *Atopie (atopos, gr. = ungewöhnlich, sonderbar) ist eine lokale anaphylaktische Reaktion gegen Kontaktallergene ohne nachweisbare Sensibilisierung, die familiär gehäuft auftritt, anscheinend hereditär ist.*

Eine Atopie wird etwa bei jedem 10. Menschen beobachtet. Es handelt sich um die in der Praxis häufigste und typische Überempfindlichkeitsreaktion vom Typ I (= Reagintyp).

**Pathogenese:** Kontaktallergene gelangen unmittelbar über die Schleimhäute des Respirationstraktes oder Magen-Darmkanals, seltener über die Haut unverändert in den Organismus und lösen im Eintrittsgebiet anaphylaktische Reaktionen aus. Häufige Allergene bei Atopie sind:

● Pollen blühender Gräser (Heu), verschiedenste Blütenstaubarten
● Schimmelpilze im Hausstaub
● Haare von Mensch und Tier, Wollfasern, Federn
● Nahrungsmittel (Erdbeeren, Fisch, Kekse, Eier, Mehl)
● Chemikalien, Medikamente

Die Atopie nimmt also innerhalb der Anaphylaxie insofern eine Sonderstellung ein, als nur Menschen mit hereditärer Disposition betroffen sind und die Antigene unverändert Körperoberflächen durchwandern, in deren Bereich sie nach Sensibilisierung anaphylaktische Reaktionen auslösen.

**Morphologie:** Typische Beispiele der Atopie sind Urtikaria, Rhinitis vasomotorica und Asthma bronchiale.

**Urtikaria** (urtica, lat. = Brennessel): Im Bereich der Haut kommt es bei entsprechender Disposition nach Sensibilisierung und Antigeneinwirkung zu Quaddeln = Urtikaria. Histologisch entspricht das Bild der beschriebenen (6.1.3.1) lokalen anaphylaktischen Reaktion. Die Veränderungen bilden sich einige Stunden nach Beendigung der Antigenwirkung zurück.

**Rhinitis vasomotorica:** Stark geschwollene Nasenschleimhäute, blaß oder rot verfärbt. Mikroskopisch ist die Schleimhaut serös-ödematös durchtränkt. Das Ödem ist reich an eosinophilen Granulozyten, Plasmazellen und Mastzellen. Eine auffällige Vermehrung der Polysaccharide ist u. a. für eine stark positive PAS-Reaktion der verdickten Basalmembran verantwortlich.

**Asthma bronchiale:** Bei Einwirkung entsprechender Antigene kommt es zur spastischen Kontraktion der Bronchialmuskulatur, die vorwiegend in den kleinen Bronchien stark stenosierend wirkt. Durch die kräftigere Inspirationsmuskulatur kann dieser Widerstand teilweise überwunden werden. Die schwächere Exspiration vermag jedoch die Stenosen nicht mehr zu überwinden, es kommt zur akuten Lungenblähung. Hält der Zustand länger an (= Status asthmaticus), kann der Tod durch Erstickung oder am akuten Rechtsherzversagen eintreten. Die Morphologie des Asthma bronchiale ist mit der Wirkung der beschriebenen Mediatoren anaphylaktischer Reaktionen zu erklären. Es finden sich:

Spastische Kontraktion der Bronchien, die zur Hyperplasie der glatten Bronchusmuskulatur und der elastischen Fasern führt.

Allergische Bronchitis, Schleimhautschwellung mit starker seröser Exsudation, zellulären Infiltraten vorwiegend aus eosinophilen Granulozyten, Gewebsmastzellen, Monozyten und Makrophagen.

Stimulation der Schleimsekretion durch die Bronchusschleimhautdrüsen und die vermehrten Becherzellen des respiratorischen Epithels mit besonders zähflüssigem Schleim, der zusätzliche Stenosierung der Bronchiallichtungen (Ventilmechanismus) verursacht. In diesem Schleim finden sich für das Asthma bronchiale typische Curschmann-Spiralen (= spiralig eingedickte Schleimfäden), eosinophile Granulozyten und Charcot Leyden-Kristalle (= wetzsteinförmige Gebilde), die aus den Granula der Eosinophilen hervorgehen.

### 6.1.3.3 Zytotoxischer Typ (Typ II) der Überempfindlichkeitsreaktion

Dieser Allergietyp entsteht durch direkte Reaktionen von Antikörpern (IgG und IgM) mit Zellbestandteilen, Basalmembranen oder mit Antigenen (Haptenen), die an derartige Membranstrukturen gebunden sind. Das Antigen ist also im Gegensatz zum Typ I der Überempfindlichkeitsreaktion an der Zellmembran lokalisiert. Bei der Antigen-Antikörperreaktion wird unter Komplementverbrauch die Zelle aufgelöst. Dabei kann die antigene Determinante Teil der Zelle selbst sein. Beispiele dafür sind die **Transfusionsreaktionen bei Blutgruppeninkompatibilität.**

**ABO-Blutgruppen,** als antigene Determinante reagiert das Blutgruppenantigen der Spendererythrozyten mit einem im Empfängerserum immer vorhandenen IgM-Antikörper (Anti-A oder Anti-B) gegen blutgruppenfremde Erythrozyten. Durch die Wirkung der Komplementfaktoren 8,9 wird die Erythrozytenmembran defekt und die roten Blutkörperchen werden aufgelöst (= Hämolyse). Dabei kann ein schwerer, u. U. tödlicher Schock entstehen.

**Rh-Inkompatibilität**, s. Morbus haemolyticus neonatorum (3.1.6.4), die rh-negative Mutter bildet bei entsprechender Konstellation gegen die Rh-positiven Erythrozyten ihres Kindes Antikörper (meist inkomplett vom IgG-Typ), die durch die Plazenta auf den Feten übertreten. Infolge einer zytotoxischen Antigen-Antikörperreaktion kommt es zur Lyse der kindlichen Erythrozyten.

Die unter 3.1.6.4 beschriebenen Veränderungen des Feten sind Folgen der Hämolyse: Anämie→kompensatorisch gesteigerte Erythropoese mit Vermehrung extramedullärer Blutbildungsherde in der Leber und anderen Bereichen des Organismus, Siderose des MPS infolge des hämolytisch freigesetzten Eisens. Hyperbilirubinämie mit Ikterus, Gallethromben in den Leberkapillaren und Gallezylindern in den Nieren. In den Stammganglien und der Medulla kommt es infolge der Hypoxie und der Hyperbilirubinämie zum Kernikterus. Bei der schwersten Form der Rh-Inkompatibilität entsteht infolge der allgemeinen Schädigung ein Hydrops congenitus universalis.

### 6.1.3.4  Zytotoxische Antikörper als Ursache der Anti-Glomerulum-Basalmembran-Nephritis

Bei der Glomerulonephritis vom Antibasalmembran-Typ (z. B. Goodpasture Syndrom), einer charakteristischen Überempfindlichkeitsreaktion Typ II, entstehen komplementbindende Antikörper (meist IgG) gegen Basalmembranen der Glomerula, die immunhistologisch als lineare Ablagerungen nachzuweisen sind (12.1.1).

Weitere Formen zytotoxischer Immunreaktionen:

Hashimoto Thyreoiditis, hier treten zytoxische Autoantikörper gegen eigenes Schilddrüsengewebe (6.1.4.2) auf.

Autoimmunhämolytische Anämien, zytotoxische Autoantikörper werden hier gegen körpereigene Erythrozyten gebildet.

Die determinanten Gruppen können auch von außen kommende körperfremde Substanzen sein, z. B. Drogen, die sich an Erythrozytenoberflächen (hämolytische Anämien nach Penizillin, Chinidin, p-Aminosalizylsäure) oder Thrombozyten (Sedormid-Purpura) binden.

### 6.1.3.5  Bedeutung der humoralen Antikörper bei der Abstoßung allogener Nierentransplantate

Bei der hyperakuten und wahrscheinlich auch der chronischen Transplantatabstoßung spielt das B-Zellen-System eine wesentliche Rolle (6.1.2.3). Es reagiert unter bestimmten Voraussetzungen auf H-Antigene mit der Bildung humoraler Antikörper, die ebenfalls über eine Vaskulitis zur Abstoßung des Transplantates führen.

### 6.1.3.6  Immunkomplextyp (Typ III) der Überempfindlichkeitsreaktion

Für diesen Typ der Überempfindlichkeitsreaktion ist charakteristisch, daß Antigen-Antikörperkomplexe unter bestimmten Bedingungen an einigen Stellen des

Organismus, vor allem in den Wänden kleiner Blutgefäße abgelagert werden und dort unter Aktivierung des Komplementsystems Schäden verursachen. Die Voraussetzungen sind dann gegeben, wenn Antigenüberschuß im Blut vorliegt und die entsprechenden Antikörper den Immunglobulinen der Klassen IgM oder IgG zugehören. Beispiele:

**Akute Serumkrankheit**

**Pathogenese:** Wird eine größere Menge löslichen Antigens (z. B. artfremdes Serum) injiziert, so können bei nicht sensibilisierten Personen nach 5–7 Tagen Fieber, Schüttelfröste, urtikarielle Exantheme, Gelenkschmerzen, Lymphknotenschwellungen, Leukozytose, Eosinophilie sowie Albuminurie auftreten. Infolge entsprechender Vorsichtsmaßnahmen ist diese Serumkrankheit heute selten.

Der Serumspiegel des injizierten Fremdproteins fällt zunächst rasch ab, da der Eiweißkörper in die Extravasalräume austritt. Nach einigen Tagen hat der Organismus Antikörper (IgG und IgM) gebildet, die sich im Blutkreislauf mit noch vorhandenen Resten des antigenen Fremdeiweißes verbinden und zirkulierende lösliche Antigen-Antikörperkomplexe (= Immunkomplexe) bilden. Die großmolekularen Immunkomplexe werden von den Zellen des MPS relativ schnell phagozytiert und abgebaut. Während der Zeit des vorübergehenden Antigenüberschusses kommt es jedoch auch zu Ablagerungen von Präzipitaten kleinerer Immunkomplexe in bestimmten Geweben. Immunkomplexe binden Komplement, dessen Aktivierung Entzündungsstoffe (z. B. Anaphylatoxin) und chemotaktisch wirksame Substanzen freisetzt, die zur Granulozyteneinwanderung in das Gewebe führen. Diese setzen lysosomale Enzyme frei, die gewebsschädigend wirken, Endothelläsionen hervorrufen, die wiederum Mikrothrombenbildungen aus Thrombozytenaggregaten und Fibrin begünstigen, dazu kommen fibrinoide Gefäßwandschäden (2.7.8). Die Läsionen entstehen also nicht durch die Antigen-Antikörperkomplexe selbst, sondern durch Reaktionen, die von diesen ausgelöst werden (Komplement→Granulozyten→Lysosomen-Enzyme). Mit fortschreitender Antikörperproduktion nimmt die Anzahl kleinmolekularer Immunkomplexe ab und damit bildet sich die Serumkrankheit zurück.

**Morphologie:** Die zirkulierenden Immunaggregate werden in den Wänden kleiner Blutgefäße, besonders der Nieren, der Gelenke und der Haut abgelagert. Es entstehen die beschriebenen Gefäßwandnekrosen, Granulozytenemigrationen, Mikrothrombosen, eine akute Glomerulonephritis (6.1.3.8) und Myokarditis.

**Chronische Serumkrankheit**

Bei langdauernder Antigenzufuhr (z. B. nach Injektion kleiner Dosen über Wochen) wiederholt sich bei geringem Antigenüberschuß die Ablagerung kleinmolekularer zirkulierender Immunkomplexe als Präzipitate im Gewebe. Besonders betroffen werden davon die Basalmembranen der Nierenglomerula, an deren

Außenseite sich Immunkomplexe ablagern und eine perimembranöse Glomerulonephritis verursachen können (12.1.2.3). Eine chronische Serumkrankheit kann bei andauerndem Antigenüberschuß auch aus einer akuten Serumkrankheit hervorgehen.

### 6.1.3.7 Arthusphänomen

Wurde ein Organismus durch artfremdes Serum, d. h. ein lösliches Antigen sensibilisiert, kommt es ca. 2 Stunden nach Injektion des gleichen Antigens in die Haut an der Injektionsstelle zur starken Entzündung mit Rötung, Ödem, Schwellung, granulozytärer Reaktion und Thrombose kleiner Blutgefäße, bei schwerem Verlauf zu Blutungen und Nekrosen, die Folge eines lokalen Antigenüberschusses sind. Immunhistologisch sind an den Wänden kleiner Arterien und Venen granuläre Immunkomplexe nachweisbar. Pathogenese und mikroskopisches Bild dieser lokalen Form der Überempfindlichkeitsreaktion vom Immunkomplextyp III entsprechen denen der Serumkrankheit. Die Schädigung erfolgt auch hier über eine Aktivierung des Komplementsystems. Im Gegensatz zu der lokalen anaphylaktischen Reaktion (Typ I = Reagintyp, 6.1.3.1), bei der IgE wirksam ist, wird das Arthusphänomen wie alle Reaktionen vom Typ III durch präzipitierende Antikörper (IgM, IgG) verursacht.

### 6.1.3.8 Akute exsudativ-proliferative Glomerulonephritis (Poststreptokokkennephritis, Pathogenese und Immunfluoreszenzmikroskopie (12.1.2.1)

Beispiel einer Immunkomplexnephritis vom Typ der akuten Serumkrankheit bekannter Ätiologie.

**Pathogenese:** 5–10 Tage nach Infektion der oberen Luftwege mit β-hämolysierenden Streptokokken der Gruppe A (etwa 80% nach einer Angina tonsillaris, weniger als 10% nach Scharlach) beginnt meist bei Kindern (Häufigkeitsgipfel 3.–7. Lebensjahr) eine plötzlich auftretende Glomerulonephritis mit Hämaturie, Ödemen und Proteinurie, die eine charakteristische Zweit- oder Nachkrankheit ist. Ursache dieser „Poststreptokokkennephritis" ( = Immunkomplexnephritis) ist eine allergische Überempfindlichkeitsreaktion vom Typ der akuten Serumkrankheit ( = Typ III). Antigen-Antikörperkomplexe lagern sich an der Außenseite der glomerulären Basalmembran unter den Deckepithelien ab und lösen unter Aktivierung von Komplement (Komplementverbrauch mit entsprechendem Abfall im Serum) entzündliche Reaktionen in den Glomerula aus mit Hyperämie, Leukozytenanreicherungen in den Kapillarlichtungen, unter Umständen fibrinoiden Nekrosen, Permeabilitätssteigerungen mit Proteinurie und Hämaturie.

Als ursächliche Antigene werden charakteristische Streptokokkenantigene angenommen, die vor allem bei den β-hämolysierenden Stämmen A, 12, 4 und 49 vorkommen ( = „nephritogene" Stämme). Glykoproteinanteile dieser Bakterien haben mit den Basalmembransubstanzen des Menschen strukturelle Ähnlichkeit. Die Glomerulonephritis ist erst 2–3 Wochen nach dem Streptokokkeninfekt voll entwickelt, weil die Bildung ausreichender Antikörper so lange Zeit benötigt. Nur sehr selten ist heute ein Fremdserum auslösendes Antigen.

**Morphologie mit Immunfluoreszenzmikroskopie**

*Makroskopisch:* Vergrößerte blasse Nieren oft mit kleinen flohstichartigen Blutungen auf der Oberfläche.

*Mikroskopisch:* Alle Glomerula ( = „diffus") sind gleichermaßen befallen, zellreicher. Die Mesangiumzellen und Kapillarendothelien sind geschwollen und vermehrt ( = „proliferativ"), die Kapillarlichtungen enthalten vermehrt neutrophile Granulozyten, die auch im Mesangium und im Bowman-Kapselraum nachweisbar sind ( = „exsudativ").

*Elektronenmikroskopisch:* An der Außenseite sind zwischen Basalmembran und Glomerulumdeckzellen höckerförmige Immunkomplexablagerungen ( = engl. „humps") erkennbar. An den Harnkanälchen finden sich uncharakteristische Veränderungen, die Lichtungen enthalten Protein, Granulozyten und in unterschiedlichem Ausmaß Erythrozyten. Rückresorbiertes Eiweiß ist in Lysosomen der Hauptstückepithelien abgelagert („hyalintropfige Eiweißspeicherung"), in den distalen Nephronabschnitten finden sich Harnkanälchenzylinder (hyalin, granuliert oder pigmentiert mit Hämoglobin). Das Interstitium ist verbreitert.

*Immunfluoreszenzmikroskopisch:* Werden spezifische Antikörper mit fluoreszierenden Farbstoffen (z. B. Fluoreszein-Isothiozyanat) markiert, so lassen sich Antigene oder Antigen-Antikörperkomplexe an unfixierten Gewebsschnitten (z. B. Kryostatschnitte, d. h. mit einem besonderen Gefriermikrotom hergestellte Präparate) auch lichtmikroskopisch im UV-Licht darstellen. Bei dieser Form der Glomerulonephritis tritt fluoreszenzmikroskopisch eine feingranuläre Fluoreszenz im Bereich der glomerulären Basalmembran auf.

### 6.1.3.9 Membranöse (epimembranöse) Glomerulonephritis, Beispiel einer Immunkomplexnephritis, Pathogenese und Immunfluoreszenzmikroskopie (12.1.2.3)

**Pathogenese:** Kleine lösliche Antigen-Antikörperkomplexe, die meist bei Antigenüberschuß entstehen und in der Regel kleiner als 1 000 000 Dalton sind, können relativ leicht durch die Basalmembran treten und sich an der Außenseite subepithelial ablagern.

Die Ätiologie ist unbekannt, Beziehungen zu Streptokokkenerkrankungen lassen sich in der Regel nicht nachweisen. Epimembranöse Glomerulonephritiden werden vor allem bei systematisiertem Lupus erythematodes, nach Gold- oder Penizil-lamin-Therapie (bei progredient chronischer Polyarthritis), nach Quecksilber-, Ar-sen-, Benzol- oder Trichloräthylenexpositionen beobachtet. Ob diese Mittel als Haptene oder über toxische Schäden der Gewebsproteine wirken, ist unbekannt. Auch bei langdauernden Infektionskrankheiten (kongenitale oder erworbene Sy-philis, Malaria, Sarkoidose), bösartigen Tumoren (Karzinomen der Bronchien, der Zervix des Uterus, der Mamma, des Kolons, maligne Lymphome), nach Hepatitis-B, Syphilis, Virusinfektionen und bei Lupus erythematodes werden epimembranö-se Glomerulonephritiden beobachtet.

**Immunfluoreszenzmikroskopie:** An der Außenseite der Basalmembran sind dichte fein- bis grobgranuläre Ablagerungen von IgG und C3 nachweisbar, die mitunter so dicht liegen, daß eine pseudolineare Fluoreszenz auftritt. Je nach dem Stadium der Erkrankung sind zwischen den Immunkomplexablagerungen Protuberanzen aus Basalmembransubstanz ausgebildet (12.1.2.3).

### 6.1.3.10 Weitere Erkrankungen des Menschen infolge Überempfindlichkeitsreaktionen vom Typ III (B-Zellen)

**Panarteriitis nodosa** ( = Periarteriitis nodosa = Polyarteriitis nodosa, Kussmaul-Meyer), (s. 7.3.2.5), eine Erkrankung vorwiegend der kleinen Arterien mit Ausbildung bis linsengro-ßer Knoten infolge herdförmiger fibrinoider Nekrosen der Media, Gefäßobliterationen durch Intimaproliferationen und Thrombenbildungen sowie Durchblutungsstörungen in den befallenen Organen mit Insuffizienz (bevorzugt in Nieren 75%, Herz und Leber je 65%, Magen-Darmkanal, Pankreas je 45%, Skelettmuskulatur 30% und Haut 15%).

**Hypersensitivity angiitis (Zeek)** = Nekrotisierende Überempfindlichkeitsangiitis, geht eben-falls mit fibrinoiden Medianekrosen kleiner Arterien, Arteriolen und Kapillaren einher und führt zu gleichartigen Durchblutungsstörungen (bevorzugt in Nieren, Herz, Darm und Lungen). Ursache ist meist eine Arzneimittelallergie.

#### Pemphigus vulgaris
Eine blasenbildende Hauterkrankung, die durch eine Antigen-Antikörper-Reaktion in der Epidermis entsteht und unbehandelt innerhalb von Monaten bis Jahren zum Tode führt. Als Antigen wird eine noch nicht näher identifizierte Interzellularsubstanz aus Keratinozy-ten angenommen.

#### Dermatitis herpetiformis Duhring
Eine seltene, vorwiegend bei Männern mittleren Alters auftretende Hauterkrankung mit Ausbildung von Mikroabszessen aus neutrophilen und eosinophilen Granulozyten in der-malen Papillen, bei der Ablagerung von IgA-Immunkomplexen mit Aktivierung des Kom-plementsystems offenbar eine ursächliche Rolle spielen.

#### Rheumatoide Arthritis (15.1)

#### Lupus erythematodes (LE)
In den Formenkreis der „Kollagenosen" eingeordnete Erkrankung, die als *Lupus erythema-todes chronicus discoides* (DLE) vor allem die Haut befällt und bevorzugt mit schmetter-lingsartigen, scharf begrenzten scheibenförmigen Rötungen im Gesicht einhergeht.

Als *systemischer Lupus erythematodes* (SLE) oder Lupus erythematodes visceralis. Bei Frau-en häufiger als bei Männern vorwiegend zwischen dem 20. und 40. Lebensjahr beginnende akut oder chronisch verlaufende Erkrankung, die neben Hautveränderungen mit Beteiligung des Gefäßbindegewebes und einer Arteriitis (Lupus-Arteriitis) in zahlreichen Organen einhergeht und entsprechende pathologische Prozesse in unterschiedlicher Häufigkeit aufweist: Gelenke (Arthritis 90%), Haut (80%), Nieren mit Glomerulonephritis („Lupusnephritis" 60%), Lymphknoten (60%), Herz (z. B. Endokarditis, 50%), seröse Häute (40%). In etwa 20–30% sind Lunge, Leber, Milz, Gastrointestinaltrakt und ZNS beteiligt.

Pathogenetisch wird eine Autoantikörperbildung gegen Zellkernsubstanzen untergehender Zellen angenommen (vor allem doppelsträngige DNA). Die Antigen-Antikörperkomplexe mit Komplementbindung lagern sich in Gefäßwänden ab und führen zur Schädigung. Die Immunkomplexe können von neutrophilen Granulozyten phagozytiert werden und große basophile Einschlüsse in diesen Granulozyten bilden, durch die der segmentierte Kern an den Zellrand gedrängt wird (= „LE-Zelle").

### Zellgebundene Überempfindlichkeitsreaktion (Typ IV)
= Überempfindlichkeit vom verzögerten Typ.

Diese Immunreaktion ist an die Wirkung spezifisch sensibilisierter (= kommitierter) T-Lymphozyten gebunden, humorale Antikörper haben hier im Gegensatz zu den Reaktionen Typ I–III keine Bedeutung (s. 6.1.2).

Eine typische Typ IV-Reaktion ist die Tuberkulinreaktion (6.1.2.1).

### 6.1.4 Autoaggressionskrankheiten (Autoimmunkrankheiten)

**Definition:** *Autoaggressionskrankheiten sind Erkrankungen, die durch Antikörperwirkungen gegen körpereigene Substanzen entstehen.*

### 6.1.4.1 Pathogenetische Grundlagen der Autoaggressionskrankheiten

Normalerweise ist der Organismus gegenüber seinen eigenen Antigenen immunologisch tolerant, da in der Perinatalperiode die Zellklone blockiert oder eliminiert werden, die gegen körpereigene Antigene entstehen. Unter gewissen Umständen wird diese Toleranz durchbrochen. Eine derartige Störung der Immuntoleranz könnte mit folgenden Hypothesen erklärt werden:

- Körpereigene Zellen bekommen durch Schädigungen (z. B. Virusinfekte, physikalische oder chemische Noxen) **neue antigene Eigenschaften** und werden als fremd empfunden, so daß der Körper humorale (B-Zellensystem) oder zellständige (T-Zellensystem) Antikörper gegen sie bildet. Die Schädigung kann schon durch leichte Läsionen mit Veränderung determinanter Gruppen eines Antigens auftreten. Die dabei entstehenden Antikörper können auch mit unveränderten Zellen des gleichen Typs reagieren (= Autoaggression durch Kreuzreaktion).
- Ursache der Änderung antigener Eigenschaften von körpereigenen Zellen können auch **somatische Mutationen** sein, durch die Zellen mit inkompatiblen H-Antigenen entstehen. Eine der wichtigsten Aufgaben der „Immunüberwachung" des Organismus ist wahrscheinlich die Elimination derartiger mutierter Zellen.

- Nicht die Körperzellen werden primär verändert, sondern die kontrollierenden Lymphozyten. Dabei entstehen Zellklone, sog. „**forbidden clones**", die körpereigene Gewebe als „fremd" behandeln. Derartige forbidden clones können sich auch während des perinatalen Lebens gebildet haben, vorübergehend blockiert gewesen sein und erst später aktiviert worden sein.
- Nach neueren Untersuchungen nehmen die T-Lymphozyten eine Schlüsselrolle in der Pathogenese der Autoimmunerkrankungen ein. Dabei liegt ein stärkeres **Übergewicht der Helferzellen (T4) über die Suppressorzellen (T8)** vor. Möglicherweise werden die antikörperbildenden B-Zellen nicht durch Suppressorzellen ausreichend kontrolliert, so daß „selbstreaktive Lymphozytenklone" ihre Aktivität stärker entfalten können. Weiterhin werden Aktivierungen des Systems durch lokale Virusinfekte diskutiert.

Neben diesen drei Möglichkeiten kann es zu Autoaggressionskrankheiten kommen, wenn Körperzellen mit dem Immunsystem in Berührung kommen, die erst nach dessen Entwicklung entstanden und von diesem weitgehend isoliert geblieben sind. Das trifft z. B. zu für Markscheiden des ZNS, Spermatozoen, Proteine der Linse und Uvea, bestimmte Zellorganellen (Mikrosomen) und Makromoleküle (Thyreoglobulin). Werden die isolierenden Schranken um diese Gewebe oder Substanzen durch ein Trauma, durch Entzündungen, toxische oder ischämische Läsionen zerstört, treten diese Zellbestandteile mit der Lymphe und dem Blut und damit mit den Immunorganen in Berührung und wirken antigen.

So kann im Tierversuch durch s. c. Injektionen von Hirnhomogenaten mit Freund-Adjuvans eine Autoimmunenzephalomyelitis erzeugt werden. Wird die Membran der Hodenkanälchen z. B. durch eine Mumps-Virus-Orchitis permeabel, so bilden sich Autoantikörper gegen eigene Spermien, die zur Agglutination von Spermien führen und eine Infertilität verursachen können.

Nach Verletzungen der Linse kommt es zu einer granulomatösen Entzündung im Auge, da Linsenproteine antigen wirken (= phakoanaphylaktische Endophthalmitis). Zerstörungen der Uvea können nach einigen Wochen am gleichen oder am kontralateralen Auge eine autoallergische Reaktion vom Spättyp hervorrufen (= sympathische Ophthalmie), die zur Erblindung führen kann.

- **Kreuzreaktion** von Antikörpern, die gegen fremde Antigene (z. B. Streptokokkenantigene) gerichtet sind, können auch körpereigene Substanzen mit weitgehend identischen Antigenen „angreifen" (z. B. Anteile des Myokards).

Das Auftreten von Autoantikörpern oder der Nachweis von Autoantigenen allein sind jedoch zur Diagnose einer Autoaggressionskrankheit nicht ausreichend. So treten beispielsweise nach einem Herzinfarkt Autoantikörper gegen Herzmuskulatur auf, Anhaltspunkte für eine Autoimmunerkrankung haben sich bisher indes nicht ergeben. Eine gesicherte Autoaggressionskrankheit wird heute nur angenommen, wenn folgende Voraussetzungen erfüllt sind:

Ein Autoantikörper oder eine Autoallergie vom verzögerten Typ muß in wenigstens einer Krankheitsphase nachweisbar sein.
Die Erkrankung muß im Tierexperiment reproduzierbar sein.

Übertragbarkeit der experimentell erzeugten Autoimmunerkrankung durch immunkompetente Lymphozyten (Autoallergie vom verzögerten Typ) oder durch Serum (humorale Autoantikörper) auf genetisch gleichartige Versuchstiere.

● **Genetische Faktoren** disponieren zu Autoaggressionskrankheiten. Ir-Gene (= Immune response) spielen hier offenbar eine wesentliche Rolle, in dem sie die Stärke der Immunantwort anders steuern, z. B. zu überschießenden Immunreaktionen führen.

Klinisch sind Autoimmunkrankheiten charakterisiert durch eine unaufhaltsam fortschreitende, oft in Schüben verlaufende Zerstörung körpereigener lebender Gewebe infolge autoallergischer Immunprozesse. Eingeleitet wird die Entzündung durch Freisetzung lysosomaler Abbauprodukte in das Innere oder in die Umgebung der Zelle nach Ruptur der Lysosomenmembran. Ist die Erkrankung einmal ausgelöst, so wird der Prozeß autonom (= self perpetuation), bleibt durch ständig neue Zelluntergänge unterhalten, deren Pathomechanismus im einzelnen jedoch noch unklar ist.

Ursache dieser andauernden Prozesse kann die Persistenz des auslösenden Faktors oder eine Störung in der Regulation der Immunantwort, z. B. der Suppressor-T-Lymphozyten-Funktion sein.

Die Autoaggressionskrankheit kann sich dabei an einem Zelltyp (z. B. Erythrozyten), einem Organ (z. B. Thyreoidea) oder an verschiedenen Organen und Geweben (z. B. systemischer Lupus erythematodes) abspielen.

Nach der Wirkung der Autoantikörper können unterschieden werden:

- Autoantikörper, die streng organspezifisch sind.
- Autoantikörper, die nicht organspezifisch sind, aber nur an einem Organ pathogen wirken.
- Autoantikörper, die keine Organspezifität erkennen lassen.

Inzwischen wurden Autoimmunmechanismen als wesentliches pathogenetisches Prinzip bei zahlreichen Erkrankungen des Menschen erkannt:

Vier Schilddrüsenerkrankungen: Thyreotoxikose, schilddrüsenbedingtes Myxödem, Autoantikörper gegen Thyreoglobulin, Hashimoto Thyreoiditis (6.1.4.2). Die seltene generalisierte Endokrinopathie, vorzeitiges Klimakterium, männliche Infertilität, Goodpasture Syndrom (6.1.3.4). Pemphigus vulgaris, Pemphigoid, sympathische Ophthalmie, einige Fälle von Uveitis, Autoimmunopathien der Erythrozyten, Thrombozyten, Leukozyten (oder ihrer Stammzellen), die primäre biliäre Zirrhose, die chronisch-aggressive Hepatitis, der Diabetes mellitus Typ I u. a.

Im folgenden werden einige Beispiele autoallergischer Erkrankungen des Menschen mit Autoallergie gegen Organe ausführlicher beschrieben.

### 6.1.4.2 Chronische Thyreoiditis Hashimoto, Pathogenese und Morphologie

Synonyma: Strumitis lymphomatosa (Hashimoto), diffuse lymphocytic thyroiditis.

Eine weit überwiegend bei Frauen auftretende Autoimmunerkrankung (Geschlechtsverhältnis w : m = 50 : 11) mit schleichendem Verlauf, die in Endemie- und Nichtendemiegebieten des Kropfes vorkommt. 20% der Patienten haben eine Hypothyreose. Familiäre Häufung wird beobachtet.

**Pathogenese:** Der auslösende Mechanismus ist noch nicht in allen Punkten geklärt. Als Antigen wirken Thyreoglobulin und die Mikrosomenfraktion (endoplasmatisches Retikulum) der Follikelepithelien. Humorale Autoantikörper gegen diese Schilddrüsenelemente lassen sich zumindest zeitweise im Verlauf einer Hashimoto Thyreoiditis im Serum der Kranken nachweisen. Besondere Bedeutung haben offenbar Antikörper, die sich an Membranantigene binden und mit ihrem Fc-Teil eine zellvermittelte Zytotoxizität auslösen. Tierexperimentell kann eine gleichartige Erkrankung durch Injektion von Schilddrüsenextrakt mit Freund-Adjuvans beim Kaninchen ausgelöst und durch Lymphozyten von einem Tier auf das andere übertragen werden. Die zelluläre Übertragbarkeit weist darauf hin, daß primär zelluläre T-Autoantikörper das Schilddrüsengewebe schädigen. Für diese Annahme spricht u. a., daß Patienten mit einer Strumitis lymphomatosa häufiger eine autoallergische chronisch-atrophische Gastritis mit perniziöser Anämie und/oder eine autoallergische chronische Adrenalitis, eine rheumatoide Arthritis, chronisch persistierende Hepatitis und einen Lupus erythematodes haben.

Offenbar ist also die Immuntoleranz gegen Schilddrüsengewebe gestört und es entwickeln sich autoreaktive B- und T-Lymphozyten.

## Morphologie

*Makroskopisch* ist die Schilddrüse beiderseits diffus vergrößert, nicht druckschmerzhaft, hat eine mittelfeste Konsistenz und eine grauweiße Schnittfläche ohne Kolloidglanz.

*Mikroskopisch* ist das Interstitium dicht durchsetzt von Lymphozyten, die mehrfach Lymphfollikel mit Keimzentren bilden, außerdem treten Plasmazellen auf. Das Schilddrüsenparenchym geht zum Teil unter. Daneben finden sich Epithelproliferationen unter Ausbildung von Mikrofollikeln und onkozytär umgewandelte Epithelien mit großem, eosinophilem feingranuliertem Zytoplasma (oxyphile Epithelmetaplasie) und Plattenepithelmetaplasien. Vereinzelte Riesenzellen können auftreten.

Weitere Autoaggressionskrankheiten sind z. B.

**Idiopathischer Morbus Addison** infolge einer autoallergischen chronischen Adrenalitis durch zytotoxische Antikörper gegen Nebennierenrindenzellen (etwa ⅔ der M. Addison Fälle) mit fortgeschrittener Atrophie der Nebennierenrinde.

**Idiopathische chronische atrophische Gastritis** als eine Ursache der perniziösen Anämie. Hier werden zytotoxische Antikörper gegen Belegzellen der Magenschleimhaut gebildet.

**Myasthenia gravis,** die Antikörper sind gegen die Azetylcholinrezeptoren der Skelettmuskulatur gerichtet.

**Lupus erythematodes** durch Autoantikörper gegen DNA untergehender Zellen (6.1.3.10).

**Colitis ulcerosa**, vorwiegend zwischen dem 20. und 40. Lebensjahr auftretende Erkrankung mit schleimig blutigen Durchfällen. Die Pathogenese ist noch in einigen Punkten unklar. Einige Befunde weisen auf Autoimmunmechanismen hin (s. 5.13). So lassen sich humorale Autoantikörper mit Präzipitations- und Agglutinationstests nachweisen und sind immunfluoreszenzmikroskopisch in den geschädigten Kolonschleimhautbezirken darstellbar. Möglicherweise kommt hier außerdem eine Immunreaktion vom Spättyp vor (zelluläre Antikörper des T-Zellensystems).

## 6.1.5 Immundefekte

Es gibt angeborene und erworbene Immundefekte, die das T-Zellen-Immunsystem (zellulär) oder das B-Zellen-Immunsystem (humoral) oder beide betreffen können.

### 6.1.5.1 Morphologische Grundlagen angeborener Immundefekte

#### Angeborene Defekte des T-Zellen-Immunsystems

**Thymusaplasie oder Thymushypoplasie**, Alymphoplasia thymica = Oberbegriff für alle erblichen Störungen der Lymphopoese und Immunfunktionen mit Thymusaplasie, geht oft mit einer Hypoplasie aller Lymphknoten, mitunter auch hypoplastischer Tonsillen einher. Extreme Lymphozytopenie im Blutbild.

Je nach dem fehlenden Immunglobulin werden verschiedene Typen unterschieden (z. B. Schweizer Typ, Nezelof-Allibone Typ etc.), Tod meist im Säuglingsalter durch Infekte (häufig Pneumozystis-Pneumonie).

**Di George Syndrom,** infolge eines Entwicklungsdefektes der III. und IV. Schlundtasche auftretende Aplasie des Thymus und der Epithelkörperchen. Neben den o. g. Folgen der Thymusaplasie kommen die Symptome des Hypoparathyreoidismus hinzu (z. B. hypokalzämische Tetanie).

#### Angeborene Defekte des B-Zellen-Immunsystems

**Infantile geschlechtsgebundene Agammaglobulinämie Typ Bruton:** Ein nur bei Knaben auftretender Defekt des B-Zellensystems, der sich im 2. Lebensjahr bemerkbar macht und durch rezidivierende, meist bakterielle Infekte (Pneumokokken, Staphylokokken, Streptokokken, Haemophilus influenzae) charakterisiert ist. Der Thymus ist morphologisch normal, ebenso entspricht die Anzahl der Lymphozyten im Blut, dem Knochenmark und den thymusabhängigen Bezirken der Lymphknoten der Norm. Funktionell haben die Patienten eine normale zellgebundene Immunantwort. Die Zahl der zirkulierenden B-Lymphozyten ist jedoch reduziert. Plasmazellen fehlen im entzündlich veränderten und im lymphatischen Gewebe. Die Tonsillen sind klein, Keimzentren fehlen, Krypten sind spärlich entwickelt. Auch die Peyer-Plaques sind unterentwickelt und frei von Keimzentren.

Es besteht ein erheblicher Mangel an Immunglobulinen aller Klassen, die Antikörperbildung gegen alle Antigene ist unzureichend. Häufig entsteht bei diesen Knaben eine Arthritis.

**Angeborene (primäre) kombinierte Defekte des B- und T-Zellen-Systems**

**Lymphopenische Form der Agammaglobulinämie**

Auch als Schweizer Typ der Agammaglobulinämie bezeichnete hereditäre Erkrankung mit ausgeprägter Lymphopenie und entsprechendem Verlust der Immunabwehr. Die lymphatischen Organe einschließlich des Thymus sind kaum entwickelt, enthalten nahezu keine Lymphozyten und Plasmazellen, Lymphfollikel fehlen. Ursache ist wahrscheinlich die fehlende Einwanderung der B- und T-Lymphozytenvorläufer in den Thymus. Meist sterben die Kinder im ersten Lebensjahr an bakteriellen oder viralen Infektionen.

**Adenosindesaminase-Mangel**

Autosomal rezessiv vererbter Defekt des Enzyms Adenosindesaminase, das in den Nukleinsäurestoffwechsel eingreift. Wahrscheinlich wirkt die vermehrte Anhäufung von Adenosin toxisch auf die Lymphozyten mit Involution des B- und T-Zellen-Systems und entsprechenden Immunopathien.

**Erworbene Defekte des T-Zellen-Immunsystems**

Treten auf bei Erkrankungen des lymphatischen Systems, z.B. Lymphogranulomatose, Non Hodgkin Lymphom, anderen malignen Tumoren mit Läsionen des lymphatischen Systems durch Metastasen und/oder Zytostatikaeffekte, bei Schädigungen des T-Zellen-Systems durch chronische Niereninsuffizienz oder durch Intoxikationen (z.B. Schlafmittel). Die humorale Antikörperproduktion durch das B-Zellen-System ist dabei meist erhalten.

**AIDS:** Besonders intensiv wurde in den letzten Jahren ein erworbenes Immundefekt-Syndrom (= Acquired immune deficiency syndrome) untersucht. Es wird durch Infektionen mit den Retroviren HTLV III (Human T-Cell-Leukemia Virus) und LAV (Lymphadenopathia Associated Virus) hervorgerufen und durch parenterale Inokulation von Blut sowie bestimmten Sekreten (z.B. Sperma, Speichel, Tränenflüssigkeit) übertragen. Entsprechend sind in der Bundesrepublik etwa 80% der Erkrankten Homosexuelle, 2,4% Drogenabhängige (Fixer), in den USA 5% schwarze Einwanderer aus Haiti, daneben Hämophile und 1% Personen mit heterosexuellen Partnern von AIDS-Risikogruppen. Ausgangspunkt der Virusinfektion und natürliches Reservoir sind möglicherweise die grünen Meerkatzen in Zentralafrika, die von Eingeborenen gefangen und zum Teil auch verzehrt werden.

AIDS-Viren dringen in aktivierte T-(4)Helferzellen ein. Dabei dient das Erkennungsantigen T4 an der Oberfläche dieser Zellen quasi als Pförtner. Kurz nach der Infektion sterben die T4-Zellen ab. Infolgedessen sinkt der T4/T8-Quotient von normal 2,0 auf 1,4-0,3.

Möglicherweise wirken AIDS-Viren über eine Hemmung des Interleukin 2, eines Stoffes, der von aktivierten T-Lymphozyten abgegeben wird und deren Vermehrung stimuliert.

Die Mortalität dieser in den westlichen Industriestaaten rasch zunehmenden Erkrankung beträgt in den USA 80%. Die Patienten sterben an opportunistischen Infektionen wie Pneumocystis carinii-Pneumonien, Infektionen mit Zytomegalie-Viren (CMV), Mykobacterium avium intracellulare und Tuberkulosen. Besonders gefürchtet sind Pilzinfektionen. Weiterhin erkranken sie häufig an bösartigen Tumoren wie dem Kaposi-Sarkom, malignen Lymphomen, (z.B. Burkitt Lymphom durch EBV) und Karzinomen.

### Erworbene Defekte des B-Zellen-Immunsystems
Diese Defekte werden bei Tumoren des Thymus (Thymome) oder exsudativen Enteropathien gefunden. So wurde bei Thymomen ein Inhibitor der Antigen-induzierten Lymphozytentransformation und eine Hypogammaglobulinämie nachgewiesen.

Bei Patienten mit erworbenen Agammaglobulinämien sind Defekte der Helferzellen-Subpopulationen (T 4) nachzuweisen. Auch eine Erhöhung der T-Suppressor-Zellpopulation kann zu einem Immunmangelsyndrom führen.

### Folgen der erworbenen und angeborenen Immundefekte
Infolge der fehlenden oder unzureichenden zellulären Immunität kommt es zu schweren septischen **Pilzinfektionen**, in unseren Bereichen besonders häufig mit dem Soorpilz (= Kandidiasis) und zu **Virusinfekten**. Vor allem an Schleimhautoberflächen treten bei Störungen der Immunabwehr **Nekrosen** auf.

### 6.1.6 Plasmozytom als Beispiel einer monoklonalen malignen Geschwulst des Immunsystems

Synonyma: Multiples Myelom, plasmozytäres Myelom, Morbus Kahler

**Definition:** *Eine bösartige Geschwulst des Knochenmarkes, deren Häufigkeitsgipfel im 6.–7. Lebensjahrzehnt liegt, die bei beiden Geschlechtern etwa gleich häufig vorkommt.*

Das Plasmozytom ist die häufigste Geschwulst des Knochenmarkes und des Knochens, sowie der häufigste Tumor aus der Gruppe der Plasmazelltumoren:

1. Plasmozytom = Multiples Myelom (M. Kahler)
2. Disseminierte nicht osteolytische Myelomatose
3. Solitäres Myelom (0,7%)
4. Extraskelettales Myelom (4,0%)
5. Plasmazellenleukämie (1,6%)
6. Malignes Lymphom mit Plasmazellen-Differenzierung

**Pathogenese des Plasmozytoms**

Der Tumor entsteht durch die somatische Mutation einer einzigen Immunzelle des B-Zellen-Typs, von der alle Zellen des Tumors abstammen, wie die Produktion eines einzigen Immunglobulins in allen Zellen zeigt. Das Plasmozytom entspricht somit einem Klon pathologisch vermehrter B-Zellen, die sich zu Plasmazellen differenzieren (=**monoklonale Gammopathie**). Verschiedene Plasmozytomkranke können jedoch unterschiedliche Immunglobuline produzieren, die in das Serum abgegeben werden und zu einer oft erheblichen Vermehrung dieses Globulins im Serum führen (=m-Protein, von monoklonal, als schmalbasiger hoher Gipfel im Serumelektrophoresebild).

Häufigkeit der verschiedenen Plasmozytomtypen:

| | |
|---|---|
| IgG | 61% aller Plasmozytome |
| IgA | 20% aller Plasmozytome |
| IgM | 15% aller Plasmozytome |
| IgD | 1% aller Plasmozytome |
| IgE | Einzelfälle |

Leichtkettenkrankheit (s. u.) 3% aller Plasmozytome

Der chemische Aufbau des vom Plasmozytom gebildeten Proteins entspricht dem der Immunproteine.

Die vollständigen Eiweißkörper bestehen aus je zwei **schweren Ketten** (= H-Ketten = heavy chains) mit einem Molekulargewicht von je 50 000, zusammengesetzt aus ca. 500 Aminosäuren. Durch diese H-Ketten wird die Klasse des Immunglobulins (G, A, D oder E) bestimmt. Außerdem ist die Grundeinheit aus je zwei **leichten Ketten** (= L-Ketten = light chains) mit einem Molekulargewicht von je 22 500 aufgebaut (220 Aminosäuren), die in zwei Formen auftreten können, als κ (kappa)- oder λ (lambda)-Ketten. H- und L-Ketten sind durch Disulfidbrücken miteinander verbunden.

Beim Plasmozytom kann die Verbindung der H- und L-Ketten gestört sein, so daß isolierte Ketten in größerer Menge im Serum auftreten. Auch in normalen Prä-B-Zellen verläuft die Synthese von Schwerketten und Leichtketten noch asynchron. Besonders oft sind L-Ketten, κ- oder λ-Ketten frei im Serum vorhanden.

Die kleinen Moleküle werden glomerulär filtriert und sind im Harn leicht nachweisbar. Immunelektrophoretisch lassen sich heute bei 80% aller Plasmozytomkranken L-Ketten in größeren Mengen nachweisen (= **Bence Jones-Protein**). Dieses Protein ist oft mit einer einfachen Kochprobe nachzuweisen, da es zunächst bei ca. 60 °C ausfällt und im Gegensatz zu normalen Proteinen bei weiterem Erhitzen wieder in Lösung geht.

Einige Tumoren der Immunzellen produzieren nur L-Proteine = **Leichtkettenkrankheit = light chain disease** (= Bence Jones-Plasmozytom) oder unvollständige H-Ketten = **Schwerkettenkrankheit = heavy chain disease**. Nach dem gebildeten Teilstück werden unterschieden α-, γ- oder μ-chain disease. Nicht alle Plasmozytome geben Proteine an das Serum ab. 1–2% der Fälle sind „nichtsekretorische" multiple Myelome, vor allem primär extraskelettale Formen und solitäre Myelome.

## Morphologie des Plasmozytoms

Nahezu alle Plasmozytome beginnen im Knochenmark, erst im finalen Stadium kommt es zu Tumorbesiedlungen außerhalb des Skelettsystems. Primär extraossäre Plasmozytome sind selten (4%), sie treten meist bei jüngeren Patienten auf.

*Makroskopisch:* Beim ossären Plasmozytom finden sich multiple, unterschiedlich große osteolytische (= knochenauflösende) Knoten mit grauroter bis dunkelroter Schnittfläche oder diffuse Infiltrate im blutbildenden Mark, oft mit diffuser Osteoporose, die so fortgeschritten sein kann, daß der Knochen biegbar und mit dem Messer schneidbar wird. Bevorzugt befallen sind Wirbelkörper, Sternum, Rippen, Becken, Schädelkalotte (nach dem Röntgenbild = „Lückenschädel").

*Mikroskopisch:* Die Tumorzellen können Plasmazellen weitgehend gleichen (= reifzelliges Plasmozytom), daneben finden sich mehrkernige Zellen, Mitosen und Plasmazellenvorstufen. In unreifzelligen Plasmozytomen haben die Zellen ihre Ähnlichkeit mit Plasmazellen verloren, im angloamerikanischen Schrifttum wird daher generell die Bezeichnung multiples Myelom bevorzugt. Die Basophilie des Zytoplasmas ist Ausdruck der gesteigerten Proteinsynthese dieser Zellen (vermehrter RNA-Gehalt).

## Mögliche Folgen des Plasmozytoms

**Amyloidablagerungen:** Infolge einer Dysfunktion der Proteinsynthese kommt es bei 10–25% der Patienten mit multiplem Myelom zu Amyloidablagerungen, deren Verteilungstyp dem unter den sekundären Formen seltenen perikollagenen Typ entspricht. Neben den bei allen Amyloidformen beteiligten Organen wie Nieren, Leber und Milz finden sich häufiger auch Amyloidablagerungen im Herzen, der Zunge und dem gesamten Magendarmtrakt. Vorstufen dieses Amyloids sind offenbar Fragmente der L-Ketten der Immunglobuline, chemisch handelt es sich also um das aus Leichtketten entstehende Amyloid Typ AL.

**Nierenschädigung („Plasmozytomniere"):** Das unphysiologische Proteinangebot an die Nieren führt in Kombination mit anderen sonst u. U. leicht reversiblen Nierenschädigungen (z. B. Ischämie) zu fortschreitenden Nierenläsionen. Häufig findet sich eine Proteinurie, bei Nierenamyloidose auch ein nephrotisches Syndrom. Zweidrittel der Patienten hat im finalen Krankheitsstadium eine schwere Niereninsuffizienz, bei 10% steht die Urämie als Todesursache im Vordergrund.

Charakteristische morphologische Befunde in diesen Nieren (ca. 50% der Fälle) sind umfangreiche hyaline oder lamellierte Zylinder, die von riesenzellhaltigen Epithelproliferationen umgeben werden, interstitielle Fibrosen, Tubulusatrophien und Nephrokalzinose. Oft entspricht das Bild jedoch einem tubulären Schaden wie beim akuten Nierenversagen (ca. 45%). 8% der Patienten haben eine schwere Pyelonephritis. Das klinische Bild der „Plasmozytomniere" kann also durch verschiedene Veränderungen bedingt sein.

**Frakturen:** Infolge weitgehender Destruktion der Wirbelkörper besteht bei geringsten Traumen die Gefahr von Frakturen mit Querschnittslähmungen.

# 7. Wichtige Erkrankungen der Kreislauforgane

## 7.1 Atherosklerose – Arteriosklerose

### 7.1.1 Begriffsdefinition und Verlauf

**Begriffsbestimmung:** Unter Arteriosklerose (Lobstein 1833) werden alle Wandveränderungen der Arterienwand zusammengefaßt, die ohne Rücksicht auf ihre Ursache zur Verhärtung (skleros, gr. hart) der Gefäßwand führen. Der Begriff **Atherosklerose** wird benutzt, um die Lipideinlagerungen in die Wand (Atherom s. u.) zu betonen.

Nach der Definition der CIOMS (= Council for International Organisations of Medical Sciences) handelt es sich um eine „mit Elastizitätsschwund einhergehende Verdickung und Verhärtung der Arterienwand".

#### 7.1.1.1 Definition der Atherosklerose nach der WHO (1958)

*Atherosklerose ist eine variable Kombination von Veränderungen der Intima, bestehend aus herdförmigen Ansammlungen von Lipiden, komplexen Kohlenhydraten (vorwiegend Glykoproteinen), Blut- und Blutprodukten, fibrösem Gewebe und Kalkablagerungen, verbunden mit Veränderungen der Arterienmedia.*

**Klassifikation der Arterienerkrankungen (WHO 1952)**

**I. Metabolische und degenerative Arterienerkrankungen (Arteriosklerose)**

**Atherosklerose:** Charakteristisch sind Atherome der Intima.

**Mediasklerose:** Charakteristisch sind primär degenerative Medialäsionen.

**Hypertoniebedingte Arteriopathien:** Charakteristisch sind bevorzugte Läsionen der peripheren Gefäßbereiche (Arteriolen).

Diese strenge Differenzierung zwischen „Arteriosklerose" als Oberbegriff der Atherosklerose, Mediasklerose und hypertoniebedingten Arteriopathien wird im Sprachgebrauch der klinischen Praxis häufig nicht vorgenommen, mit Arteriosklerose ist hier meist Atherosklerose gemeint.

**II. Idiopathische Medianekrose**

**III. Arteriitiden = entzündliche Arterienerkrankungen**

### 7.1.1.2 Verlaufsform der Atherosklerose

Es handelt sich um eine sehr häufige, chronische, nicht selten schon in frühester Jugend beginnende, oft in Schüben und schleichend verlaufende Gefäßerkrankung, die zu herdförmigen Intimaläsionen führt. Der Verlauf wird von lokalen Verhältnissen (Umgebungseinflüsse auf die Gefäßwand, Struktur und Stoffwechsel der Blutgefäßwand) wesentlich beeinflußt. Entsprechend kann die in Phasen ablaufende Erkrankung nebeneinander unterschiedliche Stadien und in verschiedenen Gefäßbereichen ein differentes Bild bieten.

### 7.1.1.3 Arteriosklerose vom Typ Mönckeberg

Synonyma: Mediasklerose, Mönckeberg-Gefäßsklerose

Im Gegensatz zur Atherosklerose eine fast ausschließlich im höheren Lebensalter (meist Männer über 50 J.) auftretende degenerative Erkrankung, die bevorzugt Extremitätenarterien vom muskulären Typ (z. B. A. femoralis, Myometriumarterien) befällt und hier vorwiegend zu Veränderungen der Media führt (Atherosklerose dagegen Intima!).

Die **Ätiologie** ist unklar. Experimentell kann eine ähnliche Läsion durch Noradrenalininjektionen hervorgerufen werden. Eine D-Hypervitaminose im frühen Kindesalter verursacht gleichartige Mediaschäden. Hyperkalzämien sollen beim Menschen eine ursächliche Rolle spielen.

*Makroskopisch:* Spangenförmige Verkalkungen der Arterienwand ohne wesentliche Lumeneinengung („Gänsegurgelarterien").

*Mikroskopisch:* Degenerative Veränderungen der Mediamuskulatur mit Verfettung und Nekrosen, in deren Bereich zunächst feinkörnige und schollige Verkalkungen auftreten, die zu großen Kalkspangen konfluieren und verknöchern können (Umwandlung von Mesenchymzellen in Osteoblasten). Wesentliche funktionelle Störungen treten bei der isolierten Mediasklerose nicht auf. Meist ist in diesen Gefäßen jedoch gleichzeitig eine Atheromatose vorhanden, die dann Durchblutungsstörungen verursachen kann.

### 7.1.2 Kausale Pathogenese der Atherosklerose

**Bedeutung der Risikofaktoren:** Die Ätiologie der Atherosklerose ist in den letzten Einzelheiten noch unbekannt. Mehrere kausale Faktoren konnten jedoch in den letzten Jahren gesichert werden, die begünstigend auf ihre Entstehung einwirken, häufig sind mehrere gleichzeitig wirksam ( = **multifaktorielle Entstehung** = Polyätiologie). Je mehr Faktoren einwirken, um so größer ist das Risiko, an einer Atherosklerose zu erkranken ( = **Risikofaktoren**). Allgemein anerkannte und statistisch gesicherte kausale Faktoren sind:

### 7.1.2.1  Disponierende Grundkrankheiten

Die sonst übliche Geschlechtsdisposition mit Bevorzugung des männlichen Geschlechtes besteht bei diesen disponierenden Grundkrankheiten nicht.

**Alle mit Hyperlipidämie vor allem Hypercholesterinämie einhergehende Erkrankungen**
Als besonders „atherogen" gelten die ApoB (= Apoprotein B)-haltigen Lipoproteine (s. auch 7.5.2).

Apo-Protein = Proteinanteil der Lipoide. An Apo B gebundenes Lipoprotein geringer Dichte (= low density lipoprotein = LDL = β-Lipoprotein) fördert die Atherosklerose, an Apo A gebundenes Lipoprotein hoher Dichte (= high density lipoprotein = HDL = α-Lipoprotein) hemmt sie. LDL ist das wesentliche Transportmittel für Cholesterin, um es an seinen Ort des physiologischen Bedarfes (Synthese von Zellmembranen, Steroidhormonen und von Gallensäuren) zu bringen.

Offenbar verhindert ein Defekt an den LDL-Rezeptoren (z. B. infolge eines Gendefektes im Chromosom 19) das rasche Ausschleusen des Cholesterins aus dem Blut (Abb. 77), der Blutcholesterinspiegel steigt und Cholesterin wird vermehrt in die Gefäßwand eingelagert.

**Diabetes mellitus:** Diabetiker erkranken 10–20 Jahre früher als Gesunde an einer Atherosklerose, vor allem bei schlecht eingestelltem Diabetes mit Blutzuckerwer-

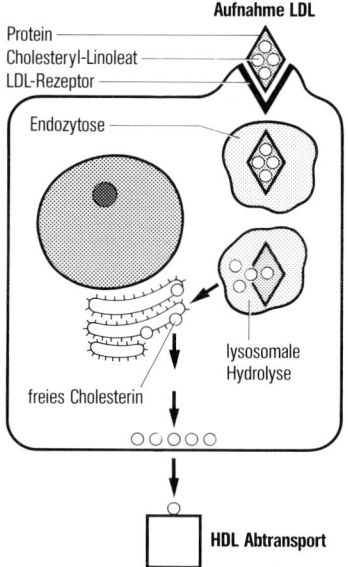

Abb. 77  Aufnahme und Abtransport des Cholesterins durch die Gefäßwandzelle (nach Gustafson)

ten über 200 mg%. Mehr als 80% der Diabetiker sterben an den Folgen der Atherosklerose. Die Atherosklerose der großen Arterien (= Makroangiopathie, s. dagegen Mikroangiopathie wie noduläre Glomerulosklerose) des Diabetikers ist von der des Stoffwechselgesunden nicht verschieden. Bevorzugt befallen werden die Koronararterien (→Herzinfarkt) und die peripheren Extremitätenarterien (→Gangrän im Fußbereich). Diabetiker haben den Typ IV (= endogen) und Typ V (= endogen-exogen) der Hypertriglyzeridämie.

**Familiäre Hypercholesterinämie:** Führt schon im Jugendalter zu schwerer Atherosklerose und häufig zum Herzinfarkt zwischen dem 20. und 30. Lebensjahr. Personen mit Hypercholesterinämie Typ IIa haben einen Defekt der LDL-Rezeptoren an den Zellmembranen, die den intrazellulären Cholesterinmetabolismus steuern. Bei hoher extrazellulärer Cholesterinkonzentration wird unter normalen Bedingungen die intrazelluläre Cholesterinsynthese vermindert. Ein Verlust der spezifischen LDL-Rezeptoren führt zur ungehemmten intrazellulären Cholesterinsynthese.

Die Lipidablagerungen in den Arterien des gesunden Säuglings infolge der Hyperlipidämie durch die Milchnahrung sind dagegen reversibel.

**Myxödem** infolge der Hyperlipidämie (Typ II = Hypercholesterinämie und gemischte Hyperlipidämie, Typ III = „broad-$\beta$-disease").

**Gicht** geht ebenfalls mit einer Hyperlipidämie einher (Typ IV = endogene Hypertriglyzeridämie).

**Hochdruckkrankheiten:** Unabhängig von den verschiedenen Ätiologien begünstigt jeder erhöhte Blutdruck die Atherosklerose.

Beispiele: Schwere Atherosklerose vor einer Aortenisthmusstenose, geringe oder fehlende dahinter. Pulmonalarteriensklerose bei pulmonalem Hypertonus.

Bei der Atherosklerose Hochdruckkranker werden auch die peripheren Verzweigungsäste der Arterien stärker befallen (Arteriolosklerose).

**Adipositas:** Besonders wenn sie, wie meist, mit Hypertonie und Hypercholesterinämie einhergeht.

### 7.1.2.2 Dispositionelle endogene Risikofaktoren

**Alter:** Zwischen dem 20.–40. Lebensjahr ist die Atherosklerose gering und nimmt nur langsam zu, nach dem 50. Lebensjahr wird sie rasch schwerer, vom 7. Lebensjahrzehnt an finden sich erhebliche Veränderungen. Bei Männern ist der Schweregrad jeweils um ein Jahrzehnt weiter fortgeschritten als bei Frauen.
Ausnahmen von diesen Altersbindungen (Greise mit nur geringer Atherosklerose und schwere Atherosklerosen bei Jugendlichen) zeigen jedoch, daß nicht das Alter als solches, sondern die Summation begünstigender Faktoren für diese Zunahme im höheren Lebensalter verantwortlich ist.

**Geschlecht:** Vor der Menopause erkranken Frauen seltener als Männer. Im höheren Lebensalter gleicht sich der Geschlechtsunterschied wieder aus.

So ist eine stenosierende Atherosklerose der peripheren Gefäße bei Männern zwischen dem 25.–54. Lebensjahr etwa 3mal häufiger als bei Frauen gleichen Alters. Die Mortalitätsrate an ischämischen Herzerkrankungen ist bei weißen Männern dieser Altersgruppe nahezu 5mal höher als bei Frauen. Dieser Unterschied wird auf den höheren Gehalt des Plasmas an High density lipoproteins (HDL) bei Frauen vor der Menopause zurückgeführt.

Bei 10,6% der gefallenen amerikanischen Soldaten ( ~ Alter 22 Jahre) fanden sich während des Koreakrieges atherosklerotische Koronararterienveränderungen. Andere Untersuchungen ergaben 1980 bei 43% der 26–30jährigen atherosklerotische Plaques der Herzkranzarterien.

**Konstitution:** Pykniker erkranken früher als Leptosome. Familiäre Lebensgewohnheiten sind hier jedoch schwer abzugrenzen (Adipositas!), eindeutig genetische Faktoren ließen sich bisher nicht sichern (mit Ausnahme o.g. Stoffwechselstörungen z.B. der familiären Hyper-β-Lipoproteinämie).

### 7.1.2.3 Exogene Risikofaktoren

**Übermäßige Ernährung:** Vor allem fett- und kohlenhydratreiche Nahrung bei ungenügender körperlicher Betätigung. Ein hoher Gehalt gesättigter Fettsäuren erhöht das Risiko erheblich.

Der Mangel an ω-3-Fettsäuren in unserer Nahrung scheint ein wichtiger Faktor in der Arteriosklerosegenese zu sein. Diese längerkettigen, hochgesättigten Fettsäuren finden sich in größerer Menge nur in Kaltwasserfischen, geringer auch im Wild. Sie können im Körper nicht synthetisiert werden. ω-3-Fettsäuren senken die Triglyzeride und VLDL-Spiegel, hemmen die VLDL Apolipoprotein B- und VLDL-Triglyzeridsynthese in der Leber, dämpfen den Triglyzeridanstieg nach Kohlenhydratzufuhr, den Chylomikronenanstieg nach Fettaufnahme und sollen auch den VLDL-Abbau steigern. Eskimos, die im wesentlichen von Fisch leben, haben trotz ihrer hochkalorischen fett- und cholesterinreichen Ernährung kaum Atherosklerosen und Herzinfarkte, auch in Japan waren diese Erkrankungen früher selten. In den Plasma- und Membranlipiden der Eskimos sind auffällig viele Fettsäuren vom ω-3-Typ. Diese Fettsäuren könnten daher ein wesentlicher Schutzfaktor gegen die Arteriosklerose sein.

**Nikotinabusus:** Besonders Männer im jüngeren und mittleren Lebensalter sind gefährdet (Herzinfarkt 7.5.2). Bei Rauchern ist die Koronararterienintima zu 50% mehr von atherosklerotischen Plaques bedeckt als bei Nichtrauchern.

**Pathologischer Streß**

Zusammengefaßt sind die wichtigsten

---

**Risikofaktoren der Arteriosklerose**
Alter
Geschlecht
Hypertonie
Diabetes mellitus
Adipositas/Hyperlipidämie
Bewegungsmangel
Rauchen
Lokale hämodynamische Faktoren

---

Männer mit 3 oder mehr dieser Risikofaktoren entwickeln 6mal häufiger eine arterielle Verschlußkrankheit als Gesunde.

**Härte des Trinkwassers:** Je härter das Trinkwasser, d. h. je höher der Gehalt an Kalzium und Karbonat ist, um so niedriger ist die Mortalitätsrate an kardiovaskulären Erkrankungen in einer Population, während weiches Wasser das Mortalitätsrisiko erhöht.

Ob noch andere Faktoren im Wasser für diese erst vor wenigen Jahren in England statistisch aufgedeckten Zusammenhänge verantwortlich sind, muß noch geklärt werden.

## 7.1.3 Morphologie und formale Pathogenese der Atherosklerose

### 7.1.3.1 Beschreibung der makroskopischen und mikroskopischen Veränderungen; Pathogenese, Stadien und unterschiedliche Schweregrade

Morphologisch lassen sich verschiedene Stadien unterscheiden, die oft nebeneinander vorkommen und deren Morphogenese noch nicht in allen Punkten geklärt ist. Wichtig für das Verständnis der Pathogenese ist die Versorgung der Gefäßwand, die nur bis zur Mitte der Media über Vasa vasorum erfolgt. Intima und innere Media werden durch Perfusion aus dem Gefäßlumen ernährt. Eine entscheidende Rolle spielen die glatten Muskelzellen innerer Wandschichten mit besonderen metabolischen Eigenschaften, die in manchem Makrophagen und Fibroblasten entsprechen (Abb. 78). Nach neueren Beobachtungen scheint die Arteriosklerose primär eine proliferative Erkrankung der Intima zu sein (THOMAS et al. Lab. Invest. 48: 245, 1983).

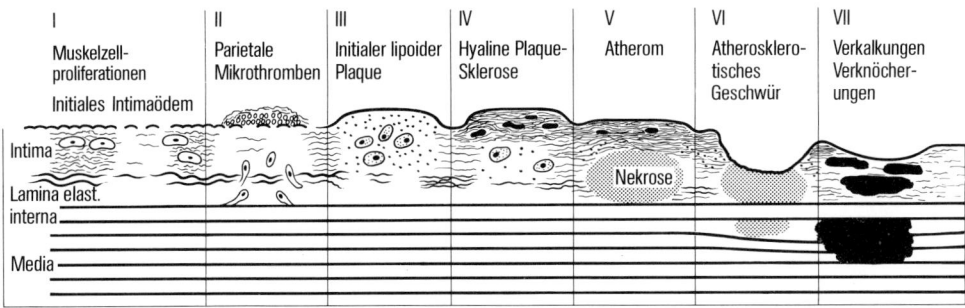

Abb. 78   Stadien der Atherosklerose

## Stadien der Atherosklerose

**I. Intima-Muskelzell-Proliferation und initiales Ödem:** Am Beginn der Atherosklerose stehen Endothelzellschäden und Proliferationen von Zellen, die wahrscheinlich aus primär in der Intima lokalisierten glatten Muskelzellen hervorgehen. Infolge einer Permeabilitätsstörung des Endothels strömt Plasma in die Intima, deren Gewebsstruktur durch das zunächst lipidarme, fibrinreiche Ödem aufgelockert wird. Die bindegewebigen Fasern werden auseinandergedrängt, Fibrillen, vor allem elastische Fasern gehen zugrunde (Elastolyse). Die Plasmainsudate sind reich an LDL und Fibrinogen und cholesterinarm. Makroskopisch ist die Intima hier gelatinös polsterförmig verdickt ( = **gelatinöse Läsionen** als leicht erhabene Intima-Plaques).

**II. Parietale Mikrothromben:** Über den Intimaläsionen bilden sich flache, grauweiße, oft nur als leichte Trübungen erkennbare Mikrothromben aus Thrombozytenaggregaten mit anschließenden Fibrinablagerungen. Nach neueren Untersuchungen scheinen Thrombozytenaggregationen die entscheidende Rolle bei der Auslösung der Atherosklerose zu spielen. Durch verschiedenste Ursachen (Hypertonie, Hypercholesterinämie, Rauchen, Diabetes mellitus) entstehen Endothelläsionen. Zunächst versuchen Thrombozyten den Defekt abzudecken. Dabei geben sie einen permeabilitätssteigernden Faktor, ein Protein in die subendothelialen Faserstrukturen der Intima ab, der einerseits die Zunahme der Plasmaexsudation, andererseits das Auswandern glatter Muskelzellen aus der Media begünstigt. Diese glatten Muskelzellen proliferieren nun sehr stark in der Intima, die hier verdickt wird. Proliferationen glatter Muskelzellen werden angeregt durch einen Thrombozytenfaktor ( = **P**latlet **d**erived **g**rowth **f**actor = PDGF), durch Faktoren, die von Gefäßendothelien abgegeben werden und durch hyperlipidämisches Serum, vor allem LDL im Serum (7.1.2.1). Damit hat die Atherosklerose begonnen. Die Thrombozytenaggregate können von Endothel überwachsen und in die atheromatösen Bezirke inkorporiert werden.

**III. Initialer lipoider Plaque (Lipidfleck):** Makroskopisch gelbe, leicht erhabene Flecken. In der aufgelockerten Grundsubstanz der Intima treten staubförmige Lipidablagerungen auf, die aus den eingedrungenen Makromolekülen der β-Lipo-proteinfraktion des Blutes stammen und kleine gelbe Flecken (Plaques) bilden. Es handelt sich vorwiegend um Cholesterinester und Neutralfette, die dann von modifizierten glatten Muskelzellen (myogene Schaumzellen) und Makrophagen phagozytiert werden. Diese Schaumzellen gehen nach fortschreitender Lipidaufnahme schließlich zugrunde, die Lipide werden frei und vor allem die Cholesterinester kristallisieren in der Grundsubstanz aus, da sie im Gegensatz zu den Neutralfetten nicht von den Lipasen der Myozyten abgebaut werden können. Damit beginnt der Übergang zum irreversiblen Atherom (7.1.3.2).

**IV. Hyaline Plaque-Sklerose (Fibröser Plaque):** Makroskopisch vorgewölbter grau-weißer Herd ohne Erweichung. Über ödematös veränderten Intimabezirken oder Schaumzellherden werden die Fibroblasten stimuliert, sie produzieren vermehrt Grundsubstanz und Fibrillen (argyrophile, elastische und kollagene Fasern) = Sklerose. Mit fortschreitender Verbreiterung wird dieser faserige subendotheliale Bereich hyalinisiert.

**V. Atherom:** Fibröse Plaque mit darunter liegender grau-gelblicher, bröcklig zerfallener Nekrose. Die Media ist in diesem Bereich verdünnt. Aus dem Blut eindringende Glykoproteine maskieren die Fibrillen. Bei stärkerer Schädigung wird die Verquellungszone nekrotisch. Bricht die Nekrose in die Media ein, wird die zuvor aufgesplitterte Lamina elastica interna zerstört. Aus den untergehenden myogenen Schaumzellen und Makrophagen werden Cholesterinkristalle freigesetzt und durchmischen sich mit der Nekrose, so daß ein gelblicher Brei entsteht, der an den Inhalt von Talgdrüsenatheromen der Haut erinnert (athere, gr. = Weizenbrei, Grütze, fettige Schmiere). Das „Atherom" der Atherosklerose ist also eine basale, lipidreiche Verquellungsnekrose. Zunehmende Faservermehrung über diesen Atheromen führt zu der typischen **fibro-atheromatösen Plaque** mit folgender Schichtung vom Gefäßlumen nach außen:

Feste Intimaplatte aus kollagenem und elastischem Bindegewebe.
Nekrose und Anreicherungen cholesterinreicher breiiger Massen.
Mediaatrophie unter diesen atheromatösen Beeten.

Von den Vasa vasorum ausgehend kann ein Granulationsgewebe einwachsen und die Nekrosen teilweise organisieren, vom Gefäßlumen einbrechende Blutungen durchmischen sich mit dem Atherombrei. Cholesterin kann in wetzsteinförmigen Kristallen ausfallen, um die sich mitunter Fremdkörperriesenzellen bilden.

**VI. Atherosklerotisches Geschwür:** Nach Deckplattenruptur wird der atheromatöse Brei in das Gefäßlumen entleert, es bildet sich ein Geschwür, das durch die frei werdende Gewebsthrombokinase leicht wieder von Abscheidungsthromben bedeckt werden kann. Bluteinbrüche durch diese Deckplatten können zu ringförmigen Blutungen in inneren Gefäßwandschichten führen und z. B. in den Koronararterien rasche Lumeneinengungen hervorrufen.

**VII. Verkalkungen und Verknöcherungen:** Vor allem in Nekrosen und atheromatösen Geschwüren kommt es leicht zu Verkalkungen und später gelegentlich zu Verknöcherungen (= knöcherne Metaplasie). Wachstum und Konfluenz großer Platten können zur vollständigen röhrenförmigen Verkalkung einer Arterie führen.

Diese bisher beschriebenen Veränderungen gehen ineinander über, konfluieren und zerstören in unregelmäßiger Anordnung die inneren Arterienwandschichten. Schubweise Verläufe überlagern sich in Schichten, bis dicke, in mittelgroßen und kleinen Arterien stenosierende oder obliterierende Polster entstehen.

Auf diese Weise kommt das charakteristische **makroskopische Bild der Atherosklerose** zustande:

Stecknadelkopf- bis markstückgroße rundliche oder ovale grauweiße bis gelbe Intimabeete von weicher (Ödem) oder festerer (Sklerose) Beschaffenheit. Ulzerierte Beete mit zunächst gelblichem Grund verfärben sich durch Bluteinbrüche rotbräunlich. Bei schweren Arteriosklerosen kann z. B. die luminale Fläche der Aorta von Geschwüren und Kalkplatten so zerstört sein, daß kaum mehr intakte Intima vorhanden ist.

### 7.1.3.2  Bedeutung der Lipidose der Intima als mögliche Frühphase der Atherosklerose

Im Frühstadium finden sich bis stecknadelkopfgroße gelbe streifige Flecken aus Lipid-speichernden Makrophagen (fatty streaks), deren Zahl und gespeicherte Lipidmenge zunehmen. Bis zu dieser Phase ist die lipoide Plaque (Lipidfleck) noch reversibel. Die fortschreitende Fettanreicherung führt schließlich zur metabolischen Insuffizienz der sowohl aus Muskelzellen als auch aus Monozyten hervorgehenden Schaumzellen (myogene und monozytäre Schaumzellen), die nekrotisch werden. Damit treten die Lipide aus den Zellen und Cholesterin kristallisiert im Interstitium aus. Jetzt ist die Läsion irreversibel geworden und der entscheidende Punkt des Übergangs von der lipoiden Plaque zum Atherom überschritten.

Infolge dieser Intimanekrosen kommt es zu stärkeren Permeabilitätsstörungen der Intima, deren Metabolismus nun stärker geschädigt ist und die ihre normale Schrankenfunktion nicht mehr aufrechterhalten kann. Wasser und höhermolekulare Plasmaproteine strömen ein. Während Albumine normalerweise leicht abtransportiert werden können, wird Fibrinogen durch die Gewebsthrombokinase in Fibrin umgewandelt, fällt aus und ist nur durch Phagozytose abzubauen.

Durch diese Ausfällung des Fibrins, der β-Lipoproteide und Cholesterinkristalle sowie die Nekrosen werden Regenerationsprozesse stimuliert mit Proliferation mesenchymaler Zellen. Einerseits kommt es zur Bildung neuer phagozytierender myogener und monozytärer Schaumzellen, die wieder untergehen und zur Vergrößerung der Atherome beitragen. Andererseits werden vermehrt kollagene und elastische Fasern gebildet, die Intima wird bindegewebig verbreitert. Außerdem nimmt der Gehalt an Glykosaminglykanen und Chondroitinschwefelsäure zu, deren Zusammensetzung jedoch nicht normal ist, so daß eine Grundsubstanz mit anderen kolloidchemischen Eigenschaften entsteht, was zu einer weiteren Störung des intramuralen Flüssigkeitsstromes führt. In dieser Phase der Entstehung atheromatöser Gefäßwandveränderungen liegt also keineswegs eine Reduktion sondern eine Steigerung des Stoffwechsels vor. Ist das atheromatöse Beet dann von einem festen Bindegewebsmantel umgeben, kann das Fortschreiten der Läsionen vorübergehend stagnieren ( = **ruhende Atherosklerose**).

### 7.1.3.3 Einfluß muraler Thromben auf die formale Pathogenese der Atherosklerose

Nach Angaben einiger Untersucher scheint der entscheidende initiale Faktor die **Ablagerung von Thromben** auf der geschädigten Intima zu sein (7.1.3.1). Diese Thromben werden von den Randabschnitten rasch von Endothel überwachsen, organisiert und in sklerotische Platten umgewandelt, die nicht mehr von den Platten der oben beschriebenen Morphogenese unterschieden werden können. Nicht organisierte Teile des Thrombus können sich verflüssigen und in ein Atherom umwandeln. Offensichtlich sind beide Prozesse der Plaque- und Atheromentstehung möglich. Derartige in Schüben verlaufende Thrombosen und Inkorporationen in die Wand sind wahrscheinlich ein wesentlicher Faktor bei der Dickenzunahme der Plaques und Atherome.

**Zusammenfassung der wichtigsten Theorien zur Ätiologie und Pathogenese der Atherosklerose**

Die Vielzahl von Einzelbeobachtungen hat zu folgenden Theorien über die Entstehung der Atherosklerose geführt, von denen jede in Teilbereichen gültig ist:

**Perfusionstheorie:** Mißverhältnis zwischen An- und Abtransport. Bedeutung des Blutdruckes!

**Metabolische Theorie:** Glykosaminglykan-Stoffwechselstörung der Gefäßwand.

**Lipidtheorie:** Lipoproteinakkumulation in der Gefäßwand als entscheidender Faktor (als alleiniger Faktor unwahrscheinlich).

**Thrombogene Theorie:** Nur ein Teilphänomen (7.1.3.3).

**Intramurale Blutungstheorie:** Intimablutung als entscheidendes auslösendes Moment (wenig wahrscheinlich als alleiniger Faktor).

**Alterungstheorie:** Verminderungen der Mitoseraten? Reduzierte Lysosomenfunktion? Immunphänomene?

**Virustheorie:** Mutationen der Gefäßwandzellen (Virus-bedingt?) löst den ganzen Prozeß aus (nach neueren Ergebnissen wenig wahrscheinlich).

### 7.1.4 Prädilektionsstellen der Atherosklerose

Obwohl jede Arterie atherosklerotische Veränderungen aufweisen kann, sind bestimmte Prädilektionsstellen zu beobachten. Bevorzugt befallen wird die Aorta und hier vorwiegend die Bauchaorta, in der erste atheromatöse Herde bei Normotonikern an der Hinterwand auftreten. Vor allem an den Abgängen der Seitenarterien (z. B. Aa. lumbales und intercostales) und den Spornen der Arteriengabelungen entstehen früh atheromatöse Beete. An diesen Verzweigungsstellen weicht die Wandstruktur vom Aufbau der anderen Gefäßwandabschnitte ab. Auflockerungen der Intima durch Scher- und Zugwirkungen begünstigen hier Perfusionsstörungen und abnorme Wandinsudationen.

Neben der Aorta sind besonders die Aa. iliacae, die großen Beinarterien (Aa. femorales, Aa. popliteae, Aa. tibiales), die Karotisgabel an der Aufzweigung in A. carotis interna und externa, die Herzkranzarterien (Herzinfarkt 7.5.4) und die Hirnarterien schwerer betroffen.

Von der Atherosklerose abzugrenzen ist die **fibromuskuläre Intimaverdickung**, die in den Koronararterien schon bei Jugendlichen auftritt. Sie gilt wie die in der Aorta nach kaudal zunehmende Intimafibrose als physiologischer, mit dem Alter fortschreitender Prozeß.

### 7.1.5 Mögliche Folgen und Komplikationen der Atherosklerose

#### 7.1.5.1 Stenose

Die Lichtungen der kleinen und mittelgroßen Arterien werden durch Dickenzunahme zunehmend eingeengt. Funktionell werden diese Stenosen jedoch erst nach unterschreiten eines kritischen Wertes wirksam, der von der lokalen Blutgeschwindigkeit und vom peripheren Widerstand abhängt. Um z. B. den poststenotischen Blutdruck um 20 mmHg zu senken, muß der Gefäßquerschnitt in der Brustaorta um 85%, der A. carotis interna und A. renalis um 65%, der A. coronaria jedoch nur um 30% reduziert sein. Je nach der Geschwindigkeit mit der diese Stenose entsteht, treten unterschiedliche Symptome auf.

**Langsam fortschreitende Lumeneinengung (chronische Stenose)**
Im Ruhezustand reicht die Durchblutung noch aus, bei Belastung werden die Zeichen der Minderdurchblutung erkennbar, z. B.:

**Claudicatio intermittens** bei Stenose der Beinarterien, Muskelschmerzen erst nach mehreren Metern Laufstrecke.
**Dyspragia intermittens angiosclerotica abdominalis** ( = Ortner-Erkrankung) bei Atherosklerose der großen Darmarterien: Kolikartige Leibschmerzen einige Stunden nach den Mahlzeiten.
**Angina pectoris** (7.4.1) bei stärkerer Kreislaufbelastung.
**Renaler Hypertonus** (7.9.1.2) bei Stenose der A. renalis: Stimulation des Renin-Angiotensin-Systems über den juxtaglomerulären Apparat der Niere.

**Rasche Lumeneinengung (akute Stenose)**

Atheromatöse Beete nehmen oft durch rasch auftretende Quellungen nekrotischer Areale (Quellungsnekrosen) oder durch Bluteinbrüche in die geschädigte Wand (z. B. ringförmige Blutungen in der Koronararterienwand) an Dicke zu. Die Minderdurchblutung der versorgten Areale erfolgt dann so schnell, daß eine Kompensation (z. B. durch Kollateralenbildung) nicht möglich ist und ischämische Nekrosen (Infarkte) entstehen können.

### 7.1.5.2 Verschluß

Vollständige Obliterationen der Arterienlichtung durch langsam fortschreitende atheromatöse Veränderungen treten meist nur in kleinen Arterien auf (z. B. intrarenale Arterien in Schrumpfnieren). Häufiger und folgenschwerer sind Lumenverschlüsse durch **Thromben**, die sich so gut wie immer auf dem Boden eines rupturierten Atheroms bilden (Freisetzung von Gewebsthrombokinase). Folge dieser thrombotischen Gefäßobliterationen sind im Versorgungsgebiet anatomischer und funktioneller Endarterien **Infarkte** (7.13.1).

### 7.1.5.3 Aneurysmen (7.3)

Im Bereich schwerer atherosklerotischer Wandveränderungen kann vor allem bei Mitbeteiligung der Media (Wandverdünnung und Sklerosen unter atheromatösen Beeten) die weniger elastische Gefäßwand durch den Blutdruck irreversibel gedehnt werden, es entsteht ein Aneurysma verum (häufig) oder die Wand reißt ein und es entwickelt sich ein Aneurysma spurium oder dissecans (seltener). Aneurysmen entstehen vor allem in der Bauchaorta, den Iliakalarterien, der A. lienalis und gelegentlich in den Zerebralarterien.

### 7.1.5.4 Weitere Folgen

Starre des Gefäßrohres führt zur **Mehrbelastung des Herzens**. Von atheromatösen Beeten können **Emboli** aus Cholesterinkristallen oder thrombotischem Material in die Peripherie verschleppt werden (z. B. Aorta→Nieren-, Beinarterien).

## 7.2 Arteriolosklerose bzw. Arteriolohyalinose

Arteriole = kleine Arterie mit Gesamtdurchmesser unter 100 μm.

### 7.2.1 Definition, Pathogenese und Morphologie

**Definition:** *Eine besondere Form der Atherosklerose der Arteriolen mit Hyalinisierung der Gefäßwand = hyaline Arteriolosklerose.*

**Pathogenese und Morphologie:** Perfusionsstörungen der Arteriolenwand führen zu stärkerer Durchtränkung mit Blutplasma. Auch hier beginnt der Prozeß mit einer Intimaläsion, in die sich eosinophile Massen (2.7.9) einlagern, die aus Serumproteinen, Lipiden und basalmembranartigem Material ( = Glykoproteide) bestehen. In fortgeschrittenerem Stadium werden auf diese Weise die gesamte Gefäßwand hyalinisiert und das Lumen stenosiert.

Eine weitere Form der Arteriolosklerose geht mit Neubildungen kollagener und elastischer Fasern einher, die zwiebelschalenförmig die Gefäßlichtung einengen (z. B. in den Nieren) = hyperplastische Arteriolosklerose ( = produktive Endarteriitis Fahr).

Ursache dieser Perfusionsstörungen sind Stoffwechselstörungen der Gefäßwand (Ischämie, Diabetes mellitus) und ein Systemhochdruck mit stärkerer Dehnung der Arteriolenwände. Während beim Normotoniker vor allem eine Atherosklerose der zentralen, d. h. großen Arterien (Aorta, A. iliaca, femoralis, carotis, lienalis) auftritt, ist für den Hypertoniker die frühzeitige Beteiligung der peripheren arteriellen Gefäße, besonders der Arteriolen, d. h. eine Arteriolosklerose charakteristisch.

### 7.2.2 Prädilektionsstellen der Arteriolosklerose

- Arteriolen der Nieren, vor allem Vasa afferentia der Glomerula
- Arteriolen des Gehirns
- Arteriolen der Milz = Zentralarterien der Follikel. Die Ursache ist hier noch ungeklärt, häufig haben auch junge Normotoniker diese Veränderung.
- Arteriolen der Hoden, Ovarien und des Uterus: Ursachen auch hier ungeklärt, in der Regel ohne Hypertonie auftretend.

### 7.2.3 Mögliche Folgen und Komplikationen (7.9.4)

Durch die Wandveränderungen werden die Lichtungen der Arteriolen stenosiert, die periphere Durchblutung der Gewebe und Organe wird vermindert, in den Nieren kann dadurch u. a. ein renaler Hochdruck durch Stimulation des Renin-Angiotensin-Systems, im Gehirn eine Massenblutung ausgelöst werden (7.9.4 u. 7.9.5).

## 7.3 Aneurysma

(aneurysmos, gr. = Erweiterung der Pulsader)

### 7.3.1 Definition, Pathogenese

**Definition:** *Umschriebene Erweiterung einer Arterie infolge einer angeborenen oder erworbenen Wandveränderung.*

(Ektasie ist dagegen eine diffuse, meist zylindrische irreversible Erweiterung ohne wesentliche Wandveränderung).

**Pathogenese** bei den verschiedenen Typen unterschiedlich (7.3.2). Die erworbenen Aneurysmen entstehen letztlich jedoch alle durch ein Mißverhältnis zwischen Widerstandsfähigkeit der Gefäßwand und Blutdruck.

### 7.3.1.1 Allgemeine Strukturmerkmale

Nach Art der Gefäßwandausbuchtung werden folgende Aneurysmatypen unterschieden (Abb. 79):

**Nach der Wandbeschaffenheit**

**Aneurysma verum** (verus, lat. = wahr, echt): Erweiterung der gesamten Gefäßwand, die Aneurysmawand enthält alle Gefäßwandanteile. Es kann durch eine angeborene Mediaschwäche (z. B. Hirnbasisarterien, 7.3.2.1), durch atherosklerotische (z. B. Bauchaorta, 7.3.2.2) oder entzündlich bedingte Wandschwächen (z. B. syphilitisch, Brustaorta, 7.3.2.3) entstehen.

**Aneurysma spurium** (spurius, lat. = falsch, unecht): Durch einen Gefäßwanddefekt tritt Blut in die Umgebung aus und bildet hier einen blutgefüllten Raum, der von komprimiertem ortsständigem Gewebe und reaktiv entstandenen Strukturen (Granulationsgewebe, Narbengewebe) umgeben wird, aber keine Bestandteile der ursprünglichen Arterienwand enthält. Das Aneurysmalumen wird meist sekundär endothelisiert. A. spurium = „endothelialisiertes Hämatom", gewissermaßen ein falsches Aneurysma.

**Aneurysma dissecans** (dissecare, lat. = zerschneiden): Die Aneurysmawand besteht nur aus Teilschichten der Arterienwand (7.3.2.4).

**Aneurysma arterio-venosum:** Eine meist traumatisch entstandene ektatische Verbindung zwischen Arterie und Vene. Je nach Entstehungsart ist der Wandaufbau verschieden.

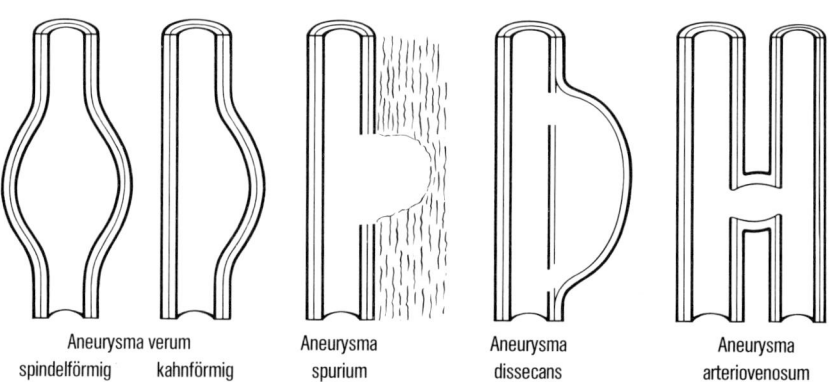

Aneurysma verum
spindelförmig      kahnförmig

Aneurysma
spurium

Aneurysma
dissecans

Aneurysma
arteriovenosum

Abb. 79   Aneurysmatypen

**Nach der Form**

**Sackförmiges Aneurysma** ( = Aneurysma sacciforme): Seitliche sackförmige oder birnenförmige Ausstülpung der Arterienwand.

**Spindelförmiges oder zylindrisches Aneurysma** ( = Aneurysma fusiforme oder cylindricum): Relativ gleichförmige Erweiterung der gesamten Zirkumferenz.

**Kahnförmiges Aneurysma** ( = Aneurysma naviculare oder cuneiforme): Einseitige längliche Ausbuchtung der Wand.

**Aneurysma serpentinum** ( = Aneurysma cirsoideum): Serpentinenartig geschlängelte Struktur infolge dicht aufeinanderfolgender Gefäßerweiterungen.

## 7.3.2 Typen der Aneurysmen nach ihrer Ätiologie

### 7.3.2.1 Kongenitale Aneurysmen der Hirnbasisarterien

**Pathogenese:** Ursache ist eine angeborene Gefäßwandschwäche mit weitgehend fehlender Muskelschicht in diesem Bereich.

Das Blutgefäßsystem entsteht in der frühen Embryonalphase nicht nur durch kontinuierliches Aussprossen wie ein Baum mit seinen Zweigen, sondern entwickelt sich aus Teilanlagen und sehr variablen stärker verzweigten Gefäßnetzen. An Verschmelzungsstellen, Gabelungen oder später verschlossenen und wieder atrophierenden Abzweigungen bleiben Defekte der Muskularis und Schwächen der Elastika zurück.

Unter dem Einfluß der Pulswelle werden diese, nur aus Intima und später degenerierender Elastica interna bestehenden Wandabschnitte (Zerebralarterien besitzen keine Lamina elastica externa und nur eine rudimentäre Adventitia) erst im Laufe des Lebens sackförmig ausgebuchtet.

Der Häufigkeitsgipfel zu klinischen Symptomen führender Zerebralarterienaneurysmen liegt im 5. Lebensjahrzehnt, mehr als 50% der Patienten haben einen Hochdruck.

**Morphologie**

*Makroskopisch:* Kugelförmige oder sackförmige Vorwölbungen der verdünnten Arterienwand von Stecknadelkopfgröße bis 3,0 cm Durchmesser, im Mittel etwa erbsgroß. Die größeren Aneurysmen sind oft von geschichteten organisierten Blutmassen angefüllt, Verkalkungen können auftreten. Als Hinweise auf vorausgehende kleinere Blutungen finden sich bräunliche Verfärbungen, fibröse Wandveränderungen und Verwachsungen mit der Umgebung.

*Mikroskopisch:* Die Muskularis der normalen Arterienmedia endet abrupt am Übergang zum Aneurysmasack. Die hier stark degenerierte Lamina elastica interna folgt dem Aneurysmasack nur ein kurzes Stück, so daß die Wand des Aneurys-

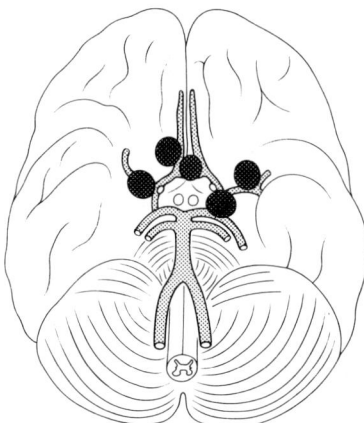

Abb. 80    Prädilektionsstellen der Hirnbasis-Arterien-Aneurysmen

mas nur aus fibrosierter Intima und Adventitia besteht. Nach vorausgegangenen Blutungen sind Siderinablagerungen und Rundzellinfiltrate nachweisbar.

**Bevorzugte Lokalisation:** 85% der Zerebralarterienaneurysmen finden sich an den großen basalen Hirnarterien, bevorzugt am Circulus arteriosus Willisii nahe den Bifurkationen. Prädilektionsstellen sind die A. communicans anterior und die Aa. cerebri anteriores (Abb. 80).

Etwa 50% der Hirnbasisarterienaneurysmen treten im Bereich der Aa. cerebri anteriores und des Ramus communicans anterior, 15% an den Aa. cerebri mediae am Eintritt in die Sylvi-Furche unmittelbar vor oder nach der ersten Verzweigung und weitere 15% am Abgang des Ramus communicans posterior auf.

Zunächst ist das Aneurysma im Subarachnoidalraum gelegen, mit zunehmender Vergrößerung kann es sich jedoch in das Gehirn oder den Subduralraum ausdehnen.

**Komplikationen:** Rezidivierende Subarachnoidalblutungen, Hauptgefahr ist die unter dem klinischen Bild einer meningealen Apoplexie auftretende Rupturblutung, die meist im 4. und 5. Lebensjahrzehnt eintritt. Kleinere Blutungen können überlebt werden, wenn sie rasch zum Stillstand kommen. Durch Druck des Aneurysmas oder Aneurysmablutungen kann es zu Verlagerung, Kompression und Zerstörung benachbarter Hirngewebsareale kommen.

Die Mehrzahl der Patienten, die mit einem ruptierten Zerebralaneurysma in die Klinik kommt, stirbt an einer massiven Blutung, die sich oft in das benachbarte Hirngewebe einwühlt und zum tödlichen Ventrikeleinbruch führt.

45% sterben in den ersten 8 Wochen (28% an der initialen Blutung), weitere 5% innerhalb des ersten halben Jahres und 7% in den folgenden Jahren. Von den überlebenden 43% behalten ⅓ schwerste Schäden (Paralysen, Epilepsie u. a. zerebrale Symptome), ⅓ geringere Beschwerden zurück und nur ⅓ wird vollständig beschwerdefrei.

## 7.3.2.2 Atherosklerotische Aneurysmen

**Pathogenese:** Heute ist die Atherosklerose häufigste Ursache von Aneurysmen, früher spielte die Lues eine größere Rolle (7.3.2.3). Bei einer schweren, meist ulzerösen Atherosklerose mit entsprechenden Medialäsionen entstehen Wandschwächen. Die elastischen Wandbestandteile werden durch Narbengewebe ersetzt, das auf die Dauer der Druckwelle weniger Widerstand leistet und sich zunehmend dehnt.

### Morphologie

*Makroskopisch:* Atherosklerotische Aneurysmen, je nach dem Gefäßkaliber über faustgroß, können (z. B. in der Aorta), sackförmig, kahnförmig oder häufiger auch spindelförmig sein, die gesamte Wand ausbuchten ( = Aneurysma verum = häufigste Form), sich in der eingerissenen Wand ausbreiten ( = Aneurysma dissecans), oder selten nach vollständiger Wandruptur als Aneurysma spurium auftreten.

*Mikroskopisch:* Beim atherosklerotischen A. verum und dissecans besteht die Wand aus entsprechend geschädigten Arterienwandbestandteilen. Das Lumen kann durch unterschiedlich alte, geschichtete Thromben weitgehend ausgefüllt sein. Vor allem in den großen Aortenaneurysmen wird das thrombotische Material nicht organisiert.

**Bevorzugte Lokalisation:** 4mal häufiger unterhalb als oberhalb des Zwerchfells. Aorta abdominalis (die luetischen Aortenaneurysmen entstehen dagegen vorwiegend in der Brustaorta!), Aa. iliacae. Atherosklerotische Zerebralarterienaneurysmen treten im Gegensatz zu den angeborenen Aneurysmen bevorzugt in den Aa. vertebrales und der A. basilaris als spindelförmige Aneurysmen auf, sie rupturieren seltener.

**Komplikationen:** Größere Aneurysmen können benachbarte Organe komprimieren, sogar zu Druckatrophien des Knochens führen (vor allem die luetischen A., 7.3.2.3). Rupturen eines Aneurysmas der Aorta abdominalis oder einer A. iliaca verursachen umfangreiche, oft in Schüben verlaufende, meist in kurzer Zeit tödliche retroperitoneale Blutungen. Das Rupturrisiko innerhalb von 10 Jahren nach Diagnose beträgt bei Aneurysmen der Aorta abdominalis unter 6 cm Durchmesser ca. 20%, bei Durchmessern über 6 cm 50%. 70% rupturieren in den Retroperitonealraum, 30% in die freie Peritonealhöhle. Aneurysmen der Aa. vertebrales und A. basilaris komprimieren und verdrängen die Medulla oblongata und die Pons, durch Einengung kleiner Gefäßabzweigungen können sie ischämische Schäden hervorrufen.

## 7.3.2.3 Syphilitische Aneurysmen

Infolge der erfolgreichen Luesbehandlung im Frühstadium sind syphilitische Aneurysmen heute selten.

**Ätiologie:** Im Tertiärstadium der Syphilis dringen Spirochäten über die Vasa vasorum in die Media ein und lösen eine **Mesaortitis syphilitica** aus.

**Pathogenese:** Die Entzündung um die Vasa vasorum führt zu Arterienwandnekrosen, die von einem Granulationsgewebe organisiert werden, das in Narbengewebe übergeht. Über diesen Medialäsionen entwickelt sich dann eine „sekundäre Atherosklerose". Durch den Verlust elastischer Fasern und glatter Muskelfasern ist die Wand in diesen Arealen geschwächt, unter dem Druck der Pulswelle wird sie dann fortschreitend ausgebuchtet.

### Morphologie

*Makroskopisch:* Fast ausschließlich in der aufsteigenden Aorta thoracalis lokalisierte sackförmige Aneurysmen, sie können hier bis Mannskopfgröße erreichen und z. T. von geschichteten thrombotischen Massen angefüllt sein, die nicht organisiert werden. Meist wird die Wand jedoch zunehmend verdünnt. Infolge der Zerstörung elastischer Faserschichten in der Media kommt es durch Perfusionsstörungen der Wand zu polsterförmigen Intimaverdickungen, die eine für die Lues typische baumrindenartige Fältelung (durch Kollaps der Aorta am Sektionspräparat erst entstanden) oder chagrinlederartige Intimastruktur mit bläulichweißen oder porzellanartigen Plaques hervorrufen, sekundär atherosklerotische Veränderungen überlagern sich.

*Mikroskopisch:* Durch die Mesaortitis mit lymphoplasmazellulären Infiltraten im Bereich der Vasa vasorum ist die gesamte Gefäßwand geschädigt (= Aneurysma verum). Es finden sich typische herdförmige Medianekrosen mit Verlust der elastischen Fasern und Vernarbungen in diesen Arealen sowie polsterförmige Intimafibrosen und atherosklerotische Läsionen innerer Wandschichten.

**Komplikationen:**

**Kompression der Nachbarorgane,** der Trachea, der großen Venen, Bronchien, Lungen, des Ösophagus. Die Knochen der Wirbelkörper und des Sternums können unter der unphysiologischen Druckbelastung so weitgehend atrophieren, daß die knöcherne Thoraxwand von dem Aneurysma durchsetzt wird und das Aneurysma sich unter der Haut als großer pulsierender Knoten vorwölbt. Läsionen des linken N. recurrens, der um den Aortenbogen verläuft, können zu Stimmbandlähmungen führen.

**Stenose der Koronarabgänge** durch fibröse Plaques →Angina pectoris-Anfälle.

**Aortenklappeninsuffizienz,** die Ektasie der Aorta kann auf den Klappenring übergreifen, außerdem können sich Intimaveränderungen auf die Semilunarklappen ausdehnen, die dadurch verdickt, eingerollt und schlußunfähig werden.

**Perikarditis** mit Verwachsungen der Perikardblätter besonders im Sinus transversus pericardii.

**Tödliche Komplikationen sind:**
**Ruptur** des Aneurysmas in den Herzbeutel mit Herzbeuteltamponade, in den Thoraxraum mit Hämatothorax oder selten nach außen.

**Linksherzversagen** infolge der Aortenklappeninsuffizienz.

**Akuter Herztod** durch die Koronararterienstenose.

### 7.3.2.4 Aneurysma dissecans

**Pathogenese:** Durch einen Intimariß dringt Blut in die Media und breitet sich hier, der längsgerichteten Faserstruktur folgend aus. Auf diese Weise entsteht ein spaltförmiger länglicher Hohlraum meist zwischen mittlerer und äußerer Media.

Die Intimaläsionen werden durch atherosklerotische, traumatische oder entzündliche Veränderungen hervorgerufen, begünstigt werden die Einrisse durch Blutdruckerhöhungen. Eine zweite pathogenetische Voraussetzung sind degenerative Mediaveränderungen, die ebenfalls bei einer schweren Atherosklerose auftreten, nicht selten jedoch im Aortenbereich auch Folge einer **idiopathischen Medionecrosis cystica** (Erdheim-Gsell) sein können.

Die ätiologisch noch weitgehend ungeklärte Medionecrosis aortae idiopathica (Erdheim-Gsell) kann durch bevorzugte Läsionen der glatten Gefäßwandmuskulatur eingeleitet werden (= Typ Gsell, experimentell durch Adrenalininjektionen zu erzeugen) oder auf einer primären Schädigung des Mesenchyms beruhen (= Typ Erdheim, experimentell durch Vergiftungen mit dem Mehl der Süßerbse Lathyrus adoratus oder entsprechender Substanzen (Nitrile) zu erzeugen = Lathyrismus, die in den Bindegewebsmetabolismus eingreifen).

Weitere Ursachen degenerativer Mediaveränderungen sind das **Marfan-Syndrom** (dominant vererbte Mesenchymschwäche) u.a. mit Spinnenfingrigkeit, abnormer Gelenkbeweglichkeit, Kyphose etc. und Läsionen der Arterienwand nach rheumatischem Fieber. Ein A. dissecans kann auch oberhalb einer Aortenklappenstenose auftreten, da hier durch außergewöhnliche seitliche Druckeinwirkungen Medialäsionen auftreten.

### Morphologie

*Makroskopisch:* Meist tritt das A. dissecans in der Aorta ascendens auf, es beginnt dort mit einem queren Einriß der Intima dicht oberhalb der Aortenklappe in dem Bereich, der noch vom Perikard überzogen wird. Seltener nimmt es vom Arcus aortae distal der Einmündungsstelle des Ductus arteriosus Botalli oder der absteigenden Brustaorta seinen Ausgang. (61% Aorta ascendens, 9% Aortenbogen, 16% Isthmus aortae, 10% Aorta thoracalis, 3% Aorta abdominalis). Von dort breitet es sich in Teilen der Gefäßwand oder mantelförmig in der gesamten Zirkumferenz in der Längsrichtung aus, kann sich bis weit in die Bauchaorta oder sogar die Iliakalarterien ausdehnen. In diesen entfernteren Abschnitten kommt es zu weiteren Rupturen, die nach innen, zurück in die Gefäßlichtung erfolgen können und damit überlebt werden oder nach außen in die Umgebung durchbrechen und zur tödlichen Blutung führen.

*Mikroskopisch:* Wird das A. dissecans längere Zeit überlebt (selten!), kann der zunächst nur von Blutmassen angefüllte Spaltraum im Mediabereich von Endothel ausgekleidet werden und eine Intima bilden, so daß ein zweiter Gefäßraum parallel zum Hauptgefäß entsteht, in dem mitunter sogar atherosklerotische Intimaläsionen entstehen.

**Komplikationen:** Wandrupturen mit tödlichen Blutungen in die Umgebung, Herzbeuteltamponade bei Einbruch in den Herzbeutel, Ruptur kleiner Arterienabgänge (z. B. Interkostalarterien) mit entsprechenden Blutungen. Etwa 20% der Patienten sterben innerhalb der ersten 24 Stunden, 50% in der ersten Woche und nur 5% leben länger als 1 Jahr.

### 7.3.2.5 Aneurysma bei Panarteriitis nodosa

**Panarteriitis nodosa** (Synonyma: Periarteriitis nodosa, Polyarteriitis nodosa, Kussmaul-Meier-Syndrom) ist eine generalisierte subakute bis chronische Systemerkrankung mittlerer und kleiner Arterien und Arteriolen auf immungenetischer Basis mit knotenförmigen Veränderungen der Arterien. Es handelt sich offenbar um eine Angiitis, die durch Ablagerungen von Immunkomplexen ausgelöst wird. Als ursächliche Faktoren werden Infektionen vorwiegend des oberen Respirationstraktes, Hepatitis-B-Surface Antigene ($HB_sAg$) und Medikamente diskutiert.

Makroskopisch: Senfkorn- bis linsengroße, oft nacheinander an einer Arterie angeordnete Gefäßverdickungen, die schubweise in allen Bereichen des Organismus auftreten können (s. „bevorzugte Lokalisationen").

Mikroskopisch verläuft die Erkrankung in vier Stadien:

**I. Herdförmiges Ödem und fibrinoide Nekrosen** der Intima und inneren Media mit Infiltration neutrophiler Granulozyten.

**II. Ausgedehnte Nekrosen** der gesamten Gefäßwand in umschriebenen, oft sektorenförmigen Abschnitten mit dichteren zellulären Infiltraten vorwiegend aus eosinophilen Granulozyten. Entstehung obliterierender Abscheidungsthromben in diesem Bereich.

**III.** Die nekrotischen Areale werden von unspezifischem **Granulationsgewebe** mit Infiltraten aus Plasmazellen, Lymphozyten, eosinophilen Granulozyten, Makrophagen und Fibroblastenproliferationen ersetzt, auch die Thromben im Lumen werden organisiert.

**IV.** Umwandlung des Granulationsgewebes in **Narbengewebe**, das dabei knotige Gefäßverdickungen bildet.

Gleichzeitig können auch Venen befallen sein (Panphlebitis).

**Pathogenese und Morphologie der Aneurysmen bei Panarteriitis nodosa:** Im Bereich der herdförmigen Gefäßwandnekrosen des II. und III. Stadiums entstehen durch den Blutdruck kleine sackförmige aneurysmatische Ausbuchtungen der Wand, die von Thromben ausgefüllt und von Granulationsgewebe organisiert werden. Dadurch bilden sich besonders charakteristische knotige Wandveränderungen. Die bevorzugten Lokalisationen der Aneurysmen dieser in jedem Lebensalter auftretenden Erkrankung entsprechen den o. g. Organbeteiligungen.

Daneben gibt es eine **infantile Form der Panarteriitis nodosa,** die mit besonders ausgedehnten Aneurysmen der Herzkranzarterien einhergeht und eine weitere, in den ersten Lebensmonaten vorwiegend bei Knaben auftretende ähnliche Erkrankung, die zusätzliche Hautveränderungen und Lymphknotenvergrößerungen aufweist („Mukokutanes Lymphknoten-Syndrom = Kawasaki-Syndrom").

**Bevorzugte Lokalisationen:** Am häufigsten finden sich die typischen Läsionen der Panarteriitis nodosa und damit auch die dabei auftretenden kleinen Aneurysmen in folgenden Bereichen: Nierenarterien (80%), Koronararterien (70%), Arterien des ZNS (70%), Leberarterien (65%), Pankreasarterien (50%), Magen-Darmkanal (50%), Skelettmuskulatur (30%, diagnostische Muskelbiopsie!), periphere Nerven (30%), Lungen, Gallenblasenarterien.

**Komplikationen:** Schwere ischämische Schäden mit Nekrosen in den befallenen Arealen infolge der thrombotischen Gefäßverschlüsse in den nekrotischen aneurysmatisch erweiterten und entzündlich veränderten Gefäßabschnitten. Je nach Organbefall wechselt die Symptomatik. Häufigste Todesursache sind Niereninsuffizienz und Herzinfarkt. Unbehandelt beträgt die 5-Jahresüberlebensrate nur 13%.

### 7.3.2.6 Infektiöses (mykotisches) Aneurysma

**Pathogenese und Morphologie:** Kommen Bakterien von außen (von der Umgebung übergreifend, Injektionen, Katheter) oder mit infizierten Thromboemboli auf dem Blutweg (z. B. von einer ulzeropolypösen Endokarditis ausgehend) in die Gefäßwand, so treten Intimaulzerationen und entzündlich-zellige Infiltrate in allen Wandschichten auf. Die dadurch geschwächte Arterienwand buchtet sich aneurysmatisch aus = mykotisches Aneurysma.

## 7.4 Relative Koronarinsuffizienz (Angina pectoris Syndrom)

### 7.4.1 Definition

*Relative temporär-akute oder chronische Ischämie des Herzmuskels, hervorgerufen durch ein Mißverhältnis zwischen Blutangebot und Blutbedarf des Herzens.*

**Angina pectoris als klinisches Syndrom:** Belastungsabhängiger kurzdauernder Anfall mit substernalen und retrosternalen stärksten Schmerzen, die in den Oberbauch, die linke Halsseite oder den linken Arm ausstrahlen, oft mit Beengungsgefühl, Kollapserscheinungen (Blässe, kalter Schweiß, kleiner flacher Puls) und Todesangst einhergehen, sich im Ruhezustand wieder bessern. Ausgelöst wird der Anfall durch eine akute relative, temporäre Koronarinsuffizienz. Die Blutzufuhr bleibt hinter dem Blutbedarf zurück, Stenosierungen *eines* Herzkranzarterienstammes löst bei normalem Blutdruck in der Regel noch keine stenokardischen Beschwerden aus. Erst bei stärkerer körperlicher Anstrengung, Blutdruckabfall oder verminderter $O_2$-Zufuhr tritt eine Störung des Verhältnisses Blutbedarf/Blutangebot ein.

Die **Ischämie des Herzmuskels** infolge der Mangeldurchblutung verursacht die Symptome des Angina-pectoris-Anfalles. Stoffwechselschlacken und biogene Amine rufen die Schmerzen hervor. Im modernen Schrifttum werden die Folgen der Koronarinsuffizienz, d. h. das Angina-pectoris-Syndrom und der Herzinfarkt zusammengefaßt auch als „ischämische Herzkrankheit" (ischemic heart disease) bezeichnet.

### 7.4.2  Formale Pathogenese

### 7.4.2.1  Unzureichendes Blutangebot

**Mechanisch verursachte Reduktion der Blutzufuhr**

Die etwa $1/20$ des Herzminutenvolumens entsprechende Koronararteriendurchblutung kann normalerweise bei funktioneller Belastung auf das 3–5fache gesteigert werden ( = „Koronarreserve"). Bei krankhaften Veränderungen der Herzkranzarterien nimmt diese Koronarreserve ab. So können eine plötzliche körperliche Mehrarbeit (schnelles Laufen, Bergsteigen, Pressen bei der Defäkation) zur Koronarinsuffizienz führen.

Häufigste Ursachen der Koronarinsuffizienz sind Stenosen oder Verschlüsse der Herzkranzarterien. Koronararterienstenosen oder Verschlüsse können durch mehrere Erkrankungen hervorgerufen werden.

**Arteriosklerose der Koronararterien**
Vorrangige Bedeutung hat die Koronarsklerose = Atherosklerose. Schon bei Jugendlichen werden gelbe Intimaplaques der Herzkranzarterien beobachtet, die mit dem Alter zunehmen und von atherosklerotischen Wandveränderungen mit Fibrosen, Nekrosen und Atheromen überlagert werden, herdförmig und schubweise auftreten und die Gefäßlichtungen einengen. Beim Normotoniker bilden sich diese atherosklerotischen Läsionen bevorzugt in den großen Koronararterienästen (Ramus descendens der linken Koronararterie etwa 0,5–2 cm nach dem Aortenabgang, Ramus circumflexus der linken und Hauptstamm der rechten Herzkranzarterie, beim Hypertoniker werden besonders früh die peripheren Verzweigungsäste befallen.

Im 5. Dezennium finden sich bei der Mehrzahl der Personen fibröse Plaques oder Atherome in den großen Koronararterien.

Derartige atherosklerotische Wandveränderungen sind in etwa 98% aller Fälle Ursache unzureichender Herzkranzarteriendurchblutungen.
Von großer prognostischer Bedeutung ist die Ausbildung von Kollateralen in der Peripherie der Koronararterien. Über diese peripheren Verbindungen mit ursprünglichen Kalibern von Arteriolen können sich durch Lumenerweiterungen und Strukturumwandlungen zu Arterien wirksame Umgehungskreisläufe um die Koronarstenosen entwickeln.

**Stenosen der Koronararterienabgänge durch Aortenläsionen:** Die Mesaortitis luetica (7.3.2.3) mit ihren sekundären Intimaveränderungen führt häufig zu starken Einengungen der Herzkranzarterienabgänge.

**Entzündliche Veränderungen der Koronararterien:** Panarteriitis nodosa (7.3.2.5), Arteriitiden anderer Art (selten), meist auf immunologischer Basis, Endangitis obliterans (selten).

**Aortenklappenfehler:** Vor allem bei Aortenklappenstenosen, aber auch bei Klappeninsuffizienz (zu starker diastolischer Blutdruckabfall) oder kombinierten Vitien kann infolge unzureichender Druckgradienten die Durchblutung der Gefäßperipherie im Myokardbereich so stark reduziert werden, daß ischämische Läsionen auftreten.

**Blutdruckabfall: Herzmuskelinsuffizienz und Schock:** Bei schwerer **Herzmuskelinsuffizienz** reichen Blutdruck bzw. Herzminutenvolumen nicht aus, um bei Kreislaufbelastung die Blutversorgung des Myokards sicherzustellen. Im **Schock** kommen neben der Verminderung des Herzminutenvolumens mit Blutdruckabfall Störungen der Mikrozirkulation (7.10.2) und beim Auftreten einer Schocklunge eine verminderte $O_2$-Sättigung des arteriellen Blutes hinzu.

Weitere Ursachen eines zum pektanginösen Anfall führenden Blutdruckabfalles können sein: **Vagotonie** im Anschluß an gesteigerte adrenerge Phasen, **nächtliche Vagotonie, Lungenarterienembolie.**

**Thromboembolien:** Embolien der Herzkranzarterien sind selten, da der Blutstrom größere Partikel über die Semilunarklappen an den Koronarostien vorüberträgt. Am ehesten treten Koronararterienembolien noch bei ulzeropolypösen Aortenklappenendokarditiden auf.

**Verminderter Sauerstoff- und/oder Metabolitengehalt des Blutes**
Verminderter Sauerstoffgehalt des Blutes infolge Anämien verschiedenster Art, CO-Vergiftung, verminderte $O_2$-Aufnahme durch die Lungen bei $O_2$-Mangel in der Atemluft oder Diffusionsstörungen infolge Verbreiterung der alveolo-kapillären Wegstrecke. Im Schockzustand trägt neben den o. g. Faktoren auch ein vorübergehender Abfall der Fettsäuren als wichtigste Energielieferanten des Herzens zur Herzinsuffizienz bei.

### 7.4.2.2 Unphysiologisch vermehrter Blutbedarf

Das physiologische Maß überschreitende **Volumen- oder Druckarbeit** des Herzens wird durch zunehmende Hypertrophie des Myokards so weit kompensiert bis das „kritische Herzgewicht" ($= 500 \, g$) überschritten wird. Jetzt reicht die Blutzufuhr auch über normale Koronararterien nicht mehr aus. Bei bestimmten **Stoffwechselerkrankungen**, z. B. der Thyreotoxikose: Unphysiologisch gesteigertes Herzminutenvolumen und Eingriff des Thyroxins in den Mitochondrienstoffwechsel (Entkoppelung der oxydativen Phosphorylierung). Auch bei **Kälteeinwirkung** ist der $O_2$- oder Metabolitenbedarf erhöht.

### 7.4.3 Morphologie der ischämischen Läsionen beim Angina pectoris Syndrom

Leichte Angina pectoris-Anfälle hinterlassen nur geringfügige, reversible Faserläsionen (z. B. feintropfige Herzmuskelfaserverfettung, hydropische Faserschwellung), keine bleibenden morphologischen Veränderungen. Schwere pektanginöse Anfälle verursachen dagegen Herzmuskelfasernekrosen in kleinen herdförmigen Arealen vorwiegend innerer Wandschichten der linken Kammer, die organisiert werden und vernarben. Auf diese Weise entstehen kleine Schwielen, „**disseminierte Herzmuskelschwielen**".

Die inneren Myokardschichten sind davon besonders befallen, weil sie von den periphersten Zweigen der Koronararterien versorgt und die Kapillaren vom systolischen Kammerdruck komprimiert werden ( = „Innenschichtschaden").

Rezidivierende stenokardische Anfälle oder eine länger bestehende relative Koronarinsuffizienz verursachen eine **diffuse interstitielle Fibrose ( = interstitielle Myokardsklerose)** mit nachfolgender Gefügedilatation des Herzens, die schließlich zur tödlichen Herzmuskelinsuffizienz führen kann. Nekrosen im Bereich des Reizleitungssystems stören die Erregungsausbreitung und können einen Schenkelblock hervorrufen.

Nach **plötzlichem Herztod** auf dem Boden einer ischämischen Herzerkrankung findet sich in etwa ⅓ der obduzierten Fälle ein *frischer verschließender Thrombus* einer großen Herzkranzarterie. In einer zweiten Patientengruppe sind keine frischen Thromben sondern eine *stenosierende Arteriosklerose* der Koronararterien (mindestens eine große Koronararterie, mindestens 75%ige Stenose) nachzuweisen.

## 7.5 Herzinfarkt

### 7.5.1 Definition

*Anämischer Infarkt ( = vollständige Koagulationsnekrose) größerer Herzmuskelabschnitte infolge einer absoluten Koronarinsuffizienz mit länger dauernder Ischämie im Versorgungsgebiet eines der drei Hauptstämme der Koronararterien.*

### 7.5.2 Pathogenese

Eine absolute Koronarinsuffizienz tritt bei totalem oder nahezu vollständigem Verschluß eines Herzkranzarterienastes auf. Die Ursachen dieser Obliterationen wurden in dem Abschnitt über die Angina pectoris bereits ausführlicher besprochen (7.4.2.1): Koronarsklerose, Aortenlues, Arteritiden, Koronararterienembolien. Weitaus die wichtigste Ursache des Herzinfarktes ist die Koronararteriensklerose, die bei 99% aller Infarkte gefunden wird und durch Zusammenwirken mehrerer Faktoren zum Gefäßverschluß oder zur hochgradigen Stenose und zur Myokardnekrose führt.

### Physiologische Intimaverdickung
Die Koronarien nehmen unter den muskelstarken Arterien diesen Kalibers insofern eine Sonderstellung ein, als die Intima schon von der Kindheit an zunehmend dicker wird, was auf die besondere mechanische Belastung zurückgeführt wird. So ist die Intima im 40. Lebensjahr etwa genauso dick wie die Media.

### Formen und Stadien der Koronararteriensklerose
Zu der physiologischen Intimaverbreiterung kommt die meist herdförmige Atherosklerose, deren Entstehung und Morphologie in Kapitel 7.1 beschrieben wurden. Zum Infarkt führende Lumeneinengungen entstehen dabei durch folgende Veränderungen:

- Gelbe Intimaplaques (vorwiegend bei jungen Erwachsenen)
- Fibrose atherosklerotischer Herde (bei Älteren)
- Nekrosen in stenosierenden Intimabeeten mit Quellungen (erweichte Atherome)
- Deckplatteneinbruch über erweichten Atheromen mit Ausbildung eines Abscheidungsthrombus aus Thrombozyten und anschließendem fibrinreichen Gerinnungsthrombus
- Koronararterienthromben auf dem Boden atheromatöser Wandveränderungen mit Verschluß des Gefäßlumens werden bei 60–80% aller Herzinfarkte gefunden

### Bedeutung der Risikofaktoren
Als Risikofaktoren werden Einflüsse bezeichnet, die nach epidemiologischen Studien am Menschen statistisch eindeutig zur erhöhten Infarktgefährdung führen. Da die Mehrzahl der Herzinfarkte auf dem Boden einer Koronararteriensklerose entsteht, entsprechen die Risikofaktoren den für die Atherosklerose genannten (7.1.2). Besonders hervorgehoben seien im Hinblick auf den anderen Stellenwert der Faktoren für den Herzinfarkt nochmals:

**Erhöhter Blutlipidspiegel:** Eine richtungsweisende prospektive epidemiologische Studie in der kleinen Stadt Framingham bei Boston (USA) wurde 1948 begonnen und zeigte u. a., daß Männer, die zwischen dem 30. und 49. Lebensjahr einen Serumcholesterinspiegel über 260 mg% hatten, doppelt so oft an ischämischen Herzerkrankungen erkrankten als die gesamte untersuchte Gruppe. Bei Cholesterinwerten unter 220 mg% betrug dagegen die Erkrankungshäufigkeit nur die Hälfte des erwarteten Durchschnittwertes. Welche Lipoidfraktionen letztlich dafür verantwortlich sind, ist noch ungeklärt; auch der Serum-Triglyzeridspiegel spielt eine Rolle. Nach neueren Untersuchungen scheint die Zunahme bestimmter Lipoproteine das Infarktrisiko besonders zu erhöhen.

So sind besonders Patienten mit Typ III und Typ IV der Hyperlipoproteinämien gefährdet, erkranken vorzeitig an Atherosklerose und am Herzinfarkt. Besonders Intermediate density lipoproteins (IDL) können die Endothelschichten der Arterien leicht durchdringen, in der Intima werden sie jedoch wie ein Sieb zurückgehalten und führen hier zu primären Läsionen. Ähnliche Mechanismen werden bei Typ II-Patienten angenommen, bei denen Low density lipoproteins (LDL) erhöht sind. Atherosklerose-gefährdete Patienten mit Typ V der Hyperlipoproteinämie haben stark vermehrte Very low density lipoproteins (VLDL) und LDL.

**Hypertonie:** Hypertoniker haben eine wesentlich stärkere Koronarsklerose an den Prädilektionsstellen der großen Koronararterienäste (7.5.4) und den peripheren Verzweigungsästen.

Das Risiko einer koronaren Herzerkrankung ist bei Personen doppelt so hoch, deren Blutdruckwerte im oberen Drittel des Streubereiches einer Population liegen als bei dem Drittel im unteren Streubereich.

**Zigarettenrauchen:** Nikotinabusus führt besonders beim Zigarettenrauchen zu erhöhtem Infarktrisiko. So ist das Risiko an einer ischämischen Herzerkrankung zu sterben, bei 40–49jährigen Männern, die mehr als 40 Zigaretten/Tag rauchen 5mal größer als bei gleichalten Nichtrauchern, 20 Zigaretten/Tag erhöhen das Infarktrisiko auf das Dreifache. Eine entscheidende Rolle scheinen dabei Störungen der Thrombozytenfunktion mit Erhöhung der Agglutinationsfähigkeit und Verkürzung der Blutgerinnungszeit zu spielen. Auslösender Faktor ist offenbar eine vorübergehende Adrenalinausschüttung unter dem Nikotineinfluß, die andererseits auch zu passagerer Erhöhung der freien Fettsäuren im Serum führt.

Zusammengefaßt gelten folgende **Risikofaktoren für die ischämische Herzerkrankung (Herzinfarkt)**

---

**Risikofaktoren I. Ordnung**
(allein wirksam)
Hyperlipidämie
Hypertonie
Zigarettenrauchen

**Risikofaktoren II. Ordnung**
(nur in Verbindung mit anderen wirksam)
Übergewicht
Diabetes mellitus
Gicht

**Fragliche Risikofaktoren**
Psychosozialer Streß
Ovulationshemmer
Wasserhärte

---

Sind alle 3 Risikofaktoren der I. Ordnung vorhanden, steigt die Inzidenz der ischämischen Herzerkrankung auf das Neunfache.

Das Risiko eines Sohnes, dessen Vater vor dem 55. Lebensjahr an ischämischer Herzerkrankung gestorben ist, ist 5mal größer, ebenfalls daran zu sterben, als bei der Durchschnittspopulation.

### 7.5.3 Morphologie des Herzinfarktes

Führt eine absolute Koronarinsuffizienz zum sofortigen Tod, sind im Myokard keine makroskopischen und lichtmikroskopischen Veränderungen erkennbar, das pathologisch-anatomische Bild der Nekrose, durch die ein Herzinfarkt erst morphologisch zu sichern ist, liegt dann noch nicht vor.

Als „Infarkt" werden Nekrosezonen über 2,5–3,0 cm Durchmesser bezeichnet. Erst von dieser Größe an können entsprechende Bilder eines Herzinfarktes auftreten. Kleinere Nekrosen werden *Mikroinfarkte* genannt. Nur mikroskopisch erkennbar sind *Einzelfasernekrosen* und *Fasergruppennekrosen*.

**Morphologie des Infarktes in Abhängigkeit von der Zeit ( = Manifestationszeit)**
Zwischen dem Eintritt des Zelltodes und der Entstehung für die Nekrose typischer morphologischer Veränderungen vergeht eine bestimmte Zeit = Manifestationszeit (2.7.3). Nach einer irreversiblen, zum Zelltod führenden ischämischen Schädigung des Moykards treten in Abhängigkeit von der Zeit folgende Veränderungen auf:

**1. Stunde:** Austritt von $K^+$ aus der Muskelzelle sowie Eintritt von $Na^+$ und Wasser mit Erweiterung des Interstitiums des sarkoplasmatischen Retikulums, Erweiterung der Z-Streifen, Schwellung der Mitochondrien. Die Glykogengranula im Sarkoplasma nehmen schon nach Minuten ab. Innerhalb der ersten 5 Minuten sinkt für etwa 2 Stunden der pH-Wert im Infarktgebiet.

**2. Stunde:** Zerreißung von Myofilamenten, Dehiszenz der Glanzstreifen, histochemisch verminderte Aktivität der Dehydrogenasen.

**3. Stunde:** Fettige Degeneration der Muskelfasern, Verklumpungen des Sarkoplasmas.

**5.–8. Stunde:** Makroskopisch wird das Infarktgebiet nach 5–6 Stunden blasser als das umgebende Myokard, die Wand ist leicht ausgebuchtet, da sich nekrotische Muskelfasern an der postmortalen Kontraktion der Leichenstarre nicht beteiligen.

Lichtmikroskopisch geht die Querstreifung verloren, das Sarkoplasma wird homogener, dichter; frühestens nach 6 Stunden ist im HE-Schnitt eine vermehrte Eosinophilie (Rotfärbung) zu erkennen. Erst in dieser Phase ist ein Infarkt mit konventionellen histologischen Methoden zu erfassen.

**9.–12. Stunde: Voll ausgebildete Koagulationsnekrose,** makroskopisch ist eine lehmfarbene oder blaßgelbe unregelmäßig landkartenartig begrenzte trockene Zone erkennbar.

Mikroskopisch finden sich fehlende Kernfärbbarkeit der homogenen eosinophilen Muskelzellen, Ausbildung einer granulozytären Randzone, daran außen angrenzend eine hämorrhagische Randzone und weiter außen eine Zone „teilweise überlebender" Muskulatur mit interstitiellem Ödem und herdförmiger Herzmuskelfaserverfettung.

Diese Veränderungen nehmen in den folgenden 36 Stunden bis zum Ende des zweiten Tages weiter zu. Dabei steigen im Serum die Enzyme SGPT, SGOT und LDH an.

**2.–3. Tag: Pericarditis epistenocardica,** bei etwa einem Drittel aller Herzinfarkte entsteht bei transmuralen Infarkten über der nekrotischen Zone eine fibrinöse oder fibrinös-hämorrhagische Perikarditis als Reaktion auf Stoffe, die vom nekrotischen Gewebe abgegeben werden.

**4. Tag:** Beginnende Organisation mit Einwachsen von Kapillaren und Fibroblasten aus den Randpartien. Makrophagen wandern ein und phagozytieren mit den Granulozyten (deren Infiltration am 5. Tag den Höhepunkt erreicht) die nekrotische Herzmuskulatur, außerdem speichern sie Siderin und Lipofuszin.

Eine Regeneration ist an diesem hochdifferenzierten Gewebe nicht möglich. Einmal irreversibel geschädigte Herzmuskelfasern gehen endgültig verloren, werden abgeräumt und durch eine Narbe ersetzt.

**2.–3. Woche: Organisation→Schwielenbildung,** makroskopisch sind rötlich-graue, auf der Schnittfläche leicht eingesunkene Areale nachweisbar.

Mikroskopisch ist ein voll ausgebildetes Granulationsgewebe zu erkennen, das fortschreitend die Nekrosezone abbaut, d. h. organisiert (Abbaugeschwindigkeit: 1 mm/10 Tagen). Von der 2. Woche an werden zunehmend kollagene Fasern gebildet.

**6.–8. Woche: Schwiele – Narbe,** makroskopisch handelt es sich um weiße, feste Areale.

Mikroskopisch liegt kollagenfaseriges Narbengewebe vor.

Die vollständige Vernarbung eines großen Infarktes dauert mehr als zwei Monate, kleine Infarkte sind nach etwa 4 Wochen in eine Narbe umgewandelt. Auch die Perikarditis geht in Narbengewebe über, es entstehen eine grauweißliche Epikard-Zone (= „Sehnenfleck") oder Verwachsungen beider Herzbeutelblätter (= Synechien). Die zum Zelltod führende Ischämie muß etwa 6–8 Stunden überlebt werden, bis makroskopisch und lichtmikroskopisch eindeutige Infarktzeichen nachweisbar sind.

**Postinfarkthypertrophie**
Der Ausfall an Herzmuskulatur durch den Infarkt wird im Laufe der Zeit von einer kompensatorischen Hypertrophie des erhaltenen Myokards ausgeglichen, kleinere Schwielen und Infarkte müssen also noch keine Einschränkung der Herzleistung verursachen.

### 7.5.4  Lokalisation des Infarktes

**Unterschiedliche Häufigkeit der Vorder-, Hinter- und Seitenwandinfarkte der linken Herzkammer**
95% aller Herzinfarkte sind im linken Ventrikel lokalisiert. Entsprechend dem Versorgungsgebiet jeweils eines der drei Koronararterienhauptstämme treten Myokardinfarkte in folgender Reihenfolge der Häufigkeit auf (Abb. 81):

Vorderwandinfarkt, Vorderwand der linken Kammer und vordere Anteile des Septums (Anteroseptalinfarkt) meist unter Einbeziehung der Herzspitze = Ventroapikaler Herzmuskelinfarkt, tritt auf bei Verschluß des Ramus descendens der linken Koronararterie (= Ramus interventricularis) = 40% aller Herzinfarkte. Ursache: Meist Verschluß im Anfangsteil des Ramus descendens der linken Herzkranzarterie.

Hinterwandinfarkt bei Verschluß der rechten Koronararterie, meist werden nur die unterhalb der Mitralklappe gelegenen Myokardabschnitte der linken Kammer nekrotisch = dorsobasaler Herzmuskelinfarkt = 40% aller Herzinfarkte. Hintere Anteile des Kammerseptums sind häufig ebenfalls betroffen (Postero-

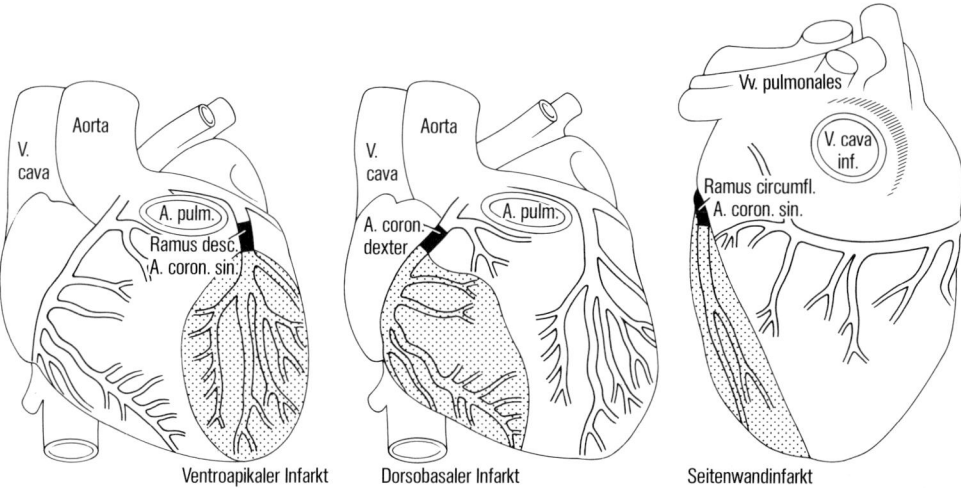

Abb. 81   Lokalisation der Herzmuskelinfarkte, Zuordnung zu den Versorgungsgebieten jeweils eines der Koronararterien-Hauptäste

septalinfarkt). In der rechten Herzkammer treten nur äußerst selten Infarkte auf (5% aller Fälle!), da hier die Kollateralen meist ausreichen, einen Infarkt zu verhindern.

Seitenwandinfarkt, bei Verschluß des Ramus circumflexus der linken Koronararterie wird die Seitenwand der linken Kammer nekrotisch = 20% aller Infarkte.

Vorhofinfarkte sind häufiger, als allgemein angenommen wird. Septum und Hinterwand des rechten Vorhofes werden 3mal häufiger befallen als der linke Vorhof.

**Zuordnung zum Versorgungsgebiet jeweils eines der drei Koronararterien-Hauptstämme** (Abb. 81)
Ramus descendens der linken Koronararterie versorgt die Vorderwand der linken Kammer und die vorderen zwei Drittel des Septums, bei Verschluß→ventroapikaler Infarkt (= Vorderwandinfarkt, Anteroseptalinfarkt).

Ramus circumflexus der linken Koronararterie versorgt die lateralen Bezirke der linken Kammer, bei Verschluß→Seitenwandinfarkt.

Rechte Herzkranzarterie versorgt die rechte Kammer, das hintere Drittel des Septums und die dorsalen, nahe der Mitralklappe gelegenen (= basalen) Areale der linken Kammerwand, bei Verschluß→dorsobasaler Infarkt.

Prädilektionsstellen der stenosierenden und obliterierenden Koronarsklerosen oder Thrombosen sind in diesen drei Hauptstämmen folgende Bereiche: Im Ramus descendens der linken Koronararterie 1,0-1,5 cm, im Ramus circumflexus der linken Koronararterie 1,0-1,5 sowie 2,5-3,5 cm und in der rechten Herzkranzarterie 2,0-4,5 sowie 8,0-10,0 cm vom Ostium entfernt.


### 7.5.5 Unterschiedliche Größe der Herzmuskelinfarkte

Die Größe eines Infarktes hängt von der Lokalisation des Koronararterienverschlusses, der Myokardmasse und dem Umfang der Kollateralen ab. Die größten Infarkte finden sich daher bei plötzlichen Verschlüssen in der Nähe der Koronarostien ohne Kollateralenbildungen und in hypertrophierten Herzen (kritisches Herzgewicht!). In Extremfällen kann mehr als die Hälfte der Kammermuskulatur infarziert sein.

**Transmuraler Infarkt:** Eine die gesamte Wandschicht durchsetzende Nekrose (mit Ausnahme einer schmalen Zone unter dem Endokard) gleichen Alters, die Folge eines Verschlusses einer großen Koronararterie ist und dem klassischen Infarkttyp entspricht. 94% aller akut zum Tode führenden Herzmuskelinfarkte sind transmural.

**Innenschichtinfarkt** (subendokardialer Infarkt): In den inneren Schichten der linken Kammerwand auftretende kleinere Nekroseherde unterschiedlichen Alters, die konfluieren und eine ausgedehntere Infarktzone bilden („Mosaikinfarkt"). Die großen Koronararterienstämme sind in der Regel durchgängig. Neben unzureichender Koronardurchblutung infolge unterschiedlich starker Koronarstenosen und unzureichender adaptiver Erweiterungsfähigkeit der sklerotischen Herzkranzarterien spielen hier noch andere, die Versorgungsbilanz ungünstig beeinflussende Faktoren eine Rolle wie erhöhte Arbeitsbelastung, Myokardhypertrophie, Blutdruckabfall, Hypoxämie, terminale arterielle Versorgung in inneren Myokardschichten ( = „letzte Wiese"). Die nekrotischen Bezirke entsprechen daher beim Innenschichtinfarkt immer den Versorgungsgebieten der großen Koronararterienhauptstämme.

### 7.5.6 Mögliche Komplikationen

### 7.5.6.1 Todesursachen

Etwa ⅓ der Infarktpatienten stirbt in den ersten 48 Stunden. Mit Hilfe der modernen Intensivtherapie konnte die Frühmortalität von etwa 33% auf 16% gesenkt werden. Nach 2 Monaten lebt etwa noch die Hälfte, später sterben etwa 5% der Patienten pro Jahr. Todesursachen sind im einzelnen:

Kardiogener Schock infolge der Herzmuskelinsuffizienz, tritt auf, wenn etwa 40% der Myokardmasse des linken Ventrikels ausfällt.

Akute oder chronische Herzinsuffizienz, dabei kann sich folgender Circulus vitiosus entwickeln: Infarkt→Druckabfall→weitere Innenschichtinfarkte.

Kammerflimmern führt zum sofortigen Tod. Entsteht es schon am Beginn der absoluten Koronarinsuffizienz (Koronarverschluß), kommt es nicht mehr zur Ausbildung des morphologischen Befundes eines Herzinfarktes.

Akute Herzruptur = externe Herzruptur (ca. 10% aller tödlichen Infarkte), die größte Gefahr besteht zwischen dem 3.-10. Tag, wenn die Nekrose besonders brüchig und noch nicht organisiert ist. Prädilektionsstelle: Vorderwandspitzeninfarkt. Das Ventrikelblut füllt rasch den Herzbeutel ( = Hämoperikard) und führt zur Herzbeuteltamponade, die eine ausreichende Füllung des Ventrikels verhindert.

Ruptur des Kammerseptums bei Septuminfarkten = interne Herzruptur (ca. 1% aller tödlichen Infarkte), führt zum Links-Rechts-Shunt mit unzureichender arterieller Blutversorgung des Gehirns. Ohne operativen Eingriff sterben 80% der Patienten, bei Operation 40%.

Papillarmuskelabriß (ca. 1% der tödlichen Infarkte), bei dorsobasalen transmuralen Infarkten und Innenschichtinfarkten kann ein nekrotischer Papillarmuskel abreißen und zur akuten tödlichen Mitralklappeninsuffizienz führen.

Parietale Thromben und arterielle Embolien, bei 30–50% der Herzinfarkte bilden sich parietale Abscheidungsthromben auf Endokardläsionen im Infarktbereich, besonders häufig in aneurysmatischen Wandausbuchtungen (70% der chronischen Aneurysmen!). Teile dieser Thromben werden häufig abgerissen und embolisch verschleppt. Schnell zum Tod führen die relativ seltenen Embolien in Zerebralarterien oder den Hauptstamm der Mesenterialarterien (Darminfarkt→Peritonitis→Schock). Häufiger sind nicht tödliche Embolien in Milz, Nieren und untere Extremitäten.

Lungenarterienembolien, Verlangsamung des venösen Rückstromes begünstigt die Entstehung peripherer venöser Thromben als Quelle tödlicher Pulmonalarterienembolien.

Herzrhythmusstörungen, sind wesentliche Äste des Reizleitungssystems durch die Nekrosen zerstört, können zum Tode führende Überleitungsstörungen auftreten.

Pneumonien, Lungenstauungen infolge der Linksherzinsuffizienz begünstigen die Entstehung von Pneumonien.

### 7.5.6.2 Komplikationen, die nicht oder selten und später zum Tode führen

**Herzwandaneurysmen** (ca. 10% aller Infarkte)

Akutes Aneurysma mit Ausbuchtung der Wand im Bereich des frischen Infarktes.

Chronisches Aneurysma im Bereich von transmuralen Infarktnarben, die gegenüber den Druckwellen auf die Dauer weniger widerstandsfähig sind als intaktes Myokard und sich fortschreitend dehnen. Etwa 8% aller transmuralen Infarkte sind aneurysmatisch erweitert. Rupturen treten im allgemeinen nicht auf. 60% der Patienten sterben jedoch innerhalb von 3 Jahren an Herzinsuffizienz. Bevorzugte Lokalisation: Herzspitze und dorsale Bezirke. Die oft erheblichen Restblutmengen in großen Aneurysmen verursachen eine funktionelle Mehrbelastung des intakten Myokards, die zur Linksinsuffizienz führen kann.

**Mitralklappeninsuffizienz** (ca. 40% der Hinter- und 13% der Vorderwandinfarkte). Dorsobasale Herzmuskelinfarkte können vor allem bei chronischen Aneurysmen zur Erweiterung des Anulus fibrosus und damit zur relativen Mitralklappeninsuffizienz führen. Eine weitere Ursache der Mitralklappeninsuffizienz können Kontraktionsstörungen und narbige Schrumpfungen in dorsobasale Infarkte einbezogener Papillarmuskeln sein = „Papillarmuskeldysfunktion". 20–50% der tödlichen dorsobasalen Herzmuskelinfarkte haben Papillarmuskelnekrosen und 50% der akuten Infarkte ein Systolikum an der Spitze.

### 7.5.6.3 Gefahr von Reinfarkten

Etwa ⅓ der überlebenden Patienten erleidet in den ersten 2 Jahren nach einem Infarkt einen oder mehrere weitere Infarkte = Reinfarkte, die wesentlich häufiger zum Tode führen, 50% der tödlichen Infarkte sind Reinfarkte.

## 7.6 Endokarditis, erworbene Herzklappenfehler

### 7.6.1 Endocarditis verrucosa rheumatica als häufigste Ursache eines erworbenen Herzklappenfehlers

Etwa 90% aller erworbenen Herzklappenfehler (= Vitien) sind Folge einer Endocarditis verrucosa rheumatica. Die restlichen erworbenen Vitien entstehen durch Klappensklerosen, durch Erweiterung des Klappenringes infolge von Herzinfarkten bei Atherosklerose, oder selten durch direkte bakterielle oder mykotische Infektionen der Klappen sowie heute äußerst seltene luetische Prozesse, die meist von der Aorta übergreifen.

#### 7.6.1.1 Pathogenese und Morphologie der Endocarditis verrucosa rheumatica

**Pathogenese:** Die Endocarditis verrucosa rheumatica ist eine vorwiegend auf den Herzklappen des linken Ventrikels lokalisierte, abakterielle Entzündung des Endokards und subendokardialen Bindegewebes, die durch zirkulierende Immunkomplexe nach einer Infektion mit β-hämolysierenden Streptokokken der Gruppe A ausgelöst wird.

**Morphologie**

Je nach Lokalisation der Entzündung unterscheiden wir (Abb. 82):
- Endocarditis valvularis = Klappen
- Endocarditis chordalis = Sehnenfäden
- Endocarditis parietalis seu muralis = parietales Endokard

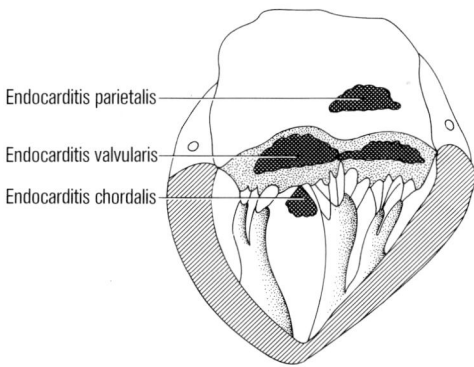

Abb. 82   Endocarditis verrucosa

Am häufigsten wird die Mitralklappe befallen, oft sind auch Mitral- und Aortenklappe gemeinsam betroffen, seltener die Aortenklappe allein.

Morphogenetisch durchläuft diese Erkrankung folgende Phasen:

**Seröse Entzündung**, das kapillarfreie lockere subendotheliale Bindegewebe der Klappen wird durch ein entzündliches Ödem aufgelockert, die kollagenen Fibrillen verquellen. Diese Frühveränderung entsteht vor allem an der Stelle der stärksten mechanischen Belastung, am Schließungsrand (nicht am freien Rand!). Durch Antigen-Antikörperkomplexe ausgelöste Komplementaktivierungen verursachen an diesen Prädilektionsstellen Endothelläsionen, durch die Serumeiweißkörper in das Klappengewebe eindringen.

**Fibrinoide Nekrose** im Klappenbindegewebe mit Fibrinablagerungen.

**Endothelläsionen** über dem Ödem und den fibrinoiden Nekrosen lösen eine Aggregation von Thrombozyten aus, die vor allem durch den Kontakt mit Kollagen begünstigt wird.

**Wärzchenbildung**, die Thrombozytenaggregate verkleben mit dem Endothel, bilden oft streifenförmig am Schließungsrand angeordnete Wärzchen, die von Fibrinfäden durchsetzt werden. Nach Untergang des überwiegenden thrombozytären Anteils entstehen hyaline, 1–3 mm hohe fischzahnartige Warzen, die so fest haften, daß sie mit dem Blutstrom nur selten embolisch verschleppt werden. Hämodynamisch spielen diese Veränderungen keine Rolle.

**Granulationsbildung**, Proliferation von Histiozyten, die nur selten die für rheumatische Entzündungsprozesse typischen palisadenförmigen Anordnungen um fibrinoide Nekrosen (wie im Rheumaknoten 5.9.4) aufweisen, auch die für eine rheumatische Myokarditis typischen Aschoff-Geipel-Knötchen (5.20.2) fehlen in der Regel. Fibroblastenproliferationen und einsprossende Kapillaren kommen hinzu, die Wärzchen werden organisiert, so daß oft nur Verdickungen der Klappen zurückbleiben.

**Narbenstadium**, die Granulome gehen in Narben über. Da die Erkrankung häufiger rezidiviert, nimmt die Vernarbung zu, es kommt zu einer narbigen Versteifung, durch Schrumpfung des Narbengewebes zur Verkürzung, außerdem zu Verklebungen und Verwachsungen der Klappen. Nicht resorbierte größere Nekrosebezirke in den Klappen verkalken.

Unabhängig von rheumatischen Erkrankungen tritt die **Endocarditis verrucosa simplex** (= nicht bakterielle, nicht infektiöse thrombotische Endokarditis) auf, die in Form und Lokalisation der rheumatischen Endokarditis ähnelt, meist jedoch größere Wärzchen bildet. Das Klappengewebe selbst zeigt nur geringgradige Veränderungen. Sie wird bei Schockzuständen infolge umschriebener Endothelläsionen beobachtet, kommt bei Personen mit auszehrenden Erkrankungen („Endocarditis marantica") oder Urämie, jedoch auch ohne Marasmus vor und wird in den letzten Jahren zunehmend häufiger. Die klinische Bedeutung ist gering, sie ist jedoch nach neueren Vorstellungen Voraussetzung zur Entstehung einer infektiösen Endokarditis (7.6.2).

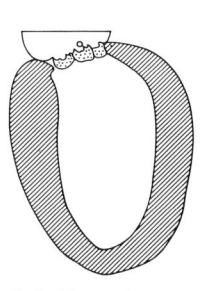 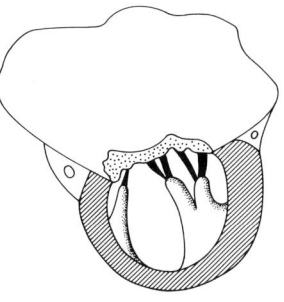

**Aortenklappenstenose**

Semilunarklappen geschrumpft,
Klappenumfang vermindert,
Hypertrophie und Dilatation
der linken Herzkammer mit
besonderer Betonung des Längs-
durchmessers

**Kombiniertes Mitralvitium**

Mitralklappenumfang vermindert (Stenose)
Klappensegel verkürzt (Insuffizienz)
Extreme Erweiterung des linken Vorhofes,
Hypertrophie und Dilatation der linken Kammer

Abb. 83   Herzklappenfehler

## 7.6.1.2  Entstehung der Herzklappenfehler
Herzklappenfehler = Vitium cordis

**Definition:** *Ein Herzklappenfehler ist eine Störung der Ventilfunktion der Herzklappen infolge Schlußunfähigkeit ( = Insuffizienz) oder Verengung ( = Stenose) des Klappenapparates.*

Diese Funktionsstörungen sind auf Verkürzungen und/oder Verwachsungen der Klappenränder zurückzuführen. Dabei können zwei Formen von Vitien auftreten:

**Klappeninsuffizienz:** Die Verkürzung und narbige Verdickung der Klappensegel führt zur Schlußunfähigkeit, der Ventilmechanismus versagt, es strömt Blut zurück, in der Diastole durch die Arterienklappen (Aorta, A. pulmonalis), in der Systole durch die Atrioventrikularklappen (Mitral- und Trikuspidalklappe). Narbige Schrumpfungen der Sehnenfäden mit Verkürzung der Segelklappen verstärken die Insuffizienz. In der Regel beginnt ein erworbenes Vitium mit der Insuffizienz.

**Klappenstenose:** Verklebung und Verwachsung, zirkuläre Schrumpfung des narbigen Bindegewebes und fehlende Flexibilität verursachen Einengungen der Klappenlumina z. B. an der Aortenklappe bis auf Griffelstärke, an der Mitralis auf ein schlitzförmiges knopflochartiges Lumen ( = „Knopflochstenose"). In der Systole ist dann der Blutausstrom aus den Ventrikeln in die Aorta bzw. Arteria pulmonalis, in der Diastole der Einstrom aus den Vorhöfen in die Kammern erschwert. Stenosen entwickeln sich meist erst im späteren Verlauf eines erworbenen Vitiums, oft besteht dann eine Kombination von Insuffizienz und Stenose (= **kombiniertes Vitium**), im Endstadium steht häufig die Stenose im Vordergrund (Abb. 83).

Die Aortenstenose und Aorteninsuffizienz sowie die Mitralinsuffizienz belasten durch „Mehrarbeit" den linken Ventrikel und führen zur Linksherzhypertrophie.

### 7.6.1.3 Unterschiedliche Häufigkeit, mit der die Herzklappen verändert werden

Bei etwa 6% aller Autopsien finden sich rheumatische Klappenläsionen, die vorwiegend an den Klappen des linken Herzens entstehen. In der Reihenfolge der Häufigkeit treten Vitien an folgenden Klappen auf:

Mitralklappe (½ aller Fälle)
Mitralstenosen werden ohne bisher erklärbare Ursache bevorzugt bei Frauen gefunden, das Geschlechtsverhältnis beträgt hier m:w = 2:3 bis 1:4.

Mitral- und Aortenklappe (⅓)

Aortenklappe (⅕)
Im Gegensatz zur Mitralstenose tritt die Aortenstenose vorwiegend bei Männern auf, Geschlechtsverhältnis m:w = 2:1.

Mitral-Aorten- und Trikuspidalklappen = sog. 3-Klappenvitium
Eine Trikuspidalstenose entsteht bei 30% der rheumatischen Klappenerkrankungen in Verbindung mit einer Mitralstenose, sie wird daher überwiegend bei Frauen gefunden.

Sämtliche Herzklappen

Pulmonalklappe nur selten befallen.


### 7.6.2–7.6.3 Infektiöse Endokarditiden

### 7.6.2 Akute Endocarditis ulcerosa

Synonyma: Akute bakterielle Endokarditis, Endocarditis ulcerosa polyposa, Endocarditis maligna.

Herzfehler können durch direkte Einwirkung von Erregern, vor allem von Bakterien entstehen. Je nach Virulenz des Erregers nehmen die infektiösen Endokarditiden einen akuten oder subakuten Verlauf.


### 7.6.2.1 Pathogenese

Infektionen mit hoch virulenten Erregern, vor allem Staphylokokken (60–80%), besonders Staph. aureus, Pneumokokken, β-hämolysierenden Streptokokken, Escherichia coli, Haemophilus influenzae, Bruzella, selten Pilze und Rickettien. Ausgangspunkte sind oft entzündliche Herde im Zahn-Mund-Kieferbereich, den Tonsillen, dem Urogenitaltrakt, dem Verdauungstrakt, den Gallenwegen und den Lungen. Oft bleibt die Eintrittspforte jedoch ungeklärt. Die Erreger kommen auf dem Blutweg an, siedeln sich meist (ca. 60% der Fälle) auf makroskopisch ungeschädigten Klappen an und bilden Bakterienrasen. Die Bakterientoxine verursachen ausgedehnte Nekrosen, die eingeschmolzen und abgestoßen werden. Unbehandelt führt die Erkrankung innerhalb von 6 Wochen zum Tod.

Heute wird allgemein angenommen, daß eine nicht infektiöse Endokarditis (Endocarditis verrucosa simplex) der infektiösen Endokarditis vorausgeht und sich zunächst sterile Thromben den Klappen auflagern, die dann sekundär von Erregern besiedelt werden. An dem „klebrigen" Fibrin im Thrombus haften Erreger leichter.

### 7.6.2.2 Morphologie und Entstehung der Klappenfehler

Bevorzugt sind die Mitral- (40%) und Aortenklappe (35%), in 15% beide Klappen befallen. Bei Drogensüchtigen und Patienten mit Rechtsherzkathetern oder Schrittmachern sowie Spitz-Holter-Ventilen zur Hydrozephalusentlastung ist vorwiegend die Trikuspidalklappe betroffen.

Makroskopisch finden sich:

Ulzerationen der Klappen und Auflagerungen großer (∅ bis 1 cm), weicher, leicht ablösbarer, dicht von Bakterien durchsetzter Thromben.

Perforation und Einrisse der Klappen unter der Einwirkung des Blutdruckes an den nekrotischen Arealen, denen oft aneurysmatische Erweiterungen vorausgehen.

Abrisse der Sehnenfäden, Abszesse im Klappenring, Ausdehnung der Entzündung auf das parietale Endokard oder das Myokard mit Abrissen der Papillarmuskeln, Entstehung von Myokardabszessen und gelegentlichen Perforationen des Septums oder der Herzwand.

Mikroskopisch sind die nekrotischen Klappenanteile mit Fibrin- und Thrombozytenauflagerungen dicht von Bakterien durchsetzt. Das angrenzende Klappengewebe ist ödematös aufgelockert und von Fibrin durchsetzt.

### 7.6.2.3 Mögliche Komplikationen

Klappenrupturen oder Papillarmuskelabrisse verursachen akute Klappeninsuffizienzen, mit meist sofortigem tödlichen Ausgang.

Verschleppung des infizierten, leicht ablösbaren nekrotischen Materials von den Klappen führt zu arteriellen Embolien vor allem im Herzen (40–60%), Gehirn (30–40%), Nieren (50%) und Milz (45%) mit:
- Metastatisch-pyämischen Abszessen, Septikopyämien
- Septischen Embolien mit vereiternden Infarkten
- Mykotisch-embolischen Aneurysmen (z. B. der Zerebralarterien)

Mykotische Aneurysmen der Aorta durch Übergreifen der Entzündung von den Semilunarklappen auf innere Schichten der Aorta ascendens.

Septische Milzschwellung.

### 7.6.3 Endocarditis lenta
(lentus, lat. = träge, langsam)

Synonyma: Subakute bakterielle Endokarditis, Endocarditis ulceropolyposa subacuta.

**Definition:** *Eine durch weniger virulente Erreger hervorgerufene Erkrankung mit teilweiser Zerstörung der Herzklappen, die unbehandelt in der Regel innerhalb von 6 Wochen bis 3 Monaten zum Tode führt.*

#### 7.6.3.1 Pathogenese

Infektion mit Erregern, die vorwiegend zur Mundflora gehören, besonders bei chronischen Tonsillitiden und in Zahngranulomen gefunden werden und von dort ausgehend über eine Bakteriämie an die Herzklappen gelangen. Folgende Erreger führen am häufigsten zu einer Endocarditis lenta: Streptococcus viridans (70-90%), Enterokokken, andere Streptokokken, E. coli, β-hämolysierende Streptokokken, Pseudomonas aeruginosa. Wie bei den meisten infektiösen Endokarditiden siedeln sich die Erreger überwiegend (70%) auf vorgeschädigten Klappen und im Bereich von angeborenen Klappenfehlern an, 50% auf schon bestehenden rheumatischen Klappenfehlern, 20% bei Mißbildungen wie Ventrikelseptumdefekt, angeborener bikuspidaler Aortenklappe, Pulmonalklappenstenose, persistierendem Ductus arteriosus Botalli. Weitere prädisponierende Faktoren sind die hypertrophe Kardiomyopathie, das Mitralklappenprolapssyndrom und operierte Herzen.

#### 7.6.3.2 Morphologie, Entstehung der Klappenfehler

Grundsätzlich die gleichen Klappenveränderungen wie bei der akuten Erkrankungsform.

*Makroskopisch*
Ulzerationen der Klappen, Aneurysmenbildungen, globulös-polypöse thrombotische Auflagerungen, die besonders groß (bis 2 cm∅) und sehr brüchig sind, nicht nur den Schließungsrand, sondern die gesamte Klappe einnehmen und sich auf das umgebende Endokard ausdehnen.

Schwere Zerstörungen der Klappen, die häufig durch die vorbestehenden Läsionen schon narbig verändert und deformiert waren. Das postendokarditische Vitium der Endocarditis lenta führt zu besonders starken Deformierungen der dikken, derben, stark vernarbten und verkalkten Klappen.

*Mikroskopisch:* Thrombotische Auflagerungen aus Fibrin, Thrombozyten, Granulozyten und Bakterien. Die im Zentrum häufig nekrotischen Thromben werden von der Basis her durch ein Granulationsgewebe organisiert und verkalken bei längerem Verlauf. Dadurch können korallenstockartige Gebilde entstehen.

**Komplikationen:** Auch bei dieser Endokarditis liegt eine Sepsis vor, die zu charakteristischen Veränderungen in anderen Bereichen des Organismus führt:

Embolien in den großen Kreislauf mit Infarktbildungen (besonders Nieren, Milz, Gehirn), die seltener eitrig infiziert sind als bei der akuten Endocarditis ulcerosa.

Koronararterienembolien bei Aortenklappenendokarditis, bakterielle Myokarditis.

Embolische Herdenzephalitis, embolische Zerebralarterienaneurysmen, Pachymeningeosis haemorrhagica interna.

Osler-Knötchen an der Haut, besonders an den Fingerbeeren = toxisch-hyperergische Arteriolitis mit Gefäßwandnekrosen und Blutungen, milchkaffeefarbenes Hautkolorit durch Anämie und Ikterus infolge toxischen Erythrozytenzerfalls.

Entzündliche Milzschwellung,

Glomerulonephritis z. B. als Löhlein-Herdnephritis = herdförmig nekrotisierende Thrombokapillaritis an einzelnen Glomerulumschlingen als Folge kapillärer Mikrothrombosen bei Hypersensitivitätsreaktion.

Die klassische Unterteilung in akute und subakute bakterielle Endokarditis wird neuerdings in dieser Form meist nicht mehr aufrecht erhalten, weil

1. Durch die Antibiotikatherapie die akuten Endokarditiden häufiger ebenfalls einen subakuten, längeren Verlauf nehmen und sich beide Formen vor allem klinisch oft nicht mehr trennen lassen.

2. Die unmittelbare Mortalität an der akuten Endokarditis sinkt. Heute überleben zunächst 65-80% der Patienten. Etwa 15-30% behalten jedoch trotz Antibiotikatherapie ein Vitium, an dem in den folgenden Jahren dann weitere 10-15% sterben.

3. Endokarditiden durch andere Erreger relativ und absolut zunehmen:

Fungiöse Endokarditis: Kandida (Soor), Aspergillus, Coccidioides immitis, Histoplasma capsulatum, Blastomyzeten etc.

Virusendokarditis

Extrem selten bleiben dagegen:

Syphilitische Endokarditis mit florider spirochätenhaltiger Entzündung der Klappen (abzugrenzen vom Übergreifen der mesaortitischen Veränderungen bei Lues III)

Tuberkulöse Endokarditis, vorwiegend am parietalen Endokard des Pulmonalkonus und den Papillarmuskeln, seltener an den Klappen.

Im modernen Schrifttum wird daher nicht mehr zwischen akuter und subakuter bakterieller Endokarditis unterschieden, sondern alle durch Erreger hervorgerufene Entzündungen werden als **„infektiöse Endokarditis"** zusammengefaßt und von der rheumatischen sowie der nichtbakteriellen thrombotischen Endokarditis abgegrenzt. Die bisher beschriebenen erworbenen Herzklappenfehler werden auch als **absolute = organische Vitien**, d. h. als Klappenfunktionsstörungen infolge pathologisch-anatomischer Klappenveränderungen bezeichnet und von den relativen Klappenfehlern abgegrenzt.

### 7.6.4 Relative Herzklappeninsuffizienz (relative Vitien)

**Definition:** *Relative Herzklappeninsuffizienz ist die Schlußunfähigkeit einer nicht geschädigten, gehörig aufgebauten Klappe infolge einer Erweiterung des fibrösen Klappenringes.*

### Pathogenese und Morphologie
Eine stärkere Dilatation der Herzkammern infolge von Myokardschäden verschiedenster Art (= myogene Dilatation, vor allem nach schweren ischämischen Myokardschäden, Infarkten, Myokarditiden) kann zu einer so starken Erweiterung des fibrösen Klappenringes führen, daß die normalen Klappensegel zu kurz werden, um das Ostium vollständig zu verschließen. Auch eine Erweiterung der Aorta ascendens, z. B. bei Mesaortitis luica kann eine Dehnung des bindegewebigen Aortenklappenringes verursachen.

Die Klappen haben zwar mit dem Anteil zwischen Schließungsrand und freiem Rand eine gewisse Reservekapazität, um sich an mäßiggradige Änderungen des Klappenringes anzupassen, bei langsamer Erweiterung des Klappenringes können sie sich darüber hinaus noch ein wenig dehnen, bei stärkerer und rascher Dilatation reicht diese Kapazität jedoch nicht mehr aus.

Lokalisation: Vorwiegend Mitral- und Trikuspidalklappe, seltener Aortenklappe.

### 7.6.5 Adaptive Formveränderungen des Herzens bei bestehenden Herzklappenfehlern

Störungen des Ventilmechanismus der Klappen führen zu adaptiven Veränderungen der Herzform und Muskelmasse, die je nach Art und Lokalisation des Vitiums unterschiedlich sind.

### Mitralstenose
Während der Diastole kann nur ein Teil des Blutes durch das stenosierte Ostium aus dem Vorhof in die linke Kammer abfließen, es kommt zu einer exzessiven Er-

weiterung des linken Vorhofes (Fassungsvermögen in Extremfällen bis 3000 ml!), einer Hypertrophie der Vorhofmuskulatur und einer Endokardverdickung infolge der Druckerhöhung.

Die hämodynamischen Strömungsveränderungen begünstigen die Entstehung parietaler Thromben im Vorhof, besonders im Herzohr, die sich ablösen und gefürchtete Embolien im großen Kreislauf verursachen können. Große, frei im Vorhof gelegene und durch Rotation abgerundete kugelförmige Thromben („Kugelthromben") können sich vor das Klappenlumen legen und die gesamte Zirkulation plötzlich unterbrechen. Bei isolierter Mitralstenose atrophiert die linke Kammer.

Über eine Lungenstauung mit pulmonalem Hochdruck kommt es zur Rechtsherzhypertrophie. Röntgenologisch und perkutorisch ist die Herztaille „verstrichen".

### Mitralinsuffizienz
Bei unvollständigem Klappenschluß in der Systole strömt ein Teil des Ventrikelinhaltes in den linken Vorhof (= Pendelblut) zurück. Damit kommt es zu einer unökonomischen Aktivität mit nachfolgender Überlastung des Myokards der linken Kammer.

Bei den Anpassungsvorgängen tritt hier eine myogene Dilatation der linken Kammer mit exzentrischer Hypertrophie (7.7.1.3) der Ventrikelmuskulatur auf, die leichter dekompensiert.

Der linke Vorhof ist ebenfalls dilatiert und hypertrophiert. Das Endokard fibrosiert und bildet an der Stelle, an der in der Systole das aus dem Ventrikel rückströmende Blut auf die Wand trifft, streifig fleckige Verdickungen (= Zahn-Insuffizienzzeichen). Über eine chronische Lungenstauung kommt es zur Hypertrophie und Dilatation der rechten Kammer. Röntgenologisch und perkutorisch findet sich eine Kugelform des Herzens.

### Kombinierte Mitralstenose und Insuffizienz
Stärkere Hypertrophie und Dilatation sowohl des linken Ventrikels als auch des linken Vorhofes.

### Aortenstenose
Verwachsungen der Klappen können zu einer hochgradigen, nur noch für eine Stricknadel durchgängigen Verengung führen, dabei entsteht mitunter das Bild einer bikuspidalen Klappe. In der Regel sind die deformierten Klappen verkalkt.

Die Stenose führt zu einer tonogenen Dilatation und oft extremen konzentrischen Hypertrophie der linken Kammer (7.7.1.3), die lange kompensiert bleibt (Hochleistungssportler mit Aortenstenose!), Herzgewichte von 600–900 g sind bekannt.

Wird das kritische Herzgewicht überschritten, entsteht eine Gefügedilatation des Myokards (7.7.2).

Jet-Effekt: Der durch ein stärker verengtes Aortenlumen wie durch eine Düse gepreßte Blutstrahl erzeugt an der Stelle, an der er auf die Aortenintima trifft, herdförmige arteriosklerotische Veränderungen durch die lokale Druckwirkung (7.1.2).

Bernheimsyndrom: Funktionelle Stenose der Ausflußbahn des rechten Ventrikels infolge Vorwölbung und Rechtsverlagerung des hochgradig hypertrophierten Kammerseptums während der Kontraktion.

### Aorteninsuffizienz

Rückstrom des Blutes aus der Aorta während der Diastole verursacht eine unökonomische Arbeitsbelastung des linken Ventrikels, da wie bei der Mitralinsuffizienz Pendelblut hin- und herbewegt wird. Die Schlußunfähigkeit der Aortenklappe führt zum raschen, starken Abfall des Blutdruckes während der Diastole und zu einem entsprechend steilen Anstieg in der Systole (klinisch: Pulsus celer et altus).

Kompensation der Mehrbelastung durch exzentrische Hypertrophie des linken Ventrikels. Röntgenologisch und perkutorisch liegt eine Entenschnabelform der linken Herzbegrenzung vor.

Zahn-Insuffizienzzeichen: Das unter hohem Druck rückströmende Blut trifft in der Kammerausflußbahn auf das subvalvuläre Endokard des Septums und führt zu leistenartigen Endokardfibrosen, die nach kranial konkave flache taschenartige Bogen („Miniaturklappen") bilden.

Über eine chronische Lungenstauung entwickelt sich eine Rechtsherzhypertrophie.

Myokardschäden entstehen infolge einer Koronarinsuffizienz wegen des niedrigen Aortenblutdruckes einerseits und des erhöhten Blutbedarfs des Myokards andererseits.

### Kombinierte Aortenstenose und Insuffizienz

Kombination der entsprechenden morphologischen Befunde.

### Trikuspidalfehler

Seltenes erworbenes Vitium, meist bei rheumatischem Mehrostienvitium. Eine bakterielle Endokarditis der Trikuspidalis entsteht am ehesten bei infizierten arteriovenösen Aneurysmen und bei Gonokokkensepsis.

### Pulmonalklappenfehler

Sehr selten nach Endokarditis, z. B. infolge bakterieller Endokarditis auf der Basis einer Herzmißbildung (Fallot-Tetralogie), Beteiligung am Mehrostienvitium, Fibrosen beim Karzinoid-Syndrom ( = Cassidy-Scholte-Syndrom).

Die morphologischen Folgen der Trikuspidal- und Pulmonalvitien entsprechen im Prinzip denen der linken Seite.

**Häufigkeit der Klappenfehler an den einzelnen Ostien**
Bevorzugt werden die Klappen des linken Herzens geschädigt, die infolge der höheren Druckbelastung anfälliger sind als die der rechten Herzkammer (nur ⅕ der Druckwerte der linken Kammer). Die Atrioventrikularklappen erkranken häufiger als die Semilunarklappen. Weitgehend unabhängig von der Art der Endokarditis treten in der Reihenfolge der Häufigkeit Vitien an folgenden Klappen auf:

* Mitralklappe allein                              60% aller Fälle
* Mitral- und Aortenklappe                         33% aller Fälle
* Aortenklappe allein                           13–20% aller Fälle
* Mitral-, Aorten- und Trikuspidalklappe
  (= „Dreiklappenvitium") selten, vorwiegend
  bei Endocarditis rheumatica
* Alle Klappen
* Trikuspidalklappe                                 4% aller Fälle
* Pulmonalklappe                                  < 1% aller Fälle

**Senile Klappenveränderungen**
Außer diesen Vitien durch entzündlich bedingte Klappenveränderungen oder angeborene Fehlbildungen werden heute mit zunehmendem Alter der Bevölkerung häufiger senile Aortenklappensklerosen (Stenosen), Verkalkungen in trikuspidalen Klappen mit Sklerosen und Verkalkungen der Klappenringe sowie Verkürzungen der Segel (z. B. des hinteren Mitralsegels →Insuffizienz) beobachtet.

# 7.7 Herzhypertrophie

**Definition:** *Massenzunahme des Myokards mit entsprechender Gewichtsvermehrung des Herzens.*

Das normale Herzgewicht beträgt 4‰ des Körpergewichtes, d. h. bei Frauen etwa 250 g, bei Männern 300 g. Herzen, deren Gewicht mehr als 50 g über der Norm liegt, gelten als hypertrophiert. Bei Gewichten über 600 g wird von einem Cor bovinum (lat. = Ochsenherz) gesprochen. Leicht erkennbar ist die Herzhypertrophie an der Kammerwandstärke. Die Muskelschicht des rechten Ventrikels eines normalen Herzens ist 3 mm am Konus unter der Pulmonalklappe, des linken Ventrikels dicht unterhalb des Mitralsegels 14 mm stark.

### 7.7.1 Ursachen der Herzhypertrophie

Zur Hypertrophie führen vermehrte Druck- oder Volumenbelastungen des Herzens, die unter verschiedenen Bedingungen auftreten können.

**Hypertrophie des linken Ventrikels**

Extrakardial bedingt:

- Starke körperliche Arbeit (z. B. „Sportherz")
- Hypertonus
- Aortenisthmusstenose

Intrakardial bedingt:

Aortenklappenstenose und -insuffizienz, sowie Mitralklappeninsuffizienz nach Klappenendokarditiden, Mesaortitis luica.

Angeborene Aortenstenosen der verschiedensten Form (infravalvulär, valvulär, supravalvulär).

**Hypertrophie des rechten Ventrikels**

Extrakardial bedingt:

Alle die Lungendurchblutung erschwerende Erkrankungen.

Intrapulmonal: Chronisch obstruktives Emphysem, Bronchiektasen, chronische Pneumonie, Staublungenerkrankungen, Lungenfibrosen, indurierende zirrhotische oder kavernöse Lungentuberkulose, überlebte multiple Lungenembolien, primärer und sekundärer pulmonaler Hochdruck (7.9.1.3).

Extrapulmonal: Pleuraschwarten, Tumoren im Pleurabereich (z. B. Mesotheliom), Mediastinaltumoren mit Einengung der Pulmonalarterien (z. B. retrosternale Struma), Thoraxdeformitäten (z. B. Kyphoskoliosen, Kyphosen der BWS, Morbus Bechterew).

Intrakardial bedingt:

Mitralklappeninsuffizienz oder Mitralklappenstenose mit chronischer Stauungslunge.

Mißbildungen des Herzens mit vermehrtem Shuntvolumen wie Kammer-Septumdefekte, persistierender Ductus arteriosus Botalli, Fallot-Tetralogie (3.1.4.2), Fallot-Trilogie (= Pulmonalstenose + Vorhofseptumdefekt + Rechtsherzhypertrophie), Lutembacher Syndrom (= Vorhofseptum-Defekt + Mitralstenose), isolierte Pulmonalstenose. Je nach den Ursachen kann eine Kammer isoliert hypertrophieren oder es kommt zu einer kombinierten Links-Rechts-Hypertrophie.

### 7.7.1.2 Entstehungsweise der Herzhypertrophie

Entscheidender auslösender Reiz für die Hypertrophie ist eine erhöhte Anfangsspannung der Herzmuskelfasern, die einen vermehrten Druck überwinden (= **Druckhypertrophie**) oder ein größeres Volumen befördern müssen (= **Volumen-**

**hypertrophie).** Unter diesen Bedingungen entsteht schon innerhalb von 3 Wochen eine deutlich erkennbare Herzhypertrophie. Durch die Mehrbelastung der Muskelfaser mit erhöhtem $O_2$-Bedarf und gesteigertem Stoffumsatz nimmt die Proteinsynthese in den Herzmuskelzellen zu, es kommt zur Mitochondrien- und Myofibrillenvermehrung, einer Polyploidie der Muskelkerne, einer Verdickung der Muskelfasern, deren Anzahl bis zum Erreichen des kritischen Herzgewichtes (7.7.1.4) konstant bleibt. Erst nach Überschreiten des kritischen Herzgewichtes nimmt auch die Zahl der Herzmuskelfasern infolge eines Spaltungswachstums zu und es tritt zusätzlich eine Hyperplasie auf.

Die für eine Leistungssteigerung ausschlaggebende initiale Dehnung der Herzinnenräume und damit der Fasern, kann auf zweierlei Weise auftreten:

**Tonogene Dilatation:** Dilatation durch erhöhte Druckbelastung. Beispiel: Aortenklappenstenose; die Muskelfasern stehen unter hoher Anfangsspannung, es kommt zu einer Dehnung des Ventrikels vor allem in der Längsrichtung des Ausstromteils. Diese erhöhte Anfangsspannung ist eine günstigere Ausgangsposition für die Bereitstellung eines energetischen Potentials und für die Anpassungsvorgänge als die myogene Dilatation. (Eine Muskelquerschnittseinheit leistet bei großem Hub und kleinster Last optimale Arbeit (s. Pathophysiologie).

**Myogene Dilatation:** Dilatation durch erhöhte Volumenbelastung. Beispiel: Mitralklappeninsuffizienz; die Anfangsspannung der Muskelfasern und das verfügbare energetische Potential sind hier geringer. Mit der Kontraktion kommt es plötzlich zu einer hochgradigen Volumenbelastung, auf die die Muskelfasern wegen ungenügender Anfangsspannung nicht entsprechend vorbereitet sind, die Aktin- und Myosinfilamente werden zu stark voneinander getrennt. Bei struktureller Dilatation wird durch Zunahme des Kammerradius der Hub kleiner und die Last größer. Die gleiche Arbeit erfordert also von einer gefügedilatierten Herzkammer eine größere Muskelmasse. Die Voraussetzungen für Anpassungsvorgänge sind hier ungünstiger.

Neuerdings wird diese scharfe Trennung zwischen tonogener und myogener Dilatation nicht mehr vorgenommen und eher von einer Adaptation (tonogen) und regulativen (myogenen) Dilatationen gesprochen.

### 7.7.1.3 Formen der Herzhypertrophie in ihrer Abhängigkeit von der Art der geleisteten Mehrarbeit (Druck- oder Volumenarbeit)

**Konzentrische Hypertrophie:** Herzhypertrophie mit enger und leicht verlängerter Kammerlichtung (d. h. fehlender Dilatation) sowie verdickter Kammerwand vorwiegend im Bereich der Ausflußbahn. Die Spitze des aufgeschnittenen linken Ventrikels ist V-förmig. Eine konzentrische Hypertrophie tritt bei vermehrter **Druckarbeit** auf, also bei den zur tonogenen Dilatation führenden Erkrankungen, wie Aortenstenose, Hypertonus etc., es entsteht also eine „Druckhypertrophie".

**Exzentrische Hypertrophie:** Herzhypertrophie mit erweiterter Lichtung, Vergrößerung der Querachse des Herzens (d.h. mit Dilatation), Hypertrophie der Wand in Ein- und Ausflußbahn. Die Spitze des aufgeschnittenen linken Ventrikels ist bogenförmig (romanischer Bogen!). Eine exzentrische Hypertrophie tritt bei vermehrter **Volumenarbeit** auf, d.h. den Prozessen, die zur myogenen Dilatation führen, wie z.B. die Mitralklappeninsuffizienz, hier liegt also eine „Volumenhypertrophie" vor.

Im kompensierten Herzen sind die Dilatation der Kammer und der Unterschied zur konzentrischen Hypertrophie jedoch nur gering. Eine ausgeprägte exzentrische Hypertrophie mit stärkerer Kammerdilatation tritt erst bei chronisch dekompensierten Herzen auf (7.7.2) = myogene Dilatation insuffizienter Herzen.

Bei Hypertrophie der linken Kammer wird die Spitze des Herzens im wesentlichen vom linken Ventrikel gebildet, bei stärkerer Rechtsherzhypertrophie bildet der rechte Ventrikel die Spitze.

*Mikroskopisch* sind die Herzmuskelzellen verlängert und verbreitert, ihre normale Dicke beträgt beim Erwachsenen 11,6 µm, bei Hypertrophie mehr als 25 µm. Die Zellkerne sind vergrößert, plump und häufig polyploid.

### 7.7.1.4 Gefahr der Herzmuskelinsuffizienz nach Überschreiten des „kritischen Herzgewichtes"

Hochgradige und langdauernde Vermehrung der Druck- oder Volumenarbeit des Herzens kann zu Herzgewichten von 800–1000 g führen. Nach Überschreiten des **„kritischen Herzgewichtes" von 500 g** ist jedoch die optimale Blutversorgung des Myokards nicht mehr gewährleistet und es droht die myogene Insuffizienz.

Im normalen Erwachsenenherzen stehen Maschenweite des Kapillarnetzes und Muskelfaserdicke in einer konstanten Relation zueinander. Das normale Verhältnis 1 Muskelfaser:1 Kapillare wird im Bereich der physiologischen Herzhypertrophie weitgehend gewahrt. Wird das kritische Herzgewicht überschritten, tritt eine Muskelfaservermehrung (offensichtlich infolge Längsspaltung der Muskelfaser) ein, der Polyploidisierungsgrad der Muskelkerne nimmt zu. Es kommt jedoch zu einer Kapillarvermehrung, so daß die Relation Muskelfaser:Kapillare = 1:1 weiterhin erhalten bleibt. Peripher wäre also die Voraussetzung für eine ausreichende Blutversorgung weiterhin gegeben.

Die kritische Begrenzung der Blutzufuhr tritt in den großen subepikardialen Koronararterienästen ein. Steigt das Herzgewicht über 500 g an, bleibt das bis dahin ebenfalls proportionale Wachstum der Koronararterien hinter dem des Herzens zurück und es entwickelt sich eine **relative Koronarinsuffizienz.** Oft kommt noch eine Koronarsklerose als zusätzlicher begrenzender Faktor hinzu.

**7.7.2 Dekompensation**

Wird das kritische Herzgewicht überschritten, tritt in Bereichen zwischen 500 und 700 g eine Insuffizienz des hypertrophierten Herzmuskels ein.

*Makroskopisch* finden sich eine stärkere Dilatation der Ventrikel ( = exzentrische Hypertrophie).

*Mikroskopisch* sind herdförmige Herzmuskelfaserverfettungen, disseminierte Herzmuskelfasernekrosen, interstitielle Sklerosen und kleine Herzmuskelschwielen ( = Narben) nachweisbar. Diese Veränderungen führen zu Muskelfaserverschiebungen, bei denen Fasern in die durch Nekrosen entstandenen Lücken gleiten = **Gefügedilatation** des Myokards. Infolge dieser Gefügedilatation arbeitet der Herzmuskel unökonomischer, der $O_2$-Bedarf nimmt weiter zu, es entwickelt sich ein Circulus vitiosus.

Außer der relativen Koronarinsuffizienz wird eine Störung des Kalziumtransportes in den hypertrophierten Muskelfasern als Ursache der Herzmuskelinsuffizienz diskutiert. Danach würden in den verlängerten transversalen Tubuli des sarkoplasmatischen Retikulums entsprechend verlängerte Diffusionswege für $Ca^{++}$ auftreten und zu einer Erschwerung der elektromechanischen Koppelung führen, die eine Energieverwertungsstörung der Muskelfibrillen (Utilisationsstörung) verursacht.

# 7.8 Herzinsuffizienz
( = Herzdekompensation, Herzleistungsschwäche, engl. heart failure)

**Definition:** *Unfähigkeit des Herzens, das in Ruhe oder bei normaler körperlicher Belastung notwendige Herzzeitvolumen zu transportieren.*

Eine Herzinsuffizienz kann folgende Ursachen haben:

Insuffizienz des Herzmuskels = myogene Insuffizienz.

Rhythmusstörungen des Herzens durch Läsionen des Reizleitungssystems.

Erkrankung des Herzbeutels mit Füllungs- und Entleerungsstörungen des Herzens (z. B. Concretio pericardii).

Nach dem zeitlichen Verlauf werden eine akute und eine chronische Herzinsuffizienz unterschieden. Ausführlicher soll die Insuffizienz des Herzmuskels als Ursache der Herzinsuffizienz (Herzinsuffizienz aus myokardialer Ursache) besprochen werden.

### 7.8.1 Ursachen der akuten und chronischen Herzmuskelinsuffizienz

- Akute oder chronische Überlastung des Myokards durch vermehrte Volumen- oder Druckarbeit, z. B. bei Hypertonie oder Klappenfehlern
- Koronarinsuffizienz (7.4), d. h. Ischämie, außerdem durch Hypoxie oder Anämie
- Toxische Myokardiopathien, z. B. Diphtherie (5.6.3.3), Alkoholkardiomyopathien
- Myokarditis (5.20.2)
- Metabolischer Schaden, z. B. Myxödem oder Speicherkrankheiten
- Verlegung des venösen Zuflusses, z. B. Herzbeuteltamponade

### 7.8.2 Merkmale der akuten und chronischen Herzmuskelinsuffizienz

#### 7.8.2.1 Verminderung des Herz-Zeit-Volumens

Entscheidendes intravitales Merkmal der akuten und chronischen Herzmuskelinsuffizienz ist die Verminderung des Herz-Zeit-Volumens (s. Pathophysiologie).

Das normale Herzminutenvolumen beträgt etwa 5 l (Frequenz 70 × Schlagvolumen 70 ml). Das enddiastolische Kammervolumen von 140 ml besteht aus dem Schlagvolumen von etwa 70 ml und dem enddiastolischen Residualvolumen von 70 ml. Bei Herzinsuffizienz sind das enddiastolische und endsystolische Kammervolumen größer, die systolische Förderleistung ist dagegen reduziert.

#### 7.8.2.2 Akute myogene Dilatation (Überdehnung), Pathogenese

Ursachen akuter Dilatationen sind z. B. Lungenarterienembolien, Herzinfarkte, Arrhythmien oder Klappenrupturen.

Morphologisches Merkmal der akuten Herzmuskelinsuffizienz ist die Dilatation des insuffizienten Herzteiles. Ursache kann eine Überlastung des Myokards durch vermehrte Volumen- oder Druckarbeit sein.

Vermehrte Volumenarbeit: Bei extremen Anforderungen kann das Herzzeitvolumen auf das 10fache des Ruhewertes zunehmen. Der Anstieg des enddiastolischen Volumens mit entsprechender Dehnung der Muskelfasern ist normalerweise die Voraussetzung für eine effektive Kontraktion, deren Nutzeffekt in bestimmtem Bereich mit zunehmender Ausgangsspannung steigt (s. Frank Starling Mechanismus, Lehrbücher der Physiologie).

Vermehrte Druckarbeit: Das enddiastolische Volumen ist geringer, die Muskelfaser muß von geringer Anfangsdehnung ausgehend früher gegen einen hohen Druckwert kontrahieren, dabei arbeitet das Herz weniger ökonomisch als bei der Volumenbelastung.

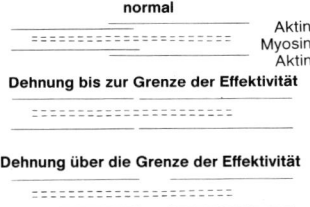

**Abb. 84**   Dehnung und Überdehnung der Herzmuskelfasern

## Überdehnung der Herzmuskelfasern

Die Größe der Kontraktion ist letztlich abhängig von der Zahl der Aktin-Myosin-Interaktionen, die durch die Lagebeziehung der Interaktionsorte bestimmt werden. Mit zunehmender diastolischer Dehnung der Fasern werden diese Aktin-Myosin-Interaktionsorte zunächst vermehrt, da die Aktin-Aktin-Überlappungen auseinandergezogen und mehr Aktinorte für den Kontakt mit Myosin frei werden. Bei Überschreiten einer Sarkomerenlänge von 2,2 μm sinkt die Spannungsentwicklung jedoch wieder, jetzt nimmt die Zahl der Aktin-Myosin-Interaktionsorte wegen zu großer Dehnung wieder ab, damit sinkt die Effektivität des Kontraktionsvorganges (Abb. 84).

## Metabolische Insuffizienz

Die Überdehnung der Fasern ist entgegen älteren physiologischen Vorstellungen jedoch nicht die entscheidende Ursache der akuten Herzmuskelinsuffizienz, denn wie elektronenmikroskopische Untersuchungen ergeben haben, sind derartige extreme Faserdehnungen selbst nach Beseitigung des limitierenden Herzbeutels nicht möglich. Eine Dehnung über 2,5 μm wird vom interstitiellen Bindegewebe des Herzens verhindert. Entscheidend ist vielmehr die unzureichende Bereitstellung der energiereichen Phosphate (ATP, KP) vor allem infolge ungenügender Blutversorgung. Dadurch entstehende Läsionen der Muskelfasern führen schließlich zur myogenen Dilatation und zur Muskelinsuffizienz.

Die Insuffizienz aus myokardialer Ursache kann daher unter biochemischen Aspekten unterteilt werden in eine Insuffizienz durch:

**Mangel an energiereichen Phosphaten** (= „Mangelinsuffizienz), z. B. durch Hypoxie, Ischämie, Vergiftung durch CO oder andere Stoffwechselgifte

**Utilisationsinsuffizienz** bei $Ca^{++}$-Entzug, z. B. nach Vergiftung mit Barbituraten, $NiCl_2$ oder $CaCl_2$.

### 7.8.2.3 Akute myogene Dilatation (Überdehnung), Morphologie

Wesentliches morphologisches Kennzeichen der akuten Herzinsuffizienz ist die akute myogene Dilatation. Wie besprochen, stehen die tonogene und myogene Dilatation am Anfang eines jeden Kompensationsmechanismus an eine geforderte

Mehrleistung (= initiale Dilatation), sie führen bei längerer Belastung zur Hypertrophie. Die akute myogene Dilatation kann jedoch auch Ausdruck einer akuten Herzinsuffizienz sein. Diese „finale" (= terminale Dilatation) ist also streng von der initialen Dilatation zu trennen, die ein physiologischer Vorgang ist.

Mikroskopisch sind die Herzmuskelzellen gedehnt, dünner, der Abstand zwischen zwei Z-Streifen ist größer, Dehnungen quer zur Längsachse verursachen darüber hinaus Lückenbildungen zwischen den Herzmuskelfasern, in die benachbarte Fasern treten können, es kommt zur Umschichtung des Muskelgefüges. Beide Prozesse führen dazu, daß die Kammerwand dünner wird (Überdehnung). Herzbeutel und interstitielles Bindegewebe des Myokards setzen der akuten Dilatation Grenzen.

### 7.8.2.4 Chronische myogene Dilatation (Gefügedilatation), Pathogenese

Die chronische myogene Dilatation ist Ausdruck einer chronischen Herzmuskelinsuffizienz, d.h. eines durch Hypertrophie und Dilatation zumindest vorübergehend an vermehrte Druck- und Volumenbelastung angepaßten Herzens. Ursachen der chronischen Herzmuskelinsuffizienz sind:

**Überforderung:** Vermehrte Druck- oder Volumenarbeit konnten zunächst durch kompensatorische Hypertrophie bewältigt werden. Bei weiterer Belastung kommt es mit Überschreiten des kritischen Herzgewichtes von 500 g zur Koronarinsuffizienz mit entsprechenden Läsionen (7.7.1.4) und schließlich aus den gleichen Gründen wie bei der akuten Herzinsuffizienz zur Dekompensation.

**Unmittelbare Schädigung der Herzmuskelfasern:** Hypoxämie, Ischämie oder Toxine können auch Ursache der Dekompensation und Insuffizienz eines chronisch belasteten und hypertrophierten Herzens sein. Eine chronische Herzinsuffizienz tritt z.B. auf nach angeborenen Vitien oder Herzklappenfehlern nach rheumatischen Endokarditiden, nach Herzinfarkten mit ausgedehnten Vernarbungen oder nach chronischen Myokarditiden.

### 7.8.2.5 Chronische myogene Dilatation (Gefügedilatation), Morphologie

Chronische Dilatationen entstehen vor allem bei Hypertonikern und dekompensierten Vitien.

*Makroskopisch:* Das chronisch insuffiziente Herz ist ein hypertrophiertes Herz mit Dilatation einer oder mehrerer Kammern = exzentrische Hypertrophie (7.7.1.2). Die Kammerlichtungen sind so stark erweitert, daß eine kugelähnliche Herzform entsteht. Meist sind die Ventrikel erheblich weiter als bei akuter Herzinsuffizienz. Am sezierten eröffneten Herzen ist die Hypertrophie des Myokards weniger an einer Zunahme der Wanddicke als am erhöhten Gewicht zu erkennen. Die Zahl der Schichten der Muskelfasern in der Herzwand wird geringer, sinkt z.B. im Myokard der linken Kammer von 520 auf 300. Die Papillarmuskeln und Trabekel sind abgeflacht.

*Mikroskopisch:* Die Fasern sind im Gegensatz zur akuten myogenen Dilatation nicht überdehnt, die Sarkomerenlängen entsprechen der Norm. Es ist vielmehr ein Längenwachstum der Muskelfasern eingetreten. Ischämische Einzelfasernekrosen ermöglichen eine gleitende Muskelfaserverschiebung in diese Lücken, die Bindungen zwischen den einzelnen Muskelfasern werden dadurch verändert, gelöst, es entsteht eine Gefügedilatation, die histologisch durch disseminierte kleine Narben, Nekrosen und eine interstitielle Sklerose gekennzeichnet ist. Trotz hohen Energieverbrauchs ist die Auswurfleistung eines Herzens mit Gefügedilatation gering.

### 7.8.2.6 Einflußstauung bei akuter und chronischer Herzmuskelinsuffizienz

Da das notwendige Herzminutenvolumen von der insuffizienten Herzkammer nicht mehr vollständig weiterbefördert werden kann, kommt es davor zu einer Stauung des Blutes = Einflußstauung ( = Kongestion).

Die akute Insuffizienz verursacht entsprechende akute Stauungserscheinungen in den vor der Kammer liegenden Einstromgebieten mit hochgradiger Hyperämie der betreffenden Organe, deren Oberflächen vor allem beim Lebenden prall gespannt und dunkelrot verfärbt sind. Von den Schnittflächen fließt reichlich Blut (7.8.2.7).

Bei chronischer Insuffizienz treten neben der Stauungshyperämie noch Ödemsklerosen und Parenchymzellatrophien auf, es kommt zur allgemeinen Ödemneigung und zum Hydrops.

### 7.8.2.7 Herzinsuffizienz, morphologisch nachweisbare Folgeveränderungen und ihre Pathogenese

#### Linksherzinsuffizienz

Infolge der Unfähigkeit des linken Ventrikels, einen den Anforderungen entsprechenden Blutstrom aufrechtzuerhalten, steigt der Venendruck in den Lungen, es kommt zur Stauungslunge.

Akute Linksherzinsuffizienz führt zu **akuten Stauungslungen:** Schwere große blutreiche Lungen mit dunkelroter feuchter Schnittfläche und Stauungshyperämie der geschwollenen Bronchialschleimhaut. Mikroskopisch stark geschlängelte, strotzend mit Blut gefüllte Lungenkapillaren, deren Druck von normal 6–9 mm Hg auf das 3fache angestiegen ist. Sie wölben sich stark in die Alveolarlichtungen vor und engen den Alveolarraum ein ( = angioektatische Alveolarkompression). Zunächst kommt es zum interstitiellen Ödem, dann treten Blutflüssigkeit und Erythrozyten in die Alveolarlumina aus. Entstehung eines akuten intraalveolären Lungenödems, bei dem reichlich schaumige Flüssigkeit von der Schnittfläche abfließt.

Chronische Linksherzinsuffizienz führt zu **chronischen Stauungslungen** mit drei charakteristischen Veränderungen:

Lungeninduration: Feste lederartige Konsistenz. Das chronische Ödem der Alveolarwände und lobulären Septen verursacht Fibroblastenproliferationen mit Vermehrung des kollagenen Bindegewebes mit Gerüstfibrose. Die Kapillarlichtungen sind auf das 3–5fache dilatiert, haben eine verbreiterte Basalmembran. Dadurch wird die Wegstrecke zwischen Alveolar- und Kapillarlumen bis auf das 10fache verlängert, der alveolo-kapilläre Gasaustausch ist erschwert, die Vitalkapazität durch die Fibrose eingeschränkt. Infolge der Faserzunahme werden jetzt die Kapillaren vor Überdehnung geschützt, die Gefahr der Ödembildung nimmt ab, der Blutgehalt normalisiert sich (= *rote Stauungsinduration*).

Lungenhämosiderose: In die Alveolarlumina und das Interstitium ausgetretene Erythrozyten werden von Makrophagen und Alveolarepithelien phagozytiert und abgebaut. Diese mit Hämosiderin beladenen Zellen treten in die Alveolarlumina aus und können als „Herzfehlerzellen" im Sputum nachgewiesen werden = rotbraune Farbe des Sputums, auch die Lungenschnittfläche verfärbt sich rotbraun. Sind außerdem eine fortgeschrittene Fibrose mit Verödung zahlreicher Kapillaren und ein subnormaler Blutgehalt sowie eine Pulmonalsklerose vorhanden, wird auch von einer *braunen Stauungsinduration* gesprochen.

Pulmonalgefäßsklerose: Die venöse Abflußstörung führt zur pulmonalen Hypertonie mit nachfolgender Gefäßsklerose. Der Prozeß beginnt an den Lungenvenen und Kapillaren, geht dann erst auf die Arteriolen und Arterien über, schreitet also gegen den Blutstrom von links nach rechts fort. Bei voll ausgebildeter Pulmonalsklerose finden sich an den Arteriolen Hyalinisierungen und Verdikkungen aller Wandabschnitte, an den kleinen muskelstarken Arterien Intimaproliferationen mit Fibrose, Mediahyperplasie und Lumeneinengungen sowie starke Schlängelung der Arterien, die knopfförmig über die Schnittfläche vorspringen. An den großen und mittelgroßen Arterien treten hyaline und lipoide Plaques sowie Fibrosen der Intima, Aufsplitterung der Lamina elastica interna, Erweiterung des Hauptstammes der Pulmonalarterien infolge des Elastizitätsverlustes auf.

Die Gefäßveränderungen und die Tonussteigerung der glatten Muskulatur verursachen einen erhöhten Pulmonalisdruck und damit sekundär eine Rechtsherzhypertrophie.

Darüber hinaus entwickelt sich eine sog. Stauungsbronchitis, die Schleimhaut der Bronchien und Bronchiolen ist ödematös geschwollen, dunkelrot, samtartig infolge der Hyperämie von Venolen und Kapillaren. Durch die Schwellung und eine vermehrte Sekretion der Schleimdrüsen werden die Bronchiallichtungen stenosiert.

Die Funktionsstörungen der chronischen Stauungslunge sind also Folge der Diffusionsstörung (Verlängerung des alveolo-kapillären Diffusionsweges), der Blutstromverlangsamung (Stenosen der kleinen Pulmonalarterien und Linksherzinsuffizienz) und Ventilationsstörung (Bewegungseinschränkung durch Induration).

## Rechtsherzinsuffizienz

Infolge der Unfähigkeit des rechten Ventrikels, einen den Anforderungen entsprechenden Blutstrom aufrechtzuerhalten, steigt der venöse Systemdruck an.

**Akute Rechtsherzinsuffizienz:** Die venöse Einflußstauung führt vor allem zur Vergrößerung von Leber, Milz und Nieren. Die Organkapseln sind prall gespannt, die Schnittflächen sind blutreich = akute Stauungshyperämie der Leber, Milz und Nieren.

Mikroskopisch sind die Sinusoide der Leber dicht mit Erythrozyten gefüllt, besonders die Zentralvenen der Läppchen, da die klappenlose Lebervene einen retrograden Druckanstieg nicht verhindern kann. Auf der Leberschnittfläche sinken die hyperämischen, dunklen zentralen Läppchenabschnitte durch Abfließen des Blutes ein und heben sich damit deutlich vom gelbbraunen Netzwerk des übrigen Läppchensystems ab. Die Sinusoide der Milz, die intertubulären Kapillaren der Nierenrinde und Vasa recta des Nierenmarkes sind ebenfalls strotzend mit Erythrozyten angefüllt.

**Chronische Rechtsherzinsuffizienz:** Bleibt der Druck im venösen System infolge einer chronischen Einflußstauung längere Zeit erhöht, kommt es zu folgenden Veränderungen (Abb. 85):

Stauungsödeme in den abhängigen Partien des Organismus, beim stehenden oder sitzenden Patienten in den Beinen (Beginn mit Knöchelödemen), beim Bettlägrigen im Rückenbereich.

Stauungsergüsse, in die serösen Körperhöhlen tritt seröses Transsudat aus = Hydrops, z. B. seröser Pleuraerguß = Hydrothorax, seröser Perikarderguß = Hydroperikard, Aszites.

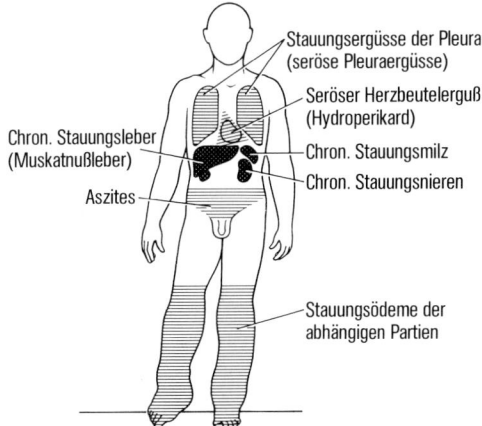

Abb. 85 Morphologisch nachweisbare Folgen der chronischen Rechtsherzinsuffizienz

Pathogenese der Stauungsödeme und Ergüsse: Erhöhter Druck im venösen Kapillarschenkel verhindert einen ausreichenden Rückstrom der im arteriellen Schenkel ausgetretenen Gewebsflüssigkeit in das Blutgefäßsystem.

### Chronische Stauungsorgane

**Chronische Stauungsleber:** Das Organ ist anfangs vergrößert und hyperämisch, später verkleinert. Im Anfangsstadium kann der Blutgehalt von normal bis 50% auf 70% ansteigen. Die Leberränder sind abgerundet, die Kapsel ist gespannt. Der erhöhte Druck in den erweiterten Sinusoiden und die Verlangsamung des Blutstromes mit entsprechenden Ernährungsstörungen führen zur fortschreitenden Atrophie der Leberzellbalken, die zentroazinär beginnt und sich nach peripher ausdehnt. Entsprechend werden von zentral nach peripher die Sinusoide weiter, bis sie auf gleichermaßen erweiterte Sinusoide benachbarter Läppchen treffen. Auf diese Weise entstehen breite, makroskopisch erkennbare dunkelrote Stauungsstraßen, zwischen denen nur kleine Inseln hypoxämisch verfetteter gelber, noch nicht atrophischer Leberepithelien liegen = „Umkehr der Läppchenstruktur": Jetzt findet sich mikroskopisch ein dunkelrotes Netzwerk breiter Sinusoide, das periportal liegende, teilweise erhaltene Leberzellinseln umgibt. Diese Schnittfläche entspricht der einer Muskatnuß = **Muskatnußleber.**

Besteht die Stauung weiter, kommt es in der Wand der Zentralvenen zur Fibrose, zur Kollagenisierung des Gitterfasergerüstes, zur Stauungsinduration und in seltenen Fällen sogar zum zirrhotischen Umbau des Lebergewebes = *Stauungszirrhose = cirrhose cardiaque.* Diese Stauungszirrhose entsteht in der Regel nur dann, wenn schon im jugendlichen Alter beginnend, (z.B. bei angeborenen oder früh auftretenden Herzklappenfehlern) eine langjährige schwere Stauung vorhanden ist.

**Chronische Stauungsmilz:** Die kardiale Stauungsmilz ist im Gegensatz zur portalen Stauungsmilz nur gering bis mäßig vergrößert, Gewicht meist unter 500 g, hat eine dunkelrote Schnittfläche und nach länger dauernder Stauung eine zunehmend festere Konsistenz. Mikroskopisch sind die erweiterten Sinus dicht mit Erythrozyten angefüllt, in der Umgebung der Trabekel und periarteriellen Lymphscheiden kommt es zur Bindegewebsvermehrung, die bei langdauernder schwerer Stauung auf die rote Pulpa fortschreitet. Das lymphatische Gewebe atrophiert.

**Chronische Stauungsnieren:** Neben der venösen Stauungsblutfülle, wie sie auch in akuten Stauungsnieren gefunden wird, tritt eine fortschreitende Kollagenisierung der retikulären Fasern im Niereninterstitium auf, die eine Konsistenzvermehrung des Organs verursacht.

# 7.9  Hypertonie

**Definition:** *Jeder Blutdruckwert, der systolisch über 140 mm Hg und diastolisch über 90 mm Hg liegt, wird nach den Empfehlungen der WHO als hyperton bezeichnet.*

Ein therapiebedürftiger Hochdruck besteht nach der WHO bei systolischem Druck über 160 und/oder diastolischem Druck über 95 mm Hg.

Die Deutsche Liga zur Bekämpfung des hohen Blutdruckes gibt als obere Normgrenze an: Systolisch 100 + Zahl der Lebensjahre (jedoch nicht über 160 mm Hg), diastolisch 90 mm Hg.

Nach anderen Arbeitsgruppen (WILLIAMS et al. in Isselbacher et al. 1980) gelten als obere Grenzwerte:

Frauen jeden Alters    RR 160/95 mm Hg
Männer über 45 J       RR 140/95 mm Hg
Männer unter 45 J      RR 130/90 mm Hg

Die Hypertonie wird nach folgenden Gesichtspunkten eingeteilt:

## I. Pathogenese

- essentiell = genuin = primär: Ursache unbekannt
- symptomatisch = sekundär: Auslösende Faktoren bekannt

## II. Hämodynamik

- Minutenvolumenhochdruck, z.B. durch Zunahme des Blutvolumens
- Widerstandshochdruck, z.B. durch Tonuserhöhung der Gefäßwandmuskulatur
- Elastizitätshochdruck, z.B. durch Elastizitätsverlust der Aorta

## III. Verlauf

benigne
maligne

(Genaueres zur Ätiologie und Pathophysiologie s. Pathophysiologie und Pathobiochemie)

### 7.9.1  Hypertonie des großen und kleinen Kreislaufs

### 7.9.1.1  Essentielle Hypertonie des großen Kreislaufs

Im üblichen Sprachgebrauch wird unter Hypertonie eine Blutdruckerhöhung im großen Kreislauf verstanden (= Systemhochdruck). Bei etwa 70% aller Hypertoniker ist die Pathogenese des Hochdrucks noch weitgehend unbekannt. Die Diagnose „essentielle Hypertonie" darf erst nach Ausschluß aller bisher bekannten Ursachen gestellt werden.

Als ätiologische und pathogenetische Faktoren werden diskutiert: Gesteigerte Reaktionsbereitschaft der arteriellen Gefäßmuskulatur auf sympathische Stimuli:

Anreicherung von Natrium in der glatten Gefäßmuskulatur infolge Störungen des Muskelstoffwechsels. Dadurch wird u.a. die Reagibilität auf Katecholamine und andere vasoaktive Substanzen erhöht.

Erbliche Disposition: 75% der Hypertoniker sind familiär belastet. Ungeklärt ist, warum Adipositas, Diabetes mellitus, Gicht und pyknische Konstitution besonders oft mit einem Hochdruck einhergehen. Möglicherweise sind die Hypertonie begünstigende metabolische Störungen der glatten Muskulatur erblich.

Hyperreaktivität des hypothalamischen Kreislaufzentrums: Unter dem Einfluß von Umweltfaktoren könnten danach genetisch vorprogrammierte konstitutionell bedingte neurale Fehlsteuerungen mit vermehrter Sympathikusaktivität und erhöhtem Gefäßmuskeltonus zum Hochdruck führen.

Mosaiktheorie von Page: Danach stehen Herz-Minutenvolumen, Blutvolumen, Gefäßdurchmesser, Gefäßelastizität, Blutviskosität, stoffwechselbedingte Steuerung sowie Gefäßreaktivität normalerweise im Gleichgewicht. Wird eine dieser Größen durch krankhafte Prozesse verändert, so ändern sich auch die anderen und der Blutdruck stellt sich auf ein höheres Niveau ein.

### 7.9.1.2 Symptomatische Hypertonie des großen Kreislaufs

**Renale Hypertonie**

Der Hypertonus entsteht entweder über ein erhöhtes intravaskuläres Volumen (=parenchymale Hypertonie) oder über die Abgabe vasoaktiver Substanzen (=renovaskuläre Hypertonie).

**Parenchymale Hypertonien** werden beobachtet bei Glomerulonephritiden, Pyelonephritiden, Hydronephrosen, Zystennieren, diabetischen Nephropathien, Schwangerschaftsnephropathien bei Eklampsie/Präeklampsie und durch Reninproduzierende Tumoren.

**Renovaskuläre Hypertonien** entstehen durch fibromuskuläre Dysplasien der Nierenarterien, aberrierende Nierenarterien, Arteriosklerose, Arteriitiden, mechanische Nierenarterienverschlüsse (Thrombosen, Embolien, Tumoren, Unterbindungen).

Beispiele der beiden Formen:

*Parenchymale Hypertonie mit Minutenvolumenhochdruck*

Bei *Glomerulonephritis:* Entscheidender pathogenetischer Mechanismus ist eine Zunahme des Schlag- und Minutenvolumens bei unverändertem peripheren Widerstand. Das Renin-Angiotensin-System spielt dabei insofern eine Rolle, als es nicht entsprechend gedrosselt wird.

*Schwangerschaftsnephropathie:* Mit Hypertonie, Ödemen und Proteinurie. Auch hier ist der ausschlaggebende Faktor eine pathologische Vergrößerung des Blutvolumens und Herz-Minutenvolumens, es können jedoch hohe Reninaktivitäten beobachtet werden.

### Renovaskuläre Hypertonie mit Widerstandshochdruck

80% der renalen Hypertonien des Erwachsenen: Stenose der extraparenchymatösen Nierenarterien mit Verminderung des Gefäßdurchmessers um 60–70%. Klassisches Beispiel: Nierenarterienstenose durch Atherosklerose (55%) oder fibromuskuläre Dysplasie der A. renalis (25%).

Infolge der renalen Minderdurchblutung reagieren die Druck- und Volumenrezeptoren des juxtaglomerulären Apparates mit einer Stimulation des **Renin-Angiotensinsystems.**

Das in das Blut abgegebene Enzym Renin setzt aus dem in der Leber gebildeten Angiotensinogen (ein $\alpha_2$-Globulin) das Dekapeptid Angiotensin I frei, das durch Converting enzyme in das wirksame Oktapeptid Angiotensin II umgewandelt wird. Angiotensin II steigert den Blutdruck durch unmittelbare Arteriolenkonstriktion, antinatriuretischen Effekt und Stimulation der Aldosteronsekretion. Der antinatriuretische Effekt und die vermehrte Aldosteronfreisetzung verursachen eine Hypernatriämie und eine Desensibilisierung der Wandmuskulatur kleiner Arterien und Arteriolen durch Verschiebung des $Na^+/K^+$-Quotienten.

Diskutiert werden außer dem Renin-Angiotensin-System auch Beteiligungen des **Kallikrein-Kinin-Systems** (geringere Ausscheidung dieser Substanzen bei Hypertonikerkindern) und des **Prostaglandin-Systems** (erhöhte Ausscheidung des vasokonstriktiven $PG_2\alpha$ bei Säuglingen hypertoner Mütter).

**Renoparenchymatöse Hypertonie:** Bei Erkrankungen, die mit Parenchymschrumpfungen einhergehen, wie chronischer Glomerulonephritis und Pyelonephritis, Schrumpfnieren jeder Genese, Zystennieren, entzündlichen Erkrankungen der intrarenalen Arterien (z. B. Panarteriitis nodosa). Auch hier spielt die Stenose der intrarenalen Nierenarterienäste in vielen Fällen eine wesentliche Rolle, wie die oft im Nierenvenenblut erhöhte Reninaktivität vermuten läßt. Daneben werden jedoch auch andere Faktoren diskutiert, wie z. B. ungenügende Bildung vasodepressiver Substanzen (Prostaglandine) im Nierenmark.

### Endokrine Hypertonie
Durch Hormonüberproduktion hervorgerufener Hochdruck: Nur etwa 3% aller Hypertonie-Fälle werden in diese Gruppe gerechnet. Ursachen sind:

**Phäochromozytom:** Vermehrte Adrenalin/Noradrenalin-Produktion durch einen Tumor des Nebennierenmarkes = Widerstandshochdruck.

**Cushing-Syndrom und Morbus Cushing:** Vermehrte Bildung von Kortikosteroiden infolge eines Ausfalls der hypothalamischen Steuerung der Hypophyse mit Autonomie der basophilen oder chromophoben Zellen (= Cushing Syndrom) oder eines Morbus Cushing infolge eines basophilen oder seltener chromophoben Hypophysenvorderlappenadenoms. Während beim Cushing-Syndrom (14.1.1.1) in der Pathogenese des Hochdrucks der Angiotensinogenanstieg im Vordergrund steht, ist beim Morbus Cushing offenbar die Natriumretention der entscheidende Faktor.

**Hyperthyreose:** Minutenvolumenanstieg durch Tachykardie. Erhöhter Sympathikotonus?

**Conn-Syndrom** (= primärer Aldosteronismus): Vermehrte Aldosteronsekretion durch ein Adenom der Zona glomerulosa der Nebennierenrinde = Widerstands- und Volumenhochdruck.

**Östrogene** (z. B. Ovulationshemmer): Einige Personen reagieren über Änderungen des Metabolismus in der Leber mit erhöhter Angiotensinaktivität und gesteigertem Aldosteroneffekt.

**Akromegalie:** Ursache noch unklar (Hyperthyreose? Nebennierenrindenstimulation? Diabetes mellitus?).

Neuerdings wird auch diskutiert, ob es eine **alkoholische Hypertonie** gibt, die über eine Aktivierung der Nebennierenrindenhormone oder das Renin-Angiotensin-System wirkt. Bei Biertrinkern wäre ein Volumenhochdruck denkbar.

### 7.9.1.3 Sekundäre Hypertonien im kleinen Kreislauf

Die sekundäre Hypertonie im kleinen Kreislauf kann unmittelbare Folge von Gefäßveränderungen der Lungen selbst sein oder mittelbar über eine chronische Stauungslunge (7.8.2.7) hervorgerufen werden.

Primäre pulmonale Hypertonien sind selten und in ihrer Pathogenese noch ungeklärt. Der normale Druck in der A. pulmonalis beträgt 30/10 mm Hg, der Mitteldruck 15 mm Hg. Als pulmonale Hypertension gilt eine Erhöhung des mittleren Pulmonalisdruckes infolge einer Widerstandserhöhung im kleinen Kreislauf auf mehr als 20 mm Hg. Lungenveränderungen, die zur sekundären Hypertonie im kleinen Kreislauf führen, entstehen durch:

*Reflektorische Konstriktion der Lungenarteriolen* bei Hypoxämie infolge alveolärer Hypoventilation (= alveolärkapillärer Mechanismus), z. B. beim obstruktiven Lungenemphysem (10.2.2), nach Verlegung der Atemwege durch Schleim oder eine Bronchitis obliterans.

*Verschluß mehrerer Lungenarterienäste* (okklusive Form der Perfusionsstörung) z. B. durch Thromboembolien in mehrere mittelgroße oder zahlreiche kleine Pulmonalarterienäste, Stenose oder Verschluß kleiner Arterien und Arteriolen durch eine Pulmonalarteriensklerose, entzündliche Lungenarterienveränderungen wie allergische Arteriitiden, Panarteriitis nodosa, Endangitis obliterans, Wegener-Granulomatose oder adaptive Gefäßveränderungen bei primärer pulmonaler Hypertonie und nach Einnahme von Appetitzüglern.

*Verminderung der Gesamtquerschnittsfläche* der Lungenstrombahn infolge rarefizierender Prozesse des Lungenparenchyms (restriktive Perfusionsstörung) wie bei Pneumokoniosen (z. B. Silikose) mit ausgedehnten Fibrosen und chronisch destruierendem Emphysem, Fibrosen anderer Genese (z. B. Hamman-Rich-Syndrom), chronischen Pneumonien, Atelektasen.

Wird der pulmonale Gefäßquerschnitt um ⅔ reduziert, kommt es im Ruhezustand zu einer pulmonalen Hypertension.

*Einflußstauung vor dem linken Herzen* infolge von Mitralstenose, Mitralinsuffizienz, großen Vorhofthromben, Vorhoftumoren (Myxome) oder chronischer Linksherzinsuffizienz (7.8.1) mit Ausbildung einer chronischen Stauungslunge, die ihrerseits eine Hypoxämie verursacht und damit zusätzliche Arteriolenkonstriktionen und weitere Widerstandsvermehrung im kleinen Kreislauf hervorruft.

Diese vier Lungengefäßveränderungen führen zum pulmonalen Widerstandshochdruck.

### Pulmonaler Hochdruck infolge vermehrten Blutvolumens

*Links-Rechts-Shunt:* Ventrikel- oder Vorhofseptumdefekte oder ein offener Ductus arteriosus Botalli verursachen über das große Shuntvolumen einen Volumenhochdruck, der dann wiederum eine stärkere Pulmonalarteriensklerose mit sekundärer Erhöhung des Widerstandes in den kleinen Arterien und Arteriolen auslöst.

*Polycythaemia vera*

### 7.9.2 Adaptive kardiovaskuläre Hypertrophie

### Pathogenese und Morphologie der Herzhypertrophie
Die chronische Blutdruckerhöhung erfordert eine vermehrte Druckarbeit des Herzens. Systemhochdruck verursacht eine konzentrische Hypertrophie des linken Ventrikels (7.7.1), die im Stadium der vollständigen Adaptation an die vermehrte Arbeitsbelastung als **„Cor hypertonicum"** oder „Cor aortale" bezeichnet wird und noch über die volle Leistungsfähigkeit verfügt. Im Laufe der Zeit geht die konzentrische Hypertrophie in eine exzentrische Hypertrophie über. Die Wandstärke der einzelnen Kammern kann breiter als 2,5 cm werden, das Gewicht der linken Kammer das 3–4fache der Norm erreichen.

Andauernde Druckerhöhung im Lungenkreislauf führt entsprechend zur konzentrischen Rechtsherzhypertrophie mit voller Leistungsreserve = chronisches Cor pulmonale. **Cor pulmonale** = Anpassungshypertrophie des rechten Herzens an eine Erhöhung des Widerstandes im Lungenkreislauf, die eine primäre pulmonale Ursache hat. Die Herzspitze wird vom rechten Ventrikel gebildet, die Ausflußbahn des rechten Ventrikels verlängert. Es können eine relative Trikuspidal- oder Pulmonalklappeninsuffizienz und eine ausgeprägte Vorhofdilatation auftreten. Das Herzgewicht übersteigt selten den kritischen Wert von 500 g.

**Pathogenese und Morphologie der Gefäßhypertrophie**
Die chronische Druckbelastung verursacht darüber hinaus im arteriellen System von der Aorta bis in die peripheren Verzweigungsäste der Arterien bei jüngeren Personen eine Hypertrophie und Hyperplasie der Media, eine Vermehrung der elastischen Wandelemente mit Verbreiterung und Aufsplitterung, vor allem der Lamina elastica interna ( = elastisch muskuläre Hypertrophie) und Hyperplasie sowie Verbreiterung der Intima ( = kollagen elastische Intimafibrose), die als adaptive Prozesse anzusehen sind. Dadurch wird jedoch die Gefäßwandperfusion gestört und damit die Entstehung einer Atherosklerose begünstigt. In gleicher Weise passen sich die Pulmonalarterien mit einer elastisch muskulären Hypertrophie und Hyperplasie dem erhöhten Innendruck an.

Bei alten Patienten werden die o. g. kompensatorisch-hypertrophischen Veränderungen weniger beobachtet. Hier treten degenerative Wandveränderungen mit fibröser Verbreiterung von Intima und Media stärker hervor. Es folgen fibrinoide und hyaline Degenerationen mit Verkalkungen der Fibrosen.

### 7.9.3 Insuffizienz der hypertrophierten linken oder rechten Herzkammer

Pathogenese und Morphologie: Mit Überschreiten des kritischen Herzgewichtes (500 g) kommt es zur Gefügedilatation des Myokards. Es entsteht eine exzentrische Druckhypertrophie und eine zunehmende Dilatation der linken Kammer als Zeichen der Linksinsuffizienz infolge des Systemhochdruckes oder eine Rechtsherzdilatation mit besonderer Erweiterung der Ausflußbahn ( = Conus pulmonalis) als morphologischer Hinweis auf eine Insuffizienz des rechten Herzens bei Hypertonie im kleinen Kreislauf (7.7.2).

Akute Drucksteigerungen über 40 mm Hg können vom rechten Ventrikel nicht bewältigt werden. Eine plötzliche Obliteration von 80% des Querschnittes der Lungenstrombahn führt zur akuten Rechtsherzinsuffizienz.

Histologisch sind neben verbreiterten Herzmuskelfasern ( > 10 µm) infolge einer Koronarinsuffizienz meist disseminierte Herzmuskelschwielen nachweisbar.

### 7.9.4 Folgen einer Hypertonie an Arterien und Arteriolen

#### 7.9.4.1 Entstehung einer Arteriosklerose bzw. Arteriolohyalinose im Gefolge der Systemhypertonie

Hat die adaptive kollagen-elastische Intimafibrose eine gewisse Schichtdicke überschritten, wird die regelrechte Perfusion der Arterienwand erschwert. Damit ist eine wesentliche Voraussetzung zur Entstehung einer Atherosklerose gegeben (7.1.3). Die Verteilung der hochdruckbedingten Arteriosklerose unterscheidet sich von der des nicht an Hochdruck Erkrankten.

#### Morphologie und Lokalisation
Bei der Atherosklerose des Nichthypertonikers treten die Gefäßveränderungen vor allem in den zentralen Arterien auf, d.h. Aorta, Iliakal- und Femoralarterien, Karotiden, Anfangsteile der Organarterien, z.B. Herzkranzarterien, Aa. renales, in den Hirnbasisarterien häufig mit typischer leitersprossenartiger Anordnung der atheromatösen Beete.

Die hochdruckbedingte Arteriosklerose erstreckt sich dagegen bis in die peripheren Äste der Organarterien, ist hier oft besonders stark ausgebildet (= periphere Arteriosklerose) und schreitet offenbar von peripher nach zentral fort. Dabei sind zuerst die Widerstandsgefäße, die Arteriolen befallen, es entwickelt sich eine Arteriosklerose, die in drei Formen auftritt:

**Arteriolohyalinose = hyaline Arteriosklerose:** Da die Arteriolen und Präarteriolen die wichtigsten physiologischen „Druckdrosselgefäße" sind, wirkt sich das „Trauma" des Hypertonus an ihnen besonders stark aus. Begünstigt durch den erhöhten Gefäßinnendruck kommt es vor allem bei plötzlichem Druckanstieg zu Plasmainsudationen in die Arteriolenwand mit Ablagerungen von Serumeiweißkörpern (C3, IgM u.a. Globulinen, Fibrinogenabkömmlingen, Glyko- und Lipoproteiden). Die Intima ist verbreitert, erscheint lichtmikroskopisch homogen (= hyalin), zunächst noch intakt.

Gleichartige Veränderungen werden jedoch in einigen Arteriolen regelmäßig auch ohne Hochdruck gefunden (z.B. Milz, Testes, Ovarien, Uterus) und gelten dort ohne bisher befriedigende pathogenetische Erklärung als „Ausdruck der Organalterung".

Als *maligner Hochdruck* wird eine stabile Hypertonie mit einem diastolischen Druck über 119 mm Hg und einem Fundus hypertonicus III oder IV bezeichnet.

**Hyperplastische Arteriosklerose:** Intimafibrose mit lamellenartiger konzentrischer, zwiebelschalenförmiger Anordnung des neugebildeten kollagenen und elastischen Bindegewebes. Diese Form tritt vorwiegend bei „malignerem Hochdruck" auf = **produktive Endarteriitis Fahr.**

**Arteriolonekrose:** Segmentale oder zirkuläre fibrinoide Gefäßwandnekrosen der Media, in größeren Gefäßen auch der Intima mit nachfolgenden Plasmainsudationen, Fibrinpräzipitationen und sekundären granulozytären und histiozytären Reaktionen. Bevorzugt befallen werden die Arteriolen der Nieren, des Pankreas, Gehirns, des Augenhintergrundes und des Myokards.

**Auswirkung auf die Perfusion der betroffenen Organe**

Die beim Hypertoniker sehr viel schwerere allgemeine Atherosklerose und die Arteriolosklerose führen infolge Verminderung der Arterien- und Arteriolenquerschnitte zur Minderdurchblutung verschiedener Organe mit Funktionsstörungen und morphologischen Veränderungen, die besonders leicht an den Retinaarterien und Arteriolen durch Augenspiegelung zu beobachten sind. Es entsteht hier ein „Fundus hypertonicus" mit verdickten „Kupferdrahtarterien", Kompression der Netzhautvenen durch die Arterien (= Kreuzungsphänomene), Netzhautdegeneration und Papillenödem.

Beim malignen Hochdruck kommt es infolge der Gefäßwandnekrosen zu Permeabilitätsstörungen mit Ödem, proteinreichen Extravasaten, Mikroblutungen und ischämischen Läsionen bis zu Mikroinfarkten. Nach längerer Dauer können auch entzündlichzellige, überwiegend lymphohistiozytäre Infiltrate in der Gefäßwand und im perivaskulären Bindegewebe auftreten.

### 7.9.4.2 Folgen der Durchblutungsstörungen an den Nieren, Auswirkung auf die Nierenfunktion

Eine Minderung der intrarenalen Durchblutung kann das Renin-Angiotensinsystem stimulieren. Die Blutversorgung der äußeren Nierenrinde wird schließlich so stark reduziert, daß Glomerula untergehen, hyalinisieren. Die Tubuli dieser Nephren atrophieren, es entstehen eine uncharakteristische herdförmige lymphoplasmazelluläre Entzündung und kleine Subinfarkte, sog. Montaldi-Infarkte. Auf diese Weise kommt es bei etwa einem Viertel aller Hypertoniker zur „roten Granularatrophie" = **vaskuläre Schrumpfniere** mit feingranulierter roter Oberfläche (dagegen „blasse Granularatrophie" = sekundäre Schrumpfniere nach Glomerulonephritis). Eine Niereninsuffizienz wird bei dieser **„benignen Nephrosklerose"** jedoch in der Regel nicht beobachtet.

Bei der **„malignen Nephrosklerose"** finden sich vor allem in den Interlobulararterien und Vasa afferentia außer fibrinoiden Wandnekrosen Blutungen in die Gefäßwand, Endothelproliferationen, konzentrische Intimafibrosen mit und ohne Abscheidungsthromben und vollständigen Gefäßverschlüssen (= proliferative Endarteriitis Fahr). Die Glomerulumschlingen kollabieren, es können fibrinoide Kapillarwandnekrosen und diffuse oder halbmondförmige Zellproliferationen auftreten, deren histologisches Bild einer Glomerulonephritis gleicht. Diese Gefäßveränderungen führen zu multiplen Niereninfarkten und verursachen eine Niereninsuffizienz.

### 7.9.4.3 Prädisposition des Hypertonikers zur Atherosklerose im großen Kreislauf unter Einschluß der großen Arterien

Der Hochdruck ist einer der wesentlichen Risikofaktoren bei der Entstehung einer Atherosklerose (7.1.2). So findet sich beim Hypertoniker stets eine sehr viel stärkere allgemeine Atherosklerose als bei gleichalten Normotonikern, bei denen vorwiegend die zentralen Arterien (Aorta und große Arterienstämme) befallen sind, während beim Hypertoniker anfangs vor allem die peripheren Arterien verändert werden (7.9.4.1), dann schreitet der Prozeß nach zentral fort.

Der Hochdruck führt also zur Arterio- und Arteriolosklerose, die ihrerseits wiederum über die Erhöhung des peripheren Widerstandes und die Stimulation des Renin-Angiotensin-Systems infolge der Nierengefäßverengungen den Hochdruck fördern kann, so daß sich ein Circulus vitiosus entwickelt.

### 7.9.4.4 Massenblutung in das Gehirn nach Ruptur kleiner Arterien

Im Gehirn finden sich bereits bei benigner Hypertonie Hyalinosen kleiner Arterien und Arteriolen sowie Arteriolonekrosen, die Mikroaneurysmen bilden, vor allem beim malignen Hochdruck einreißen (= Rhexisblutungen) und zu kleinen „Kugelblutungen" oder großen Massenblutungen führen können. Meist geht der „hypertonischen Massenblutung" im Gehirn ein akutes Aneurysma der Arterienwand voraus. Bevorzugt treten die Gefäßrupturen im Bereich der A. lenticulostriata (¾ aller Fälle), in der Brücke oder im Kleinhirn auf (16.2.2.1).

Um die kleinen Gefäße entstehen außerdem perivaskuläre Gewebsnekrosen, die abgeräumt werden und kleine Zysten bilden (= **Status lacunaris**). Diese Mikronekrosen sind charakteristisch für eine **hypertensive Enzephalopathie,** treten bevorzugt im Putamen und Klaustrum auf und können sich auch auf die anderen Stammganglien, die innere und äußere Kapsel sowie das Marklager ausdehnen.

### 7.9.4.5 Bevorzugte Entstehung der Pulmonalsklerose bei Hypertonie im kleinen Kreislauf

Die Hypertonie im kleinen Kreislauf begünstigt Entstehung und Fortschreiten der Pulmonalarteriensklerose. In den verschiedenen Gefäßbereichen treten dabei folgende Veränderungen auf:

Arteriolen: Hyalinisierung und Verbreiterung aller Wandabschnitte.

Muskuläre kleine Arterien: Mediahypertrophie, zunächst herdförmige, später diffuse Intimaproliferationen, Aufsplitterung der Lamina elastica interna, Ausbildung faserreicher Intimapolster sowie Vermehrung des perivaskulären Bindegewebes (die Widerstandserhöhung im kleinen Kreislauf wird damit irreversibel, u. a. wichtig zur prognostischen Beurteilung bestimmter Herzoperationen).

Mittlere und große elastische Pulmonalarterienstämme: Fibrose der Intima, Ausbildung atheromatöser Plaques, Schwund der Muskelfasern in der Media und Verkalkungen mit Elastizitätsverlust und Ektasie der Gefäße.

Auch im kleinen Kreislauf entsteht auf diese Weise ein Circulus vitiosus: Druckerhöhung → Gefäßveränderung → weitere Druckerhöhung. Neben der Verminderung des Gefäßquerschnittes führt vor allem der Elastizitätsverlust der Lungengefäße zur starken Belastung des rechten Herzens. Normalerweise nehmen die großen Pulmonalarterien in der Systole durch Dehnung des Gefäßes ⅓ des Schlagvolumens des rechten Ventrikels auf. Bei starker Sklerose fällt diese Windkesselfunktion weg.

### 7.9.5 Komplikationen und Todesursachen bei Hypertonie

#### 7.9.5.1 Dekompensation des hypertrophierten Herzens

Etwa 40–50% der Hypertoniker sterben am Versagen des Herzens. Häufigste Todesursache ist die Herzinsuffizienz (ca. 30–40%) mit Dekompensation der hypertrophierten linken und/oder rechten Herzkammer (7.7.2).

#### 7.9.5.2 Koronarsklerose – Koronarinsuffizienz – Koronarinfarkt

Etwa 10–20% der Hypertoniker sterben am Herzinfarkt. Die schwere und bevorzugt periphere Verzweigungsäste befallende Koronarsklerose des Hypertonikers verursacht eine relative (7.4) oder absolute Koronarinsuffizienz, die wegen des erhöhten Energiebedarfes im hypertrophierten Herzen besonders früh auftritt (7.7.2 und 7.8).

#### 7.9.5.3 Atherosklerose der Hirnarterien – Hirninfarkt

30% der Hypertoniker sterben an zerebrovaskulären Komplikationen.

Häufigste zum Tode führende zerebrale Läsion ist ein Hirninfarkt im Bereich des Atem- oder Kreislaufzentrums durch Verschluß eines entsprechenden Arterienastes.

Nicht zum Tode führende kleinere atherosklerotische Erweichungsherde entstehen vorwiegend im Thalamus opticus und im Nucleus lentiformis unter Mitbeteiligung der inneren Kapsel. Sie sind meist unterschiedlich alt und verursachen je nach Lokalisation verschiedene Ausfallserscheinungen. So führen multiple kleinste Erweichungsherde in den Stammganglien zu den bei Arteriosklerotikern häufigen extrapyramidalen Störungen (Affektstörungen, Sprachstörungen, Rigor, atherosklerotischer Parkinsonismus und bei schweren Läsionen zur Pseudobulbärparalyse).

### 7.9.5.4 Hyalinose kleiner Hirnarterien und -arteriolen – Massenblutung in das Gehirn

Arteriolonekrosen, die im Gehirn schon bei benignem Hochdruck auftreten, können Ursache einer Arteriolenruptur werden und zu kleinen Kugelblutungen oder Massenblutungen führen. Unter hohem Druck wühlt sich das Blut in das Hirngewebe, bei Ventrikeleinbruch tritt der sofortige Tod ein. Außerdem können Aneurysmen der A. basilaris und der Aa. vertebrales rupturieren und zu tödlichen Blutungen führen (7.3.2.2).

### 7.9.5.5 Athero-Arteriolosklerose der Nieren – Niereninsuffizienz

Etwa 10% aller Hypertoniker sterben an Urämie infolge Niereninsuffizienz (7.9.4.2).

### 7.9.5.6 Weitere Todesursachen

Seltenere Todesursachen (<5%) sind bei Hypertonikern Aneurysmarupturen vor allem im Bereich der Aorta und großen Iliakalarterien und atherosklerotische Gangrän der Beine mit ihren Folgen (z. B. Infektionen – Sepsis, Thrombose – Embolie).

Nahezu 70% der Personen mit unbehandeltem malignen Hochdruck sterben im 1. Jahr nach der Diagnose.

## 7.10  Schock und Schockorgane

**Definition des Schocks:** *Zirkulationsinsuffizienz infolge eines Mißverhältnisses zwischen dem kreisenden Blutvolumen und der Volumenkapazität des Gefäßsystems.*

Charakteristisches Kennzeichen des Schocks (von einigen Autoren mit der Definition gleichgesetzt): Unzureichende Durchblutung der terminalen Strombahn (= Kreislaufperipherie) mit ischämischer Gewebshypoxie und metabolischer Azidose. Ein Mißverhältnis zwischen zirkulierendem Blutvolumen und der Kapazität der Blutstrombahn kann entstehen durch:

- Blutverlust
- Flüssigkeitsverlust (Durchfälle, Erbrechen, Verbrennung, Salzverlustsyndrom durch Kortisolmangel)
- Verlagerung von Blut in erweiterte Venolen und Kapillaren besonders des Mesenterialgefäßsystems
- Plasmaaustritt in das Gewebe z. B. nach Gewebsquetschung = Crush oder Wiederdurchblutung nach längerer Ischämie = Tourniquet

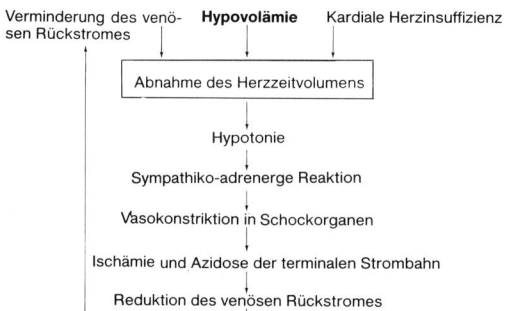

Abb. 86   Pathophysiologische Grundlagen des Schocks

### 7.10.1 Gliederung des Schocks nach seiner Pathogenese

Nach den wesentlichen auslösenden Faktoren des Mißverhältnisses zwischen zirkulierendem Blutvolumen und Kapazität der Blutstrombahn werden folgende pathogenetische Schockformen unterschieden:

**Hypovolämischer Schock:** s. 7.10

**Kardiogener Schock:** Myokardinfarkt, Myokarditis, Zerstörung von Herzklappen, Lungenembolie, Herzbeuteltamponade, Verlegung der Klappenostien durch Kugelthromben oder Tumoren (Vorhofmyxome), Arrhythmien, Kammerflimmern, Kammerflattern.

**Endotoxinschock:** Endotoxine gramnegativer Bakterien (z. B. Enteritissalmonellen, Bordetella pertussis) verursachen eine Lähmung der Arteriolenmuskulatur, das Blut „versackt" in der Peripherie.

**Anaphylaktischer Schock:** Bei anaphylaktischen Reaktionen freigesetzes Histamin und Bradykinin verursachen ebenfalls Arteriolendilatationen.

**Neurogener Schock:** Reflektorische Dilatation der Arteriolen nach Traumen (Abdominalbereich, ZNS), nach Schmerzen, psychogen, nach Intoxikationen oder nach hypoxämischen Läsionen des ZNS.

Hämodynamisch geht die Mehrzahl dieser Schockformen mit einer Abnahme des Herzzeitvolumens einher =**hypokinetisches Schocksyndrom,** das durch Hypovolämie, Herzinsuffizienz und Verminderung des venösen Rückstromes hervorgerufen wird. Folge der Hypovolämie sind Blutdruckabfall, Stimulation der sympathikoadrenergen Reaktion über die Barorezeptoren, die zur Arteriolen- und Venolen-Konstriktion führt und dadurch eine Ischämie und Azidose der terminalen Strombahn mit Verminderung des venösen Rückstromes verursachen (Abb. 86).

An der Pathogenese des Schocks sind also alle drei Regulatoren des Kreislaufs beteiligt:

Gefäßtonus
Blutvolumen
Herzleistung

**Beim hyperkinetischen Schocksyndrom** z. B. Frühphase einer Sepsis, nach reversiblen Herzstillständen oder nach intrauteriner Asphyxie findet sich dagegen ein großes Herzminutenvolumen ( = „warmer" oder „roter" Schock). Die Pathogenese dieser seltenen Schockform ist noch unklar.

Die ältere Theorie einer Umgehung des normalen Kapillarbettes der terminalen Strombahn durch arteriovenöse Anastomosen trifft offenbar nicht zu. Heute wird angenommen, daß der Sauerstofftransport von den Kapillaren zu den Zellen gestört ist. Als Ursache werden diskutiert:

Abnahme des D-Glyzerinsäure-2,3-Diphosphats in den Erythrozyten und eine dadurch bedingte erschwerte Abgabe des $O_2$ an die Gewebe oder

Primäre Schädigung der oxydativen Stoffwechselvorgänge in den Gewebszellen und eine dadurch verminderte $O_2$-Extraktion.

Das erhöhte Stromzeitvolumen würde einen hämodynamischen Kompensationsversuch dieser unzureichenden $O_2$-Versorgung der Peripherie darstellen. Sekundäre Störungen durch den $O_2$-Mangel führen dann schließlich doch zum hypokinetischen Schocksyndrom.

## 7.10.2 Schockorgane

### 7.10.2.1 Mikrozirkulationsstörung mit nachfolgender Ischämie, morphologische Äquivalente

Mikrozirkulation ( = terminale Strombahn) umfaßt die terminalen Arteriolen (Sphinktergefäße), Kapillaren und Venolen ( = postkapilläre Widerstandsgefäße). Unter physiologischen Bedingungen werden nur 20 % aller Kapillaren durchströmt. Ein Wechsel der Durchblutung einzelner Kapillaren tritt dadurch ein, daß Mastzellen der nicht perfundierten Gefäße Histamin abgeben, sobald ein leichter $O_2$-Mangel entsteht. Histamin verursacht eine Öffnung der Pförtnerzellen der Kapillaren, die sich nach dessen Abbau wieder schließen.

In der Frühphase (wenige Minuten Dauer), der **reversiblen Phase** des Schocks kontrahieren sich Arteriolen und Venolen infolge der sympathiko-adrenergen Reaktion (Abb. 87). Dadurch kommt es zur Minderdurchblutung der terminalen Strombahn mit andauernder Histaminfreisetztung, die zur Öffnung aller Kapillaren führt, das physiologische Wechselspiel der Kapillardurchblutung versagt. Obwohl also jetzt alle Kapillaren weit sind, ist infolge der prä- und postkapillären Kontraktion die Durchströmung des Kapillarsystems vermindert, es tritt eine Hypoxydose und Gewebsazidose mit vermehrtem Anfall von Histamin, $CO_2$ und Laktat auf, und der Schock geht in die zweite Phase über (1–24 Stunden).

Die lokale Azidose hemmt wiederum den sympathiko-adrenergen Effekt auf die α-Rezeptoren der Arteriolen, die sich jetzt öffnen. Die Venolen bleiben dagegen

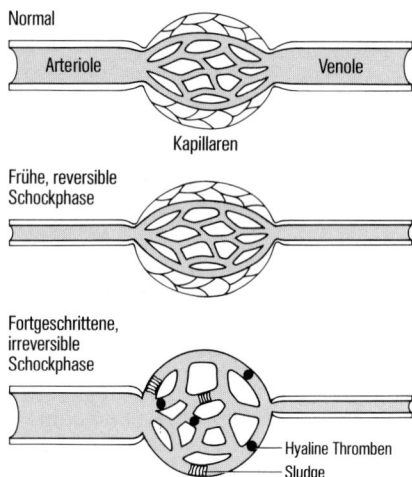

Abb. 87    Terminale Strombahn im Schock

eng, so daß die Kapillaren zunehmend mit Blut überfüllt werden. Arteriovenöse Anastomosen bleiben dabei offen. Der verlangsamte Blutstrom im Kapillargebiet (= Sequestration) und ein Flüssigkeitsaustritt ins Interstitium führen zu rheologischen Störungen: Es kommt zur anfänglich noch **reversiblen** Thrombozyten- und Erythrozytenaggregation (= **Sludge,** engl. = Schlamm = schlammiger Bodensatz in Ölwannen der Motoren), zur Formveränderung der Erythrozyten, die Kugelgestalt annehmen, ihre Verformbarkeit verlieren und zusammen mit den unten besprochenen Gerinnungsstörungen einen fortschreitenden Anstieg des peripheren Widerstandes verursachen. Die Kapillardurchströmung wird verlangsamt, bis schließlich diese sich gegenseitig verstärkenden Prozesse über einen Circulus vitiosus zum Stillstand der Mikrozirkulation führen = **Stase,** dadurch entstehen schwere hypoxämische Gewebsschäden.

Neben Viskositätsänderungen spielen auch Entmischungen des kapillären Blutes (skimming) in der Mikrozirkulationsstörung eine Rolle. Dadurch werden einige Kapillaren nur von Plasma, andere von erythrozytenreicherem, visköserem Blut durchströmt, was einerseits zu hypoxämischen Gewebsschäden führt, andererseits die o. g. Stase und Mikrothrombose begünstigt.

Morphologische Äquivalente der Mikrozirkulationsstörung sind extrem erweiterte und strotzend mit Erythrozyten gefüllte Blutgefäße sowie Zeichen ischämischer Gewebsschädigungen mit Plasmaexsudationen und Ödemen infolge erhöhter Permeabilität der hypoxisch geschädigten Gefäßwände (2.2.4 und 2.2.5), vakuoläre Degeneration des Zytoplasmas und Mitochondrienschwellung.

Der Schock tritt damit in die zweite, **irreversible Phase** (Spätphase: Länger als einen Tag). Die starke Glykolyse führt zum vermehrten Anfall saurer Stoffwechselprodukte (Laktat), die Zellmembranen werden durch Insuffizienz der „Natrium-pumpe" geschädigt, Natrium und Wasser dringen vermehrt ein, intrazelluläres Kalium wird ausgeschwemmt, Lysosomenmembranen werden durchlässig. Neben einem **intra- und interzellulären Ödem** finden sich kleinherdige Partialnekrosen oder infarktartige **Nekrosen.**

### 7.10.2.2 Morphologische Äquivalente der Hyperkoagulabilität (Verbrauchskoagulopathie)

In der Frühphase des Schocks kommt es während der verlangsamten Mikrozirku-lation unter dem Einfluß der erhöhten lokalen Konzentrationen an Histamin, Se-rotonin, Katecholaminen und vor allem des aus geschädigten Erythrozyten und hypoxisch lädiertem Gewebe freigesetzten ADP zur reversiblen Thrombozyten- und Erythrozyten-Aggregation. Im Laufe der Zeit wird diese Aggregation irrever-sibel, nun werden auch aus den Thrombozyten ADP, Serotonin, Histamin, Kate-cholamine (= thrombozytogene biogene Amine) sowie Gerinnungsfaktoren frei-gesetzt, die Thrombozyten unterliegen einer **viskösen Metamorphose.**

Besonders die thromboplastisch wirkenden Substanzen aus Blutplättchen und ge-schädigten Geweben verursachen unter Verbrauch plasmatischer Gerinnungsfak-toren eine Aktivierung der intravasalen Gerinnung in der kapillären Strombahn. Es entstehen hyaline Thromben in den Kapillaren und vor allem in den Venolen. Dabei nehmen Prothrombin, oft Fibrinogen, stets Faktor V und Faktor VIII ab, aus Fibrinogen bilden sich Fibrinmonomere. Diese erhöhte Gerinnungsneigung (= Hyperkoagulabilität) mit **disseminierter intravaskulärer Gerinnung** (= DIC = disseminated intravascular coagulation) hat hinsichtlich der Irreversibilität des Schocks eine wesentliche Bedeutung. Infolge der Hyperkoagulabilität kommt es zum sekundären Mangel an Gerinnungsfaktoren, da Thrombozyten, Fibrinogen sowie Faktor V und VIII in den peripheren Thromben verbraucht und damit dem zirkulierenden Blut entzogen werden: Die Gerinnbarkeit des Blutes nimmt jetzt ab = **Hypokoagulabilität.** Dieser Vorgang, der aus einer Hyperkoagulabilität resultie-renden Hypokoagulabilität wird als **Verbrauchskoagulopathie** bezeichnet. Das Gleichgewicht zwischen latenter Gerinnung und Fibrinolyse ist also im Schock er-heblich zugunsten der Prokoagulantien verschoben. Das MPS (früher = RHS) spielt dabei eine wesentliche Rolle. Normalerweise phagozytiert es bei der laten-ten Gerinnung auftretende Produkte und baut sie ab. Ist das MPS blockiert (z.B. durch Phagozytose anderer im Schock anfallender Stoffe), werden Hyperkoagula-bilität und DIC erheblich gesteigert.

Außerdem begünstigen Endothelschäden (durch die Schockazidose oder die schockauslösenden Noxen, z.B. Endotoxine) die Entstehung von Mikrothrom-ben.

Im Hinblick auf Prognose und Therapie unterscheiden wir 3 Stadien des Schocks:

I. Stadium = **Zentralisation des Kreislaufes**
Im Vordergrund steht der Katecholamineffekt mit noch ausreichender Durchblutung von Herz, Gehirn, Nebennieren und Skelettmuskulatur. Der Schock ist noch reversibel.

II. Stadium = **Dekompensation des Kreislaufes** mit Lähmung der vasalen Regulationsmechanismen und stärkeren metabolischen Störungen. Das Blut versackt in der weitgestellten Kreislaufperipherie. Der Schock ist nur bedingt reversibel.

III. Stadium = **Irreversibler Schock** mit DIC, hypoxämischen Gewebsschäden auch in lebenswichtigen Organen und evtl. Verbrauchskoagulopathie.

In der Praxis ist eine klare Trennung dieser Stadien nicht immer möglich.

**Morphologische Schockäquivalente** sind Thromben in der peripheren Strombahn, die aus Fibrin, Thrombozytenaggregaten und Blutplasma bestehen, im lichtmikroskopischen Bild homogen erscheinen = **„hyaline Thromben"** und bei atypischer Polymerisierung des Fibrins hyaline Kugeln bis zu 100 μm Durchmesser bilden können = **globules.** Bevorzugt finden sich Mikrothromben in Venolen, Kapillaren und Arteriolen von Lungen, Leber, Nieren, Nebennieren, Herz, Gehirn und Darm, Globules vor allem in Gefäßen mit verlangsamter Strömung wie den Sinusoiden der Leber, Vasa recta des Nierenmarkes und Subarachnoidalgefäßen. Bei aktiver Fibrinolyse werden hyaline Thromben wieder aufgelöst.

Ist die Verbrauchskoagulopathie stärker ausgebildet, kommen die Zeichen einer hämorrhagischen Diathese mit erhöhter Blutungsbereitschaft, besonders an Haut und Schleimhäuten hinzu.

### 7.10.2.3 Pathogenese und Morphologie der Schockorgane

Als Schockorgane werden Organe bezeichnet, deren Gefäßsystem stark auf sympathiko-adrenerge Stimulation infolge besonders guter Versorgung mit α-Rezeptoren anspricht: Nieren, Magen-Darm-Kanal, Leber, Pankreas, Milz, Haut. Die Durchblutung des Gehirns, des Herzens, der Nebennieren und der Skelettmuskulatur wird dagegen auf neuralem Wege im Schock nicht reduziert.

### Schocknieren

Die Nieren werden schon in der Frühphase des Schocks bei Zentralisation des Kreislaufs von der Zirkulation teilweise ausgeschaltet (normale Nierendurchblutung etwa 20% des HZV, mit der Ausschaltung wird ein großer Volumengewinn für den zentralen Kreislauf erzielt!).

Infolge des reduzierten glomerulären Filtrationsdruckes tritt eine Oligurie auf ( = „Niere im Schock"), die nach Beseitigung des Schocks zurückgehen kann. Eine Schockniere im engeren Sinne (Synonym: Akutes Nierenversagen) liegt erst vor, wenn funktionelle und morphologische Veränderungen nach Abklingen des Schockzustandes zurückbleiben. Die renalen Funktionsstörungen können Wochen anhalten und unbehandelt zum Tod des Patienten an Urämie, erfolgreich behandelt dagegen zur vollständigen funktionellen Restitution führen.

Morphologische Kennzeichen der Schocknieren sind:

*Makroskopisch:* Verbreiterte flüssigkeitsreiche blasse Nierenrinde, dunkelrote oder braunrote Markkegel.

*Mikroskopisch:* **Schwellung der Tubulusepithelien** als Zeichen der ischämischen Schädigung, **interstitielles Ödem, weite Harnkanälchen** am Autopsiepräparat als wichtigstes diagnostisches Kennzeichen bei 70% aller Schocknieren.

In normalen Nieren kollabieren die Tubuluslichtungen mit Unterbrechung der Kreislauffunktion beim Eintritt des Todes, dabei wird das intratubuläre Ultrafiltrat von den kurze Zeit überlebenden Epithelien rückresorbiert. Die bereits geschädigten Tubuluszellen der Schockniere sind zu dieser agonalen Flüssigkeitsumlagerung nicht mehr in der Lage, der „Tubuluskollaps" bleibt aus.

**Tubulusnekrosen** sind nur bei etwa ¼ aller Schocknieren nachzuweisen, treten herdförmig auf und sind durch Regenerate ersetzbar. Ausgedehnte Nierenrindennekrosen werden nur bei 5% aller Schocknieren gefunden.

**Zylinder in den Harnkanälchen.** Filtrierte Proteine, lädierte Erythrozyten und abgestoßene Tubulusepithelanteile können besonders bei vermindertem tubulärem Harnstrom in den Kanälchenlichtungen ausfallen und bevorzugt in distalen Nephronabschnitten und Sammelrohren zylinderförmige Ausgüsse der Tubuluslichtungen bilden. Hat der Patient eine Hämo- oder Myolyse, sind die Zylinder reich an Hämo- und Myoglobin und ihren Abbauprodukten ( = Chromoproteinen).

Die Frage, ob eine Verstopfung der Harnkanälchen durch diese Zylinder wesentliche Ursache der Oligo-Anurie ist, bleibt umstritten. Bei normalen oder gesteigerten („Diurese") intratubulären Flußraten wirken sie nicht obstruktiv und werden herausgespült, bei reduziertem Filtrationsdruck und vermindertem Harnstrom können sie jedoch „verstopfend" wirken und ein zusätzlicher ursächlicher Faktor der reduzierten Harnausscheidung sein.

**Interstitielle Veränderungen:** **Interstitielles Ödem,** das bei längerem Bestehen eine Fibrose induziert und eine vollständige funktionelle Restitution verhindern kann. An der Rindenmarkgrenze treten vom 3. Tage an um herdförmige Wandläsionen der Harnkanälchen **lymphoplasmazelluläre Infiltrate** auf.

Ansammlungen kernhaltiger, z. T. unreifer Blutzellen in den Vasa recta des Nierenmarkes, die im Schock vermehrt aus dem Knochenmark ausgeschwemmt werden und sich besonders in den verlangsamt durchströmten Markgefäßen anreichern.

## Schockleber

*Makroskopisch:* Vergrößerte flüssigkeitsreiche Leber.

*Mikroskopisch:* Ödem, Mesenchymreaktion mit Schwellung der Kupffer-Sternzellen, die Fibrinbruchstücke enthalten. Hydropische Degeneration von Leberepithelien. Bei 8-56% aller Patienten meist zentroazinäre, herdförmige **Leberepithel-nekrosen** bei 17-30%, **Mikrothromben** in Pfortaderästen, Lebersinusoiden und selten in Zentralvenen aus dem Verband gelöster Leberepithelien.

### Schockmagen

*Makroskopisch:* Disseminierte und flächenhafte Schleimhautblutungen, hämorrhagische Erosionen, nicht selten akute peptische Ulzera des Magens (3-4% bei Lebenden, bis 12% bei Obduktionen) und Duodenum.

*Mikroskopisch:* Hyperämie, Blutungen in die Schleimhaut (Submukosa meist frei), subepitheliales Ödem, Erosionen und Ulzerationen.

### Schockdarm

*Makroskopisch:* Hyperämie der Mesenterialgefäße, herdförmige Blutungen, seltener hämorrhagische Nekrosen und Ulzerationen vorwiegend der Dünndarmschleimhaut. Hypoxische Schäden der Schleimhaut führen zu erheblichen Komplikationen infolge der gestörten Resorptions- und Schutzfunktion des Darmepithels. Es kommt zu Verlusten von Wasser, Elektrolyten und Albuminen. Endotoxinbildner können eindringen, so daß sich auf einen zunächst hypovolämischen Schock ein irreversibler Endotoxinschock aufpfropfen kann.

*Mikroskopisch:* Gleiche Befunde wie im Magen.

### Schocklunge

Die Schocklunge tritt heute klinisch zunehmend in den Vordergrund, seitdem die Patienten durch erfolgreiche Substitution des Kreislaufs die Frühphase und durch Behandlung der Schockniere die drohende Urämie überleben. Hypovolämie, peripher entstandene Hypoxie und Azidose mit Einschwemmung vasoaktiver Amine (vor allem aus Thrombozyten freigesetztes Histamin und Serotonin) sowie aus der Peripherie eingeschwemmte Mikrothromben und auf dem Weg in die Lungen polymerisierende Fibrinmonomere verursachen eine Minderdurchblutung der Lunge mit Mikrozirkulationsstörungen.

Diese Vorgänge führen zu folgenden Veränderungen:

Vasokonstriktion infolge der Hypoxie und Azidose.

Dadurch kommt es zu Nekrosen der Alveolarepithelien Typ I, später auch Typ II mit Verlust des Antiatelektase-Faktors.

Atelektasen durch unzureichende Synthese des Antiatelektasefaktors ( = „Surfactant" = Mischung aus Lipoproteinen, die von Pneumozyten synthetisiert werden und als grenzflächenaktive Stoffe an der Grenzfläche: Luft-Alveolarwand den Kollaps der Alveolen verhindern). Die Abnahme des Antiatelektase-Faktors führt zum Anstieg der alveolären Oberflächenspannung und damit zur Sogwirkung auf die Kapillaren, was die Entstehung des Ödems begünstigt.

Lungenödem zunächst interstitiell, hilusnah, später (nach ½ Std Schockdauer) auch intraalveolär infolge hypoxämischer Gefäßwandschäden und des Verbrauchs von Gerinnungsfaktoren (ungenügende „Abdichtung" der Gefäßwände). In der Frühphase (1. Tag) treten Endothelnekrosen mit Adhäsionen von Granulozyten und Monozyten auf.

Intraalveoläre Blutungen.

Disseminierte Mikrothromben können so zahlreich sein, daß die Obstruktion der pulmonalen Strombahn zur Todesursache wird. Fibrinmonomere kommen mit der Ödemflüssigkeit in das Interstitium und von dort in Lymphgefäße, in denen sich daher ebenfalls Fibrinpräzipitate finden.

Hyaline Membranen, die erst im späteren Stadium (36–48 Stunden nach Schockbeginn) auftreten. Es handelt sich dabei um die Folgen der Extravasation von Fibrinmonomeren, die dann in den Alveolen zu Fibrin polymerisieren.

Megakaryozytenkerne in erhöhter Anzahl in Lungenkapillaren, die im Schock vermehrt aus dem Knochenmark ausgeschwemmt werden.

Am Ende des 1. Schocktages kommt es infolge des eiweißreichen Ödems zur Bindegewebsproliferation im Interstitium mit Verbreiterung der Alveolarwand bis auf das 7fache, die in den folgenden Tagen zur Lungenfibrose führt.

Folge dieser Veränderungen ist eine therapeutisch nur schwer beeinflußbare respiratorische Insuffizienz, an der nahezu alle Patienten im Spätstadium sterben.

### Schockbedingte Veränderungen des Herzens
Obwohl das Herz kein „Schockorgan" ist, führt die Hypoxie in der irreversiblen Phase des Schocks schließlich zu Herzmuskelschwächen, die das tödliche Herzversagen verursachen. Die Zeit zur Ausbildung von Nekrosen ist in der Regel zu kurz. Die Endocarditis verrucosa simplex tritt bei Verbrauchskoagulopathie im Schock auf und wird neuerdings auch als „Schockendokarditis" bezeichnet.

### Schockbedingte Veränderungen des Gehirns
Im ZNS treten in der irreversiblen Phase des Schocks ebenfalls hypoxämische Läsionen auf, vor allem in der Großhirnrinde, im Striatum und im Ammonshorn sowie der Purkinje-Zellschicht des Kleinhirns. Mikrothromben finden sich besonders in den Gefäßen des Plexus chorioideus.

Von den **endokrinen Organen** werden vor allem Nebennieren und Hypophyse geschädigt, die nicht selten ausgedehnte anämische und bei hämorrhagischer Diathese sekundär hämorrhagische Nekrosen aufweisen. Bei vollständiger Zerstörung kann es zur endokrinen Insuffizienz kommen (z. B. Hypophysenvorderlappeninsuffizienz nach Schock in der Schwangerschaft = Sheehan-Syndrom).

### 7.10.2.4 Endotoxinschock und Shwartzman-Reaktion

Endotoxine sind Komplexe aus Polysacchariden, Polypeptiden und Lipoiden gramnegativer Bakterien, z. B. E. coli.

Wird in bestimmtem zeitlichem Abstand nach einer Endotoxininjektion (nach etwa 24 Stunden) eine 2. Injektion des Endotoxins vorgenommen, tritt im Tierversuch ein schwerer Schockzustand auf (= **generalisiertes Shwartzman-Sanarelli-Phänomen = SSP**). Da die Endotoxine zunächst vom MPS phagozytiert werden, bleibt die Erstinjektion folgenlos. Das mit der Zweitinjektion zugeführte Toxin kann jedoch nicht mehr so rasch beseitigt werden, weil das MPS durch Phagozytose der vorausgehenden Dosis vorübergehend blockiert wurde. So entfaltet das Endotoxin jetzt seine volle Wirkung, setzt Kinine frei, die Permeabilität der Kapillaren und Venolen wird erhöht, die dadurch entstehende Hypovolämie führt zum Schock.

Wahrscheinlich spielen Endotoxine auch in der Pathogenese zahlreicher Schockformen des Menschen eine größere Rolle. Typische Beispiele eines Shwartzman-Sanarelli-Äquivalentes treten beim Menschen nach **septischem Abort** mit E. coli-Infektion oder nach **vorzeitiger Plazentarlösung** im letzten Teil der Schwangerschaft auf.

Morphologisch steht bei allen SSP die umfangreiche Ausbildung hyaliner Mikrothromben im Vordergrund, da die fibrinolytische Aktivität stark herabgesetzt ist. Hier treten also Mikrothromben in großer Zahl schon in der Frühphase auf, während sie z. B. beim hypovolämischen Schock erst in der späteren Schockphase entstehen. Beim Endotoxinschock ist die Insuffizienz des fibrinolytischen Systems schon am Anfang vorhanden, beim hypovolämischen Schock tritt sie erst in der 2. oder 3. Phase in Erscheinung. Infolgedessen finden sich sehr häufig bilaterale Nierenrindennekrosen, herdförmige Leberepithelnekrosen, Schleimhautnekrosen des Darmes und Nekrosen des Hypophysenvorderlappens.

**Lokalisierte Shwartzman-Reaktion.** Wird die Erstinjektion subkutan und die Zweitinjektion intravenös verabreicht, kommt es ca. 3 Stunden nach der Zweitinjektion am Ort der ersten Injektion zu herdförmigen Blutungen, starkem Ödem und Infiltration aus Granulozyten sowie Nekrosen der Venolenwände. Diese Veränderungen sind Folge einer immunologischen Reaktion. Trotz der scheinbaren Ähnlichkeit handelt es sich dagegen beim *generalisierten SSP* nicht um eine immunologische Reaktion, sondern um eine Überempfindlichkeitsreaktion auf Toxine infolge der Insuffizienz des MPS.

**Syndrom des toxischen Schocks**
Nach Lokalinfektionen mit Staphylococcus aureus kann sich infolge einer Intoxikation mit **Staphylokokkentoxinen** (wahrscheinlich Staphylokokken-Enterotoxin F oder Pyogenes Exotoxin C) eine Schockform entwickeln, die durch folgende Hauptkriterien charakterisiert ist: 1. Fieber über 38,9 °C, 2. Hypertension oder Orthostase oder Schock, 3. Erythem oder diffuses oder palmares makulo-papulöses Exanthem, später Hautdesquamation,

4. Konjunktivale Injektion oder Schleimhauthyperämie des Oropharynx oder der Vagina. Außerdem müssen mindestens 4 Nebenkriterien vorliegen, die wichtigsten sind: 1. Erbrechen und/oder Diarrhoen, 2. Verwirrtheit oder Somnolenz oder Rigor, 3. Einschränkung der Nierenfunktion oder akutes Nierenversagen, 4. Adultes Atemnotsyndrom oder akute Kardiomyopathie, 5. Leberfunktionsstörungen, oft mit leichtem Ikterus u. a.

Ursache sind meist lokale Infektionen mit den o. g. Erregern z. B. in chirurgischen Wunden, Hautabschürfungen, postpartale Infektionen, Bursitiden, tiefe Abszesse, primäre Bakteriämie. Früher trat das Syndrom häufiger bei Frauen auf, die während der Menstruation eine Vaginitis bei Gebrauch bestimmter Tampons hatten. Die morphologischen Befunde entsprechen grundsätzlich denen bei anderen Schockformen, die Prognose ist bei geeigneter Therapie günstig.

# 7.11 Thrombose

(thrombos, gr. = Klumpen geronnener Massen)

**7.11.1 Definition:** *Intravitale, intravasale Blutgerinnung.*

Das dabei entstandene Blutgerinnsel heißt Thrombus.

Dagegen: Leichengerinnsel, z. B. Speckhaut- oder Kruorgerinnsel = postmortale intravasale Gerinnung. Extravasale Gerinnung wird unter dem Oberbegriff der Blutung geführt.

## 7.11.2 Morphologie und Pathogenese

Nach Entstehungsweise und Aufbau werden folgende Thrombosearten unterschieden:

### 7.11.2.1 Abscheidungsthrombus (= weißer Thrombus)

*Makroskopisch:* Grauweiß trocken, brüchig, die Oberfläche ist durch den rhythmischen Blutstrom quer zur Längsachse der Gefäße geriffelt. Der Thrombus haftet flächenhaft oder gestielt der Gefäßwand an.

*Mikroskopisch:* „Korallenstockartiger" Aufbau aus geschichteten Thrombozytenaggregaten, zwischen den Thrombozytenschichten liegen nur wenige lockere Fibrinfäden, wenige Erythrozyten und Granulozyten.

*Patho- und Morphogenese* (s. auch 7.11.3): Aggregation von Thrombozyten vor allem infolge von Endotheldefekten führen über die „visköse Metamorphose" (= irreversible morphologische, biochemische und funktionelle Veränderung) der Thrombozyten mit Verlust der Thrombozytengranula und Freisetzung biogener Amine sowie anderer Substanzen (ADP, AMP, gerinnungsaktive Plättchenfaktoren 3 und 4, lysosomale Enzyme, Glykosaminglykane, permeabilitätsaktive kationische Proteine) zu rasch fortschreitenden weiteren Plättchenaggregationen und nachfolgender Fibrinbildung. Zwischen dem bogenförmig angeordneten Netz von Fibrinfäden liegen einige Erythrozyten und vorwiegend peripher einige Leukozyten. Das Fibrin gibt dem Thrombus eine gewisse Festigkeit. Plättchen setzen außerdem 5-Hydroxytryptamin frei, das zur Gefäßverengung führt.

Abscheidungsthromben treten vor allem über Endothelläsionen der Arterien auf, werden insbesondere auf ulzerierten Intimabeeten der Atherosklerose, in Aneurysmen der Arterien und des Herzens, im Bereich entzündlicher Gefäßwandschäden (z. B. Endangitis obliterans, Thrombophlebitis), bei Endokarditiden über Endokardläsionen (z. B. über Infarkten) gefunden. Sie entstehen nur in Gefäßen mit strömendem Blut, mit dem die notwendige Menge an Thrombozyten antransportiert werden kann.

In Abhängigkeit von der Strömungsgeschwindigkeit entstehen lamellenartige Thrombozytenabscheidungen, die zu korallenstockartigen Gebilden anwachsen (im arteriellen Blutstrom langsamer als im venösen Bereich). Thrombozytenuntergänge in den Thrombozytenaggregaten mit weiterer Thrombokinasefreisetzung führen zur Umwandlung des Fibrinogens in Fibrin, das sich zwischen den Thrombozytenlamellen ablagert.

### 7.11.2.2 Gerinnungsthrombus ( = roter- oder Stagnationsthrombus)

*Makroskopisch:* Dunkelrot, **ungeschichtet,** trockene, glänzende oder samtartige Oberfläche ohne Querriffelung, brüchig aber elastischer als der Abscheidungsthrombus.

*Mikroskopisch:* Unterschiedlich dichte Fibrinlamellen, zwischen denen reichlich Erythrozyten liegen, im Fibrinnetz liegen wesentlich weniger Thrombozyten als im Abscheidungsthrombus (keine Korallenstruktur).

*Patho- und Morphogenese:* Bei Verlangsamung oder Stagnation des Blutes und Änderungen der Blutzusammensetzung (7.11.3) gerinnt die gesamte Blutsäule in diesem Gefäßabschnitt. Der Aufbau des Thrombus entspricht daher der Zusammensetzung des Blutes, gewissermaßen einer starren Blutsäule. Entsprechend hat er eine gleichmäßig rote Farbe. Eine feste Verbindung des Thrombus mit der Gefäßwand ist zunächst nicht vorhanden, sie tritt erst bei Organisation des Thrombus auf (7.11.9). Der „Kopf", d. h. der Anfangsteil eines roten Thrombus hat jedoch oft den Aufbau eines Abscheidungsthrombus.

### 7.11.2.3 Gemischter Thrombus

Anteile, die einem weißen und einem roten Thrombus entsprechen, kommen nebeneinander vor. Der Kopf besteht aus einem Abscheidungsthrombus. Gemischte Thromben können durch schubweise ablaufende Gerinnungsvorgänge oder durch

Konfluenz weißer und roter Thromben entstehen, werden bis zu 20 cm lang, treten vorwiegend in Venen auf und führen besonders leicht zu tödlichen Lungenarterienembolien. Auch Aneurysmen werden nicht selten von Schichten gemischter Thromben ausgefüllt.

### 7.11.2.4 Hyaliner Mikrothrombus
   (s. DIC, 7.10.2.2)

Hyaline Mikrothromben finden sich beim Kreislaufschock in Venolen, Kapillaren und seltener in Arteriolen, sie bestehen aus zusammengesintertem, von Blutplasma durchtränktem Fibrin und aus Thrombozyten.

### 7.11.3 Ursachen der Thrombusbildung

Bereits von Virchow wurden die 3 entscheidenden pathogenetischen Faktoren der Thrombose aufgestellt (= **Virchow-Trias**):

1. Veränderungen der Gefäßwand = **Gefäßwandfaktor**
2. Veränderungen der Strömungsverhältnisse des Blutes = **Zirkulationsfaktor**
3. Veränderungen der Blutbeschaffenheit = **humoraler Faktor**

Im allgemeinen müssen zwei Faktoren wirksam sein, um eine Makrothrombose auszulösen, nicht selten genügt aber auch ein Faktor (Abb. 88).

**Zu 1. Veränderungen der Gefäßwand**
Selbst kleinste Endotheldefekte lösen eine lokale Thrombozytenaggregation aus, die durch Kontakt der Blutplättchen mit Bestandteilen des subendothelialen Kollagen, Prokollagen, Glykosaminglykanen und Basalmembran hervorgerufen wird. Elektrostatische Oberflächenveränderungen haben auf diesen Prozeß einen wesentlichen Einfluß. Die stark negativ geladene Endotheloberfläche verhindert nor-

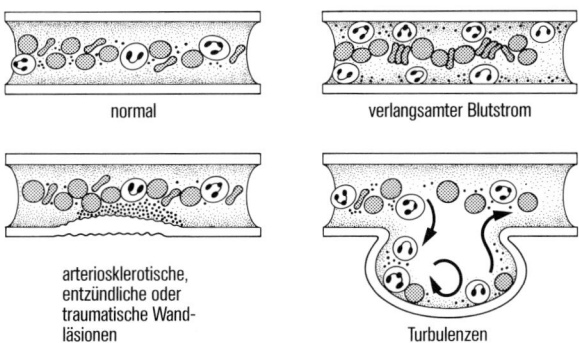

normal     verlangsamter Blutstrom

arteriosklerotische, entzündliche oder traumatische Wandläsionen     Turbulenzen

Abb. 88 Veränderungen der Strömungsverhältnisse und der Gefäßwand als Ursache der Thrombusbildung

malerweise das Haften der ebenfalls negativ geladenen Blutzellen und Thrombozyten. Intakte Endothelzellen geben außerdem die Gerinnungsfaktoren VIII und Prostazyklin (PGI2) ab, die ebenfalls Thrombozytenadhäsionen verhindern.

Stoffwechselstörungen und Verminderungen der aufliegenden Albuminmolekülschicht mit Änderungen der Ladungsverhältnisse begünstigen das Haften der Thrombozyten. Besonders gut haften Thrombozyten an den α-Ketten des Kollagens III der freiliegenden Basalmembran. Außerdem induziert Kollagen die Fibringerinnung.

Größere Endotheldefekte werden auf diese Weise innerhalb von 5–10 Sekunden durch Thrombozyten abgedeckt. Dabei setzen die Thrombozyten ADP frei und verursachen damit Veränderungen an der Oberfläche weiterer mit dem Blutstrom herangetragener Thrombozyten, die mit der Gefäßwand und miteinander verkleben. Verminderung der Oberflächenladung mit Erhöhung der Agglutination von Blutzellen werden auch durch Zunahme des Fibrinogens und der Globuline begünstigt. Mit der viskösen Metamorphose (7.11.2.1) wird diese Aggregation irreversibel. Eingeleitet wird die visköse Metamorphose durch Thrombin, das aus Trombozyten abgegeben oder durch die Freisetzung von Gewebsthrombokinase aus der Wandläsion unter Einwirkung von $Ca^{++}$ gebildet wird. Ursachen von auslösenden Gefäßwandschäden sind z. B.:

- Verletzungen: Traumen, Operationen, Kanülenverletzungen
- Ischämie
- Atherosklerose
- Entzündungen (z. B. Bakterientoxine, chemisch toxische Substanzen)
- Tumorinfiltrate

**Zu 2. Veränderungen der Strömungsverhältnisse des Blutes**
Bei normaler laminarer Strömung kommen im zentralen Blutstrom schwimmende korpuskuläre Blutbestandteile nicht mit dem Endothel in Berührung. Verlangsamungen des Blutstromes führen zum Kontakt der Thrombozyten und Leukozyten mit dem Endothel.

Schon allein die Scherkraft in den Gefäßrandbezirken vor allem der starken arteriellen Strömung kann zur Aktivierung der Thrombozyten führen. Daher treten thrombozytenreiche Thromben besonders in Arterien auf, während fibrinreiche Thromben eher in Venen gebildet werden.

Verlangsamung der Strömungsgeschwindigkeit des Blutes oder lokale Wirbelbildungen verursachen außerdem eine Hyperkoagulabilität, da die gerinnungsfördernden Faktoren länger als üblich am Ort bleiben, der Clearing-Funktion des MPS z. T. entzogen werden und das physiologische Gleichgewicht zwischen gerinnungsfördernden und fibrinolytischen Vorgängen (= latente Gerinnung) gestört wird. Vor allem durch die Aktivierung des Faktors XII (Hagemann-Faktor) und XI (Rosenthal-Faktor) wird die Kaskade des plasmatischen Gerinnungssystems bis zur Bildung des Thrombins ausgelöst. Besonders rasch laufen diese Prozesse bei vollständigem Stillstand der Blutströmung ab →**Stagnationsthrombus.**

Änderungen der Hämodynamik, die eine Thrombose begünstigen treten auf:

**Bei allgemeinen Kreislaufstörungen**

Rechtsherzinsuffizienz mit Verlangsamung des venösen Rückstromes: Die Thrombose ist bevorzugt in den unteren Extremitäten lokalisiert (Femoralvenen, V. poplitea, Vv. tibiales posteriores, tiefen Wadenvenen) = häufigste Thrombosen und häufigste Quellen einer tödlichen Lungenarterienembolie!

Verminderung der arteriellen Vis a tergo infolge eines reduzierten Herzzeitvolumens, Aortenstenosen.

Erweiterung der gesamten peripheren Strombahn, vor allem der Kapillaren, im Schock oder Verminderung des Venentonus.

Vasokonstriktion der postkapillären Gefäße im Schock.

**Bei lokalen Kreislaufstörungen**

Gefäßstenosen der Venen oder Arterien durch Narbenstriktionen, Tumoren, alte Thromben.

Gefäßerweiterungen der Venen (= Phlebektasien z. B. bei Varikosis), der Arterien (z. B. Aneurysmen) und Herzkammern. Gefäßtumoren (z. B. kavernöse Hämangiome).

Leberzirrhose = verlangsamter Rückstrom im Pfortadergebiet begünstigt Thrombosen in diesem Bereich.

**Zu 3. Veränderungen der Blutbeschaffenheit**

**Änderungen der Zellen des Blutes**

**Vermehrung der Thrombozyten:** Reaktiv, z. B. nach Splenektomie, postoperativ, post partum, nach Blutungen. Essentielle Thrombozythämien mit Thrombozytenzahlen zwischen 300 000 und 1 Mill/mm$^3$ (bei höheren Thrombozytenzahlen dagegen Blutungsneigung infolge erhöhten Thrombozytenzerfalls mit gesteigertem Umsatz der Gerinnungsfaktoren).

**Vermehrung der Erythrozyten:** Reaktive Polyglobulie (z. B. infolge chronischer respiratorischer Insuffizienz), Polycythaemia vera = tumoröse Zellvermehrung. Beide Erkrankungen führen zur Erhöhung der Viskosität des Blutes mit Abnahme der Suspensionsstabilität und erhöhter Aggregationsneigung der Erythrozyten (= Sludge) und Thrombozyten.

**Leukämien:** Vor allem im Anfangsstadium der Promyelozytenleukämien. Ursache der Thromboseneigung sind hier Änderungen humoraler Faktoren wie vermehrte Freisetzung gerinnungsfördernder Stoffe aus den Leukämiezellen und Mangel fibrinolytischer Aktivitäten der unreifen Leukämiezellen.

**Änderung humoraler Faktoren des Blutes**

**Vermehrung gerinnungsfördernder Faktoren:** Postoperativ und nach der Geburt nimmt in der Regel Faktor V zu. Nach Einnahme von Ovulationshemmern und in den letzten Schwangerschaftsmonaten sind die Faktoren II, VII, IX und X erhöht.

Akute infektiöse Entzündungen gehen mit einer Vermehrung des Fibrinogengehaltes des Blutes einher.

Hyperlipidämien, vor allem die Zunahme freier Fettsäuren fördern die Thrombose durch Aktivierung der Faktoren XII und XI und durch Erhöhung der Thrombozytenaggregationsfähigkeit. Einige bösartige Geschwülste (z. B. Bronchial-, Prostata- oder Pankreaskarzinome) begünstigen die Thrombusbildung durch Abgabe von Gewebsthrombokinase und anderen Faktoren ( = paraneoplastische Thrombose).

Die Plazenta gibt ebenfalls thromboplastische Substanzen ab.

Zunahme großmolekularer Bluteiweißkörper (z. B. IgM).

**Abnahme gerinnungshemmender Faktoren:** Lebererkrankungen und Schock verursachen eine Abnahme der fibrinolytischen Aktivität des Plasmas. Jede Hypalbuminämie begünstigt die Gerinnung.

Selten kann auch ein familiärer Antithrombin-III-Mangel Ursache einer Thromboseneigung sein.


## 7.11.4 Kardiale Thrombose

*Pathogenese:* Häufigste Ursachen der Thrombosen im Herzen sind Endothelläsionen, die vor allem an den Herzklappen infolge von Klappenendokarditiden, schockbedingten Endothelläsionen und im linken Ventrikel fast ausnahmslos über Herzinfarkten entstehen.

Eine weitere Ursache sind Volumen- und Formveränderungen der Herzhöhlen, mit Änderungen der lokalen Strömungsverhältnisse, durch die Thrombenbildungen begünstigt werden, z. B. Erweiterungen der Herzohren bei Vorhofdilatationen infolge einer Mitralklappenstenose oder -Insuffizienz, Linksherzinsuffizienz, eines Vorhofflatterns oder Vorhofflimmerns sowie aneurysmatische Ausbuchtungen der linken Kammer nach Infarkten.

*Morphologie:* In den Vorhöfen entstehen wandadhärente, oft abgerundete, vereinzelt bis tischtennisballgroße, auf den Herzklappen unregelmäßige, wärzchenförmige oder bis haselnußgroße brüchige Thromben. Über frischen Herzinfarkten bilden sich besonders zwischen den Trabekeln unterschiedlich große Thromben, aneurysmatisch ausgebuchtete Ventrikelanteile werden häufig von geschichteten, halbmondförmigen Thromben ausgefüllt.

*Lokalisation:* Etwa die Hälfte aller arteriellen Thromben entsteht im linken Herzen, 60% davon auf den Herzklappen und im linken Vorhof, bevorzugt im Herzohr, 40% der Thromben im linken Ventrikel finden sich im Bereich von Herzinfarkten und aneurysmatischen Ausbuchtungen. Im rechten Herzen sind die meisten Thromben in erweiterten Vorhöfen und Herzohren nachweisbar.

*Folgeveränderungen:* Arterielle Embolien, die am häufigsten in die unteren Extremitäten (hier jedoch oft ohne wesentliche Ausfallserscheinungen und dann unerkannt), die Gefäße des Gehirns, der Milz, der Nieren und der Mesenterialarterien verschleppt werden und vorwiegend anämische Infarkte, am Darm hämorrhagische Infarkte hervorrufen.

### 7.11.5 Arterielle Thrombose

*Pathogenese:* Am häufigsten entstehen arterielle Thrombosen über atheromatösen Wandläsionen. Seltener sind entzündliche Wandveränderungen Ursache arterieller Thrombosen, z. B. Panarteriitis nodosa, Thrombangitis obliterans.

*Morphologie:* Meist handelt es sich um Abscheidungsthromben, nur selten um gemischte Thromben.

*Lokalisation:* Bevorzugt die atherosklerotisch veränderte Aorta, besonders Bauchaorta und die großen Becken- und Beinarterien (Aorta 17%, Iliakalarterien 21%, Femoralarterien 46%, Tibialarterien 4%, andere 2%).

*Folgeveränderungen:* Embolische Verschleppung in periphere arterielle Gefäßbereiche mit Ausbildung von Infarkten verschiedenster Form.

### 7.11.6 Phlebothrombose ( = Thrombose in Venen, phlebs, gr. = Vene)

Phlebothrombosen sind bei 10–30% der obduzierten Erwachsenen vorhanden.

Etwa 80% der Thrombosen werden in Venen gefunden, davon ca. 78% in Beinvenen und 11% in den Beckenvenen.

*Pathogenese:* (7.11.2 und 7.11.3) Häufigste Ursache der Phlebothrombose ist ein verlangsamter Blutrückstrom bei Rechtsherzinsuffizienz oder bei Bettlägerigen mit hinzukommenden Veränderungen der Blutbeschaffenheit (z. B. nach Operationen, bei Entzündungen, s. Virchow-Trias). Daneben können lokale Störungen der Strömungsverhältnisse durch Änderungen der Gefäßlumenweite (z. B. Varikosis), durch Stenosen infolge Narbenzug oder Tumoren oder entzündliche Veränderungen ( = Phlebitis) die Entstehung einer Venenthrombose begünstigen.

*Morphologie:* Venenthromben sind in der Regel Gerinnungsthromben (7.11.2.2) oder gemischte Thromben (7.11.2.3). Phlebothrombosen treten vorwiegend in den

Beinen und im Becken auf. Von den obduzierten Personen mit Thrombosen haben 80% Thrombosen der tiefen Wadenvenen, 50% der Femoralvenen und 25% der Beckenvenen.

*Folgeveränderungen:* Bei **Thrombosen der tiefen Bein-, Femoral- und Beckenvenen** ist die größte Gefahr die Lösung der Thromben mit embolischer Verschleppung und Entstehung einer oft tödlichen Lungenarterienembolie. Weitere Folgeveränderungen sind venöse Stauungen, Schmerzen und Ödeme. Nach länger bestehendem Ödem entwickelt sich eine Ödemsklerose mit Verhärtung der Haut und des Unterhautgewebes (7.11.8). Meist bleiben umschriebene blande Thrombosen jedoch folgenlos, da der venöse Rückstrom über ausreichende Kollateralen möglich ist. Selten entsteht eine Phlegmasia coerulea dolens ( = schmerzhafte Schwellung mit dunkelblauroter Verfärbung) an den unteren Extremitäten.

Besiedelung der Thromben durch Erreger kann zur eitrigen Einschmelzung und zur Zerstörung der Gefäßwand führen und u. U. ein mykotisches Aneurysma (7.3.2.6) verursachen.

**Thrombosen der oberflächlichen Beinvenen** entstehen vorwiegend bei Varikosis. Varikosis (varix, lat. = Krampfader) = starke Erweiterung und Schlängelung der Venen infolge erblicher Bindegewebsschäden und zusätzlicher hämodynamischer Faktoren wie unzureichender Venenklappenfunktion und venöser Abflußstörungen.

Im Gegensatz zu den klinisch oft stumm verlaufenden und sehr viel gefährlicheren Thrombosen der tiefen Waden- und Femoralvenen werden die oberflächlichen Beinvenenthrombosen frühzeitig an schmerzhaften entzündlichen Erscheinungen als Zeichen der Organisation (meist keine septische, d. h. keine bakteriell infizierte Entzündung) erkannt. Durch diese organisierende Entzündung wird der Thrombus lokal rasch fixiert, damit nimmt die Emboliegefahr ab.

**Thrombose der Hirnsinus:** Blande Thrombosen (blande = nicht infiziert und entzündet) der Hirnsinus werden vor allem im Säuglings- und Greisenalter infolge von Herz-Kreislaufstörungen sowie nach Intoxikationen, Schädeltraumen, Operationen, in der Spätschwangerschaft, im Puerperium und nach Einnahme von Ovulationshemmern beobachtet. Bei langsamer Entstehung treten oft keine wesentlichen zerebralen Läsionen auf. Rasche Entstehung und Übergreifen auf die Brückenvenen führt dagegen zu Hirnblutungen und hämorrhagischen Infarzierungen. Bei Säuglingen entwickelt sich eine Halbseitenlähmung (Hemiplegie) oder Tetraplegie mit zystischen Umwandlungen der infarzierten Bezirke.

Da die Thrombosen später organisiert und rekanalisiert werden, bleibt die Ursache dieser frühkindlichen Lähmungen klinisch mitunter unerkannt.

Septische Thrombosen der venösen Hirnsinus sind heute seltener. Ursachen sind aus dem Gehirn übergreifende Entzündungen, Gewebsuntergänge im Hirn (Hirngewebe besonders reich an Gewebsthrombokinase!), Entzündungen in den Nebenhöhlen, im Ohr und den Schädelknochen.

Häufigste Lokalisation der Thrombosen sind der Sinus sagittalis superior im mittleren Drittel, von dort dehnt sich die Thrombose nicht selten in die lateralen Sinus aus. Septische Thrombosen, z. B. von einer Otitis media oder Mastoiditis fortgeleitet, entstehen primär in den lateralen Sinus.

**Thrombose der V. renalis:** Weit überwiegend (80%) bei Säuglingen (< 2 Monate), führt zum hämorrhagischen Infarkt, während die seltenere Nierenvenenthrombose des Erwachsenen meist mit einer stärkeren Proteinurie einhergeht.

**Thrombose der V. portae:** Meist durch Tumoren und Entzündungen in diesem Bereich oder bei Leberzirrhose auftretend, führt häufig zum klinischen Bild eines akuten Abdomens.

**Thrombosen posthepatischer Venenäste** führen zum Budd-Chiari-Syndrom.

**Thrombosen intrahepatischer Venenäste** werden als veno-okklusives Syndrom der Leber bezeichnet, das vereinzelt nach Einnahme von Ovulationshemmern, Knochenmarkstransplantationen und zytostatischer Therapie wegen Leukämien auftritt.

**Thrombosen der Lungenvenen** sind ebenfalls meist Folge entzündlicher oder neoplastischer Prozesse in den Lungen. Selten tritt bei Kindern und Jugendlichen ein ätiologisch ungeklärtes veno-okklusives Syndrom der Lungen auf mit Thrombose und Granulomatose aller pulmonalen Venenäste.

**Thrombosen der Corpora cavernosa penis** (selten) führen zum Priapismus (= schmerzhafte Dauererektion).

## 7.11.7 Thrombenbildung begünstigende Faktoren (7.11.3)

### Weitere Entwicklung einer Thrombose

Ein Thrombus kann in Richtung des Blutstromes oder gegen den Strom weiter wachsen, kann organisiert (7.11.9) und z. T. rekanalisiert werden, durch Wasserentzug verfestigt und kleiner werden oder erweichen (7.11.9.2). Solange ein Thrombus nicht organisiert ist, kann er sich vollständig oder in Teilen ablösen und zu einer Embolie führen (7.12).

## 7.11.8 Postthrombotisches Syndrom

**Definition:** *Als Spätfolge von Thrombosen entstehender Zustand mit umschriebenen Ödemen und Hautulzerationen vor allem im Bereich des Beines.*

**Pathogenese:** Thromben können rekanalisiert werden (7.11.9). Dabei kommt es jedoch zur Defektheilung mit oft unvollkommener Rekanalisation, mit Vernarbungen, Schrumpfungen, Stenosen und zum Verlust der Venenklappen, die bei der Organisation zerstört werden, so daß Venenblut in der unteren Körperhälfte retrograd zurückfließt und die Stauung verstärkt. In den überdehnten Venenwänden atrophieren die glatten Muskelfasern und die elastischen Wandelemente nehmen ab. Die Wand wird zunehmend durch kollagenes Bindegewebe ersetzt (= Phlebosklerose), die Gefäße verlieren ihre elastische Resistenz und werden irreversibel geweitet: **Phlebektasie** = diffuse gleichmäßige Erweiterung der Venen, dagegen Varikosis = knotenförmige Aussackung der Venenwand.

Von den bei über 30% aller Personen jenseits des 50. Lebensjahres auftretenden Varizen (Frauen : Männer = 3 : 1) und Phlebektasien ist allerdings die Mehrzahl primär, nur ein geringer Teil ist sekundär, meist postthrombotisch.

Durch diese chronischen Stauungen entstehen zunehmende Ödeme, die oft erst 1–2 Jahre nach einer Thrombose erkennbar werden; hinzukommende Lymphstauungen verstärken diese Ödeme.

**Morphologie:** Zunächst atrophiert die Haut infolge der Minderdurchblutung. Bei längerem Bestehen wird das Ödem durch fortschreitende Faserbildung härter = **Ödemsklerose**, der Umfang der unteren Extremitäten nimmt zu (in Extremfällen Elephantiasis). Die atrophische Haut wird bräunlich pigmentiert, neigt zur Ekzembildung = **Stauungsdermatose**. Kleinste Verletzungen verursachen in der unzureichend ernährten Haut vor allem der Unterschenkel schlecht heilende Geschwüre = **Ulcera cruris.**

### 7.11.9  Organisation der Thromben

### 7.11.9.1  Zeitlicher Ablauf der Organisation

**Venöse Thromben**

Im Lauf der Zeit verändert sich ein Thrombus, wird durch Flüssigkeitsverlust trokkener, kleiner und fester, mikroskopisch zunehmend homogener. Eine teilweise oder weitgehende Beseitigung des thrombotischen Materials ist durch Organisation oder durch Erweichung möglich (Abb. 89).

**Organisation** = Durchwachsung und Abbau des thrombotischen Materials durch Granulationsgewebe. Zeitlicher Ablauf:

1. Tag: Beginnende Endothelialisierung der Thrombusoberfläche, d. h. von Randabschnitten und von aufgelagerten Blutmonozyten ausgehend wächst Endothel über den Thrombus.

2.–3. Tag: Einwachsen von fibrinolytisch aktiven Endothelien in den Thrombus.

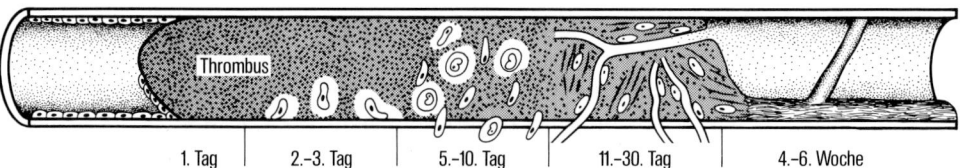

| 1. Tag | 2.–3. Tag | 5.–10. Tag | 11.–30. Tag | 4.–6. Woche |

Abb. 89   Zeitlicher Ablauf der Organisation eines venösen Thrombus

5.-10. Tag: Einsprossen von Fibroblasten und Makrophagen, die mit Hilfe proteolytischer Enzyme das thrombotische Material weiter abbauen. Auftreten von Siderophagen, die noch nach Jahren gefunden werden. Ab 8.-10. Tag können kollagene Fasern nachgewiesen werden.

Diese Zeitangaben gelten für Thromben in Gefäßen der Haut, der Extremitäten und des Gehirns, während die Prozesse in der Lunge früher (2. Tag) und im Herzen später (6. Tag) einsetzen.

Vom 10. Tag an: Aus den eingewachsenen Endothelien entstehen Kapillaren. Die Fibroblasten bilden kollagene Fasern, die Kapillaren ein Granulationsgewebe, dabei finden sie Anschluß an das Lumen des thrombotischen Gefäßes. Diese chronisch resorbierende Entzündung ist an oberflächlichen Venen oft durch Rötung und Schmerzhaftigkeit zu erkennen, sie kann mit Fieber einhergehen.

4.-6 Wochen: Umwandlung des Granulationsgewebes in bindegewebiges weißliches Narbengewebe, das entweder das Gefäßlumen vollständig verschließt, eine plattenförmige, nicht obliterierende Gefäßwandnarbe oder die Gefäßlichtung überbrückende derbe Narbenstränge (= Strickleiterphänomen) bildet. Andererseits können Gefäße des Granulationsgewebes weiter werden und zu einer teilweisen Rekanalisation der verschiedenen Gefäßabschnitte führen (s. auch Rekanalisation durch puriforme Erweichung 7.11.9.2). Nach 2 Monaten treten in Arterienwänden innerhalb organisierter Thrombosen elastische Fasern auf. Wurden die Venenklappen in diesen Organisations- und Vernarbungsprozeß mit einbezogen, entsteht besonders leicht das postthrombotische Syndrom (7.11.8).

**Arterielle Thromben**
In den großen Gefäßen des arteriellen Systems (Aorta und große Arterien) ist die fibrinolytische Aktivität des Endothels und der Intima nur gering. Von den gefäßfreien und häufig durch atheromatöse Veränderungen lädierten inneren Wandschichten dieser Arterien entwickelt sich außerdem nur selten und langsam ein Granulationsgewebe. Abscheidungsthromben der großen arteriellen Gefäße werden daher oft **nicht organisiert** oder rekanalisiert. Innerhalb weniger Tage wächst vielmehr von den Randabschnitten und von aufgelagerten Blutmonozyten ausgehend Endothel über den Thrombus = **Endothelisierung.** Die Bestandteile des Thrombus (Thrombozyten, Erythrozyten) werden zunehmend homogenisiert, innerhalb von 3 Tagen wandeln sie sich in hyaline Massen um, die u. U. noch nach Jahren durch Fibrinolyse beseitigt werden können. Nicht organisierte Thromben können verkalken.

Im arteriellen System kommt es vor allem in alten Thromben der Endokarditiden, im venösen System besonders in Venen des kleinen Beckens zu Verkalkungen (= **Phlebolithen**), die z. B. bei Röntgenübersichtsaufnahmen des Beckens nicht mit Uretersteinen verwechselt werden dürfen.

**7.11.9.2 Rekanalisation**

Durch **Schrumpfung** und **Organisation** kann der Thrombus auf eine Seite der Gefäßwand verlagert werden, so daß ein halbmondförmiger Spalt entsteht, der die Verbindung zwischen distalem und proximalem Gefäßlumen wieder herstellt. Häufig erweitern sich jedoch die Kapillaren des organisierenden Granulationsgewebes zu sinusartigen Kanälen, die konfluieren und durch den organisierten Thrombus proximale und distale Gefäßanteile wieder verbinden.

Außerdem kann das Gefäßlumen durch Auflösung des Thrombus wieder frei werden. Diese Thrombolyse ist Folge der Plasminwirkung (Plasmin-Aktivierung, z. B. durch Faktoren aus Thrombozyten, Endothelzellen, Gewebefaktoren, bakterielle Faktoren, z. B. Streptokinase), auch Heparin und Nikotinsäure können zur Thrombolyse führen, die letztlich eine Fibrinolyse ist.

**Puriforme Erweichung:** Auflösung des Thrombus durch Peptidasen aus Granulozyten, die in den Thrombus mit eingeschlossen wurden und durch Plasminogenaktivatoren. Die erweichten Massen des Thrombus können makroskopisch gelblich wie Eiter aussehen ( = „puriform") und durch Einreißen der Thrombusoberfläche mit dem Blutstrom weggeschwemmt werden. Auf diese Weise ist eine teilweise oder weitgehende Rekanalisation des thrombotisch verschlossenen Gefäßabschnittes möglich.

So ist 2 Jahre nach Thrombosen der tiefen Beinvenen phlebographisch in 87% der Fälle eine spontane Rekanalisation zu beobachten. Im Mittel vergehen zwischen Beginn der Thrombose und der Rekanalisation 6–12 Monate.

# 7.12 Thromboembolie

(emballo, gr. = hineinwerfen)

**7.12.1 Definition:** *Embolie ist das Steckenbleiben korpuskulärer, flüssiger oder gasförmiger Elemente während des Transportes mit dem Blut- oder Lymphstrom in enger werdenden Gefäßen.*

Embolie   = Vorgang des Gefäßverschlusses
Embolus   = Verschlepptes Partikel, Singular
Emboli    = Verschleppte Partikel, Plural

Embolische Gefäßverschlüsse können naturgemäß nur in sich verengenden Gefäßbereichen, also auf der arteriellen Seite eines Gefäßsystems auftreten: Lungenarterienäste, Pfortaderäste, Arterien oder Arteriolen des großen Kreislaufes.

Verschleppte Elemente können sein:

**Endogen**
- Blutgerinnsel        = Thromboembolie
- Fetttropfen          = Fettembolie

- Zellen oder Zellverbände = Knochenmarksembolie, Leberzellembolie und Hirngewebsembolie nach Traumen, Megakaryozytenembolie, Tumorzellenembolie
- Fruchtwasseranteile = Fruchtwasserembolie
- Stickstoffgasblasen = Dekompressionskrankheit der Taucher (50% Caissonkrankheit)

**Exogen**

- Fremdkörper: Fremdkörperembolie, z. B. Anteile von Gefäßkathetern, injizierte Tablettenpartikel bei Drogensüchtigen, Granatsplitter
- Geschosse
- Gas, z. B. Luft = Gasembolie, Luft kann bei intravenösen Injektionen aus lufthaltigen Spritzen oder aus entleerten Infusionsflaschen bei Unterdruck im venösen System, z. B. während maschineller Beatmung, in das Gefäßsystem gelangen. In operativ eröffnete große Uterusvenen nach Sectio caesarea kann Luft in die Venen eindringen und verschleppt werden. 100–150 ml Luft im venösen Kreislauf führen zum Tod.
- Parasiten, z. B. aus rupturierten Echinokokkuszysten der Leber freigesetzte Erreger können mit dem venösen Blutstrom in die Lungen gelangen. Auch Schistosomen, Filarien und Askariden werden mit dem Blut embolisch verschleppt.
- Therapeutische Embolisationen: Zur Behandlung von Angiomen oder bösartigen Tumoren werden heute selektive arterielle Embolisationen bestimmter Gefäßabschnitte unter Röntgenkontrolle mit Gewebspartikeln oder Kunststoffkugeln durchgeführt. Angiome sollen dabei durch Thromben verödet, Tumoren durch ischämische Läsionen am weiteren Wachstum und der Ausdehnung gehemmt werden.

Unter venöser Thromboembolie wird (anatomisch also nicht immer korrekt!) ein Vorgang verstanden, bei dem der Thrombus mit dem venösen (sauerstoffarmen) Blut verschleppt wird, bis er in der Lungenarterie steckenbleibt, unter arterieller Thromboembolie eine Verschleppung im (sauerstoffreichen) arteriellen großen Kreislauf. Bei Stromumkehr kann es im gleichen System zu *retrograden Embolien* kommen.

### 7.12.2 Venöse Thromboembolie, Lungenembolie

Jeder Thrombus, der im venösen Gefäßsystem entsteht, kann mit dem Blutstrom verschleppt werden, bis er im „Filter" der Pulmonalarterien steckenbleibt.

### 7.12.2.1 Bevorzugte Ausgangsorte der Lungenembolie

Etwa 90% der Lungenarterienembolien haben ihren Ursprung in Venen der unteren Körperhälfte

- Venen der unteren Extremität: V. femoralis, V. poplitea, tiefe Wadenvenen
- Venen des kleinen Beckens (selten)
- Vena cava inferior
- Rechter Vorhof
- Große Armvenen und Vv. subclaviae nach Venenkathetern.

Form und Größe des Embolus hängen vom Ursprungsort, z. B. dem Venenkaliber ab. Je nach Größe des Embolus wird er in unterschiedlich starken Verzweigungs-ästen der Pulmonalarterie festgehalten.

### 7.12.2.2 Massive tödliche Lungenembolie = fulminante tödliche Lungenembolie

**Pathogenese und Morphologie:** Verlegung des Truncus pulmonalis oder der Haupt-stämme der Pulmonalarterien ( = zentrale Lungenarterienembolie) durch sehr gro-ße oder lange, aufgeschlängelte mittelgroße Emboli. Folge: Verschluß von 85% des Querschnittes der pulmonalen Strombahn ist immer tödlich. Bei vorgeschädig-tem rechten Herzen führen auch Embolien geringeren Ausmaßes zum Tode = ful-minante tödliche Lungenarterienembolie (fulmen, lat. = Blitz). 50–70% der Todes-fälle nach Lungenarterienembolie treten während der ersten 60 Minuten nach dem akuten Ereignis ein. Mitunter gehen tödlichen Lungenarterienembolien eine oder mehrere kleine Embolien „warnend" voraus ( = prämonitorische Lungenembo-lien).

Makroskopisch ist das Herz nach einer fulminanten tödlichen Lungenarterienem-bolie blaß, der rechte Ventrikel ist vor allem in der pulmonalen Ausflußbahn er-weitert, prall mit Blut gefüllt. Stirbt der Patient erst nach mehreren Stunden, so entwickelt sich noch ein generalisierter Kreislaufschock, in dessen Folge dissemi-nierte kleine Herzmuskelfasernekrosen bevorzugt in inneren Wandschichten der rechten Kammerwand auftreten.

**Todesursache** ist eine akute Rechtsherzinsuffizienz infolge des plötzlichen Druck-anstiegs mit starker Dilatation des rechten Ventrikels.

### 7.12.2.3 Nicht tödliche Lungenembolie

Der Verschluß von 15% oder weniger der Lungenarterienquerschnittsfläche wird von 50–70% der Patienten überlebt, wenn nicht eine stärkere Herzinsuffizienz vor-handen ist.

Periphere Mikroembolien in kleinen Lungenarterienästen: Einzelne kleine Embo-li sind meist belanglos, werden organisiert und verursachen keinen hämorrhagi-schen Infarkt. In großer Anzahl können sie jedoch den Lungendurchfluß erschwe-ren, das rechte Herz belasten und zum Cor pulmonale führen.

Embolien in mittelgroßen Pulmonalarterienästen: Je nach ihrer Anzahl kommt es zur unterschiedlichen Rechtsbelastung, in Stauungslungen führen sie zum hämor-rhagischen Lungeninfarkt.

**Pathogenese und Morphologie des hämorrhagischen Lungeninfarktes**
Zwei Voraussetzungen sind für die Entstehung eines hämorrhagischen Lungeninfarktes notwendig:

1. Verschluß eines Pulmonalarterienastes.

2. So starke Verlangsamung des Blutstromes über die nutritiven Bronchialarterien-
äste, daß eine ausreichende $O_2$-Versorgung des Lungengewebes nicht mehr gewährleistet ist.

Ursache dieser Blutstromverlangsamung in den Bronchialarterienästen ist eine
Einflußstauung in die linke Herzkammer (Linksherzinsuffizienz, Mitralvitien).

Oft geht der Lungeninfarkt mit einer fibrinösen Begleitpleuritis einher und ist klinisch an stechenden Schmerzen und blutigem Sputum erkennbar. Der zunächst
dunkelrote, keilförmige, scharf begrenzte Infarkt blaßt später ab, wird selten vollständig resorbiert, meist organisiert und vernarbt oder wird infiziert und geht in eine Infarktpneumonie über, die zum Abszeß oder zur Lungengangrän führen kann.
Es kann auch zur Sequestration des Lungeninfarktes kommen, dessen nekrotische
Massen dann gelegentlich über einen Bronchus ausgehustet werden, so daß eine
Infarktkaverne entsteht.

### 7.12.2.4 Faktoren, die die Entstehung der Lungenembolie begünstigen

**Thrombose fördernde Faktoren** (7.11.2 und 7.11.3): Lungenarterienembolien sind
in Ländern mit hohem Lebensstandard, vor allem bei gut ernährten, fettleibigen
Personen häufiger.

**Alter und Geschlecht:** Wie bei der Thrombose treten auch Embolien bevorzugt bei
60–70jährigen auf und sind bei Frauen etwa doppelt so häufig wie bei Männern.

**Mechanische Einwirkungen** auf den Thrombus. Besonders gefährlich sind frische
Thromben während der ersten 24 Stunden nach ihrer Entstehung. Leichte Änderungen der Blutströmung oder Druckschwankungen können zum Abreißen und
zur embolischen Verschleppung führen. Oft entstehen Lungenarterienembolien,
wenn der Patient vom Krankenlager aufsteht (Häufigkeitsgipfel in den Kliniken
beim morgendlichen und abendlichen Umbetten oder Aufstehen), allein das Auf-
richten im Bett (Bauchpresse!), Hustenstöße oder Defäkation können auslösende
Momente sein. Ist ein Thrombus älter als 3 Tage, nimmt die Emboliegefahr ab, da
er zunehmend fester der Gefäßwand anhaftet und organisiert wird (7.11.9).

**Wetter:** Statistisch erwiesen ist, daß unter bestimmten Wetterbedingungen (Fron-
tendurchgänge, Föhn) gehäuft Lungenarterienembolien auftreten. Welcher Wet-
terfaktor dabei letztlich begünstigend wirkt, ist ungeklärt. Die meteorologischen
Faktoren begünstigen die Mobilisation des Thrombus, nicht seine Entstehung.

**Änderungen der Herzfrequenz:** Vorhofflimmern, absolute Arrhythmie, Kompensation eines dekompensierten Herzens.

**Traumen, vor allem Operationen:** Etwa 15% der tödlichen Lungenarterienembolien treten nach Operationen auf. Der Häufigkeitsgipfel postoperativer Lungenembolien liegt am Ende der ersten Woche (40%), in der zweiten Woche treten ein Drittel und in der 3. und 4. Woche ein Viertel der Embolien nach Operationen auf.

**Begünstigende Erkrankungen:** Alle Krankheiten mit erhöhter Thrombosegefahr disponieren besonders zu Lungenembolien: Herz- und Gefäßerkrankungen, Infektionen, Geschwülste, Hirnerweichungen.

### Häufigkeit der Lungenarterienembolie

Bei etwa 25–50% aller Obduktionen finden sich Lungenarterienembolien, ihre Zahl nimmt in den letzten Jahren offensichtlich zu. 6–8% aller Autopsien ergeben eine tödliche Lungenarterienembolie, nur 30% der tödlichen Embolien werden klinisch erkannt, die Rezidivquote bei kleinen Lungenarterienembolien beträgt 30%.

## 7.12.3 Arterielle Thromboembolien

**Bevorzugte Ausgangspunkte:** Klinisch relevante arterielle Thromboembolien haben ihren Ausgangspunkt zu etwa 75% im linken Herzen. Überwiegend gehen sie dort von Klappenendokarditiden, aus dem Herzohr eines dilatierten linken Vorhofes bei Mitralvitien oder von parietalen Thromben über Herzinfarkten im linken Ventrikel aus.

Selten können **„paradoxe Embolien"** ( = gekreuzte Embolien) auftreten, d. h. aus dem venösen Kreislauf über den rechten Vorhof durch ein offenes Foramen in den linken Vorhof und so in den arteriellen Kreislauf gelangen. Bei etwa 30% aller Obduktionen findet sich ein schlitzförmig offenes Foramen ovale. Normalerweise ist diese Öffnung funktionell bedeutungslos, da der etwas höhere Druck im linken Vorhof den Schlitz komprimiert. Bei Erhöhung des rechten Vorhofdruckes, z. B. nach einer Lungenarterienembolie, kann es jedoch zu einem Übertritt von Blut und damit auch von Emboli in den linken Vorhof kommen (s. dagegen „orthodoxe Embolie" = Verschleppung eines Thrombus in dem Blutstromsystem, in dem er entstanden ist, d. h., innerhalb des venösen oder arteriellen Systems).

Sehr häufig gehen arterielle Embolien auch von Intimaulzerationen der stärker arteriosklerotisch veränderten Aorta aus. Es kann sich dabei um Thromboemboli oder um brüchig bröckliges Material aus ulzerierten atherosklerotischen Beeten großer Arterien, bevorzugt der Aorta, handeln. Die amorphen Massen und Cholesterinkristalle aus atherosklerotischen Ulzera werden mit dem Blutstrom nach peripher verschleppt und führen zu Verschlüssen kleiner bis mittelgroßer Arterien (meist 150–220 nm ⌀). Bei unzureichenden oder fehlenden Kollateralen kommt es zu Parenchymatrophien z. B. der Nieren ( = **Atherominfarkte, atheroembolische Erkrankung, atheroembolic disease**). Da es sich meist um kleine Emboli handelt, rufen sie - ausgenommen die Nieren - nur selten klinische Erscheinungen hervor.

**Bevorzugte Lokalisation von arteriellen Thromboembolien:** Am häufigsten werden Emboli mit dem arteriellen Blutstrom an folgende Stellen verschleppt:

- Kaudale Abdominalaorta u. Beinarterien     ca. 50%
- davon terminale Aorta:     ca. 10%
- Beckenarterien:     ca. 20%
- Oberschenkelarterien:     ca. 10%
- Fußarterien:     ca. 10%
- Zerebralarterien u. A. carotis:     25%
- Armarterien:     17%
- Arterien der Milz, der Nieren und des Darmes:     8%

Auf Gefäßgabelungen kann gelegentlich ein verschleppter Thrombus als „reitender Embolus" hängenbleiben (z. B. auf der Aortengabel).

**Folgeveränderungen arterieller Embolien** (s. auch 7.13.1): In funktionellen Endarterien verursachen arterielle Embolien anämische Infarkte. Nur im Bereich der A. mesenterica superior und inferior treten infolge umfangreicher Anastomosen hämorrhagische Infarkte auf (7.13.2).

Ob die große Zahl von schweren ulzerierenden Atherosklerosen der Aorta und großen Arterien ausgehender Mikroembolien aus Blutbestandteilen (vorwiegend Thrombozyten) und Anteilen atheromatöser Beete klinisch immer bedeutungslos ist, muß noch geklärt werden. So wird diskutiert, ob ihre Summation bei der Entstehung von Nierenparenchymschrumpfungen eine Rolle spielt.

### 7.12.4 Fettembolie

**Definition:** *Verschleppung von Fetttropfen mit dem Blutstrom, die in den verschiedenen Anteilen des Gefäßsystems zu Obliterationen führen.*

Pulmonale Fettembolie: Aus dem venösen Kreislauf kommende Fetttropfen werden in die Arteriolen und Kapillaren der Lungen verschleppt.

Arterielle Fettembolie: Fetttropfen gelangen in größerer Anzahl durch die Lungenkapillaren, durch subpleurale Riesenkapillaren ($\varnothing$ bis 90 µm) und arteriovenöse Anastomosen in den großen Kreislauf.

#### Pathogenese der Fettembolie
Häufigste Ursache der Fettembolie ist die mechanische Zerstörung von Fettzellen mit Freisetzung von Fetttropfen, die in den venösen Blutstrom eintreten. Mechanische Fettgewebszerstörungen mit Fettembolie treten vor allem auf nach

Frakturen von Röhrenknochen mit Fettmark, Traumen auf subkutane Fettpolster, z. B. Sturz, Schläge, Quetschung retroperitonealen Fettgewebes im kleinen Becken, bei Geburten, Zertrümmerung schwerer Fettlebern.

Fettembolien ohne vorausgehende Traumen können entstehen nach ausgedehnten Hautverbrennungen, akuter Pankreatitis, Vergiftungen (z. B. Tetrachlorkohlenstoff, Pilzgifte). Als Ursachen dieser nichttraumatischen Fettembolien werden zwei pathogenetische Mechanismen angenommen:

„Entmischung" der im Blut normalerweise vorhandenen Lipide, die als Chylomikronen im Blut kreisen und durch Trägerproteine in feindisperser Form gehalten werden. Welche Veränderungen im Serum dazu führen, daß die Stabilität der Serumlipide gestört ist und größere, zur Fettembolie führende Fetttropfen entstehen, ist unklar. Besonders häufig wird dieses Phänomen im Schock beobachtet.

Fettmobilisationssyndrom: Unter der Einwirkung von Katecholaminen werden im Schock Fette aus den Fettdepots mobilisiert. Die dadurch auftretende Hyperlipidämie begünstigt die beschriebene Entstehung größerer Fetttropfen.

**Morphologie der Fettembolie**

**Lungen:** Makroskopisch sind die Lungen schwer und hyperämisch (Bild der Schocklunge).

Mikroskopisch finden sich je nach Ausmaß des eingeschwemmten Fettes einzelne Tropfen oder wurstförmige bis hirschgeweihartige Ausgüsse der Lungenkapillaren, ein herdförmiges intraalveoläres Ödem und umschriebene Blutungen. Innerhalb von 3 Wochen wird das Fett durch Verseifung und unter Einwirkung von Makrophagen abgebaut.

Arterielle Fettembolien: Bei etwa 30% aller Fettembolien der Lungen gelangen Fetttropfen in größerer Menge in den arteriellen Kreislauf. In folgenden Organen finden sich dabei besonders charakteristische Veränderungen:

**Gehirn:** In etwa 50% aller arteriellen Fettembolien ist eine Hirnbeteiligung nachweisbar. Makroskopisch sind neben Stauungen leptomeningealer Gefäße multiple, bis stecknadelkopfgroße Blutpunkte auf der Schnittfläche (= Purpura cerebri) erkennbar, die vorwiegend im Marklager des Mittelhirns, der Brücke und der Medulla oblongata auftreten. Mikroskopisch entsprechen diesem Befund kugelförmige Blutungen oder Ringblutungen um degenerierte oder nekrotische Zentren, die Folge einer lokalen embolisch bedingten Ischämie mit erhöhter Gefäßdurchlässigkeit sind. Die Fettembolie des Gehirns ist klinisch am folgenschwersten.

**Nieren:** Am häufigsten werden von einer Fettembolie des großen Kreislaufes die Nieren betroffen (75% aller arteriellen Fettembolien). Das Fett liegt hier bevorzugt in den Glomerulakapillaren, es kann durch die glomerulären Basalmembranen treten und im Urin nachgewiesen werden.

**Augen:** Fettembolien im Augenbereich sind u. U. durch Spiegelungen des Augenhintergrundes zu erkennen.

**Klinische Bedeutung der Fettembolie**

Die funktionelle Bedeutung der Fettembolie war lange Zeit umstritten. Heute wird angenommen, daß selbst größere Fettmengen von einem intakten Kreislauf weitgehend komplikationslos vertragen werden. Erst wenn mehr als die Hälfte der Lungenkapillaren durch Fetttropfen verlegt wird, gilt eine Fettembolie als tödlich. In der Praxis führen so gut wie alle Ursachen einer Fettembolie auch zum Kreislaufschock, der entscheidend für die Funktionsstörungen ist, während die morphologisch nachweisbaren Fetttropfen mehr ein Begleitphänomen sind. Die pulmonalen Durchblutungsstörungen entstehen z.B. eher durch Mikrothromben als durch die Fetttropfen. Wechselseitige Beziehungen bestehen jedoch. So können Lipide die intravasale Gerinnung begünstigen.

# 7.13 Periphere arterielle Durchblutungsstörungen

Periphere arterielle Durchblutungsstörungen können je nach Ausmaß und Dauer zum Infarkt, zur temporären Ischämie oder zur relativen akuten und chronischen Ischämie führen.

## 7.13.1 Absolute Ischämie

### 7.13.1.1 Ätiologie der arteriellen Verschlußsyndrome

Allgemeine Bedingungen: Arterielle Verschlußsyndrome entstehen durch Arterienobliterationen in Arealen ohne ausreichende Versorgung mit kollateralen Gefäßen. Verschlüsse von Arterien können hervorgerufen werden durch:

- Atherosklerose (7.1.5.2)
- Thrombose, vorwiegend auf dem Boden atherosklerotischer Wandveränderungen, seltener durch entzündliche Gefäßwandläsionen
- Thromboembolie (7.12.3)
- Tumoren: Kompression von außen oder Infiltration der Gefäßwand und Einwachsen in die Lichtung
- Gefäßunterbindung

Besonders häufig werden arterielle Verschlußsyndrome in den basalen Hirnarterien (A. basilaris, Aa. cerebri anteriores, mediae und posteriores, A. vertebralis), der A. carotis, in Mesenterialarterien und den Beinarterien beobachtet.

Beim Raynaud Syndrom treten anfallsweise Ischämien der Hände oder Füße auf, die funktionell vasospastisch (= primäres R. Syndrom) oder durch verschiedene organische arterielle Verschlußkrankheiten, wie Endangitis obliterans, Kollagenose, Hypersensitivitätsangiitis, Thrombozytose u.a. (= sekundäres R. Syndrom) bedingt sein können.

### 7.13.1.2 Morphologie der Folgeveränderungen

Der längerdauernde Verschluß einer Arterie ohne ausreichende Kollateralen (= funktionelle Endarterie) verursacht im Versorgungsgebiet eine Nekrose, die als Infarkt bezeichnet wird (2.7.3.2 u. 2.7.3.8).

*Makroskopisch:* Makroskopisch erkennbar werden Infarkte erst nach 6–24 Stunden durch Schwellung infolge vermehrter Wasseraufnahme, die Oberfläche der Organe wölbt sich in diesem Areal vor. Nach 1–2 Tagen wird die Konsistenz des Gewebes brüchig. Nach dem Blutgehalt des infarzierten Areals werden unterschieden

**Anämische Infarkte:** Grauweiß bis lehmgelb, von einer dunkelroten Randzone umgeben. Anämische Infarkte entstehen bei unzureichender oder fehlender Kollateralversorgung. Typische Lokalisationen sind Myokard, Nieren, Milz, Hoden, Hirn.

**Hämorrhagische Infarkte:** Dunkelrot, entstehen nach arteriellem Verschluß bei doppelter (Lunge, Leber) oder ausgeprägter kollateraler Blutversorgung, über die langsam Blut aus der Umgebung in das Infarktgebiet einströmt. Auf diesem Weg wird jedoch nicht genügend $O_2$ zugeführt, um den Zelltod zu verhindern (z. B. Darm). Außerdem können Infarkte durch sekundäre Blutungen aus ischämisch geschädigten Blutgefäßen hämorrhagisch werden. In einigen Bereichen entstehen hämorrhagische Infarkte auch durch Venenobliterationen bei offenen Arterien (z. B. Gehirn). Entsprechend den Versorgungsgebieten der Arterien sind Infarkte meist keil- oder pyramidenförmig.

*Mikroskopisch:* Histologisch bietet der Infarkt das Bild einer **Koagulationsnekrose** (2.7.3.4) mit fehlender Kernfärbbarkeit und vermehrter Eosinophilie des Zytoplasmas. Nach außen wird die Nekrose von einem granulozytären Demarkationswall begrenzt, an den sich eine Zone partiell überlebenden Gewebes (= „subtotale Nekrose") mit ödematöser Zellschwellung, hypoxämischer Verfettung sowie ein hyperämischer Randsaum anschließen.

### 7.13.1.3 Allgemeine, die Entstehung eines Infarktes beeinflussende Faktoren

**Auswirkung der Kollateralen auf Entstehung und Größe der Infarkte**
Außer Lage und Kaliber der verschlossenen Arterien werden Form und Größe des Infarktes durch die vorhandenen Kollateralen (Kollateralkreislauf = Umgehungskreislauf über vorhandene Gefäße) und die Geschwindigkeit des Gefäßverschlusses bestimmt.

Bei gut ausgebildeten Anastomosen im arteriellen Zuflußgebiet entstehen nach plötzlichem Verschluß selbst größerer Arterien keine oder nur kleine Infarkte, bei schlechter Kollateralversorgung sind die Infarkte entsprechend größer. Langsamer Arterienverschluß, z. B. durch eine fortschreitende Atherosklerose, fördert die

Ausbildung eines Kollateralkreislaufes, so daß sich schließlich bei vollständiger Obliteration keine oder nur kleinere Infarkte bilden. Selbst Obliterationen der A. femoralis oder des Arcus aortae können durch Kollateralkreisläufe umgangen werden, ohne daß Nekrosen in den Versorgungsgebieten auftreten. Durch dosierte Belastung (Training) wird z. B. am Herzen oder den unteren Extremitäten die Entwicklung von Kollateralen gefördert.

**Strukturelle Adaptation der Kollateralen (Arterialisierung)**
Die vorwiegend im Bereich der Arteriolen und Kapillaren vorhandenen Kollateralen werden infolge des ansteigenden Druckes erweitert und stärker durchströmt. Die Gefäßwand paßt sich dieser Mehrbelastung durch Neubildung elastischer Fasern und glatter Muskelfasern an = elastisch muskulöse Hyperplasie = sog. Arterialisierung. In bereits geschädigten Gefäßen (z. B. durch Atherosklerose) ist die Ausbildung eines Kollateralkreislaufes erschwert oder unmöglich.

**Dekompensation des Kollateralkreislaufes**
In den „arterialisierten" Gefäßen eines Kollateralkreislaufes kann sich vor allem bei Hypertonikern – infolge der anhaltenden funktionellen Belastung – ebenfalls eine Atherosklerose entwickeln, die zur Gefäßstenose führt = Dekompensation.

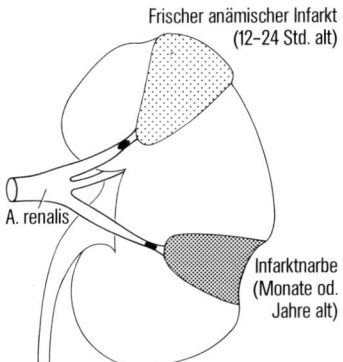

Abb. 90   Anämischer Niereninfarkt

**Einfluß des lokalen Stoffwechsels auf Entstehung der Infarkte**
In Geweben mit aktiverem Stoffwechsel und größerer Empfindlichkeit gegenüber Sauerstoffmangel (z. B. Gehirn) entstehen nach Unterbrechung der Blutzufuhr eher ischämische Schäden als in weniger aktiven Geweben. Senkung der Körper- oder Organtemperatur reduziert den Gesamtstoffwechsel und damit den $O_2$-Bedarf. Bestimmte Operationen mit längerer Unterbrechung der arteriellen Blutversorgung werden daher in Hypothermie durchgeführt.

## 7.13.2 Infarkte in einzelnen Organen

### 7.13.2.1 Niereninfarkt

**Ätiologie:** Unterbrechung der arteriellen Blutzufuhr durch Thromboembolie (90% aller Fälle) in die A. renalis oder ihre Verzweigungsäste. Emboliequellen sind Thromben im linken Vorhof z. B. bei Mitralstenose, bakteriellen Endokarditiden, parietalen Thromben im linken Ventrikel z. B. nach Herzinfarkten, Thromben über atheromatösen Aortenläsionen oder paradoxe Embolien über ein offenes Foramen ovale.

Thrombosen auf dem Boden atheromatöser Wandveränderungen oder Aneurysmen der A. renalis oder Aorta.

Arteritiden mit Thromben, Panarteriitis nodosa, Endangitis obliterans.

**Morphologie:** Keilförmiger oder kegelförmiger Bezirk mit der Basis unter der Nierenkapsel, der 1 Stunde nach Arterienverschluß rot ist, nach 6–8 Stunden eine graugelbe Farbe annimmt, nach 4–7 Tagen gelblich ist, einen etwa 0,5 cm breiten roten Randsaum hat, sich über die Oberfläche vorwölbt und die oben (7.13.1.2) beschriebenen makroskopischen und mikroskopischen Veränderungen aufweist. Niereninfarkte werden organisiert und von der 4. Woche an in Narben mit eingezogener Oberfläche umgewandelt (Abb. 90).

**Folgeveränderungen:** Da meist nur Teile einer Niere betroffen werden und bei Infarzierung der gesamten Niere das kontralaterale Organ kompensatorisch die Funktion übernimmt, treten meist keine bleibenden Störungen der Ausscheidungsfunktion auf und viele Niereninfarkte werden zu Lebzeiten nicht erkannt. Vorübergehend finden sich:

Mikro- oder Makrohämaturie in der Hälfte aller Fälle sowie Proteinurie.

Plötzlich auftretende Schmerzen in der Lenden- oder Abdominalregion.

Vorübergehender Hochdruck zwischen 3.–13. Tag, wahrscheinlich von den ischämisch geschädigten aber überlebenden Parenchymbezirken um den Infarkt ausgelöst.

### 7.13.2.2 Milzinfarkt

**Ätiologie:** Obstruktion der A. lienalis und ihrer Verzweigungsäste durch die gleichen Prozesse wie bei Niereninfarkten. Darüber hinaus entstehen in stärker vergrößerten Milzen (z. B. bei chronisch myeloischer Leukämie oder bei Lymphogranulomatose) Infarkte durch intralienale Thrombosen, meist infolge leukämischer oder lymphogranulomatöser Infiltrate in den Gefäßwänden. Bei Sichelzellanämien können zahlreiche Infarkte auftreten und zur vollständigen Infarzierung der Milz führen.

**Morphologie:** Grundsätzlich die gleichen makroskopischen und mikroskopischen Befunde wie beim Niereninfarkt. Frische Infarkte sind durch Einblutungen aus der Umgebung dunkelrot (hämorrhagisch). Nach Resorption des Hämoglobins werden sie gelb.

**Folgeveränderungen:** Nicht selten weisen Schmerzen im Milzlager auf den Infarkt hin. Funktionsstörungen sind in der Regel nicht feststellbar.

### 7.13.2.3 Darminfarkt

**Ätiologie:** Verschluß der Mesenterialarterien oder -venen.

*Mesenterialarterienverschlüsse* entstehen vorwiegend durch Thromboembolien aus dem linken Herzen (94%), einer Endocarditis polyposa der Mitral- oder Aortenklappe oder Thromben über atheromatösen Aortenwandveränderungen (6%). Meist ist die A. mesenterica superior mit ihren Verzweigungsästen betroffen.

Seltener werden die Arterienlichtungen durch lokale Thrombosen oder entzündliche Arterienerkrankungen (Panarteriitis nodosa, Endangitis obliterans) verschlossen. Im Schock kann die Stase in den peripheren Mesenterialgefäßen so stark und langandauernd sein, daß ein Darminfarkt ohne Embolie oder Makrothrombenbildung auftritt = non embolic infarction.

*Mesenterialvenenverschlüsse* meist im Bereich der V. mesenterica superior durch blande Thrombosen der Pfortader besonders bei chronischen Lebererkrankungen (z. B. Leberzirrhose) oder Thrombosen bei entzündlichen Venenerkrankungen:

Thrombophlebitiden, Pylephlebitis = Pfortaderentzündung (pyle, gr. = Pforte).

Verschluß der Venenlichtung durch mechanische Einwirkungen aus der Umgebung:

Invagination: Besonders bei Säuglingen und Kleinkindern kann bei Enteritis ein Darmabschnitt durch die Peristaltik teleskopartig in den anderen geschoben werden. Dabei wird der venöse Abfluß im Mesenterium des invaginierten Teils blokkiert.

Volvulus (= Darmverschlingung): Frei bewegliche Darmabschnitte (z. B. Dünndarm, Sigma, Coecum mobile) können durch Drehung der Mesenterialachse ihren venösen Blutabfluß unterbrechen.

Strangulation: Abklemmung der venösen Strombahn durch Narbenstränge, Adhäsionen nach Entzündungen oder Operationen.

Infarzierte Hernien: Nicht selten enthalten Hernien Darmschlingen, deren Blutversorgung an der Hernienpforte gedrosselt oder unterbrochen werden kann.

**Morphologie:** Sowohl bei Arterien- als auch bei Venenverschlüssen treten im Mesenterialbereich hämorrhagische Infarkte auf. Der pathogenetisch an sich anämische Infarkt nach Mesenterialarterienobliterationen wird durch Blutrückstrom über reichlich vorhandene venöse Anastomosen und unzureichenden Bluteinstrom über arterielle Kollateralen hämorrhagisch (2.7.3.2 Abb. 18). Lokalisation und Ausmaß des Infarktes hängen vom verschlossenen Gefäß ab. Meist ist nur der Dünndarm (60%), seltener der Dünn- und Dickdarm betroffen (30%).

A. und V. mesenterica superior versorgen Jejunum und Ileum, Zökum mit Appendix sowie Kolon bis zur Flexura coli lienalis. A. und V. mesenterica inferior versorgen Colon descendens, Sigma und kraniales Rektum. Beide Gefäßbereiche stehen durch zahlreiche Anastomosen in Verbindung.

*Makroskopisch:* Der infarzierte Darmabschnitt ist blauschwarz verfärbt, gebläht, die Wand wird durch die Nekrosen zerreißlich, die Serosaoberfläche ist oft getrübt. Das Darmlumen und oft auch die Peritonealhöhle enthalten blutige Flüssigkeit.

*Mikroskopisch:* Von Blutungen durchsetzte Nekrosen, die zuerst im Epithelbereich, dann in der glatten Muskulatur und zuletzt im Bindegewebe auftreten.

**Folgeveränderungen:** Die nekrotische Schleimhaut wird durchlässig für Bakterien und Toxine. Störungen des Flüssigkeits- und Elektrolyttransportes treten in beiden Richtungen auf. Starke Plasma- und Blutverluste in die Darmlichtung führen zum Kreislaufschock. Ileus, Gangrän mit Durchwanderungsperitonitis infolge aus dem Darmlumen wandernder Bakterien, selten Perforation, oft Tod im Peritonealschock. Hohe Mortalitätsrate (ca. 90%! Bei frühzeitiger Embolektomie günstigstenfalls 30%), da Darminfarkte meist zu spät erkannt und operiert werden.

### 7.13.2.4 Extremitäteninfarkte

**Ätiologie:** Arterienverschlüsse an den unteren Extremitäten der großen Bein- (A. femoralis, A. poplitea, A. tibialis anterior und posterior) und Beckenarterien (A. iliaca) oder auch der Aorta, an den oberen Extremitäten der Schultergürtelarterien. Häufigste Ursachen:

Thrombose auf dem Boden atherosklerotischer Wandveränderungen, besonders disponiert sind Diabetiker.

Thromboembolien (seltener), gleiche Emboliequellen wie bei Nieren-, Milz- und Darminfarkten.

Thrombangitis obliterans, meist Obliterationen von Unterschenkelarterien, vorwiegend bei jüngeren Männern und Rauchern.

**Morphologie:** Makroskopisch sind die nekrotischen Extremitätenanteile (je nach Lokalisation der Obturation am häufigsten Zehen, Fuß und Unterschenkel) blauschwarz verfärbt, da über unzureichende Anastomosen langsam Blut in die Randbezirke der Nekrosen einströmt (2.7.3.8, Abb. 21). Hauptsächlich treten Extremitäteninfarkte nach Verschluß oder starker Stenose der A. poplitea oder mehrerer Unterschenkelarterien auf. Werden die Nekrosen nicht bakteriell infiziert, trocknen sie – der Luft ausgesetzt – ein, bekommen eine gerunzelte braunschwarze Oberfläche = **Mumifizierung** = **trockene Gangrän** = „trockener Brand". Bei erhaltener Restströmung und bakterieller Infektion kommt es zum schmierigen Zerfall, nach Infektion mit Fäulniserregern zu übelriechenden Nekrosen: **feuchte Gangrän** = „feuchter Brand".

**Folgeveränderungen:** Da die Nekrosen in der Regel Akren ( = Ende der Gliedmaßen und hervortretende Partien z. B. des Gesichtes) betreffen, ist eine Organisation wie in anderen Bereichen des Organismus nicht möglich, sondern die Nekrosen werden durch Ausbildung eines Granulationsgewebes in den proximalen überlebenden Randabschnitten abgegrenzt = demarkiert. Durch diese **Demarkation** könnte schließlich eine Abstoßung der nekrotischen Areale erfolgen, die jedoch lange Zeit beansprucht. Um der drohenden Gefahr einer Infektion der Nekrosen und einer Sepsis zuvorzukommen, wird daher heute rechtzeitig im Gesunden amputiert.

### 7.13.2.5 Herzinfarkt (s. 7.5)

### 7.13.3 Absolute temporäre Ischämie

**Ätiologie:** Als absolute temporäre Ischämie wird eine vorübergehende vollständige Unterbrechung der arteriellen Blutversorgung eines Gefäßbezirkes bezeichnet, z. B. nach Abklemmung einer Arterie bei Operationen, Esmarsch-Blutleere = Umschnürung im proximalen Bereich einer Extremität mit Gummischlauch oder Binde zur Verhinderung arterieller Blutungen (engl. = **tourniquet**), Kompression einer Extremität bei Unfällen (engl. = **crush**). Nach Herzstillstand tritt eine absolute Ischämie des Gesamtorganismus ein. Dauert die Unterbrechung der Blutzufuhr nicht zu lange, ist eine vollständige Wiederherstellung der Funktion und Gewebsstruktur möglich = **Wiederbelebungszeit.** Da mit Hilfe moderner therapeutischer Maßnahmen (reanastomosierende Gefäßoperationen, operative Beseitigung von Thromben und Emboli = Thrombembolektomie, Thrombolyse) in zunehmendem Maße Revaskularisationen vorübergehend von der Blutversorgung abgeschnittener Körperpartien möglich sind, ergibt sich oft die Frage, ob ein Organ- oder Extremitäten-erhaltener Eingriff noch lohnt.

Genauere Kenntnisse der Wiederbelebungszeiten sind daher notwendig. Erfolgt z. B. die Wiederdurchblutung eines Beines später als nach 2–3 Stunden warmer Ischämiezeit, muß mit schweren, u. U. tödlichen Komplikationen gerechnet werden: Ausgedehnter Gewebszerfall, Tourniquet-Syndrom = Schock durch Flüssigkeitsverlust in das hochgradige Ödem der wiederdurchbluteten Extremität, Einschwemmung den Kreislaufschock begünstigender Stoffe, z. B. Kalium, gerinnungsaktivierende Substanzen mit Auslösung eines DIC u. a.

**Morphologie:** Während der Ischämie: Nur relativ geringfügige lichtmikroskopisch erkennbare Läsionen: Kernpyknosen, verwaschene Zytoplasmastrukturen. Nach Wiederdurchblutung: Je nach Dauer der Ischämie leichte ischämische Zellschäden (Schwellung, Verfettung) oder vollständige Nekrosen, starkes interstitielles Ödem, herdförmige Blutungen, Mikrothromben.

Gegenüber Ischämie besonders empfindliche („vulnerable") Parenchymzellen gehen dabei zuerst unter, z. B. im Gehirn die Ganglienzellen der Rinde, des Ammonshornes oder des Nucleus caudatus, Purkinjezellen des Kleinhirns, die proximalen Tubulusepithelien der Niere, die zentroazinären Leberepithelien, Myokardfasern der Innenschicht, Oberflächenepithelien der Magen-Darmschleimhaut.

### 7.13.4 Relative chronische Ischämie (Oligämie)

**Ätiologie:** Stenose einer funktionellen Endarterie durch Atherosklerose, parietale Thrombose, Fehlbildungen oder seltener durch Tumoren, die so stark ist, daß bereits in der Ruhe eine unzureichende Durchblutung vorliegt.

**Morphologische Äquivalente:** Atrophie der gegenüber Ischämie besonders sensiblen Parenchymzellen mit entsprechender Verkleinerung des Gewebsbezirkes und interstieller Sklerose = **„Subinfarkt".**

Beispiel: Subinfarkt der Nieren bei Stenose einer intrarenalen Arterie (z. B. Arkuataarterie oder Interlobulararterie) verursacht eine fortschreitende Atrophie der Tubuli im Rindenparenchym des Versorgungsgebietes, die so weit gehen kann, daß nur noch kleine solide Epithelnester in einem sklerosierten Interstitium zurückbleiben und das Bild eines endokrinen Organs vorgetäuscht wird. Die Glomerula bleiben erhalten. Infolge der Parenchymatrophie sinkt die Nierenoberfläche wie bei einem Infarkt ein. Stenose des Hauptstammes der Nierenarterie führt zu gleichen histologischen Veränderungen in der gesamten Nierenrinde mit entsprechender Verkleinerung der Niere = zentrale arterielle Schrumpfniere.

### 7.13.5 Relative, temporär akute Ischämie (Oligämie)

**Ätiologie und Pathogenese:** Stenose einer funktionellen Endarterie, die nur so weit geht, daß die Durchblutung während der Ruhe noch ausreicht. Bei Leistungssteigerung können sich jedoch die Arterien nicht mehr durch Lumenerweiterung dem vermehrten Blutbedarf der Peripherie anpassen, es kommt akut zu einer temporären relativen Durchblutungsinsuffizienz. Dieses Mißverhältnis zwischen Blutbedarf und Blutangebot verursacht im Versorgungsgebiet eine ischämische Hypoxydose mit Anreicherung saurer Stoffwechselprodukte und biogener Amine, die in der Muskulatur Nervenendigungen reizen und Schmerzen erzeugen. Nur im Hirnbereich verläuft die relative, temporär akute Durchblutungsinsuffizienz ohne Schmerzen.

Stenosen der Arterien und Arteriolen entstehen durch die gleichen Prozesse wie bei relativer chronischer Ischämie, es handelt sich also nur um quantitative Unterschiede.

## Morphologische Äquivalente

**Angina pectoris-Syndrom:** Stenosierende Koronararterienerkrankungen führen bei stärkerer Kreislaufbelastung zu Myokardschmerzen (7.4).

**Angina abdominalis** = Dyspragia intermittens abdominalis = Morbus Ortner = Angina mesenterica = ischämische Dysperistaltik (pragma, gr. = übel, schlecht, prasso, gr. = vollbringen, ausführen).

Ursache: Stenosen der Mesenterialarterien weit überwiegend durch atherosklerotische Wandveränderungen. Die Erkrankung wird klinisch manifest, wenn der Grenzwert von 30% des normalen Lumens der Mesenterialarterie unterschritten ist. Nach reichlichen Mahlzeiten nimmt der Blutbedarf des Darmes zu und es kommt analog der Claudicatio intermittens infolge der Ischämie des Darmes zu kolikartigen Schmerzen.

**Claudicatio intermittens** = intermittierendes Hinken = Dysbasia intermittens (bainein, gr. = gehen)

Stenose der großen Beinarterien (A. femoralis, A. poplitea) meist infolge einer Atherosklerose, seltener bei Endangitis obliterans, die im Ruhezustand noch keine Beschwerden verursacht. Bei raschem Laufen reicht die Durchblutung der Muskulatur nicht mehr aus, es treten Muskelschmerzen auf, der Patient hinkt, geht langsamer oder bleibt stehen, die Blutversorgung ist jetzt wieder ausreichend, die Schmerzstoffe werden abtransportiert und der Patient kann wieder weitergehen.

Die morphologischen Veränderungen sind im Versorgungsgebiet der stenosierten Arterien bei allen drei Krankheitsbildern gleich: Bei mäßiggradiger Ischämie treten reversible Läsionen mit Zellschwellung, herdförmiger feintropfiger Verfettung und perivaskulären Ödemen auf. Nach stärkerer Ischämie entstehen jedoch disseminierte Einzelzellnekrosen oder kleinherdige Parenchymnekrosen und entsprechend kleine Schwielen oder interstitielle Fibrosen, im Gehirn senfkorn- bis linsengroße Erweichungsherde.

**Anzapf-Syndrome ( = Steal- oder Entzugs-Syndrome):** Können in allen Körperregionen dadurch entstehen, daß infolge angeborener oder erworbener Stenosen und seltener durch angeborene Kollateralen eine Strömungsumkehr stattfindet und Blut aus einer Körperregion in die andere fließt, d. h. einem Gefäßgebiet „gestohlen" wird (steal, engl. = stehlen).

Beispiele: **Vertebralis-Anzapf-Syndrom:** Stenose der A. subclavia oder der Abzweigung der A. vertebralis führt zur Strömungsumkehr in der A. vertebralis, die jetzt über die Hirnbasisarterien versorgt wird, was zu einer Versorgungsinsuffizienz im Bereich der basalen Hirnarterien führt.

**Mesenterial-Arterien-Anzapf-Syndrom:** Stenosen der distalen Bauchaorta oder großen Beinarterien führen zur Versorgung der Beine über Kollateralen mit den Mesenterialarterien.

**Viszerales-Anzapf-Syndrom:** Die operative Beseitigung einer arteriosklerotischen Obliteration der unteren Aorta oder der großen Iliakalgefäße führt durch plötzlichen freien Abstrom des Aortenblutes in die Beine zu Mangeldurchblutungen des Mesenterialarteriengebietes, vor allem wenn diese Arterien arteriosklerotische Stenosen aufweisen. Infarzierungen sämtlicher Abdominalorgane können dadurch verursacht werden.

# 8. Blutungen (Hämorrhagien)

**Definition:** *Blutaustritt aus Gefäßen in das Gewebe oder an Oberflächen.*

## 8.1 Blutungstypen (nach Art und Lokalisation)

Nach Art des Blutaustrittes werden unterschieden: Blutungen nach Gefäßwand-rissen (= Rhexis-Blutung) und Blutungen infolge erhöhter Durchlässigkeit der Gefäßwand für Erythrozyten und andere Blutbestandteile bei allgemeinen oder lokalen Gefäßwandschäden sowie Gerinnungsstörungen (= Diapedeseblutungen) ohne grobe Unterbrechung der Wandstruktur.

### 8.1.1 Rhexis- und Diapedeseblutungen

#### 8.1.1.1 Rhexis-Blutung = Haemorrhagia per rhexin = Zerreißungsblutung (rhexis, gr. = Zerreißung)

**Pathogenese:** Ursachen der Einrisse können sein

Traumen: Schnitt-, Stich- oder Riß-Verletzungen.

Arrosionen: (arrodere, lat. = annagen) durch Ulzera (z. B. Magen-, Duodenal-ulzera, 11.2), Entzündungen, tuberkulöse Kavernen (5.19.2), Tumoren, Nekrosen (z. B. Pankreasnekrosen, 11.5).

Gefäßwanderkrankungen: Arteriosklerose, Medianekrosen, Aneurysmen, Vasku-litiden.

Druckänderungen: Erhöhung des Druckgradienten zwischen Gefäßinnen- und Außendruck durch Anstieg des intravasalen Druckes (z. B. Hypertonus) oder plötzlichen Abfall des Umgebungsdruckes (z. B. rasches Ablassen eines Pleuraer-gusses oder des Urins aus einer gestauten Harnblase → Blutungen aus rupturier-ten Venolen).

**Morphologie:** Bei Rhexisblutungen spritzt aus Arterien hellrotes Blut im Rhyth-mus der Pulswelle, aus eröffneten Venen tritt dunkelrotes Blut im Schwall aus. Flä-chenhafte Schnitt- oder Rißwunden bluten aus allen eröffneten Gefäßen = paren-chymatöse Blutungen.

### 8.1.1.2 Diapedeseblutung = Haemorrhagia per diapedesin = Durchwanderungsblutung (diapedao, gr. = über etwas springen, etwas überspringen)

**Pathogenese:** Gefäßeinrisse liegen nicht vor, die Blutbestandteile treten durch eine Gefäßwand, deren grober Aufbau erhalten ist. Ursachen der Diapedeseblutungen können sein:

Läsionen der Gefäßwände vorwiegend im Bereich der Kapillaren, Arteriolen und Venolen durch folgende Einflüsse:

- Hypoxisch, z. B. Ischämie, Asphyxie, Anämie
- Toxisch, z. B. durch Schlangengifte, Medikamente
- Erreger: Viren (Pocken, Grippe), Milzbrand
- Allergisch-toxisch
- Metabolisch, z. B. Vitamin-C-Mangel ( = Skorbut)
- Nervös humoral

Verlangsamung der Blutströmung: Bei normaler Blutströmung kommen Erythrozyten mit der Wand nicht in direkten Kontakt, sie sind durch einen plasmatischen Randstrom vom Endothel getrennt, erst bei starker Verlangsamung ( = Peristase) können sie durch die Kapillarwand „gepreßt" werden. Hypoxämische Wandschäden spielen wahrscheinlich dabei eine begünstigende Rolle.

Nach Form und Lokalisation sind folgende Begriffe für Blutungen gebräuchlich:
- Ekchymosen        = kleinherdige flächenhafte Blutungen
- Epistaxis         = Nasenbluten
- Extravasat        = aus Blutgefäß ausgetretenes Blut
- Hämarthros        = Blut in der Gelenkhöhle
- Hämaskos          = Blut in der freien Bauchhöhle
- Hämatemesis       = Bluterbrechen
- Hämatometra       = Blut im Cavum uteri
- Hämatom           = Bluterguß
- Hämatoperikard    = Blut im Herzbeutel (auch Hämoperikard)
- Hämatosalpinx     = Blut in der Tube
- Hämatothorax      = Blut in der Pleurahöhle
- Hämaturie         = Blut im Urin
- Hämobilie         = Blut in der Galle
- Hämoptoe          = Bluthusten = Hämophthise
- Koagulum          = Blutgerinnsel
- Meläna            = Ausscheidung schwarz verfärbten Blutes (Hb in Hämatin umgewandelt) mit dem Stuhl
- Menorrhagie       = verstärkte Menstruationsblutung
- Metrorrhagie      = Gebärmutterblutung außerhalb der Menstruation
- Petechien         = punktförmige Blutung

● Purpura    = sehr zahlreiche punktförmige Blutungen an Oberflächen (z. B. Haut) oder Organ-Schnittflächen (z. B. Purpura cerebri)

● Sugillation    = Suffusion = unscharf begrenzte flächenhafte Haut- oder Schleimhautblutung

## 8.1.2 Hämorrhagische Diathese

### 8.1.2.1 Definition

*Erhöhte Blutungsbereitschaft:*
*a) In Form generalisierter Blutungen ohne adäquate Ursache*
*b) Verstärkte oder verlängerte Blutungen nach verschiedensten Ursachen*

### 8.1.2.2 Ätiologie

Ursache einer hämorrhagischen Diathese kann alles sein, was das physiologische Gleichgewicht zwischen gerinnungshemmenden und gerinnungsfördernden Faktoren des Blutes (plasmatisches Gerinnungssystem, Fibrinolyse, Inhibitoren), der Thrombozyten und der Gefäßwand stört. Nach der im Vordergrund stehenden Störung können zwei Typen unterschieden werden:

**Vaskulärer/thrombozytärer Typ** mit Störung der primären Hämostase. Dabei finden sich vor allem Petechien, Ekchymosen und Sugillationen an der Haut des Rumpfes und der Extremitäten, den Schleimhäuten des Mundes, der Nase, der Bronchien, der Urogenitalwege, in den serösen Höhlen, dem Gehirn und am Augenhintergrund.

**Plasmatischer Typ** mit Störung der sekundären Hämostase, d. h. Fibrinbildung. Hier sind vor allem Hämatome im Weichteilgewebe und der Muskulatur, in den Gelenken, Blutungen in die Hohlräume des Magendarmkanals und der ableitenden Harnwege, Nasenblutungen sowie Sugillationen und Ekchymosen nachweisbar.

Am häufigsten sind bei stationären Patienten Blutungen vom thrombozytären Typ. Erworbene Blutungen vom plasmatischen Typ treten oft postoperativ nach Gabe bestimmter Medikamente oder im Rahmen einer Sepsis auf.

Aus der großen Zahl möglicher Störungsursachen sollen hier folgende herausgegriffen werden:

**Thrombozytopenien** = Mangel an Thrombozyten

**Chronische idiopathische thrombozytopenische Purpura = chronisches Werlhof-Syndrom** = chronische idiopathische autoimmunthrombozytopenische Purpura: Chronisch verlaufende, durch IgG-Autoantikörper gegen Thrombozyten hervorgerufene Reduktion der Plättchenzahl mit erhöhtem Thrombozytenabbau in Milz und Leber.

Die Erkrankung beginnt im mittleren Erwachsenenalter mit zunehmender Blutungsneigung, Nasenbluten, Hämatomen der Haut, dann Zahnfleischbluten, Hämaturie, Menorrhagien, Magen-Darmblutungen. Frauen sind dreimal häufiger betroffen als Männer.

### Akute autoimmunthrombozytopenische Purpura

meist im 3.-5. Lebensjahr und im 5. Dezennium auftretend, mit sekundärer Schädigung der Thrombozyten = akutes Werlhof-Syndrom, das auf folgende Weise entstehen kann:

- Infektallergisch, vorwiegend nach Virusinfekten: Wahrscheinlich werden Virusantigene an Thrombozytenmembranen adsorbiert, dagegen gerichtete Antikörper verursachen AG-AK-Reaktion auf der Thrombozytenoberfläche.

- Anaphylaktische Reaktionen nach Bakterieninfekten (z. B. Scharlach).

#### Medikamenten-induzierte Thrombozytopenien

Medikamentös-allergisch z. B. auf Sulfonamide, Antibiotika (Rifampizin), Thiazide (= Diuretika), Phenylbutazon, Chinidin. Das Medikament kann dabei als Hapten (6.1) die Thrombozyten direkt schädigen oder durch eine Antigen-Antikörperreaktion zur sekundären Plättchenschädigung führen. Unspezifische Adsorptionen von Immunkomplexen, die wahrscheinlich durch F VIII : vW und Plättchenglykoproteine vermittelt werden, verursachen dann einen Abbau in der Milz.

**Knochenmarksveränderung oder -schädigung** = symptomatische Thrombozytopenie, z. B. bei Leukämien, durch Karzinommetastasen oder bei Panmyelopathien.

**Thrombozytopathien** = pathologische Thrombozytenfunktion, Zahl und Lebensdauer der Plättchen können normal sein (s. GK Blut).

Z. B. hereditäre hämorrhagische Thrombasthenie (Glanzmann) = häufigste angeborene Thrombozytenfunktionsstörung mit autosomal-rezessiv vererbtem Mangel der Glykoproteine IIb und IIIa, konstitutionell-hereditäre Reifungsstörung (Thrombozytopathie Typ Hegglin), familiäre Thrombozytopenie mit Ekzem und Infektanfälligkeit (Wiskott-Aldrich-Syndrom) mit Störungen der B- und T-Zellfunktionen.

### Mangel an Gerinnungsfaktoren

#### Verbrauchskoagulopathien ( = Defibrinierungssyndrome)

Gerinnungsauslösende Prozesse verursachen eine intravasale Gerinnung mit Bildung von Mikrothromben (s. DIC, 7.10.2.2), die zu einem so starken Verbrauch von Gerinnungsfaktoren (I, II, V, VIII und X) führt, daß die Gerinnbarkeit des Blutes aufgehoben wird. Beispiele:

- Sanarelli-Shwartzman Phänomen = SSP (7.10.2)
- SSP-Äquivalent des Menschen: Sepsis mit gramnegativen Bakterien in der Schwangerschaft
- Waterhouse-Friderichsen Syndrom
- Purpura fulminans (nach Infektionskrankheiten mit Blockade des MPS)

Operationsbedingte Verbrauchskoagulopathie: Einschwemmung thromboplastischer Substanzen in die Blutbahn (besonders aus Pankreas, Lunge, Darm).

Generalisierte Einschwemmungen von Gewebsthromboplastin bei Polytrauma, Tumorzerfall (z.B. Karzinome der Prostata, Lunge und des Pankreas), Sepsis mit gramnegativen und grampositiven Bakterien, Promyelozytenleukämien, maligne Lymphome.

Lokalisierte Einschwemmung von Gewebsthromboplastin nach Verbrennungen.

Geburtshilfliches Defibrinierungssyndrom: Durch Einstrom thrombokinasereichen Fruchtwassers oder Blut bei vorzeitiger Plazentarlösung aus retroplazentaren Hämatomen in den Blutstrom oder nach intrauterinem Fruchttod.

Generalisierte Kontaktaktivierung durch Endothelschaden bei Schock, Anoxie, Azidose, Virusinfekten, Antigen-Antikörperkomplexe z.B. nach Fehltransfusionen oder bei Transplantatabstoßungen.

Atypische Proteolyse von Gerinnungsproteasen und Fibrinogen bei Fruchtwasserembolie, akuter Pankreatitis, myeloischer Leukämie oder durch Schlangengifte.

Thrombotisch-thrombozytopenische Purpura Moschcowitz: Intravasale Gerinnung mit Mikrothromben aus noch unbekannter Ursache.

### Erworbene Defektkoagulopathien
Prothrombinmangel durch: Leberparenchymschäden mit Synthesestörung aller in der Leber gebildeten Faktoren des Prothrombinkomplexes: II, VII, X und XI sowie I und V.

Vitamin-K-Mangel infolge gestörter Resorption im Darm bei biliären Verschlußkrankheiten (Vit K ist fettlöslich, aber wasserunlöslich!) und Malabsorptionssyndromen, infolge unvollkommener Bildung in unzureichender Darmflora des Neugeborenen (Vit K wird unter Einwirkung von E.coli im Darm synthetisiert).

Hemmung der Vitamin-K-Wirkung: Medikamentös (Dikumarol).

Faktor X-Mangel bei Amyloidosen ohne Vorkrankheiten. Als Ursache wird eine Adsorption des Faktors X an Amyloid diskutiert.

### Angeborene Defektkoagulopathien
Hämophilie A: Mangel an Faktor VIII (antihämophiles Globulin A oder F VIII:C)

Hämophilie B: Mangel an Faktor IX (antihämophiles Globulin B oder Christmas factor)

*Beide Hämophilieformen haben eine gleiche Symptomatik und gleichen Erbgang: Rezessiv x-chromosomal. Wichtigste Symptome sind Haut- und Muskelblutungen, Blutergelenke mit Verdickungen der Synovialmembranen, Zottenhypertrophie und Hämosiderinablagerungen sowie späterer sekundärer Versteifung, Verblutungsgefahr aus kleinen Wunden.*

Afibrinogenämie: Vollständiger Mangel an Fibrinogen

Parahämophilie: Kongenitaler Mangel an Faktor V

Weitere seltene kongenitale Einzelfaktorendefekte: Faktor XIII (fibrinstabilisierender Faktor)-Mangel; Faktor II (Prothrombin)-Mangel; Faktor VII (Prokonvertin)-Mangel; Faktor V (Proakzelerin)-Mangel; Faktor XI (Plasma-Thromboplastin-Antezedent)-Mangel.

### Gerinnungsstörungen durch Hemmstoffe

Heparinüberschuß oder Immunkoagulopathien z. B. durch Autoantikörper gegen verschiedene Gerinnungsfaktoren.

So werden folgende Inhibitoren bei verschiedenen immunologischen Systemerkrankungen beobachtet: F VIII-Inhibitoren infolge von Isoimmunisierung post partum, bei allergischen Reaktionen, z. B. auf Penizillin, bei Lupus erythematodes (LE), rheumatoider Arthritis, Morbus Crohn und Colitis ulcerosa.

Inhibitoren von F IX post partum und bei Kollagenosen. F V-Inhibitoren vor allem nach Aminoglykosidbehandlung, nach Operationen oder bei Infekten.

F XI-Inhibitoren bei LE

F XII- und F XI-Inhibitoren bei Makroglobulinämie Waldenström.

F XIII-Inhibitoren bei medikamentös ausgelöstem LE und bei Isoniazid-Therapie.

Antikörper gegen Fibrinogen.

Jede dieser Störungen vermindert auch die physiologisch gefäßabdichtende Wirkung des Gerinnungssystems.

Welche Faktoren im einzelnen den Durchtritt der Erythrozyten durch die Gefäßwand bewirken, ist jedoch noch nicht vollständig geklärt. Neben der vis a tergo des Blutdruckes, der die Zellen durch Lücken der Endothelien oder geschädigte Endothelien drückt, müssen noch andere Prozesse den Durchtritt durch die Basalmembran fördern (die Struktur auflockernde Enzyme?).

### Angeborene oder erworbene Mängel physiologischer Inhibitoren des Gerinnungs- und Fibrinolysesystems

**Antithrombin III-Mangel,** Kongenital: Autosomal-dominant vererbt, häufiger als bisher vermutet. Bei 2–3% aller Personen mit Thromboembolien ist ein kongenitaler AT III-Mangel anzunehmen.

Erworben: Synthesestörung bei Leberparenchymschäden, kataboler Stoffwechsellage, Asparaginase-Therapie, erhöhtem Umsatz (DIC), Eiweißverlust durch die Haut bei Verbrennungen, durch die Nieren bei nephrotischem Syndrom und durch den Magen-Darm bei eiweißverlierenden Gastroenteropathien.

**Protein C-Mangel:** Das Vitamin K-abhängige, in der Leber synthetisierte Protein C ist ein Inhibitor der aktivierten Faktoren V und VIII. Es gibt einen autosomal dominant vererbten und erworbenen Protein-C-Mangel.

**Vaskuläre Erkrankungen**

**Urämische Vaskulopathie:** Neben einer Thrombozytopathie mit Störungen der Thrombozytenadhäsionen, -aggregation, der Verfügbarkeit des Thrombozytenfaktors 3 und der Endoperoxydbildung sowie Störungen der plasmatischen Gerinnung (Erhöhung von Fibrinogen und F VIII:C sowie Abnahme Vitamin-K-abhängiger Faktoren) kommt es zu einer pathogenetisch im einzelnen noch ungeklärten Schädigung der Kapillarwände.

**Vitamin-C-Mangel:** Skorbut beim Erwachsenen, entspricht der Moeller-Barlow-Erkrankung beim Säugling und Kleinkind.

**Purpura-Schönlein-Henoch:** Anaphylaktoide Purpura (= rheumatische Purpura).

**Morbus Rendu-Osler:** Hereditäre Teleangiektasien vorwiegend in der Haut, den Schleimhäuten, serösen Häuten und den Lungen, mit kleinen arterio-venösen Aneurysmen.

## 8.1.3 Intrazerebrale Massenblutung

### 8.1.3.1 Pathogenese

Die entscheidenden Ursachen intrazerebraler Massenblutungen sind Gefäßwandschäden (s. 16.2.2), begünstigend wirken intravasale Drucksteigerungen und Gerinnungsstörungen.

**Hypertone Gefäßwanderkrankungen:** 50–75% aller Hirnmassenblutungen treten bei Hypertonikern auf. Typisch für die hypertone Gefäßwanderkrankung ist die herdförmige Arterio-Arteriolonekrose (= Hochdruckangiopathie, Angionekrose), die bei älteren Menschen auch mit Amyloidablagerungen in der Media einhergehen kann. In diesen Arealen wird die Gefäßwand gedehnt, es entstehen zunächst Mikroaneurysmen, die rupturieren und zur Massenblutung führen.

Besonders ausgeprägt ist diese „hypertensive Arteriolonekrose" an den rechtwinklig von der A. cerebri media abgehenden Ästen der A. striatolenticularis, in deren Gebiet es am häufigsten zu Massenblutungen kommt (= „Apoplexarterie"). Altersgipfel der hypertonischen Hirnmassenblutung ist das 6.–7. Lebensjahrzehnt.

**Aneurysmaruptur, Angiome:** Zweithäufigste Ursache intrazerebraler Massenblutungen (10–40%) sind Gefäßmißbildungen, Hirnbasisaneurysmen und Angiome. Der Häufigkeitsgipfel der Blutungen infolge dieser Wandveränderungen liegt im jüngeren Lebensalter als der von Hochdruckblutungen. Auch die Lokalisation der Blutungen weicht entsprechend den Prädilektionsstellen der Aneurysmen (an den Hirnbasisarterien, 7.3.2.1) und der Angiome von den Blutungen bei Hypertonus ab. Zu Massenblutungen führende Angiome sind meist sog. **arteriovenöse Angiome**, d. h. arteriovenöse Kurzschlüsse infolge von Mißbildungen, deren Wände durch sekundäre Sklerose brüchig werden, sich dann aneurysmatisch erweitern und rupturieren können. Hauptlokalisation ist die Hirnrinde. Die seltenen kavernösen Angiome können in allen Hirnbereichen auftreten. Teleangiektatische Angiome führen nicht zu größeren Blutungen.

**Leukosen u.a. Blutkrankheiten** mit erhöhten Blutungsneigungen: Ca. 7% aller Massenblutungen.

**Geschwülste:** Etwa 5% aller Hirntumoren verursachen intrazerebrale Massenblutungen, am häufigsten **Glioblastome,** die sehr gefäßreich sind und die Symptome einer Apoplexie auslösen können = **Glioma apoplecticum.** Die sinusartigen Gefäße dieser Tumoren entsprechen undifferenzierten arteriovenösen Anastomosen, die vor allem bei Nekrosen des Tumorgewebes unter dem hohen arteriellen Druck rupturieren. Seltener führen auch Hirnmetastasen anderer Geschwülste, blutgefäßreiche Adenome der Hypophyse oder Meningeome zu Massenblutungen.

**Andere Ursachen von Hirnblutungen:** Leukämien und andere Hämoblastosen, Blutungen entstehen hier infolge ischämischer Gefäßwandläsionen. Koagulopathien.

### 8.1.3.2 Morphologie intrazerebraler Massenblutungen

Nach der Gefäßruptur wühlt sich das Blut dem Faserverlauf folgend in das Hirngewebe, kann bis zu apfelgroße blutgefüllte Höhlen bilden, die im frischen Stadium von fetzigen Hirnmassen begrenzt werden. Das umgebende Hirngewebe ist ödematös und verfärbt sich durch Blutfarbstoffdiffusion zitronenfarben. Raumverdrängende Blutungen verursachen eine Verbreiterung der befallenen Hemisphäre.

**Lokalisation:** Etwa 60% aller Massenblutungen sind in den Stammganglien lokalisiert. Entsprechend der oben beschriebenen Pathogenese (hypertensive Vaskulopathie) treten die meisten Blutungen im Bereich der A.striatolenticularis, d.h. im lateralen **Putamen und Claustrum,** seltener im Frontalmark, der Temporal- und Parietalregion auf. Bei der medialen Form erfolgt die Blutung in den Thalamus. 75-90% alles Todesfälle nach Massenblutungen in die Stammganglien treten nach Ventrikeleinbruch auf. 20% der Massenblutungen finden sich im **Marklager,** vorwiegend okzipital und frontal, brechen dann in 60% der Fälle in den Subarachnoidalraum, in 40% in die Ventrikel ein. 8% der Blutungen entstehen im **Kleinhirn,** brechen meist nach ventral in den Subarachnoidalraum und nur selten in den Hirnstamm und 4. Ventrikel ein. Weitere 12% treten in der Pons auf und sind hier prognostisch besonders ungünstig. Oft kommt es zum Einbruch in den 4. Ventrikel, fast regelmäßig führt diese Ventrikelblutung zum Tod.

Bleibt das Hämatom lokalisiert und überlebt der Patient die Blutung, wird es eingedickt. Das untergegangene Hirngewebe wird in den Randbezirken durch Fettkörnchenzellen abgeräumt, das Blut durch proliferierende Adventitia- und Gliazellen abgebaut, die dann reichlich Siderin enthalten (= Pigmentkörnchenzellen). Vom 3.-4. Tag an treten Pigmentkörnchenzellen oder Siderophagen auf, vom 11. Tag an finden sich Hämatoidinablagerungen. Wuchernde Gliazellen bilden um die Blutungshöhle eine feste kapselartige, bräunlich verfärbte Begrenzung, die relativ glatt ist, während die zystenartig umgewandelten Erweichungsherde von filigranartigen Bindegewebsgespinsten durchzogen werden.

Die Blutungshöhlen rindennaher Markblutungen können sich innerhalb weniger Wochen bis zu einem schmalen schlitzförmigen Hohlraum verkleinern.

**Differentialdiagnose:** Häufigste Ursache einer Apoplexie (apoplexia, gr. = Schlagfluß, Schlaganfall), die etwa 15% aller Todesfälle verursacht, ist mit etwa 85% die akute Mangeldurchblutung infolge einer Thrombose (53-82%) oder Embolie (3-31%) versorgender Gefäße mit Ausbildung eines Hirninfarktes oder einer Enzephalomalazie. An zweiter Stelle folgen mit zusammen 15% die intrazerebralen Blutungen (4-15%) und Aneurysma- sowie Angiomblutungen (5-18%).

Es gelten also folgende differentialdiagnostische Gesichtspunkte:

- Hypertone Gefäßwanderkrankungen: Häufigkeitsgipfel 6.-7. Dekade, bevorzugte Lokalisation - Stammganglien
- Aneurysmen: Häufigkeitsgipfel 4.-5. Dekade, bevorzugte Lokalisation - basale Hirnrinde
- Angiome: Häufigkeitsgipfel 4.-5. Dekade, bevorzugte Lokalisation - Hirnrinde
- Geschwülste: Häufigkeitsgipfel der Glioblastome 5.-6. Dekade, bevorzugte Lokalisation - Großhirnhemisphäre

Außer intrazerebralen Blutungen können intrakranielle Blutungen auftreten als:

**Epidurale Blutung** = Blut zwischen Dura und Schädelknochen (= Epiduralhämatom), entsteht, wenn Äste der A. meningea media bei Schädelfrakturen zerreißen. Sie führt zur einseitigen intrakraniellen Raumforderung und innerhalb weniger Stunden zur Halbseitensymptomatik.

**Subdurale Blutung** = Blut zwischen Arachnoidea und Dura (= Subduralhämatom). Findet sich bei Neugeborenen als Folge eines Geburtstraumas nach zu starker Verformung des Schädels. Ausgedehntere subdurale Hämatome treten nach Tentoriumrissen mit Verletzung der Sinus an der Vorderwand des Tentoriums auf. Bei Erwachsenen kommt es vorwiegend infolge von Einrissen der Brückenvenen (den Subduralraum überbrückender Endabschnitt der Hirnvenen vor Einmündung in die Sinus) oder nach traumatischen Hirnläsionen zu Subduralblutungen.

**Subarachnoidale Blutung** = Blut zwischen Pia und Arachnoidea. Neben Traumen und hämorrhagischer Diathese führen vor allem Aneurysmarupturen der Hirnbasisarterien zu ausgedehnten Subarachnoidalblutungen.

### 8.1.4 Herzbeuteltamponade

Tamponade = Begriff aus der Klinik: Festes Ausstopfen von Wundhöhlen.

**Definition:** *Plötzliche Flüssigkeitsansammlung im geschlossenen Herzbeutel.*

**Pathogenese:** Ein Defekt in der linken Kammerwand führt in der Systole zum Austritt von Blut in den Herzbeutel. Ursache der Wanddefekte sind fast ausnahmslos Rupturen des linken Ventrikels im Bereich eines **Herzinfarktes** (bei etwa 10% aller Infarkte), seltener **Traumen** (Stich- u. Schußverletzungen). Vereinzelt sind auch **Rupturen der aufsteigenden Aorta** (z. B. bei Mesaortitis oder traumatisch nach Unfällen) unterhalb der Umschlagfalten des Herzbeutels, Verletzungen oder Aneurysmarupturen der Herzkranzarterien Ursache einer Herzbeuteltamponade.

**Folge: Hämatoperikard ( = Hämoperikard).** Bei plötzlichem Auftreten von Flüssigkeit im Herzbeutel ist eine stärkere Dehnung des Perikards wegen seines Gehaltes an kollagenen Fasern nicht möglich. Das Herz kann in der Diastole nicht mehr genügend Blut aufnehmen, außerdem werden die dünnwandigen Eintrittsstellen der zu den Vorhöfen führenden großen Venen durch den Herzbeutelinhalt komprimiert. Der Tod tritt infolge unzureichender Auswurfleistung des Herzens ein. Bereits ein Hämatoperikard von 150–300 ml kann bei raschem Auftreten tödlich sein.

### 8.1.5 Blutungen aus dem Digestionstrakt

#### 8.1.5.1 Pathogenese und Morphologie

Lassen wir die Blutungen in der Mundhöhle und im Pharynx beiseite, so sind die häufigsten Ursachen von Blutungen im Verdauungstrakt:

**Peptische Geschwüre des Magens und Duodenums** (11.2): Nach Magenteilresektionen (Billroth II) werden peptische Geschwüre auch im Jejunum gefunden. Unter der Salzsäurewirkung wandelt sich das Hämoglobin in schwarzes salzsaures Hämatin um. Schwarz verfärbtes Blut (Erbrechen „kaffeesatzartiger" Massen oder schwarzer Stuhl) weist also darauf hin, daß das Blut den Magen passiert hat (Ausnahme: Anazidität des Magensaftes!).

**Hämorrhagische Erosionen der Magenschleimhaut:** Erosion = Schleimhautdefekt oberhalb der Muscularis mucosae. Nahezu ⅓ aller gastrointestinalen Blutungen sind nach Obduktionsstatistiken auf Erosionen zurückzuführen, von denen mehr als 90% im Magen lokalisiert sind.

Ursache der Erosionen sind vor allem lokale Minderdurchblutungen der Magenschleimhaut bei Schockzuständen mit Andauung der geschädigten Schleimhautareale. Auf diese Weise entstehen oft hunderte, punktförmiger bis über linsengroßer Schleimhautdefekte mit schwarzrotem Grund vorwiegend im Fundus und Korpus des Magens.

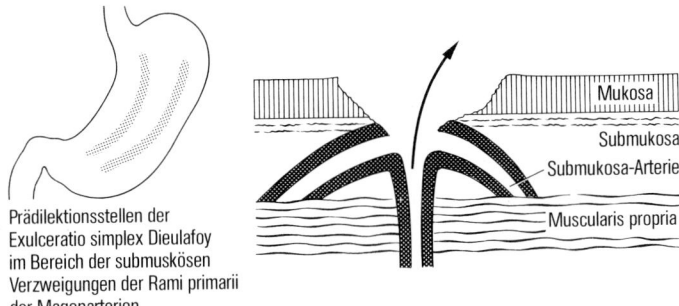

Prädilektionsstellen der
Exulceratio simplex Dieulafoy
im Bereich der submuskösen
Verzweigungen der Rami primarii
der Magenarterien

Abb. 91   Exulceratio simplex Dieulafoy im Magen

**Exulceratio simplex Dieulafoy:** Sonderform eines solitären frischen kleinen Geschwürs oder einer Erosion, bei der ohne Vorboten eine Massenblutung in den Magen auftritt und bis zu 4 Liter Blut erbrochen werden. Selbst am chirurgisch eröffneten Magen wird die kleine Blutungsquelle gelegentlich übersehen. Ursache dieser oft tödlichen Blutung ist das zufällige Zusammentreffen eines kleinen Schleimhautdefektes neben der kleinen Kurvatur mit normalerweise hier liegenden, bogenförmig bis an die Schleimhaut reichenden Arterien (Abb. 91).

**Ösophagusvarizen:** Zweithäufigste Todesursache bei Leberzirrhose ist das Verbluten aus rupturierten Ösophagusvarizen, die durch einen venösen Umgehungskreislauf infolge des Pfortaderhochdruckes entstehen und vorwiegend im unteren Drittel der Speiseröhre lokalisiert sind (11.3).

**Tumoren des Magendarmkanals:** Oberflächlich ulzerierte und nekrotische Tumoren führen häufig zu Blutungen. Meist handelt es sich um Polypen und Karzinome des Dickdarmes (4.10.3) und um Magenkarzinome (4.10.2).

**Diffuse Schleimhautblutungen:** Hämorrhagische Diathese verschiedenster Genese (8.1.2) kann zu schweren diffusen Schleimhautblutungen führen.

**Entzündungen des Dünn- und Dickdarmes:** Ulzeröse Enteritiden (z. B. Enteritis granulomatosa Crohn, Typhus) und Kolitiden (Colitis ulcerosa) verursachen nicht selten erhebliche Blutungen.

**Divertikelblutungen:** Vor allem Divertikel des Dickdarmes können zu massiven Blutungen führen (2–6% aller Divertikulosen), die meist von einem Vas rectum über der Divertikelkuppe ausgehen.

**Angiodysplasie des Kolons** (Synonyma: degenerative/senile Angiodysplasie; Gefäßektasie, Teleangiektasie): Meist multiple, weniger als 0,5 cm große Anomalien des Blutgefäßverlaufes in der Mukosa und Submukosa, fast nur im rechten Kolon, überwiegend im Zökum lokalisiert. In der Regel nach dem 55.–65. Lebensjahr nachzuweisen, können zu rezidivierenden, unterschiedlich schweren Darmblutungen und gelegentlich auch zu Blutungen in die Peritonealhöhle führen.

### 8.1.5.2 Folgen der Blutungen aus dem Digestionstrakt

Akute massive Blutungen: Vor allem aus peptischen Geschwüren des Magens und Duodenums nach Arrosion einer größeren Arterie, bei Ösophagusvarizenblutungen, Blutungen aus einer Exulceratio Dieulafoy und bei hämorrhagischen Magenschleimhauterosionen können plötzlich so massive Blutverluste auftreten, daß ein schwerer Schockzustand eintritt oder der Patient akut verblutet.

Chronische Blutungen: Chronische peptische Geschwüre, Polypen des Dickdarmes oder Karzinome führen, oft längere Zeit unerkannt, zur chronischen Anämie mit Eisenmangel, als deren Folge hypoxämische Organschäden (Leber, Herzmuskel, Gehirn) entstehen können.

### 8.1.6 Organisation

Ausgetretenes Blut kann resorbiert werden ohne wesentliche Spuren zu hinterlassen. Größere Blutmengen werden jedoch meist durch ein Granulationsgewebe (5.8.2) abgeräumt, das Hämatom wird organisiert. Zunächst wandern Phagozyten, d. h. Granulozyten und Monozyten in das Hämatom ein, phagozytieren die Erythrozyten und bauen sie ab.

Aus dem Hämoglobin anfallendes Eisen wird an Apoferritin (= besonders eisenbindendes Protein) gebunden, dadurch entsteht Ferritin (Ferritin = Apoferritin + Fe$^{+++}$), dessen Moleküle zu kristallartigen gelbbraunen Körnchen aggregieren = Sideringranula. Bei Eisenüberangebot oder gestörter Apoferritinsynthese wird Eisen an eine andere organische Trägersubstanz gebunden; auch hier entstehen lichtmikroskopisch gleichartige Sideringranula. In diesen Granula enthaltenes Eisen färbt sich bei Behandlung mit Ferrozyankalium und HCl blau (= Berliner Blau-Reaktion). Der Begriff Hämosiderin besagt, daß das in diesem Pigment enthaltene Eisen aus dem Blutfarbstoff stammt. Gleichartiges Pigment kann jedoch auch aus Eisen entstehen, das von außen zugeführt wurde. Es wird daher heute der allgemeine Ausdruck Siderin für dieses Pigment benutzt.

Aus aufgelösten (hämolysierten) Erythrozyten frei gewordenes Hämoglobin wird außerdem zu Bilirubin abgebaut, das sich in scholligen rotbraunen bis gelben Kristallen im Gewebe ablagert (= Hämatoidin). Siderin ist stets intrazellulär lokalisiert und reagiert in der Berliner Blau-Reaktion positiv, Hämatoidin reagiert negativ und liegt extrazellulär.

Siderin-haltige Phagozyten (= Siderophagen) können Wochen bis Jahre als ein Indiz für vorausgegangene Blutungen im Gewebe liegenbleiben. Mit dem Abbau der Erythrozyten und anderen Blutbestandteilen (Fibrin, Thrombozyten) wachsen Kapillaren in das Hämatom ein, Fibroblasten folgen und es bildet sich ein jugendliches Bindegewebe, das durch zunehmende Kollagenfaserbildung in ein Narbengewebe übergeht. Der Abbau eines Hämatoms durch Organisation führt also zur Defektheilung mit Narbengewebe.

# 9. Anämien

(Ausführlicheres zur Pathogenese s. Pathophysiologie und Pathobiochemie)

**Definition:** *Verminderung der Erythrozytenzahl oder des Hämoglobingehaltes im strömenden Blut* (dagegen Oligämie = Verminderung der zirkulierenden Blutmenge).

Anämien entstehen, wenn ein Ungleichgewicht zwischen Bildung und Abbau der Erythrozyten vorliegt und der Abbau überwiegt.

## 9.1 Entstehungsmechanismen der Anämien

Nach pathogenetischen Mechanismen lassen sich zwei große Gruppen unterscheiden:

- Anämien infolge von Bildungsstörungen der Erythrozyten
- Anämien infolge von Abbaustörungen der Erythrozyten

Kombinationen beider pathogenetischer Mechanismen kommen vor.

### 9.1.1 Anämien infolge von Bildungsstörungen der Erythrozyten

#### 9.1.1.1 Allgemeine Störung der Zellbildung = hypo- oder aplastische Anämien

Isolierte, nur die Erythropoese betreffende Formen der aplastischen Anämien (pure red cell anemia, Erythroblastophthise) sind selten, oft ist die Ätiologie unbekannt ( = idiopathische aplastische Anämie).

Typische Formen sind:
- Kongenitale aplastische Anämie (Diamond Blackfan), beginnt meist im 2.-3. Lebensmonat, kombiniert mit zahlreichen Mißbildungen.
- Aplastische Anämie des Erwachsenen bei spindelzelligen Thymomen und bei T-CLL. Pathogenetisch handelt es sich um die Folge von Autoimmunmechanismen.
- Anämien bei Niereninsuffizienz haben eine komplexe Pathogenese: Erythropoetinmangel, Hemmung der Erythroblastenproliferation und Hämolyse durch noch nicht näher definierte Urämietoxine, chronischer Blutverlust.

**Panmyelophthise** (angloamerikanisch: aplastic anemia)
Keine reine Form der aplastischen Anämie sondern eine Bildungsstörung der Erythro-, Thrombo- und Granulozytopoese. Im peripheren Blut findet sich ent-

sprechend eine Panzytopenie. Ursache ist ein Schwund des blutbildenden Knochenmarkes z. B. durch Strahlenschäden (Röntgen, Radium, Atombombenexplosion, Reaktorunfälle), Toxine (z. B. Benzol, Tetrachlorkohlenstoff), Drogen (z. B. Phenylbutazon), Verdrängung durch Tumoren (z. B. Leukämien, Karzinommetastasen).

**Morphologie:** Neben den allgemeinen Organläsionen bei Anämie (s. u.) ist das Mark der Wirbelkörper gelbrot, in schweren Fällen gelb. Mikroskopisch besteht es überwiegend aus Fettzellen, blutbildendes Mark fehlt weitgehend. Es besteht eine Siderose des Knochenmarkes und der Milz, da aus dem Erythrozytenabbau anfallendes Eisen nicht entsprechend wieder in Hb eingebaut wird.

### 9.1.1.2 Störung der Kernbildung und -reifung = megaloblastische (megaloblastäre) Anämien

Ursache sind DNA-Synthesestörungen infolge eines Mangels an Vitamin $B_{12}$ oder seltener an Folsäure. In einigen Fällen scheinen bei normalem Serumgehalt an Folsäure und Vitamin $B_{12}$ immunologisch bedingte Störungen der Zellproliferation vorzuliegen, bei denen Suppressor-T-Lymphozyten eine Rolle spielen (T-Zellvermittelte megaloblastäre Anämien). Heute werden megaloblastäre Anämien vor allem bei älteren Menschen mit atrophischer Gastritis gefunden. Infolge der gestörten DNA-Synthese haben die kernhaltigen Zellen der Erythrozytopoese zu große Kerne (= Megaloblasten, megas, gr. = groß) und eine unreife Chromatinstruktur, es entstehen abnorm große Erythrozyten (Megalozyten), die mehr Hämoglobin als normale rote Blutkörperchen enthalten (daher: „hyperchrome Anämie"). Megalozyten werden zu langsam gebildet und haben eine verkürzte Lebensdauer, beide Faktoren verursachen die Anämie. Wichtigstes Beispiel:

**Perniziöse Anämie** (Morbus Biermer)
Vorwiegend bei Weißen skandinavischer, englischer und irischer Abkunft im 4.–6. Dezennium auftretende megaloblastäre Anämie, bei der das für die $B_{12}$-Resorption notwendige, in den Fundus- und Korpusdrüsen des Magens gebildete Mukoproteid (= intrinsic-factor) infolge einer Schleimhautatrophie fehlt. Vermutlich gibt es bei Erwachsenen einen hereditären Typ der Erkrankung, der meist zwischen 50 und 55 Jahren beginnt und einen erworbenen Typ (Beginn zwischen 61. und 66. Lebensjahr). Immunologische Prozesse mit Antikörperbildungen gegen Parietalzellen der Magenschleimhaut oder gegen den Intrinsic factor werden diskutiert.

Symptomatische perniziöse Anämien werden nach Magenresektionen, bei Infektionen mit dem Fischbandwurm (Diphyllobothrium latum), abnormem Bakterienwachstum im Dünndarm, Malabsorption von Vitamin $B_{12}$ und medikamentösen Störungen der Vitamin $B_{12}$-Resorption beobachtet.

**Morphologie:** Hyperplastisches himbeerrotes Wirbelmark und Umwandlung des Fettmarkes der Röhrenknochen in blutbildendes rotes Mark von proximal nach distal fortschreitend. Mikroskopisch ist das blutbildende Mark vermehrt, die Fettzellen (beim Erwachsenen normalerweise etwa ⅓ der Schnittfläche) sind reduziert, vorwiegend die Zellen der Erythrozytopoese sind vermehrt, die Kerne der verschiedenen Reifungsstufen sind zu groß (Megaloblasten), das Zytoplasma ist breit und enthält reichlich RNA und Proteine, es liegt also ein „junger Kern in altem Zytoplasma". Da die DNA-Synthesestörungen infolge des $B_{12}$-Mangels auch andere Gewebe mit rascher Zellteilung beeinträchtigen, finden sich außerdem:

### Störungen der Epithelproliferation an Schleimhäuten
Hunter-Glossitis = Epithelatrophie und vermehrte Vaskularisation der Zungenschleimhaut mit Schleimhautatrophie = „Spiegelzunge". Eine ausgeprägte Entzündung liegt entgegen dem klinisch eingeführten Begriff einer „Glossitis" pathohistologisch also nicht vor.

Plummer-Vinson-Syndrom: Atrophie der Pharynx- und Ösophagusschleimhaut mit Schluckbeschwerden.

Magenschleimhautatrophie mit Verminderung der Salzsäureproduktion. Dadurch wird die Aszension von Darmbakterien begünstigt, die mit der Nahrung aufgenommenes Vitamin $B_{12}$ (= extrinsic factor) abbauen. Die atrophische Gastritis neigt zur malignen Entartung. Patienten mit Perniziosa erkranken 5–10mal häufiger an Magenkarzinomen als dem Bevölkerungsdurchschnitt entspricht.

Schleimhautatrophie des Dünn- und Dickdarmes erschwert u.a. die Eisenresorption.

### Störungen der Myelinbildung markhaltiger Nervenfasern
Folge des $B_{12}$-Mangels, wobei noch ungeklärt ist, wie $B_{12}$ in den Stoffwechsel des Myelins eingreift. Die Myelinbildungsstörung führt vor allem zum herdförmigen Markscheidenausfall und zur Degeneration der Achsenzylinder der Seiten- und Hinterstränge sowie der Pyramidenvorderstränge des Rückenmarkes = funikuläre Myelose (funiculus, lat. = kleiner Strang). Dadurch kommt es zu Parästhesien, z.B. Kribbeln oder Taubsein der unteren Extremitäten, Reflexstörungen, Gehstörungen.

### 9.1.1.3 Störungen der Hämoglobinsynthese = hypochrome Anämien, Eisenmangelanämien

Entscheidende Ursache ist der Eisenmangel, seltener auch ein Mangel an Eiweiß, Vitamin C oder Nikotinsäureamid. Den Erythroblasten steht für die Hämoglobinsynthese nicht genügend Eisen zur Verfügung, die Erythrozyten enthalten zu wenig Hb und sind kleiner als normal = hypochrome mikrozytäre Anämie (9.1). Ausnahme: Sideroachrestische Anämie. Eisenmangelanämien sind die häufigsten Anämien.

Eisenmangel kann entstehen durch:

Eisenverlust infolge chronischer Blutungen: Häufigste Ursache der Eisenmangelanämien, z. B. Metrorrhagien (= Uterusblutungen außerhalb der Menstruation),
Magen-Darmblutungen (8.1.5), Blasen- und Nierentumoren. Schon ein täglicher
Blutverlust von 3–4 ml kann bei normaler Ernährung zur negativen Eisenbilanz
führen.

Eisenresorptionsstörungen: Achlorhydrische Anämie = essentielle hypochrome
Anämie infolge Achylie und Subazidität des Magens, „agastrische" Anämie nach
Resektion des Magens, Malabsorptionssyndrome (z. B. Sprue), chronische Ent-
zündungen der Magen-Darmschleimhaut, beschleunigte Magen-Darmpassagen.

Eisenbedarf gesteigert: Wachstum in den ersten Lebensjahren, Schwangerschaft,
Laktation.

Eisenabwanderung und Fixierung im MPS (früher = RHS): Bei Infektionskrankheiten (= Infektanämie) und Tumoren (Tumoranämie) wird Eisen vermehrt im
MPS, vor allem im Knochenmark, der Milz und den Sternzellen der Leber gespeichert, es steht daher für die Erythrozytopoese nicht zur Verfügung. Der pathogenetische Mechanismus ist im einzelnen noch ungeklärt.

Eisenaufnahme vermindert: In unseren Breiten selten, da der Eisengehalt der
Nahrung in der Regel ausreichend ist; gelegentlich tritt eine Eisenmangelanämie
jedoch auf bei Vegetariern und Kindern, die sich überwiegend von Süßigkeiten ernähren.

Eisentransportstörung: Mangel an Transporteiweiß für Eisen (= Transferrin):
Atransferrinämie, erworben oder angeboren.

In großen Teilen Afrikas und Asiens ist der Hakenwurmbefall häufigste Ursache
einer Eisenmangelanämie, der bei 20% der Weltbevölkerung nachgewiesen werden kann. Der Wurm siedelt sich im oberen Dünndarm an und entzieht dem Wirt
kontinuierlich Blut.

**Morphologie:** Im Knochenmark ist das Fettmark reduziert, das blutbildende Mark
vermehrt, reich an unreifen Vorstufen der Erythrozytopoese. Die Anämie muß also Folge einer gesteigerten Hämolyse oder ineffektiven Erythropoese sein. Mit
Ausnahme der Infekt- und Tumoranämie fehlen Siderin-speichernde Zellen (= Siderophagen) im Knochenmark, auch in Milz und Leber sind die Eisendepots reduziert.

Im Blutbild finden sich Anulozyten und oft Target-Zellen, Schistozyten sowie eine
Aniso- und Poikilozytose.

Der Eisenmangel äußert sich auch in Stoffwechselstörungen anderer Zellen des
Organismus mit raschem Zellumsatz (starker „Zellmauserung"). In diesen Zellen
tritt ein Mangel eisenhaltiger Fermente (Zytochromoxydasen und Zytochrom c)

auf. So finden sich atrophische Störungen (trophein, gr. = ernähren) am Oberflächenepithel: Nagelveränderungen (Koilonychie = Hohlnagelbildung), Rhagaden (rhagas, gr. = Riß) an den Mundwinkeln, Schleimhaut-Atrophie der Zunge, des Pharynx und Ösophagus vorwiegend bei Männern = Plummer Vinson-Syndrom (auch bei Perniziosa).

### 9.1.1.4 Sideroachrestische ( = sideroblastische) Anämien
(sideros, gr. = Eisen, achrestos, gr. = nutzlos)

Eisen steht ausreichend zur Verfügung, der Erythroblast kann es jedoch nicht verwerten, weil infolge eines Enzymmangels Fe nicht in das Häm-Molekül (Protoporphyrin) eingebaut werden kann oder der Porphyrinstoffwechsel selbst gestört ist. Offenbar liegt eine Hämsynthesestörung mit mitochondrialer Eisenverwertungsstörung vor.

Ätiopathogenetisch werden hereditäre und erworbene sideroblastische Anämien unterschieden.

**Morphologie:** Blutbildendes Knochenmark hyperplastisch, im Gegensatz zu den Eisenmangelanämien finden sich reichlich Siderin-speichernde Zellen im MPS sowie Siderosen der Nieren, des Myokards, endokriner Organe u. a., die so schwer sein können, daß ohne Kenntnis des Knochenmarkbefundes eine Abgrenzung von der Hämochromatose schwierig ist. Auch hier entwickelt sich im Spätstadium mitunter (bei der Hämochromatose dagegen regelmäßig) eine Pigmentzirrhose der Leber. Typisch für die sideroachrestische Anämie sind grobe Fe-Granula in Erythroblasten ( = Sideroblasten) und Erythrozyten ( = Siderozyten). Es handelt sich dabei um eine hochgradige Speicherung von Nichthäm- und Nichtferritineisen in den Mitochondrien der Erythroblasten. Die Fe-reichen Mitochondrien sind ringförmig um den Erythroblastenkern angeordnet = Ringsideroblasten.

### 9.1.2 Anämien infolge von Abbaustörungen der Erythrozyten

Kennzeichnend ist die verkürzte Lebensdauer der Erythrozyten (40 Tage und weniger statt normal 120), infolge eines gesteigerten Erythrozytenabbaus = Hämolyse. Pathogenetisch lassen sich zwei Gruppen unterscheiden:

- Anämien aufgrund von Erythrozytenanomalien = korpuskuläre hämolytische Anämien
- Anämien aufgrund gesteigerter Hämolyse gesunder Erythrozyten = extrakorpuskuläre hämolytische Anämien

### 9.1.2.1 Korpuskuläre (angeborene) hämolytische Anämien

Ursache ist bei allen Formen eine angeborene Minderwertigkeit der Erythrozyten, entweder mit Membrandefekten oder mit anomalem Hämoglobin.

**Korpuskuläre Anämien infolge defekter Erythrozytenmembranen**

**Kugelzellenanämie** = kongenitale   Mikro-Sphärozytose = kongenitaler   hämolytischer Ikterus.

Ein noch nicht weiter analysierter autosomal dominant vererbter Enzymdefekt verursacht eine Membranschädigung der Erythrozyten, die infolgedessen eine Kugelform annehmen und kleinere Durchmesser (6–7 µm) haben. Bei der Milzpassage ist der Durchtritt der kugelförmigen, schwerer verformbaren Erythrozyten in die Sinus erschwert, sie bleiben zu lange in den Mantelplexus um die Sinus hängen, werden in diesem ungünstigen Milieu (Mangel an Glukose und ATP) geschädigt, von den Retikulumzellen (Makrophagen) in diesem Bereich phagozytiert und abgebaut = Hämolyse. Die Lebensdauer der Erythrozyten ist auf 14 Tage reduziert, normalisiert sich aber nach Splenektomie, da die Milz als „Grab der Erythrozyten" beseitigt wird.

**Morphologie:** Knochenmark: Hochgradige Hyperplasie des blutbildenden Marks mit Überwiegen der Normoblasten. Der gesamt Femur enthält dunkelrotes blutbildendes Mark, das blutbildende Mark der Schädelknochen wird so hyperplastisch, daß die Lamina externa der Schädelkalotte weitgehend verschwindet und sich das Mark nach außen unter Neubildung radiär gestellter Knochenbälkchen ausbreitet (röntgenologisch: „Bürstenschädel").

Milzvergrößerung: Infolge des gesteigerten Erythrozytenabbaues, die Milz ist stärker vergrößert als bei allen anderen hämolytischen Anämien: 600–2000 g (Normalgewicht 150 g).

Ulcera cruris infolge peripherer Durchblutungsstörungen.

Andere Anomalien: Turmschädel infolge vorzeitiger Synostose an der Schädelbasis (60% aller Fälle), hoher Gaumen, Fehlstellung der Zähne und Augen, Fingermißbildungen.

Mikroskopisch ist in den Knochenmarkräumen die Erythrozytopoese stark gesteigert, trotz der starken Hämolyse ist die Siderose nur gering, da das Eisen sofort wieder utilisiert wird. Die Mantelplexus um die Sinus der Milz sind maximal erweitert und dicht mit Erythrozyten angefüllt, die Sinus komprimiert. Im Blutbild haben die Erythrozyten eine starke Anisomikrozytose und die Form eines dicken Diskus (also streng genommen keine echten Kugeln) und entsprechend keine zentrale Aufhellung.

Leber, Milz und Nieren können eine leichte Siderose aufweisen. Extramedulläre Blutbildungsherde werden nicht selten gefunden, z. B. im Nierenbeckenfettgewebe.

**Hereditäre Elliptozytose** = Ovalozytose, Elliptozythämie. Meist harmlose, autosomal dominant vererbte Erythrozytenanomalie. Mehr als 25% der reifen Erythrozyten haben ovale Formen, eine hämolytische Anämie findet sich jedoch nur bei etwa ¹/₁₀ dieser Personen mit entsprechender Hyperplasie des Knochenmarks und Verbreiterung der Pulpastränge in der Milz.

## Korpuskuläre hämolytische Anämien infolge anomalen Hämoglobins = Hämoglobinopathien

### Korpuskuläre hämolytische Anämien infolge Störung der Globinsynthese

Veränderungen des Globinanteils des Hb-Moleküls führen zu abnormen Hämoglobinen, von denen nur wenige Krankheitswert haben, der bei einigen Formen erst durch Umwelteinflüsse (Medikamente, Hypoxydose) manifestiert wird. Austausch einer von etwa 560 Aminosäuren des Globinmoleküls gegen eine andere kann bereits zur hämolytischen Anämie führen. Die beiden wichtigsten Vertreter dieser Gruppe sind:

**Sichelzellanämien** = Drepanozytose = HbS-Krankheit
(drepanon, gr. = Sichel)
Folge einer Punktmutation: In der 4. Polypeptidkette des Globinmoleküls ist die 6. Aminosäure, die Glutaminsäure durch Valin ersetzt = Hämoglobin S (von Sichel), das weniger löslich ist, zur Gelifikation und Kristallisation neigt und dadurch sichelförmige Deformierungen der Erythrozyten hervorruft. Die Erkrankung tritt vorwiegend bei Negern auf, wird seltener in Mittel- und Südamerika, Indien, Vorderasien und im Kaukasus beobachtet. Da HbS-Erythrozyten resistenter gegen Plasmodium falciparum sind als rote Blutkörperchen mit normalem HbA, hat in Afrika durch die Malaria eine Auslese der HbS-Träger stattgefunden. Je nach dem Genotypus des dominant vererbten Leidens tritt die Krankheit in verschiedenen Formen auf.

*Homozygote* haben 80–100% HbS, „sicheln" spontan und sterben vor Eintritt der Geschlechtsreife = **Sichelzellenkrankheit**: (S/S).

*Heterozygote* = „**Sichler**": (S/A) = sickle cell trait = Sichelzellanlage, haben 20–40% HbS und „sicheln" nur bei $O_2$-Mangel (Neger im Hochgebirge, Narkose).

*Sichelzellensyndrome bei Doppelheterozygotie:* „SD-Krankheit" = HbS/HbD, HbS/HbC-Krankheit und HbS/β-Thalassämie.

**Morphologie:** Infarkte: Die sichelförmige Erythrozytendeformierung führt zu einer intravasalen Agglomeration (= „Zusammenballung", „Geldrollenbildung") der sich miteinander „verhakenden" roten Blutkörperchen, zur erhöhten Blutviskosität, Stase und intravasaler Gerinnung, die vor allem in Organen mit hohem $O_2$-Verbrauch und Geweben mit niedrigem $O_2$-Gehalt auftritt und Parenchymnekrosen hervorruft. Besonders betroffen ist die Milz, die Infarzierung kann so ausgedehnt sein, daß die gesamte Milz zerstört wird („Autosplenektomie"). Infarkte finden sich häufig auch in Nieren, Gehirn, Leber, Lungen, Herzmuskel und Knochenmark. Außerdem sind in der Milz wie bei der Kugelzellenanämie prall mit Sichelzellen ausgefüllte Mantelplexus nachweisbar. Das Milzgewicht beträgt bis zu

500 g, wenn es nicht durch Infarkte wieder reduziert wird. Im Knochenmark ist eine hochgradige Hyperplasie der Erythrozytopoese erkennbar, auch hier bildet sich ein „Bürstenschädel".

Nicht selten führt das häufige Symptom eines Priapismus (42%) die Patienten zum Arzt. 10-60% der Patienten haben eine Cholelithiasis.

**Thalassämie** = Mittelmeeranämie = hereditäre Leptozytose (thalassa, gr. = Meer, Mittelmeer)

Synthesestörung der $\alpha$- oder $\beta$-Globulinketten des HbA mit kompensatorischer Persistenz des normalen Hb der Fetalzeit = HbF.

$\beta$-Thalassämie: Störung der $\beta$-Kettensynthese, gebildet werden statt dessen $\gamma$-Ketten (u.a. HbF und Hb-$A_2$) = häufigere Form. $\alpha$-Thalassämie: Störung der $\alpha$-Kettensynthese, nur $\gamma$-Ketten (HbH) werden beim Feten im Überschuß gebildet; beim Erwachsenen führt der Defekt zum Überschuß an $\beta$-Ketten; bei beiden Formen haben die Erythrozyten Heinz-Innenkörper (kugelförmige blaue Einschlüsse in der Brillant-Kresylblau-Färbung). Es handelt sich dabei um Präzipitate aus Tetrameren der Hämoglobinanteile, denen jeweils die komplementären Ketten fehlen.

Vorkommen im Mittelmeerraum (Italien, Griechenland, Spanien, Türkei), im Nahen Osten, in Indien, in Afrika, Amerika und Asien (Thailand, China, Philippinen). Die dominant, nicht geschlechtsgebunden vererbte Erkrankung tritt in zwei Formen auf:

**Thalassämia major** (= Cooley-Anämie), homozygot, schwere Verlaufsform mit stärkerer Hämolyse, Tod meist vor dem Erwachsenenalter infolge der Eisenüberladung der inneren Organe mit entsprechenden Organschäden von Leber, Herz, inkretorischen Organen u.a.

Morphologie: Starke Hyperplasie des Knochenmarkes, extramedulläre Blutbildung in Milz und Leber, hochgradige Milzvergrößerung, Bürstenschädel, Turmschädel, Osteoporose, gesteigerte Erythrozytopoese und Siderose des MPS und der inneren Organe, vor allem wenn Kinder die ersten Lebensjahre überleben.

**Thalassämia minor** (Rietti-Greppi-Micheli), heterozygot, leichte Verlaufsform, Beginn im 3.-10. Lebensjahr, nur in relativ wenigen Fällen (5-19%) eine variable Milzvergrößerung und Hepatomegalie.

**Methämoglobinämie**
Seltener kongenitaler, häufiger erworbener Ersatz des HbA durch HbM, z.B. nach Chlorat-, Nitrat- oder Sulfitvergiftung.

**Korpuskuläre hämolytische Anämien infolge Störungen der Häm-Synthese**
Am bekanntesten aus dieser Gruppe ist die seltene kongenitale erythropoetische Porphyrie Günther.

Infolge eines Enzymdefektes in den Erythroblasten/Erythrozyten bleiben Porphyrine, Vorläufer des Hämoglobins, das Uroporphyrin I und das Koproporphyrin I in den Erythrozyten zurück und führen zur vorzeitigen Hämolyse. Porphyrine werden in zahlreichen Organen abgelagert und können zur Photodermatose führen: „Sonnenbrand" durch fluoreszierende Porphyrinablagerungen in der Haut. Letztlich werden dabei die Membranen der Zellen und Lysosomen durch freie Radikale und Peroxyde geschädigt. Ebenso kommt es zur Schädigung der Erythrozytenmembran mit Hämolyse.

Anm.: Bei der hepatischen Porphyrie liegt ein entsprechender metabolischer Defekt in den Leberzellen vor.

### Enzymopathische (nicht sphärozytische) hämolytische Anämien
(Syn.: Hämolytische Anämien bei erythrozytären Enzymdefekten, enzymopenische hämolytische Anämien)

Angeborene Störungen des Erythrozytenstoffwechsels, die oft erst durch Umweltfaktoren (Nahrung, Medikamente) klinisch in Erscheinung treten. Sie betreffen Enzyme der Glykolyse (Hexokinase, Glukosephosphatisomerase, Phosphofruktokinase, Triosephosphatisomerase, 2,3-Diphosphoglyzeromutase, Pyruvatkinase) und des Hexosemonophosphatshunts (Glucose-6-Phosphat-Dehydrogenase) sowie der Glutathionreduktase und Glutathionsynthetase. Wichtigster Vertreter:

**Glukose-6-Phosphatdehydrogenasemangel (G-6-PD-Mangel):** Eine X-chromosomal inkomplett dominant vererbte Anomalie, die weltweit bei etwa 100 Mio. Menschen nachweisbar ist. Besonders häufig tritt sie bei Negern, in Thailand und im Mittelmeerraum auf. Unter den insgesamt 150 Strukturvarianten der G-6-PD kommt die Variante „G-6-PD Mediterranean" vor allem im Mittelmeerraum vor. Die Mehrzahl der Individuen erfährt lebenslang nichts von ihrem Defekt und erkrankt erst bei Kontakt mit bestimmten Substanzen (s. u.). Nach Genuß der Saubohne (vitia fava) oder Inhalation von deren Pollen kommt es infolge des G-6-PD-Mangels der Erythrozyten zur Hämolyse = **Favismus.** Bei G-6-PD-Mangel können auch verschiedene Medikamente eine Hämolyse auslösen, z. B. Primaquine (= Malariamittel), Azetanilid, Nitrofurantoin (= Furadantin), Sulfanilamid u.a.

### 9.1.2.2 Extrakorpuskuläre (extraerythrozytäre) hämolytische Anämien
Die Anämien dieser Gruppe sind erworben. Ursachen der Hämolysen sind:

- Immunologische Faktoren (Antikörper)
- Toxische Faktoren
- Mechanische Faktoren

**Immunologisch (Antikörper-)bedingte hämolytische Anämien** = Immunhämolytische Anämien

**Durch Iso-Antikörper** (blutgruppenspezifische Antikörper)
Wichtigster Vertreter dieser Gruppe ist der Morbus haemolyticus neonatorum (Erythroblastosis fetalis), der als Folge einer Rh- oder ABO- Inkompatibilität auftritt (3. 1. und 6. 4.).

**Durch Auto-Antikörper** (blutgruppenspezifische Antikörper) autoimmunhämolytische Anämien.

Nach Art des Antikörpers werden unterschieden:

Hämolytische Anämien durch Kälteagglutinine: Kälteagglutinine verursachen zwischen $0°-20°C$ Agglutination der Erythrozyten unter Komplementbindung.

Hämolytische Anämien durch bithermische Hämolysine: Ein Beispiel ist die paroxysmale Kältehämoglobinurie: In der Kälte wird das Hämolysin an die Erythrozyten gebunden, bei nachfolgender Erwärmung tritt unter Komplementwirkung Hämolyse ein.

Hämolytische Anämien durch inkomplette Wärme-Agglutinine: Inkomplette Antikörper reagieren nur in Albuminlösung, komplette dagegen schon in NaCl-Lösung.

Durch Wärmeagglutinine auftretende hämolytische Anämien sind 10mal häufiger als durch Kälteagglutinine. Neben der wichtigeren idiopathischen Form gibt es eine symptomatische vor allem bei malignen Lymphomen, der chronischen lymphatischen Leukämie und nach Virusinfekten.

Alle durch Autoantikörper verursachten hämolytischen Anämien können idiopathisch sein oder symptomatisch, d.h. im Gefolge einer anderen Grundkrankheit auftreten.

Hämolytische Anämien durch medikamentös induzierte Antikörper: Die Ursache dieser Anämieform ist z.T. noch ungekärt: Den Erythrozyten aufsitzende, als Hapten wirkende Medikamente oder deren Metaboliten? Mit Metaboliten der Medikamente kreuzreagierende Antikörper?

### Anämien durch Defekte des Komplementsystems

Paroxysmale nächtliche Hämoglobinurien: Die Erythrozyten dieser Patienten enthalten eine Subpopulation von Zellen, die besonders empfindlich gegenüber der lytischen Wirkung des Komplementsystems sind. Diesen Zellen fehlt der klinische Immunadhärenz-Rezeptor CR 1. Infolgedessen ist C 3b, das sich auf diesen Erythrozyten kovalent bindet, 100fach weniger empfindlich gegenüber dem Kontrollprotein Faktor I, was zu einer Aktivitätssteigerung (Amplifikation) des Alternate Pathway führt mit nachfolgender Lyse durch die terminalen Komplementkomponenten C5-C9.

### Toxisch bedingte hämolytische Anämien

Im Gegensatz zu den durch Medikamente induzierten hämolytischen Antikörperanämien sind die Anämien dieser Gruppe dosisabhängig. Derartige „Blutgifte" sind:

● Gewerbegifte: Benzol, Xylol, Toluol, Kaliumchlorat, Phenylhydrazin, Arsenwasserstoff, Blei

- Medikamente: Phenylhydrazin, Sulfonamide, Chinin,
- Naturstoffe: Pflanzengifte (z. B. Saponine), Pilzgifte (z. B. Knollenblätterpilz), Schlangengifte (z. B. Kobra), Malariaplasmodien.

*Astronauten-Anämie:* Pathogenetisch komplexe, noch nicht in allen Punkten geklärte Anämie mit Markhypoplasie, bei deren Entstehung die Schwerelosigkeit eine Rolle spielen soll. Daneben finden sich Zeichen einer verstärkten Hämolyse, die auf die hyperbare hyperoxische Raumschiffatmosphäre zurückgeführt wird.

Die Bedeutung endogener Toxine (z. B. bei Urämie und nach Verbrennung) ist umstritten.

**Mechanisch bedingte hämolytische Anämien**
Mechanische Faktoren können Erythrozyten in so großer Zahl zerstören, daß eine Anämie auftritt:

Künstliche Herzklappen und schwere Klappenfehler besonders mit Stenosen und Verkalkungen

Operationen mit der Herzlungenmaschine, nur vorübergehend

Verbrauchskoagulopathien: Hämolytisch-urämisches Syndrom (Gasser), Moschcowitz-Syndrom, Shwartzman-Sanarelli-Syndrom

Marschhämoglobinurie: Erythrozyten werden in Gefäßen der Fußsohle mechanisch alteriert.

In allen diesen Fällen werden die Erythrozyten durch mechanische Faktoren „zerschlagen", bei den Verbrauchkoagulopathien, indem sie durch den Blutstrom gegen die Fibrinfäden „geschleudert" werden. Dabei zerfallen sie in Bruchstücke = Fragmentozyten (Schistozyten), die im Blutausstrich erkennbar und symptomatisch sind.

### 9.1.3 Folgeveränderungen der Anämien

Die im einzelnen unter den verschiedenen Anämien bereits aufgeführten morphologischen Befunde seien hier nochmals zusammengefaßt. Unabhängig von der Art der Anämie finden sich:

Hypoxämische Verfettungen der Herzmuskelfasern, der Leber- und Nierenepithelien (2.2.4).

Blässe der inneren Organe bei der Sektion.

Kompensatorische Hyperplasie des Knochenmarks; intraossäre (lange Röhrenknochen) und extraossäre (Milz, Leber, Lymphknoten) myeloische Metaplasie, in anderen Fällen hypo- oder aplastisches Knochenmark; Erythroblastämie = Auftreten kernhaltiger roter Blutzellen im peripheren Blut.

Bei hämolytischen Anämien darüberhinaus Splenomegalie infolge gesteigerter Hämolyse; verstärkte Erythrophagozytose, Ikterus und wechselnd starke Hämosiderose (Leber und Milz). Bei Eisenmangelanämien Reduktion der Eisendepots.

# 10.  Erkrankungen der Atemwege

## 10.1  Chronische Bronchitis

Da die klinische Symptomatik uncharakteristisch ist und oft nicht mit entsprechenden morphologisch genau definierten Formen korreliert werden kann, wird heute in der Klinik von „chronischen unspezifischen obstruktiven Lungenerkrankungen" oder von „bronchitischem Syndrom" gesprochen.

**Definition der WHO:** *Ein chronisches bronchitisches Syndrom liegt vor, wenn mindestens 3 Monate lang in 2 aufeinanderfolgenden Jahren Husten auftritt oder Auswurf von täglich mehr als einem Eßlöffel besteht.*

### 10.1.1  Ätiologie und Pathogenese

Eine chronische Bronchitis kann aus einer akuten Bronchitis hervorgehen oder sogleich schleichend und chronisch beginnen.

Im allgemeinen ist jede akute Bronchitis Teilerscheinung einer Entzündung des gesamten oberen Respirationstraktes, einer **akuten Tracheobronchitis**, die in ca. 90% durch Viren ausgelöst wird (vor allem Myxoviren: Influenza A, B, C, Parainfluenza, RS-Virus, Masernvirus; daneben Adenoviren, in ca. 1–5% Mykoplasmen, Chlamydien oder Rickettsien). Oft ist der Virusinfekt Wegbereiter einer bakteriellen Infektion, vor allem mit Haemophilus influenzae, Pneumokokken, Staphylokokken, Enterobakterien, Fusobakterien. Nur etwa 10% der akuten Bronchitiden werden primär durch Bakterien ausgelöst.

Morphologisch: Akute Bronchitiden treten als katarrhalische, hämorrhagische, fibrinöseitrige, hämorrhagisch nekrotisierende und ulzeröse Entzündungen auf.

Was eine Bronchitis chronisch werden läßt, ist noch nicht vollständig geklärt. Folgende ursächliche Faktoren sind anzunehmen:

**Virus-Bakterien-Infekte**, s. akute Tracheobronchitis

**Störung der physiologischen Reinigungsmechanismen der Bronchialschleimhaut**
Lähmungen der Zilientätigkeit durch chemische Einflüsse: Tabakrauch, Smog (entscheidender Faktor: $SO_2$), andere Gase.

Überlastung der Reinigungskapazität durch ständiges Überangebot an Staub verschiedenster Art, Verbrennungsrückständen, Motorabgasen u.a. Dämpfen.

Veränderungen der Schleimhautstruktur: Narben mit Stenosen z.B. durch schwere akute Entzündungen nach Bakterieninfekten, Unfällen mit Einatmung zu Nekrosen führender Gase (Ammoniak, Nitro-Gase, Phosgen, Chlorgas, Fluorwasserstoff, Diisozyanat u. a.), Granulationsgewebe, Sekretionsstörungen (Hyper- und Hyposekretion), starke Schleimhautschwellungen, Bronchiektasien (= Erweiterung der Bronchien), Plattenepithelmetaplasien.

### Konstitutionelle Faktoren
Allergisch-hyperergische Disposition, als Atopie (6.1.3.1) = Sofortreaktion eines sensibilisierten Organismus auf ein Allergen der Umwelt im Bereich eines Organsystems und als Asthma bronchiale infolge allergischer Prozesse. Allergene sind hier z. B. Pollen, Kosmetika, Wolle, Baumwollbestandteile, Mehl.

### Genetische Disposition
Hypogammaglobulinämien, auch IgA-Mangel werden als Ursache diskutiert. Personen mit Bindegewebsschwäche erkranken häufiger an chronischer Bronchitis (z. B. Marfan-Syndrom, zu Hernien und Varizen neigende Personen). Mukoviszidose geht infolge des Sekretstaues in der Regel mit chronischer Bronchitis einher. Konstitutionelle Überempfindlichkeit des Bronchialsystems aus noch ungeklärter Ursache (zelluläre, nervale, humorale Faktoren) begünstigt ebenfalls die Entstehung chronischer Bronchitiden.

### Chronische Stauungslunge
Starke Schleimhautschwellung und vermehrte Schleimsekretion bei chronischer Einflußstauung im linken Herzen führen zur sog. Stauungsbronchitis.

### Andere Erkrankungen der Lungen
Emphysem, Lungenfibrosen, Staublungenerkrankungen (= Pneumokoniosen), Tuberkulose, Tumoren, Thoraxdeformitäten (z. B. Kyphoskoliosen) und Pleuraschwarten.

## 10.1.2 Morphologie

Folgende Formen der chronischen Bronchitis werden nach morphologischen Gesichtspunkten unterschieden:

### Chronisch katarrhalische Bronchitis
= Bronchitis catarrhalis, Bronchialkatarrh, einfache chronische Bronchitis, „simple chronic bronchitis".

Schleimhautverdickung mit nur geringfügigen zellulären Infiltraten aus Lymphozyten, Plasmazellen und ganz vereinzelten Granulozyten, Verbreiterung der Basalmembran. Charakteristisch ist die „schleimige Metamorphose": Mukoide Transformation der Bronchialepithelzellen, d.h. die Zahl der schleimbildenden Becherzellen im Oberflächenepithel nimmt zu (normal = Becherzelle: Flimmerepithelzellen = 1:4). Die mukösen Anteile der seromukösen Schleimdrüsen der Bronchusschleimhaut sind vermehrt (normal in den einzelnen Drüsen mukös:serös = 1:1), ihre Ausführungsgänge werden durch zähflüssigen Schleim erweitert. Diese Veränderungen verursachen Absonderungen vermehrter Schleimmengen mit erhöhter Viskosität.

**Chronische intramurale Bronchitis = chronisch rezidivierende schleimig-eitrige Bronchitis**
Neben der vermehrten Schleimproduktion kommt es hier zu dichteren entzündlich-zelligen Infiltraten in den tieferen Wandschichten. Bronchiallichtungen enthalten Schleimmassen, die von Granulozyten und abgelösten Epithelien durchsetzt werden. Ulzerationen können auftreten. Je nach der Schleimhauthöhe unterscheiden wir bei der intramuralen Bronchitis:

*Hypertrophische chronische Bronchitis:* Die Schleimhaut ist hyperämisch, ödematös geschwollen, gefaltet und polypös verdickt. Die Submukosa und Muskelschicht ist von Lymphozyten, Plasmazellen, Granulozyten und Histiozyten durchsetzt. Nach länger dauernder Entzündung entstehen herdförmige Plattenepithelmetaplasien des Oberflächenepithels und eine Schleimhautatrophie sowie Fibrosierungen infolge der rezidivierenden Ödeme.

*Atrophische Bronchitis:* Im Laufe der Zeit geht die hypertrophische Bronchitis in die atrophische Form über mit Fibrose der Submukosa, Abbau der Knorpelplatten, Schwund der Muskulatur und reduzierter Sekretbildung = trockene Bronchitis. Verlust der Knorpelplatten und der Muskulatur verursachen eine Schwächung der Bronchuswand, die unter dem Druck der Hustenstöße herdförmig oder diffus gedehnt ( = Bronchiektasen) oder divertikelartig ausgebuchtet wird. Andererseits können die Bronchien bei der Exspiration kollabieren.

*Chronisch destruktive Bronchitis:* Pathologisch-anatomisch die schwerste Form der chronischen Bronchitis mit sehr dichten Infiltraten aus Lymphozyten und Plasmazellen, Übergang in die stärker vernarbenden Prozesse mit Schwund des ortsständigen Gewebes, vor allem der glatten Muskulatur und Drüsen, z.T. des Knorpels. Die erweiterten Bronchien neigen infolge der Wandveränderungen zum Kollaps.

*Chronische Komplikationsbronchitiden* und *Begleitbronchitiden* treten in vorgeschädigten Lungen auf, z.B. beim Emphysem, Staublungenerkrankungen, chronischen Pneumonien, Lungenfibrosen u.a.

Nach funktionellen Gesichtspunkten wird abgegrenzt die

**Chronisch spastische Bronchitis:** Definiert als chronische Bronchitis, bei der durch Spasmolytika der Strömungswiderstand im Bronchialsystem gesenkt werden kann. Neben Infiltraten aus Lymphozyten und Plasmazellen finden sich besonders viele eosinophile Granulozyten als Hinweis auf eine allergische Komponente, außerdem Verdickungen der Basalmembran sowie vermehrte Schleimbildung in den mittleren und kleineren Bronchien. Charakteristisch ist eine Hypertrophie der glatten Muskelfasern.

**Chronische Bronchiolitis**

Funktionell folgenschwerer als die bisher beschriebenen Formen sind die chronischen Entzündungen der terminalen Bronchien und der Bronchiolen, die in drei Formen auftreten:

**Destruktive Bronchiolitis:** Die Wand zerstörende Entzündungen führen zu Stenosen der peripheren Bronchiolen und zum obstruktiven Emphysem (10.2.1.2).

**Bronchiolitis obliterans:** Erosionen, Nekrosen und Ulzerationen der Bronchiolarschleimhaut mit Ausbildung eines Granulationsgewebes, das die Bronchiolenlichtung ausfüllt, starke Stenosen und narbige Verschlüsse verursacht.

**Intramurale Bronchiolitis:** Überwiegend Infiltrate aus Lymphozyten, Plasmazellen und Monozyten. Destruktionen der Wand und Narbenbildungen können auftreten.

**Bronchiolitis nodularis:** Vorwiegend bei Kindern auftretende Form mit lymphfollikelartigen Lymphozyteninfiltraten im peribronchiolären Bindegewebe.

Nach klinischen Gesichtspunkten werden heute unterschieden:

Nicht obstruktive Bronchitiden, die morphologisch vor allem den katarrhalischen Formen entsprechen. Obstruktive Bronchitiden (Syn.: Chronisches unspezifisches respiratorisches Syndrom, chronische unspezifische obstruktive Lungenerkrankung, „chronic obstructive lung disease = COLD): Chronische Bronchitiden mit den aufgeführten Komplikationen, differentialdiagnostisch zu unterscheiden von der chronisch asthmatoiden Emphysembronchitis bei Atopikern und dem allergischen Asthma bronchiale.

## 10.1.3 Folgeerkrankungen

Chronische Bronchitiden sind eine der häufigsten Ursachen der Frühinvalidität und führen oft zum vorzeitigen Tod zwischen dem 55. und 65. Lebensjahr. Dafür sind vor allem verantwortlich:

**Bronchiektasen**

**Definition:** *Irreversible Erweiterung der Bronchien.*

Betroffen sind meist die mittleren und kleinen Bronchien.

Als häufigste erworbene Form treten die **postbronchitischen Bronchiektasen** auf. Angeborene Bronchiektasen infolge fehlerhafter Differenzierung der terminalen Bronchusknospen sind dagegen selten. Ursache der postbronchitischen Bronchiektasen sind die beschriebenen Zerstörungen der Wandstrukturen mit Verlust elastischer und muskulärer Elemente. Besonders gefährlich sind chronische Bronchitiden und Bronchiolitiden im frühen Kindesalter, z. B. bei Keuchhusten und Viruserkrankungen (z. B. Masern). Die zylindrischen oder sackförmigen Bronchiektasen begünstigen Mischinfektionen mit Eitererregern, Entzündungen des umgebenden Lungengewebes (= Peribronchitis), Pneumonien, Abszeßbildungen in den Lungen und hämatogene Hirnabszesse sowie sekundäre Amyloidosen bei länger bestehenden Entzündungen.

Infolge der modernen Therapiemöglichkeiten der Bronchitiden vor allem im Kindes- und Jugendalter (z. B. Schutzimpfungen gegen Keuchhusten, Masern, Antibiotikatherapie) sind Bronchiektasien im gesamten Krankengut heute relativ selten geworden.

**Lungenemphysem**

Chronische Bronchitiden können Ursache und Folge eines Lungenemphysems sein (10.2.1). Besonders die chronisch obstruktiven Bronchitiden und Bronchiolitiden mit Verschlüssen durch Schleim, entzündliche Schleimhautverdickungen, Narbenstenosen und spastische Einengungen der Bronchiallumina begünstigen die Entstehung des Lungenemphysems in Form eines obstruktiven Herdemphysems.

**Bronchopneumonien**

Schreitet die Entzündung über eine Peribronchitis auf das Lungengewebe fort, entstehen Bronchopneumonien (5.16). Begünstigt wird die Ausdehnung der entzündlichen Prozesse auf Alveolarräume durch Stenosen oder Verstopfung kleiner Bronchien und Bronchiolen mit Sekretstauung. Peribronchioläre Fibrosen als Restzustände der Peribronchitis können zu erheblichen Funktionsstörungen führen.

**Cor pulmonale und Rechtsherzinsuffizienz**

Lungenemphysem mit Reduktion der Gefäße in den Alveolarsepten sowie Hypoventilation der Alveolen mit Engstellung der Lungengefäße erhöhen den Widerstand im Lungenkreislauf und belasten das rechte Herz. Hypertrophie und Dilatation der rechten Herzkammer (= Cor pulmonale) sind Zeichen der Anpassung an diese Mehrbelastung (7.9.2), die schließlich in eine Rechtsherzinsuffizienz (7.9.3) übergehen kann mit Anstieg des Venendrucks im großen Kreislauf, akuten oder chronischen Stauungszeichen z. B. an der Leber, der Milz, der Magendarmschleimhaut (7.8.2.7).

## 10.2 Lungenemphysem
(emphysao, gr. = hineinblasen)

**Definition:** *Erweiterung der luftführenden Räume distal der terminalen Bronchien mit oder ohne Parenchymdestruktion der Lunge.*

Allgemein bedeutet Emphysem vermehrtes oder ungewöhnliches Vorkommen von Gasen in Geweben oder Organen (z. B. Hautemphysem).

**Ätiologie und Pathogenese:** Eine Erweiterung der luftgefüllten Räume distal der terminalen Bronchien kann auf verschiedene Weise entstehen. Häufigster und wichtigster pathogenetischer Mechanismus ist eine lokale oder allgemeine Behinderung der Exspiration, dabei wird das Inspirationsvolumen größer als das Exspirationsvolumen.

### 10.2.1  Formen des Lungenemphysems

Eine allgemein anerkannte Klassifikation liegt bisher nicht vor, bei allen Einteilungen werden jedoch pathogenetisch-klinische, ätiologische und morphologische Gesichtspunkte berücksichtigt. Zwischen klinischen und pathologisch-anatomischen Befunden lassen sich indes nicht immer Korrelationen herstellen. Es werden daher heute noch nebeneinander verschiedene Klassifizierungen benutzt, die sich z. T. überschneiden. Grundsätzlich können wir zwei große Gruppen unterscheiden:

- Akute Emphyseme
- Chronische Emphyseme

### 10.2.1.1  Pathogenetisch-klinische Klassifizierung

**Primäres seniles Lungenemphysem**
= genuines oder konstitutionelles seniles Emphysem = Alterslunge, senile Lunge, primär atrophisches Emphysem.

**Pathogenese:** Altersbedingter Elastizitätsverlust und Atrophie des Lungengewebes. Wie in anderen Bereichen des Organismus (Haut, Arterienwände) kommt es

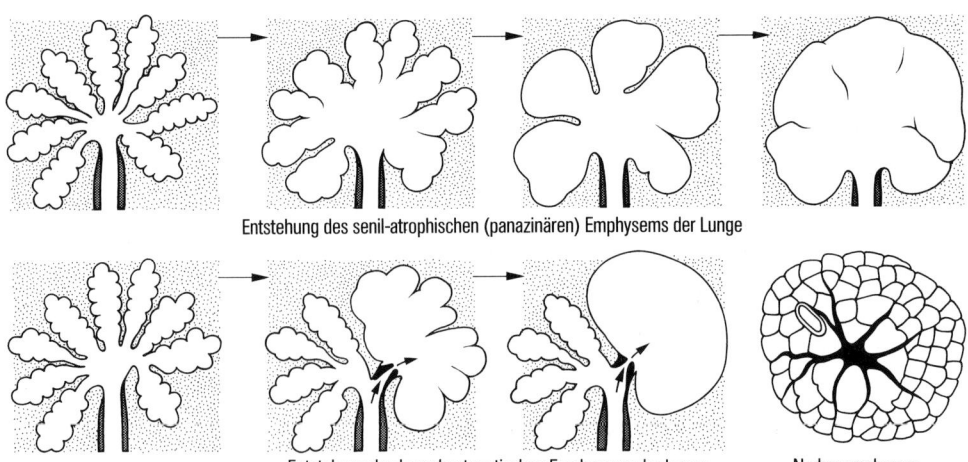

Entstehung des senil-atrophischen (panazinären) Emphysems der Lunge

Entstehung des bronchostenotischen Emphysems der Lunge        Narbenemphysem

Abb. 92   Lungenemphysem, verschiedene Formen

infolge der Verminderung elastischer Faserelemente zur Erschlaffung der Gewebe, die in den Lungen frühestens im 5. Dezennium beginnt, nach dem 70. Lebensjahr stets vorhanden ist („welke Alterslunge") und zu einer zunehmenden Erweiterung der Alveolen und Vergrößerung der Lungen führt.

**Morphologie:** Makroskopisch ist die vergrößerte Alterslunge schlaff und blaß, das Lungengewicht kann bis auf die Hälfte herabgesetzt sein. Mikroskopisch findet sich ein Verlust der Alveolarsepten, die verstrichenen Alveolen gehen in erweiterten Gängen auf, die Blutkapillaren werden reduziert. Von diesen Veränderungen ist der gesamte Azinus betroffen (panazinöses Emphysem) (Abb. 92).

Klinisch relevant wird die senile Lunge erst, wenn entzündliche Prozesse wie Bronchitis oder Pneumonien auftreten.

### Sekundäres Emphysem

Unter diesem Begriff werden alle irreversiblen Erweiterungen der Lunge infolge krankhafter Prozesse verstanden, die in den Bronchien, den Lungen oder der Thoraxwand auftreten. Art und Umfang werden von den auslösenden Erkrankungen bestimmt. Sekundäre Emphyseme sind daher immer herdbezogen. Nach Pathogenese und Morphologie werden unterschieden:

### Bronchostenotisches obstruktives Emphysem

**Pathogenese:** Ventilstenosen der Bronchien und Bronchiolen, hinter denen das Lungengewebe chronisch überdehnt und umgebaut wird. Ursachen sind die chronische Bronchitis und Bronchiolitis mit Bildung von Schleim- und Sekretpropfen vor allem bei spastischer Komponente oder narbige Stenosen nach akuter Bronchiolitis. Der Befund kann unterschiedlich ausgedehnt und regional verschieden sein.

**Morphologie:** Makroskopisch vergrößerte luftreiche und substanzarme Lungen. An den Lungenspitzen und den Lappenrändern können durch vollständigen Schwund der Alveolarsepten große runde Blasen entstehen ( = **bullöses Emphysem**), die nur noch strangförmige Reste einiger Blutgefäße, Bronchien und Septen enthalten und das umgebende Lungengewebe komprimieren. Als Bullä werden blasige Hohlräume von mindestens 1 cm Ø bezeichnet. Mikroskopisch finden sich peripher von den Stenosen reiskorn- bis kirschgroße Gruppen von Emphysemblasen, die in erhaltenem Lungengewebe verteilt liegen und in sich homogene Areale bilden, die den ganzen Lobulus umgebaut haben = **peripher-bronchiolostenotischer Typ.** In anderen Fällen können die Emphysemblasen größere, segmental begrenzte Bezirke nach Ventilstenose mittlerer oder größerer Bronchien betreffen = **zentraler bronchostenotischer Typ.**

Je nach Kaliber der stenosierten Bronchien sind Subsegmente, Segmente oder ganze Lappen umgebaut, dabei haben sich makroskopisch kaum erkennbare oder bis mehrere Zentimeter große Blasen gebildet (Abb. 92).

**Destruktiv-bronchiolitisches Emphysem**

Chronische Bronchitiden dehnen sich auf die Bronchioli terminales und respiratorii aus und verursachen Wandläsionen mit Erweiterungen. Morphologisch entspricht dieser Emphysemtyp dem zentrolobulären Emphysem (10.2.1.2).

**Narbenemphysem**

**Pathogenese:** Entsteht herdförmig um Narben nach chronisch granulierenden Entzündungen. Schrumpfungen und Narbenzug verursachen Überdehnungen des umgebenden Lungengewebes = sog. Traktionsemphysem. Ein derartiges Emphysem findet sich z. B. als *perinoduläres Emphysem* um vernarbte Herde, nach abgeheilter Miliartuberkulose, bei Sarkoidose (Morbus Boeck), um kleine Knoten bei Silikose, bei chronischer interstieller Pneumonie, um Infarktnarben und um anderen herdförmigen Fibrosen der Lungen.

Von einem kleinblasigen Spitzennarbenemphysem, z. B. um vernarbte tuberkulöse Streuherde in den Lungenspitzen, kann durch Einrisse ein Pneumothorax hervorgehen.

**Morphologie:** Makroskopisch meist eine gering oder mäßig vergrößerte Lunge mit unterschiedlichen Emphysemblasen entsprechend dem Grundprozeß. Bei multiplen kleinknotigen Vernarbungen (nach Miliartuberkulose, Sarkoidose, kleinknotiger Silikose) überwiegt in den Mittel- und Obergeschossen der Lungen ein disseminiertes perinoduläres Emphysem. In Randpartien umschriebener Narbenfelder treten auch unregelmäßige größere Emphysemblasen auf, bis zur Ausbildung eines bullösen Emphysems in subpleuralen Abschnitten (Abb. 92).

Die bisher beschriebenen 3 Formen des sekundären Emphysems (seniles, bronchostenotisch obstruktives und Narben-Emphysem) gehen mit Verlust an Lungensubstanz einher, sie werden daher auch als **„chronisch substantielle Lungenemphyseme"** bezeichnet. Im Gegensatz dazu kommt es beim akuten Emphysem nicht zum Substanzverlust.

**Akutes Emphysem (akute Überblähung)**

**Pathogenese:** Extreme reversible Überblähung der Lunge durch akute Behinderung der Ausatmung z. B. im Status asthmaticus (10.2.1.4), durch Spasmen und Schleimverlegung, durch Fremdkörper, beim Ertrinkenden, bei spastischer Bronchitis der Kinder.

**Morphologie:** Große geblähte Lungen mit luftkissenartiger Konsistenz. Mikroskopisch sind die Bronchioli terminales maximal mit Luft gefüllt und erweitert. Diese reversiblen Veränderungen ohne Zerstörung des Lungengewebes sind eher eine „Lungenblähung".

Unterscheide: Volumen pulmonum auctum = reversible Vermehrung des Luftgehaltes der Lungen infolge verstärkter Atemtätigkeit bei körperlicher Belastung oder psychogen, kein Emphysem im engeren Sinne.

## 10.2.1.2  Morphologische Klassifizierung des chronischen Emphysems

Nach der WHO und der anglo-amerikanischen Nomenklatur werden unterschieden:

**Panlobuläres oder panazinäres Emphysem** = Emphysem mit gleichmäßigem Befall des Lobulus oder Azinus. Azinus = distal des terminalsten Bronchiolus liegendes Bauelement der Lunge aus drei, durch meist dichotome Verzweigung entstehende Generationen von Bronchioli respiratorii mit anschließenden Alveolargängen. Lobulus: 6–18 Azini bilden einen Lobulus.

**Zentrolobuläres oder zentroazinäres Emphysem** = Meist sind die zentralen Lobulusabschnitte, die Bronchioli respiratorii und terminales befallen.

**Paraseptales Emphysem**
An Fibrosefronten (z. B. Pleura) angrenzende periphere Lungenanteile sind emphysematös umgewandelt.

**Irreguläres Emphysem,** das nicht unter den bisher genannten zwei Formen einzuordnen ist, bei dem durch Septenverlust große Hohlräume entstehen (z. B. bullöses Emphysem) und unterschiedliche Anteile der verschiedenen Lobuli befallen sind.

Weder die rein ätiologische, noch die rein morphologische Klassifikation ermöglicht jedoch befriedigende Korrelation mit den klinischen Funktionsstörungen. In der Praxis hat sich daher die Einteilung bewährt, in der pathogenetische, klinische und z. T. morphologische Gesichtspunkte gleichzeitig berücksichtigt werden. Die oben unter 10.2.1.1 aufgeführte pathogenetisch-klinische Klassifikation der Emphysemformen entspricht im wesentlichen dieser heute üblichen Einteilung.

**Interstitielles Emphysem**
Kein Emphysem in dem einleitend definierten Sinn. Durch Einrisse des Lungengewebes kann unter gewissen Umständen (lokaler Überdruck) Luft in das interstitielle Lungengewebe eindringen und sich perlschnurartig den Septen folgend ausbreiten. Ursache sind meist unsachgemäße Beatmung mit zu hohen Drucken, Verletzungen nach Thoraxkontusionen, Druckwellen nach Explosionen.

Besondere ätiologisch definierte Formen des Lungenemphysems sind:

**Emphysematöse Lungensklerose:** Sklerosierung, d. h. narbige Verfestigung der Lungenstruktur durch entzündliche Prozesse im Interstitium. Dabei entstehen reepithelisierte wabenartige Hohlräume ( = Honigwabenlunge, engl. honeycomb lung) mit Sekretstauungen, chronisch rezidivierenden Entzündungsprozessen und Gefahr der malignen Entartung.

**Emphysem bei Antitrypsinmangel:** Eine bei homozygoten Merkmalsträgern auftretende Erkrankung, die durch einen $\alpha_1$-Antitrypsinmangel hervorgerufen wird. Dabei kommt es schon frühzeitig zu einem meist panazinärem Emphysem (10.2.1.3). Pathogenese: Die Proteasen zerfallender Granulozyten kommen infolge des Antitrypsinmangels voll zur Wirkung und zerstören Lungengewebe.

## 10.2.2  Folgeveränderungen der verschiedenen Emphysemformen

*Chronisch obstruktive Lungenerkrankungen:* Obstruktionen der Luftwege und Emphysem können sich wechselseitig beeinflussen und verstärken. So führt die Obstruktion zur Überblähung mit Strukturumbau und panlobulärem Emphysem.

Dadurch auftretende Änderungen des Gesamtgefüges verursachen neue Ventilstenosen, oft mit Ausbildung großer Blasen = Emphysema bullosum.

Dabei auftretende Substanzverluste mit Reduktion der Lungenkapillaren verursachen besonders früh stärkere Funktionseinbußen mit Verminderung der Atemfunktion, Widerstandserhöhung im kleinen Kreislauf, chronischer Rechtsherzbelastung und häufiger Ausbildung eines Cor pulmonale, das früher oder später insuffizient wird und alle Zeichen der Rechtsherzinsuffizienz (Stauungsleber, Stauungsmilz u. a. „Stauungsorgane" 7.8.2) hervorruft.

Ein **Cor pulmonale** findet sich vor allem bei bronchostenotischen Emphysemen und bei generalisierten, unter Umständen auch mit stärkeren Fibrosen verbundenen Narbenemphysemen. Es ist dagegen kaum beim unkomplizierten atrophischen Emphysem nachweisbar.

*Primäres seniles Emphysem:* Eine respiratorische Insuffizienz wird nur selten bemerkt, da die allgemeine Herz- und Kreislauffunktion dem Alter entsprechend ebenfalls reduziert ist und daher geringere Anforderungen auftreten. Ein Cor pulmonale entsteht in der Regel nicht. Gefährlich werden jedoch hinzukommende Komplikationen, so führen chronische Bronchitiden und chronische Pneumonien zum Cor pulmonale, eitrige Herdpneumonien können frühzeitig eine hochgradige respiratorische Insuffizienz verursachen.

*Akutes Lungenemphysem:* Vollständig reversibel, hinterläßt keine krankhaften Veränderungen.

In vielen Fällen läßt sich klinisch jedoch keine Beziehung zwischen dem Umfang der emphysematösen Veränderungen und ihren funktionellen Folgen herstellen.

## 10.3 Atelektasen
(ateles, gr. = unvollständig, ektasis, gr. = Erweiterung)

**Definition:** *Zustand verminderten oder fehlenden Luftgehaltes der Alveolarräume, deren Wände dann aneinanderliegen* (dagegen: Dystelektase = unvollständige Luftfüllung der Lungen).
Nach allgemeinen pathogenetischen Mechanismen werden unterschieden:

**Primäre Atelektasen:** Bei Früh- oder Neugeborenen werden die gesamten Lungen oder Lungenteile aus verschiedenen Gründen a priori nicht entfaltet = fetale Atelektase. Sie können auftreten infolge von zentralen Atemregulationsstörungen z. B. Hirnblutungen, Verlegungen der Atemwege durch aspiriertes Fruchtwasser, Blut oder Schleim.

**Sekundäre Atelektasen:** (10.3.2) Die Alveolen waren entfaltet, sie kollabieren aber infolge unterschiedlicher Prozesse wieder.

## 10.3.1 Atemnotsyndrom des Neugeborenen

= Syndrom der pulmonalen hyalinen Membranen = respiratory distress syndrome = infant respiratory distress syndrome (IRDS).

Vorwiegend bei Frühgeburten oder bei Neugeborenen nach pränataler Asphyxie sowie fetalen oder maternalen Geburtskomplikationen auftretend, z. B. nach protrahierten Geburten, Gestosen, vorzeitiger Plazetalösung, Placenta praevia, Diabetes mellitus der Mutter.

**Pathogenetische Faktoren:** Entscheidend ist das Fehlen oder die verminderte Wirksamkeit des **Antiatelektasefaktors** ( = Surfaktant = surface active agent).

Es handelt sich dabei um ein Lipoproteid (Dipalmitoyl-Lezithin), das von großen Alveolarepithelien (Pneumozyten II) gebildet, in osmophilen Lamellenkörpern gespeichert und an die Oberfläche der Alveolen abgegeben wird, die es als monomolekulare Schicht bedeckt. Dieser Lipoproteidfilm wirkt wie ein Netzmittel und setzt die Oberflächenspannung zwischen Luft und Alveolarwand herab. Alveolen, in denen wegen des kleinsten Krümmungsradius die stärkste Oberflächenspannung herrscht, kollabieren, wenn der Antiatelektasefaktor fehlt. Ist die Wirksamkeit des Surfaktant reduziert, wird also die Oberflächenspannung der Alveolen nicht herabgesetzt, reicht auch die stärkste Inspiration, selbst eine Überdruckbeatmung nicht aus, die Alveolen zu entfalten. Die Dehnbarkeit der Lungen ist um etwa ⅔ erniedrigt, die Atemarbeit auf das 5fache erhöht.

Surfaktant wird erst gegen Ende der Schwangerschaft von der normalen Neugeborenenlunge gebildet. Mit dem ersten kräftigen Atemzug (Schreien!) breitet sich der Surfaktantfilm über die Alveolenoberfläche aus.

Als Ursache der unzureichenden Surfaktantbildung kommen zwei Faktoren in Betracht:

Unreife des Lungengewebes mit Insuffizienz der Pneumozyten und gesteigerter Gefäßpermeabilität.

Kreislaufschock des Feten im Uterus oder unter der Geburt mit entsprechenden Mikrozirkulationsstörungen, Aktivierung der Gerinnung im Sinne der Verbrauchskoagulopathie (7.10.2.2) mit Plasmaaustritt durch die Kapillarwände und anschließender Inaktivierung des Surfaktant oder unzureichende Surfaktantnachproduktion infolge der intrauterinen Asphyxie und Mikrozirkulationsstörungen.

**Morphologie:** Makroskopisch sind die Lungen schwer und dunkelrot, atelektatisch.

Mikroskopisch finden sich stark erweitere Kapillaren, dadurch verbreiterte Septen und kollabierte Alveolen. In den belüfteten Arealen werden die Bronchiolen schon nach 8–10 Stunden von „**hyalinen Membranen**" ausgekleidet, homogen bis feinkörnigen eosinophilen Massen, die vorwiegend aus Fibrin bestehen, Lipoide und Polysaccharide enthalten, von abgelösten Epithelien, Kerntrümmern und Erythrozyten durchsetzt werden. Diese Membranen treten in Alveolen, belüfteten

Alveolargängen und Bronchioli respiratorii auf. Als Zeichen des Schocks sind intravasale Mikrothromben nachweisbar. Daneben finden sich herdförmige Blutungen und Ödeme. Etwa 10% der obduzierten reifen Neugeborenen und 50% der Frühgeborenen weisen hyaline Membranen auf.

Hyaline Membranen werden auch in Lungen von Erwachsenen unter folgenden Bedingungen gefunden: Schocklungen, toxische Kapillarschädigungen der Lungen z. B. durch Gase (Phosgen, Nitrosegase), bei urämischem Lungenödem, nach künstlicher Beatmung vor allem mit hohen $O_2$-Konzentrationen, Bestrahlungen (Röntgen, Radium, Kobalt) und in Einzelfällen bei allen entzündlichen Lungenerkrankungen.

**Folgen:** In den ersten Stunden nach der Geburt kommt es zu starker Dyspnoe mit typischer Erschwerung der Inspiration und Zyanose. Das Atemnotsyndrom ist die gefährlichste Komplikation beim Neugeborenen und die häufigste Todesursache bei Frühgeborenen. Bis zu 50% der Kinder mit diesem Syndrom sterben in den ersten 3 Tagen nach der Geburt.

### 10.3.2 Sekundäre Atelektasen

Sekundäre Atelektasen können durch drei pathogenetische Mechanismen entstehen:

- Entspannung oder Kollaps des Lungengewebes
- Kompression des Lungengewebes
- Resorption der Luft aus den Alveolen

Die Entstehung aller Atelektasen wird durch Surfaktantmangel begünstigt.

### 10.3.2.1 Entspannungsatelektase

Normalerweise werden die Lungen durch den Unterdruck im Pleuraraum im Spannungszustand gehalten. Geht dieser Unterdruck durch Eindringen von Luft (= Pneumothorax, z. B. nach Ruptur von Emphysemblasen oder Thoraxverletzungen) verloren, so kollabiert die Lunge und retrahiert sich hiluswärts = Entspannungskollaps. Die Lungen enthalten in diesem Zustand noch die Minimalluft von

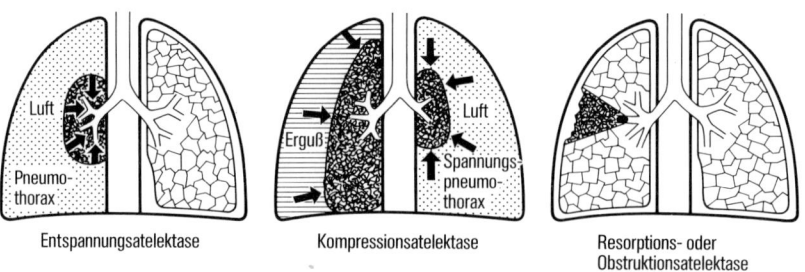

Abb. 93   Pathogenetische Mechanismen sekundärer Atelektasen

etwa 200–300 ml/Lungenflügel. Ein Umbau findet in den kollabierten Lappen an sich nicht statt, die Lungen können sich unter günstigen Bedingungen noch nach Jahren wieder entfalten.

### 10.3.2.2 Kompressionsatelektasen

Tritt in der Umgebung des Lungengewebes ein überhöhter Druck auf, so führt dieser zur Kompression des Lungengewebes. Die Lungen können dabei bis auf Faustgröße komprimiert werden. Folgende Faktoren verursachen Kompressionsatelektasen:

Spannungspneumothorax = Ventilpneumothorax: Ein Ventilmechanismus ermöglicht den Eintritt, verhindert jedoch den Austritt von Luft aus dem Pleuraraum. Dadurch kommt es zum fortschreitenden intrapleuralen Druckanstieg.

Umfangreiche Pleuraergüsse oder Hämatothorax.

Umschriebene Kompressionsatelektasen mantelförmig um herdförmige Lungenerkrankungen: Tumoren der Lungen oder des Mediastinums, Kavernen, Zysten, große Emphysemblasen, Aneurysmen.

Zwerchfellhochstand mit „Platten- oder Streifen-Atelektasen" der basalen Lungenabschnitte.

Thoraxdeformitäten z. B. Kyphoskoliose, Zustände nach Rippenresektion oder Thorakoplastiken, schrumpfenden Pleuraschwarten.

Makroskopisch sind die komprimierten Areale grau, trocken, blutarm. Da sich in den atelektischen Bezirken Fibrosen entwickeln, ist die Kompressionsatelektase nicht vollständig reversibel.

### 10.3.2.3 Obstruktions- oder Resorptionsatelektasen

Nach Verschluß eines Bronchus wird die Luft in dem entsprechenden distalen Lungenabschnitt in kurzer Zeit (Minuten, aus einem gesamten Lappen innerhalb eines Tages!) in das Blut resorbiert. Die Resorption der verschiedenen Gaskomponenten erfolgt in der Reihenfolge $O_2 > CO_2 > N_2$. Bei reiner $O_2$-Beatmung entstehen Respirationsatelektasen daher schneller.

Ursachen der Bronchusverschlüsse sind vor allem:

Bronchitis und Bronchiolitis, vor allem obliterative Bronchiolitis.

Schleimmassen z. B. nach ausgedehnten Abdominal- oder Thoraxoperationen, da der anfallende Schleim nicht abgehustet wird. Besonders gefährlich ist nach Thoraxoperationen der „akute massive (postoperative) Lungenkollaps", der vor allem in Unterlappen durch Schleimverschluß oder durch Muskelkontraktionen der versorgenden Bronchien entsteht.

Aspirierte Fremdkörper.

Tumoren der Bronchien oder starke Lymphknotenvergrößerungen mit Bronchus-
kompressionen.

Abknickung kleiner Bronchien durch deformierende Kompressionen der Lungen.

Die Oberfläche des atelektatischen Bezirkes ist eingesunken, gerunzelt, blaurot,
hat eine festere Konsistenz und dunkelrote milzartige Schnittfläche („Splenisa-
tion"), da die atelektatischen Zonen zwar gut durchblutet, aber nicht arterialisiert
werden. Später werden die Atelektasen durch Umleitung des Blutes blasser. Resorptionsatelektasen führen nicht zu so starker Verkleinerung der betroffenen Bezirke wie Kompressionsatelektasen.

Lappenatelektasen treten vor allem im Mittellappen und der Lingula auf.

### Folgeveränderungen der Atelektasen
Länger bestehende Kompressions- und Resorptionsatelektasen werden durch folgende Prozesse verfestigt (= **atelektatische Induration**) und irreversibel: **Fibrose** innerhalb der Alveolarsepten infolge eines chronischen Ödems der Septen, Resorption eiweißreicher Flüssigkeit in den Alveolarlichtungen durch ein Granulationsgewebe = **Karnifikation**, Neubildung elastischer Fasern im Alveolargerüst = **elastische Zirrhose** und **Pleurafibrose** über der Atelektase. Diese Veränderungen führen
innerhalb eines Jahres zum weitgehenden Schwund der Kapillaren. In minderbe-
lüfteten Arealen siedeln sich leicht Bakterien an und es entstehen sekundäre Pneumonien.

Pleurakomplikationen verhindern die spätere Ausdehnungsmöglichkeit der Lunge (= unexpendable lung). Veränderungen der Lungengefäße können auch nach
später Expansion den Gasaustausch erschweren.

# 11. Erkrankungen der Verdauungsorgane

## 11.1 Gastritis

**Definition:** *Entzündung der Magenschleimhaut.*

### Akute Gastritis
Eine innerhalb weniger Tage abklingende Magenschleimhautentzündung, die vor allem durch exogene Noxen (hochkonzentrierte alkoholische Getränke, zu kalte oder zu heiße Speisen, Medikamente, Nikotinabusus, Gewerbegifte wie Azeton, Arsen, Borsäure, Tetrachlorkohlenstoff, Detergentien, Hg, Kupfersalze, Ätzgifte, z. B. HCL, $HNO_3$, $H_2SO_4$, Essigsäure, Natriumlauge, Pharmaka wie Salizylate, einige Antibiotika und Zytostatika), psychische Faktoren oder Infektionen (meist Salmonellen) entsteht. Morphologisch finden sich in der hyperämischen Schleimhaut Infiltrate aus Granulozyten und Lymphozyten, vermehrte Abschilferungen des Oberflächenepithels, die zu Epitheldefekten und Erosionen mit Blutungen führen können.

### Chronische Gastritis
Eine meist im Antrum beginnende, kardiawärts fortschreitende, oft Jahre und Jahrzehnte dauernde Entzündung der Magenschleimhaut, die vorwiegend in der 5. Lebensdekade beginnt und jenseits des 65. Lebensjahres bei 50%, in höheren Altersgruppen bei 70% aller Personen gefunden wird.

**Pathogenese:** Neuere Untersuchungen haben zur Unterscheidung von 2 Formen geführt:

### Typ A (isolierte Korpusgastritis)
Wesentlich seltener als Typ B, geht mit stark verminderter Säuresekretion und entsprechend erhöhtem Gastrinspiegel einher. Die gastrinbildenden G-Zellen sind vermehrt. Etwa 90% der Patienten haben Antikörper gegen Belegzellen, jeder 2. auch Antikörper gegen Intrinsic Factor als blockierende Antikörper (verhindern Bindung des Vit. $B_{12}$ an Intrinsic Factor) und/oder bindende Antikörper, die mit Vit. $B_{12}$ selbst einen Komplex bilden. Patienten mit Typ A-Gastritis erkranken daher häufiger an perniziöser Anämie.

### Typ B (primäre Antrumgastritis)
Die Säuresekretion ist weniger stark herabgesetzt, der Serumgastrinspiegel ist niedrig. Belegzellantikörper finden sich meist nicht. Immunologische Mechanismen spielen hier offenbar keine Rolle, auslösende Faktoren sind chronische, meist chemische Reize: Reflux von Galle oder Duodenalsaft: Gallensäuren zerstören den Schleimbelag und ermöglichen eine stärkere Diffusion von $H^+$-Ionen in die Mukosa, was die Entzündung begünstigen soll (einige Autoren bezweifeln die Bedeutung des Refluxmechanismus).

Chronischer Alkoholismus: Vor dem 45. Lebensjahr wurden in einer Untersuchung in den USA atrophische Gastritiden nur bei Alkoholikern gefunden.

### 11.1.1 Morphologie der chronischen Gastritis

Nur bei etwa einem Drittel aller Fälle ist die Magenschleimhaut diffus befallen. Typ A tritt meist diffus, seltener herdförmig im Korpus auf, in 10% ist auch das Antrum beteiligt. Typ B wird immer im Antrum und oft – meist herdförmig – im Korpus gefunden. Histologisch lassen sich Typ A und B nicht unterscheiden.

Nach dem mikroskopischen Bild können folgende Formen der chronischen Gastritis unterschieden werden:

### 11.1.1.1 Oberflächengastritis

Makroskopisch ist die Schleimhaut gerötet, oft nicht sicher von einer normalen Schleimhaut abzugrenzen.

Mikroskopisch finden sich vor allem im oberflächlichen, dem interfoveolären Teil der Lamina propria lockere lymphoplasmazelluläre und histiozytäre Infiltrate, nur wenige neutrophile und eosinophile Granulozyten = ruhende Form. Bei der aktiven Form sind die Granulozyteninfiltrate dichter, Foveolarabszesse oder flache Erosionen können auftreten. Die Foveolae gastricae ( = Grübchen = gemeinsame breitere Mündung von jeweils 2–4 Drüsenostien in die Schleimhautoberfläche) sind unregelmäßig angeordnet, die Oberflächenepithelien z. T. degeneriert (normale Lebensdauer der Epithelien ca. 200 Stunden, Zellneubildung vom Grunde der Foveolae ausgehend).

### 11.1.1.2 Oberflächengastritis mit beginnender Atrophie

Makroskopisch herdförmige bis diffuse Rötung, erhöhte Verletzbarkeit.

Mikroskopisch gleiche entzündliche Infiltrate wie bei der Oberflächengastritis, sie greifen jedoch auf die tieferen Schleimhautabschnitte über, drängen im Korpus die Hauptdrüsen auseinander und heben die Läppchengruppierung der mukoiden Drüsen im Antrum stärker hervor. Im Korpus nehmen Belegzellen (HCL- und Intrinsic-factor produzierende hellere Zellen) und Hauptzellen (Pepsinogen-produzierende basophile Zellen), im Antrum die mukoiden Drüsen ab.

### 11.1.1.3 Oberflächengastritis mit partieller Atrophie

Makroskopisch und mikroskopisch das gleiche Bild wie bei der beginnenden Atrophie (11.1.1.2). Darüberhinaus wird jedoch der Hauptdrüsenkörper im Korpus teilweise zu mukoiden Drüsen (die normalerweise nur im Antrum vorkommen) umgebaut, im Korpus und Antrum kommt es zur Rarifizierung des Drüsen-körpers.

### 11.1.1.4 Chronische atrophische Gastritis

Makroskopisch erheblich verdünnte, opal bis gelbliche Schleimhaut mit fehlendem Faltenrelief.

Mikroskopisch niedrige Schleimhaut mit weitgehendem Verlust der Beleg- und Hauptzellen im Korpus und der mukoiden Drüsen im Antrum. Das Oberflächenepithel reicht weiter in die Tiefe, die oft erweiterten Foveolae gastricae sind verlängert, d. h. es ist eine kompensatorische Hyperplasie des Oberflächenepithels eingetreten = **foveoläre Hyperplasie**. Die entzündlichzelligen Infiltrate sind wie bei der beginnenden Atrophie (11.1.1.2) angeordnet, jedoch wesentlich dichter.

Normalerweise nimmt das Oberflächenepithel im Korpus ⅕, im Antrum ½ der gesamten Schleimhautbreite ein. Die Oberflächenepithelien können sich dabei abflachen, Kernhyperchromasien, Anisokaryosen, größere Nukleoli und einen erhöhten Mitosegehalt aufweisen.

Lymphoplasmazelluläre Infiltrate durchsetzen jetzt die gesamte Schleimhaut, an der Schleimhautbasis finden sich oft dichter stehende Lymphfollikel. Mit der Zeit nimmt die Zahl der Drüsen ab, die verbleibenden liegen in unregelmäßigen Gruppen.

### 11.1.1.5 Chronische atrophische Gastritis mit intestinaler Metaplasie

Makroskopisch finden sich auf der fleckig oder diffus geröteten Schleimhaut mit abgeflachtem Faltenrelief flach erhabene isolierte oder landkartenartig konfluierende Areale.

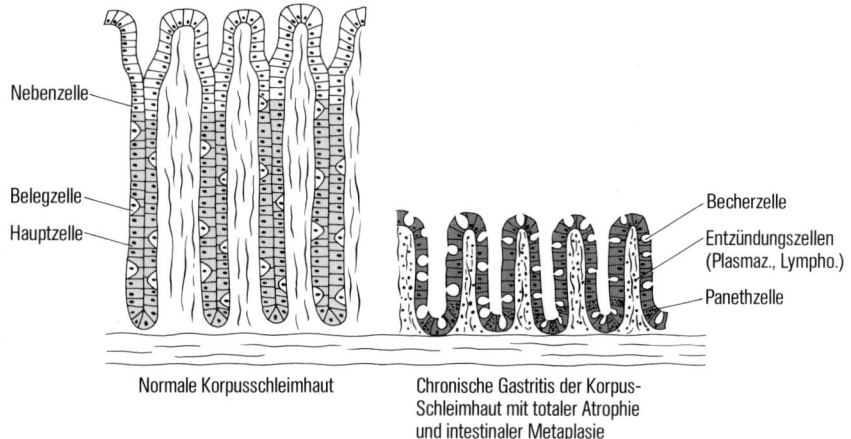

Nebenzelle

Belegzelle
Hauptzelle

Becherzelle
Entzündungszellen
(Plasmaz., Lympho.)
Panethzelle

Normale Korpusschleimhaut

Chronische Gastritis der Korpus-
Schleimhaut mit totaler Atrophie
und intestinaler Metaplasie

Abb. 94   Chronische atrophische Gastritis mit intestinaler Metaplasie

**Morphologie der intestinalen Metaplasie der Magenschleimhautdrüsen**

Mikroskopisch führt die chronische atrophische Gastritis durch weitere Umdifferenzierung zu einer intestinalen Metaplasie, bei der die Mukosa so umgebaut wird, daß sie Darmschleimhaut weitgehend gleicht.

Im Korpus und Fundus gehen die Haupt- und Belegzellen der Drüsen unter, werden durch mukoide Epithelien der Foveolae ersetzt. In den Grübchenepithelien der Korpus- und Antrumregion treten Becherzellen auf (die normalerweise nur im Darm und der Pylorusregion vorkommen) und in der Tiefe der Krypten Paneth-Epithelien, diese Veränderungen werden daher auch als **Umbaugastritis** bezeichnet. Bei fortgeschrittener intestinaler Metaplasie sind die Leistenspitzen zottenartig verlängert (Abb. 94).

### 11.1.1.6 Magenschleimhautatrophie

Makroskopisch fehlt das Faltenrelief vollständig, durch die blasse Schleimhaut schimmern Gefäße.

Mikroskopisch sind die spezifischen Drüsen geschwunden, es liegt meist eine ausgeprägte intestinale Metaplasie vor, entzündliche Infiltrate fehlen weitgehend.

**Folgen der atrophischen Gastritis**
Während bei der Oberflächengastritis durch Stimulation der Drüsen eine Übersekretion vorliegt, führt die atrophische Gastritis zur sekretorischen Insuffizienz. Die Atrophie der Korpusdrüsen verursacht nicht nur einen Ausfall der HCl- und Pepsinogenbildung sondern auch einen Verlust des Intrinsic-Faktors. Infolgedessen entsteht eine megaloblastäre Anämie vom Typ der **Perniziosa**. Patienten mit perniziöser Anämie haben stets eine atrophische Gastritis.

15% der Patienten mit atrophischer Gastritis haben eine Eisenmangelanämie, als deren Ursachen Blutungen aus der Magenschleimhaut, ein vermehrter Zellverlust in das Magenlumen und eine unzureichende Eisenresorption bei Säuremangel sowie eine Komplexbildung zwischen dem Eisen in der Nahrung und Magenantikörpern diskutiert werden.

Die Umbauprozesse in der atrophischen Gastritis mit foveolärer Hyperplasie und intestinaler Metaplasie begünstigen die Entstehung eines **Magenkarzinoms**. 10% der Patienten mit Perniziosa erkranken an einem Magenkarzinom. Das Karzinom entsteht bei Perniziosakranken 5mal häufiger als bei anderen Personen der gleichen Altersgruppe.

**Bedeutung der mikroskopischen Untersuchung (Biopsie) für die Diagnose der Gastritisformen**
Klinisches und morphologisches Bild korrelieren oft nicht miteinander. Etwa 30–60% symptomfreier Personen haben histologisch eine chronische Gastritis. Die Progredienz der chronischen Entzündung und die Gefahr der Epithelentdifferenzierung mit Ausbildung eines Magenkarzinoms kann nur bioptisch kontrolliert werden. So zeigen Verlaufsbiopsien bei 25% der Patienten mit Oberflächengastritis eine Progredienz, 40% der Personen mit beginnender Schleimhautatrophie und 80% der Fälle mit atrophischer Gastritis weisen eine fortschreitende Verschlechterung auf.

# 11.2  Ulcus pepticum ventriculi et duodeni

**Definitionen**

*Ulcus ventriculi et duodeni:* Substanzdefekte, die sich durch die Schleimhaut mindestens bis in die Submukosa erstrecken.

*Erosion:* Auf die Schleimhaut begrenzter Substanzdefekt, der die Muscularis mucosae nicht überschreitet.

## 11.2.1 Pathogenese

Ursache des Magen- und Zwölffingerdarmgeschwüres ist immer eine Störung des Gleichgewichtes zwischen den Schutzmechanismen der Magen-Duodenalschleimhaut („Schleimhautbarriere", „defensive Faktoren") und den aggressiven Faktoren, vor allem der ätzenden Wirkung der Salzsäure des Magensaftes.

### 11.2.1.1 Schutzmechanismen und ihre Störungen

Die wichtigsten Schutzmechanismen der Magenschleimhaut sind:

**Mukosabarriere**, die durch zwei Faktoren gewährleistet wird:

Bedeckender hochvisköser Schleim in ausreichender Menge und richtiger Zusammensetzung. Der Schutzeffekt dieses Schleims beruht vor allem auf dem Reichtum an neutralen Glykoproteiden, der hohen $NaHCO_3$-Konzentration und dem Gehalt an Urease.

Schleimbildende Epithelien in ausreichender Anzahl und Funktion.

**Optimale Blutversorgung** der Schleimhaut.

Diese Schutzmechanismen werden unzureichend wenn

die **Synthese der Glykoproteide gestört** ist durch

- Therapie, z. B. mit Butazolidin oder Salizylaten.
- erhöhten Kortikosteroideffekt (endogen durch extremen Streß oder häufiger nach Steroidtherapie). Steroide hemmen außerdem die Granulationsgewebsbildung und damit die Geschwürsheilung. In manchen Punkten sind Bedeutung und Mechanismus der Steroidwirkung in der Ulkuspathogenese noch umstritten.

die **Regeneration** und damit der Ersatz des laufenden physiologischen Verlustes der schleimbildenden Epithelien nicht mehr ausreichen, z. B. bei

- chronischer Gastritis mit Fehlregeneraten („Umbaugastritis"), auch bei Normaziden kann es auf diese Weise zu Geschwüren kommen.

- Verabreichung proliferationshemmender Substanzen, z. B. Zytostatika.

Störung der **Mikrozirkulation** der Schleimhaut vorliegt, z. B. durch

- Kreislaufschock mit Minderdurchblutung der terminalen Strombahn, Geschwürsentstehung auch hier bei Normaziden.

- lokale Durchblutungsstörungen z. B. infolge Atherosklerose, Arteriitis, lokale Gefäßspasmen oder durch Umleitung der arteriellen Blutversorgung unter dem Einfluß der Magenperistaltik im Sinne eines Steal-Phänomen (7.13.5) mit diskreten ischämischen Schäden der Schleimhaut, der Submukosa und Muscularis propria ( = **Ischämie-Theorie**).

Die **Störung der Mukosabarriere** begünstigt den Rückstrom von $H^+$-Ionen, die jetzt nicht mehr durch die Bikarbonationen des Kapillarblutes gepuffert werden können. $H^+$ lösen eine Degranulierung der Mastzellen und Freisetzung von Histamin aus. Dadurch kommt es zur Kapillardilatation und zum Schleimhautödem, die Belegzellen werden zur gesteigerten $H^+$-Produktion angeregt und es entwickelt sich ein Circulus vitiosus, der schließlich zu Nekrosen und Defekten führt.

### 11.2.1.2 Aggressive Faktoren

**Hyperchlorhydrie** = vermehrte Sekretion peptisch aktiven sauren Magensaftes mit gesteigerter Basal- und Nüchternsekretion.

Ursachen der Hyperchlorhydrie sind:

- erhöhte HCl-Produktion infolge genetisch oder konstitutionell bedingter **Belegzellenvermehrung**. So erkranken jugendliche, asthenische, psychisch labile Männer im 2.-3. Lebensjahrzehnt und Träger der Blutgruppe 0 vermehrt an Ulcera duodeni, der Blutgruppe A an Ulcera ventriculi.

Das Magengeschwür tritt etwa 1 Jahrzehnt später als das Duodenalulkus auf (Häufigkeitsgipfel im 40. Lebensjahr), Hyperazidität und Belegzellenhyperplasie sind geringer, Magengeschwüre werden sogar bei Subazidität beobachtet.

Dieser Unterschied spricht dafür, daß beim Ulcus ventriculi eher ein Mangel defensiver Faktoren, beim Ulcus duodeni dagegen ein Überwiegen des aggressiven Faktors Hyperchlorhydrie ausschlaggebend ist. Je tiefer das Ulkus sitzt, um so größer ist im allgemeinen die ursächliche Bedeutung der HCl.

**Azetylsalizylsäure** kann zur Zerstörung der Mukosabarriere führen. Es kommt zur Verminderung der Mukopolysaccharide und zur Hemmung der Atmungskettenenzyme.

**Prostaglandinmangel:** Neuerdings wird diskutiert, ob Störungen der Prostaglandinsynthese oder -abgabe zum relativen Überwiegen der aggressiven Faktoren führen. Magenschleimhaut des Menschen bildet überwiegend $PGE_2$ und $PGE_3$, die hemmend auf die Säuresekretion wirken und die Freisetzung von Glykoproteiden stimulieren.

**Steigerung der zentralnervösen, vagal übertragenen Stimulationsmechanismen** der Magensaftsekretion z. B. bei erhöhtem Hirndruck, durch emotionale Faktoren, Streß verschiedenster Genese: Nach Schock, Operationen, Infekten, Traumen, Verbrennungen, Anoxie, Herz-Kreislauferkrankungen.

**Streßulkus:** Folgende Kausalkette wird angenommen: Zu starker Streß →Fehladaptation an die zu große Dichte der Streßfaktoren →umschriebene Kreislaufstörungen der Magenschleimhaut (Konstriktion der Arteriolen und Dilatation der Kapillaren in der oberen Schleimhaut) →umschriebene Gewebsischämie →Zusammenbruch der Mukosabarriere mit Rückdiffusion von $H^+$-Ionen in das Interstitium →peptische Andauung der Schleimhaut durch HCl, Pepsin oder Gallensalze →Erosionen →Ulzera.

**Schockulkus und Altersulkus:** Entscheidender Pathomechanismus ist auch hier die Ischämie. Beim Schock wird sie durch den Blutdruckabfall und die Mikrozirkulationsstörungen (7.10.1 u. 7.10.2), beim Altersulkus durch arteriosklerotische Gefäßstenosen verursacht.

**Zollinger-Ellison-Syndrom:** Nicht erbliche Vermehrung der Delta-Zellen der Langerhans-Inseln des Pankreas (60% durch Karzinome, 30% durch Adenome = Typ 2 und 10% durch diffuse Hyperplasie dieser Zellen), die vermehrt Gastrin produzieren und damit einer Dauerstimulation der Säure- und Pepsinsekretion, also eine exzessive Hyperchlorhydrie und Hyperplasie der Fundusdrüsen verursachen.

Auch eine Hyperplasie der Gastrinzellen des Antrums ( = Typ 1 des Zollinger-Ellison-Syndroms) stimuliert die Belegzellen der Korpusschleimhaut zur vermehrten Sekretion. Dadurch entstehen oft multiple (17% der Fälle) und atypisch lokalisierte, schlecht heilende Ulzera, z. B. im Ösophagus, an der Kardia, der Pars descendens duodeni und dem oberen Jejunum.

**Wermer Syndrom:** Seltenes familiär erbliches Leiden mit pluriglandulären Adenomen (Delta-Zellen der Langerhans-Inseln, Hypophysenvorderlappen, Epithelkörperchen), das in 40% der Fälle mit Ulzera infolge gesteigerter Gastrinproduktion der Deltazelltumoren einhergeht.

**Leberzirrhotiker** haben häufiger peptische Geschwüre des Magens und Duodenums. Eine befriedigende Erklärung wurde dafür bisher nicht gefunden.

**Läsionen der Schleimhaut durch Traumen**, exogen thermisch z. B. zu heiße oder kalte Speisen, mechanisch z. B. Druck von Dauersonden oder chemisch.

**Hormonelle Faktoren**
Kortikosteroide (s. o.)

Primärer Hyperparathyreoidismus, die Pathogenese der Ulkusentwicklung ist hierbei noch nicht vollständig geklärt.

Hypertyhreose, die Ursache der Disposition zum Geschwürsleiden ist unbekannt.

Ovarialhormone scheinen einen schützenden Effekt auszuüben. So erkranken Frauen seltener als Männer, bei Schwangeren treten so gut wie nie Geschwüre auf.

Nicht selten sind mehrere der genannten Faktoren gleichzeitig wirksam.

Zusammengefaßt ließe sich danach vereinfacht folgende Kausalkette der Ulkusentstehung annehmen:

Funktionelle Störung der Magensekretion und -motorik
↓
Ischämische Wandschädigung
↓
Zusammenbruch der Mukosabarriere
↓
Zerstörung der Mukosa durch Überwiegen der aggressiven Faktoren
↓
Erosion
↓
Ulkus


## 11.2.2 Morphologie

**Lokalisation**
Peptische Geschwüre entstehen nur an Stellen, auf die regelmäßig Magensaft einwirkt: Im Magen, im Duodenum bis zur Papilla Vateri (dort wird der Magensaft durch die alkalische Galle neutralisiert). Nur bei extremer Hyperchlorhydrie z.B. beim Zollinger-Ellison- und Wermer-Syndrom können Geschwüre bis in das obere Jejunum auftreten. Nach Magenteilresektion nach Billroth II werden vereinzelt Ulzera im Jejunum des Anastomosenbereiches (Ulcus pepticum jejuni) gefunden, außerdem können sie im Bereich heterotoper Magenschleimhautinseln z.B. in Meckel-Divertikeln oder im Ösophagus entstehen. Prädilektionsstellen sind:

**Bulbus duodeni** bis zur Papilla Vateri. In etwa 25% der Fälle sind Duodenalulzera multipel, sind nicht selten an gegenüberliegenden Schleimhautbezirken lokalisiert = „Kissing ulcer". Duodenalulzera sind in Europa und den USA 3mal häufiger als Magengeschwüre.

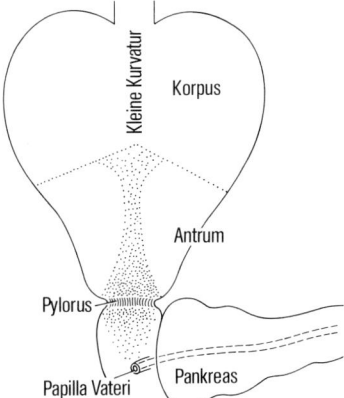

Abb. 95    Prädilektionsstellen der peptischen Magen- und Duodenalulzera

**Magen:** Antrum- und Pylorusregion, ⅔ aller akuten Geschwüre des Magens treten in diesem Bereich auf (Abb. 95).

Kleine Kurvatur in einem etwa daumenbreiten Streifen um die „Magenstraße", besonders häufig 1–2 cm aboral der Korpus-Antrum-Schleimhautgrenze (die sich im Alter oralwärts verschiebt) und präpylorisch.

Nur selten entstehen Geschwüre im Korpus-Fundus (4,5%) und an der großen Kurvatur, hier gelegene Schleimhautdefekte sollten stets den Verdacht auf ein Karzinom hervorrufen.

10% der chronischen und 25% der akuten Magenulzera treten multipel auf.

**Makroskopisch**

**Akute Ulzera** können innerhalb weniger Stunden aus einer Erosion hervorgehen, sie sind scharf begrenzt, haben einen weichen Rand und Ulkusgrund, sind meist rund, da sich die durchbrochene Muscularis mucosae am Ulkusrand kontrahiert. Der Geschwürseingang kann dadurch so eingeengt werden, daß eine „Geschwürsnische" entsteht.

In fortschreitenden Geschwüren ist der Ulkusgrund von graugelblichen bis rötlichen Massen bedeckt, im ruhenden Geschwür dagegen gereinigt und weiß. Meist sind die Ulzera linsen- bis markstückgroß, in Ausnahmefällen können sie jedoch handtellergroß werden.

**Chronische Ulzera:** Rund bis oval, scharf begrenzt mit derbem Rand und strahlenförmig auf das Geschwür zulaufenden Falten der umgebenden Schleimhaut. Die Schleimhaut des oralen Ulkusrandes überragt meist das Geschwür, der aborale Ulkusrand ist infolge der „Schichtenverschiebungen" unter dem Einfluß der Peristaltik meist treppenförmig strukturiert. Progrediente chronische Ulzera haben ebenfalls einen schmierig gelblichen Grund.

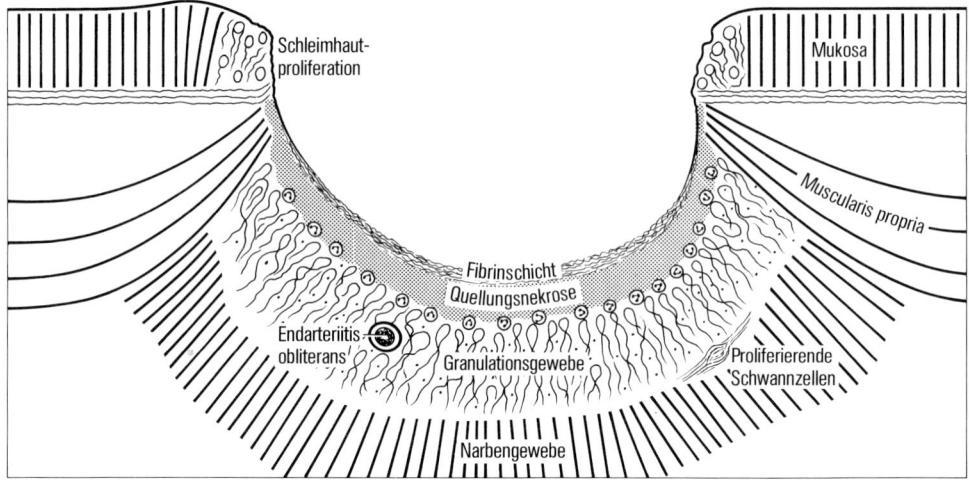

Abb. 96   Chronisch fortschreitendes Ulcus ventriculi

**Mikroskopisch:** Akute fortschreitende Ulzera weisen von innen nach außen folgende charakteristische Schichtung auf:

● Exsudatschicht: Fibrinschicht mit Zelltrümmern (= Detritus) und neutrophilen Granulozyten.
● Quellungsnekrose: Unter HCl-Einfluß entstandene Verquellung der kollagenen Fasern und Präzipitation von Eiweißkörpern der Submukosa und des Blutplasmas, oft mit positiver Fibrinfärbung (= Fibrinoidnekrose 2.7.3.8).
● Granulozytärer Randsaum und Ödem der angrenzenden Wandschichten.
● Granulationsgewebswall nur gering ausgebildet.

Im stationären gereinigten Geschwür fehlen die Exsudatschicht, die Quellungsnekrose und der granulozytäre Randsaum.

Chronische Ulzera weisen bei Progredienz folgende Schichtung und wesentliche Phänomene auf (Abb. 96):

● Exsudatschicht
● Quellungsnekrose
● Granulozytärer Randsaum
● Granulationgewebsschicht
● Narbengewebe (daher feste Konsistenz!)
● Muscularis propria bei tiefer reichenden Geschwüren am Ulkusrand hochgezogen
● Schleimhautproliferationen am Geschwürsrand oft mit intestinaler Metaplasie und gelegentlich mit Dysplasien
● Endarteriitis obliterans der Arterienäste im Granulations- und Narbengewebe des Ulkusgrundes, die einerseits massive arterielle Blutungen aus dem Ulkus-

grund verhindert, andererseits wegen unzureichender Blutzufuhr die Heilungs-
chancen verringert

● Proliferationen der Schwann-Zellen geschädigter Nerven bis zur Ausbildung
sog. Amputationsneurome (3.2.7).

Im nicht fortschreitenden (stationären) chronischen Ulkus fehlen die Exsudatschicht, die Quellungsnekrose und der granulozytäre Randsaum.

### 11.2.3 Pathogenese und Morphologie der möglichen Komplikationen

#### 11.2.3.1 Blutungen

Starke Blutungen treten bei 25% aller Patienten mit Magen- und Duodenalulzera
auf, oft führen sie zum massiven Bluterbrechen (Hämatemesis) oder zum Teerstuhl
(dunkle Farbe, da Hämoglobin in schwarzes salzsaures Hämatin umgewandelt
wird). Massive Blutungen werden bei etwa 25% der Patienten zur Todesursache,
vor allem im 5. Lebensjahrzehnt. Bei flachen Ulzera blutet es aus eröffneten Kapillaren der Schleimhaut und kleineren Arterien und Venen. Tieferreichende Geschwüre rufen lebensbedrohliche Blutungen hervor, wenn große Arterien oder deren Verzweigungsäste arrodiert werden: A. gastrica sinistra oder A. lienalis bei
Magengeschwüren, A. pancreatico-duodenalis sup., A. gastroduodenalis oder
A. gastroepiploica bei Duodenalgeschwüren. Besonders gefürchtet sind die flachen „Riesenulzera", die akut nach schwerem Streß, Verbrennungen, nach Korti-
sontherapie oder Unterkühlungen auftreten können. Vor allem bei rasch fortschreitenden Ulzera wie Streßulzera treten massive Blutungen häufiger auf, da
sich hier die o. g. endarteriitischen Gefäßverschlüsse noch nicht entwickelt haben.

Da Gefäßlichtungen im Rand fortschreitender Ulzera meist durch Thromben,
Granulationsgewebe und Intimaproliferationen verschlossen werden und sich die
elastischen Ränder plötzlich eröffneter Arterien wulstartig aufrollen, kommt es
nicht bei allen Geschwüren zu massiven Blutungen.

Sonderform des Ulkus mit massiver Blutung ist die Exulceratio simplex Dieulafoy
(8.1.5).

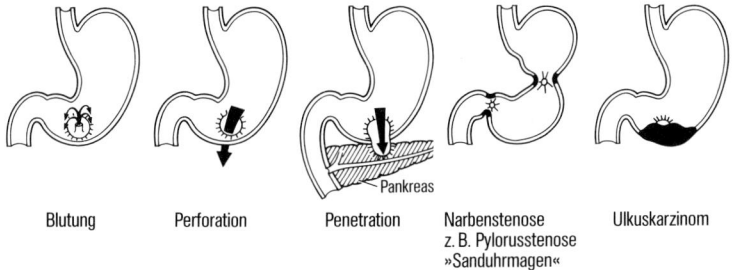

| Blutung | Perforation | Penetration | Narbenstenose z. B. Pylorusstenose »Sanduhrmagen« | Ulkuskarzinom |

Abb. 97 Komplikationen des Ulcus pepticum ventriculi

### 11.2.3.2 Perforation

Perforationen wurden früher bei etwa 5–10% aller Geschwürskranken beobachtet, sind heute unter der modernen Ulkustherapie seltener. Dabei kann die Magen- oder Duodenalwand in jedem Stadium vom Ulkus vollständig zerstört werden und es kann ein Durchbruch in die freie Bauchhöhle oder in benachbarte Hohlorgane (Colon transversum, Gallenblase, Pleurahöhle, Herzbeutel, in Einzelfällen sogar in Herzkammern) erfolgen = freie Perforation. Die Perforationsöffnung kann jedoch auch durch umgebendes Gewebe (z. B. Omentum) abgedeckt werden = gedeckte Perforation.

Magengeschwüre perforieren etwa doppelt so häufig (6–7%) wie Geschwüre des Duodenums (3%). Prädilektionsstelle der Perforation im Duodenum ist die Vorderwand. Männer werden 6 mal häufiger als Frauen betroffen. Folgen der Perforation sind eine lokale oder diffuse Peritonitis.

### 11.2.3.3 Penetration

Eine Geschwürspenetration liegt vor, wenn das Geschwür in unmittelbar angrenzende Gewebe oder Organe eindringt (z. B. Duodenalulkus →Pankreaskopf). Häufig tritt in der Magen- oder Duodenaloberfläche über einem fortschreitenden Ulkus eine umschriebene fibrinöse Reaktion auf, die zu Verklebungen und anschließend zu Verwachsungen mit der Umgebung führt, durch die dann die Penetration fortschreitet, so daß der Durchbruch in die freie Bauchhöhle vermieden wird. Eine Penetration kann z. B. erfolgen in die Leber, die Milz, das linke Nierenlager, das Omentum, die Wände des Kolons oder der Gallenblase.

### 11.2.3.4 Stenosen

Bei 2–3% aller chronischen Geschwüre treten Stenosen im präpylorischen Antrum und der Pylorusregion infolge der Narbenkontrakturen auf. Diese „gutartigen Pylorusstenosen" des Erwachsenen führen zur Muskelhypertrophie und Dilatation der vorgeschalteten Magenanteile. Außerdem kann es zu Erbrechen, Refluxösophagitis, Alkalose, Tetanie und Hypochlorämie kommen. Narbige Einziehungen im Bereich chronischer Geschwüre der großen Kurvatur führen zum „Sanduhr-" oder „Kaskaden-"Magen, Duodenalulzera können neben Stenosen divertikelartige Deformierungen des Bulbus hervorrufen.

### 11.2.3.5 Rezidive

Innerhalb von 6 Jahren bekommen unter konservativer Therapie etwa 9% erneut ein Ulcus ventriculi und etwa 4% ein Ulcus duodeni. In Langzeitstudien (25 Jahre) werden die Rezidivquoten der Magengeschwüre mit 16%, die der Duodenalulzera mit 13–88% angegeben.

### 11.2.3.6 Karzinomatöse Entartung

Bei etwa 1% aller chronischen Magengeschwüre kommt es nach jahre- oder jahrzehntelangem Verlauf auf dem Boden der langdauernden Regenerationsprozesse zum Ulkuskarzinom.

Abzugrenzen vom „ulzerierten Karzinom", bei dem im Bereich eines Karzinoms sekundär Ulzerationen auftreten. Angaben über höhere Entartungsraten der Ulzera im älteren Schrifttum (bis zu 10%) beruhen wahrscheinlich auf Fehldeutungen ulzerierter Frühkarzinome.

Chronische Duodenalulzera entarten dagegen nie maligne.

### 11.2.3.7 Soormykose des Ulkus

In 5-37% der Magenulzera findet sich ein Soorbefall des Ulkusgrundes.

**Ulkusheilung**

In vielen Fällen wird der Geschwürsgrund nach Reinigung ( = Abstoßung der Nekrosen und Fibrinmassen) von Granulationsgewebe ausgefüllt und der Defekt durch Schleimhautregenerate von der Seite her gedeckt. Nach 3-4 Wochen sind 27-53%, nach 3 Monaten 90% der Magengeschwüre unter Cimetidintherapie verheilt. 53% der Duodenalulzera heilen unter der modernen konservativen Therapie innerhalb von 3 Wochen und 73% innerhalb von 6 Wochen. Es entstehen entsprechende Narben, auf die Schleimhautfalten strahlenförmig zulaufen. Werden diese Regenerationsprozesse durch wiederholte peptische Schübe ständig unterbrochen, bildet sich das chronisch kallöse Ulkus mit den obengenannten Komplikationsmöglichkeiten, das nicht mehr heilt.

## 11.3  Leberzirrhose

kirrhos, gr. = gelb. Der Name ist von der Farbe gelb und nicht von der Konsistenz (skirrhos, gr. = Verhärtung, wie bei szirrhösen Karzinomen) abgeleitet!

**11.3.1 Definition:** *Umbau des Lebergewebes mit Aufhebung der normalen Läppchenarchitektur durch Bindegewebssepten und Narben mit Ausbildung von Regeneratknoten des Parenchyms und Störung der Blutzirkulation.*

### 11.3.2 Formen der Leberzirrhose

Die Leberzirrhosen können nach morphologischen und ätiologischen Gesichtspunkten eingeteilt werden. Nach einer internationalen Vereinbarung (5. Panamerikanischer Kongreß für Gastroenterologie in Havanna 1956) sollten bei der Benennung einer Leberzirrhose möglichst folgende Gesichtspunkte berücksichtigt werden:

- Morphologie
- Ätiologie
- Klinisch-funktionelle Befunde
- Aktivitätszeichen (fortschreitend oder inaktiv)

Der Versuch, alle Leberzirrhoseformen nach morphologischen, klinischen *und* ätiologischen Gesichtspunkten zu definieren, hat jedoch zu zahlreichen unbefriedigenden Klassifikationen geführt, da sich aus den morphologischen Kriterien häufig keine bestimmte ätiologische Zuordnung herleiten läßt.

Nach dem makroskopischen Aspekt werden daher neuerdings folgende Formen unterschieden (Abb. 98):

- Mikronodulär (Knoten bis 3 mm)
- Makronodulär (Knoten über 3 mm)
- Gemischt mikronodulär und makronodulär
- Inkomplett septal (multilobulär)
- Narbenleber

Gemeinsam ist allen Formen ein durch verschiedenste Faktoren hervorgerufener Leberepitheluntergang, der rascher in größeren Zellgruppen (postnekrotische Leberzirrhose) oder langsamer mit fortschreitendem Untergang nur weniger Zellen (portale Zirrhose) verlaufen kann. Durch periportale Entzündungsprozesse hervorgerufenen Defekte werden z.T. durch Bindegewebsproliferationen ersetzt, die zu Septen oder Narbenfeldern (= aktive Septen) führen. Außerdem verdichtet sich das Gerüst der stehenbleibenden Gitterfasern, kollagenisiert und bildet auf diese Weise Bindegewebssepten (= passive Septen).

Die intakten Leberzellinseln proliferieren zu knotenförmigen Regeneraten unterschiedlicher Größe, in denen die Einzelzellen zwar normalen Hepatozyten entsprechen, die normale Läppchenstruktur wird aber nicht wieder erreicht. Statt der normalen einschichtigen Zellplatten entstehen Platten mit mehreren Zellagen: Pseudotubuli oder Knoten (= Pseudolobuli). Daraus ergeben sich vor allem hämodynamische Störungen. Entzündliche Infiltrate aus Lymphozyten, Makrophagen und Plasmazellen in den Portalfeldern, Septen und Narbenfeldern sind nicht beweisend für eine vorausgegangene infektiöse Hepatitis als Ursache der Zirrhose.

Die vereinzelt noch gebräuchliche Einteilung der Leberzirrhosen allein nach ätiologischen Gesichtspunkten (z.B. alkoholische oder posthepatitische Leberzirrhose) sollte dagegen nicht mehr angewandt werden, da Zirrhosen oft durch mehrere Faktoren ausgelöst werden, gleiche morphologische Formen durch unterschiedliche Ursachen entstehen und andererseits gleiche Ursachen zu unterschiedlichen morphologischen Befunden führen können.

### 11.3.2.1 Mikro- und makronoduläre Leberzirrhosen, Ätiologie und Pathogenese

Morphogenetisch sind beiden Zirrhoseformen entzündliche Reaktionen gemeinsam, die denen der chronisch aggressiven Hepatitis mehr oder weniger entsprechen. Diese Veränderungen können durch verschiedene Ursachen hervorgerufen werden.

**1. Äthylalkohol**, gilt heute in den USA und Europa bei etwa 50% aller Leberzirrhosen als die entscheidende Ursache. Bis 80 ml reinen Alkohols/Tag werden im allgemeinen noch ohne Schädigung vertragen, 160 ml/Tag führen nach mehreren Jahren mit großer Wahrscheinlichkeit zur Zirrhose. Neben einer direkten Schädigung des Parenchyms durch den Alkohol und seiner Abbauprodukte wie Azetaldehyd spielt möglicherweise die einseitige Mangelernährung, z. B. Fehlen lipotroper Substanzen (11.4) mit Eiweiß- und Vitaminmangel, eine nur untergeordnete Rolle. Auf welchem biochemischen Weg der Äthylalkohol zum Untergang der Leberepithelien führt, ist letztlich noch unklar, offenbar begünstigt die Enzyminduktion des mikrosomalen alkohol-oxidierenden Systems die Entstehung von Leberzellschäden. Oft gehen der Zirrhose eine Fettleber und eine sog. alkoholische Hepatitis mit hydropischer Degeneration der Leberepithelien, herdförmigen Zytoplasmahyalinisierungen ( = Mallorykörperchen, = alkoholisches Hyalin, 2.7.9.2), granulozytärer Reaktionen im Bereich untergehender Einzelzellen oder Leberepithelgruppen voraus (11.4.2). Bei stärkerer Entzündung nimmt die Verfettung mitunter ab. Vorwiegend zentroazinär entstehen bei weiterer Schädigung lockere Fibrosen ( = „Maschendrahtfibrosen") und epithelfreie Bezirke (11.3.2.7).

**2. Hepatitis:** Die Häufigkeit der posthepatitischen Zirrhosen ist regional verschieden, wird offenbar auch durch die unterschiedliche Virulenz der Erreger bestimmt. In Europa sollen bis zu 33% aller Zirrhosen Folge einer Virushepatitis B sein. Nur selten geht eine Zirrhose direkt aus einer akuten Hepatitis hervor (ca. 2%). In der Regel entsteht sie aus einer chronisch aggressiven Hepatitis. Etwa 50% aller chronischen Hepatitiden gehen in eine Leberzirrhose über. Bisher nicht bekannt ist die „Dunkelziffer" der klinisch nicht erfaßten, anikterischen Hepatitiden, die zu einer Zirrhose führen.

**3. Mangelernährung:** In den hochentwickelten Industrienationen zwar eine relativ seltene, bezogen auf die Weltbevölkerung, vor allem in den Entwicklungsländern jedoch häufige Ursache der Zirrhose.

Beispiel: Kwashiorkor ( = Ga-Sprache der Goldküste: „Roter Junge"). Kinder, die bei der Geburt eines nachfolgenden Geschwisters von der Mutterbrust abgesetzt und vorzeitig auf Mehlernährung umgestellt werden, kommen rasch in einen schweren Protein- und Vitaminmangel mit Depigmentierung, roter Haarverfärbung und schwerer Leberepithelverfettung, die in eine Zirrhose übergehen kann.

**4. Herzinsuffizienz:** Chronische Rechtsinsuffizienz oder Einflußstauung in den rechten Ventrikel sind heute nur noch vereinzelt Ursache einer „Stauungszirrhose"

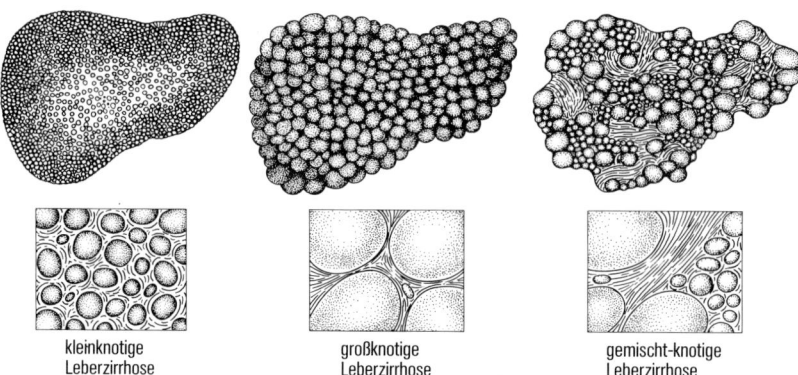

| kleinknotige Leberzirrhose | großknotige Leberzirrhose | gemischt-knotige Leberzirrhose |

Abb. 98    Formen der Leberzirrhose

(= **Cirrhose cardiaque**). Infolge diagnostischer und therapeutischer Fortschritte sind die früher häufiger im Kindes- und Jugendalter auftretenden Ursachen (Pulmonalklappenstenose, Constrictio pericardii – Panzerherz) seltener geworden. Der ältere Mensch mit chronischer Rechtsherzinsuffizienz „erlebt" die Zirrhose nicht mehr. Morphogenetisch geht die chronische Stauungsleber mit zentroazinären Leberepithelnekrosen meist in eine regenerationsarme Leberzirrhose über mit Atrophie der Epithelplatten, Sklerose der Gitterfasern und geringer periportaler Fibrose (s. auch 7.8.2.7).

Weitere zum Teil noch umstrittene ätiologische Faktoren sind:
5. Spezifisch granulomatöse Hepatiden wie bei Bruzellosen, Tuberkulose, M. Boeck (= Sarkoidose).
6. Wurmerkrankungen z. B. Schistosomiasis.
7. Toxische Schädigung: Noch nicht allgemein anerkannt als Ursache ist die große Zahl von Lebertoxinen, die im Tierexperiment zu Leberschäden mit Verfettungen, Nekrosen und Zirrhosen führen können: Tetrachlorkohlenstoff, Aflatoxine, Toluylendiamin, Thioazetamid, arsenhaltige Insektizide u. a.

### 11.3.2.2 Mikro- und makronoduläre Zirrhosen, Morphologie

*Makroskopisch:* Gehöckerte, kleinknotige oder mittelknotige Oberfläche und entsprechende Schnittfläche mit einige Millimeter bis ca. 3 cm großen Knoten. Bei *gleichmäßig* einwirkender Schädigung kommt es häufig zu einer atrophischen feinknotigen, regenerationsarmen, bindegewebsreichen Zirrhose mit fortschreitender Leberschrumpfung (bis zu 600 g = atrophische Leberzirrhose, Lebernormgewicht = 1500 g). In Schüben verlaufende Läsionen führen zur Lebervergrößerung mit grober Regeneratknotenbildung und Faserarmut.

*Mikroskopisch:* Umbau in unterschiedlich große Knoten durch Bindegewebssepten, die Portalfelder miteinander verbinden und die Läppchen unterteilen. Durch Regenerationsvorgänge gehen aus den übrigbleibenden Läppchensegmenten abgerundete Pseudolobuli hervor, die durch bindegewebige Septen oder Narbenfelder begrenzt werden. Die morphologische Besonderheit der mikronodulären Zirrhose sind schmale Septen, die aus zipfelförmigen Ausläufern der Portalfelder hervorgehen und langsam fortschreitenden herdförmigen Epitheluntergängen folgen.

### 11.3.2.3 Postnekrotische Leberzirrhose ( = postdystrophische Leberzirrhose), Morphologie

Heute seltene Zirrhoseform, die von den mikro-, makronodulären Zirrhosen unterschieden wird. Morphogenetisch liegt eine massive subakute Lebernekrose zugrunde (früher: subakute gelbe Leberdystrophie) als Folge einer fulminant verlaufenden Hepatitis.

*Makroskopisch:* **Unregelmäßig** grob- bis mittelknotige, nur selten feinknotige Oberfläche, mehrfach umfangreiche pflaumen- bis mandarinengroße Knoten. Auf der Schnittfläche zwischen den Knoten ungleichmäßige große, z. T. tief einschneidende Narbenfelder ( = Nekrosefolge).

*Mikroskopisch:* Umbau des Lebergewebes durch Bindegewebssepten und Narbenfelder. Durch Untergang ganzer Läppchen rücken die Portalfelder zusammen, so daß sie in den Narbenbezirken oft unmittelbar nebeneinander liegen. Ohne Berücksichtigung der ursprünglichen Leberstruktur werden die Läppchen in unterschiedlich große Pseudolobuli unterteilt, die meist aus Anteilen mehrerer Läppchen hervorgehen und sich infolge regenerativer Leberepithelproliferationen abrunden. Als Zeichen der Aktivität sind in den Bindegewebssepten und Narbenfeldern vor allem an der Grenze zum Epithel Infiltrate aus Lymphozyten und Makrophagen vorhanden.

Die morphogenetische Besonderheit der postnekrotischen Zirrhose ist also der Untergang größerer und unregelmäßig angeordneter Parenchymbezirke, die teils durch Narbengewebe, teils durch unterschiedlich große Regeneratknoten ersetzt werden. Das Endstadium wird als Narbenleber bezeichnet.

### 11.3.2.4 Biliäre Leberzirrhose, Ätiologie und Pathogenese

Biliäre Zirrhosen können aus zwei grundsätzlich verschiedenen Erkrankungen der Gallenwege hervorgehen.

**Galleabflußstörungen** verschiedenster Ursache führen zur Fibrose der Portalfelder und zum Übergang in eine Zirrhose = **sekundäre biliäre Zirrhose**. Die häufigsten Ursachen sind Choledocholithiasis, Tumoren der Gallenwege oder der Papillenregion vor allem mit Entzündungen der Gallenwege, Cholangitis und Cholangiolitis, intrahepatischer Cholestase (chole, gr. = Galle, stasis, gr. = Stillstand).

**Autoimmunerkrankung** gegen Gallenepithelien = **primäre biliäre Zirrhose:** Vorwiegend bei Frauen in der Menopause auftretende Erkrankung, die mit einer chronischen, nichteitrigen destruierenden Cholangitis (Lymphozyten und Plasmazellen im Gallengangsbereich der Portalfelder) beginnt, von Ikterus, Hautjucken, und Xanthelasmen begleitet wird.
Klinisch nahezu beweisend ist die Konstellation:

- Erhöhte alkalische Phosphatase
- Antikörper gegen Mitochondrienmembranen (90–98% aller Fälle), als beweisend gilt der Nachweis von $M_2$-AK der inneren Mitochondrienmembran
- Gamma-M-Globulin erhöht (90% der Fälle)

Die Mehrzahl der Patienten stirbt innerhalb von 11 Jahren. Die Ursache der Immunreaktion ist unklar. Möglicherweise spielen ein Suppressor-T-Zellmangel und Defekt der unspezifischen Immunabwehr eine entscheidende pathogenetische Rolle. Offenbar liegt hier eine Autoaggressionskrankheit im Bereich der Gallengänge vor.

### 11.3.2.5 Biliäre Zirrhose, Morphologie

*Makroskopisch:* Grüne Farbe, die Oberfläche ist vor allem im Frühstadium glatt, später kleinknotige Ober- und Schnittfläche. Anfangs ist die Leber meist vergrößert, später geschrumpft. Primäre und sekundäre biliäre Zirrhose sind makroskopisch nicht zu unterscheiden.

*Mikroskopisch:* **Sekundäre biliäre Zirrhose:** Der Prozeß geht von den intrahepatischen Gallengängen mit entzündlicher Infiltration der Portalfelder und Vermehrung des pericholangiolären und portalen Bindegewebes aus. Es kommt zu Proliferationen der Gallengangsschaltstücke (= Übergang der Gallengänge von den Portalfeldern in die Läppchen), wir finden eine intrahepatische Cholestase mit Gallethromben in Gallekapillaren und bei extrahepatischen Abflußstörungen Gallezylinder in den Gallengängen. Nach Durchbruch der Grenzlamelle (zwischen Portalfeld und Läppchenparenchym) entstehen bindegewebige Stränge, die benachbarte Glisson-Felder verbinden und zunächst nur die normalen Läppchen umgeben. Ein Umbau in Pseudolobuli entsprechend der Definition einer Leberzirrhose liegt also in diesem Stadium noch nicht vor. Später sproßt jedoch auch Bindegewebe in diese Läppchen ein und unterteilt sie in Pseudolobuli.

**Primäre biliäre Zirrhose:** Betroffen sind vor allem portale Gallengänge mittleren Kalibers.

Morphologisch werden 4 Stadien unterschieden:

**Stadium I:** Floride Gallengangsläsion mit Epithelnekrosen, periportales Ödem und lymphozytäre entzündliche Infiltration, z.T. mit Ausbildung von Lymphfollikeln, die Grenzplatte bleibt erhalten. In 80% finden sich portale Granulome mit Riesenzellen.

**Stadium II:** Duktulusproliferation als Folge von Gallengangsdestruktionen und Verödung, beginnende Faservermehrung periduktulär.

**Stadium III:** Narbenbildung, beginnende septale Fibrose, Zeichen der Cholestase und Leberepithieluntergänge, Ansammlung von Kupfer-Proteinkomplexen.

**Stadium IV:** Unterschiedlich rasch, meist jedoch schleichend verlaufender kompletter Umbau zur biliären Zirrhose.

### 11.3.2.6 Fettzirrhose

Der Begriff „Fettzirrhose" entspricht nicht den international anerkannten Klassifikationen der Leberzirrhosen, wird jedoch von klinischer Seite gelegentlich benutzt.

**Ätiologie und Pathogenese:** Die Frage, ob eine übermäßige Fettbeladung der Hepatozyten als solche zu Zelluntergängen und zur Zirrhose führen kann oder ob Leberepithelverfettung und Zirrhose Folge einer übergeordneten Funktionsstörung sind, ist umstritten. Die Erfahrung zeigt jedoch, daß lange bestehende Fettlebern oft in Zirrhosen übergehen. Definition und Ursachen der Fettleber 11.4.

Häufigste Ursache der Fettzirrhose ist heute der chronische Alkoholismus. Hört die Zufuhr zur Verfettung führender Noxen auf, kommt im allgemeinen auch die Progredienz der morphologischen Veränderungen zum Stillstand.

### Morphologie

*Makroskopisch:* Vergrößerte gelbe Leber, anfangs mit glatter, später feinhöckriger Oberfläche und kleinknotiger Schnittfläche.

*Mikroskopisch:* Kleinknotiger Umbau mit Aufsplitterung der Lobuli durch unterschiedlich breite Bindegewebszüge. Die Abrundung dieser Läppchensegmente durch Regenerate unterbleibt. Bindegewebszüge strahlen fingerförmig von den Portalfeldern ausgehend in die Läppchen ein, auch um die Läppchenzentren entsteht im Bereich untergehender Leberepithelien eine netzförmige Bindegewebsvermehrung (=„Maschendrahtfibrose"), bis schließlich die Lobuli umgebaut sind. Zugrunde gehende Leberepithelien verursachen entzündliche Reaktionen mit kleinherdigen Granulozyteninfiltraten. Insgesamt entspricht das Bild der Fettzirrhose der mikronodulären und makronodulären Zirrhose.

### Seltenere Sonderformen der Zirrhosen

Neben den bisher genannten Formen, die etwa 95% aller Zirrhosen ausmachen, können bei einigen Stoffwechselerkrankungen Zirrhosen auftreten.

### 11.3.2.7 Pigmentzirrhose

### Ätiologie und Pathogenese

Nach neueren Untersuchungen induziert jede stärkere Eisenablagerung Bindegewebsneubildungen, die in der Leber des Menschen (im Gegensatz zu einigen tierexperimentellen Ergebnissen) zur Zirrhose führen können. Die Leberepithelien werden dabei durch freie Eisenhydratmizellen (=Gruppierung von Einzelmolekülen mit bestimmter Struktur), die nicht an Apoferritin oder organische Trägersubstanzen gebunden werden, geschädigt, gehen unter und es folgt ein bindegewebiger Ersatz. Eine Pigmentzirrhose tritt meist bei Männern mittleren Alters auf, Frauen haben durch Menstruationen und Geburten einen Eisenverlust, der Eisenanreicherungen dieses Ausmaßes offenbar verhindert.

Zu besonders starken Eisenablagerungen kommt es bei der **Hämochromatose** (= sog. primäre idiopathische Hämochromatose, primäre Siderose oder primäre Siderophilie), einer dominant vererbten Stoffwechselerkrankung mit massiver Eisenspeicherung in zahlreichen Organen (s. 13.3).

### Morphologie

Es handelt sich um eine kleinknotige, faserreiche Zirrhose mit makroskopisch schokoladenbrauner Färbung.

Mikroskopisch fehlen in der Regel entzündliche Veränderungen. Im Vordergrund stehen massive Siderinablagerungen in Hepatozyten, Sternzellen, Gallengangsepithelien, Septen und Narben.

### Weitere seltene Zirrhoseformen

- Zirrhosen bei Glykogenspeicherkrankheiten: Typ IV, Anderson
- Zirrhose bei Galaktosämie
- Zirrhose bei Fruktoseintoleranz
- Zirrhose bei Lipidspeicherkrankheiten
- Zirrhose bei M. Wilson = Hepatolentikuläre Degeneration (abnorme Kupferspeicherung)
- Zirrhose bei Mukoviszidose
- Zirrhose bei $\alpha_1$-Antitrypsin-Mangel
- Kongenitale Lues: Aus der plasmazellulären luetischen Hepatitis der kongenitalen Syphilis mit interstitieller Faserbildung folgt der Übergang in eine Leberzirrhose = Feuersteinleber, die heute extrem selten ist.

## 11.3.3 Auswirkungen und Komplikationen

### 11.3.3.1 Pfortaderhochdruck

Der Durchfluß des Pfortaderblutes durch die Leber wird erschwert durch:

**Präsinusoidale** Störung des Blutflusses der Pfortaderäste in den fibrosierten Portalfeldern.

**Parasinusoidale** Störungen infolge Kompression der Sinusoide durch Schwellungen der Hepatozyten, Entzündungen und Regenerate.

**Postsinusoidale** Störungen des Blutabstromes im Bereich der Lebervenen (von den Zentralvenen an) mit Rarefizierung der efferenten Lebervenen durch Regeneratknoten. Der Verlust dieser venösen Abflußwege steht pathogenetisch im Vordergrund. Bei den Umbauprozessen treten innerhalb der Leber Shunts zwischen dem Venensystem der Vv. hepaticae und der V. portae (in 50% der Fälle) und zwischen Ästen der A. hepatica und V. portae auf. Das arterielle System nimmt in der zirrhotischen Leber zu, die A. hepatica kann dabei das Kaliber der V. portae erreichen.

Über diese Shunts kann die V. portae zu einer hepatofugalen Vene umfunktioniert werden. Infolgedessen kann der Druck in der Pfortader von normal 5–10 mm Hg auf 20–30 mm Hg und mehr ansteigen.

## Folgen des Pfortaderhochdruckes

**Kollateralkreisläufe:** Zwischen dem Pfortadersystem und den Hohlvenen werden vor allem folgende drei extrahepatischen venösen Kollateralen eröffnet und oft zu varizenartig geschlängelten Gefäßen erweitert (Abb. 99):

- V. gastrica dextra →Vv. oesophagicae am Venenkranz der Kardia →Vv. azygos und hemiazygos →V. cava superior. Ruptur der **Ösophagusvarizen** mit Verbluten in den Magen-Darmkanal sind eine der häufigsten Todesursachen.
- V. mesenterica inferior →V. rectalis superior →V. rectalis media →V. rectalis inferior →V. iliaca interna und communis →V. cava inferior, evtl. mit Ektasie der **Hämorrhoidalvenen.**
- Vv. paraumbilicales →V. epigastrica superficialis →V. femoralis (= **Caput medusae** = Cruveilhier-Baumgarten-Syndrom) selten! →Vv. thoracoepigastricae →Vv. axillares →Vv. subclaviae oder →thoracicae internae →V. brachiocephalica →V. cava superior.

**Milzvergrößerung:** Der portale Hypertonus führt zu einer „**portalen Stauungsmilz**", die schwerer als 500 g werden kann (Normgewicht = 150 g). Mikroskopisch tritt eine Hyperplasie der Sinus und eine Faservermehrung der roten Pulpa auf, es finden sich herdförmige Siderinablagerungen mit stärkeren Fibrosen (Kalkeiseninkrustationen und Riesenzellbildungen = Gandy-Gamma-Körperchen). Infolge

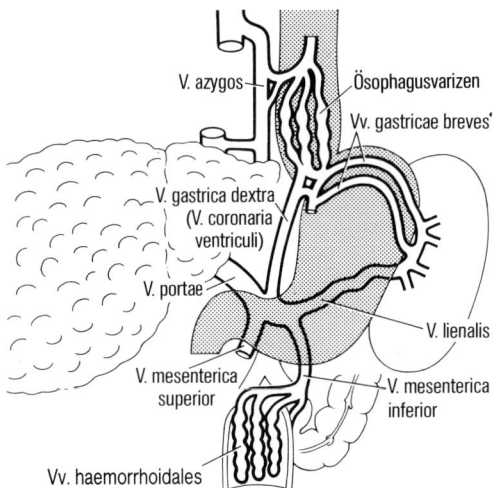

Abb. 99 Venöse Kollateralkreisläufe bei Leberzirrhose, die zu Ösophagusvarizen und Ektasien der Hämorrhoidalvenen führen können

des Hypersplenismus kann die Zahl der zirkulierenden Erythrozyten, Leukozyten und Thrombozyten abnehmen.

**Aszites:** Bei 80% aller Zirrhotiker vorhanden, ohne Behandlung nicht selten über 10 l, meist serös, kommt durch mehrere Faktoren zustande:

Erhöhter Pfortaderdruck führt zu einer vermehrten Flüssigkeitstranssudation aus den Kapillaren des Peritonealraumes.

Vermehrter Lymphabfluß von der Leberoberfläche in den Abdominalraum infolge des erschwerten Lymphabstromes durch die umgebaute Leber.

Onkotischer Druck in allen Blutgefäßen wegen der Hypalbuminämie (gestörte Albuminsynthese in der geschädigten Leber) vermindert.

Sekundärer Hyperaldosteronismus mit vermindertem Aldosteronabbau in der Leber führt zur Natrium- und Wasserretention durch die Nieren.

**Pfortaderthrombose:** Tritt bei 2% aller Leberzirrhosen auf, führt meist rasch zum Tod.

### 11.3.3.2 Leberinsuffizienz

Der kontinuierliche oder in Schüben verlaufende Leberzelluntergang führt schließlich dazu, daß die Leber ihre Entgiftungsfunktionen nicht mehr erfüllt. Der Organismus wird mit toxischen z. T. aus dem Darm aufgenommenen Substanzen wie Phenolen, Ammoniak und Aminen überschwemmt und es tritt ein Koma auf. Folgende Veränderungen sind Zeichen einer Leberinsuffizienz:

Ikterus

Endokrine Störungen wie Hyperöstrogenismus (30–50% aller Fälle) mit Hodenatrophie, Gynäkomastie, Angiomata der Haut, Palmarerythem, Bauchglatze. Auf welche Weise der erhöhte Östrogenspiegel im Plasma zustande kommt, ist nicht geklärt. Hyperaldosteronismus (s. Aszites).

Hepatische Enzephalopathie vor allem infolge des erhöhten Ammoniak- und Phenolkörperspiegels im Blut (klinisch zunächst launenhafte Verstimmungen, später „flapping tremor"), tritt besonders nach portokavalen Shuntoperationen auf.

Hämorrhagische Diathese, da folgende Gerinnungsfaktoren unzureichend in der geschädigten Leber gebildet werden: I, II, V, VII, IX, X, XI, XII.

### 11.3.3.3 Mittelbare Folgen der Leberzirrhose

**Infektanfälligkeit:** Wahrscheinlich infolge der gestörten Proteinsynthese, im einzelnen jedoch pathogenetisch nicht ausreichend geklärt. Patienten mit Leberzirrhose erkranken besonders häufig an Pneumonien, Tuberkulose, Sepsis, Pyelonephritis, Phlebitis, Erysipel.

**Nierenausscheidungsstörung:** Unter dem klinischen Begriff „hepatorenales Syndrom" zusammengefaßt, kommt es oft zur Störung der renalen Ausscheidungsfunktion mit Natriumretention, 70% der Zirrhotiker haben eine terminale Niereninsuffizienz, Oligurie und Urämie. Die entscheidenden Ursachen sind:

Schock mit renaler Minderdurchblutung wie beim „akuten Nierenversagen" und ischämischen Tubulusepithelschädigungen.

Toxische Tubulusepithelschädigung durch die o. g. Toxine und Gallensäuren.

**Magen- und Duodenalulzera:** Infolge des verminderten Gastrinabbaues in der Leber treten häufiger peptische Ulzera im Magen und Duodenum auf, die wegen der hämorrhagischen Diathese leichter bluten.

**Kardiovaskuläre Komplikationen:** Herzbelastung durch Erhöhung des Herzminutenvolumens infolge der vermehrten Natrium- und Wasserretention.

**Primäres Leberkarzinom:** Die Entzündungs- und Regenerationsprozesse begünstigen die Entstehung eines Leberkarzinoms, das in Europa bei 5–15%, besonders bei makronodulären und gemischten Zirrhosen sowie Pigmentzirrhosen gefunden wird. In Afrika entstehen in einigen Regionen bei 60% aller Männer mit Leberzirrhosen Leberkarzinome.

### 11.3.3.4 Todesursachen bei Leberzirrhose

Folgende Komplikationen einer Leberzirrhose führen nach der Häufigkeit geordnet zum Tode – gültig im Bereich der Bundesrepublik Deutschland:

- Leberversagen mit Koma: Primäres Koma = „Zerfallskoma" bei ausgedehnten Leberzellnekrosen. Sekundäres Koma = „Ausfallskoma" durch portokavale Kurzschlüsse (häufiger als das Zerfallskoma)
- Blutungen vor allem aus Ösophagusvarizen, Ulzera
- Infektionen
- Nierenversagen
- Leberkarzinom

Anhand klinischer Daten kann eine Leberzirrhose zwar vermutet werden, die Diagnose ist jedoch nur durch morphologische Beobachtungen zu sichern. Am Lebenden bieten sich dazu als Möglichkeiten die Laparoskopie mit endoskopischer Besichtigung der Bauchorgane und die Leberbiopsie unter Sicht bei der Laparoskopie oder als Leberblindpunktion mit histologischer Untersuchung des gewonnenen Gewebes.

## 11.4  Fettleber

### 11.4.1  Definition

*Von einer Fettleber ( = totale Fettleber = Steatosis hepatis) sprechen wir, wenn mehr als 50% der Leberepithelien (Hepatozyten) Fett in mittelgroßen oder großen Tropfen enthalten.*

Der Begriff der Fettleber ist abzugrenzen von den Leberepithelverfettungen leichteren oder mittleren Grades (s. Morphologie).


## 11.4.2 Ätiologie und Pathogenese der Fettleber

In einer normalen Leber sind 4–5% des Trockengewichtes Lipide, vorwiegend Triglyzeride (= Speicherfett), daneben Phospholipide, Cholesterin etc. (= Feinstrukturfette), die normalerweise histologisch nicht sichtbar sind. Überschreitet der Lipidgehalt 6–10% der Trockensubstanz, werden die Fette histologisch nachweisbar.

Ätiologische Einteilung: Ursache dieser Fettzunahme können sein

- Vermehrte Fettsynthese
- Vermehrte Fettzufuhr z. B. aus Depots des Organismus oder mit der Nahrung
- Verminderter oxydativer Abbau
- Verminderte Abgabe
- Störungen des Metabolismus, z. B. bei Mangelernährung

Von diesen 5 Faktoren wirken oft mehrere gleichzeitig.

**Pathogenetische Einteilung**
Die pathogenetisch wichtigsten Noxen sind:

**Alkoholabusus:** Dreiviertel aller Alkoholiker haben histologisch nachweisbare Leberepithelverfettungen, bei einem Drittel liegt eine Fettleber der obengenannten Definition vor. Werden täglich mehr als 80 g reinen Alkohols konsumiert, kann innerhalb weniger Monate, bei mehr als 150 g schon nach 3 Wochen eine Fettleber auftreten (erhebliche genetisch determinierte individuelle Schwankungen und Dosis-Zeitabhängigkeit der toxischen Alkoholwirkung!).

Der Alkoholabbau erfolgt in der Leber über Azetaldehyd unter Einwirkung der Alkoholdehydrogenase – in geringerem Umfang auch durch Katalase und das mikrosomale äthanoloxydierende System (MEOS) des Zytochroms $p_{50}$. Azetaldehyd wird weiter unter dem Einfluß der Azetaldehyddehydrogenase zu Azetat oxidiert, extrahepatisch abgebaut oder im Zitronensäurezyklus zum Aufbau von Fettsäuren verwendet. Limitierender Faktor des Abbaus ist das NAD.

Ursachen der hepatischen Alkoholschäden sind:

- Abnahme der β-Oxydation von Fettsäuren in den Mitochondrien der Leberzelle
- Sistieren der Lipoproteinsynthese im rauhen ER mit Störung des Abtransportes von Triglyzeriden
- Zunahme der Fettsäuresynthese und Veresterung zu Triglyzeriden durch Enzyminduktion des MEOS
- Azetaldehydaufstau mit Lähmung des Zellstoffwechsels und Absterben der Zellen (s. alkoholisches Hyalin 11.4.4)

- Vermehrte hepatische VLDL-Synthese mit Erhöhung der VLDL-Fraktion im Serum, Anstieg des freien Cholesterins
- Erhöhte Fettsäurenmobilisation im Fettgewebe (bei hoher Alkoholkonzentration)

*Zieve-Syndrom:* Symptomtrias aus alkoholischer Leberschädigung, hämolytischer Anämie und Hyperlipämie.

### Stoffwechselkrankheiten und Mastfettleber:

Etwa 20% der Diabetiker haben eine Fettleber. Dem Diabetes selbst wird dabei heute die geringere pathogenetische Bedeutung beigemessen. Das Ausmaß der Fettleber korreliert mit dem Grad der Übergewichtigkeit aber nicht mit Dauer und Schweregrad des Diabetes.

Überernährung mit Adipositas ist Hauptursache einer endogenen Hyperlipidämie (= primäre H.), die mit Erhöhung des VLDL-Spiegels im Blut durch vermehrtes Substratangebot, Hyperinsulinämie bei Insulinresistenz oder verzögerter Triglyzerid-Clearance durch verminderte Lipoproteinlipaseaktivität einhergeht.

Gleichartige Mechanismen spielen bei der in über 50% der Patienten mit Diabetes mellitus Typ II gefundenen Leberepithelverfettung eine Rolle (= sekundäre H.).

Hyperlipämische Leberverfettungen treten hormonell ausgelöst auch auf bei Morbus Cushing und bei endogener Hypertriglyzeridämie Typ IV nach Fredrickson.

**Mauriac-Syndrom:** Exzessive Glykogenablagerung in Hepatozyten bei Kindern mit schwer einstellbarem Diabetes mellitus Typ I, vermutlich durch hypophysäre Störungen hervorgerufen. Zusätzliche Befunde sind Wachstumsverzögerung, Fettsucht und Hypercholesterinämie.

**Reye-Syndrom:** Massive Leberverfettung, zusätzlich Nieren-, Myokard- und Pankreasverfettung unbekannter Ätiologie, meist bei Säuglingen und Kleinkindern 3 Tage bis 3 Wochen nach fieberhaftem Atemwegsinfekt auftretend. Als Ursache werden Virusinfektionen, allgemeine Intoxikationen oder die Wirkung eines speziellen Hepatotoxins diskutiert.

**Unter- oder Fehlernährung:** Proteinmangel, z.B. hochgradige Hungerzustände oder Kwashiorkor (11.3.2.1), ein Eiweißmangelschaden mit Depigmentierung bei Kleinkindern in den Tropen mit gleichzeitig bestehenden toxischentzündlichen Leberschädigungen führen zur Störung des Fettabtransportes aus der Leberzelle. Wesentlich ist dabei der Mangel sog. lipotroper Substanzen (Methionin, Cholin, Betain).

Die Wirkung dieser Methylgruppendonatoren ist noch nicht vollständig geklärt. Ihre Schutzwirkung bezüglich der Fettleber beruht offenbar auf einer Förderung der Lipidausschleusung aus der Leber mit Bildung von Blutplasmalipoproteinen, die zu einem großen Teil aus lezithinhaltigen Lipiden bestehen.

Fehlt z.B. Methionin als ein wesentlicher Lieferant labiler Methylgruppen für die Cholinsynthese, kann dieser wichtige Phosphatidbaustein nicht ausreichend synthetisiert werden. Die Lipidsynthese verlagert sich jetzt in Richtung nicht transportfähiger Triglyzeride.

**Toxische oder Drogenfettleber:** Exogene Vergiftungen mit sog. Lebergiften, z. B. Tetrachlorkohlenstoff, Phosphor, Pilzgiften, besonders der Knollenblätterpilze, verursachen schwere Leberverfettungen vor allem infolge verminderter Lipoproteinsynthese.

Endogene Toxine können bei entzündlichen Darmerkrankungen (z. B. Colitis ulcerosa in 50%, M. Crohn), in Abhängigkeit der Schwere des Krankheitsbildes, die Entstehung einer Fettleber begünstigen. Neben der begleitenden Toxämie ist die Verfettung auf gleichzeitige Fehlernährung und Anämie zurückzuführen.

Mit Verfettung einhergehende Leberveränderungen entwickeln sich auch nach intestinalen Bypass-Operationen, vor allem nach jejuno-kolischer, seltener Jejunum-Ileum-Anastomose. Ursächlich sind Resorptionsstörungen mit Änderungen des Gallensäuren- und Cholesterin-Metabolismus, Endotoxinämie, Protein-Fehlernährung und Vitaminmangel anzunehmen.

Zahlreiche Medikamente vermögen eine Leberverfettung herbeiführen. So fördern Kortikosteroide die Fettsynthese und hemmen die Fettabgabe aus der Leberzelle. Auch nach Gaben von Antiarrhythmika, Antidepressiva, Tuberkulostatika, zahlreichen Zytostatika, Vitamin-A-Überdosierungen werden Fettlebern beobachtet.

Vor allem nach Tetrazyklinen können sich schwerste Leberzellverfettungen entwickeln. Die sehr seltene, unter dem klinischen Bild einer fulminanten Hepatitis meist tödlich verlaufende *akute Schwangerschaftsfettleber* wird meist ausgelöst durch hohe Tetrazyklindosen, die wegen einer Schwangerschaftspyelonephritis verabreicht werden.

**Hypoxische Schäden:** Pathomechanismus s. 2.2.3 und 2.7.2, z. B. bei chronischen Erkrankungen des Herzens oder der Lungen, bei chronischen Anämien.

**Metabolische Störungen anderer Art:** Glykogenspeicherkrankheit (Typ I), Mongolismus, Galaktosämie, Fruktoseintoleranz, Morbus Wilson im Frühstadium.

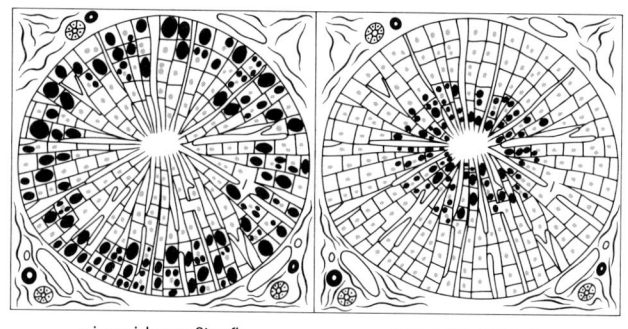

azinoperipher, großtropfig      zentroazinär, feintropfig

Abb. 100    Leberepithelverfettung

### 11.4.3 Morphologie der Fettleber

*Makroskopisch:* Große gelbe Leber mit gespannter Kapsel, stumpfen Rändern und teigiger Konsistenz. Das Organgewicht kann bis auf das Doppelte, im Extremfall bis zum Vierfachen der Norm erhöht sein, alkoholtoxische Fettlebern von 6000 g!, 30%, maximal bis 70% des Gewebes können dabei aus Lipiden bestehen:

*Mikroskopisch:* Nach der **Größe** der lichtmikroskopisch nachweisbaren Fetttropfen unterscheiden wir: Fein-, mittelgroß-, großtropfige Leberepithelverfettungen.

Nach der **Lokalisation** der Verfettung werden unterschieden (Abb. 100):

Zentroazinäre (= läppchenzentrale), intermediäre, azinoperiphere (= läppchenperiphere) und diffuse Verfettung. Zunächst werden kleine Fetttropfen gespeichert, mit fortschreitender Fettablagerung liegen größere Tropfen ohne umgebende Grenzmembran frei im Grundplasma. Die vergrößerte Zelle kann schließlich durch einen Fetttropfen weitgehend ausgefüllt sein, so daß der Zellkern an den Rand verdrängt wird.

Aus Art und Lokalisation der Verfettung sind Rückschlüsse auf deren Ursachen im allgemeinen nicht möglich, relativ häufig finden wir jedoch bei:

- Chronischen Anämien: Zentroazinäre feintropfige Leberepithelverfettungen (im Läppchenzentrum ist das Blut am $O_2$-ärmsten)
- Chronischen Stauungslebern: Intermediäre Verfettungen
- Hämatogenen Intoxikationen: Azinoperiphere, oft großtropfige Leberepithelverfettungen (in der Läppchenperipherie kommen die Toxine zuerst an)
- Kortikoid-bedingten und diabetischen Verfettungen: Mittel- bis großtropfige Verfettung läppchenzentral mit Glykogenkernen (= Lochkernen) läppchenperipher
- Tetrazyklinverfettung und Schwangerschaftsfettleber: Plurivesikulär-feinsttropfige-schaumige Leberzellverfettung

Da die peripheren Läppchenanteile als Hauptort der Neutralfettverarbeitung gelten, treten hier auch bei Lipämien und Mangelernährung die ersten großen Fetttropfen auf.

### 11.4.4 Stadieneinteilung der Fettleber

Unter prognostischen Gesichtspunkten werden im Hinblick auf eine mögliche Reversibilität vor allem beim alkoholtoxischen Leberschaden drei Stadien unterschieden (einige Arbeitsgruppen geben vier Stadien an):

**I. Stadium:** Diffuse **Fettleber** ohne Mesenchymreaktion. Mindestens 50% der Leberepithelien sind mittel- bis großtropfig verfettet. Dieses Stadium ist reversibel.

**II. Stadium:** Neben der Leberepithelverfettung finden sich Untergänge von Leberepithelien mit nachfolgender Mesenchymreaktion: Kleine Infiltrate von Granulozyten und herdförmige Proliferationen von Kupffer-Sternzellen im Bereich untergehender Leberepithelien sowie Infiltrate aus Lymphozyten, Granulozyten und Makrophagen in Portalfeldern = **Fettleberhepatitis,** häufig schon mit periportaler Fibrose – nur unvollständig reversibel, die Fibrose bleibt in der Regel bestehen.

**III. Stadium:** Beginnende bis komplette **Zirrhose.** Zu den Veränderungen des Stadiums II kommen in stärkerem Maße Bindegewebsvermehrungen in den Portalfeldern, „Maschendrahtfibrosen" in den Läppchen, Bindegewebssepten mit zirrhotischem Umbau des Lebergewebes, häufig kombiniert mit ausgeprägten Duktulusproliferationen. Stadium III ist irreversibel. Durch Alkoholwirkung werden die Itozellen oder Lipozyten (eine Fraktion der Sternzellen) zur Faserbildung stimuliert, wobei Kollagen Typ III in dichtes Kollagen Typ I umgewandelt wird.

Diese Stadien sowie Art und Schwere der Verfettung können nur durch die Leberbiopsie festgestellt werden. Hohen pathognomonischen Wert (wenn auch nicht absolut beweisend) für eine alkoholtoxische Leberschädigung haben neben den unter I–III beschriebenen Befunden das **alkoholische Hyalin** (= Mallory Körperchen): Lichtmikroskopisch eosinophile Verdichtungen eines Teiles der Leberzelle.

Elektronenmikroskopisch entsprechen den Mallorykörperchen fibrilläre Proteine und degenerierte Riesenmitochondrien. Eine weitere, für den alkoholtoxischen Leberschaden typische Veränderung sind die **„körnige Schwellung"** und der Zellhydrops der Leberepithelien.

## 11.5 Akute Pankreatitis

### 11.5.1 Pathogenese

Eine Pankreatitis kann als interstitielle Entzündung wie in jedem anderen Organ akut, chronisch oder chronisch rezidivierend oder auf Grund des Enzymgehaltes dieses Organs einen nur im Pankreas vorkommenden Verlauf nehmen.

Das Besondere dieser letztgenannten Entzündung des Pankreas ist eine Selbstverdauung des geschädigten Gewebes durch die große Menge aktivierter und freigesetzter Enzyme, die Lipide (Lipasen), Kohlenhydrate (Diastasen) und Proteine (Proteasen) spalten können = **autodigestiv-tryptische Pankreatitis** (autodigestiv = digerere, lat. = zerteilen, verdauen, trypsis, gr. = Erweichung, Zertrümmerung). Folgende Faktoren lösen, im einzelnen oft schwer trennbar, die akute Pankreatitis aus:

**Abflußhindernis** im Bereich des Ductus pancreaticus mit Retention des Pankreassekretes: Choledocholithiasis mit Verschluß des Ganges bei gemeinsamer Mündung von Ductus choledochus und Ductus pancreaticus an der Papille oder Kompression bei engem parallelen Verlauf, Speichelsteine im Pankreasgang, Tumoren im Papillen- oder Pankreaskopfbereich (Papillome, Kazinome), entzündliche Stenosen, Ödem der Papille, Papillitis stenosans, Narben, Abknickungen, Parasiten, Schleimpfröpfe.

**Sekretions-Stimulation** durch opulente Mahlzeiten, Alkoholexzesse („Feiertags- und Sonntagserkrankung"). Besonders Alkohol stimuliert stark die Pankreassekretion durch Freisetzung von Gastrin und über Salzsäure.

**Schädigungen der Drüsenepithelien** durch bakterielle oder virale Infekte, durch metabolische und hämodynamische Prozesse. Alkohol schädigt offenbar die Azinusepithelien auch direkt toxisch. Änderungen des Sekretionsmechanismus mit Produktion eines proteinreichen Sekretes (Dyschylie, Proteochylie) begünstigen die Präzipitation von Eiweißen in den kleinen Ausführungsgängen. Ungeschädigtes Drüsenparenchym ist durch Pankreasenzyme nicht verdaubar. Offenbar verhindert normalerweise eine gerichtete Durchlässigkeit der Drüsenepithelmembranen, daß Enzyme in das Zytoplasma eindringen und die vitalen Zellen zerstören. Diese Permeabilitätssperre verhindert außerdem, daß Aktivatoren der Proenzyme (z.B. Trypsin, bestimmte Ionen, Enterokinase, Blutplasma) in die Zellen eindringen und eine intrazelluläre Enzymreaktivierung auslösen. Prostaglandin $E_2$ scheint dabei durch Stabilisierung der lysosomalen, mitochondrialen und zellulären Membranen eine Schutzfunktion auszuüben.

**Aktivierung der Speichelfermente** schon in der Drüse und nicht erst im Darmlumen.

Intrazellulär: Bei Verlust der Enzymbarriere und Eindringen der Enzymaktivatoren in die Epithelien.

Interstitiell: Aktivierung der Enzyme in der Gewebsflüssigkeit durch Blutbestandteile, nekrotisches Gewebsmaterial, Gallenbestandteile, Duodenalinhalt bei Reflux.

Dieser komplexe Vorgang der Selbstzerstörung des Organs beginnt mit einem umschriebenen Defekt der Gangepithelien oder Azini. Durch den Defekt gelangt Bauchspeichel in das Interstitium (= **Parachylie:** para, gr. = neben, chylos, gr. = Saft) und erzeugt dort ein Ödem = **Speichelödem**. Neben der intraduktalen Drucksteigerung durch Gangstenosen oder Obliterationen führen Epithelnekrosen durch toxische (Bakterien, Viren, Alkohol) oder ischämische Prozesse zu diesen Wandläsionen.

Das Speichelödem allein verursacht jedoch noch keine akute typische tryptische Pankreatitis. Erst wenn die Enzyme im Bereich des Ödems nicht mehr ausreichend durch die für das Pankreas „lebensnotwendigen" Inhibitoren gehemmt werden und ein für die Verdauung anfälliges, geschädigtes Parenchym vorliegt, entwickelt sich das volle Bild der akuten Pankreatitis.

**Bei der Selbstverdauung aktive Enzyme**
Die ursprüngliche Annahme, der dominierende enzymatische Vorgang sei die Aktivierung des Trypsinogens zu Trypsin, gilt nur mit Einschränkungen, aktiviertes Trypsin ist in den Nekrosen kaum nachweisbar. Kleinste Mengen Trypsin und der toxische Membraneffekt der Gallensäuren (bes. Taurocholsäure) könnten jedoch durch ihre Detergentienwirkung mit Zerstörung der Zellmembran der auslösende Mechanismus („Initialzündung") einer Kettenreaktion sein, bei der vor allem folgende Enzyme aktiviert werden:

Phospholipase A, setzt aus dem in allen Zellmembranen enthaltenen Lezithin das äußerst zytotoxische Lysolezithin frei, das wie ein Detergens wirkt, Chymotrypsin aus Chymotrypsinogen, Elastase aus Proelastase mit Zerstörung von Gefäßwänden, Kollagenase, pankreaseigene Aminopeptidasen, Lipase erzeugen die charakteristischen Fettgewebsnekrosen.

Dagegen spielt die Diastase (Amylase) bei diesem Prozeß keine Rolle, sie hat jedoch klinisch eine große diagnostische Bedeutung, da sie ins Blut gelangt und ihr Anstieg auf eine Pankreatitis hinweist.

Zusammengefaßt sind die entscheidenden Pathomechanismen in der Mehrzahl der Fälle ein Sekretionsreiz bei Gangverschluß mit Speichelödem, Enzymaktivierung und Gewebszerstörung.

Als wichtigste begünstigende oder auslösende Faktoren bei der akuten Pankreatitis gelten:

- Chronischer Alkoholismus                                                   40%
- Gallenwegserkrankungen (Cholezystitis, Cholangitis, Cholelithiasis)        40%
- Adipositas
- Diabetes mellitus
- Infektionskrankheiten                                                      20%
- Kortikosteroidtherapie
- Gravidität


## 11.5.2 Morphologie

*Makroskopisch:* Ein buntes Bild im Bereich des Pankreas, oft ist das ganze Organ in eine hämorrhagisch nekrotische Masse umgewandelt. Im einzelnen finden sich glasig-ödematöse Schwellung des Drüsenkörpers, graugelbe Nekrosen des Drüsenparenchyms, dunkel-hellrote hämorrhagische Nekrosen mit ausgedehnten Blutaustritten, kalkspritzerartige Fettgewebsnekrosen ( = Steatonekrosen), deren weißliche Farbe durch die Bildung von Kalkseifen (Ca + freie Fettsäuren) entsteht. Diese fleckförmigen Fettgewebsnekrosen können sich über das gesamte peritoneale Fettgewebe (Bauchwand, Mesenterium, Omentum, Nierenkapsel) erstrecken.

Wegen der ausgedehnten Blutungen wird die Erkrankung auch „Pankreasapoplexie" und wegen der nicht selten das gesamte Organ zerstörenden umfangreichen Nekrosen auch „akute Pankreasnekrose" genannt.

Nach Ausdehnung und Schwere werden heute drei Grade unterschieden:

Grad I    = ödematöse Pankreatitis
Grad II   = partielle Nekrose
Grad III = totale Nekrose

*Mikroskopisch:* Ausgedehnte Nekrosen des Drüsenkörpers und Fettgewebes mit Blutungen stehen im Vordergrund, scharfe Grenze zwischen intaktem und nekrotischem Gewebe.

Entzündliche Reaktionen: Entzündlich-zellige Infiltrate sind bei der akuten Pankreatitis oft gering, deshalb wird die Erkrankung auch als **„akute hämorrhagische Pankreasnekrose"** bezeichnet. Ausdruck der für das Pankreas charakteristischen Entzündung sind vielmehr der Austritt pankreaseigener Enzyme durch die geschädigten Zellmembranen in das Interstitium und ihre Fähigkeit, das Gewebe anzudauen. Erst dann reagiert das benachbarte Gewebe auf die enzymatischen Prozesse mit einer stärkeren Entzündung. Als besondere Mediatoren der Entzündung gelten das im Pankreas produzierte Kallikrein und Kinin, die Gefäßpermeabilitätssteigerungen verursachen. Um die Nekrosen bilden sich nach einigen Stunden fibrinreiche granulozytäre und lymphozytäre Demarkationssäume.

In Randbezirken der Fettgewebsnekrosen sind im polarisierten Licht doppelt brechende Fettsäurenadeln erkennbar, in länger bestehenden Nekrosen treten Kalksalzablagerungen auf.

Fibrinoide Nekrosen der Blutgefäßwände mit Arrosion.

Mikrozirkulationsstörungen in der Umgebung mit intravasalen Mikrothromben.

Überlebt der Patient diese bei 0,2–1% aller Autopsien nachgewiesene akute Pankreatitis, so finden sich später z.T. verkalktes Narbengewebe, sequesterartig demarkierte Nekrosen, die ebenfalls verkalken oder verflüssigen und in „Pseudozysten" umgewandelt werden können.

### 11.5.3 Komplikationen und Folgen der akuten Pankreatitis

Die Letalität beträgt etwa 10–20%.

**Frühfolgen**

**Schock:** Das aus den untergehenden Azinuszellen freiwerdende Kallikreinogen wird in Kallikrein umgewandelt, aktiviert vasoaktive Kinine (Bradykinin, Kallidin = pharmakologisch aktive Polypeptide), die gefäßdilatierend wirken und auch für den schweren Schmerz der akuten Pankreatitis verantwortlich sind. Ein zweiter wesentlicher ursächlicher Faktor des Schocks ist die Hypovolämie (Flüssigkeitsverluste in das Retroperitoneum durch Blutungen, Ödem sowie Aszites). Hinzu kommen können Thrombosen und generalisierte Störungen des Gerinnungssystems mit einer **Verbrauchskoagulopathie** durch Freiwerden thromboplastischer Substanzen und entsprechender hämorrhagischen Diathese.

**Massenblutungen** nach Arrosion größerer Gefäße.

**Akutes Nierenversagen:** Als Folge des Schocks oder der Zentralisation des Kreislaufs mit Oligurie und Urämie. Zusätzlich toxische Wirkungen auf das Nierenparenchym werden vermutet, die „Toxine" sind bisher jedoch nicht eindeutig identifiziert.

**Leberparenchymschäden:** Ebenfalls Folge des Schocks und der „Toxinwirkungen".

**Pankreatogener Aszites oder Pleuraerguß** durch Reizung der Serosa, Ruptur oder Fisteln eines Pankreasganges.

**Subileus oder Ileus**

**Spätfolgen**

**Sekundärinfektionen** der Nekrosen, Gefahr der Sepsis, bei Übergreifen auf das Peritoneum Peritonitis.

**Chronische Pankreatitis** mit allgemeiner (exokriner und endokriner) Pankreasinsuffizienz, Diabetes mellitus und Entwicklung einer Kachexie meist mit letalem Ausgang.

Sequestration und Abbau der Nekrosen mit Ausbildung von Höhlen und **Pseudozysten**, die sich infizieren können.

**Stenosen** oder Obliterationen des Pankreasganges und Steinbildungen, die ihrerseits die chronisch-rezidivierende Entzündung unterhalten.

Thrombosen in Pfortaderästen.

# 12. Erkrankungen der Nieren, der ableitenden Harnwege und der Prostata

## 12.1 Glomerulonephritis (GN)

**Definition:** *Entzündliche, hämatogene, doppelseitige, nicht eitrige Nierenerkrankung, bei der die ersten morphologischen Veränderungen an den Glomerula auftreten.*

Sekundär können bei längerem Bestehen auch andere Anteile des Nierengewebes geschädigt werden (Tubuli, Interstitium, andere Abschnitte des Nierengefäßsystems).

### 12.1.1 Immunmechanismen der Glomerulonephritis

Glomerulonephritiden sind allergische Erkrankungen, die im wesentlichen auf zwei verschiedene Immunmechanismen zurückgeführt werden können:

#### 12.1.1.1 Typ der Immunkomplexnephritis

Lösliche, im Blut kreisende Antigen-Antikörperkomplexe (Antigen nicht-glomerulärer Herkunft) aktivieren beim Durchtritt durch die glomeruläre Basalmembran das Komplementsystem und lösen damit den Entzündungsprozeß aus (Abb. 101).

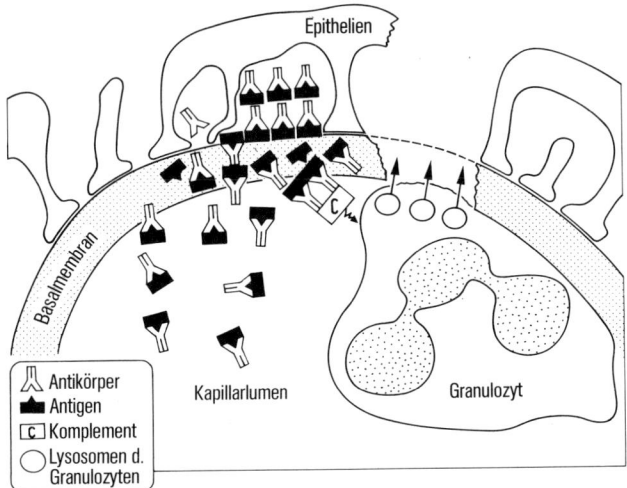

Abb. 101   Immunmechanismen der Glomerulonephritis. Typ der Immunkomplexnephritis

Die Komplementaktivierung zieht Leukozyten an (= Leukotaxis). Leukozyten phagozytieren die Immunkomplexe und setzen bei ihrem Untergang lysosomale Enzyme frei, die Basalmembran und Endothelzellen schädigen. Dadurch kommt es zu einer Proliferation der Endothelien und wahrscheinlich auch der Epithelien. Hinzu kommen Fibrinablagerungen und Thrombozytenaggregate in den Kapillarlumina, im Mesangium und subendothelial. Freisetzungen vasoaktiver Amine aus den Plättchen verursachen weitere Permeabilitätssteigerungen der Kapillarwand. In dieser Weise läuft der Prozeß bei der Bildung löslicher kleinerer Immunkomplexe (meist < 1 000 000 Dalton) ab, die in der Regel bei Antigenüberschuß entstehen. Antikörperüberschuß führt dagegen vorwiegend zu großen unlöslichen Immunkomplexen, die im MPS abgefangen werden. Dabei entsteht meist keine oder nur in Ausnahmefällen eine leichter verlaufende selbstheilende Glomerulonephritis.

Die Immunkomplexe werden an der Außenseite der Basalmembran abgelagert, wo sie *fluoreszenz-mikroskopisch* als **granuläre** Ablagerungen darstellbar sind (12.1.1.3). Glomerulonephritiden können auch entstehen, wenn sich Immunkomplexe im Mesangium ablagern.

Immunkomplexnephritiden sind:
Akute diffuse exsudativ-proliferative Glomerulonephritis (= akutes Stadium der Poststreptokokkennephritis, s. 6.1.3.8 und 12.1.2.1).

Mesangioproliferative Glomerulonephritis, die aus einer Poststreptokokkennephritis hervorgehen kann (12.1.2.2).

Perimembranöse Glomerulonephritis (12.1.2.4). Wahrscheinlich auch einige Formen aus der Gruppe der

Minimal proliferierenden Glomerulonephritis = Minimalglomerulonephritis = „minimal changes" = genuine Lipoidnephrose (12.1.2.5).

### 12.1.1.2 Typ der Antiglomerulum-Basalmembran-Nephritis

Gegen Basalmembranbestandteile der eigenen Glomerula gerichtete Autoantikörper binden ebenfalls Komplement, die Antikörper lagern sich jedoch auf der inneren Seite der Basalmembran subendothelial ab. Das Komplement schädigt die Kapillarwand und löst die Glomerulonephritis aus. Immunhistologisch findet sich eine **lineare Fluoreszenz** entlang der Basalmembran (12.1.1.3).

Die erste von Masugi 1935 tierexperimentell beim Kaninchen erzeugte Glomerulonephritis ist eine derartige Antibasalmembran-Glomerulonephritis. In diese Gruppe gehört die rapid progressive Glomerulonephritis des Menschen.

### 12.1.1.3 Immunfluoreszenzmikroskopie

Prinzip der Methode: Mit einem fluoreszierenden Farbstoff markierte Antikörper werden auf einen unfixierten Kryostatschnitt des Gewebes gegeben und verbinden sich hier mit den entsprechenden Antigenen. Aufgrund der Spezifität des Antikörpers ist die Aussage möglich, daß die angefärbten Areale das betreffende Antigen enthalten. Auf diese Weise können die verschiedenen Immunglobuline und Komplemente im histologischen Präparat nachgewiesen werden, sie ergeben im UV-Licht je nach Art des verwendeten Farbstoffes eine charakteristische Fluoreszenz.

Heute werden in zunehmendem Maße auch an formalinfixierten, in Paraffin eingebetteten Präparaten immunhistologische Untersuchungen durchgeführt, z. B. mit der Immunperoxidase-Methode.

Immunkomplexnephritiden haben entsprechend den Ablagerungen der Antigen-Antikörper-Komplexe meist eine körnige, „granuläre" Fluoreszenz, die z. B. bei der perimembranösen und der exsudativ-proliferativen Glomerulonephritis an den Außenseiten der glomerulären Basalmembranen lokalisiert ist. Bei Anti-Glomerulobasalmembran-Glomerulonephritiden lagern sich die Antikörper relativ gleichförmig an den Basalmembranen ab, hier tritt daher immunfluoreszenzmikroskopisch eine „lineare" Fluoreszenz im Bereich der Basalmembran auf, z. B. bei der rapid progredienten Glomerulonephritis (12.1.2.3).

## 12.1.2 Formen der Glomerulonephritis

### 12.1.2.1 Exsudativ-proliferative Glomerulonephritis

Synonyma: Akute diffuse exsudativ-proliferative GN = Poststreptokokkennephritis = endokapilläre, akute, diffuse proliferative GN, endokapilläre GN.

**Pathogenese:** Es handelt sich um eine Immunkomplex-GN als Folge einer Überempfindlichkeitsreaktion vom Typ der Serumkrankheit (6.1.3.6 und 6.1.3.8). Beim Menschen entsteht diese Glomerulonephritis jedoch nur selten infolge einer Injektion von Fremdserum (z. B. bei Impfungen). In über 80% der Fälle geht ihr ein Streptokokkeninfekt im Bereich des oberen Respirationstraktes, besonders der Tonsillen, voraus. Einige Fälle treten nach Scharlach und einzelne nach Hautinfekten (Erysipel, Pyodermien) auf.

Antigen wirken Glykoproteine β-hämolysierender Streptokokken der Gruppe A, deren antigene Eigenschaften offenbar denen der glomerulären Basalmembran verwandt sind. Besonders „nephritogen" (nephritiserzeugend) sind unter den etwa 50 Typen dieser Streptokokkengruppe die Typen 1–4, 12, 18, 25, 31, 49, 55, 57, 60.

Während einer Latenzzeit von 1–3 Wochen nach Infektbeginn bildet der Organismus Antikörper, deren Menge schließlich ausreicht, eine langsam und leicht oder plötzlich, akut entstehende Zweitkrankheit, die Glomerulonephritis, auszulösen.

Im Blut kreisende Ag-Ak-Komplexe lagern sich subepithelial in den Glomerula ab oder bilden sich in situ z. B. bei Ablagerungen von Streptokokkenantigenen im Mesangium oder subendothelial.

Nicht bei allen Glomerulonephritiden diesen Typs läßt sich indes ein vorausgehender Streptokokkeninfekt nachweisen. In den letzten Jahren ist daher auch eine

Virusgenese diskutiert worden, z. B. Varizellen, Mumps, Mononucleosis infectiosa, Hepatitis B, Zytomegalie, Coxsackie B4. Auch nach Infektionen mit Staphylokokken, Pneumokokken, Klebsiellen, Meningokokken, Bruzellen, Leptospiren, Typhusbakterien u. a. wurden gleichartige GN beobachtet.

## Morphologie

*Makroskopisch:* Vergrößerte, ödematöse blasse Nieren mit punktförmigen, flohstichartigen Blutungen auf der Oberfläche.

*Mikroskopisch:* In sämtlichen Nierenkörperchen der gleiche Befund: Sehr zellreiche, blutleere Glomerula, die den Bowman-Kapselraum voll ausfüllen, im Frühstadium ( = **exsudative Phase**) enthalten die Kapillarlumina zahlreiche Granulozyten, alle Glomerulumzellen sind geschwollen. Dieses Frühstadium wird nur selten erfaßt.

Schon in den ersten Tagen der Entzündung vermehren sich alle Zellelemente des Glomerulum (Endothelien, Mesangiumzellen und Epithelien) = **proliferative Phase**. Die Kapillarlichtungen werden eingeengt (Abb. 102).

An der Außenseite der Basalmembran sind Immunkomplexe unter den Deckepithelien höckerförmig abgelagert = „humps" (engl. = Höcker). Das Endothel wird durch subendotheliale Ablagerungen von Eiweißpräzipitaten abgehoben. Immunhistologisch ist entsprechend ein fein- bis grobgranuläres, diskontinuierliches Ablagerungsmuster im Bereich der glomerulären Basalmembran erkennbar. Als Folge der Glomerulumläsionen findet sich in den Tubuli ein eiweißreicher, Erythrozyten und einige Granulozyten enthaltender Inhalt, der sich in distalen Nehpronabschnitten (infolge der Harnkonzentrierung) zu Zylindern verdichtet. Das Interstitium ist durch ein Ödem leicht verbreitert und enthält vereinzelte Granulozyten, im fortgeschritteneren Stadium Monozyten, Lymphozyten und Plasmazellen. Bei verzögerter Heilung ist es durch Fibrosen verbreitert. Die Prognose dieser meist bei Kindern zwischen dem 3.-7. Lebensjahr auftretenden Glomerulonephritis ist gut, bei Erwachsenen wird bei 20-40% der Patienten mit persistierenden Nierenläsionen gerechnet.

### 12.1.2.2 Mesangial-proliferative Glomerulonephritis

Synonyma: Mesangioproliferative GN = endokapilläre proliferative GN, axial proliferative GN = axial sklerosierende GN.

**Pathogenese:** Ebenfalls eine Immunkomplexnephritis, die aus einer nicht abgeheilten exsudativ-proliferativen, d. h. Poststreptokokkennephritis hervorgehen kann, oft ohne Einschränkung der Nierenfunktion verläuft und zufällig, z. B. bei Einstellungsuntersuchungen an einer Hämaturie und/oder Proteinurie entdeckt wird = klinisch latentes chronisches Stadium der Poststreptokokkennephritis.

Bei zahlreichen Patienten ist ein vorausgehender Streptokokkeninfekt nicht nachweisbar, diese Fälle beginnen als solche chronisch. Das auslösende Antigen dieser Verlaufsform ist

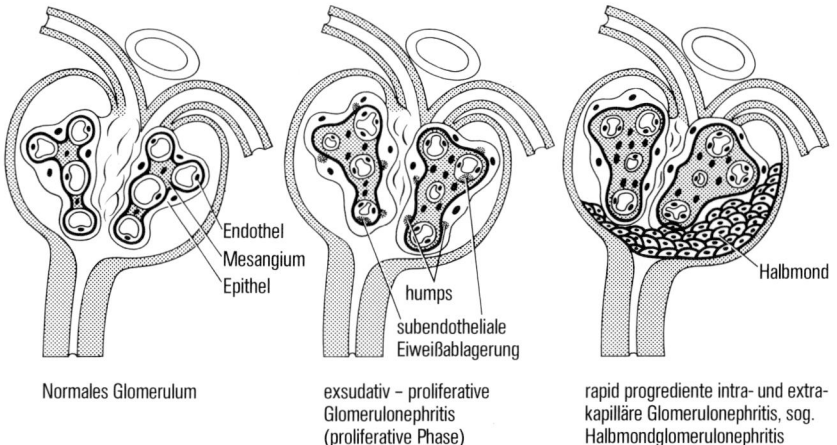

Abb. 102    Formen der Glomerulonephritis, exsudativ proliferative GN und sog. Halbmond-GN

nicht bekannt. So beobachten wir nach Infekten des oberen Respirationstraktes eine besondere Form der mesangialproliferativen Glomerulonephritis, bei der immunhistologisch nur im Mesangium Ablagerungen von IgG, IgA, Komplement und Fibrin nachweisbar sind, IgA steht dabei im Vordergrund = sog. IgG-IgA-Glomerulonephritis.

**Morphologie**

Makroskopisch: Oft unauffällige oder nur leicht geschwollene Nieren.

Mikroskopisch: Proliferation der Mesangiumzellen, die Kapillarlumina sind offen. Schreitet die Erkrankung fort, kommt es zur Sklerosierung des Mesangiums mit Verschluß der Kapillaren, Umwandlung einer zunehmenden Anzahl von Glomerula in hyaline Narben mit entsprechender Atrophie der Nephren. Auf diese Weise kann die mesangioproliferative Glomerulonephritis nach Jahren oder Jahrzehnten in eine sekundäre Schrumpfniere übergehen, sie kann jedoch auch abheilen oder Monate bis Jahre persistieren.

### 12.1.2.3  Rapid progrediente intra- und extrakapillare proliferative Glomerulonephritis, sog. Halbmondglomerulonephritis

Synonyma: Rapid progressive Glomerulonephritis = intra- und extrakapilläre proliferative GN = mesangioproliferative GN mit diffuser Halbmondbildung.

**Pathogenese:** Es handelt sich oft um eine Antiglomerulumbasalmembran-Nephritis, die durch humorale, gegen die glomeruläre Basalmembran gerichtete Antikörper hervorgerufen wird. Im Gegensatz zu den bisher beschriebenen Formen lagern sich die Antikörper an der inneren Seite der Basalmembran unter dem Endothel ab. Der dort entstehende Antigen-Komplex bindet ebenfalls Komplement, das zur Entzündung führende Mediatoren freisetzt.

Was die Bildung der Autoantikörper gegen die Basalmembran auslöst, ist noch unbekannt, d.h. die Frage ist ungeklärt, wodurch die Basalmembransubstanz so

verändert wird, daß sie antigen wirkt. Diskutiert werden u. a. Kreuzreaktionen zwischen Antikörpern gegen nicht renale Antigene (z. B. Streptokokken) einerseits und Basalmembranensubstanzen andererseits, Schädigungen der Basalmembran durch Kohlenwasserstoffe (Goodpasture-Snydrom?) oder primäre Störungen des Immunsystems („forbidden clones"? s. Immunologie).
Die Ätiologie dieser Glomerulonephritis ist vielfältig. Beim **Schönlein-Henoch-Syndrom** und beim **Goodpasture-Syndrom** auftretende Glomerulonephritiden gehören in diese Gruppe, einzelnen Fällen geht ein Streptokokkeninfekt voraus.

## Morphologie

*Makroskopisch:* Meist vergrößerte Nieren mit glatter blasser bis gelblicher Oberfläche und zahlreichen flohstichartigen Blutpunkten ( = „große bunte Nieren").

*Mikroskopisch:* In sämtlichen Glomerula proliferieren die Mesangium-, Endothel- und Epithelzellen. Stärkere Proliferation ( = Vermehrung) der parietalen Kapselepithelien füllen die Bowman-Kapselräume weitgehend aus und bilden in 80–100% aller Nierenkörperchen im histologischen Schnitt halbmondförmige Strukturen.

Abzugrenzen von der mesangioproliferativen Glomerulonephritis mit fokaler Halbmondbildung, hier sind in weniger als 50% der Glomerula Halbmonde vorhanden. Diese Form der Glomerulonephritis gehört in eine andere Gruppe.

Die Epithelproliferationen sind offenbar eine Reaktion auf bestimmte Substanzen, z. B. Fibrin-Exsudationen in den Bowman-Kapselraum. Ältere Halbmonde vernarben, sklerosieren, mitunter innerhalb von Tagen. Daneben kann es zu Nekrosen mit Fibrinablagerungen im Bereich der Glomerula kommen (fibrinoide Nekrosen) (Abb. 102).

Immunhistologisch findet sich eine lineare Fluoreszenz. An den Tubuli sind als sekundäre Veränderungen hyalintropfige Eiweißspeicherungen und Atrophien erkennbar, das Interstitium fibrosiert. Die Prognose ist schlecht, in wenigen Wochen oder Monaten tritt der Tod an Niereninsuffizienz ein, wenn nicht dialysiert wird.

### 12.1.2.4 Perimembranöse Glomerulonephritis

Synonyma: Epimembranöse GN = extramembranöse GN = membranöse nicht proliferierende GN = diffuse membranöse GN, membranöse Nephropathie.

Klinisch wichtigstes Leitsymptom ist die massive unselektive Proteinurie ( > 80% der Erkrankten), 60% haben ein nephrotisches Syndrom (NS). Mehr als 50% der Erwachsenen mit idiopathischem NS haben eine perimembranöse GN.

**Pathogenese:** Immunkomplexnephritis vom Typ der chronischen Serumkrankheit, d. h. präformierte Immunkomplexe lagern sich an der Außenseite der glomerulären Basalmembran ab. Alternativ wird diskutiert, daß ein zirkulierender Antikör-

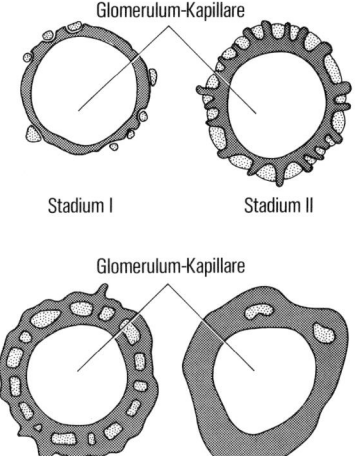

Abb. 103   Vier Stadien der perimembranösen Glomerulonephritis

per mit einem Antigen reagiert, das diskontinuierlich an der Lamina rara externa der Basalmembran lokalisiert ist oder sich erst sekundär dort fixiert hat. Das Antigen ist bei den idiopathischen Formen unbekannt, für einen vorausgehenden Streptokokkeninfekt ergeben sich keine Hinweise. Immunhistologisch sind Immunglobuline, d. h. Antikörper und Komplement in granulärer Form an der Außenseite der Basalmembran nachweisbar. Die sekundäre (= nicht idiopathische) perimembranöse GN (etwa 20–30% aller Fälle) kann nach Behandlung mit Gold oder Penizillamin (z. B. wegen PCP), Quecksilber oder Tridione und bei einigen bösartigen Tumoren (z. B. Karzinome der Zunge, Mamma, der Bronchien, des Magens, bei einigen malignen Lymphomen), nach Hepatitis B, Syphilis und bei Lupus erythematodes auftreten, ist hier reversibel. Morphologisch sind zwischen beiden Typen keine Unterschiede festzustellen.

6–11% der zunächst als idiopathische Formen eingestuften perimembranösen GN erweisen sich später als Folge eines bis dahin unbekannten bösartigen Tumors, meist eines Karzinoms.

**Morphologie**

*Makroskopisch:* Vergrößerte, blasse, ödematöse Nieren.

*Mikroskopisch:* Lichtmikroskopisch sind die Basalmembranen der Kapillaren aller Glomerula verbreitert. An der Außenseite liegen immunhistologisch und elektronenmikroskopisch nachweisbare herdförmige Ablagerungen von Immunglobulinen und β-1C-Globuline (= Komplement C3) = Stadium I. Zwischen diesen Ablagerungen bilden sich „spikes"-artige Fortsätze aus Basalmembransubstanz (Protuberanzen), so daß im Semidünnschnitt ein zahnradartiges Bild der Basalmembranaußenseite entsteht = Stadium II (Abb. 103).

Zwischen den „spikes" liegen die Immunkomplexe, die durch weitere Zunahme des Basalmembranmaterials von diesem umgeben und vollständig in die verbreiterte Basalmembran eingeschlossen werden = Stadium III. Schließlich verschwinden in dieser verbreiterten Basalmembran die Immunkomplexablagerungen = Stadium IV (Abb. 103).

Die Epithelien sind geschwollen, ihre Fußfortsätze (Podozyten) fehlen, die Endothelien sind unauffällig, die Kapillarlichtungen bleiben offen, die Mesangiumzellen proliferieren so geringgradig, daß ihre Vermehrung nur morphometrisch festzustellen ist, die Mesangiummatrix nimmt jedoch zu. Klinisch steht ein nephrotisches Syndrom im Vordergrund, ein Hypertonus entwickelt sich seltener und später.

In den proximalen Tubulusepithelien finden sich reichlich Lipidablagerungen (infolge der Rückresorption glomerulär vermehrt filtrierter Lipoproteine), die auch in Schaumzellen im Interstitium auftreten.

Die Prognose dieser langsam und schleichend beginnenden und verlaufenden Erkrankung ist auf lange Sicht schlecht, nach 10 bis 20 Jahren entwickelt sich meist eine Urämie. 7–38% der Patienten bekommen eine Nierenvenenthrombose.

### 12.1.2.5 Genuine Lipoidnephrose ( = minimal changes = minimale Glomerulumläsionen) mit nephrotischem Syndrom

Synonyma: Minimal proliferative interkapilläre GN mit nephrotischem Syndrom. Minimalglomerulonephritis, minimal sklerosierende GN.

**Pathogenese:** Ätiologie und Pathogenese der vorwiegend im Kindes-, seltener im Erwachsenenalter auftretenden Erkrankung sind unbekannt. Eine Immunpathogenese ist für diese GN nicht gesichert. Ganz im Vordergrund stehen die Funktionsstörungen der glomerulären Basalmembran mit vermehrter Durchlässigkeit für Proteine und entsprechender Ausbildung eines schweren nephrotischen Syndroms (12.3).

**Morphologie**

*Makroskopisch:* Stark vergrößerte, auffallend blasse, gelblich verfärbte Nieren.

*Mikroskopisch:* Lichtmikroskopisch kaum erkennbare Veränderungen der Glomerula mit nur morphometrisch erfaßbarer leichter Vermehrung der Mesangiumzellen. Elektronenmikroskopisch findet sich infolge der Proteinurie eine Verschmelzung der Fußfortsätze der Glomerulumdeckzellen (Epithelien). Tubulusepithelien und interstitielle Zellen speichern in großen Mengen Lipide der glomerulär filtrierten und tubulär rückresorbierten Lipoproteide.

Die Erkrankung ist durch Kortikosteroidtherapie gut beeinflußbar. In einigen Fällen finden sich jedoch, bevorzugt in juxtamedullären Glomerula einzelne fokale Sklerosen. Bei diesen Patienten nimmt die Erkrankung einen ungünstigen Verlauf. Diese Form spricht im Gegensatz zu den anderen schlecht auf Kortikosteroide an, in wenigen Jahren kann hier eine Niereninsuffizienz auftreten.

### 12.1.2.6 Sekundäre Schrumpfniere (chronisch sklerosierende Glomerulonephritis) als Endstadium der Glomerulonephritis

Synonyma: Glomerulonephritische Schrumpfniere, blasse Granularatrophie, end-stage-kidney.

Als Schrumpfnieren werden Nieren bezeichnet, deren Gewicht 30% unter der Norm liegt, also Einzelnieren, die bei Erwachsenen leichter als 80 g sind.

**Pathogenese:** Die sekundäre Schrumpfniere (im Gegensatz zur primären, d.h. vaskulären) ist Endstadium einer Glomerulonephritis. In der Mehrzahl der Fälle kann wegen der fortgeschrittenen Vernarbungen über die Form der zur Schrumpfniere führenden Glomerulonephritis keine sichere Aussage mehr getroffen werden. Chronische Glomerulonephritiden mit Schrumpfnieren gehen vor allem aus folgenden Formen hervor:

- Perimembranöse GN
- Proliferative GN
- Membranoproliferative GN (eine GN mit starken Proliferationen der Mesangiumzellen und Aufsplitterung der Basalmembran)
- Ätiologisch ungeklärt
- Andere GN

Das latente Stadium der chronischen Nierenerkrankung zwischen Beginn der GN und der sekundären Schrumpfniere kann 2–30 Jahre betragen. Häufig fehlt in der Vorgeschichte jeder Hinweis auf eine akute GN.

Differentialdiagnostisch abzugrenzen sind davon Schrumpfnieren infolge Pyelonephritis, essentiellem Hypertonus, Arteriosklerose, Lupus erythematodes, Amyloidose.

### Morphologie

*Makroskopisch:* Das Gewicht der einzelnen Niere kann unter 30 g sinken (Normalgewicht 120 g). Die Oberflächen der blaßgelblichen oder braunrötlichen derben Nieren sind ziemlich gleichmäßig diffus fein oder grob granuliert. Auf den Schnittflächen sind die Rindenzonen verschmälert, die Rindenmarkgrenzen verwischt.

*Mikroskopisch:* Die dicht stehenden Glomerula zeigen verschiedenste Phasen der fibrinösen oder hyalinen Veröffnung (Sklerose oder Hyalinose). Alle Glomerula können relativ gleichartig (nach perimembranösen oder lobulären GN) oder sehr unterschiedlich verändert sein mit kompletten oder partiellen Hyalinosen der

Schlingenkonvolute, mit oder ohne Kollagenisierungen in den Bowman-Kapsel-räumen (Sklerose von Halbmonden oder Ischämiefolge). Teilweise erhaltene Glomerula lassen je nach auslösender GN und Verlauf herdförmig oder diffus verbreiterte Mesangien und Basalmembranen sowie umschriebene Kapselsynechien (= Verklebungen oder Verwachsungen des viszeralen und parietalen Blattes der Bowman-Kapsel) erkennen. Nach längerer Dialysebehandlung finden sich nur noch vollkommen verödete, dicht nebeneinander liegende in hyaline oder sklerosierte Kugeln umgewandelte Glomerula.

Die Tubuli atrophieren weitgehend infolge des Glomerulumausfalles und der sekundären Gefäßveränderungen, sie können vollständig verschwinden. Einzelne Nephren noch funktionsfähiger Glomerula hypertrophieren kompensatorisch. Diese vergrößerten Nephren wölben sich vor und tragen zur Granulierung der Oberfläche bei. Häufig finden sich Zylinder in den Harnkanälchen, besonders in den Sammelrohren.

Das Interstitium ist fibrosiert, herdförmig lympho-plasmazellulär infiltriert. Die Arterien zeigen stärkere Wandverdichtungen (Fibroelastose) und Einengungen der Lichtungen insbesondere im Bereich der Arkuata- und Interlobular-Gefäße.

**Endstadiumsnieren**
Vor allem nach längeren Dialysen kann bei den meist vorhandenen vaskulären und interstitiellen entzündlichen Reaktion oft nicht mehr sicher entschieden werden, ob primär eine Glomerulonephritis, Pyelonephritis oder eine vaskuläre Schädigung vorgelegen haben. Da sich alle Prozesse im Laufe der Zeit auch in der gleichen Niere entwickeln und überlagern können, wird in derartig fortgeschrittenen Fällen heute oft darauf verzichtet, eine pathogenetische Bezeichnung dieser Schrumpfnieren vorzunehmen und der Begriff einer „Endstadiumsniere" angewandt.

**Folgeveränderungen der sekundären Schrumpfnieren**
Fortschreitende Minderdurchblutungen der Nieren führt sehr oft zum renalen **Hypertonus**, einem Widerstandshochdruck. Infolgedessen kommt es zur Linksherzhypertrophie und zur stärkeren Arterio- und Arteriolosklerose, von der auch die Nierengefäße betroffen werden, so daß sich an Glomerula und intrarenalem Gefäßsystem Hochdruckschäden und chronisch entzündliche Läsionen überlagern können. Da auch die Koronararterien und Zerebralarterien durch den Hochdruck stärker sklerotisch werden, können **Herzinfarkte**, **zerebrale Ischämien** oder **Hirnblutungen** als Folgeveränderungen auftreten und Todesursache werden. Führen diese Kreislaufschäden nicht vorzeitig zum Tod, kommt es regelmäßig zur Urämie. Etwa ¾ aller Patienten mit sekundären Schrumpfnieren sterben an den Folgen der Niereninsuffizienz (Urämie), sofern keine Dialysen oder Nierentransplantationen durchgeführt werden, ¼ stirbt an den Hochdruckfolgen.

### 12.1.3  Folgen der chronischen globalen Niereninsuffizienz

**Pathogenese der Urämie**
Sind mehr als 70% der Nephren untergegangen, ist die Niere nicht mehr in der Lage, die harnpflichtigen Substanzen in ausreichender Menge auszuscheiden.

Am leichtesten ist die Retention harnpflichtiger Stoffe am Anstieg der Serum-Harnstoff- und -Kreatininkonzentrationen festzustellen. Daneben kommt es zu Störungen des Wasserhaltes mit Ödembildung oder Wasserverarmung, zur Azidose infolge reduzierter Alkalireserven des Blutes, zu Störungen des Kaliumhaushaltes (Hyperkaliämie bei verminderter $K^+$-Ausscheidung, Hypokaliämie bei verminderter tubulärer $K^+$-Rückresorption), zur Phosphatretention mit Abfall des Blut-$Ca^{++}$, sowie zur renalen Anämie infolge verringerter Erythropoetinproduktion in den Nieren.

Azotämie = Anstieg der harnpflichtigen Substanzen im Blut und Extrazellularraum (Serum-Harnstoff > 40 mg% bzw. 6,6 mmol/l, Serumkreatinin > 1,0 mg% bzw. > 88,4 μmol/l), bei starker Zunahme treten Vergiftungserscheinungen auf.

Urämie = Vergiftungserscheinungen infolge der Retention harnpflichtiger Stoffe mit Benommenheit und anderen zerebralen Erscheinungen, Übelkeit etc.

Nicht immer korreliert das subjektive und klinische objektive Bild der Urämie mit der Azotämie, d.h. der laborchemisch erfaßbaren harnpflichtigen Substanzen. Bis heute ist ungeklärt, welche der zahlreichen retinierten Stoffe letztlich den Zustand einer Urämie hervorrufen.

**Morphologie der Urämie**
Die urämische Intoxikation führt zur erhöhten Permeabilität der Blutgefäße und zu Läsionen der Mesothelien seröser Höhlen, die auf die Urämietoxine mit charakteristischen Entzündungen reagieren.

**Perikarditis** („Pericarditis uraemica"): Bei etwa 9% aller urämischen Patienten, meist eine fibrinöse trockene Perikarditis infolge stärkerer Fibrinogenausscheidungen durch geschädigte Kapillaren des Peri- und Epikards, seltener eine serofibrinöse oder hämorrhagische Entzündung. Vor allem urämische Patienten mit sekundärem Hyperparathyreoidismus und Frauen mit Urämie haben häufiger eine Perikarditis. Gleichartige Veränderungen können an der Pleura und am Peritoneum auftreten.

Die Pathogenese ist noch ungeklärt, vermutlich wird das Perikard durch bestimmte Stoffwechselprodukte der Urämie geschädigt. Zwischen dem Ausmaß der Retention harnpflichtiger Substanzen und dem Auftreten einer Perikarditis konnte bisher keine Korrelation nachgewiesen werden.

**Urämische Myokardose:** Das schädigende Agens ist auch hier noch unbekannt, möglicherweise ist die Hyperkaliämie ein wesentlicher pathogenetischer Faktor. Serumkaliumwerte über 10 mval/l führen zum Tode. Das blaßgelbliche Myokard zeigt histologisch Muskelfaserverfettungen, disseminierte Nekrosen, Ablagerungen von Oxalatkristallen bei der meist vorhandenen sekundären Oxalose, Mediaverkalkungen der Arterien bei sekundärem Hyperparathyreoidismus und interstitielles Ödem.

**Gastroenterokolitis:** Harnpflichtige Substanzen werden bei Urämie auch über die Schleimhäute des Magen-Darmtraktes ausgeschieden. Durch die Urease hier vorhandener Bakterien entsteht Ammoniak, das neben den anderen Faktoren die Schleimhäute schädigt und eine katarrhalische oder in schweren Fällen eine pseudomembranös-nekrotisierende Gastroenterokolitis hervorruft. Primär spielt offenbar eine Störung der Epithelregeneration der Schleimhäute eine entscheidende Rolle. Analog können Entzündungen der Schleimhäute des Mundes (Stomatitis), Rachens (Pharyngitis) und der Speiseröhre (Ösophagitis) entstehen.

**Urämische Wasserlunge** („fluid lung"): Die vergrößerten, schweren, flüssigkeitsreichen, blauroten Lungen mit gummiartig verfestigter Konsistenz lassen histologisch zunächst ein seröses, eiweißreiches hämorrhagisches interstitielles und intraalveoläres Ödem mit hohem Fibrinogengehalt erkennen. Es folgen starke Desquamationen der Alveolarepithelien, die verfettet sind und chronisch entzündlichzellige interstitielle Infiltrate („urämische Pulmonitis oder Pneumonitis") mit gelegentlicher Ausbildung hyaliner Membranen. Röntgenologisch finden sich schmetterlingsförmige Verschattungen.

Die toxischen Schädigungen der Kapillarwände und Pneumozyten sind wahrscheinlich die entscheidenden pathogenetischen Faktoren.

**Hirnödem oder Hirnschwellung:** Folge der Gefäßpermeabilitätsstörungen.

Nach längeren Dialysen werden heute darüber hinaus noch folgende Veränderungen beobachtet:

**Renale Osteopathien:** Aus verschiedenen Gründen ist hier die Synchronisation von Matrixsynthese und Mineralisation des Knochens aufgehoben. Je nach Dauer, Art und Schwere der Nierenerkrankung kann die Schädigung des Skelettsystems in verschiedenen Formen auftreten, unter denen sich 3 Typen unterscheiden lassen.

Typ I = sekundärer Hyperparathyreoidismus (etwa 5% aller Patienten mit Niereninsuffizienz): Die unzureichende Phosphatausscheidung durch die insuffizienten Nieren und eine unzureichende Kalziumaufnahme durch den Darm führen zu einer Senkung des Serum-Kalziums und dadurch zu einer vermehrten Parathormonsekretion der Epithelkörperchen. Mikroskopisch ist nur die Osteoklastenaktivität vermehrt, die Zahl der Osteoblasten ist normal oder sogar vermindert.

Typ II = Osteomalazie ( = Osteoidose) = Fibroosteoklasie. Histologisch findet sich vor allem eine Vermehrung der Resorptionslakunen. Daneben kann eine leichte Endostfibrose vorliegen. Ausdruck einer komplexen Störung des Vitamin-D-Stoffwechsels mit verminderter 1,25-Dihydroxycholecalciferol-Synthese in der Niere. Mikroskopisch liegt hier nur eine Mineralisationsstörung des neu gebildeten Osteoids vor. Dieser Typ der Osteopathie kann bei chronisch Hämodialysierten der begrenzende Faktor in der Lebenserwartung sein: Knochenfrakturen - Immobilisation - Infekte.

Typ III = Vollbild der renalen Osteopathie, d.h. Bild des sek. Hyperparathyreoidismus und der Osteomalazie (ca. 70% der Patienten mit chronischer Niereninsuffizienz). Die Knochen werden weich und schon durch die normale Körperbelastung deformiert.

**Renale Anämie:** Das im juxtaglomerulären Apparat gebildete *Erythropoetin* wird in Schrumpfnieren vermindert produziert. Die Umwandlung der Knochenmarkstammzellen in Proerythroblasten und die weiteren Proliferationen der Erythrozytopoese sind infolgedessen gehemmt. In der komplexen Pathogenese der renalen Anämien spielen außerdem eine verkürzte Erythrozytenlebensdauer z.B. infolge einer *Hämolyse* durch noch nicht näher definierte „Urämietoxine", eine *Hemmung der Erythroblastenproliferation* durch Urämietoxine und der nicht seltene *chronische Blutverlust* z.B. aus dem Magen-Darmkanal, dem Uterus und in die Subkutis eine Rolle. In einigen Fällen können die Freisetzungen von gespeichertem Eisen und die Eisenresorption gestört sein.

**Neuropathien:** *Axonale Neuropathien* infolge einer Störung des Intermediärstoffwechsels der Axone sowie *demyelinisierende metabolische Neuropathien* infolge primärer - meist segmentaler - Schädigung der Schwann-Zellen entstehen wahrscheinlich durch leicht dialysierbare Metaboliten, die im Verlauf der Urämie anfallen.

## 12.2 Pyelonephritis

Als Oberbegriff wird für diese Erkrankung heute auch die Bezeichnung **tubulo-interstitielle Nephritis** benutzt, da sich der primäre Entzündungsprozeß im Interstitium abspielt und die Tubuli in der Regel mitbeteiligt sind. Das Nierenbecken muß dagegen nicht entzündet sein.

Der bisherige Begriff der Pyelonephritis wird deshalb ersetzt durch **akute oder chronische bakterielle interstitielle Nephritis**.

**Definition der bakteriellen interstitiellen Nephritis:** *Eine destruktive eitrige oder granulomatöse, unspezifische, bakteriell verursachte Nierenentzündung ohne primäre Beteiligung der Glomerula und mit oder ohne Beteiligung des Nierenbeckens.*

Da das Nierenbecken nicht obligat beteiligt ist, werden die verschiedenen Formen dieser Erkrankung von einigen Autoren auch als interstitielle Nephritiden bezeichnet. Bei etwa 10% aller Obduktionen findet sich eine unterschiedlich schwere Pyelonephritis.

## Ätiologie

Die häufigsten Erreger sind Darmbakterien: Escherichia coli, Enterokokken, Proteus vulgaris, daneben Staphylococcus aureus, Aerobacter aerogenes, Pyocyaneus und andere, bei hospitalisierten Patienten neben E. coli besonders Klebsiellen und indolpositive Proteusspezies.

## Pathogenese

Die Erreger gelangen auf verschiedenen Wegen in die Nieren:

**Hämatogen:** Im Blut kreisende Bakterien können sich in den Nieren ansiedeln und den Tubuli folgend bis in das Nierenbecken ausbreiten.

**Urethralschleimhaut→Blut→Nieren:** Bakterien besiedeln vom Darm aus die Urethra (= Urethritis). Eingriffe an der Harnröhre (z.B. Katheterisierung, Dilatation von Strikturen) begünstigen die Passage der Erreger durch das Epithel, die Bakterien – meist gramnegative – gelangen über die regionalen Lymphgefäße und den Ductus thoracicus in das Blut und damit in die Nieren. Mädchen und Frauen erkranken häufiger, wahrscheinlich wegen der kürzeren Urethra, als Knaben und Männer. Geschlechtsspezifische lokale Abwehrmechanismen sind bei Männern besser ausgebildet als bei Frauen. So hat das Prostatasekret antibakterizide Eigenschaften, der Urin von Frauen ist aus noch unbekannten Gründen ein besserer Nährboden für Bakterien als der von Männern. Das Urothel der Frauen, die häufiger an Harnwegsinfektionen leiden, hat aus noch nicht näher bekannten Ursachen eine höhere Bindungsfähigkeit für E. coli.

**Kanalikulär:** Nach primärer Infektion der unteren Harnwege (Ureteritis, Zystitis) kommt es zu aufsteigender Infektion, die vor allem durch zwei Funktionsstörungen gefördert wird:

● Vesikoureteralklappen-Insuffizienz
● Vesikoureterorenaler Reflux

Der komplizierte Verschlußmechanismus am Durchtritt des Ureters durch die Blasenwand (= „Vesikoureteralklappe") verhindert normalerweise während der Miktion einen Rückstrom des Urins in die Ureteren. Ist dieser Mechanismus gestört (Mißbildungen, Entzündungen), strömt bei der Blasenkontraktion Urin in den Ureter zurück, der aufsteigend bis in die Rindensammelrohre der Nieren zurückgepreßt werden kann.

Besonders über die Kelchnischen dringen Bakterien in das interstitielle Bindegewebe der Nieren ein, von hier aus gelangen sie durch umschriebene Destruktionen der Tubuluswände in die Harnkanälchen.

**Lymphogen:** Über Lymphbahnen um die Ureteren oder vom Darm ausgehend. Eine besondere Affinität zu den Nieren haben Coli-Bakterien (= nephrotrop), die sich bei hämatogener Streuung bevorzugt in den Nieren ansiedeln. Jeder Aufstau des Urins begünstigt die Ansiedlung im Blut kreisender Bakterien in den Nieren und ihre Aszension.

Folgende Faktoren fördern auf den oben angegebenen Wegen die Entstehung einer Pyelonephritis:

Harnabflußstörungen durch Prostatahypertrophie, Prostatakarzinom, urotheliale Tumoren (Papillome, Karzinome), Zervixkarzinome u. a. Tumoren, Urolithiasis, aberrierende Blutgefäße (besonders untere Polarterien der Nieren), ventilartige Faltenbildungen am Abgang des Ureters aus dem Nierenbecken, narbige Stenosen, Mißbildungen.

Diabetes mellitus, Schwangerschaft, Mißbildungen der Nieren, Analgetikaabusus z. B. Phenazetin, Parazetamol u. a. Analgetika, durch deren Metaboliten die Infektanfälligkeit der Nieren erhöht wird. Hypokaliämie erhöht ebenfalls die Infektanfälligkeit der Nieren, Gicht, Oxalose.

Andere Nierenerkrankungen z. B. chronische Glomerulonephritiden, akute Tubulusnekrosen, Nephrokalzinosen, Plasmozytomnieren.

Hämatogene Entzündungen befallen primär das Interstitium der Nieren, aszendierende Entzündungen zuerst das Nierenbecken.

## 12.2.1 Akute Pyelonephritis, akute bakterielle interstitielle Nephritis

Nach der neueren Nomenklatur wird von einer akuten Pyelonephritis dann gesprochen, wenn das Nierenbecken primär oder sekundär an der Entzündung mitbeteiligt ist.

### Pathogenese

Abflußstörungen und Gravidität sind die häufigsten begünstigenden Faktoren einer akuten Pyelonephritis. ⅓ aller Fälle entsteht durch Infektionen mit E. coli. Frauen erkranken 3mal häufiger als Männer, im höheren Lebensalter nimmt die Häufigkeit bei Männern jedoch wieder zu, wahrscheinlich infolge urologischer Erkrankungen (z. B. Prostatahyperplasie).

### Morphologie

*Makroskopisch:* Die Nieren sind erheblich vergrößert. Unterschiedlich dicht stehende, etwa senfkorngroße z. T. konfluierende Abszesse mit hämorrhagischer Randzone überragen die Oberfläche, auf der Schnittfläche sind gelbe streifenförmige Eiterstraßen in Rinde und Mark erkennbar. Bei Diabetes mellitus oder Analgetikaabusus entstehen darüber hinaus oft Papillenspitzennekrosen. Wird das Nierenbecken mitbeteiligt, ist es oft erweitert infolge der Abflußstörungen oder fehlender Peristaltik und des verminderten Muskeltonus. Die Schleimhaut ist stark gerötet, geschwollen, von Exsudat oder Pseudomembranen bedeckt, sie kann ulzeriert sein. Nicht selten bestehen stärkere Seitenunterschiede. 40% aller akuten Pyelonephritiden sind einseitig.

*Mikroskopisch:* Eitrige Einschmelzungsherde in Rinde und Mark mit Zerstörung des Parenchyms (Abszesse), streifenförmige Granulozyteninfiltrate im Interstitium sowie Exsudationen in die Lichtungen der Tubuli besonders der Markregion und die Tubulusepithelien. Zwischen den oft sektorförmigen entzündeten Arealen sind erhaltene Bezirke frei von Entzündungszeichen. Bei aufsteigender oder absteigender Infektion ist auch die Nierenbeckenschleimhaut entzündlichzellig infiltriert.

Ist ein pyelo-renaler Reflux Ursache der Entzündung, so finden sich außerdem Rupturen tubulärer Basalmembranen mit Übertritt des Urins in das Interstitium (= pyelo-interstitieller Reflux).

### 12.2.2 Chronische Pyelonephritis, chronische (primär bakterielle) herdförmig destruierende interstitielle Nephritis

**Pathogenese:** Die Entzündung verläuft oft schleichend, kann sich über Jahre erstrecken. Vorausgehende Harnwegsinfektionen sind häufig nicht nachweisbar. Die Erkrankung kann aus einer nicht abgeheilten akuten Pyelonephritis hervorgehen. Primär chronische Entzündungen entstehen wahrscheinlich durch Erreger mit geringerer Virulenz. In vielen Fällen bleibt die Pathogenese ungeklärt, autoallergische Prozesse und in den Nieren langsam angereicherte, die Entzündung fördernde Substanzen (z. B. Phenazetin oder seine Abbauprodukte) spielen eine Rolle. Nach neueren Untersuchungen kommt dabei Bestandteilen von Mikroorganismen eine besondere Bedeutung zu. So können das Lipid A, O- und K-Antigene als Wandbestandteile von E. coli lange Zeit im Interstitium liegen, wo sie Antigen-Antikörper-Reaktionen unterhalten. Auch von Tubulusepithelien produziertes Tamm-Horsfall-Protein kann bei Tubuluszerstörung in Kontakt mit dem Interstitium kommen und antigene Wirkungen entfalten.

### Morphologie

*Makroskopisch:* Unterschiedliches Bild, oft sind die Nieren durch unregelmäßige, flache, muldenförmige, rote Narben deformiert. Grobhöckrige Oberfläche, Seiten-

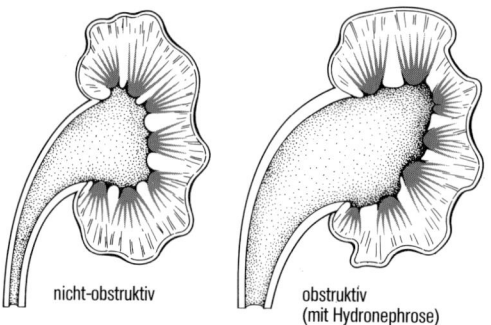

nicht-obstruktiv  obstruktiv (mit Hydronephrose)

Abb. 104  Chronische Pyelonephritis mit muldenförmigen narbigen Einziehungen der Oberfläche

differenzen sind häufig. Die Kapsel ist über den Narbenbezirken schwer abziehbar (Abb. 104).

Auf dem Schnitt ist das Rindenparenchym in den narbigen Bezirken verschmälert, die Rindenmarkgrenze ist verwaschen.

*Mikroskopisch:* Typisch sind herdförmige, lymphoplasmazelluläre Infiltrate und ein unspezifisches, das Parenchym zerstörendes Granulationsgewebe. Daneben finden sich sektorenförmige Narben mit dicht stehenden Glomerula, die lange erhalten bleiben. Das Interstitium ist fibrosiert.

Bei fortgeschrittener Vernarbung treten auch an den Nierenkörperchen sekundäre Veränderungen auf: Fibrosen des umgebenden Bindegewebes = periglomeruläre Fibrose; halbmondförmige Narbenbildungen in den Bowman-Kapseln mit Verkleinerung oder Hyalinose der Schlingen (offenbar Folge der Durchblutungsstörungen); Glomerulumhyalinosen; Nekrosen und Proliferationen der Glomerula, die Reaktion auf die interstitiellen Entzündungen und die Durchblutungsstörungen sind und mit einer Glomerulonephritis verwechselt werden können.

Die Harnkanälchen fehlen in den Narbenbezirken weitgehend, stellenweise finden sich dicht liegende Tubuli mit niedrigen Epithelien und kolloidartig eingedicktem, homogenem, stark PAS-positivem Inhalt, der zum großen Teil aus Tamm-Horsfall-Protein besteht. Dadurch entsteht ein „strumaartiges Bild". Zwischen den entzündlich infiltrierten oder narbig veränderten Arealen können intakte Parenchymbezirke liegen, deren Nephren kompensatorisch hypertrophieren. Intrarenale Arterien aller Kaliber weisen zunehmend stenosierende Intimafibrosen auf. Das Nierenbeckenschleimhautbindegewebe ist oft chronisch entzündlich (= lymphoplasmazellulär) infiltriert, fibrosiert, das Epithel hyperplastisch. Nierenbecken und Kelche sind häufig erweitert.

Durch diese Prozesse geht schließlich so viel Parenchym zugrunde, daß ein- oder beidseitige grobhöckrige Schrumpfnieren entstehen. Das Gewicht der Einzelniere kann bis auf ¼ der Norm sinken. ⅔ der pyelonephritischen Schrumpfnieren sind einseitig, ⅓ beidseitig ausgebildet.

Klinisch wird von einigen Autoren eine chronische Pyelonephritis vom obstruktiven Typ mit erweitertem Nierenbecken und grobhöckriger Oberfläche vom nichtobstruktiven Typ mit nicht erweitertem Nierenbecken und oft weniger gehöckerter Oberfläche unterschieden.

**Mögliche Folgen**

**Akute Pyelonephritis**

Störung der renalen Ausscheidungsfunktion mit **Urämie** bei bilateralem Befall.

Ausdehnung der abszedierenden Entzündungen auf die Nachbarschaft, mit Ausbildung **peri-** oder **paranephritischer Abszesse**.

Streuung der Erreger oder ihrer Toxine in den gesamten Kreislauf, können zur **Urosepsis** führen.

Übergang in chronische Pyelonephritis.

### Chronische Pyelonephritis

*Niereninsuffizienz:* Ein Drittel aller Patienten stirbt an einer Urämie, sofern nicht dialysiert oder transplantiert wird, Funktionsstörungen der distalen Nephronabschnitte verursachen eine Azidose, Hypo- oder Isosthenurie.

*Hypertonus:* Die Hälfte aller Patienten entwickelt einen Hochdruck, wahrscheinlich infolge der renalen Minderdurchblutung. Der Hypertonus verursacht zusätzliche (hypertensive) Gefäßschäden und Glomerulumläsionen. Fortgeschrittene Vernarbungen können ohne Hochdruck einhergehen, da mit vollständiger Zerstörung des Parenchyms auch der Renin-produzierende juxtaglomeruläre Apparat zugrundegehen kann = anhypertone „ausgebrannte" pyelonephritische Schrumpfniere.

*Nephrolithiasis:* Entzündung, nekrotische Gewebsreste (z. B. abgestoßene Papillenspitzen) und Motilitätsstörungen des Nierenbeckens mit Harnstau fördern die Entstehung von Harnsteinen, die ihrerseits dann wieder die chronische Entzündung unterhalten.

**Sekundärer Hyperparathyreoidismus:** Chronisch Nierenkranke werden leicht hypokalzämisch, dadurch werden die Epithelkörperchen zur vermehrten Parathormonabgabe stimuliert. Nach neueren Untersuchungen ist für die Hypokalzämie weniger eine verminderte Kalziumresorption aus dem Darm als eine Resistenz des Knochens gegenüber einer Kalziummobilisation durch das Parathormon verantwortlich. Wesentlich ist dabei offenbar eine Störung der Hydroxylierung des 25-Hydroxy-Cholecalciferol in das 1,25-Derivat in der geschädigten Niere.

## 12.3 Nephrotisches Syndrom

### 12.3.1 Definition

*Das nephrotische Syndrom ist ein klinischer Begriff und durch folgende Trias charakterisiert:*

● Große Proteinurie ( > 3,5 g/Tag) mit daraus resultierender Hypoproteinämie
● Hyperlipidämie (Hypercholesterinämie)
● Ödeme infolge der Hypoproteinämie, besonders der Hypalbuminämie

#### Ätiologie und Pathogenese
Nierenerkrankungen mit hochgradig gesteigerter Durchlässigkeit der Glomerulumkapillarwände für Proteine, vor allem verschiedene Glomerulonephritiden,

Amyloidosen der Nieren und diabetische Glomerulosklerose. Die Proteinurie ist so schwer und langdauernd, daß die Proteinsynthese den renalen Eiweißverlust nicht mehr kompensieren kann.

Die Ursachen der Hyperlipidämie mit Anstieg des Serum-Cholesterins, der Triglyzeride und Phospholipide ist nach wie vor ungeklärt. So sind die engen Beziehungen zwischen Albumingehalt und Lipidspiegel (Albumin↓ Lipid↑) kein Beweis für eine direkte kausale Verknüpfung. Neuerdings werden u. a. eine erhöhte Lipoproteinsynthese (LDL und VLDL) in der Leber diskutiert. Danach soll die Erniedrigung des onkotischen Druckes im Plasma durch den Verlust an Serumeiweißkörpern die Lipoproteinsynthese in der Leber steigern. Außerdem werden intrarenale Fettstoffwechselstörungen diskutiert, die zu einer Abnahme der normalerweise hohen Lipidextraktion durch die Nieren führen sollen.

### 12.3.2  Morphologie der Nierenveränderungen beim nephrotischen Syndrom

Die glomerulär in großen Mengen filtrierten Proteine und Lipide werden bis zur Ausschöpfung der tubulären Rückresorptionskapazität von den Harnkanälchenepithelien, vorwiegend den Hauptstücken aufgenommen. Dadurch kommt es zu

**hyalintropfigen Eiweißspeicherungen** in den Hauptstückepithelien, die in der HE-Färbung als leuchtend rote Tropfen erkennbar sind. Es handelt sich um pinozytotisch von den Tubuluszellen aufgenommene, in Lysosomen gespeicherte Proteine, die bei normaler Zellfunktion bald abgebaut werden.

**Lipidspeicherung** in den Hauptstückepithelien. Die mit dem Primärharn ausgeschiedenen Lipide werden ebenfalls von Hauptstückepithelien gespeichert. Im histologischen Präparat, das nicht durch Alkohol geführt wurde, finden sich massenhaft doppeltbrechende Lipide im polarisierten Licht = Lipoidnephrose der alten Nomenklatur. Im Paraffinschnitt sind nach Herauslösen der Lipide typische Schaumzellen erkennbar. Selten sind auch lipidspeichernde Glomerulumzellen nachzuweisen.

**Harnkanälchenzylinder**, vor allem die Lichtungen der distalen Nephronabschnitte und Sammelrohre enthalten oft in großen Mengen hyaline Zylinder vorwiegend aus Proteinen und Lipiden.

### 12.3.3  Wichtigste Ursachen des nephrotischen Syndroms

**Verschiedene Typen der Glomerulonephritiden** (12.1.2)
Glomerulonephritiden gehen in verschiedener Häufigkeit mit einem nephrotischen Syndrom einher, besonders häufig wird es beobachtet bei:

- minimalen Glomerulumläsionen (minimal changes) = genuine Lipoidnephrose
- fokal sklerosierender Glomerulonephritis
- perimembranöser Glomerulonephritis

- membranoproliferativer Glomerulonephritis
- lobulärer Glomerulonephritis

**Amyloidose der Nieren (Amyloidnephrose)** (Amyloidose s. 2.7.10)
Die Nieren können bei allen Formen der Amyloidose beteiligt sein. In den Glomerula wird Amyloid im Mesangium, subepithelial, subendothelial oder in der Basalmembran abgelagert. Dabei können Deckzellaufbrüche auftreten, mit deren Anzahl der Schweregrad des nephrotischen Syndroms korreliert. In fortgeschrittenen Fällen können die Kapillaren durch Amyloid vollständig verschlossen werden, knotenförmige Strukturen entstehen und das gesamte Glomerulum von Amyloidmassen ausgefüllt sein.

**Diabetische Glomerulosklerose** (13.1.3.2)
Ein nephrotisches Syndrom tritt bei etwa 10% der jugendlichen Diabetiker mit Proteinurie auf. Ursache der erhöhten Durchlässigkeit für Proteine ist wahrscheinlich vor allem eine Ladungsänderung der Kapillarwand. Normalerweise werden die überwiegend anionischen (d.h. negativ geladenen) Proteine von Polyanionen der Basalmembran abgestoßen. Ein Verlust der u.a. durch sialinsäurehaltige Glykoproteide bedingten negativen Ladungen der glomerulären Basalmembran begünstigt den Durchtritt bestimmter Proteine.

Eine genaue Feststellung der Ursache eines nephrotischen Syndroms ist nur durch histologische Untersuchung des Nierengewebes möglich. Vorausgehende klinische Untersuchungen können wichtige Hinweise geben, z.B. Feststellung eines Diabetes. Bei Verdacht auf eine Amyloidose sollte zuvor eine Rektumbiopsie durchgeführt werden.

## 12.4 Noduläre Hyperplasie der Prostata
Synonyma: Adenomyomatose

### 12.4.1 Definition

*Knotenförmige Vergrößerung der Prostata durch Vermehrung der um die Urethra gelegenen inneren Drüsengruppen und der glatten Muskulatur infolge Änderungen der hormonellen Konstellation im höheren Lebensalter.*

70% aller Männer über dem 60. und 80% über dem 80. Lebensjahr haben eine noduläre Prostatahypertrophie. Als Ursache wird ein Abfall der Androgene im höheren Lebensalter angenommen. Infolge einer Verschiebung der Relation Androgen: Östrogen zugunsten der Östrogene sollen dann die stimulierenden Effekte der Östrogene auf die Prostata überwiegen und unter diesem Einfluß das fibromuskuläre Stroma und die inneren Drüsen zunehmen. Die Einzelheiten dieses Pathomechanismus sind noch umstritten.

### 12.4.2 Morphologie

*Makroskopisch:* Knotig erheblich vergrößerte Prostata, die über 100 g schwer sein kann (obere Grenze des Normgewichtes 30 g). Die bis mandarinengroßen Knoten verdrängen das äußere, androgenorientierte Drüsenfeld in die Peripherie, das zu einer kapselförmigen äußeren Schicht komprimiert wird ( = „chirurgische Kapsel"). Der Blasenboden kann durch einen Knoten in die Blasenlichtung vorgewölbt werden (klinisch fälschlicherweise = „Home-Mittellappen").

Die Konsistenz der Knoten entspricht der eines gespannten Daumenballens (Karzinom dagegen knochenhart wie z. B. Handknöchel).

Auf der Schnittfläche können die Knoten überwiegend schwammartig ( = drüsenreich) oder dichter grauweißlich ( = faserreich) sein. Oft finden sich sandkorngroße braunschwarze Konkremente, bei denen es sich um eingedicktes, häufig lamellenartig geschichtetes und verkalktes Sekret handelt = Corpora amylacea, die den makroskopischen Befund der „Schnupftabaksprostata" hervorrufen.

*Mikroskopisch:* Die verschieden großen Knoten bieten ein unterschiedliches histologisches Bild. Knoten überwiegend aus fibromuskulärem Gewebe, die Leiomyome vortäuschen, fester sind und palpatorisch den Verdacht auf ein Karzinom hervorrufen können oder vorwiegend aus hyperplastischen Drüsen bestehende und gemischte Knoten.

### 12.4.3 Folgen der nodulären Hyperplasie

Die Vergrößerung der Prostata verursacht eine Einengung der Urethra und Erschwerung der Harnentleerung. Zunächst kann die Stenose durch eine kompensatorische Hypertrophie der Blasenmuskulatur überwunden werden. Die hypertrophierten Muskelbündel wölben sich balkenförmig in das Blasenlumen vor = **Balkenblase**. Zwischen den „Balken" bildet die Blasenschleimhaut Pseudodivertikel.

Vor allem zentral gelegene, gegen das Orificium urethrae internum vorgewölbte sog. Blasenhalsadenome der Prostata können sich ventilartig vor den Blasenausgang legen und frühzeitig Harnentleerungsstörungen verursachen. Im fortgeschrittenen Stadium der Prostatahyperplasie und Urethrastenose gelingt es der Blasenmuskulatur nicht mehr, den Widerstand zu überwinden, nach der Miktion bleibt Restharn zurück, dadurch wird die Entstehung einer Zystitis und einer **Pyelonephritis** begünstigt. Der Harnrückstau kann schließlich zur Erweiterung der Blase, der Ureteren und Nierenbecken führen = **Hydroureteronephrose**.

Durchblutungsstörungen in der Prostata führen nicht selten zu Infarkten, in deren Randbezirken Plattenepithelmetaplasien der Drüsen auftreten können.

# 13. Morphologische Veränderungen bei Stoffwechselkrankheiten

## 13.1 Diabetes mellitus

**Definition:** *Diabetes ist eine mit Hyperglykämie und bei stärkerem Blutzuckeranstieg mit Glukosurie einhergehende Stoffwechselstörung auf dem Boden eines absoluten oder relativen Insulinmangels.*

### 13.1.1 Typ I: Insulin-abhängiger Diabetes mellitus (früher: Juveniler Diabetes)

Nach der Definition der WHO gilt die Erkrankung als juveniler Diabetes, wenn sie sich zwischen dem 15. und 24. Lebensjahr manifestiert (infantiler Diabetes = Manifestation bis zum 14. Lebensjahr). Weniger als 10% aller Diabetiker gehören in die Typ I-Gruppe.

Ursache ist ein absoluter Insulinmangel infolge unzureichender oder fehlender Insulinproduktion. Die Erkrankung ist häufig assoziiert mit HLA-DR3 und DR4, eine familiäre Belastung ist selten. Offenbar können bei entsprechender **genetischer Disposition** verschiedene Faktoren („multifaktorielle" Genese des Diabetes) zur Schädigung der B-Zellen führen; diskutiert werden vor allem Virusinfekte und immunologische Reaktionen.

**Morphologische Veränderungen an den Langerhans-Inseln**
In der Anfangsphase („akutes Stadium") des infantilen und juvenilen Diabetes sind die Inseln oft vergrößert, die Zellen und Kerne hypertrophiert, die zytoplasmatische RNA ist vermehrt. Diese Veränderungen werden als Ausdruck einer stärkeren Stimulierung des B-Zellensystems zur Kompensation des Stoffwechseldefektes angesehen.

Diese und andere Beobachtungen haben zu der Hypothese geführt, daß der Insulinmangel nicht auf eine primäre Hypoplasie der Inseln zurückzuführen, sondern Folge einer Erschöpfung der B-Zellen nach Überstimulation ist.

In der **Phase der Dekompensation** der Inselzellen (z. B. im Coma diabeticum) sind die B-Zellen degranuliert, es können Nekrosen der Inseln auftreten. Gelegentlich erscheinen die B-Zellen hydropisch geschwollen.

In der **chronischen Phase** ist die Inselzellzahl reduziert mit Abnahme der B-Zellen, die numerische Relation A:B-Zellen verschiebt sich auf 1:1 bis 1:0 (normalerweise beim Kind 1:2, beim Erwachsenen 1:3 bis 1:5), infolgedessen bestehen die Inseln schließlich überwiegend aus A-, D- oder PP-Zellen.

Mitunter werden entzündliche Läsionen der Inseln mit vorwiegend lymphozytären Infiltraten beobachtet (= Insulitis), wie sie experimentell beim Diabetes nach Virusinfekten (z. B. mit der M-Variante des Enzephalo-Myokarditis-Virus) oder beim Anti-Insulin-Serum-Diabetes nachweisbar sind.

Einige Inseln können stark fibrosiert sein. Nach jahrelangem Verlauf sinkt das Pankreasgewicht von normal 50–100 auf 30–40 g.

### 13.1.2 Typ II: Nicht Insulin-abhängiger Diabetes mellitus (früher: Adulter Diabetes und Altersdiabetes)

Die endogene Insulinproduktion ist vorhanden. Erkrankungsbeginn bei mehr als 95% nach dem 40. Lebensjahr. Die Häufigkeit nimmt mit dem Alter zu, diese Erkrankung beginnt langsam, familiäre Belastung ist häufig. HLA-Assoziationen oder Inselzellantikörper sind nicht vorhanden.

Makroskopisch ist das Pankreas unauffällig, ggfs. vorliegende Atrophie, Sklerose oder Lipomatose haben keine Beziehung zur Schwere des Diabetes.

**Morphologische Veränderungen an den Inseln:** Die Befunde sind geringer als beim juvenilen Diabetes. In ca. 50% aller Fälle lassen sich lichtoptisch in Routinefärbungen keine eindeutigen Läsionen nachweisen. Genaue Untersuchungen ergeben folgendes:

● Die Größe und Anzahl der Inseln sind etwa normal
● Die Zahl der B-Zellen ist etwa auf die Hälfte der Norm reduziert
● Fibrosen und Hyalinosen der Inseln
● Amyloidose der Inseln in 60–80% aller Fälle, wahrscheinlich aus Proinsulin oder Insulin gebildetes Amyloid, korreliert nicht mit Schwere und Dauer des Diabetes, wird auch bei Nicht-Diabetikern und Insulinomen gefunden.

**Stellenwert der morphologischen Veränderungen in der Pathogenese des Diabetes:** In der Mehrzahl ist eine Korrelation zwischen der Schwere der lichtoptisch erkennbaren Veränderungen und dem Grad der Hyperglykämie nicht festzustellen. Die Fibrose und Hyalinose der Inseln und die Amyloidablagerungen könnten jedoch eine Ursache der „Sekretionsstarre" des Inselapparates, d.h. der unzureichenden Anpassung an die Bedarfsschwankungen beim Altersdiabetes sein.

**Auslösende Faktoren des Altersdiabetes**
● Übergewicht (Fettsucht) und mangelhafte körperliche Betätigung
● Virusinfekte
● Streßsituationen

Im Gegensatz zum juvenilen Diabetes finden sich meist normale Plasma-Insulin-Spiegel. Bei Bedarf kann Insulin jedoch von den Inseln nicht in ausreichender Menge zur Verfügung gestellt werden = relativer Insulinmangel infolge der „Sekretionsstarre". Es kommt dann zum relativen Insulinmangel infolge einer wahrscheinlich genetisch bedingten unvollkommenen Sekretionsleistung der B-Zellen. Außerdem kann eine überwiegend erworbene periphere Insulinresistenz vorliegen.

### 13.1.3 Folgekrankheiten des Diabetes mellitus

Die Lebenserwartung bei Typ I ist heute mit 30 Jahren auf etwa die Hälfte, beim Typ II auf 70% des Nichtdiabetikers reduziert. Sie wird meist durch die Folgekrankheiten bestimmt.

3 von 4 Diabetikern sterben heute an den Folgen von Blutgefäßveränderungen.

#### 13.1.3.1 Diabetische Makro- und Mikroangiopathie

Die diabetische **Makroangiopathie** entspricht in Morphogenese und Befund der Atherosklerose (7.1). Beim Diabetiker tritt die Atherosklerose infolge der Hyperlipämie und Hypercholesterinämie jedoch früher auf als bei Stoffwechselgesunden. Bevorzugt werden mittelgroße und periphere Arterien befallen, z. B. Nierenarterien, Koronararterien, Zerebralarterien, Beinarterien. Folgen dieser Makroangiopathie sind Durchblutungsstörungen mit Gangrän der unteren Extremitäten oder ischämische Herzmuskelschäden, die bei männlichen Diabetikern jenseits des 40. Lebensjahres 2mal, bei diabetischen Frauen 3mal häufiger Todesursache sind als bei gleich alten Personen ohne Diabetes.

Charakteristisch für die diabetische **Mikroangiopathie** ist eine Basalmembranverdickung der Kapillaren, Präkapillaren und Venolen durch Anlagerungen basalmembranartiger Substanzen aus Glykoproteiden, die infolge der diabetischen Stoffwechselstörungen von den Gefäßwandzellen vermehrt gebildet werden.

Die Pathogenese dieser Ablagerungen ist im einzelnen noch ungeklärt. Enge Beziehungen zwischen Kohlenhydratmetabolismus und Hydroxylierungsprozessen bei der Basalmembransynthese spielen dabei offensichtlich eine Rolle. So könnte es unter dem Insulinmangel zu einer gesteigerten Synthese hydroxyprolinreicher Basalmembranbausteine und Einlagerung von Kohlenhydratmetaboliten (z. B. Disacchariden) in die Basalmembran kommen.

Die diabetische Kapillaropathie entsteht in allen Bereichen des Organismus. Klinisch charakteristische Bilder treten hervor als Glomerulosklerose, Retinopathie, Neuropathie, Gefäßveränderungen der Haut, der Skelettmuskulatur, der Knochen, der Konjunktiven und der Plazenta.

#### 13.1.3.2 Glomerulosklerose (Kimmelstiel-Wilson)

Nach länger bestehendem Diabetes (10–15 Jahre) kommt es bei etwa 40% der Diabetiker zu einer Verbreiterung des Mesangiums durch Ablagerungen von Struktur-

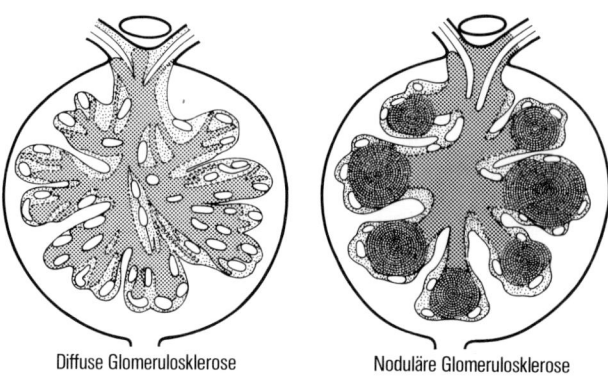

Diffuse Glomerulosklerose    Noduläre Glomerulosklerose

Abb. 105    Diabetische Glomerulosklerose

kohlenhydraten (Proteoglykane) und durch Zunahme der Mesangiumzellen. Außerdem werden die glomerulären Basalmembranen dicker und die Wände der Vasa afferentia und efferentia hyalinisiert. Die Mesangiumverbreiterung kann in zwei Formen auftreten.

Als **diffuse Glomerulosklerose**, die meist bei jugendlichen Diabetikern beobachtet wird und die von einer proliferativen Glomerulonephritis histologisch nicht immer abzugrenzen ist. Die mittlere Dauer des Diabetes bis zum Auftreten dieser Veränderungen beträgt 7 Jahre.

Als **noduläre Glomerulosklerose** mit unterschiedlich großen kugelförmigen Ablagerungen im Mesangium, die zu knotigen oder kolbenförmigen Verdickungen der Glomerulumschlingen führen. Etwa 40% der diabetischen Glomerulosklerosen gehören in diese Gruppe. Meist geht die noduläre Form aus der diffusen hervor. Bioptisch findet sie sich bei etwa 10–30% aller Diabetiker. Die mittlere Dauer des Diabetes dieser Patienten liegt bei 13 Jahren (Abb. 105).

Die verschiedenen Nierenveränderungen des Diabetikers (Glomerulosklerose, Arterio- und Arteriolosklerose, Verbreiterungen auch der tubulären Basalmembranen, übermäßige Glykogenspeicherungen in Epithelien der gestreckten Hauptstückanteile mit aufgehelltem Zytoplasma (= Armanni-Ebstein-Zellen), Pyelonephritis) werden unter dem Begriff der **diabetischen Nephropathie** zusammengefaßt.

Eine weitere Form der diabetischen Mikroangiopathie ist die **Retinopathia diabetica**, bei der durch Glykoproteidablagerungen in den Gefäßwänden ortsständige Zellen geschädigt werden. Dadurch kommt es zur Dehnung der Gefäßwand, Ausbildung von Mikroaneurysmen, Ödemen, Exsudaten, Blutungen und es entstehen kleine kapilläre anämische Netzhautbezirke und Netzhautablösungen. Auch in der Chorioidea können Kapillarschlingen und Mikroaneurysmen (diabetische Chorioidopathie) und selbst in der Iris (Rubeosis iridis) Kapillarneubildungen auftreten.

### 13.1.3.3 Fettleber

Fettstoffwechselstörungen infolge der Glukoseverwertungsstörungen und vermehrter Lipolyse in den peripheren Fettdepots bei Insulinmangel mit erhöhtem Angebot freier Fettsäuren an die Leberepithelien sowie Überernährung verursachen nicht selten eine Fettleber mit fein- bis großtropfiger Verfettung der Hepatozyten und einer uncharakteristischen Sternzellverfettung.

Die Bedeutung des Diabetes in der Pathogenese der Fettleber wird neuerdings jedoch angezweifelt. Beim juvenilen Diabetes ist histologisch oft kein Fett in den Leberepithelien nachweisbar.

Häufig finden sich in Diabetikerlebern außer Verfettung des Zytoplasmas sog. Lochkerne, die Zeichen einer Glykogenspeicherung in Hepatozytenkernen sind und vor allem bei therapeutisch unzureichend eingestelltem Diabetes gefunden werden. Das Glykogen wird bei der histologischen Aufarbeitung herausgelöst.

### 13.1.3.4 Diabetes und Schwangerschaft (diabetische Embryo- und Fetopathien)

**Embryopathia diabetica** = gestörte Entwicklung der Frucht, die zum Abort oder zu Mißbildungen führt.

**Fetopathia diabetica** = Stoffwechselstörung mit Kohlenhydratmast des Feten, stärkeren Glykogendepotbildungen in Geweben und Organen, vermehrter Eiweißsynthese und gesteigertem Fettgewebsansatz.

Während einer Schwangerschaft kann ein bis dahin latenter Diabetes der Mutter manifest werden. Die Stoffwechsellage verschlechtert sich besonders im letzten Schwangerschaftsdrittel. Vor allem das Kind wird durch den mütterlichen Diabetes gefährdet. Besonders bei unkontrolliertem Diabetes können das Glukoseüberangebot und die Ketose zu folgenden Schädigungen des Kindes führen:

Makrosomie (soma, gr. = Körper): Riesenkinder über 4500 g und Viszeromegalie (viscera, lat. = Eingeweide, megas, gr. = groß) mit Vergrößerung aller Organe durch vermehrte Glykogen-, Wasser- und Fetteinlagerungen.

Hydramnion ( = übermäßige Fruchtwassermenge) in 50% der Fälle.

Reifungshemmung des Feten: Hämatopoese mit zahlreichen Blutbildungsherden in Leber und Milz entsprechend einem früheren Entwicklungsstadium.

Reifungsstörungen der Plazenta: Placopathia diabetica mit sehr uneinheitlichem Bild in Abhängigkeit von Schwere und Dauer des Diabetes. Das Plazentagewicht ist meist erhöht, es kommt zu Implantationsstörungen und Plazentationsstörungen mit Zottenreifungsarretierung, Persistenz embryonaler Zottenstrukturen und sog. Riesenzotten.

3fach erhöhtes Risiko für Mißbildungen, Extremitätenmißbildungen, z. B. Femurhypoplasien, Sakralagenesien, kaudales Dysplasiesyndrom.

Hyperplasie der Langerhans-Inseln des Pankreas (über 105 µ) zur Kompensation des erhöhten Glukoseangebotes (Gefahr der bedrohlichen Hypoglykämie des Kindes nach der Geburt infolge der jetzt relativ zu hohen Insulinproduktion!). Insulitis mit Infiltration aus eosinophilen Granulozyten, die in eine Atrophie der Inseln und des exkretorischen Teils übergehen kann.

Reifungshemmung der Lungen, infolgedessen gehäuft auftretendes Atemnotsyndrom mit hyalinen Membranen.

Die perinatale Mortalität beträgt 7–20% gegenüber 2–5% bei Kindern stoffwechselgesunder Mütter.

### 13.1.3.5 Neigung zu bakteriellen Infekten

Die diabetische Stoffwechsellage führt zur allgemeinen Resistenzschwäche und begünstigt die Entstehung bakterieller Infekte, z. B. von Furunkulosen, abszedierenden und gangräneszierenden Pneumonien, Zahnfleischentzündungen (Parodontitis, Alveolarpyorrhoe), Extremitätengangrän (Folge der Durchblutungsstörungen und der Infektneigung), Aktivierung ruhender Tuberkulosen.

Besonders häufig findet sich beim Diabetiker eine **Pyelonephritis**, deren Entstehung durch die Minderdurchblutung und den Glukosegehalt des Urins (wirkt wie ein Nährboden für Bakterien) begünstigt wird. Lokale Zirkulationsstörungen führen darüber hinaus zu Papillenspitzennekrosen, die abgestoßen werden und Ureterkoliken verursachen können. Diabetikerinnen erkranken etwa 3–5 mal häufiger an einer chronischen Pyelonephritis als stoffwechselgesunde Frauen.

## 13.2 Gicht

**Definition:** *Hereditäre Störung des Purin-Pyrimidinstoffwechsels mit Hyperurikämie und Erhöhung des Harnsäurepools von 1 auf mehr als 30 g, sowie artikulären, periartikulären und extraartikulären Veränderungen.*

Die „primäre Gicht" wird der sekundären Form gegenübergestellt, die als Folge anderer Krankheiten mit vermehrtem Purinkörperabbau (z. B. Polycythaemia vera, Leukämien, zerfallende Tumoren) oder reduzierter Nierenclearence der Harnsäure auftritt.

Die Pseudogicht, auch als primäre Chondrokalzinose bezeichnet, ist dagegen eine Erkrankung, bei der in den großen Gelenken (besonders Knie) und ihren Kapseln Kalziumpyrophosphatkristalle abgelagert werden.

### 13.2.1 Arthritis urica und periartikuläre Gichttophi

#### 13.2.1.1 Pathogenese

Die Ursache der primären, fast ausschließlich bei Männern auftretenden Gicht ist noch nicht vollständig geklärt. Wahrscheinlich führen unterschiedliche genetische Faktoren zu dieser Stoffwechselstörung, der verschiedene Enzymdefekte zugrunde liegen.

Für eine seltene Form der primären kindlichen Gicht wurde inzwischen ein Mangel der Hypoxanthin-Guanin-Phosphoribosyltransferase (Lesch-Nyhan-Syndrom) als entscheidender Enzymdefekt nachgewiesen.

Zwei Theorien werden zur Erklärung der Hyperurikamie herangezogen:

*Renale Theorie:* Der Harnsäureanstieg im Blut ist auf eine Sekretionshemmung der Niere infolge genetisch bedingter Enzymdefekte der Tubulusepithelien zurückzuführen.

*Überproduktionstheorie:* Die Hyperurikämie ist Folge einer gesteigerten Harnsäurebildung. Wird die pH-abhängige Löslichkeitsgrenze der Harnsäure von 6–8 mg% überschritten, fallen Harnsäurekristalle als Natriumurat bevorzugt in bradytrophen Geweben mit hohem Gehalt an Glykosaminglykanen und Kollagen aus, vor allem in hyalinem Knorpel, in Gelenkkapseln und Sehnenscheiden. Dabei sollen Gewebsläsionen mit Freiwerden lysosomaler Enzyme und dadurch verursachter Abbau von Proteoglykanen die Auskristallisation des Natriumurates begünstigen. Diese Kristalle verursachen Gewebsschäden mit Nekrosen und entzündlichen Reaktionen.

Der akute Gichtanfall, der vor allem durch reichliches Essen und Alkoholgenuß ausgelöst werden kann, führt aus der asymptomatischen Hyperurikämie zur akuten Gichtarthritis.

#### 13.2.1.2 Morphologie

**Arthritis urica**
Bevorzugt lagern sich die Uratkristalle in Gelenken ab. In etwa 80% treten die ersten Veränderungen im Großzehengrundgelenk auf (= Podagra; pous, gr. = Fuß, agra, gr. = Fangen), seltener im Sprunggelenk, Fußwurzelgelenk, Kniegelenk (= Gonagra; gony, gr. = Knie), Finger- oder Handgelenk (= Chiragra; cheir, gr. = Hand), Schulter- und Sternoklavikulargelenk. Makroskopisch finden sich brei- oder mörtelartige weißliche oberflächliche Ablagerungen kristallinen Mono-Natriumurats.

Die oberflächlichen und im fortgeschritteneren Stadium auch die tiefen Knorpelschichten werden nekrotisch, der Knorpel verschwindet, der freiliegende Knochen wird mechanisch und durch eindringende Urate geschädigt, es entsteht das Bild einer Arthrosis deformans. Dabei entwickelt sich sekundär eine periartikuläre Osteoporose mit fortgeschrittenem Schwund des Knochengewebes und Gichttophi im periartikulären Weichteilgewebe (13.2.2). Das Stratum synoviale reagiert mit einer schmerzhaften Entzündung = Arthritis urica. Uratablagerungen und Schmerzen treten schubweise auf = Gichtanfall. Nackte Uratkristalle lösen den Gichtanfall im Gelenk offenbar dadurch aus, daß sie aus neutrophilen Granulozyten Leukotriene (s. 5.4.2.6) freisetzen. Mikroskopisch sind die Urate als Ablagerungen feiner nadelförmiger Kristalle in Bündeln und Büschelform leicht im polarisierten Licht als doppeltbrechende Gebilde erkennbar. Sie lösen in der Umgebung eine entzündliche Reaktion mit charakteristischem Saum aus Makrophagen, mehrkernigen Riesenzellen, Lymphozyten und Plasmazellen aus.

### 13.2.2 Extraartikuläre Organveränderungen

Tophi bilden sich vorwiegend im periartikulären Bindegewebe, in Bursen über Olekranon und Patella, subkutan über den betroffenen Gelenken, in Sehnen, im Ohrknorpel (Helix und Antihelix), in Lid- und Nasenknorpel, im Knochen, selten auch in Herzklappen.

### 13.2.2.1 Gichttophi

(tophus (tofus), lat. = Tuffstein).

Knotenförmige Ablagerungen linsen- bis hühnereigroßer Uratmassen, die zunächst weich, breiartig sind, später fester kreideartig werden. Die darüber liegende Haut ist gespannt und gerötet, der Tophus kann durchbrechen und sich nach außen entleeren. Das kapselförmige umgebende Bindegewebe enthält im inneren Bereich die oben beschriebenen Entzündungszellen.

### 13.2.2.2 Gichtnephropathie

Bei 10–30% aller Personen mit Gicht treten Nierenschäden mit klinisch faßbaren Funktionsstörungen auf, 10–20% der Gichtkranken sterben an den Folgen der Urämie.

Glomeruläre Filtration und tubuläre Sekretion führen zu intratubulären Uratkonzentrationen nahe der Löslichkeitsgrenze, infolgedessen können Uratkristalle intratubulär ausfallen oder Nierenbeckensteine bilden. 20% aller Patienten mit primärer und 40% mit sekundärer Gicht haben eine Nephrolithiasis. Aus den Tubuli gelangen Uratkristalle nach Zerstörung der Tubuluswand in das Interstitium und erzeugen hier charakteristische Veränderungen.

### 13.2.2.3 Morphologie der Gichtnephropathie

Typisch für die Gichtnephropathie sind:

Natriumuratablagerungen in Tubuli und Interstitium vorwiegend der Markregion unter Ausbildung von Tophi mit umgebenden riesenzellhaltigen und mononukleären Zellsäumen.

Chronische interstitielle Nephritis mit interstitieller Fibrose und Atrophie der Harnkanälchen.

Arterio- und Arteriolosklerose der Blutgefäße.

Diese Strukturveränderungen und die Nephrolithiasis begünstigen die Entstehung bakterieller Pyelonephritiden. Im Endstadium kann sich eine Gichtschrumpfniere ausbilden.

## 13.3 Hämochromatose (Siderophilie)

(haima, gr. = Blut, chroma, gr. = Farbe, sideros, gr. = Eisen)

**Definition:** Generalisierte Siderinablagerungen.

**Primäre idiopathische Hämochromatose = Siderophilie:** *Angeborene Stoffwechselstörung mit exzessiven Eisenablagerungen in Parenchymzellen und nachfolgender Fibrose in zahlreichen Organen.*

**Sekundäre Hämochromatose:** Folge eines vermehrten Eisenanfalles durch häufige Transfusionen, hämolytische Anämien oder Eisenverwertungsstörungen (z. B. sideroachrestische Anämien, Thalassämien).

Die in 80% der Fälle erst jenseits des 40. Lebensjahres auftretende **primäre idiopathische Hämochromatose (Siderophilie)** ist klinisch durch folgende Trias charakterisiert (Morbus v. Recklinghausen):

● Pigmentzirrhose der Leber
● Diabetes mellitus
● Bronzefarbene Haut

### 13.3.1 Pathogenese

Die Eisenresorption durch den Darm ist bis zum 50fachen der Norm (normal 1 mg/Tag) gesteigert. Das gesamte Körpereisen beträgt bei diesen Patienten mit 40–75 g das 10–15fache des Normalwertes. Diese Eisenmengen können vom Organismus metabolisch nicht umgesetzt oder ausgeschieden werden. Sie lagern sich daher in histochemisch darstellbarer Form in den verschiedensten Geweben ab und induzieren eine fortschreitende Fibrose.

Da das Eisen aus der Nahrung und nicht aus dem Blut stammt, wird der Begriff der Hämochromatose heute häufiger durch Siderophilie ersetzt.

Die primäre Störung dieser autosomal rezessiv mit variabler Penetranz vererblichen, bei Männern etwa 10–20mal häufiger als bei Frauen auftretenden Stoffwechselkrankheit ist noch nicht bekannt, d. h. es ist noch ungeklärt, ob der Defekt in der Darmwand, im Bereich der Transportproteine oder in den Organzellen mit erhöhter Eisenaffinität liegt. Nur ein Teil des Plasmaeisens wird bei diesen Patienten offenbar an Transferrin gebunden, ein Teil an andere, nicht eisenspezifische Proteine. Darüber hinaus scheint das Fehlen eines eisenbindenden Proteins im Magensaft (= Gastroferrin) eine Rolle zu spielen.

Menge und Dauer der Eisenablagerung sind für die Schwere der Organschäden ausschlaggebend. Die Erkrankung führt daher bei Männern im 4.–5. Lebensjahrzehnt zu charakteristischen Symptomen, bei Frauen erst nach der Menopause, da der Eisenverlust durch Menstruationen, Gravidität und Laktation (insgesamt im Laufe des Lebens etwa 10–35 g Eisenverlust) die Eisenablagerung verzögert.

## 13.3.2 Morphologie

Die massiven Eisenablagerungen verursachen eine makroskopisch erkennbare braune Verfärbung der befallenen Organe, außerdem wird vermehrt Lipofuszin in der glatten Muskulatur des Darmes und Melanin in der Haut abgelagert.

**Leber:** Kleinknotige Leberzirrhose mit brauner, gleichmäßig gehöckerter Oberfläche. Mikroskopisch ist das Parenchym im Frühstadium durch schmale Septen, später durch breitere Bindegewebszüge und Narbenfelder umgebaut. Die Pseudolobuli sind scharf begrenzt, entzündliche Infiltrate fehlen im Gegensatz zu Zirrhosen anderer Genese weitgehend. Die pathogenetisch in einigen Punkten noch ungeklärte Bindegewebsbildung ist Folge der toxischen Leberzellschäden und Zelluntergänge. Dabei spielen offenbar Eisenoxihydratmizellen eine Rolle. Nach Überschreiten der Eisen-Speicher-Kapazität der Lysosomen oder wenn die Apoferritinsynthese unzureichend ist, tritt in anderen Zellkompartimenten eine Eisenkonzentration auf, die schädigend wirkt.

Im Vordergrund steht eine massive Eisenspeicherung in den Leberepithelien, den Sternzellen und vor allem auch in den Gallengangsepithelien, die bei sekundären Siderosen in der Regel nicht befallen sind. Bei der primären idiopathischen Hämochromatose (Siderophilie) wird das Eisen zunächst in den Leberepithelien abgelagert und kommt erst nach Zerfall von Hepatozyten in die Sternzellen, während es bei den sekundären Hämochromatosen erst in den Zellen des MPS, also auch den Sternzellen abgelagert wird und erst später in den Leberepithelien auftritt. In schweren Fällen sind auch im Bindegewebe reichlich eisenspeichernde Makrophagen vorhanden.

**Pankreas:** Im fortgeschrittenen Stadium liegt eine Pankreasfibrose oder Pankreaszirrhose vor. Die rotbraun verfärbte, verhärtete Drüse enthält in großen Mengen Eisenpigmentablagerungen im fibrosierten Interstitium, in den Azini und in geringerem Maße in den B-Zellen der Inseln. Die Funktionsstörungen der B-Zellen infolge der massiven Eisenablagerungen führen zum Diabetes mellitus. Zwischen dem Umfang der Eisenablagerung und dem Diabetes mellitus bestehen jedoch keine Korrelationen.

**Herz:** In dem meist vergrößerten, dilatierten und braun gefärbten Herzen sind mikroskopisch zahlreiche Sideringranula in den Muskelfasern zwischen den Myofibrillen und Mitochondrien nachweisbar, die zunächst perinukleär liegen, später die Muskelfasern weitgehend ausfüllen. Die Herzmuskelzellen gehen unter und es entwickelt sich eine fortschreitende Fibrose des Myokards. 20–30% der Patienten mit Hämochromatose sterben am Herzversagen.

**Haut:** Siderinablagerungen treten in der Haut bevorzugt in Makrophagen und in Schweißdrüsenepithelien auf. Die charakteristische Hyperpigmentierung dieser Patienten wird jedoch durch vermehrte Melaninablagerungen in subepidermalen Melanophoren hervorgerufen. Das nicht an Transferrin gebundene Eisen blockiert die Tyrosinaseinhibitoren. Dadurch wird Tyrosinase aktiviert und infolgedessen die Oxydation von Tyrosin zu DOPA als erste Stufe der Melaninbildung gesteigert.

Charakteristisch sind weiterhin Siderinablagerungen in den Schilddrüsenepithelien und in den Mittelstückepithelien der Nieren. Die Milz ist rostbraun, alle Phagozyten speichern reichlich Siderin, die Fibrose verursacht eine Verfestigung des Organs.

# 14. Morphologische Grundlagen bei Funktionsstörungen endokriner Organe

Funktionsstörungen endokriner Organe können durch Störungen der Hormon-synthese, der Hormonsekretion, der Transportvorgänge, der Zielzellen und der Hormon-Eliminationsprozesse hervorgerufen werden.

## 14.1 Überfunktionssyndrome

Endokrine Überfunktionen entstehen vor allem durch zwei Mechanismen:

**Störungen der Regelkreise.** Das Prinzip dieser Regelkreise beruht auf einer Steue-rung der Hormonproduktion und Abgabe durch die vom Hormoneffekt freige-setzten Wirkstoffe über Rückkopplungsmechanismen.

**Autonome Tumoren** endokriner Organe, die auf das System des jeweiligen Regel-kreises nicht ansprechen, unkontrolliert Hormone im Überschuß produzieren und abgeben.

### 14.1.1 Überfunktion durch Störungen von Regelkreisen

#### 14.1.1.1 Hypothalamisch-hypophysäres Cushing-Syndrom mit bilateraler Nebennierenrindenhyperplasie

Das durch Überproduktion von Glukokortikoiden (Hyperkortisolismus) bevor-zugt im 4.–5. Lebensjahrzehnt und bei Frauen 4mal häufiger als bei Männern auf-tretende Cushing-Syndrom weist folgende Symptome auf:
Vollmondgesicht, Stammfettsucht, Striae, Körperbehaarung, Hochdruck, fakulta-tiver Diabetes mellitus („Steroiddiabetes"), Osteoporose und Muskelschwäche.
Ursachen der Glukokortikoidüberproduktion können sein:

1. Störung des hypothalamischen Regelkreises:

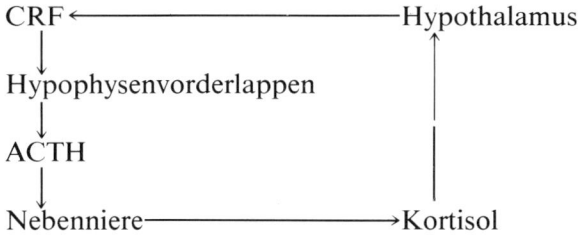

Die CRF (Cortisol releasing factor) – und ACTH-Abgabe sprechen in diesem Fall auf einen steigenden Kortisolspiegel nicht an und werden nicht gehemmt.

2. **Primär adrenales Cushing-Syndrom:** Autonomer Nebennierenrindentumor (14.1.2.1).
3. Bilaterale mikronoduläre Adenomatose (selten), gleicher Pathomechanismus wie bei 2.
4. Ungehemmte ACTH-Produktion durch ein Adenom des Hypophysenvorderlappens ( = „Morbus Cushing").
5. **Ektopes (paraneoplastisches) ACTH-Syndrom:** Bildung ACTH-artiger Stoffe durch Tumoren anderer Organe, meist kleinzelliger Karzinome der Bronchien, des Pankreas oder Thymome ( = paraneoplastische Syndrome).

Über 80% der Cushing-Fälle entstehen durch die unter 1. beschriebene Störung im hypothalamischen kortikotropen Releasing System. Infolge eines Funktionsausfalles des Rückkopplungssystems hemmt Kortisol den CRF nicht mehr und ACTH wird vermehrt aus dem Vorderlappen abgegeben. Dadurch kommt es zu einer diffusen Nebennierenrindenhyperplasie, die bei 75% der Cushing-Fälle nachweisbar ist. 25% haben eine noduläre Hyperplasie. Das Gesamtgewicht beider Organe muß nicht immer wesentlich erhöht sein, liegt bei Operationspräparaten meist über 6 g/Nebenniere. Mikroskopisch findet sich eine Verbreiterung der Zona fasciculata.

Durch die ständige CRF-Stimulation sind die ACTH-bildenden Zellen des HVL vermehrt, es finden sich charakteristische erschöpfte große degranulierte und hyalin umgewandelte Zellen = **Crooke Zellen.** Bei ungenügender Therapie sterben die Patienten am Hypertonus oder an Infekten infolge der verminderten Resistenzlage durch den allgemeinen Kortikosteroideffekt und den Diabetes.

### 14.1.1.2 Hyperthyreose als mögliche Regelkreisstörung

Die Überfunktion der Schilddrüse (Hyperthyreose) verursacht folgendes klinisches Bild: Tachykardie, Gewichtsabnahme, Wärmeintoleranz mit Neigung zu Schweißausbrüchen, Tremor, allgemeine Unruhe. Kommt der – nicht immer vorhandene – Exophthalmus dazu, liegt das Vollbild des **Morbus Basedow** (im angloamerikanischen Sprachraum = Grave's disease) vor: „**Merseburger Trias"** (Basedow war in Merseburg geboren) = Tachykardie, Struma ( = Kropf), Exophthalmus ( = Vortreten der Augen).

Der Morbus Basedow ist eine immunologisch ausgelöste Hyperplasie der Schilddrüse.

Die Störung des Regelkreises ist hier nicht auf eine Überproduktion des TSH (Thyreoidea stimulierendes Hormon) zurückzuführen, sondern wird wahrscheinlich durch ein γ-Globulin verursacht, das von Lymphozyten produziert wird und die Schilddrüse stimuliert = „**Long acting thyroid stimulator"** = LATS und TS-Ig ( = thyroid stimulating Ig). Es handelt sich um einen Antikörper, der offenbar gegen ein in der Schilddrüse lokalisiertes Antigen gebildet wird und bei 85% der Basedow-Patienten im Plasma nachweisbar ist. Da er eine wesentlich längere biologische Halbwertzeit besitzt als TSH, wirkt er auch länger auf die Schilddrüse ein. Der wahrscheinlich im Iab-Teil des Immunglobulins lokalisierte Faktor bindet sich offenbar an den TSH-Rezeptor der Thyreozyten und verursacht dadurch die Überfunktion.

Diese Form der Hyperthyreose tritt häufiger in kropffreien Gebieten auf, beginnt meist im 3. und 4. Lebensjahrzehnt und ist bei Frauen 4–6mal häufiger als bei Männern = **Struma basedowiana** (struma, lat. = Drüsenschwellung). Die Schilddrüse ist mäßig vergrößert (bis 80 g, Normalgewicht 20 g), weich, hat fleischig rötliche homogene Schnittflächen. Mikroskopisch finden sich kolloidarme oder kolloidfreie Follikel, das zylindrische Epithel wölbt sich falten- oder knospenförmig gegen das enge Follikellumen vor. Im Interstitium sind nicht selten herdförmige lymphfollikelartige Lymphozyteninfiltrate nachweisbar.

In endemischen Kropfgebieten entwickelt sich die Hyperthyreose meist in einem Knotenkropf (14.2.1) = **Struma basedowificata**. Dieser Typ der Hyperthyreose entsteht in der Regel erst im 5. und 6. Dezennium, Augensymptome fehlen oft. Morphologisch liegt eine Knotenstruma vor. Unterschiedlich große, oft von einer Kapsel umgebene Knoten durchsetzen und verdrängen das normale Schilddrüsengewebe, dabei können mächtige Vergrößerungen und Deformierungen der Schilddrüse auftreten. Die mikroskopischen Zeichen der Hypersekretion – hochzylindrisches Epithel mit falten- und knospenförmigen Proliferationen, Kerngrößenunterschiede der Follikelepithelien, kolloidarme Follikel, sog. Resorptionsvakuolen im spärlichen Kolloid, Lymphozyteninfiltrate – sind häufig nur in einzelnen Knoten zu erkennen.

### 14.1.2 Überfunktion endokriner Drüsen durch autonome Geschwülste

### 14.1.2.1 Funktionell aktive Nebennierenrindentumoren mit Aldosteron-, Kortisol- oder Androgenproduktion

Der Rückkopplungsmechanismus bleibt intakt, die kortikotropen Hypophysenfunktionen werden durch die Kortikoidüberproduktion des Tumors unterdrückt. Die kontralaterale Nebenniere atrophiert infolge der CRF- und ACTH-Abgabe.

1% der Cushing-Fälle sind Folge eines primären Nebennierenrindentumors:

**Adenome:** Meist runde, scharf begrenzte, bis faustgroße Knoten der Nebennierenrinde (NNR) mit goldgelber Schnittfläche. Histologisch bestehen Adenome aus großen, fett- und cholesterinreichen Zellen. Nach Herauslösen der Lipide bleiben große, pflanzenzellartige helle, in Trabekeln angeordnete Zellen mit deutlichen Zellgrenzen zurück, die Zellkernpolymorphien und zahlreiche Mitosen erkennen lassen. Regressive Veränderungen (Blutungen, Nekrosen, Zystenbildungen) sind häufig. Bei den hormonell aktiven Tumoren überwiegt das weibliche Geschlecht (2,25 : 1), bei den inaktiven dagegen das männliche (1,8 : 1).

**Karzinome** der NNR sind selten, wachsen infiltrierend und destruierend, metastasieren lympho- und hämatogen. Ihre Abgrenzung von Adenomen kann schwierig sein. Karzinome produzieren überwiegend Glukokortikoid (56%), seltener Androgene (29%) und am seltensten Aldosteron (7%).

77% der hormonell aktiven NNR-Adenome produzieren vorwiegend Aldosteron, 15% Glukokortikoide und 8% Androgene. Diese Adenome treten in 90% der Fälle solitär auf. Aldosteron-produzierende Tumoren führen zum

**Hyperaldosteronismus = Conn-Syndrom:**

● Hypertonie
● Hypokaliämische Alkalose
● Muskelschwäche

Der Aufbau Aldosteron-produzierender Tumoren beim Conn-Syndrom ähnelt meist der Zona glomerulosa.

**Kortisol**-produzierende Tumoren verursachen ein **Cushing-Syndrom**. Sie gleichen in ihrem histologischen Bild am ehesten der Zona fasciculata. NNR-Tumoren, die **androgenwirkende Kortikoide** bilden, führen zum **erworbenen adrenogenitalen Syndrom**. Dabei kommt es zu einer raschen Virilisierung, die vor allem beim weiblichen Geschlecht in Erscheinung tritt. Diese Tumoren gehen in der Regel von der Zona reticularis aus. Davon abzugrenzen ist das hereditäre (kongenitale) adrenogenitale Syndrom (14.3.2).

Makroskopisch sind die Adenome scharf begrenzte Knoten, die beim Conn-Syndrom mitunter nicht größer als 1 cm∅ sind, während die Kortisol- und Androgene-bildenden Adenome und vor allem die hormonell inaktiven Tumoren bis 8 cm∅ groß und 200 g schwer sein können. Die Schnittflächen sind gelb oder graubraun.

Mikroskopisch kann das Bild der Zona glomerulosa oder reticularis ähneln.

### 14.1.2.2 Hyperthyreose durch endokrin aktives autonomes Adenom der Schilddrüse

Hormonproduzierende, autonom funktionierende Geschwulst der Schilddrüse = „heißes" oder „toxisches" Adenom. Etwa ⅓ der Hyperthyreosen werden durch autonome Adenome verursacht. Die Ursache dieser, unbeeinflußt von regulierenden Einflüssen übergeordneter Zentren verlaufenden Überproduktion ist unbekannt.

Morphologisch liegen scharf begrenzte pflaumen- bis kleinapfelgroße Knoten vor, die meist in höherem Lebensalter auftreten. Mikroskopisch finden sich ähnlich dem normalen Schilddrüsengewebe große oder kleine Follikel mit den Zeichen der Hypersekretion (14.1.1.2) oder trabekuläre und tubuläre Strukturen, die als Hinweis auf eine Funktionssteigerung vergrößerte Zellen und Kerne enthalten. Oft enthalten diese Knoten regressive Veränderungen: Fibrosen, Verflüssigungszeichen, unterschiedlich alte Blutungen. Über den Rückkopplungsmechanismus des Regelkreises kommt es zur Drosselung des TSH, die zur Ruhigstellung oder Atrophie des umgebenden Schilddrüsengewebes führt.

### 14.1.2.3 Hyperinsulinismus durch Inselzelladenom (B-Zelltumor)

Unter den vielfältigen Ursachen eines Hypoglykämiesyndroms sind Inselzelladenome („Insulinome") die häufigsten endokrinen Pankreastumoren (40% Insulino-

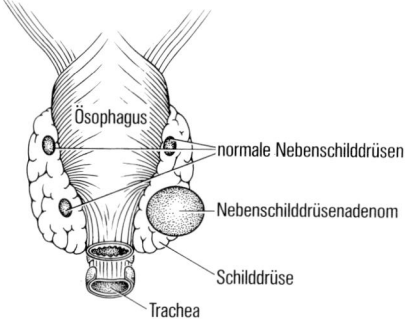

Abb. 106    Nebenschilddrüsenadenom

me, 20% Gastrinome, Rest: Vipome, Glukagonome u. a.). Insulinome treten vorwiegend im mittleren Lebensalter bei beiden Geschlechtern etwa gleich häufig auf, sind haselnuß- bis pflaumengroße Tumoren. Sie kommen in Kopf, Körper und Schwanz des Pankreas vor, führen zum Hyperinsulinismus mit hypoglykämischen Anfällen: Schweißausbrüche, Heißhunger, Blutzuckersenkung unter 50 mg% (unter 2,8 mmol/l).

Histologisch handelt es sich in der Mehrzahl um blutgefäßreiche, daher angiographisch gut darstellbare, solide, trabekuläre, pseudoglanduläre und kribriforme (=siebförmige) Adenome, die Amyloidablagerungen (1–2%) oder Kalk enthalten können. Etwa 10% der Insulin-bildenden Tumoren sind Karzinome. Sichere Malignitätskriterien sind nur die Metastasierung und die Invasion angrenzender Organe.

Sonderformen:

Verner-Morrison-Syndrom: Insulinproduzierende Inselzelltumoren mit Diarrhoe.

Wermer-Syndrom: Erbliches Syndrom polyglandulärer Adenome mit Adenomen in Hypophyse, Epithelkörperchen und Langerhans-Inseln mit Hyperinsulinismus.

### 14.1.2.4  Epithelkörperchenadenom mit primärem Hyperparathyreoidismus

Adenome der Epithelkörperchen treten in jedem Lebensalter auf, sind beim männlichen Geschlecht etwas häufiger. Die autonome Überproduktion des Parathormons (=primärer Hyperparathyreoidismus) verursacht eine vermehrte Kalziummobilisation aus dem Knochen mit Hyperkalzämie und Hypophosphatämie (Parathormon senkt die Phosphatschwelle der Niere und führt zur vermehrten Phosphatausscheidung). Der vermehrte Knochenabbau mit dichteren Osteoklastensäumen um die Spongiosabälkchen kann zu subperiostalen Knochenzysten mit tumorartigen braunen Defekten (**„braune Tumoren"**) und Spontanfrakturen führen. Sind diese Veränderungen schwer und multipel, entsteht das Bild der **Osteodystrophia fibrosa cystica generalisata v. Recklinghausen**. Die vermehrte Kalziumausscheidung im Harn begünstigt die Steinentwicklung (Urolithiasis), bei schweren Hyperkalzämien kann es auch zu „metastatischen" Verkalkungen in verschiedensten Organen kommen.

Außerdem können Magen-Darm-Beschwerden bis zum Ulkus und neuromuskuläre Symptome auftreten. Frauen sind etwa doppelt so häufig betroffen wie Männer.

In 80–90% der Fälle liegt ein solitäres Adenom der Nebenschilddrüse vor, das oft in den unteren Epithelkörperchen lokalisiert ist (Abb. 106), aber auch an atypischer Stelle z. B. retrosternal liegen kann und dann vom Chirurgen schwer auffindbar ist.

Die 0,1–120 g schweren, weichen, gelblichbräunlichen Knoten bilden histologisch vorwiegend follikuläre oder mikrozystische Strukturen oder solide und trabekulär angeordnete Stränge aus Hauptzellen. Daneben sind auch oxyphile und wasserklare hormonaktive Zellen nachweisbar. Entsprechend dem endokrinen Bautyp werden die epithelialen Zellen von dichten Kapillarnetzen umgeben.

Die seltenen Nebenschilddrüsenkarzinome (1–3% der Fälle von primärem Hyperparathyreoidismus) können nur durch die Metastasierung oder Infiltration des umgebenden Weichteilgewebes von Adenomen abgegrenzt werden.

## 14.2 Anpassungshyperplasien

Hyperplasien endokriner Organe können auch als Anpassung an Regelkreisstörungen zur Erhaltung normaler Funktionszustände entstehen.

### 14.2.1 Euthyreote (Jodmangel-)Struma

Struma (lat. = Drüsenschwellung) = Jede Schilddrüsenvergrößerung, unabhängig von der Ursache (Hyperplasie, Entzündung, Tumor) über 60 g Organgewicht beim Erwachsenen. Typisches Beispiel einer Anpassungshyperplasie ohne Überfunktion ist der Jodmangelkropf. Als blande Struma wird eine Schilddrüsenvergrößerung mit Euthyreose gefunden.

### 14.2.1.1 Pathogenese

Ursache ist eine quantitative oder qualitative unzureichende Hormonausschüttung der Schilddrüse durch primäre Störungen der $T_3$- und $T_4$-Bildung in den Follikeln. Infolgedessen entsteht über eine vermehrte TSH-Abgabe eine Hyperplasie des Schilddrüsengewebes, das jetzt die Mangelsituation ausgleichen kann, eine Hyperthyreose liegt nicht vor. Offenbar spielen dabei geringfügige, ätiologisch noch ungeklärte funktionelle Defekte der Follikelepithelien eine Rolle, die erst bei Jodmangel manifest werden.

Das endemische Auftreten des Kropfes (endemische Struma, wenn wenigstens 10% der Einwohner einen Kropf haben) in bestimmten Regionen spricht für exogene Faktoren. Vor allem in Gebirgen wie Alpen, Schwarzwald, Allgäu, Eifel, Erzgebirge, Vogtland, Thüringen ist der Kropf endemisch.

Wichtigste Ursache ist der Jodmangel des Trinkwassers. Daneben spielen „strumigene" Stoffe wie bestimmte Glykoside, z. B. im Kohl, in Rüben und Rapssamen eine Rolle, die dem Thiourazil verwandte Stoffe enthalten, durch die Enzymsysteme der Follikelepithelien blockiert werden. Angeborene Enzymstörungen der Follikelepithelien führen zur Struma congenita oder Struma des Kindesalters. Bisher sind 6 Synthesedefekte mit Störung der Jodverwertung bekannt. Weiterhin soll der hohe Kalkgehalt des Trinkwassers eine Rolle spielen.

Zusammengefaßt kommt es immer dann zu einer Schilddrüsenvergrößerung, wenn eine der folgenden drei Voraussetzungen für eine normale Schilddrüsenfunktion fehlt:

- Jod-Angebot an die Schilddrüse von mindestens 50 µg/Tag (Empfehlung der WHO: Optimal 150–200 µg/Tag)
- Regelrechter Metabolismus der Follikelepithelien
- Intaktes inkretorisches Steuerungssystem

## 14.2.1.2 Morphologie

Die meist asymmetrische Schilddrüsenvergrößerung (bis 500 g) durchläuft bei der euthyreoten Struma bestimmte Stadien:

I. Hypertrophie der vorhandenen Follikel mit Erhöhung des Kolloidumsatzes. Die Follikellumina werden weiter, haben ein hochprismatisches Epithel.

II. Hyperplasie mit diffuser oder umschriebener ( = „adenomatöser") Neubildung von Follikeln bei länger andauernder oder rezidivierender TSH-Stimulation. Weitlumige Follikel mit eingedicktem Kolloid und niedrigem Epithel.

Diese „adenomartigen" Hyperplasien sind keine autonomen Tumoren in dem unter 14.1.2.2 beschriebenen Sinne sondern sie unterliegen in ihrer Funktion dem Rückkopplungsmechanismus über das TSH.

III. Irreversible Struma. Während Stadium I und II nach Beendigung der TSH-Stimulation rückbildungsfähig sind, ist hier ein irreversibles Ausmaß der Vergrößerung erreicht.

Je nach Dauer und Intensität der Wachstumsimpulse und der lokalen Empfindlichkeit gegenüber TSH entstehen folgende morphologische Formen einer Struma mit ausgeglichenem Hormonhaushalt ( = blande Struma):

**Struma diffusa:** Alle Follikel sind gleichmäßig vergrößert.

Struma diffusa colloides: Die vergrößerten Follikel enthalten reichlich Kolloid.

Struma diffusa parenchymatosa: Spärlicher Kolloidgehalt der Follikel.

**Struma nodosa:** Knotige Schilddrüsenvergrößerung infolge herdförmig gesteigerter TSH-Empfindlichkeit. Ein oder meist mehrere unterschiedlich große Knoten mit bindegewebiger Kapsel.

Struma nodosa colloides: Knoten mit großen Follikeln.

Struma nodosa parenchymatosa: Knoten mit kleinen kolloidarmen oder kolloidfreien Follikeln.

**Struma nodosa et diffusa: Diffuse und knotige, meist kolloidreiche Hyperplasie.**

Das Nebeneinander von Proliferationen und Mangeldurchblutungen führt oft zu makroskopisch und mikroskopisch bunten Bildern mit unterschiedlich alten Blutungen, Verflüssigungen, Zystenbildungen, Hyalinisierungen, Verkalkungen, Verknöcherungen.

### 14.2.2 Nebennierenrindenhyperplasie beim Adaptationssyndrom (Stress)

Stress = (engl. Schlag, Stoß) von Selye geprägter Begriff für eine gleichartige Grundreaktion des Organismus auf verschiedenste Belastungen mit einem Komplex von Anpassungsreaktionen (im Frühstadium Adrenalin- und ACTH-Ausschüttung).

**Adaptationssyndrom** = Summe der Anpassungsreaktionen des Organismus auf länger dauernde äußere Einwirkungen. Nicht nur reflektorische Mechanismen (z.B. Kreislaufreaktionen), sondern auch neurohormonale Regulationsmechanismen vor allem über Hypothalamus–Hypophysenvorderlappen–Nebennierenrinde spielen dabei eine entscheidende Rolle.

Zum Stress führende Faktoren können sein: Traumen, Operationen, Blutungen, Infektionen, Hitze, Kälte, aber auch starke physische und psychische Belastungen.

**Pathogenese:** Belastungen über längere Zeiträume, z.B. durch chronische Erkrankungen, verursachen über vermehrte ACTH-Ausschüttung eine stärkere Stimulierung der Nebennierenrinde. Zunächst kommt es zum Lipidschwund, in schweren Fällen zur weitgehenden Entspeicherung der NNR-Zellen mit Anstieg der Plasma-Kortisolkonzentration. Im Rahmen der Anpassungsreaktion reichern die NNR-Zellen dann wieder Lipide an.

**Morphologie:** Das Gewicht der Nebennierenrinde steigt, die Rindenzone wird breiter, infolge des hohen Lipidgehaltes gelber. Mikroskopisch ist die Zona fasciculata verbreitert.

## 14.3  Unterfunktionssyndrome

Ursachen eines Unterfunktionssyndroms können sein:

- Fehlende oder verminderte Stimulation durch übergeordnete Steuerungssysteme (14.3.1)
- Genetisch bedingte Enzymdefekte (14.3.2)
- Angeborenes Fehlen des hormonbildenden Gewebes (14.3.3)
- Erworbene Zerstörung des hormonbildenden Gewebes (14.3.4)
- Resistenz des Zielorgans gegenüber den hormonellen Steuerungsimpulsen: Endorganresistenz (14.3.5)

### 14.3.1  Ausfall der hypophysären Stimulation

#### 14.3.1.1  Vollständiger Ausfall = Panhypopituitarismus

**Ursachen**

Ausfall von mehr als ¾ des Parenchyms der Adenohypophyse.

Ischämische Nekrosen des Hypophysenvorderlappens ( = **Reye-Sheehan-Syndrom**) durch Thrombosen der versorgenden Blutgefäße. Pathogenetisch geht meist ein schwerer Schockzustand voraus, z. B. nach massiven Blutungen während einer Geburt ( = postpartale HVL-Nekrose) oder Blutungen aus anderer Ursache, nach Verbrennungen, rezidivierenden Lungenembolien oder Insulinschock.

**Simmonds-Krankheit:** Atrophie und Fibrose der Hypophyse wahrscheinlich nach Nekrosen aus verschiedensten Ursachen →Hypophyseninsuffizienz und Kachexie.

Druckatrophie der Adenohypophyse durch hormonell inaktive Tumoren (Kraniopharyngeome, chromophobe Adenome des HVL) oder tumorartige Prozesse wie Tuberkulose, Gummen, Sarkoidose, Histiozytosis X.

Geburtstraumatische Schädigung des Hypothalamus-Hypophysensystems des Neugeborenen: Nach komplizierten Geburten besonders aus Steißlage können Blutungen und Hypophysenstielverletzungen in diesem Bereich auftreten.

**Morphologie:** Ischämische Nekrosen werden von Granulationsgewebe organisiert und in Narbengewebe umgewandelt. Tumoren zerstören durch Druckatrophie auch die Sella turcica (röntgenologisch erkennbar!), bei größerer Ausdehnung werden auch die Nervi optici oder der Hypophysenstiel und der Hypothalamus druckatrophisch.

**Folgen:** Nach Geburten sistiert u. U. schon innerhalb von 3–5 Wochen die Laktation vollständig (Prolaktinausfall). Langsam machen sich dann der Gonadotropinausfall mit Amenorrhoe und Atrophie der Mammae, Verlust der Libido und Potenz, sowie Ausfall der Achsel- und Schambehaarung bemerkbar. Das Versagen der Schilddrüsenfunktion (TSH-Ausfall) mit Myxödem, Hypothermie, Obstipation, Antriebsarmut, Intelligenzverlust und die Zeichen der NNR-Insuffizienz (ACTH-Ausfall) mit Streßintoleranz, Neigung zu Kollaps, Hypoglykämien und Ermüdbarkeit kommen hinzu. Eine Kachexie (Simmonds-Kachexie) tritt jedoch nur bei 20% der Patienten mit HVL-Insuffizienz auf.

Bei Panhypopituitarismus nach geburtstraumatischen Läsionen des Neugeborenen stehen der hypophysäre Zwergwuchs (Somatotropinausfall) und das Fehlen der puerperalen Reifung (Gonadotropinausfall) im Vordergrund.

### 14.3.1.2 Unvollständiger Ausfall = selektiver oder partieller Hypopituitarismus

Gleiche Ursachen wie beim Panhypopituitarismus. Je nach dem ausfallenden HVL-Hormon stehen entsprechende Symptome und morphologische Veränderungen im Vordergrund, z. B. ACTH, TSH-, LTH- oder STH-Ausfall.

### 14.3.2 Genetische Enzymdefekte

**Kongenitales adrenogenitales Syndrom** = adrenokortikale Enzymopathie

**Pathogenese:** Meist liegt dem kongenitalen adrenogenitalen Syndrom (AGS) ein partieller 21-Hydroxylase-Mangel zugrunde (90% der Fälle). Dadurch kommt es zum Aufstau von 17-OH-Progesteron, das zu Androstendion und Testosteron metabolisiert wird. Außerdem spielen ein $3\beta$-Dehydrogenase- und ein $11\beta$-Hydroxylasedefekt eine Rolle. Infolgedessen sind die NNR-Zellen nicht in der Lage, Kortisol, Kortikosteron und Aldosteron zu produzieren, während Androgen ungehemmt ausgeschüttet wird, was sich bereits intrauterin auswirkt. Nach der Geburt entsteht vor allem durch das Aldosterondefizit ein Salzverlustsyndrom mit Durchfällen, Erbrechen und Krämpfen, Flüssigkeits- und Elektrolytverlust führen schließlich zum Tod. Bei intaktem Regelkreis löst der Kortisolmangel über das Hypothalamus-Hypophysensystem eine vermehrte ACTH-Produktion mit stärkerer Stimulierung der NNR aus, die hypertrophiert. Durch rechtzeitige therapeutische Substitution sind die Erscheinungen dieses Krankheitsbildes zu verhindern.

**Morphologie:** Hochgradige Hyperplasie der NNR infolge der starken ACTH-Einwirkung. Im 4. Lebensjahr wiegen die Nebennieren zusammen 27–41 g. Die windungsartig gefaltete NNR ist weitgehend lipidfrei. Das Gewicht beider Organe übersteigt die Norm um das Mehrfache. Bei inkomplettem Enzymdefekt entstehen die sog. kompensierten Formen des AGS, die Kinder sterben nicht am Salzverlustsyndrom und es kommt zu folgenden Bildern:

Bei Mädchen entwickelt sich durch den Androgeneffekt ein zwitterartiges Bild: **Pseudohermaphroditismus femininus.** Je nach Beginn der hormonalen Störung (schwerste Veränderungen, wenn der Defekt vor der 20. Schwangerschaftswoche manifest wird) penisartige Klitorishypertrophie aller Schweregrade, Hypertrophie der großen Schamlippen, die skrotumartige Form haben können (Scrotum bipartum), oft mißgebildete Vagina und Urethra, inneres Genitale (Uterus und Adnexe sind meist normal). Bereits im 1. Lebensjahr entwickelt sich die Scham- und Achselbehaarung. Zunächst ist das Körperwachstum beschleunigt, infolge des vorzeitigen Epiphysenschlusses wird es jedoch mit dem 10. Lebensjahr abgeschlossen, als Endergebnis resultiert Minderwuchs.

Bei Knaben entsteht eine **Pseudopubertas praecox** mit Makrogenitosomie = besonders starkes Peniswachstum mit relativ klein bleibenden Hoden. Der erhöhte Androgengehalt hemmt die Gonadotropinbildung, so daß sich ein Hypogonadismus entwickelt. Die Spermiogenese setzt daher nicht vorzeitig ein (dissoziierter Virilismus). Sekundäre Geschlechtsmerkmale entwickeln sich frühzeitig: Körperbehaarung, Bartwuchs, Achsel- und Genitalbehaarung. Nach anfänglicher Wachstumsbeschleunigung kommt es wie bei Mädchen zum Minderwuchs.

### 14.3.3 Angeborener Mangel des hormonbildenden Gewebes (z. B. Athyreose)

Entwicklungsgeschichtliche Störungen können zum vollständigen Fehlen (Aplasie) oder zur unvollständigen Entwicklung (Hypoplasie) inkretorischer Drüsen führen und damit Ursache eines Unterfunktionssyndroms sein. Am häufigsten finden sich diese insgesamt seltenen Enzymdefekte an der Schilddrüse.

**Athyreose**
Eine vollständige Aplasie des Schilddrüsengewebes ist sehr selten. Häufiger findet sich eine Entwicklungsstörung, bei der zwar die Schilddrüse an der normalen Stelle fehlt, infolge eines ausbleibenden Deszensus während der Embryonalentwicklung jedoch eine Anlage des Organs am Zungengrund vorhanden ist. Dieses heterotope Gewebe reicht allerdings nicht aus, den Organismus vollständig mit Schilddrüsenhormonen zu versorgen, es entsteht eine schwere Hypothyreose. Auch nach totaler Resektion der Schilddrüsen kann sich eine hochgradige Hypothyreose entwickeln.

**Aplasie der Thyreoidea** ist mit dem Leben vereinbar, führt aber schon in den ersten Lebenswochen nach Verbrauch der mütterlichen Hormone zum Vollbild des „Kretinismus" mit schwerem körperlichen und geistigen Entwicklungsrückstand, der durch folgende Befunde charakterisiert ist:

Disproportionierter Minderwuchs, Körpergröße 100–150 cm, vor allem infolge verkürzter Beine durch Störung des Längenwachstums, kleiner Hirnschädel, hervortretender Ober- und Unterkiefer, oft Gebißdefekte und Sattelnase.

Verzögerte Hirnentwicklung mit vermindertem Hirnvolumen, Ganglienzellausfall (vorwiegend 3. Schicht der Großhirnrinde), Schwachsinn und häufig Taubstummheit.

Hypoplasie der Keimdrüsen und des äußeren Genitale.

Myxödem (myxa, gr. = Schleim, oidema, gr. = Schwellung): Gedunsen und geschwollen erscheinende kühle trockene bleiche Haut mit Haarausfall sowie atrophischen Talg- und Schweißdrüsen. Muzinablagerungen zwischen den Kollagenfaserbündeln des verbreiterten Koriums.

Schwere Arteriosklerose der elastischen Arterien.

Bradykardie mit vermindertem Herzzeitvolumen (= Myxödemherz).

Allgemeine Antriebsarmut bis zur schweren Apathie.

Fällt die Substitutionstherapie weg, kann ein zum Tode führendes hypothyreotes Koma mit hochgradiger Hypothermie (Erniedrigung der Körpertemperatur unter 30 °C) auftreten.

**Hypoplasie der Thyreoidea** führt je nach der Menge funktionsfähigen Schilddrüsengewebes früher oder später zum Bild des Hypothyreoidismus, bei dem die o. g. Symptome geringer ausgeprägt sind.


### 14.3.4 Erworbene Destruktion des hormonbildenden Gewebes

Häufigste Ursachen erworbener Zerstörungen hormonbildender Gewebe sind Entzündungen, unter denen heute die Autoimmunprozesse an erster Stelle stehen.


#### 14.3.4.1 Autoimmunthyreoiditis (Hashimoto)

Synonyma: Thyreoiditis lymphomatosa, Strumitis lymphomatosa

**Pathogenese und Morphologie** (6.1.4.2)
Typisches Beispiel einer Autoimmunerkrankung, bei der das Schilddrüsengewebe innerhalb der vorwiegend lymphozytären Infiltrate untergeht. Dadurch entsteht langsam eine Hypothyreose.


#### 14.3.4.2 Autoimmunadrenalitis (Morbus Addison)

**Definition:** *Als Morbus Addison wird unabhängig von der Pathogenese die chronische Form der Nebennierenrindeninsuffizienz bezeichnet.*

**Pathogenese des Morbus Addison**
Ein Verlust von mehr als 80-90% des Nebennierenrindengewebes führt zum M. Addison.

Die chronische Nebennierenrindeninsuffizienz kann verschiedene Ursachen haben:

*Primärer M. Addison:* Folge einer Nebennierenerkrankung z. B.

Entzündungen: Autoimmunadrenalitis, Tuberkulose, selten konnatale oder tertiäre Lues, Blastomykose, Histoplasmose

Amyloidose mit schwerer Beteiligung der Nebennieren: Etwa 1% aller Addisonfälle

Tumoren: Besonders Karzinommetastasen, etwa 0,5% aller Addisonfälle

Adrenalektomie (bilaterale)

Seltene Fälle eines überlebten Waterhouse-Friedrichsen-Syndroms

Kongenitale Nebennierenrindenhypoplasie

Ausfallserscheinungen der Nebennierenrinde (NNR) treten auf, wenn mehr als 90% des Rindengewebes zerstört sind.

*Sekundärer M. Addison:* Folge eines ACTH-Ausfalles, seltener als der primäre M. Addison.

**Pathogenese der Autoimmunadrenalitis**

Synonyma: Immunadrenalitis, zytotoxische NNR-Atrophie, primäre NNR-Dystrophie, Idiopathic adreno-cortical atrophy.

Bei etwa der Hälfte aller Addison-Patienten werden zirkulierende antiadrenale Antikörper gegen Mitochondrien und Mikrosomen gefunden. Der auslösende Antigenmechanismus ist unbekannt.

Mitunter findet sich diese NNR-Insuffizienz zusammen mit einer chronischen lymphozytären Thyreoiditis und einem Hypopituitarismus mit lymphozytären Infiltraten (M. B. Schmid-Syndrom). Außerdem kann sie im Rahmen der familiär gehäuft auftretenden Autoimmun-Polyendokrinopathie vorkommen: Primäre Nebennierenrindendystrophie + diffuse Zerebralsklerose + Hashimotostruma + Hypoparathyreoidismus + Diabetes mellitus.

Der Morbus Addison infolge einer Autoimmunadrenalitis tritt in der Regel vor dem 20. Lebensjahr auf, das Geschlechtsverhältnis männlich : weiblich beträgt 1 : 2,5. Infolge des Fehlens aller 3 Hormongruppen der NNR (Aldosteron, Kortisol, Androgene) kommt es zu entsprechenden Ausfallserscheinungen: Adynamie, Hypotonie, Exsikkose infolge erhöhter Natrium- und Wasserausscheidung, verminderte Geschlechts- und Achselbehaarung, bräunliche Pigmentierung der Haut (Ursache: MSH = Melanophoren-stimulierendes Hormon des HVL wird wie ACTH durch den Ausfall der NNR vermehrt ausgeschüttet und steigert die Pigmentdispersion in den Melanozyten).

**Morphologie der Autoimmunadrenalitis**
Stark verkleinerte Nebennieren mit Einzelgewichten von je 1,2–2,5 g (Normalgewicht je 6 g) mit hochgradig verschmälerter Rindenzone bei erhaltenem Mark. Mi-

kroskopisch finden sich lymphoplasmazelluläre Infiltrate sowie ein Schwund der Rindenzellen mit Stromakollaps und Ersatz des Rindengewebes durch Bindegewebe. Größere Narben sind nicht ausgebildet.

### 14.3.4.3 Nebennierentuberkulose

Noch vor 40 Jahren war die häufigste Ursache des Morbus Addison die bilaterale Nebennierentuberkulose (70% aller Addisonfälle), heute ist sie nur noch in 25% der Fälle Ursache einer chronischen NNR-Insuffizienz. Klinisch bleibt die Tuberkulose der Nebennieren lange latent. Erste Zeichen der NNR-Insuffizienz treten meist erst 7–27 Jahre nach tuberkulöser Infektion der Nebennieren auf. Ein Morbus Addison infolge Nebennierentuberkulose wird also später als bei Autoimmunadrenalitis manifest und das Geschlechtsverhältnis männlich : weiblich ist bei der Tuberkulose mit 3 : 1 nahezu umgekehrt.

**Pathogenese:** Befall beider Nebennieren bei einer hämatogenen Aussaat der Tbc.

**Morphologie:** Langsam fortschreitende knotenförmig verkäsende Tuberkulose mit Fibrosen um die Nekrosen, Verkalkungen und Ausbildung sog. tuberkulöser Schrumpfnebennieren.

### 14.3.5 Endorganresistenz

Die spezifischen Rezeptoren der hormonell gesteuerten Zellen sind in diesen Fällen nicht mehr in der Lage, die Informationen von den jeweiligen Hormonen aufzunehmen. Ursachen dieser Endorganresistenz können angeborene (z. B. testikuläre Feminisierung) oder erworbene Störungen sein, z. B. abnehmende Ansprechbarkeit des Ovars oder der Leydig-Zwischenzellen des Hodens auf den stimulierenden Effekt der Gonadotropine.

**Testikuläre Feminisierung**
Typisches Beispiel einer angeborenen Endorganresistenz. Aus im einzelnen noch nicht näher bekannten Gründen können die androgenabhängigen Zellen durch Testosteron nicht stimuliert werden. Bereits während der Fetalentwicklung unterbleibt daher die weitere Entwicklung der männlichen Gangsysteme, d. h. der Abkömmlinge der Wolff-Gänge.

Das äußere Erscheinungsbild dieser genetisch männlichen Indivdiuen (46, XY) entspricht vollständig einem weiblichen Phänotypus: Weibliches äußeres Genitale, blind endende Vagina, Mammae, hohe Stimme, es fehlen jedoch Uterus, Vagina und Tuben. Die Hoden sind nicht deszendiert, liegen im Leistenkanal oder intraabdominell, bleiben auf einer frühkindlichen Entwicklungsstufe stehen, ausdifferenziertes Epithel fehlt in den Samenkanälchen, die Leydig-Zwischenzellen proliferieren dagegen meist erheblich. Einzige Abweichung vom äußeren Bild einer normalen Frau ist die fehlende sekundäre Geschlechtsbehaarung nach der Pubertät ( = „hairless woman").

# 15. Störungen der Bewegungsfunktion

## 15.1 Rheumatoide Arthritis ( = RA = primär chronische Polyarthritis = PCP oder chronische Polyarthritis = CP)

Synonyma:
Rheumatoide Arthritis (RA) = international die am häufigsten benutzte angloamerikanische Nomenklatur
Progredient chronische Polyarthritis (PCP) = neuere deutsche Bezeichnung
Primär chronische Polyarthritis (PCP) = älterer deutscher Terminus
Weitere synonyme Begriffe sind: Primär chronische Arthritis, chronisch rheumatoide Polyarthritis, chronisch-entzündlicher Gelenkrheumatismus, Polyarthritis chronica progressiva, Polyarthritis rheumatica chronica.

**Definition:** *Eine meist schleichend beginnende, chronisch fortschreitende Erkrankung des rheumatischen Formenkreises mit entzündlichen Gelenkveränderungen und Gelenkdeformitäten.*

Die Erkrankung tritt vorwiegend in den gemäßigten Zonen der Erde auf, ist bei Frauen 3mal häufiger als bei Männern, beginnt meist schon im jugendlichen oder mittleren Lebensalter (30.–45. Jahr), der Häufigkeitsgipfel der manifesten RA liegt zwischen dem 40.–60. Lebensjahr, 14% werden erst nach dem 60. Lebensjahr beobachtet (in diesem Alter ist die differentialdiagnostische Abgrenzung von der Arthrosis deformans zu beachten (15.1.3). In Nordeuropa wird die Häufigkeit der RA auf 4% aller Männer und 16% aller Frauen über dem 65. Lebensjahr geschätzt. Bei Anwendung der strengen „New Yorker Kriterien" (15.1.2.3) liegt die Prävalenz wesentlich niedriger, beträgt z. B. in Sudbury (Massachusetts) 0,5% der Frauen und 1,0% der Männer.

### 15.1.1 Ätiologie und Pathogenese der rheumatoiden Arthritis

Letztlich ist die Ätiologie der RA noch unbekannt, pathogenetisch werden folgende Vorgänge angenommen:

#### Autoimmunprozesse
Gehen wir davon aus, daß ein wie immer geartetes primäres Agens (z. B. Virus) zu einer Veränderung der Synovialzellen führt, dann könnte sich daraus eine immunologische Reaktion gegen das Agens, gegen die veränderten autologen Strukturen der Synovialzellen oder alteriertes Autoantigen plus anhaftende IgG-Antikörper entwickeln. Die auf diese Weise eingeleitete Immunantwort würde über die

Stimulation von T-Lymphozyten und die Aktivierung von Makrophagen zur Stimulation von B-Lymphozyten führen, die als Plasmazellen IgG produzieren, das mit dem auslösenden Antigen als Antikörper reagiert und Immunkomplexe bildet. Gegen diese Antikörperkomplexe bilden sich nun wiederum Antikörper aus der IgM-Klasse, die in diesem Fall als **Rheumafaktoren** bezeichnet werden, bei 70–85% der Patienten mit RA vorhanden sind und Immunkomplexe der Größenordnung 22s bilden. Diese 22s-Immunkomplexe haben besondere biologische Eigenschaften. Sie aktivieren Monozyten und Granulozyten, das Komplementsystem und blockieren die Opsonierung von Erregern. Makrophagen, Komplementfaktoren und aus T-Lymphozyten freigesetzte Lymphokinine wirken chemotaktisch und führen zur weiteren Ansammlung von Makrophagen am Ort der Entzündung. Das Bild der Entzündung bei dieser Erkrankung wird also charakterisiert durch die Infiltration der Synovia mit immunkompetenten Lymphozyten und Plasmazellen, Makrophagen und Einlagerungen von Immunkomplexen.

IgG-IgM-$\beta_1$ C-Komplement-Komplexe werden von Makrophagen (hier als A-Zellen bezeichnet) phagozytiert. Das phagozytierte Material ist in diesen Zellen traubenförmig abgelagert, die Zellen werden daher auch als Rhagozyten (= RH-Zellen, rhax, gr. = Traube) bezeichnet.

Aus den Makrophagen und proliferierenden Synovia-Zellen werden lysosomale Enzyme, Hydrolasen und Kollagenasen freigesetzt. Diese eiweißspaltenden Enzyme zerstören die Knorpelmatrix und induzieren damit die Zerstörung des Gelenkes. Außerdem aktivieren diese Enzyme und Immunkomplexe das Kininsystem und das fibrinolytische System sowie die Osteoklastenaktivität, Prozesse, die zusammen mit dem gleichfalls erhöhten Spiegel des Prostaglandins B und E den Circulus vitiosus der sich gegenseitig beeinflussenden Entzündungsfaktoren unterhalten. Die so einmal in Gang gekommene Immunreaktion im Gelenk hört spontan nicht wieder auf (= „self-perpetuation"). Die freigesetzten Enzyme verursachen Läsionen der Makromoleküle in der Interzellularsubstanz (Kollagen, Proteoglykane, Chondrozytenanteile) und dadurch wieder eine Entzündung der Synovialis. Die „self-perpetuation" der Entzündung ist also entweder bedingt durch die Persistenz des stimulierenden Antigens oder durch einen Defekt im Steuerungssystem der Immunantwort, also einen Defekt der Suppressor-T-Lymphozyten (6.1.2 und 6.1.4). Nicht alle Kennzeichen der RA sind damit jedoch erklärt. Die Frage, ob andere Stoffwechselprodukte oder körpereigene Zerfallsstoffe der Synovialzellen oder des subsynovialen Bindegewebes als Antigen wirken, wird ebenfalls diskutiert.

**Virustheorie**

Die Annahme eines Autoimmunmechanismus setzt die Bildung eines Autoantigens voraus. Neben unspezifisch schädigenden Faktoren (u. a. lysosomale Enzyme) wird die Möglichkeit eines virusinduzierten Autoantigens diskutiert. Diese Theorie geht auf den Nachweis von Kerneinschlüssen in Synovialdeckzellen zurück. Darüber hinaus bilden die proliferierenden Fibroblasten im Stratum synoviale einen günstigen „Nährboden" für Viren. Beziehungen zwischen den „slow virus diseases" (16.4.3) und der RA werden diskutiert. Mykoplasmen werden ebenfalls als auslösende Erreger in Erwägung gezogen. Es wäre denkbar, daß Synovialgewebe zusammen mit Fremdantigen (z. B. aus Viren oder Mykoplasmen) als Antigen wirksam wird.

### Begünstigende Faktoren
Erbliche Faktoren: Familiär gehäuft

Konstitution: Hypoplastischer Körperbau

Traumen: Beginn oft nach Traumen

Bakterielle Infekte: Nicht selten im Zusammenhang mit Bakterieninfekten

Hormonelle Faktoren: Bevorzugte Erkrankung von Frauen. Oft wird in der Schwangerschaft eine Remission beobachtet, erhebliche Verschlechterung in den darauf folgenden vier Monaten. Bei Hyperthyreose ist die RA selten, nach Thyroidektomie kommt es zu Verschlimmerungen.

### Verlauf und Stadieneinteilung
Akuter oder schleichender, mono- oder polyartikulärer Beginn. In abnehmender Häufigkeit sind beteiligt: Fingermittel- und grundgelenke (Endgelenke typischerweise frei!), Zehengrundgelenke, Hand-, Fuß- und Kniegelenke, Schulter-, Ellenbogen-, Hüftgelenke.

Uncharakteristische Vorzeichen der Erkrankung sind Müdigkeit, Muskelschmerzen. Die Bezeichnung „chronische" Polyarthritis sollte nicht darüber hinwegtäuschen, daß die RA auch akut beginnen und einer bakteriellen Synovialitis ähneln kann. Dann ist die differentialdiagnostische Abgrenzung vom rheumatischen Fieber nicht immer einfach.

Nach dem klinischen Bild werden 4 Stadien unterschieden:

**I. Stadium:** Morgendliche Steife der Gelenke, die im Laufe des Tages verschwindet, beginnt meist an den kleinen Extremitätengelenken.

**II. Stadium:** Beteiligung der Knie- und Sprunggelenke mit gleicher Symptomatik.

**III. Stadium:** Bleibende Gelenkfehlstellungen, Beugekontrakturen, Subluxationen, Muskelatrophien.

**IV. Stadium:** Vollständige Gelenkversteifung mit knöcherner Ankylose (ankylos, gr. = gekrümmt).

## 15.1.2 Morphologie

### 15.1.2.1 Während der verschiedenen Stadien an den Gelenken nachweisbare, zur Ankylosierung führende proliferativ entzündliche Veränderungen

### I. Stadium

*Makroskopisch:* Beginn häufig an Grund- und Mittelgelenken der Finger und Zehen (Endgelenke charakteristischerweise frei!) und den Handwurzelgelenken. Ergußbildung mit Gelenkschwellung, graubraunroter geschwollener samtartiger Gelenkinnenhaut (Abb. 107).

*Mikroskopisch:* Am Beginn steht eine durch Immunkomplexe verursachte Vaskulitis in der Synovialmembran mit Infiltrationen aus neutrophilen Granulozyten. Fibrinoide Insudation des Stratum synoviale, echte fibrinoide Nekrosen können auftreten, es folgen perivaskuläre Infiltrate aus Lymphozyten und Plasmazellen. Die synoviale Deckzellenschicht wird mehrreihig, statt 1–3 Zellreihen bis über 10 Zellagen hoch, synoviale Riesenzellen können auftreten. Die Deckzellen zeigen stärkere Zellkernpolymorphien, häufig palisadenförmige Anordnung, meist treten flächenhafte bis zottige Fibrinauflagerungen auf = **exsudative Phase:** Die Synovialflüssigkeit kann getrübt, die Zahl kernhaltiger Zellen erheblich vermehrt sein (bis zu $50\,000/\text{ml}$). Der Proteingehalt in der Synovia nimmt zu, das Verhältnis von Hyaluronsäure zu Protein sinkt von $50:1$ auf $10:1$, $O_2$-Gehalt und Glukosekonzentration nehmen ab, Laktat und $CO_2$ steigen an, entsprechend sinkt der pH.

Vereinzelt finden sich in der Synovialmembran charakteristische Nekrosen vom Typ der Rheumaknoten (5.9.4).

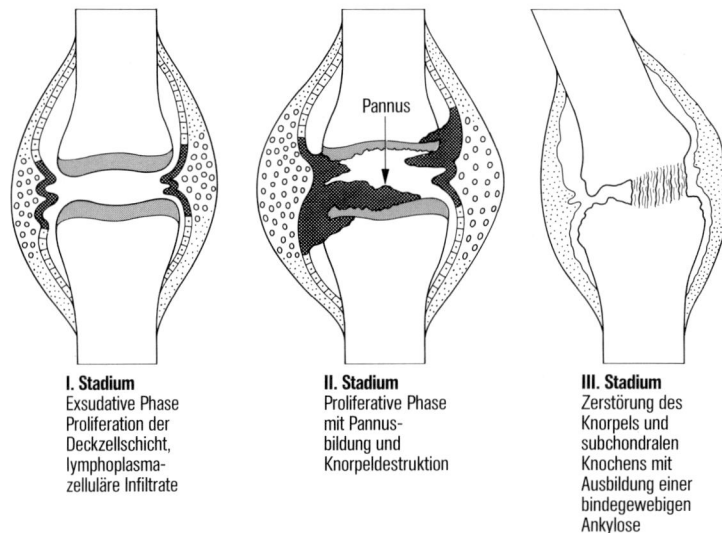

**I. Stadium**
Exsudative Phase
Proliferation der
Deckzellschicht,
lymphoplasma-
zelluläre Infiltrate

**II. Stadium**
Proliferative Phase
mit Pannus-
bildung und
Knorpeldestruktion

**III. Stadium**
Zerstörung des
Knorpels und
subchondralen
Knochens mit
Ausbildung einer
bindegewebigen
Ankylose

Abb. 107   Stadien der rheumatoiden Arthritis

## II. Stadium

*Makroskopisch:* Knie- und Sprunggelenke in gleicher Weise verändert.

*Mikroskopisch:* Ein kapillarreiches lappenförmiges Granulationsgewebe, ein sog. **Pannus** (pannus, lat. = Lappen) schiebt sich von den seitlichen Rezessus des Gelenkraumes, aber auch von unten, vom subchondralen Knochen in den Gelenkbereich vor. Der Knorpel wird auf diese Weise von oben und unten gewissermaßen in die Zange genommen und durch Synovialzellen und Makrophagen zerstört = **proliferative Phase**. Im Pannus können lymphoplasmazelluläre Infiltrate follikuläre Strukturen bilden. Im Gelenkknorpel treten u.a. infolge der Einwirkung lysosomaler Enzyme Läsionen auf mit fehlender Kernfärbbarkeit in den oberen Knorpelschichten und Verquellungen der Faserstrukturen. Knorpelteile können sich ablösen und freie Gelenkkörper bilden. Die Synovialzotten werden plump.

## III. Stadium

*Makroskopisch:* Die entzündlichen Veränderungen führen zu Gelenkfehlstellungen, Beugekontrakturen, Deformationen, Subluxationen und Muskelatrophien. An den Fingern kommt es zu typischen Abweichungen nach ulnar.

*Mikroskopisch:* Der Gelenkknorpel und der subchondrale Knochen werden weitgehend abgebaut. Es entstehen bindegewebige **Ankylosen** = Vereinigungen beider Gelenkflächen durch Bindegewebe. Schrumpfungen des Bindegewebes verursachen die Gelenkdeformitäten. In den Knochen zerstörend vorwachsendes Pannusgewebe kann zu Pseudozysten des Knochens führen.

## IV. Stadium

*Makroskopisch:* Vollständige Gelenkversteifung. Dystrophische Verkalkungen und sekundäre Verknöcherungen führen zu Umwandlungen der fibrösen Verbindungen in knöcherne Ankylosen, die Inaktivitätsatrophie verursacht eine fortschreitende Osteoporose. In diesem Endstadium ist die Entzündung „ausgebrannt".

*Mikroskopisch:* Der Gelenkspalt ist durch Knochengewebe überbrückt.

### Rheumatoide Arthritis mit nekrotisierenden Angitiden
Schwellungen und Proliferationen der kapillären Endothelien und lymphoplasmazelluläre Infiltrate um Arteriolen und kleine Arterien treten bei jeder RA auf. Darüber hinaus gibt es jedoch eine besondere Form der RA mit nekrotisierenden Angitiden, die von der Panarteriitis nodosa nicht einfach abzugrenzen ist.

Autoptisch finden sich bei ca. 20% der RA Arteritiden. In 25% dieser Fälle sind die Koronararterien beteiligt. Bei 4% der RA entspricht das Bild in Schwere und

Ausbreitung der Panarteriitis nodosa. Charakteristisch für diese nekrotisierende Angiitis bei RA sind folgende Befunde:

Befallen sind die kleinen Organ- und Muskelarterien, gelegentlich auch die Venen.

Im Gegensatz zur Panarteriitis nodosa sind die Glomerula bei der nekrotisierenden Angiitis der RA nicht beteiligt.

### Ätiologie und Morphogenese

Die primäre Läsion findet sich am **Gefäßendothel**, dessen Zellen knopfartig vorspringen. Die Interzellularspalten sind erweitert, Plasma tritt aus und es entsteht eine exsudative Entzündung.

Im Bereich der Media entstehen **primäre Nekrosen**, die vom Gefäßlumen her zusätzlich mit Fibrin durchtränkt werden können. Diese Nekrosen sind wahrscheinlich auf Autoantikörper oder Immunkomplexe zurückzuführen. Immunkörper können in gleicher Weise über den Lymphstrom von der adventitiellen Seite auf die Media einwirken.

Die Intima und Adventitia können auf diese Medianekrosen mit **Proliferationen** der Endothelzellen, Makrophagen und Fibroblasten reagieren. Sekundär dringen aus der Blutbahn Fibrin und Granulozyten in die Nekrosen ein.

Makrophagen ordnen sich mitunter monstranzartig um vollständig nekrotische Gefäßwandabschnitte und bilden Knoten, die den subkutanen Rheumaknoten entsprechen. Die Nekrosen vernarben schließlich.

Endothelzellen können sich fibroblastenartig umwandeln und später zur **Obliteration des Gefäßlumens** führen.

Bei Patienten mit nekrotisierender Angiitis sind Rheumafaktoren (z. B. Waaler-Rose-Test) stets nachweisbar.

### 15.1.2.2 Morphologie der „Rheumaknoten" des sogenannten Rheumatismus nodosus (5.10.4)

Etwa 20% aller Patienten mit RA haben linsen- bis taubeneigroße „Rheumaknoten" (Rheumatismus nodosus), die vorwiegend in druckbelasteten Regionen in Gelenknähe, z. B. um die Ellenbogengelenke, im Bindegewebe über Sehnen und Sehnenscheiden, z. B. um Fußgelenke, Achillessehne und der Subkutis lokalisiert sind. Die Rheumafaktoren sind bei diesen Patienten in der Regel positiv.

*Mikroskopisch* finden sich fibrinoide Aufquellungen der Bindegewebsfasern mit sekundärer Nekrose. Dabei entstehen Knoten mit folgendem charakteristischem Aufbau (5.10.4):

- Nekrotisches Zentrum
- Umgebende Zellpalisade aus Histiozyten und Bindegewebszellen
- Faser- und blutgefäßreiches Randgebiet

Diese Knoten können spontan als hyaline Narbe mit Verkalkung oder Verknöcherung ausheilen, zentral verflüssigt werden und bei oberflächennaher Lage ulzerieren.

### 15.1.2.3 Möglicher Folgezustand

**Mögliche Entstehung einer typischen generalisierten Amyloidose im Verlauf einer rheumatoiden Arthritis**
Bei 9–24% aller Patienten mit RA findet sich eine Amyloidose, die in die Gruppe der „Amyloidosen nach Vorkrankheiten" ( = Begleitamyloidosen = sekundäre Amyloidosen s. 2.7.10) gehört.

**Morphologie:** Generalisierte Amyloidose vom Typ der periretikulären Amyloidose mit bevorzugtem Befall der Nieren, Leber, Milz, Nebennieren, Darm (Diagnose an Rektumbiopsie!), Knochenmark. Bei den üblichen periretikulären Amyloidosen nicht oder weniger beteiligte Organe, z. B. das Herz oder die Zungenmuskulatur enthalten bei RA oft reichlich Amyloid.

*Mikroskopisch:* Das Amyloid lagert sich im allgemeinen an den retikulären Fasern ab (periretikuläre Form), am Herzen entspricht die Ablagerung dagegen dem perikollagenen Typ. In den Nieren sind besonders die subendothelialen Areale und die Basalmembran der kleinen Arterien, Glomerula und Tubuli beteiligt. Albuminurie und nephrotisches Syndrom sind dabei häufige Symptome, während der Befall von Leber, Milz oder Nebennieren keine Funktionsausfälle dieser Organe erkennen läßt.

**Differentialdiagnose der rheumatoiden Arthritis**
Zur Diagnose einer RA müssen nach den neueren „**New Yorker-Kriterien**" folgende Krankheitserscheinungen vorhanden sein:

1. Vorausgegangene Episode von Schmerzen in 3 Extremitätengelenken.
2. Schwellung, Bewegungseinschränkung, Subluxation oder Ankylose von 3 Extremitätengelenken: Hände, Handgelenke oder Füße, Symmetrie eines Gelenkpaares. Ausgeschlossen davon sind: Distale Interphalangealgelenke, 5. proximales Interphalangeal-, 1. Karpometakarpal-, 1. Metatarsophalangeal- und Hüftgelenk.
3. Röntgenologischer Nachweis von Erosionen
4. Nachweis von Rheumafaktoren im Serum.

**Morphologische Diagnose**
In vielen Fällen ist die sichere Diagnose dieser Erkrankung mit ihrem wechselhaften Erscheinungsbild nicht einfach, da ähnliche Veränderungen auch bei anderen Gelenkerkrankungen auftreten.

In der Reihenfolge ihrer diagnostischen Wertigkeit können morphologische Untersuchungen bioptisch gewonnenen Gewebes aus folgenden Bereichen die Diagnose sichern oder stützen:

Kutis oder Subkutis: Rheumaknoten mit Histiozytenpalisade.
Gelenkbiopsie: (aufwendig und diagnostisch nicht immer eindeutig): Prolifera-

tion der synovialen Deckzellschicht, Fibrinablagerungen und Lymphfollikel im Synovialstroma.

Rektumbiopsie: Generalisierte periretikuläre Amyloidose.

Außerhalb der Gelenke treten bei etwa 30–40% der Patienten HWS-Veränderungen (Subluxatationen) und Entzündungen im Discus intervertebralis auf. 70% haben eine noduläre interstitielle Myositis, 40% floride oder abgelaufene Endo-, Peri- und interstitielle Myokarditiden. Charakteristisch ist eine normozytäre hypochrome Anämie.

### Sonderformen

Unter der Vielzahl rheumatoider Krankheitsbilder mit ihren Varianten (auf etwa 800 geschätzt) sind vor allem folgende hervorzuheben, die z.T. von einer RA begleitet werden:

**Juvenile rheumatoide Arthritis** = juvenile primär chronische Polyarthritis (vor dem 16. Lebensjahr auftretend): Wird im angloamerikanischen Schrifttum mit dem Morbus Still gleichgesetzt, im deutschen Sprachraum wird der Morbus Still als Sonderform mit systemischem Befall aufrechterhalten. Die Erkrankung beginnt schon im frühesten Kindesalter (früher als rheumatisches Fieber), meist zwischen 1. und 2. Lebensjahr, ein 2. Gipfel liegt zwischen dem 8. und 12. Lebensjahr. In Einzelfällen Beginn wenige Tage nach der Geburt mit subfebril-febrilen Temperaturen; monartikuläre Verlaufsform in 30–40%.

Die morphologischen Gelenkveränderungen entsprechen denen der Erwachsenenform, der Entzündungsprozeß scheint jedoch diskreter zu verlaufen. Wachstumsrückstand infolge der Gelenkveränderungen. Nierenbeteiligungen sind häufiger, Angitiden seltener als beim Erwachsenen, Rheumaknoten sind nur bei 10% der Fälle vorhanden (beim Erwachsenen 20%). Die Rheumafaktoren sind im Gegensatz zur RA des Erwachsenen bei über 80% der Kinder negativ. Ankylosierende Spondylitis cervicalis findet sich bei 50% der Kinder (Erwachsene 25%), Exanthem, Karditis oder Perikarditis sind selten. Während das rheumatische Fieber in seinem Verlauf bei Kindern milder und insgesamt seltener geworden ist, hat die rheumatoide Arthritis zugenommen.

**Morbus Still** = Still-Chauffard-Erkrankung: Wird im deutschen Sprachgebiet vor allem von Pädiatern als eigenständige Sonderform von der juvenilen rheumatoiden Arthritis durch folgende zusätzliche Kennzeichen abgegrenzt (als „viszerale Form" der juvenilen RA bezeichnet): Intermittierender hochfieberhafter Beginn, mitunter septisches Bild, Schwellung von Lymphknoten, Milz und Leber, meist symmetrische Entzündung der Finger-, Hand- und Kniegelenke, Myokarditis und Perikarditis, Polyserositis, hochgradige Leukozytose, Erythema multiforme bei 70%, Iridozyklitis, Anämie. Tödliche Verlaufsformen werden beobachtet, vor allem beim Auftreten einer Amyloidose.

Als Sonderform ist der „Morbus Still des Erwachsenen" anzusehen.

**Felty-Syndrom:** Rheumatoide Arthritis bei Erwachsenen, meist Frauen mit Milz- und Leberschwellung (Milzgewicht 600–700 g), Granulozytopenie, Lymphknotenschwellung im Spätstadium, Hautpigmentierung an den dem Licht ausgesetzten Körperpartien. Es wird bei 0,3–1% aller Klinikpatienten beobachtet.

### Reiter-Syndrom

Trias:
- Rheumatoide Arthritis vorwiegend an großen Gelenken der Beine
- Urethritis, Balanitis
- Konjunktivitis sowie Reizerscheinungen sämtlicher Schleimhäute

Spontan oder nach Enterokokkeninfekten des Darm- und Urogenitalsystems einsetzende Erkrankung bei Männern.

**Caplan-Syndrom:** Gemeinsames Auftreten von RA mit intrapulmonalen Rheumaknoten, tritt bei Kohlebergarbeitern, aber auch bei anderen Staubexponierten auf.

**Sjögren-Syndrom:** Keratoconjunctivitis sicca und Xerostomie (= abnorme Trockenheit der Mundhöhle), 50% der Patienten haben eine RA.

**Spondylarthritis ankylopoetica** = Morbus Bechterew = Morbus Strümpel-Bechterew-Marie: Eine Systemerkrankung bindegewebiger Skelett- und Organteile mit dem Schwerpunkt im Wirbelsäulenbereich, auch als „Gelenkrheumatismus der Wirbelsäule" bezeichnet. Beginnt meist vor dem 20. Lebensjahr (= juvenile Form), tritt zu 90% bei Männern auf und führt zur Versteifung der Wirbelsäule, die schließlich in einen vollständig verknöcherten „Stab" umgewandelt werden kann. In 30% der Fälle sind andere große Gelenke, vorwiegend der unteren Extremitäten beteiligt. Daneben können eine Iridozyklitis und Endomyokarditis auftreten. Die Rheumafaktoren sind meist negativ, die Ätiologie ist ungeklärt. Bei 90% der Patienten ist das Histokompatibilitätsantigen HL-A-B 27 vorhanden, das sonst nur bei 7% der weißen Bevölkerung vorkommt. Innerhalb des rheumatischen Formenkreises nimmt die Erkrankung eine Sonderstellung ein.

## 15.2 Grundmuster einiger Muskelerkrankungen

In der Differentialdiagnose mehrerer neurologischer und internistischer Krankheitsbilder (z. B. Panarteriitis nodosa, Erythematodes, Sarkoidose) ist die Muskelbiopsie eine wesentliche diagnostische Hilfe. Darüber hinaus können Muskelerkrankungen genauer analysiert werden, die nach ihrem typischen histologischen Bild in drei große Gruppen eingeteilt werden:

- Primäre Myopathien (z. B. progressive Muskeldystrophie)
- Neurogene Muskelatrophien
- Myositiden

### 15.2.1 Progressive Muskeldystrophie

Oberbegriff für verschiedene erbliche, nach Erkrankungsalter, Lokalisation und Verlauf unterschiedliche, primär degenerative Muskelerkrankungen mit drei Hauptgruppen:

**Beckengürteltyp (Typ Duchenne),** x-chromosomal-rezessiv an das männliche Geschlecht gebunden, beginnt im Kleinkindesalter, hat einen ungünstigen Verlauf, die Lebenserwartung beträgt maximal 15-20 Jahre. Erkrankungsbeginn an der Muskulatur des Beckengürtels und Oberschenkels.

**Schultergürteltyp** = fazio-skapulo-humerale Form, autosomal-dominant vererbt, beginnt später (bis zum 40. Lebensjahr) und verläuft milder als der Typ Duchenne.

**Gliedergürteltyp** = (Zweigürteltyp, Rumpfgürtelform Mumenthaler) autosomal-rezessiv vererbt, liegt im Beginn und der Schwere zwischen den beiden erstgenannten Formen.

## Morphologie
Bei allen Typen grundsätzlich gleich:

*Makroskopisch* sind die betroffenen Muskeln blaß.

*Mikroskopisch* finden sich an den Muskelfasern folgende drei charakteristische Veränderungen:

Kaliberschwankungen und Abrundungen der Muskelfaserquerschnitte.

Vermehrung der Zellkerne und Verlagerung in die Fasermitte (Zentralisation der Kerne).

Unregelmäßige Anordnung dieser Faserveränderungen, atrophierte Fasern neben normalen und hypertrophierten.

Daneben sind nachweisbar: Ersatz der untergegangenen Muskelfasern durch Bindegewebe, später auch durch Fettgewebe, häufig, aber nicht obligat, lichtmikroskopisch erkennbare Muskelfaserschäden mit hyaliner Degeneration (Zenker), scholligem Zerfall des Sarkoplasmas, Faseraufsplitterung und Einzelfasernekrosen.

Charakteristisch ist der disseminierte Untergang einzelner Muskelfasern ohne besonderes Verteilungsmuster. Im Endstadium ist die progressive Muskeldystrophie morphologisch nicht von dem Finalstadium der neurogenen Atrophie zu unterscheiden.

In 50–80% der Fälle ist das Myokard mitbeteiligt.

## 15.2.2 Neurogene Muskelatrophie

**Pathogenese:** Ursache ist der Ausfall der motorischen Innervation, z. B. durch Untergang motorischer Vorderhornzellen des Rückenmarkes (d.h. des peripheren = 2. motorischen Neurons) = **spinale Muskelatrophie**, durch Systematrophien, z. B. **amyotrophische Lateralsklerose** = Systemdegeneration des 1. und 2. motorischen Neurons mit degenerativem Untergang der motorischen Vorderhornzellen und drittens eine Form, bei der die Läsionen das zweite motorische Neuron *und* die Spinalganglienzellen betreffen. Schließlich können **sekundäre Muskelatrophien** infolge peripherer Nervenläsionen, z. B. durch Traumen, Entzündungen oder degenerative Prozesse auftreten. Wichtigste Gruppe sind die spinalen Muskelatrophien:

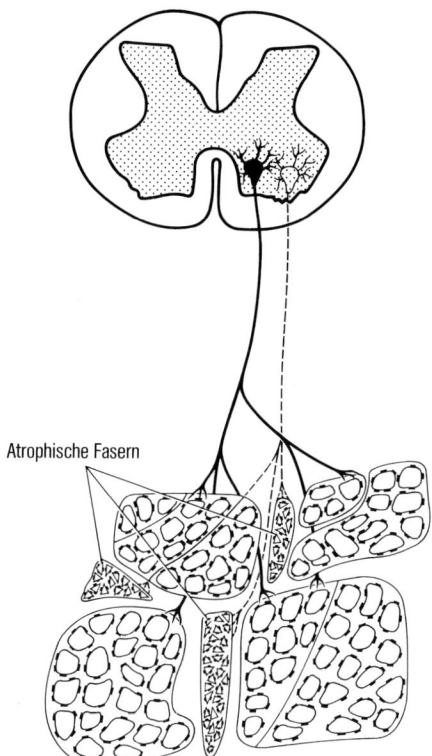

**Atrophische Fasern**

Abb. 108    Neurogene Muskelatrophie

*Infantile progressive spinale Muskelatrophie (Werdnig Hoffmann):* Autosomal rezessiv vererbt, beginnt im frühen Kindesalter (1.–2. Lebensjahr) im Becken, steigt rasch auf und führt durchschnittlich innerhalb von 10 Jahren über eine zentrale Atemlähmung zum Tod.

*Juvenile spinale Muskelatrophie* (Atrophia musculorum spinalis pseudomyopathica Wohlfahrt-Kugelberg-Welander) mit milderem langsamerem Verlauf.

*Adulte spinale Muskelatrophie*
Typ Duchenne-Aran: Beginn an Händen und Unterarmen
Typ Vulpian-Bernhardt: Schultergürtel
Ursachen unbekannt (Slow Virus? s. 16.4.3, chronische Poliomyelitis? Intoxikationen?). Selten familiäre Erkrankungen, die zwischen dem 20.–40. Lebensjahr beginnen.

**Morphologie:** Typisch für neurogene Muskelatrophien sind die entsprechend den ausgefallenen Neuronen felderförmigen Atrophien von Fasergruppen, die zwischen normalen und hypertrophierten Fasern liegen (Abb. 108). Die atrophischen Muskelfasern sind auf dem Querschnitt meist nicht abgerundet sondern drei- oder mehreckig. Die Muskelkerne erscheinen vermehrt, oft finden sich „Target-Fasern" ( = Schießscheibenfasern, auf dem Querschnitt kokardenartige Aufhellungen ohne Enzymaktivität).

### 15.2.3 Myositis

Entzündliche Muskelerkrankungen werden in etwa 30% der Muskelbiopsien gefunden.

**Pathogenese:** Durch Erreger direkt erzeugte Entzündungen, z. B. eitrige Myositiden durch Staphylo- oder Streptokokken, durch anaerobe Klostridien ausgelöster Gasbrand, nekrotisierende Myositiden durch Trichinen, Toxoplasmen, Trypanosomen (Chagaskrankheit) und Virusmyositiden.

Nicht durch Erreger hervorgerufene Entzündungen, meist unbekannter Ätiologie und wesentlich häufigere Myositiden im Rahmen von Allgemeinerkrankungen, z. B. bei Autoimmunkrankheiten wie Dermatomyositis, Lupus erythematodes, Sklerodermie oder bei Panarteriitis nodosa; Myositis nach rezidivierenden Traumen, oft in Form der Myositis ossificans (z. B. „Reiterknochen" der Oberschenkeladduktoren), Myositis ossificans generalisata progressiva. Sonderformen sind die Myositis bei Sarkoidose, die Muskulatur ist bei 50% aller Sarkoidosefälle beteiligt, die Myositis bei Lepra und M. Whipple.

**Polymyositis:** Entzündliche Muskelerkrankung unklarer Ätiologie (Autoimmunprozesse? Viren?).

### Morphologie

Durch Erreger erzeugte Myositiden lassen allgemein entzündliche Reaktionen auf die auslösenden Bakterien oder Parasiten erkennen. Nach Infektionen mit Staphylo- oder Streptokokken treten diffuse oder herdförmige Granulozyteninfiltrate auf, für den Gasbrand ist das Auftreten von Gasblasen im Gewebe typisch. Bei der Trichinose finden sich zellige Reaktionen um die innerhalb der Skelettmuskelfasern liegenden Parasiten, das gleiche gilt für die Pseudozysten der Toxoplasmose und der Trypanosomiasis.

Nicht durch Erreger hervorgerufene Myositiden sind in der Regel durch perivaskuläre lymphozytäre Infiltrate im Muskelinterstitium charakterisiert. Dazu kommen mehr oder weniger regellos angeordnete degenerative Muskelfaserveränderungen mit Verlust der Querstreifung, vakuolärer Degeneration oder Zerfall des Sarkoplasmas. Ist bei der Sarkoidose die Muskulatur befallen, sind auch hier epitheloidzellige Granulome ausgebildet. Bei der Myositis ossificans sind Verknöcherungen im Muskel nachweisbar.

# 16. Pathologie des Nervensystems

## 16.1 Charakteristische Reaktionsformen des zentralen und peripheren Nervensystems

### 16.1.1 Besonderheiten des Nervengewebes

Eine Besonderheit des ZNS ist seine Armut an Bindegewebe, das sich nur in den Leptomeningen, im Bereich der Blutgefäße und in den Plexus choroidei findet. Stütz-, Ernährungs- und Abbaufunktionen werden von den Gliazellen ausgeführt, die spezifischen Funktionen des ZNS von den Nervenzellen (= Ganglienzellen). Beide Zellarten sind morphologisch und funktionell eng miteinander verwoben. Das Gehirn des Menschen verbraucht 100–150 g Glukose/Tag, 50 ml $O_2$/Min und 20% des Gesamtruheenergiebedarfes des Organismus. Es ist daher besonders anfällig gegenüber Hypoxämien oder Ischämien.

**Schrankenfunktionen:** Wesentliche Bedeutung für Funktion und therapeutische Einflüsse hat die Blut-Hirn-Schranke, die funktionell der Begrenzung zwischen Kapillarlichtung und Astroglia entspricht. Morphologisch wird sie vom Gefäßendothel gebildet, die das ZNS zur Oberfläche und gegenüber den Gefäßen abgrenzt. Besondere Bedeutung haben dabei die stempelartig verbreiterten Astrozytenfüße, die um die Blutkapillaren eine nahezu lückenlose Scheide bilden. Als wesentlicher Bestandteil der Blut-Hirn-Schranke schützt dieser Mantel das ZNS unter normalen Bedingungen vor einer Überschwemmung mit im Blut physiologischerweise vorhandenen Substanzen, die das Hirn schädigen würden, gewährleistet ein adäquates Ionenmilieu, die allgemeine Homöostase und verhindert den Verlust von Transmittersubstanzen.

In der Peripherie, d. h. in Endorganen, dem vegetativen Nervensystem und den autonomen Ganglien fehlt diese Schranke.

Auch vom Ventrikelsystem und Subarachnoidalraum aus können sich Stoffe rasch in das Neutropil (pilos, gr. = Filz = Geflecht aus Fortsätzen der Nerven- und Gliazellen) ausbreiten.

**Reaktionsformen der Nervenzellen:** Nervenzellen gehören zu den Dauergeweben, ein Verlust ist durch Regeneration nicht zu ersetzen. Von den etwa 10 Milliarden Nervenzellen des Gehirns gehen vom 20. Lebensjahr an täglich etwa 1000 verloren. Die bis zu 10000 synaptischen Verbindungen einer Pyramidenzelle könnten von einer neugebildeten Zelle nicht wiederhergestellt werden, Teilschäden sind dagegen reversibel. So tritt bei extremer funktioneller Belastung ein Verlust der Nissl-Schollen (= dicht gelagerte Zisternen des rauhen endoplasmatischen Retikums, Tubuli, Vesikel), d. h. eine **Chromatolyse** oder **Tigrolyse** auf, die vollkommen reparabel ist = Chromatogenesis (Tigrolyse: Die Nissl-Schollen ähneln bei bestimmten Färbungen im Lichtmikroskop einem Tigerfell). Die metabolische Versorgung des Neuriten erfolgt vom Zelleib, dem Perikaryon aus durch longitudinalen Nachschub (= Axonfluß), der normalerweise mit einer Wanderungsgeschwindigkeit von 30–40 mm/Tag verläuft, bei einigen Nervenarten dagegen nur 3, bei anderen 300 mm/Tag betragen kann. Darüber hinaus wird der Neurit transversal durch die lokalen Blutgefäße versorgt.

### 16.1.2 Störungen der Blut-Hirn-Schranken, Hirnödem

Störungen der Schrankenfunktion entstehen vor allem durch lokale oder allgemeine **Hypoxie** (Gefäßverschlüsse, allgemeine Durchblutungsstörungen z. B. bei Herzinsuffizienz), oder **Intoxikationen** (z. B. Bakterientoxine, Viren, Medikamente, Ammoniak oder Bilirubin in höheren Konzentrationen), **Enzymblockaden** und **Glukosemangel**. Letztlich führen diese Faktoren zu einem Versagen der „Natriumpumpe" (2.2.4, 2.2.5 und 2.7.6), Natrium und damit Wasser treten vermehrt in die Zellen ein.

### Hirnödem

**Definition:** *Vermehrte Wassereinlagerung in das Hirngewebe.*

**Pathogenese:** Ursache dieser häufigen Schädigung ist eine Störung der Blut-Hirn-Schranke mit erhöhter Kapillarpermeabilität. Die Astrogliazellen stehen durch ihre Fortsätze gleichzeitig mit den Kapillaren und dem Ependym der Ventrikel in Verbindung und spielen eine wesentliche Rolle beim Stoffaustausch zwischen Blut und Liquor (Blutliquorschranke). Alle Störungen der Zellmembranfunktion führen zum Zusammenbruch des Ungleichgewichtes der Flüssigkeitszusammensetzungen im Zellinneren und der Interzellularsubstanz. Beginnt das Ödem mit einer Endothelzellschädigung, wird es als **„vasogenes Hirnödem"** bezeichnet. Stehen am Anfang Zellschädigungen infolge der Funktionsstörungen $O_2$-übertragender Enzymsysteme, sprechen wir von einem **„zytotoxischen (zellulären) Hirnödem"**. Dabei werden primär die intrazerebralen Membranen der Zellen oder Organellen geschädigt. Besonders „ödemempfindlich" ist die weiße Substanz, hier kommt es auch zu stärkeren interstitiellen Flüssigkeitsansammlungen.

Im Gegensatz zu anderen Organen entfallen Lymphabflußstörungen als Ursache eines Ödems, da das Gehirn keine Lymphgefäße hat.

## Typen des Hirnödems

### Vasogenes Ödem

Infolge der erhöhten Permeabilität der Bluthirnschranke findet sich elektronenmikroskopisch eine Zunahme der Vesikel in den Endothelien. Nach einer Ischämie kann es innerhalb von 3–6 Stunden zu Astrozytenschwellungen vor allem an den Endfortsätzen kommen.

### Zytotoxisches (zelluläres) Ödem

Hier stehen Schwellungen in der Hirnrinde, vor allem der Astrozyten im Vordergrund. Pathogenetisch spielt die Schädigung der ATPase eine zentrale Rolle. Dadurch kommt es u. a. zu Störungen des $K^+$- und $Cl^-$ Stoffwechsels.

### Interstitielles, hydrozephales Ödem

Infolge eines vermehrten Liquoreinstromes durch das Ependym bei Liquorabflußstörungen kommt es vorwiegend in der weißen Substanz zum Ödem mit erhöhtem $Na^+$- und $H_2O$-Gehalt im periventrikulären Bereich.

*Generalisiertes Hirnödem:* Entsteht bei allgemeiner Hypoxämie des Gehirns, z. B. im Kreislaufschock, bei akuter Anämie, durch Obliterationen von Arterienlichtungen aber auch infolge allgemeiner Intoxikationen.

*Perifokales Ödem (= umschriebenes Hirnödem):* Ein vasogenes Ödem in der Umgebung von Tumoren, Metastasen, Abszessen oder Massenblutungen. Eiweißarme Ödemflüssigkeit liegt in der weißen Substanz. Der Extrazellularraum der weißen Substanz ist infolge vermehrter Einlagerungen eiweißarmer Ödemflüssigkeit erweitert. In der grauen Substanz, die einen derartigen Extrazellularraum nicht hat, liegt die Ödemflüssigkeit besonders in den perikapillären Astrozytenfüßen, auch die Virchow-Robin-Räume um die Blutgefäße sind mit Ödemflüssigkeit angefüllt. Nach Apoplexien führt dieses Ödem vorübergehend oft zu wesentlich umfangreicheren Funktionsausfällen, als der eigentlich durch die Blutung und Infarzierung zerstörten Region, d. h. der Primärschädigung entspricht.

## Morphologie des Hirnödems

*Makroskopisch:* Das Hirngewicht ist erhöht, infolge der intrakraniellen Drucksteigerung sind die Hirnwindungen abgeflacht, die medialen Kleinhirnanteile neben der Medulla oblongata werden in das Foramen magnum eingepreßt, die **Kleinhirntonsillen springen vor.** Die basalen Stammhirnanteile werden im Tentoriumspalt eingeklemmt, dabei entstehen charakteristische **Schnürfurchen am Unkus** der Hippokampusregion. Außerdem können Hernienbildungen der medialen Temporallappenanteile (Gyrus parahippocampalis) oder der Okzipitallappen auftreten. Auf der glänzenden Schnittfläche mit abwischbaren Blutpunkten ist vorwiegend die Markregion verbreitert, die Ventrikel sind verschmälert.

*Mikroskopisch:* (s. „Typen des Hirnödems"). Es kann zu perikapillären Aufhellungen, bei stärkeren Störungen der Blut-Hirn-Schranke zu Exsudataustritt in das

Marklager kommen. Besteht ein Ödem länger, können auch Markscheiden und Achsenzylinder anschwellen und die Gliazellen nekrotisch werden, während die Ganglienzelleiber relativ resistent sind. Im Endstadium sind mitunter Verflüssigungsnekrosen der Glia nachweisbar (**„Ödemnekrose"**), die nach Hypoxämie meist herdförmig angeordnet sind oder es finden sich vorwiegend perivaskulär und subependymal gelegene **Fasergliosen** sowie **Entmarkungen** ähnlich einer multiplen Sklerose.

### Funktionsstörungen infolge des Hirnödems

Die Zunahme des intrazerebralen Druckes führt zur Kompression der Kapillaren und damit zur weiteren Ischämie, auf diese Weise entsteht leicht ein Circulus vitiosus. Lokal verursacht die Einklemmung der Kleinhirntonsillen und der Medulla oblongata lebensbedrohliche Ausfallserscheinungen der hier gelegenen Zentren (Atemstillstand!). Die Kompression und Verschiebung des Mittelhirns durch den Tentoriumschlitz führt leicht zur Dezerebration ( = „Enthirnung", d. h. funktionelle Trennung von Hirnmantel und Hirnstamm). Der Druck der Crura cerebri gegen die gleichseitige Tentoriumkante erzeugt bei starker einseitiger Drucksteigerung eine entsprechende Pyramidenbahnsymptomatik.

## 16.1.3 Zellreaktionen auf Hypoxie

### 16.1.3.1 Elektive Parenchymnekrose, ischämische Nervenzellschädigungen

Die Funktion des ZNS ist in hohem Maße von einer ausreichenden $O_2$-Versorgung abhängig. So beträgt der Anteil des Gehirns am Herzzeitvolumen 15% bei nur 2% des Körpergewichtes. Nach 3–5 Minuten Ischämie treten Parenchymschäden, nach mehr als 6 Minuten der Zelltod ein.

Besonders empfindlich gegen Sauerstoffmangel sind die Nervenzellen, in der Neokortex vor allem die Ganglienzellen des Parietal- und Okzipitallappens, die in der Tiefe der Sulzi eher zugrundegehen, als an der Konvexität der Windungen. Von den Ganglienzellschichten der Rinde geht zuerst die 3. Zellage unter. Im Bereich der Stammganglien sind der vordere Kern des Thalamus und im Neostriatum ( = Putamen und Nucleus caudatus) der anteriore Teil des Nucleus caudatus sowie die äußere Hälfte des Putamens, im Ammonshorn der sog. Sommer-Sektor besonders vulnerabel.

Ist die Hypoxie nicht zu schwer und nur kurzdauernd, werden zuerst die Ganglienzellen geschädigt. Bleibt die hypoxämische Läsion auf die Nervenzellelemente der grauen Substanz beschränkt und überleben die übrigen Gewebselemente, so wird die Veränderung als **elektive Parenchymnekrose** bezeichnet. Derartige Schäden sind z. B. bei Epileptikern infolge der Kreislaufstörungen bei Krampfanfällen im Bereich des Ammonshorns zu beobachten.

Morphologisch finden sich an diesen Zellen folgende charakteristische Zeichen der **ischämischen Nervenzellschädigung**:

Zellschrumpfung mit Ausbildung einer spitzwinkligen Dreiecksform

Eosinophilie des Zytoplasmas = Koagulationsnekrose der Einzelzelle, nach etwa 12–18 Std. Ischämie

Pyknose des Kerns

Schlechte Anfärbbarkeit ischämisch geschädigter Nervenzellen und der umgebenden Glia mit Kresylviolett = Erbleichung

### 16.1.3.2 Gliareaktion

Die Glia als „Stützgewebe" des ZNS tritt im wesentlichen in drei Zellformen auf, Makroglia, Oligodendroglia und Mikroglia.

Makroglia: Astrozyten mit verzweigten Zellfortsätzen, die u. a. den Basalmembranen der Kapillaren aufsitzen, an das Ependym grenzen und als Mittler des Stoffwechsels zwischen Kapillaren und Ganglienzellen wirken.

Oligodendroglia: Mit nur wenigen Fortsätzen um Ganglienzellen oder Neuriten gelegen und an der Bildung der Markscheiden beteiligt.

Mikroglia: Mononukleäre Makrophagen, die aus Monozyten oder Perizyten der Gefäßwand hervorgehen, wandern ein, um als Phagozyten die Abräumvorgänge im ZNS zu bewerkstelligen, um dann wieder in das Gefäßsystem zurückzukehren.

Ruhende Mikrogliazellen sind offenbar nichthämatogene Zellen (= Hortegazellen), die stäbchenförmige Kerne bilden können.

### Reaktionsformen der Glia

**Mikroglia:** Im ZNS wird die Phagozytose vorwiegend von den Mikrogliazellen ausgeübt. Etwa 48 Stunden nach Beginn einer Ischämie ist eine Vermehrung von Makrophagen (Mikroglia) in einem Infarktbereich erkennbar, sie nehmen Myelin und andere Anteile der zugrundegegangenen Zellen auf, bauen sie ab (= **Neuronophagie**) und wandern in die Venolen und Venen. Die Lipide aus dem Myelinabbau sind mit Fettfärbungen in den Zellen gut darstellbar = „**Fettkörnchenzellen**" (Abb. 16), beim Blutabbau speichern sie Siderin = „**Pigmentkörnchenzellen**".

Seltener können nekrotische Nervenzellen auch verkalken. Diese Zellen werden nicht abgebaut, sie sind noch nach Jahren nachzuweisen, z. B. nach frühkindlichen Hirnläsionen.

**Makroglia:** In ischämisch geschädigten Bezirken schwellen die Astrogliazellen, die dann oft mehrkernig sind und ein feingranuläres Zytoplasma enthalten = **gemästete Astrozyten**. In geringerem Umfang können sich die Astrozyten auch an der Phagozytose beteiligen, proliferieren und Glianarben bilden.

**Oligodendroglia:** Diese Zellen reagieren besonders leicht auf ein Ödem (16.1.2), sie vermehren sich um untergehende Ganglienzellen und sind als knötchenförmige Ansammlungen ein lichtmikroskopisch gut erkennbares Indiz der Nervenzellschädigung.

### 16.1.3.3 Nekrosetypen

**Elektive Parenchymnekrosen** (16.1.3.1)
Können nach Ischämien, Oligämien, Hypoxämien, Hypoglykämien, Toxinen oder in der Nachbarschaft von Kontusionsherden auftreten. Die Ganglienzellnekrose beginnt in der Regel mit einer elektronenmikroskopisch schon nach 1 Minute totaler Ischämie erkennbaren Verklumpung des Ganglienzellkernchromatins, es folgt nach etwa 20 Min. eine lichtmikroskopisch nachweisbare Tigrolyse.

**Totalnekrose**
Gehen außer den Ganglienzellen auch die Gliazellen und das Gefäßbindegewebe zugrunde, liegt eine Totalnekrose vor. Während bei der elektiven Parenchymnekrose die untergegangenen Ganglienzellen durch Neuronophagie von umgebenden überlebenden Gliazellen abgebaut werden, muß bei der Totalnekrose das gesamte abgestorbene Gewebe vom Rand her abgeräumt werden: Eine Totalnekrose ist z.B. der anämische Hirninfarkt (16.2.1), der verschiedene Stadien durchläuft:

**Erbleichung:** Im frühen Stadium ist die Totalnekrose makroskopisch nur an einer Verquellung und geringen Konsistenzminderung erkennbar. Im histologischen Präparat färben sich diese Bezirke mit basischen Anilinfarben schwächer an, sind blasser = Erbleichung.

**Erweichung (ischämische Enzephalomalazie):** Vom 2. Tag an beginnt von Randabschnitten die Verflüssigung der nekrotischen Areale mit Gewebszerfall. Nerven- und Gliazellen gehen unter, die Markscheiden zerfallen, das Myelin wird abgebaut, von Fettkörnchenzellen (16.2.1) aufgenommen und abtransportiert. In der Umgebung findet sich ein Ödemmantel mit grobspongiöser Auflockerung des Gewebes. Nach 2 Wochen ist die Verflüssigung komplett, das Gewebe ist dann in Kalkmilch-artige Massen umgewandelt. Pathologisch-anatomisch handelt es sich um eine **Kolliquationsnekrose.** Die Abbaureaktion durch Makrophagen und Gliazellen führt zur Ausbildung einer Zyste oder seltener einer Narbe aus kollagenen Fasern und Astrozytenfasern.
In Grenzzonen liegengebliebene nekrotische Ganglienzellen können Inkrustationen mit Kalksalzen oder Eisen aufweisen. Eisenhaltige nekrotische Nervenzellen sind noch nach vielen Jahren nachweisbar.

**Koagulationsnekrosen** sind im Gehirn selten. Sie treten wahrscheinlich dann auf, wenn Störungen der Mikrozirkulation die Verflüssigungs- und Abräumprozesse verhindern. Das nekrotische Gewebe hat eine festere Konsistenz und kann wie ein demarkierter Fremdkörper liegenbleiben.

## 16.1.4 Degenerationsformen und Regenerationsmöglichkeiten

### 16.1.4.1 Waller-Degeneration

Da die Fortsätze der Nervenzellen im wesentlichen vom Zelleib aus durch den Axonfluß (16.1.1) ernährt werden, gehen die peripheren Anteile nach Unterbrechung dieser Verbindung zugrunde. In der Ganglienzelle kommt es nach Durchtrennung eines peripheren Nerven mit Kontinuitätsunterbrechung des Axons als Ausdruck der primären Reizung zur Chromatolyse und zum Zellödem (= retrograde Zellveränderung).

Die Läsionen im distalen Bereich verlaufen unter dem Bild der Waller-Degeneration: Nach anfänglicher Schwellung infolge des zentripetalen Axonflusses schrumpft der Achsenzylinder, rollt sich spiralig auf und zerfällt in mehrere Teile (Axonfragmentierung), die sich schließlich auflösen. Etwas später geht auch die Markscheide unter. Elektronenmikroskopisch ist der Beginn dieser Veränderungen schon nach 24 Stunden an einer Schwellung der Mitochondrien, einem granulären Zerfall der Neurofilamente und an Fragmentationen tubulärer Strukturen zu erkennen.

### 16.1.4.2 Segmentale Entmarkung

Auch ohne Durchtrennung der Neuriten können lokale Stoffwechselstörungen, z. B. primäre Myelinveränderungen als Folge von Lipid-, Proteinstoffwechsel- oder Strukturstörungen wie Sphingolipidosen (metachromatische Leukodystrophie) und primäre Schädigungen der Schwann-Zellen wie Ischämien oder Immunprozesse (z. B. Guillain-Barré-Syndrom) zu Läsionen an peripheren Nerven führen.

Zunächst wird die Markscheide elektiv im internodären Segment, d. h. dem Versorgungsgebiet einer Schwann-Zelle geschädigt, es kommt zum Markzerfall, zurück bleibt das in diesem Segment „nackte" (denudierte) Axon = segmentale Entmarkung.

Das jetzt freiliegende Axon kann dabei geschädigt werden wie beim **Morbus Refsum** (= familiär-erbliches Leiden aus dem Formenkreis der Heredoataxien mit Polyneuropathien, Augen- und Kleinhirn-Symptomen infolge einer rezessiv vererbten Fettsäurestoffwechselstörung mit Phytansäure-Speicherung in Organen und Schwann-Zellen).

Die Entmarkung kann jedoch auch ohne Axonläsionen erfolgen, wie z. B. bei **Blei-** oder **Diphtherie-Polyneuropathien** oder **peronealer Muskelatrophie**.

Regenerate der Schwannzellen haben mit 300–400 µm verkürzte Internodienlängen (= Abstand der Ranvier-Schnürringe, normal > 1000 µm).

### 16.1.4.3  Regeneration am peripheren Nerven

Während der distale Anteil des Axons nach Durchtrennung zugrundegeht, wächst bei erhaltenem Perikaryon (= um den Zellkern gelegener Teil der Zelle) aus dem proximalen Axonstumpf ein Regenerat. Bereits 4 Stunden nach der Durchtrennung kommt es infolge des Aufstaues transportabler Zellbestandteile zur Auftreibung des Axons mit Anhäufung von Zellorganellen. Vom 2. Tag an beginnt proximal die Aussprossung des Axonregenerates. Im Zentralnervensystem bleiben diese Regenerationsversuche erfolglos, da sich die aussprossenden Axone in dem regellosen Narbengewebe verlieren, den Anschluß an die ursprüngliche Nervenbahn nicht wiederfinden.

Im peripheren Nerven proliferieren dagegen vom proximalen Stumpf ausgehend vom 3. Tag an die Schwann-Zellen und ordnen sich in Reihen zu **Hanken-Büngner-Bändern**, die dem ursprünglichen Faszikelverlauf folgend nach distal wandern. Ist der distale Nervenstumpf in erreichbarer Nähe, dringen die Schwann-Zellen und die vom 2. bis 4. Tag an auswachsenden Axonregenerate in die teilweise erhaltenen Nervenstrukturen ein und benutzen sie als „Leitschiene". Auf diese Weise ist mit einer Wachstumsgeschwindigkeit von 2–5 mm/Tag eine vollständige Regeneration der peripheren Nerven einschließlich der motorischen Endplatten möglich. Der Zweck einer Nervennaht besteht also darin, eine so weitgehende Annäherung der Stumpfenden vorzunehmen, daß diese Regeneration ermöglicht wird.

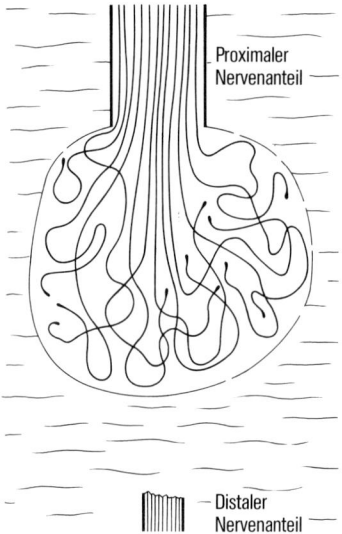

Abb. 109   Narbenneurom oder Amputationsneurom

### 16.1.4.4 Neurombildung
(ausführlicher s. 3.2.7)

Liegen die durchtrennten Enden peripherer Nerven zu weit voneinander entfernt oder wurde der periphere Anteil amputiert, so wächst das schneller regenerierende Bindegewebe aus der Umgebung in die Lücke und verhindert die Vereinigung der von proximal kommenden Regenerate mit den peripheren Nervenanteilen. Die nun von proximal ungeordnet ausgehenden Regenerationsversuche der Achsenzylinder und Schwann-Zellen führen zur knotenförmigen, tumorartigen Auftreibung = Neurom (**Narbenneurom** oder **Amputationsneurom**). Die Bezeichnung „Neurom" ist streng genommen unzutreffend. Es handelt sich nicht um einen Tumor im Sinne eines Neoplasmas, sondern um ein knotenförmiges Regenerat (Abb. 109).

## 16.1.5 Atrophie, Alterung, Systemdegenerationen

### 16.1.5.1 Einfache Atrophie

Im höheren Lebensalter atrophiert mehr oder weniger diffus das gesamte Gehirn infolge physiologischer Alterungsprozesse. So ist das mittlere Hirngewicht Achtzigjähriger um etwa 100–200 g niedriger als das Sechzigjähriger. Bei langsam fortschreitender Atrophie der Ganglienzellen wird der Zellkörper kleiner. Die Zelle schrumpft durch Wasserverlust, die Proteinsynthese nimmt ab, Abbauvorgänge überwiegen. Es kommt zur Rarefizierung des Dendritengeflechtes, das Neuropil schwindet, die Nervenzellen rücken dichter zusammen. Funktionell entscheidend ist wahrscheinlich der fortschreitende Schwund an synaptischen Kontakten.

### 16.1.5.2 Lipofuszin

Vom 7. Lebensjahr an treten in Ganglienzellen vermehrte Ablagerungen eines Lipopigmentes vom Typ des Lipofuszin auf, das mit höherem Alter zunimmt und in Nervenzellen der verschiedenen Art und Lokalisation sehr unterschiedlich sein kann. Besonders reichlich findet es sich in den großen Pyramidenzellen der Großhirnrinde und den Vorderhornzellen des Rückenmarkes.

Das Pigment geht aus Autophagolysosomen hervor, kann noch Reste untergegangener Zytoplasmastrukturen enthalten, deren Lipidanteil von den Lysosomen unvollkommen abgebaut wurde. Die ungesättigten Fettsäuren werden zu Lipoperoxyden und Aldehyden oxydiert und durch Polymerisation in ein gelbbräunliches unlösliches Pigment umgewandelt.

Da sich Lipofuszin besonders in alternden Geweben anreichert, wird es auch als „Alterspigment" bezeichnet, in fortgeschrittenen Fällen wird von einer neuronalen Lipopigment-Dystrophie oder Pigmentdegeneration gesprochen.

### 16.1.5.3 Fibrillenveränderungen

Pathologische Alterungsprozesse führen darüber hinaus im Perikaryon der Nervenzelle, wahrscheinlich durch Störung der Transskription, zur Bildung abnormer filamentärer Proteine, die im Zelleib liegenbleiben und nicht in den Neuriten weiterwandern, als versilberbare parallele Stränge erkennbar sind (**Alzheimer-Fibrillenveränderung**) und Amyloid bilden können.

Elektronenmikroskopisch handelt es sich um tubuläre Strukturen, die eine Doppelhelix oder gerade Tubuli bilden können. Am häufigsten treten sie in der Hippokampusregion auf.

Gleichartige degenerative Veränderungen werden auch nach Entzündungen (z. B. Virusenzephalitiden), Traumen (z. B. bei Boxern nach zahlreichen schweren k.-o.-Niederlagen) oder tierexperimentell nach Intoxikation (z. B. mit Aluminium) gefunden.

Analoge Ablagerungen abnormer Proteinfibrillen aus Neuriten, Dendriten und Synapsen mit Anlagerungen von Gliazellen und Fasern sind als **senile Plaques** oder **senile Drusen** ebenfalls durch Versilberung oder mit der Amyloidfärbung darstellbar. Die chemische Zusammensetzung dieses Amyloids weicht von der anderer Körperregionen ab.

Rascher fortschreitende, aber grundsätzlich gleichartige atrophische Prozesse finden sich beim **Morbus Alzheimer** (präsenile, d. h. vor dem 60. Lebensjahr beginnende, oder senile Demenz mit hochgradiger Atrophie bestimmter Teile des Großhirns und Alzheimer-Fibrillenveränderungen) und bei bestimmten Systematrophien (16.1.5.5).

Änderungen des Zytoskelettes (16.1.7) führen zu Auftreibungen im Nucleus cuneatus und gracilis.

### 16.1.5.4 Alterung (Zusammenfassung der Befunde)

Allgemeine Veränderung des Gehirns = diffuse Hirnatrophie mit Verschmälerung der Windungen, Erweiterung der äußeren Liquorräume und der Ventrikel = **Hydrocephalus internus et externus e vacuo**.

Mikroskopisch ist die Zahl der Neurone vor allem in Rinde und Thalamus vermindert, die Ganglienzellen enthalten vermehrt Lipofuszin. Außerdem finden sich die o. g. degenerativen Altersveränderungen: Senile Plaques, Fibrillendegeneration, Amyloidose der Hirngefäße.

### 16.1.5.5 Degenerationen am extrapyramidalen System (Beispiel Morbus Parkinson)

Progrediente Degenerationsprozesse mit bevorzugtem Befall bestimmter Neuronensysteme werden im Gegensatz zu den oben beschriebenen diffusen Hirnatrophien **Systematrophien** bezeichnet. Die Ursachen sind unbekannt. Diskutiert werden vorzeitige Alterungen umschriebener Areale durch metabolische Störungen verschiedenster Art, toxische oder paraneoplastische Faktoren und Virusinfekte (16.4.3).

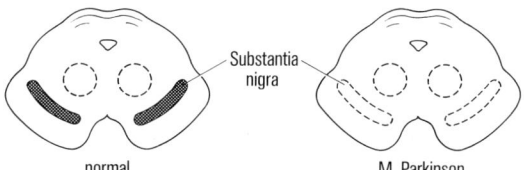

normal                    M. Parkinson

Abb. 110   M. Parkinson, Depigmentation der Substantia nigra

**Morbus Parkinson (Paralysis agitans)** = Idiopathische Form der Schüttellähmung. Häufigste extrapyramidale Systemerkrankung, die im mittleren Lebensalter beginnt, in einigen Fällen erblich ist und klinisch durch folgende Trias charakterisiert wird: Rigor, Tremor, Akinese.

**Pathogenese:** Aus bisher unbekannter Ursache degenerieren pigmentierte Ganglienzellen in der Substantia nigra (Slow virus infection?) mit Ausfall nigrostriärer Synapsen. Infolgedessen ist der Gehalt des Neurotransmitters Dopamin im Striatum herabgesetzt und es verschiebt sich das Gleichgewicht zu Gunsten cholinerger Einflüsse. Möglicherweise ist die primäre Schädigung eine hypothalame Störung des APUD-Systems ( = **A**min **p**recusor **u**ptake and **d**ecarboxylation). Dieser idopathische Morbus Parkinson ist abzugrenzen vom atherosklerotischen oder postenzephalitischen Parkinsonismus, bei dem oft gleichzeitig eine Demenz vorhanden ist.

## Morphologie

*Makroskopisch:* Depigmentierung der Substantia nigra in vielen Fällen (Abb. 110).

*Mikroskopisch:* Herdförmiger Ausfall der melaninhaltigen Nervenzellen der Zona compacta der Substantia nigra vorwiegend der posterioren Kerngruppen, oft symmetrisch angeordnet. Das freiwerdende Pigment wird von Phagozyten aufgenommen, die sich perivaskulär ablagern. Auch in anderen Kernbereichen kann es zu Pigmentverlusten kommen. Außer dem Pigmentverlust treten Glianarben auf. Häufig werden in den erhaltenen Ganglienzellen dieser Areale kugelige Zytoplasmaeinschlüsse gefunden (Lewy-Körper).

Weitere seltene Systematrophien sind:

**Pick-Atrophie:** Hirnwindungsatrophien im Frontal-, Temporal- oder Parietalbereich, die zum umschriebenen Hydrozephalus führen können, im 40.–50. Lebensjahr beginnen und eine präsenile Demenz verursachen. Ätiologie und Pathogenese sind unbekannt. Diskutiert werden Störungen des Zinkmetabolismus.

**Chorea Huntington** (erbliche Chorea major): Dominant erbliche, im 3.–5. Lebensjahrzehnt beginnende Erkrankung mit blitzartigen Muskelzuckungen („erblicher Veitstanz"), Demenz und Versteifungen in späteren Stadien, Atrophie des Corpus striatum (besonders Kopf des Nucleus caudatus und Putamen) mit Erweiterung der Seitenventrikel und oft diffuser Atrophie der Großhirnwindungen. Ätiologie und Pathogenese sind unklar. Das Dopamin-Azetylcholin-Gleichgewicht ist zu einer erhöhten Empfindlichkeit der Dopaminrezeptoren im Striatum verschoben. Vor allem im Nucleus caudatus ist der Cholinazetyltransferasegehalt reduziert.

### 16.1.5.6 Degenerationen am pyramidalen System (Beispiel amyotrophische Lateralsklerose)

Synonym: Myatrophische Lateralsklerose

Häufigste progressive Systemerkrankung des ersten motorischen Neurons, kombiniert mit degenerativem Untergang der motorischen Vorderhornzellen, die im mittleren Lebensalter meist sporadisch beginnt, nur Einzelfälle sind erblich. Unbekannte Ätiopathogenese. Diskutiert werden Störungen von DNA-Repair-Enzymen. Klinisch findet sich eine Spastizität der befallenen Muskulatur, seltener kommt es bei Beteiligung der motorischen Hirnnervenkerne zur Bulbärparalyse.

**Morphologie:** Nervenzelluntergänge in der 5. Rindenschicht der Betz-Pyramidenzellschicht der vorderen Zentralwindung, symmetrische Degeneration der Pyramidenseitenstränge und Ausfall der großen motorischen Vorderhornzellen. In der betroffenen Skelettmuskulatur finden sich entsprechende neurogene felderförmige Muskelfaseratrophien (15.2.2).

### 16.1.6 Reaktionsweise des kindlichen Hirngewebes

Die Blut-Hirn-Schranke und die Blut-Liquor-Schranke sind während des ersten Lebensjahres noch nicht ausgereift, daher für bestimmte Proteine durchlässiger. Wegen der geringeren Vaskularisation, des niedrigeren Gewebswiderstandes und der besseren Ausweichmöglichkeiten kann das kindliche Gehirn jedoch die Folgen eines Hirnödems besser kompensieren.

Die Entwicklung der Großhirnrinde ist etwa am Ende des 2. Lebensjahres abgeschlossen, die Myelinisation erstreckt sich dagegen bis zum Ende des ersten Lebensjahrzehntes.

Das unreife Gehirn ist durch mechanische Schädigungen, Kreislaufstörungen und Elektrolytstörungen stärker gefährdet. Infolge des hohen Wassergehaltes und des Mangels an Myelin kommt es nach verschiedenen Läsionen ungewöhnlich rasch zu reaktionslosen Gewebsuntergängen mit Verflüssigung, die rascher abgeräumt werden und glattwandige, von Glia und wenig Bindegewebe begrenzte Höhlen hinterlassen = Porenzephalie. Virusinfekte können das Gehirn in den ersten Embryonalwochen nicht befallen, da die Ganglienzellen noch nicht die Protein- und RNA-Mengen enthalten, die das Virus zur intrazellulären Infektion benötigt. Spätere Virusinfekte führen dagegen in Abhängigkeit vom Zeitpunkt der Infektion zu charakteristischen Veränderungen.

### 16.1.6.1 Porenzephalie

**Definition:** *Infolge perinataler Einwirkungen aufgetretene Höhlenbildungen in der Marksubstanz des kindlichen Gehirns.*

Perinatalschäden sind zwischen der 30. Schwangerschaftswoche und dem Ende des ersten Lebensmonats entstehende Läsionen, die stets eine exogene Ursache haben und keine dysontogenetischen Fehlbildungen (Mißbildungen) sind.

**Pathogenese:** Infolge von Zirkulationsstörungen (z. B. Arterien- oder Venenverschlüssen) oder Virusinfekten treten Kolliquationsnekrosen auf. Es kommt zur raschen Gewebsverflüssigung und zum Abtransport der nekrotischen Massen. Dadurch bleiben größere, oft trichterförmige Höhlen (Porus) zurück = *enzephaloklastische Porenzephalie.* Abzugrenzen davon ist die *schizenzephale Porenzephalie,* die Folge angeborener Defekte des Hirnmantels ist.

**Morphologie:** Mit Liquor gefüllte, glattwandige, bevorzugt im Mark, oft um die Sylvi-Furche oder den Sulcus cerebri centralis lokalisierte Höhlen, die häufig über eine äußere Öffnung im Hirnmantel oder eine innere in der Ventrikelwand mit den Liquorräumen kommunizieren. Sekundär können Atrophien im Thalamus, der Pons oder dem Kleinhirn auftreten.

**Hydranenzephalie:** Nach ausgedehnten Gewebseinschmelzungen bleiben von den Hemisphären nur liquorgefüllte dünnwandige Säcke übrig = „Extremform der Porenzephalie". Das untergegangene Gewebe entspricht dem Versorgungsgebiet der A. carotis interna (intrauterine Strangulation?), die von den Vertebralisarterien versorgten Areale sind erhalten. Wenn Reste der Stammganglien, des Hypothalamus und die Basis der Temporal- und Okzipitalregion intakt sind, ist ein Überleben von wenigen Wochen möglich, sind nur Brücke, Medulla oblongata und Kleinhirn vorhanden, tritt der Tod unmittelbar nach der Geburt ein.

Weitere charakteristische Spätfolgen perinataler Hirnschäden sind:

**Ulegyrie** (oule, gr. = Narbe, gyros, gr. = Kreis): Flächenhaft ausgedehnte Narbenbildungen an der Hirnoberfläche mit unregelmäßiger Schrumpfung und Verkleinerung der Windungen infolge von $O_2$-Mangel und Ödem. Ursache sind Noxen, die in der späten Fetalperiode oder kurz nach der Geburt auf das Gehirn einwirken, vor allem Ischämien.

**Lobäre Sklerose:** Sklerose mit Atrophie und Vernarbungen eines gesamten Lappens, meist im Versorgungsgebiet einer großen Arterie, z. B. der A. cerebri posterior oder durch Venenverschlüsse.

**Hemiatrophie:** Ausgedehnte Form der lobären Sklerose mit weitgehender Atrophie einer Großhirnhemisphäre durch perinatalen Verschluß der A. carotis.

**Status marmoratus:** Bevorzugt im Hirnstamm (Putamen, weniger im Nucleus caudatus und Thalamus) lokalisierte weiß-fleckige, marmorierte Zeichnung infolge von Vernarbungen, Verkalkungen in Nervenzellen und Gefäßwänden sowie zusätzlicher Markscheidenbildung, die Reaktion auf eine perinatale Gewebsschädigung ist. Dabei werden nicht nur Axone, sondern atypischerweise auch die Gliafasern des Nervengewebes von Markscheidengewebe umgeben. Im Striatum ist - im Gegensatz zur Rinde - Markscheidenbildung nur während der Perinatalzeit möglich.

### 16.1.6.2 Morphologie des Little-Syndroms

Synonyma: Little-Krankheit, zerebrale Kinderlähmung = infantile Zerebralparese.

Unter dem Begriff des Little-Syndroms werden Endzustände von Schäden zusammengefaßt, die das Gehirn während seiner Entwicklung und Reifung, meist in der Perinatalperiode, betroffen haben und heute dank der besseren ärztlichen Versorgung seltener werden. Die stets exogenen Ursachen der zerebralen Kinderlähmung können sein:

Sauerstoffmangel: Fetale oder neonatale Asphyxie (sphyxis, gr. = Puls), z. B. durch unvollkommene Plazentaentwicklung oder vorzeitige Plazentalösung.

Infektionen: Virusinfekte (Rubeolen, Hepatitis, Zytomegalie, Varizellen, Masern, Grippe, Parotitis epidemica), Protozoen (Toxoplasmose), Listerien und andere Bakterien.

Intoxikationen: CO, unkonjugiertes Bilirubin, Diabetes der Mutter mit Hypo- oder Hyperglykämien.

Traumen: Scherwirkung durch Schädelkompression während der Geburt und das Druckgefälle zwischen intrauterinem und extrauterinem Milieu führen zu Einrissen der Brückenvenen besonders im Falx-Tentoriumbereich mit subtentoriellen Blutungen, zu intrazerebralen Blutungen infolge Zerreißungen der V. cerebri magna oder V. thalamostriata (V. terminalis) und zu Tentoriumrissen. Außerdem treten nicht selten mechanische Hirnstamm- und Rückenmarksschäden sowie Epiduralblutungen vor allem durch Torsionen und Fraktionen bei erschwerten Geburten auf.

Intrauterin führen $O_2$-Mangel und Infektionen, unter der Geburt Traumen und Asphyxie, postnatal der Kernikterus, Krampfschäden und Infektionen am häufigsten zum Little-Syndrom.

### Morphologie

Je nach Art und Zeitpunkt des schädigenden Ereignisses sowie Schweregrad der Läsionen finden sich unterschiedliche morphologische Veränderungen. Allgemein treten bei Frühgeburten eher Läsionen um die Ventrikel durch Ödeme, Nekrosen oder Blutungen, bei reif Geborenen eher Schäden im Rindenbereich sowie Falx- und Tentoriumrisse auf. Morphologische Äquivalente des Little-Syndroms können im einzelnen z. B. sein:

*Porenzephalien* als Folge von Perinatalschäden.

*Hydranenzephalie* wahrscheinlich infolge von Strangulationen durch Nabelschnurumschlingungen oder Amnionstränge mit Kompression der Karotiden.

*Ulegyrien* durch Faktoren, die nach Abschluß der Rindenbildung am Ende der Fetalperiode einwirken.

*Lobäre Sklerose und Hemiatrophie* meist durch Störungen des venösen Abflusses in der späten Fetalperiode.

*Status marmoratus* mit wolkig weiß-fleckiger Veränderung des Striatums durch zusätzliche Markscheidenbildung.

*Status dysmyelinisatus* mit blasser Anfärbung des Globus pallidus im Markscheidenpräparat als Zeichen eines Myelin- und Neuronenausfalls.

### 16.1.7 Neuroaxonale Schädigungen
= Neuroaxonale Dystrophien

Seltene familiäre und sporadische degenerativ-metabolische Veränderungen des ZNS, die bevorzugt bestimmte nervöse Systeme befallen, in verschiedenen Lebensaltern auftreten und durch dystrophische Axonveränderungen charakterisiert sind.

Dabei kommt es zu Veränderungen des Zytoskeletts im Axon, dessen fibrilläre Strukturen aus 3 Elementen bestehen: Neurotubuli ($\varnothing$ 24–26 nm, vorwiegend Tubulin, ein Polypeptid von 110 000 d), Neurofilamente ($\varnothing$ 8–10 nm, Polypeptidtriplet von 68 000 d), Mikrofilamente (5–6 nm, vorwiegend Aktin, ein Polypeptid von 46 000 d).

Neuroaxonale Dystrophien können auch symptomatisch oder als Begleiterscheinungen bei alkoholischen Enzephalopathien, beim Neurolathyrismus, durch Hexakarbon-Lösungsmittel (= „Schnüffler-Neuropathie"), Akrylamid, Aluminiumsalze u. a. auftreten.

Da diese Axonveränderungen auch am peripheren Nerven nachgewiesen werden können, ist eine Diagnostik an Biopsien z. B. der Haut oder des Bindegewebes möglich.

Die histologischen Befunde stimmen weitgehend mit denen bei Alterungsprozessen überein, stellen gewissermaßen vorzeitige lokale Alterungsvorgänge dar. Infolge vermehrter Flüssigkeitseinlagerungen (Axonödem) oder eines erhöhten Organellengehaltes mit lichtmikroskopisch erkennbaren Axonschollen (Sphäroide) kommt es zu Auftreibungen des Axons. Die Sphäroide sind eosinophile homogene oder z. T. granulierte, bis 120 µm große, meist argyrophile Gebilde. Je nach Verteilungstyp können unterschiedliche Krankheitsbilder entstehen:

**Hallervorden-Spatz-Krankheit** (Gilman u. Barret Typ I): Seltene, autosomal-rezessiv vererbte, lokalisierte primäre neuroaxonale Dystrophie, die meist im Kindes- und Jugendalter beginnt, das extrapyramidale System befällt und neben Axonschollen stärkere Ablagerungen von Eisenpigment in Pallidum und Substantia nigra aufweist. Außerdem findet sich häufiger eine Hyperpigmentation der Haut.

**Infantile neuroaxonale Dystrophie:** Vorwiegend im 1. Lebensjahr beginnende und vor dem 10. Lebensjahr zum Tode führende autosomal-rezessiv vererbte Erkrankung mit Kleinhirnatrophie und scholligen Axonauftreibungen der grauen Substanz des ZNS sowie des peripheren und vegetativen Nervensystems (z. B. des Rektums) und der Muskelendplatten. Sie kann mit (Gilman u. Barret Typ II) und ohne (Gilman und Barret Typ III) Eisenpigmentablagerungen im Pallidum auftreten.

### 16.1.8 Speicherungsdystrophien

Speicherungsdystrophien und Leukodystrophien sind Enzymopathien des Lipid- und Kohlenhydratstoffwechsels, bei denen Metaboliten aus den durch Enzymdefekte blockierten Stoffwechselwegen in den Zellen des Nervensystems gespeichert werden.

Infolge eines genetisch bedingten Mangels bestimmter lysosomaler Enzyme stauen sich die verschiedenen Metaboliten in den Lysosomen an. Die Organellen des Energiestoffwechsels können dadurch verdrängt und die Zellfunktionen weitgehend zerstört werden oder die Lysosomenmembran rupturieren und ihr zellschädigender Inhalt strömt in das Zytoplasma oder das umgebende Gewebe. Typische Speicherungsdystrophien sind:

**$GM_2$-Gangliosidose** (früher = amaurotische Idiotie) mit Gangliosidspeicherung infolge eines Fehlens der β-Hexosaminidase oder eines Isoenzyms und typischem kirschrotem Fleck in der Makularegion des Augenhintergrundes. Durch Überladung mit Speicherstoffen sind die Nervenzellen gebläht.

**$GM_1$-Gangliosidose** ( = generalisierte Gangliosidose, Landing Krankheit oder M. Tay-Sachs mit viszeraler Beteiligung): Speicherung von $GM_1$-Gangliosid infolge eines Fehlens der $GM_1$-β-Galaktosidase. Bei einem Teil der Fälle tritt auch hier der kirschrote Fleck am Augenhintergrund auf.

**Niemann-Pick-Krankheit** ( = Sphingomyelinose Typ A) mit Sphingomyelinspeicherung infolge eines Mangels an Sphingomyelin-Cholinhydrolase. Die Ganglienzellen sind balloniert, im Knochenmark und parenchymatösen Organen sowie der Haut treten typische Schaumzellen auf. Zahlreiche Patienten haben ebenfalls einen kirschroten Fleck am Augenhintergrund.

**Morbus Gaucher** ( = Glukozerebrosidose): Defiziente Zerebrosid-Beta-Glukosidase. Glukosylzeramid ist ein charakteristisches Membranlipid von Erythrozyten, Granulozyten und Thrombozyten, das bei einer Abbaustörung vor allem im MPS gespeichert wird. Die vergrößerten speichernden Zellen haben ein helles Zytoplasma, dessen fibrilläre Struktur an geknittertes Seidenpapier erinnert ( = „Gaucherzellen").

**Gargoylismus (Pfaundler-Hurler):** Mukopolysaccharidose mit Glykosaminglykan-speicherung. Betroffen ist vor allem der Stoffwechsel des Binde-, Knochen- und Knorpelgewebes. Dadurch kommt es zum Zwergwuchs mit grotesken Gesichtszügen.

Bei **Leukodystrophien** verursacht der Enzymdefekt einen Markscheidenzerfall und degenerative Entmarkungskrankheit (s. auch 2.1.2).

**Metachromatische Leukodystrophie:** Eine autosomal rezessiv vererbte Erkrankung mit Speicherung von Zerebrosidschwefelsäureestern infolge verzögerten Myelin-abbaues wegen eines Defektes der Zerebrosidsulfatidase A. Das Fehlen dieses Enzyms im lysosomalen Enzymmuster führt zur Anreicherung der entsprechenden Zerebrosidsulfate in den Lysosomen vor allem der Oligodendroglia- und Schwann-Zellen und den Tubulusepithelien der Nieren, oft auch in Leber, Gallenblase, Pankreas, Lymphknoten, Nebennieren und Ovarien.

Neurologisch stehen die Folgen der lysosomalen Nervenzell- und Markscheidenschäden im Vordergrund mit geistigem Abbau und mit Paresen, die bereits im 2. Lebensjahr beginnen.

*Makroskopisch:* Geringgradige Atrophie des Gehirns mit Hydrocephalus internus, diffusen Entmarkungen mit gummiartiger oder derberer Konsistenz in den Marklagern des Groß- und Kleinhirns sowie schwere Entmarkungen peripherer Nerven.

*Mikroskopisch:* Entsprechend den lysosomalen Speicherungen sind lichtmikroskopisch Ablagerungen granulären metachromatischen Materials in den Glia- und Schwann-Zellen nachweisbar.

Der Enzymdefekt läßt sich an Granulozyten und Fibroblastenkernen leicht erfassen.

## 16.1.9 Pathologie der Liquorräume

### 16.1.9.1 Störungen der Liquorproduktion und Resorption

Der Liquor wird vorwiegend von den Plexus chorioidei gebildet, von den Plexus-epithelien sezerniert, wahrscheinlich aber auch von Arachnoidalzellen und Virchow-Robin-Räumen abgegeben. In seiner Zusammensetzung unterscheidet er sich daher von einem Ultrafiltrat. Von den Plexus der Ventrikel fließt der Liquor normalerweise über die Foramina Luschkae und das Foramen Magendii in den äußeren Liquorraum und gelangt vor allem über die Paccioni-Granulationen und Arachnoidalzotten in das venöse Blut. Außerdem tritt er über Taschen der spinalen Nervenwurzeln sowie perivaskuläre und perineurale Lymphspalten in das Lymphgefäßsystem über. Jede Störung dieses Fließgleichgewichtes führt zu Ände-

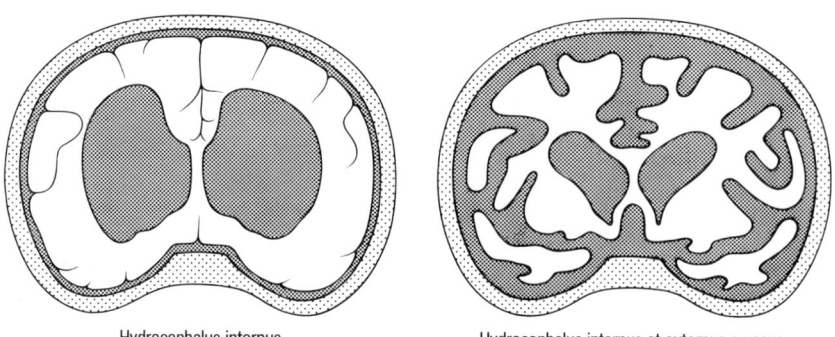

Hydrocephalus internus          Hydrocephalus internus et externus e vacuo

Abb. 111   Hydrocephalus internus et externus e vacuo

rungen des intrakraniellen Druckes, bei stärkeren und länger bestehenden Störungen entstehen morphologische Veränderungen.

### 16.1.9.2 Hydrocephalus internus

Hydrozephalus: Abnorme Ansammlung von Zerebrospinalflüssigkeit in den Ventrikelräumen (H. internus) oder den äußeren Liquorräumen (H. externus). Die abnorme Ansammlung von Zerebrospinalflüssigkeit in den Ventrikeln kann durch zwei grundsätzlich verschiedene Mechanismen entstehen (Abb. 111):

**Hydrocephalus occlusus**

**Definition:** *Erweiterung der Liquorräume infolge von Abflußstörungen.*

**Pathogenese:** Verschlüsse der Abflußwege des Liquors durch

*angeborene Deformitäten:* z. B. Aquaeduktstenosen im Bereich von Ependympolstern, unvollkommene Entwicklung der Foramina des 4. Ventrikels,

*erworbene Verschlüsse oder Stenosen* z. B. durch Tumoren vor allem im Brückenbereich, Obliterationen der Foramina Luschkae und des Foramen Magendii durch tuberkulöse oder unspezifische Meningitiden und ihre Endzustände mit Verwachsungen oder durch Zystizerken (= Bandwurmzysten).

Neben mechanischen Behinderungen des Liquorabflusses können auch eine Liquorüberproduktion (Hydrocephalus internus hypersecretorius) aus unbekannter Ursache oder bei Entzündungen sowie Störungen der Liquorabsorption zur Hirndrucksteigerung und bei längerem Bestehen zum Hydrozephalus führen.

**Morphologie:** Je nach Dauer und Ausmaß der Abflußstörung kommt es zur hochgradigen Erweiterung des Ventrikelsystems oberhalb des Verschlusses mit Atrophie der umgebenden Hirnanteile, Abflachung der Gyri, die zwischen Gehirn und Dura lokalisierte Flüssigkeit wird verdrängt. Durch die intrakranielle Drucksteigerung werden die Kleinhirntonsillen in das Foramen magnum eingepreßt, dadurch bedingte Kreislaufstörungen in der Medulla oblongata führen schließlich zum

Tod. Sind die Schädelnähte beim Kind noch nicht geschlossen, können die Knochen auseinanderweichen und der Hirnschädel paßt sich dem steigenden Innendruck mit oft erheblicher Vergrößerung des Kopfes an.

**Hydrocephalus aresorptivus** (Normaldruckhydrocephalus)

Folge einer Störung des Liquorabflusses über die Paccioni-Granulationen z. B. infolge von Subarachnoidalblutungen oder Meningitiden.

**Hydrocephalus e vacuo**

**Definition:** *Erweiterung der Liquorräume infolge diffuser Hirnatrophie oder Markschrumpfung.*

**Pathogenese und Morphologie:** Häufigste Ursache eines diffusen Gewebsschwundes des Gehirns sind die physiologischen Alterungsvorgänge mit Verminderung des Wassergehaltes, Verkleinerung der Ganglienzellen und Abnahme ihrer Zahl. Zwischen dem 3. und 9. Lebensjahrzehnt nimmt das Hirngewicht auf diese Weise 7–11% ab (16.1.5).

### 16.1.9.3 Liquorzelldiagnostik

Durch Subokzipital- oder Lumbalpunktion ist Liquor cerebrospinalis zu gewinnen, in dem zytologische Untersuchungen Auskunft über Erkrankungen des ZNS geben können. Der normale Liquor ist weitgehend zellfrei, enthält nur ganz selten einen Lymphozyten oder eine Ependymzelle (normal $= \frac{9}{3}$ Zellen in der Rosenthal-Zählkammer). Erythrozyten im Liquor weisen auf Blutungen, Granulozyten auf eitrige Entzündungen, vor allem auf bakterielle Meningitiden ($^{10\text{-}20000}/3$ Zellen) und Lymphozyten auf Virusmeningoenzephalitiden ($^{1000\text{-}2000}/3$ Zellen) hin.

Tumordiagnostik: Von den primären Tumoren des ZNS ist besonders das hochmaligne und rasch in die Subarachnoidalräume einwachsende Medulloblastom zytologisch diagnostizierbar. Die anderen Hirntumoren geben nur in etwa 24% der Fälle identifizierbare Zellen an den Liquor ab, auch Meningeome sind nur ausnahmsweise zytologisch im Liquor zu erkennen. Am ehesten sind Tumorzellen in der Zerebrospinalflüssigkeit bei Hirnmetastasen anderer Geschwülste nachweisbar, z. B. der Bronchial- oder Mammakarzinome. Der häufige Befall des ZNS bei Leukämien und in fortgeschrittenen Stadien maligner Lymphome führt ebenfalls oft zum Auftreten von Tumorzellen im Liquor.

### 16.1.10 Hirndruck, Massenverschiebung

### 16.1.10.1 Hirndruck

Stehen arterieller Zufluß und venöser Abfluß sowie Liquorproduktion und Abstrom im Gleichgewicht, so herrschen im Schädelinneren relativ konstante Druck-

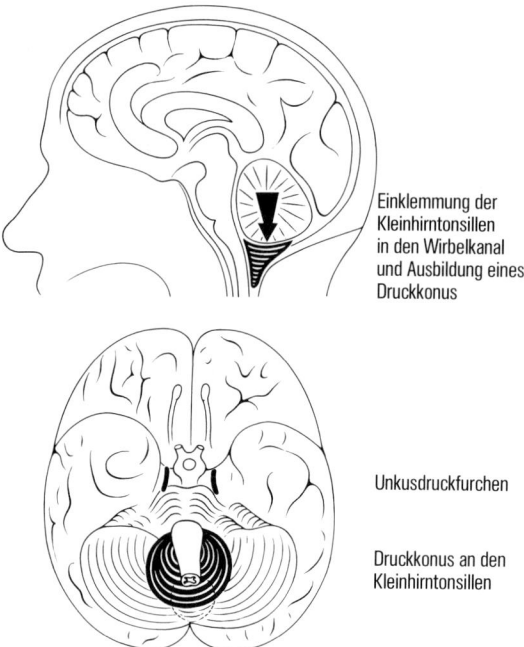

Einklemmung der
Kleinhirntonsillen
in den Wirbelkanal
und Ausbildung eines
Druckkonus

Unkusdruckfurchen

Druckkonus an den
Kleinhirntonsillen

Abb. 112   Zeichen des Hirndrucks

verhältnisse. Jede Vergrößerung des Gehirns führt nach Verschluß der Schädelnähte zur Drucksteigerung, die als „Hirndrucksteigerung" bezeichnet wird.
Ursachen einer Hirndrucksteigerung können sein

- Hirnödem (16.1.2)
- Blutungen (16.2.2)
- Tumoren (16.5)
- Störungen des Liquorabflusses (16.1.9)
- Störungen der Liquor-Produktion und -Absorption

### 16.1.10.2 Massenverschiebungen

Sämtliche raumfordernden Veränderungen im Schädelinneren führen zu Massenverschiebungen. Das Großhirn wird im Tentoriumschlitz mit dem Gyrus hippocampi gegen die Tentoriumkanten gepreßt, es entstehen typische Druckfurchen
der Hirnoberfläche im Unkusbereich = **Unkusdruckfurchen**.

Einseitige Vergrößerungen einer Großhirnhemisphäre führen zur Verlagerung der
Mittellinie auf die Gegenseite, die Druckfurchen am Gyrus hippocampi sind dann
vor allem auf der vergrößerten Seite ausgebildet. Stärkerer Druck in dieser Region
kann auch zu Läsionen der Hirnschenkel führen.

Erhöhung des Hirndruckes verursacht darüber hinaus eine Verlagerung des Hirnstammes in das Foramen magnum mit **Einklemmung der Kleinhirntonsillen**, die sich in den Wirbelkanal vorwölben und einen „**Druckkonus**" bilden. Dadurch wird die Medulla oblongata komprimiert, Blutungen und Nekrosen können auftreten, die Funktion der hier gelegenen lebenswichtigen Zentren, vor allem des Atem- und Kreislaufzentrums wird gestört und der Tod kann eintreten (Abb. 112).

### 16.1.10.3 Stauungspapille

Da sich die Drucksteigerung auch der Optikusscheide folgend bis in den Bulbus des Auges fortsetzen kann, kommt es zur Vorwölbung am Sehnerveneintritt in den Bulbus, zur Stauungspapille, die auf einen gesteigerten Hirndruck hinweist (Augenspiegelung!).

## 16.2 Kreislaufstörungen des ZNS

### 16.2.1 Hirninfarkte

**Ätiologie:** Umschriebene zum Zelltod führende Ischämie des Gehirns aus verschiedenen Ursachen.

**Pathogenese**

**Thrombotische Obliterationen** versorgender Arterien vorwiegend auf dem Boden atherosklerotischer Wandveränderungen. Bevorzugte Lokalisation der Gefäßverschlüsse sind: A. carotis interna, A. vertebralis und Hirnbasisarterien, besonders A. cerebri media und A. cerebri posterior.

**Embolische Obliterationen:** *Thromboembolien:* Emboliequellen sind das linke Herz vor allem bei Vorhofflimmern, Myokardinfarkten oder Klappenendokarditiden, parietale Thromben der Aorta ascendens und der Halsarterien, selten paradoxe Embolien bei offenem Foramen ovale. Bevorzugt befallen werden die gleichen Gefäße wie bei thrombotischen Verschlüssen.

Nicht immer kann sicher entschieden werden, ob ein Hirninfarkt Folge einer thrombotischen oder embolischen Gefäßobliteration ist. Als gesichert embolisch verursacht gelten etwa ⅓ der Hirninfarkte.

*Fettembolie:* Nach Zerstörung ausgedehnter Fettgewebsbezirke z. B. Frakturen großer Röhrenknochen treten Mikroinfarkte mit kleinen Kugelblutungen im Gehirn auf. Makroskopisch entspricht das Bild der Purpura cerebri (7.12.4 und 16.3.3).

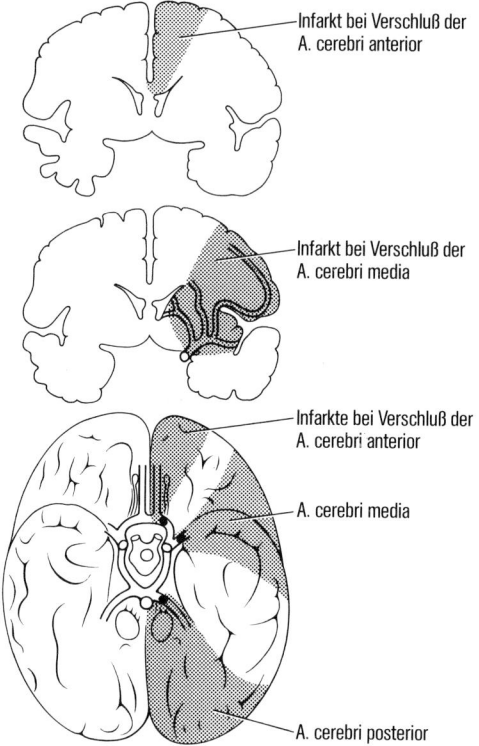

Infarkt bei Verschluß der
A. cerebri anterior

Infarkt bei Verschluß der
A. cerebri media

Infarkte bei Verschluß der
A. cerebri anterior

A. cerebri media

A. cerebri posterior

Abb. 113   Hirninfarkte

*Gasembolie:* Bei der Caisson-Krankheit ( = Dekompressions-Syndrom) kommt es zur Unterbrechung des Blutstromes durch Gasblasen in Arteriolen, dadurch entstehen Mikroinfarkte.

Nur in etwa der Hälfte aller Fälle sind bei Makroinfarkten thrombotische oder thromboembolische Gefäßverschlüsse morphologisch durch Angiographie oder bei der Obduktion nachweisbar. Als weitere, nur in seltenen Fällen jedoch eindeutig bewiesene Ursache wird daher folgender Mechanismus angenommen:

**Insuffiziente Durchblutung ohne Gefäßverschluß = zerebrovaskuläre Insuffizienz:**
Vor allem nach Abfall des Systemblutdruckes sinkt die zerebrale Durchblutung unter den für das jeweilige Areal kritischen Wert. Stenosierende Atherosklerosen begünstigen die Entstehung der Infarkte und bestimmen ihre Lokalisation.

Entzündliche Erkrankungen der Hirnarterien und -venen sind nur in Ausnahmefällen Ursache von Infarkten: Endangitis obliterans, Panarteriitis nodosa, luetische Angiitis, septische Thrombosen der Hirnvenen und Sinus über fortgeleitete eitrige Entzündungen aus der Umgebung (z. B. Otitis media, Sinusitis ethmoidalis etc.).

**Morphologie**

**Lokalisation:** Je nach Größe und Lokalisation der obturierten Arterie und der vorhandenen Anastomosen sind Form und Größe der Hirninfarkte unterschiedlich. Folgende 3 Gruppen werden unterschieden:

*Totalinfarkt:* Infarzierung des gesamten Versorgungsgebietes einer größeren Arterie, meist mit keilförmiger Zerstörung des Rinden- und Markgebietes (Abb. 113). Nach Karotisverschluß (Versorgungsgebiet der A. cerebri anterior und media) kommt es zum Infarkt der gesamten Hemisphäre.

*Stumpfinfarkt:* Infarzierung des Areals im unmittelbaren Anschluß an das verschlossene Gefäß, die peripheren Bezirke werden über Anastomosen ausreichend versorgt. Beispiel: Bei Verschluß der A. cerebri media Infarkt der Stammkerne (meist Nucleus lentiformis) und der Insel.

*Grenzzoneninfarkt:* Die peripheren Areale aneinander grenzender Versorgungsgebiete (= „letzte Wiesen" oder „Wasserscheide") werden bei unzureichender Durchblutung der Endstrombahn infolge lokaler Gefäßschäden und Senkung des Systemblutdruckes infarziert und bilden sichelförmige Rindenläsionen.

**Ischämische und hämorrhagische Infarkte**

**Ischämische Nekrose oder anämischer Infarkt** = weiße Enzephalomalazie (enkephalos, gr. = Gehirn, malakos, gr. = weich), ca. 60% der Infarkte.

Infarkte des ZNS gehen in der Regel mit Kolliquationsnekrosen einher, sie werden daher meist als Enzephalomalazien bezeichnet (16.1.3.3, Nekrosetypen).

In den ersten 6 Stunden der Ischämie sind sie makroskopisch kaum erkennbar. Nach 10–40 Stunden tritt eine Abblassung mit verwaschener Grenze zwischen grauer und weißer Substanz auf, das nekrotische Areal ist geschwollen. Nach 48 Stunden sind die Makrophagen im Infarktbereich vermehrt. Nach 2–7 Tagen kommt es zur Demarkation mit kleinen Blutungen an den Rändern, nach 1–3 Wochen zur Verflüssigung mit Abfließen eines milchig-trüben Saftes beim Einschneiden = Kolliquationsnekrose.

**Hämorrhagischer Infarkt** = rote Enzephalomalazie, ca. 40% der Infarkte.
Bei grundsätzlich gleichem Ablauf wie im anämischen Infarkt werden die infarzierten Areale durch sekundären Einstrom von Blut über Anastomosen rot verfärbt. Hämorrhagische Infarkte können außerdem bei Thrombosen der Venen, vor allem der Sinus entstehen. Entsprechend dem Abflußgebiet variiert das Verteilungsmuster dadurch entstehender Enzephalomalazien.

Mikroskopisch ist der infarzierte Bezirk zunächst von einem Ödemsaum umgeben, die Nerven- und Gliazellen sind vermindert anfärbbar („Erbleichung"). Nach einigen Tagen finden sich untergehende Ganglien- und Gliazellen mit hyperchromatischen Kernen und verstärkter Zytoplasmaeosinophilie, zerfallenden Markscheiden, deren Myelin von Phagozyten aufgenommen wird (= Lipophagen = Fettkörnchenzellen), die im Verlauf von Wochen über die Virchow-Robin-Räume und Blutgefäße abwandern.

Nur selten treten im Gehirn auch Koagulationsnekrosen auf, in denen das nekrotische Gewebe nicht abgebaut wird (16.1.3.3).

### Manifestationszeit
Die Manifestationszeit, d. h. die Zeit, die nach dem Zelltod vergehen muß, bis charakteristische morphologische Veränderungen auftreten (2.7.3.3), beträgt für das Gehirn 1–24 Stunden. Elektronenmikroskopisch nachweisbare, zunächst noch reversible Zellveränderungen sind bereits nach 5–15 Minuten Anoxie erkennbar: Mitochondrienläsionen, Erweiterungen der Zisternen des ER, Schwellung der Astroglia.

Für den Zeitablauf der Funktionsstörungen des ZNS nach vollständiger Unterbrechung der Blutversorgung gilt:

- Nach 5–10 sek: Bewußtlosigkeit
- nach      15 sek: Erlöschen der bioelektrischen Aktivität (EEG)
- nach 3–  5 min: Irreversible Zellschäden
- nach 8–10 min: Zelltod

### Gefäßgebiete
Entsprechend den Versorgungsgebieten der einzelnen Blutgefäße und der Häufigkeit der Gefäßverschlüsse sind Hirninfarkte vor allem in folgenden Bereichen lokalisiert (Abb. 113):

A. carotis interna-Versorgungsgebiet. In etwa 50% der Fälle liegt der Verschluß extrakraniell.

A. cerebri media: Dieses Gefäß ist am häufigsten betroffen. Der Totalinfarkt zerstört den lateralen Frontal- und Parietallappen, die Insel, Temporalwindungen und den Nucleus lentiformis. Der Stumpfinfarkt zerstört den Nucleus lentiformis und die Insel. Der Grenzzoneninfarkt ist im Grenzgebiet aller drei großen Zerebralarterien (A. cerebri anterior, media und posterior), der Parieto-Okzipitalregion lokalisiert.

A. cerebri anterior: Seltener, da hier mehr Anastomosen vorliegen, betroffen sind der mediale Frontallappen, der Balken und der vordere Linsenkern.

Aa. vertebrales und A. basilaris-Versorgungsgebiet: Die im Kleinhirn, Hirnstamm und der Okzipitalregion lokalisierten Erweichungsherde sind nach Lage und Form sehr unterschiedlich.

A. cerebri posterior: Bei zentralem Verschluß fallen Thalamus und Hypothalamus aus, nach peripherer Obliteration kommt es zu Infarzierungen im Ammonshorn und dem mediobasalen Okzipitallappen.

A. basilaris: Der Stumpfinfarkt zerstört Bezirke der Pons und des kaudalen Mittelhirns, periphere Verschlüsse führen zum Untergang des mittleren Kleinhirnstiels und dorsolateraler Mittelhirnbereiche.

Kleinhirnarterien: Ausfall verschiedener Kleinhirnareale. Verschluß des A. cerebelli inferior verursacht bei Infarzierung der dorsalen Oblongatahaube das klinische Bild des Wallenberg-Syndroms (plötzlich beginnender Schwindel mit Erbrechen, heftiger brennender Spontanschmerz der gleichseitigen Gesichts- oder kontralateralen Körperhälfte, Schluckstörungen, Würgereflex).

**Grenzgebietsschäden:** Durch ihre Lokalisation charakterisierte Nekrosen in den Grenzzonen der arteriellen Versorgungsgebiete großer Arterien. Diese sichelförmig über die Konvexität verlaufenden Rindenläsionen entstehen in den besonders gefährdeten peripheren Versorgungsgebieten, die gewissermaßen als „letzte Wiesen" bei unzureichender Durchblutung infolge einer Stenose und/oder eines Abfalles des Systemblutdruckes nicht mehr ausreichend „bewässert" werden. Sie treten bevorzugt in folgenden Bereichen auf:

Zweite Stirnhirnwindung = Grenze A. cerebri anterior – media

Parieto-Okzipitalregion = „Dreiländereck", Grenze aller drei großen Hirnarterien (A. cerebri anterior – media – posterior)

Striatum, besonders Kaudatum der Stammganglien = Grenzbereich zwischen A. cerebri anterior und media mit ihren basalen Verzweigungen.

**Venenthrombosen:** Innere Hirnvenen, die in die Vena magna Galeni und den Sinus rectus abfließen, führen bei thrombotischem Verschluß zu hämorrhagischen Infarkten der Stammganglien.

**Brückenvenen:** Die meist langsam entstehenden Thrombosen der Sinus verursachen oft keine Hirnläsionen, greift die Thrombose jedoch auf die Brückenvenen über, treten hämorrhagische Infarzierungen der zugehörigen Hirnareale auf.

**Folgeveränderungen der Hirninfarkte**
Wird der Infarkt überlebt, so bleiben neurologische Ausfälle entsprechend der Größe und Lokalisation des Infarktes zurück. Nach Verflüssigung und Resorption des nekrotischen Gewebes wird der infarzierte Bezirk schließlich in einen gereinigten Hohlraum umgewandelt, dessen Wand aus Narbengewebe von verdichteter Glia und Bindegewebe gebildet und der von liquorartiger Flüssigkeit ausgefüllt wird. Nur kleinste Erweichungsherde können durch eine Glianarbe ersetzt werden.

## 16.2.2 Blutungen (s. auch 8.1.3)

### 16.2.2.1 Hypertensive Angiopathie

Hypertonische Form der Hirnarteriensklerose: An den großen Hirnbasisarterien entstehen bei Hochdruckkranken charakteristische, quer zur Längsrichtung verlaufende „leitersprossenartige" Lipoideinlagerungen (=skalariforme Sklerose, skala, lat. = Leiter), die Lamina elastica interna ist fragmentiert, die Media z. T. hypertrophiert. In den nichtarteriosklerotischen Arterienabschnitten kommt es infolge der Adaptation an den Hochdruck zur Mediahyperplasie.

Hypertensive Angiopathie (7.9.4.4): Typisch für die hypertensive Angiopathie sind außerdem Hyalinosen der Arteriolen und kleinen bis mittelkalibrigen Hirnarterien mit Plasmainsudationen sowie lockere Infiltrate aus Lymphozyten und Schaumzellen. In diesen Abschnitten können herdförmige **Wandnekrosen** auftreten, aus denen die zerebralen Massenblutungen des Hypertonikers hervorgehen. Häufig bildet sich an dieser Stelle zunächst ein akutes Aneurysma („miliares Mikroaneurysma"), das dann rupturiert. Hauptlokalisationsorte dieser Veränderungen und entsprechender Blutungen sind die Stammganglien, vor allem das **Putamen** und **Klaustrum.**

Außerdem können sich im Hirngewebe um die kleinen intrazerebralen Arterien perivaskuläre Schrumpfräume bilden = **Status cribrosus.** Diese von Abräumzellen freien Räume müssen abgegrenzt werden von kleinen perivaskulären Nekrosen, die als **Status lacunaris** bezeichnet werden.

### 16.2.2.2 Differentialdiagnose der Massenblutung

Hirninfarkte und zerebrale Massenblutungen sind die häufigsten Ursachen akuter zerebraler Läsionen bei alten Menschen. 15–20% aller zerebrovaskulären Prozesse sind Massenblutungen. Differentialdiagnostisch müssen dabei folgende ursächliche Faktoren erwogen werden:

**Hypertonische Massenblutung:** 65% aller spontanen zerebralen Massenblutungen gehen auf einen Hypertonus zurück, der Häufigkeitsgipfel liegt im 6.–7. Lebensjahrzehnt. Bei malignem Hochdruck treten auch in jüngeren Lebensjahren Blutungen auf.

**Gefäßmißbildungen:** Zweithäufigste Ursache, vor allem Angiome und rupturierte Aneurysmen der Zerebralarterien, besonders der Hirnbasisarterien. Der Häufigkeitsgipfel liegt hier im jüngeren Lebensalter.

**Andere Ursachen:** Hämoblastosen, insbesondere akute Leukämien, Koagulopathien, Folgen von Antikoagulantientherapien, Angiitiden, Blutungen im Bereich von Infarkten, Tumorblutungen: „Apoplektiforme Tumoren", d. h. unter dem Bild eines Apoplex auftretende Blutungen, entstehen bevorzugt bei malignen Gliomen, in Hirnmetastasen anderer Tumoren und in den blutgefäßreichen Hypophysenadenomen.

## 16.2.3 Thrombosen

### 16.2.3.1 Thrombosen der Längsblutleiter

**Pathogenese:** Häufigste Ursache der blanden, d. h. nicht infizierten Sinusthrombosen sind im hohen Lebensalter heute Herz- und Kreislaufstörungen, die vor allem bei allgemeiner Auszehrung, mitunter im Wochenbett und selten nach Traumen beobachtet werden. Beim Erwachsenen sind blande Sinusthrombosen selten, im Säuglingsalter sind sie dagegen ein relativ häufiger Befund.

Septische Thrombosen der Sinus sind heute eine Ausnahme. Sie entstehen durch Übergreifen eitriger Entzündungen aus der Umgebung, den Nasennebenhöhlen, dem Schädel, den Weichteilen des Kopfes und der Zähne.
Bei eitrigen Meningitiden treten Thrombosen der Sinus und Hirnvenen häufiger auf.

**Morphologie:** Am häufigsten betroffen sind der Sinus sagittalis superior und der Tentoriumsinus. Rasch auftretende Thrombosen können hämorrhagische Infarkte in den versorgten Hirnbezirken verursachen, langsame Verschlüsse der Sinus bleiben oft weitgehend folgenlos, erst hinzukommende Thrombosen der Brückenvenen führen dann zu hämorrhagischen Hirninfarkten.

### 16.2.3.2 Thrombosen der Hirnvenen

**Pathogenese:** Wie bei den Sinusthrombosen

**Morphologie:** S. 16.2.1 „Venenthrombosen". Thrombosen der Abflußvenen des tiefen Marklagers während der Perinatalperiode sind eine Ursache des Little-Syndroms (16.1.6.2).

### 16.2.3.3 Thrombosen der Hirnarterien (16.2.1)

## 16.2.4 Embolien

### 16.2.4.1 Thromboembolien (16.2.1)

### 16.2.4.2 Fettembolie

**Pathogenese:** S. 16.3.3.1

**Morphologie:** Dem makroskopischen Bild der Purpura cerebri mit flohstichartigen Blutungen auf der Schnittfläche entsprechen mikroskopisch ringförmige Erythrozytenaustritte um Präkapillaren und Kapillaren der Marklager. Diese Gefäße sind durch Fetttropfen aus eröffneten Knochenmarksräumen oder anderem Fettgewebe und durch Mikrothromben verschlossen, die im Verlauf des traumatischen Schocks (7.10.2) entstanden sind. Dadurch bilden sich zahlreiche kleine Parenchymnekrosen aus. Überlebt der Patient längere Zeit, so bleiben multiple Mikronarben zurück.

### 16.2.4.3 Bakterielle Embolien

**Pathogenese:** Ausgangspunkt sind vorwiegend ulzeropolypöse Endokarditiden der Mitral- und Aortenklappe. Je nach Größe des bakteriell (neuerdings häufig auch von Pilzen) durchsetzten Embolus werden Hirngefäße unterschiedlichen Kalibers verschlossen.

**Morphologie:** Neben den Folgen der lokalen Durchblutungsstörungen entstehen durch die Einwirkung der Eitererreger Mikroabszesse und mykotische Aneurysmen (7.3.2.6).

## 16.3 Traumatische Schädigungen des Nervensystems

Auf den Kopf einwirkende Traumen können zu unterschiedlich schweren Schädigungen des Gehirns führen. Je nach Schwere des klinischen und morphologischen Befundes werden unterschieden:

**Commotio cerebri** = Gehirnerschütterung nach stumpfem Schädeltrauma, die klinisch vor allem charakterisiert ist durch Bewußtlosigkeit von kurzer Dauer, retrograde Amnesie und Erbrechen. Außer Glialäsionen mit anschließender Proliferation der Gliazellen sind keine mikroskopischen Veränderungen nachweisbar.

**Contusio cerebri** = Verletzung des Gehirns mit pathologisch-anatomisch ausgeprägteren Läsionen, die im folgenden ausführlicher besprochen werden.

### 16.3.1 Primäre traumatische Schäden

Unmittelbare Folgen einer Gewalteinwirkung auf das Gehirn, die während des Traumas auftreten.

### 16.3.1.1 Gedeckte Hirnverletzungen

**Definition:** *Verletzung des Gehirns, bei der keine Verbindung zwischen Hirngewebe und Außenluft entstanden ist.*

Solange die Dura intakt ist, wird die Hirnverletzung als gedeckt angesehen.

**Pathogenese:** Gedeckte Hirnverletzungen sind Folgen stumpfer Schädeltraumen durch meist breitflächig auftreffenden Stoß, Schlag oder Fall. Wirkt die Gewalt auf den fixierten Kopf ein, entsteht ein **Kompressions-** oder **Quetschungstrauma,** beim Aufschlag einer kleinen Masse auf eine kleine Fläche ein **Impressionstrauma** (z. B. Impressionsfraktur). Hirnverletzungen treten im Bereich des Aufpralls und – bei starker Krafteinwirkung – auch am Gegenpol auf. Trifft die Gewalt den frei beweglichen Kopf, kommt es zum **Beschleunigungs-** und **Verzögerungstrauma.** Geht die Stoßachse durch den Schwerpunkt des Schädels (sog. Translationstrauma), finden sich vor allem durch Sogwirkung am Gegenpol Kontusionen, außerdem Läsionen in zentralen Hirnbereichen, den Stammganglien, der Ventrikelwand und am Balken. Verläuft die Stoßachse dagegen tangential zum Hirnschädel, z. B. Schlag auf Gesicht, Kinn oder Schläfe, entwickeln sich vorwiegend Scherkräfte zwischen Schädel und Gehirn, die zu Gewebszerreißungen mit Rissen von Gefäßen und Nerven führen (sog. Rotationstraumen).

Beachte! Auch nach scheinbar belanglosen Schädelverletzungen können nach symptomfreiem oder symptomarmem Intervall zerebrale Funktionsstörungen infolge eines Hirnödems, sub- oder epiduraler Hämatome auftreten.

## Morphologie
Folgende primär traumatische Schäden sind bei gedeckten Hirnverletzungen möglich:

### Durahämatome
Vorwiegend über der Konvexität, seltener unter dem Tentorium. **Epidurale Blutungen** = Blut zwischen Schädelknochen und Dura, das meist von arteriellen Blutungen aus der A. meningea media oder ihren Ästen stammt, vor allem nach Frakturen des Os parietale oder Os temporale. Einrissen der Durasinus oder der Diploevenen folgen venöse Blutungen. Die Blutung hebt die Dura von der Innenseite des Schädelknochens ab, bleibt infolgedessen meist auf einen umschriebenen Raum begrenzt, komprimiert das Gehirn und führt durch Steigerung des intrakraniellen Druckes und Massenverschiebungen rasch zum Tod, wenn die Diagnose nicht rechtzeitig gestellt wird (Computertomogramm, Sonographie, Angiographie). Bei etwa 10–20% aller obduzierten Patienten mit Schädel-Hirn-Traumen finden sich epidurale Hämatome. Da die Dura als Periost dem Schädelknochen des Kleinkindes noch fest anhaftet, treten hier Blutungen in die Dura auf = intradurale Blutungen.

### Subdurale Blutungen = Blut zwischen Dura und Arachnoidea, meist venöse Blutungen durch Abrisse von Brückenvenen zwischen der Hirnoberfläche und den Durasinus oder durch Läsionen der Durasinus. Nach Verletzungen der Hirnrinde und Arachnoidea kann es aus eröffneten arteriellen und venösen Piagefäßen in den Subduralraum bluten.

Bei Neugeborenen sind Subduralhämatome nicht selten Folge von Geburtskomplikationen („Geburtstraumen"), bei Kindern auf Stürze oder Kindsmißhandlungen zurückzuführen.

Das akute subdurale Hämatom entsteht langsamer als das epidurale Hämatom: Epidural innerhalb von Stunden nach dem Trauma, subdural oft erst nach Tagen.

Chronische subdurale Hämatome führen mitunter erst nach Wochen zu klinischen Symptomen. Subdurale Hämatome sind bei etwa 50% aller nach Schädelhirntraumen obduzierten Personen nachweisbar. Sofern die Blutungen überlebt werden, können geringere Blutmengen von der Dura aus organisiert und in Narbengewebe umgewandelt werden. Größere Blutmassen werden nicht organisiert, sondern durch Membranen abgekapselt. Aus Gefäßen dieser Membranen kann es erneut bluten, es wachsen wiederum Fibroblasten ein, so daß sich unregelmäßig geschichtete Strukturen aus Blut und bindegewebigen Membranen bilden = **Pachymeningosis haemorrhagica interna**. Der Pachymeningosis haemorrhagica interna vorausgehende Traumen sind oft minimal, und die Frage, ob dieses Krankheitsbild auch ohne Trauma auftreten kann, ist umstritten. Neuerdings wird auch bezweifelt, ob es gerechtfertigt ist, für diese Form des subduralen Hämatoms weiterhin einen eigenen Krankheitsbegriff beizubehalten oder die Pachymeningosis haemorrhagica interna nicht besser unter das chronische subdurale Hämatom einzuordnen. Begünstigend wirken Alkoholismus, Vitamin $B_1$-Mangel, chronische Nierenerkrankungen und verschiedene Infektionskrankheiten.

Je nach Ausmaß der Faser- und Membranbildung, dem Umfang des Blutabbaus mit Hämatoidin- und Siderinablagerungen sowie den Makrophagen und Schaumzellenansammlungen sind – mit großen Einschränkungen – Angaben über das Alter der Blutung möglich. In einzelnen Fällen kann der Blutfarbstoff vollständig abgebaut und resorbiert werden, so daß klare Flüssigkeit zurückbleibt = **„Durahygrom"**. Ein Teil der Hygrome kann allerdings auch infolge traumatischer Arachnoideaeinrisse direkt ohne vorausgehendes Hämatom entstehen.

**Oberflächliche Rindenherde (sog. Rindenprellungsherde)**
Synonym: Kortikale Kontusionen

Am Ort der Einwirkung des stumpfen Traumas entsteht der **„Stoßherd" (coup)**. Im Augenblick des Stoßes bewegt sich das Gehirn infolge seiner trägen Masse innerhalb des Liquors auf die Stelle der Gewalteinwirkung zu. Infolgedessen entsteht auf der diametral entgegengesetzten Seite ein Sog, der hier ebenfalls oberflächliche Gewebsschäden verursacht: Gegenstoßherd (**=contrecoup**), ein contrecoup ist so gut wie immer vorhanden und meist größer als der Stoßherd.

**Lokalisation:** Entsprechend den häufigsten Richtungen der Gewalteinwirkung finden sich Rindenprellungsherde bevorzugt frontobasal an den Orbitalflächen, den Stirnhirnpolen, Schläfenlappenpolen, am Übergang von der Basis zur Konvexität im Temporalbereich und der Konvexität der Kleinhirnhemisphären. Die Gewebsläsionen entstehen vorwiegend auf den Windungskuppen, im Gegensatz zu den ischämischen Läsionen, bei denen auch die Windungstäler betroffen sind und die zu keilförmigen Infarkten führen. Histologisch sind drei Stadien der Gewebsschädigung zu unterscheiden:

Frische Läsion unmittelbar nach dem Trauma mit petechialen (flohstichartigen) Blutungen an der Rindenoberfläche sowie Ödem und Schwellung der Astrozytenfortsätze. Nach schweren Traumen können diese Veränderungen bis in das Marklager reichen.

Nekrosezone, nach 12 Stunden napfförmig abgegrenzt, mit Gliaproliferationen in Randabschnitten und Markscheidenverlust.

Spätstadium mit Einschmelzung und Abbau der Nekrose, Ausbildung eines Substanzdefektes und einer Glianarbe durch ein Netzwerk vorwiegend aus Astrozytenfasern.

### Schäden im Hirninneren (zentrale traumatische Hirnschäden)

**Marklagerschäden:** Bei etwa 45% der Fälle reißen infolge der Scherwirkungen Blutgefäße ein, es kommt zu Blutungen besonders temporal und frontal mit Gefahr des Ventrikeleinbruches. Darüber hinaus zerreißen im Mark auch Axone und Markscheiden.

**Stauungsschäden:** 40% der Patienten mit schweren gedeckten Hirnverletzungen haben infolge der Rotations- und Pendelbewegungen mit Gefäßeinrissen Blutungen und kleine Nekrosen vor allem an der Grenze zwischen grauer und weißer Substanz im Putamen oder rundliche Massenblutungen im Striatum und Thalamus.

**Balkenschäden:** Bei 20% der Patienten mit tödlichen Hirntraumen nachzuweisen. Meist liegt eine teilweise oder vollständige Ruptur in der medianen Richtung durch Zug und Scherwirkung sowie durch Einwirkung der Falx vor.

### Primäre Hirnstammblutungen

Nach schweren sagittalen Gewalteinwirkungen auf den Schädel finden sich bei 20–50% der meist innerhalb der ersten Stunde Verstorbenen Gewebsdefekte und Blutungen im basalen Zwischen- und Mittelhirn sowie der rostralen und lateralen Brücke infolge von Gefäßeinrissen besonders der A. circumflexa longa durch die traumatischen Massenverschiebungen. Nur selten werden diese Hirnstammläsionen überlebt.

### 16.3.1.2 Offene Hirnverletzungen

**Definition:** *Verletzung des Gehirns mit Eröffnung des knöchernen Schädels, der Dura und Leptomeningen durch direkte Gewalteinwirkung.*

Es entsteht also eine Verbindung zwischen Außenluft und Hirngewebe.

**Pathogenese:** Folge einer direkten, meist scharfen Gewalteinwirkung, z. B. Impressionsfraktur, Schuß, scharfer Hieb, Stich.

**Morphologie:** Je nach Art und Schwere der Verletzung variiert die Form der Knochen- und Duraläsion. Durch direkte mechanische Zerstörung entstehende Hirnwunden lassen folgende Phasen und Zonen erkennen:

*Frühstadium* mit Blutungen und Nekrosen (erste 2 Tage)
Von innen nach außen sind dabei 3 Zonen zu unterscheiden:

Trümmerzone ( = Wundkanal) aus zerstörtem Gewebe und Blut. Durch Gewebsthrombokinase thrombosieren umgebende Gefäße, dadurch entstehen zusätzliche Nekrosen.

Quetschzone am Rand mit Gewebsschäden durch Quetschung und Zerreißung.

Ödemzone mit Schwellung der Astrozyten, die sich innerhalb einer Woche zurückbildet.

*Stadium der Resorption und Organisation* (3.–24. Tag)
Auflösung des zerstörten Gewebes durch Phagozyten. Ab 3. Tag Reaktion der Astrozyten mit Ausbildung „gemästeter Astrozyten", Proliferationen der Kapillaren und der Durafibroblasten, Auftreten von Siderophagen, die auch nach Jahren noch nachweisbar sind. Zwischen 8.–10. Tag Ausbildung eines demarkierenden Granulationsgewebssaumes. Ab 11. Tag tritt Hämatoidin auf, das innerhalb eines Jahres wieder verschwindet. Innerhalb der ersten 2 Wochen werden nekrotische Nervenzellen durch Gliazellen phagozytiert ( = Neuronophagie).

*Stadium der Reparation und Narbenbildung*
Der zerstörte Bezirk wird teilweise von Narbengewebe aus Glia, Fibroblasten bzw. kollagenfasrigen Bindegewebe ersetzt, dabei treten Verwachsungen mit der Dura auf, die zu Verziehungen und Ventrikeldeformierungen führen können. Selbst nach Jahren sind im Narbengebiet mitunter noch Infiltrate aus Lymphozyten und Plasmazellen nachweisbar.

**Komplikationen**
Nach offenen Hirnverletzungen kann es zu folgenden Komplikationen kommen:

Infektion der Wunde durch eingedrungene Bakterien, die immer angenommen werden muß.

Phlegmone: Von der infizierten Wunde ausgehende diffuse unbegrenzte eitrige Durchsetzung des Markgewebes mit starkem entzündlichem (eiweißreichem!) Ödem, Gefahr der Ventrikelinfektion ( = Pyocephalus internus).

Abszeß: Frühabszeß mit abgekapselter Eiterung im Wundgebiet, meist durch Staphylokokken, aber auch Streptokokken, Koli und Pilze. Spätabszeß: Nach Monaten, mitunter erst nach Jahren im Narbengebiet, vor allem wenn Knochensplitter, Haare oder Fremdmaterial in die Wunden verschleppt wurden und dort einheilten. Der Spätabszeß breitet sich langsam, oft wie ein Tumor aus.

Eitrige Meningitis: Ausbreitung der bakteriellen Infektion von der Wunde auf die weichen Hirnhäute.

**Spätkomplikation:** Nach Beteiligung der basalen Meningen Verklebung oder Verwachsung der Liquorabflußwege und Ausbildung eines Hydrozephalus. Oft gelangen die Erreger und der Eiter über einen Pyocephalus internus an die Basis und verursachen einen Hydrocephalus occlusus.

Narbenbildungen nach offenen oder gedeckten Hirnverletzungen können zur symptomatischen Epilepsie führen.

### 16.3.1.3 Gedeckte Rückenmarksverletzungen

**Definition:** *Rückenmarksverletzung ohne Eröffnung der Dura.*

**Pathogenese:** Auf die Wirbelsäule einwirkende stumpfe oder scharfe Gewalt, die auf folgende Weise das Rückenmark schädigen kann:

Starke Retro- und Ventroflexion

Stauchungen und Kompressionen der Wirbelsäule

Rotationen

Kombination von Flexionen und Rotationen mit Kompression des Rückenmarkes als „Peitschenschlagtrauma", z. B. bei Auffahrunfällen im PKW ohne Nackenstützen (nicht selten auch mit Dens-Frakturen), Unfälle bei Hechtrollen, Kopfsprung in zu seichtes Wasser.

**Morphologie:**
*Primäre Läsionen:* An der Stelle der Gewalteinwirkung treten Blutungen im Mark und seinen Häuten sowie Marknekrosen auf, gelegentlich kommt es auch zu Wurzelabrissen der Spinalnerven.

**Kompressionen** des Rückenmarkes, wenn der Wirbelkanal um mehr als die Hälfte eingeengt wird. Nach vorübergehender Quetschung entstehen Ödeme und Kontusionen, nach länger dauernden Druckeinwirkungen Nekrosen, hämorrhagische Erweichungen, die zu vollständigen Querschnittslähmungen führen. Nekrosen können in zystenartige Hohlräume oder in Narben umgewandelt werden.

**Kontusionen** werden durch nicht penetrierende Traumen ohne dauernde Kompression des Markes hervorgerufen. Morphologisch finden sich grundsätzlich die gleichen Schädigungsstadien wie bei Kontusionen des Gehirns (16.3.1.1). Blutungen mit Gewebszerstörungen, die sich über mehrere Rückenmarkssegmente ausdehnen, werden als Hämatomyelie (= „Blutung ins Rückenmark") bezeichnet, stärkere Ödeme führen zu „Lückenfeldern", es folgen Narbenbildungen im Mark und Verwachsungen der Hirnhäute.

*Folgeveränderungen:* Sekundäre Durchblutungsstörungen kranial und kaudal der primären Läsion z. B. durch Thromben oder auch in weiter entfernten Abschnitten mit Blutungen und Nekrosen. Zentrale, stiftförmige Nekrosen, die sich über mehrere Segmente erstrecken, können in längliche Zysten umgewandelt werden und zum Bild der **traumatischen Syringomyelie** führen (syrinx, gr. = Röhre, myelos, gr. = Mark) mit sensiblen und motorischen Ausfällen je nach Lokalisation und Ausdehnung.

Epidurale Blutungen sind selten so umfangreich, daß sie eine Querschnittssymptomatik verursachen. Subarachnoidalblutungen können sich leicht über den gesamten Spinalkanal ausdehnen.

*Spätschäden:* Sekundäre Waller-Degeneration (16.1.4.1) der auf- oder absteigenden Axone mit Markscheidenschäden.


### 16.3.2 Sekundäre traumatische Schäden

Die Massenverschiebungen (16.1.10) verursachen neben Einklemmungserscheinungen durch Zerrungen in der Längsrichtung Einrisse medianer und paramedianer Venen mit Blutungen in den Hirnstamm. Blutungen in beide Hirnschenkel nach schweren Traumen mit extremer Dorsalflexion können zur Tetraplegie bei erhaltenem Bewußtsein führen. War die Ursache einer Massenverschiebung durch ein Hirnödem eine schwere Hypoxie, z. B. bei Schockzuständen, so kommen hypoxische Ganglienzellschädigungen hinzu, vorwiegend in der Rinde, im Putamen und Nucleus caudatus (= Neostriatum) sowie im Thalamus. Umfangreichen Zerstörungen im Bereich des Großhirns, Kleinhirns oder des Rückenmarkes schließen sich sekundäre Degenerationen davon ausgehender Bahnen (z. B. Pyramidenbahn) an = sekundäre Bahndegenerationen.


### 16.3.3 Sonstige traumatisch bedingte Schäden

#### 16.3.3.1 Fettembolie (s. auch 16.2.4.2)

Vor allem nach schweren Traumen mit Frakturen und ausgedehnten Fettgewebsquetschungen kommt es zur massiven Fettembolie (7.12.4) der Lungen. Über Riesenkapillaren und arteriovenöse Anastomosen in den Lungen oder durch ein offenes Foramen ovale des Herzens können größere Fettmengen in das arterielle System gelangen (= arterielle Fettembolie). In 50% dieser Fälle sind embolisch verschleppte Fetttropfen in größerem Umfang im Gehirn nachweisbar. Auf der Schnittfläche des Gehirns finden sich punktförmige Blutungen vorwiegend in der weißen Substanz des Mittelhirns, der Brücke und der Medulla oblongata = **Purpura cerebri**. Mikroskopisch entsprechen diesem Bild kleine „**Ringblutungen**" mit zentraler Nekrose oder „**Kugelblutungen**". Klinisch treten nach einem freien Inter-

vall von mehreren Tagen zerebrale Symptome mit Krämpfen und Koma auf
(7.12.4).

### 16.3.3.2 Thrombosen (16.2.3)

Karotisthrombose: Wandläsionen der Arteria carotis durch stumpfe Verletzungen
im Halsbereich oder nach Schädelbasisfrakturen mit Endothelschäden begünstigen Thrombosen in diesem Gefäß. Ein rascher Arterienverschluß verursacht vor
allem bei unzureichendem Kollateralkreislauf über den Circulus arteriosus Willisii und die Vertebralarterien schwere ischämische Läsionen der betreffenden
Großhirnhälfte.

### 16.3.3.3 Posttraumatische Epilepsie

Insbesondere offene Hirnverletzungen mit nachfolgenden bindegewebigen Hirn-
Duranarben und Verziehung der Ventrikel führen zu posttraumatischen Epilep-
sien (einfache Kontusionen hinterlassen dagegen meist nur flache Glianarben). Es
entwickelt sich ein **„Krampfherd"** mit Neuronen, deren afferente Fasern im Grenzgebiet der Narbe fehlen. Außerdem spielen lokale Mikrozirkulationsstörungen im
Narbenbereich bei der Entstehung der Epilepsie eine Rolle. Stirnhirnverletzungen
sind besonders häufig Ursachen eines Status epilepticus, der durch zahlreiche
schwere epileptische Anfälle und Dauersymptome im Intervall charakterisiert ist.
Im Status epilepticus auftretende Kreislaufstörungen können wiederum zu Läsionen vorwiegend im Ammonshorn führen („Krampfschäden"). Nach Exzision der
Narbe geht die posttraumatische Epilepsie mitunter zurück.

### 16.3.3.4 Boxschäden

Die Ursache der bei Boxern nicht selten auftretenden vorzeitigen Demenz ist pathogenetisch noch ungeklärt. Pathologisch-anatomisch bestehen eine Hirnatrophie, ein Hydrocephalus und eine starke Verschmälerung des Septum pellucidum.
Histologisch finden sich Befunde entsprechend einer Alzheimer Krankheit
(16.1.5.3).

### 16.3.3.5 Hypophysenschäden

Nach stärkeren Gewalteinwirkungen in sagittaler Richtung kann es zu Hypophy-
senstielabrissen, Blutungen im Infundibulumbereich und später zur Hypophysenvorderlappeninsuffizienz unter dem Bild des Sheehan-Syndroms kommen
(14.3.1).

### 16.3.3.6 Schockfolgen

Nach einem Schock (7.10.2) finden sich außer dem Hirnödem mit seinen Folgen (Massenverschiebung mit Einklemmungen 16.3.2), oft hypoxische Ganglienzelluntergänge (16.1.3), die besonders leicht als akute Nekrosen der Körnerzellschicht in der Kleinhirnrinde erkennbar sind.

## 16.4 Entzündliche Erkrankungen des Nervensystems

Die entzündlichen Erkrankungen des Nervensystems werden nach der Lokalisation eingeteilt:

- Enzephalitis = Entzündung des Gehirns
- Myelitis    = Entzündung des Rückenmarkes
- Meningitis  = Entzündung der Hirnhäute

Sowohl bei der Enzephalitis als auch der Myelitis sind meist die Hirnhäute in Form einer „Begleitmeningitis" mitbeteiligt. Oft werden nur bestimmte Bereiche der grauen Substanz befallen.

### 16.4.1 Verteilungstypen der Enzephalitiden

### 16.4.1.1 Polioenzephalitis

Entzündungen des ZNS mit vorwiegender Beteiligung der **grauen** Substanz, die vorwiegend durch Viren hervorgerufen werden

Beispiele:

Poliomyelitis anterior acuta, enzephalitischer Typ.

Herpesenzephalitis: Entzündungen durch Viren der Herpesgruppe (Herpes simplex, Varizellen, Zoster, Zytomegalie) mit Befall der Schläfenlappen (ausschließlich limbisches System: Inselrinde, Gyrus cinguli, mediobasale Temporallappenanteile, Gyrus rectus).

Lyssa (Tollwut): Virusinfekt mit besonders typischen Läsionen (Einschlußkörperchen, sog. Negri-Körperchen) in den Pyramidenzellen des Ammonshorns, den Purkinje-Zellen des Kleinhirns und den Ganglienzellen der Medulla oblongata (Schluckbeschwerden!).

Fleckfieberenzephalitis: Durch Rickettsien hervorgerufen mit knötchenförmigen Infiltraten („Knötchenenzephalitis").

Progressive Paralyse: Treponema pallidum-Infektion im Spätstadium der Lues mit Bevorzugung der Rinde des Frontalhirns, Untergang von Ganglienzellen und stärkeren Eisenpigmentablagerungen in Gliazellen („Paralyseeisen").

Arbovirus-Enzephalitis durch Zecken übertragen, Coxsackie-, ECHO-Virusinfektionen, meist mit günstigem Verlauf.

**Morphologisch** ist der Befund bei den Polioenzephalitiden verschiedenster Ätiologie grundsätzlich gleich:

*Makroskopisch* stehen Hyperämie und ein vasogenes Ödem im Vordergrund, Erythrozytenaustritte können hinzukommen.

*Mikroskopisch* finden sich nach kurzer granulozytärer Reaktion Infiltrate aus Lymphozyten und Plasmazellen. Die Mikroglia bildet Stäbchenzellen, sternförmige oder knötchenförmige Zellanreicherungen. Die Ganglienzellen schwellen, zeigen Chromatolysen und Einschlußkörperchen in den Kernen.

**Poliomyelitis**
(polios, gr. = grau; myelos, gr. = Mark)

Wichtigster Vertreter der Polioenzephalitisgruppe ist die Poliomyelitis acuta anterior. Synonyma: Heine-Medin-Krankheit, epidemische sog. spinale Kinderlähmung, infantile Spinalparalyse.

**Ätiologie und Pathogenese:** Ausgelöst wird die Erkrankung durch kleine RNA-Viren, die zu den Pikorna-Viren gehören (∅ etwa 25 nm). Drei verschiedene Typen der Poliomyelitisviren sind zu unterscheiden:

- Typ I (Brunhilde), verursacht 85% der Erkrankungsfälle,
- Typ II (Lansing), -12% der Erkrankungen,
- Typ III (Leon), -3% der Poliomyelitisfälle.

Die Übertragung erfolgt von Mensch zu Mensch durch Tröpfcheninfektion über den Nasen-Rachenraum oder durch den Stuhl. Nur ein Teil der während einer Epidemie Infizierten erkrankt, bei der Mehrzahl findet eine sog. stille Feiung statt, d.h. die Erkrankung wird subklinisch oder abortiv überstanden („minor illness"), so daß jenseits des 50. Lebensjahres 97% aller Personen unseres Landes Antikörper aufweisen. Seit der systematischen Schluckimpfung sind Erkrankungsfälle selten geworden (1976 in der Bundesrepublik nur 40 Fälle gemeldet, 1952 dagegen noch 9728!). Voraussetzung für den anhaltenden Schutz gegen Epidemien ist eine mindestens 75–80prozentige Erfassung aller Jahrgänge.
Die Infektion verläuft in 3 Stufen:

1. Erreger dringen über den Magen-Darmkanal ein und vermehren sich in den ersten 1–3 Tagen in der Pharynxregion und im Stuhl, anschließend im lymphatischen Gewebe des Magen-Darmtraktes
2. Virämie
3. Die Viren gelangen über das Blut in das ZNS

Wahrscheinlich werden die Zellen auf folgende Weise geschädigt: Inhibitorproteine des Virus hemmen die DNA-abhängige RNA-Polymerase der befallenen Zellen, die Ribosomen gehen zugrunde, lytische Enzyme werden freigesetzt und führen zu Zelläsionen.

**Morphologie:** Besonders betroffen sind die motorischen Vorderhornzellen. Makroskopisch ist auf dem Rückenmarksquerschnitt eine Hyperämie der Schmetterlingsfigur zu erkennen. Mikroskopisch sind im Frühstadium im Vorderhorn, in geringerem Umfang auch im Hinterhorn und den weichen Hirnhäuten **perivaskuläre** Infiltrate aus Granulozyten nachweisbar, die bald von **Lymphozyten** und Plasmazellen ersetzt werden. Es kommt zur Auflösung der Nissl-Schollen (Tigrolyse), zur Trübung und fettigen Degeneration der Ganglienzellen. Die Nervenzellen zerfallen, werden von Granulozyten und Gliazellen phagozytiert **(Neuronophagie)**, außerdem proliferieren Gliazellen in diesen Arealen. Nach ausgedehnteren Nekrosen können Hohlräume in den Vorderhörnern entstehen. Wallersche Degenerationen der entsprechenden Axone schließen sich an. Da vor allem die medialen Zellgruppen der Vorderhörner befallen werden, treten besonders schwere Lähmungen der proximalen Extremitätenmuskeln auf. Die Muskelveränderungen entsprechen der neurogenen Atrophie (15.2.2).

Vorübergehende Lähmungen der Atemmuskulatur sind heute durch künstliche Beatmung (Respirator) therapeutisch überbrückbar. Bleibende Muskellähmungen werden bei weniger als ¼ der Patienten beobachtet, sie können Todesursache werden, wenn die Atemmuskulatur beteiligt ist.

Nach der Lähmungsverteilung unterscheiden wir den spinalen, den bulbopontinen und den enzephalitischen Typ. Bei der aufsteigenden bulbopontinen Verlaufsform (= **Polioenzephalitis**) sind vor allem die Kerne der Medulla oblongata und der Brücke betroffen. Klinisch tritt dabei das Bild der aufsteigenden Lähmung, der **Bulbärparalyse** mit Gefahr der Atemlähmung auf. Eine Beteiligung der Großhirnrinde (besonders Zentralregion) und des Zwischenhirns findet sich beim **enzephalitischen Typ**.

### 16.4.1.2 Leukoenzephalitis

Entzündungen des ZNS mit bevorzugtem Befall der **weißen** Substanz. Die meist lymphozytären entzündlichen Infiltrate sind vorwiegend um venöse Gefäße der Markregion lokalisiert, sie werden von stärkeren Gliaproliferationen und saumförmigem Markscheidenzerfall begleitet. Ursache dieser perivaskulären Veränderungen sind Schrankenstörungen der Gefäße mit Austritt von Plasma, das histotoxisch wirkt.

**Postinfektiöse und parainfektiöse Enzephalitis:** Nach oder während einer Infektionskrankheit auftretende Leukoenzephalitiden, die fast ausschließlich als Begleit- oder Folgeerkrankungen von Virusinfekten entstehen (Masern, Varizellen, Mumps, Grippe). Die Entzündungen des ZNS werden nicht durch das Virus direkt hervorgerufen, sondern sind mittelbare Folgen der Allgemeininfektion. Das histologische Bild mit perivenösen Lymphozyteninfiltraten ist Ausdruck neuroallergischer Immunmechanismen.

**Postvakzinale Enzephalitis:** Bei über 2jährigen Erstimpflingen kann 8–15 Tage nach Pocken-Schutzimpfungen eine Enzephalitis auftreten, die durch überwiegend perivenöse lymphozytäre Infiltrate **("perivenöse Enzephalitis")** im gesamten Nervensystem charakterisiert ist. Zu dieser Reaktionsform ist das Gehirn erst nach dem 2. Lebensjahr fähig. Da die Pocken ausgerottet worden sind, werden Pockenschutzimpfungen und damit diese Impfkomplikationen entfallen.

**Multiple Sklerose (MS):** Durch exogene virusbedingte und/oder endogene Autoimmunprozesse verursachte Entmarkungserkrankung mit unregelmäßiger Verteilung der im Endstadium wie ausgestanzt erscheinenden Markscheidendefekte. Kürzlich wurde aus Blut und Liquor von Patienten mit MS ein Retrovirus isoliert, das dem Typ HTLV1 (erzeugt eine seltene Leukämie beim Menschen) ähnelt. Noch ist allerdings nicht gesichert, ob dieses Virus in kausaler Beziehung zur MS steht.

**Panenzephalitis:** Kombination von Polio- und Leukoenzephalitis. Die graue und weiße Substanz sind diffus geschädigt, lymphoplasmazelluläre Infiltrate finden sich in Rinde und Mark.

Beispiel: Subakute sklerosierende Panenzephalitis (SSPE), eine Slow Virusinfektion des Menschen (16.4.3), wahrscheinlich durch das Masernvirus hervorgerufen.

### 16.4.1.3 Metastatisch-septische Herdenzephalitis (bakterielle Herdenzephalitis)

Diese Enzephalitis entsteht embolisch von verschiedenen Streuherden ausgehend: Subakute oder akute Endokarditis mit Bakteriämie, Lungeninfektionen oder Sepsis bei anderen Streuherden. Gefährdet sind besonders Patienten im Terminalstadium chronischer Erkrankungen oder unter Immunosuppression.

Makroskopisch ist oft nur ein leichtes Hirnödem erkennbar mit herdförmiger Hyperämie.

Mikroskopisch sind außer disseminierten, meist geringfügigen zellulären Gefäßwandinfiltraten kleine Herde aus neutrophilen Granulozyten, Mikroglia und in späteren Stadien Lymphozyten und Astrozyten nachweisbar, die in Mikroabszesse übergehen können.

### 16.4.2 Meningitiden

Nach der beteiligten Hirnhaut werden unterschieden:

**Leptomeningitis** = Entzündung der weichen Hirnhäute (5.17). Diese Form ist am häufigsten.

**Meningoenzephalitis** = Von den Leptomeningen auf das Gehirn übergreifende Entzündung, besonders bei bakteriellen oder mykotischen Leptomeningitiden oder der Lues cerebrospinalis.

**Pachymeningitis** = Entzündung der harten Hirnhaut. Die akute Pachymeningitis ist meist eitrig, entsteht in der Regel hämatogen, z. B. bei Staphylokokkensepsis oder fortgeleitet von einer Osteomyelitis des benachbarten Knochens (Schädel oder Wirbelsäule). Chronische Pachymeningitiden sind heute äußerst selten. Sie entstehen vor allem durch syphilitische Entzündungen im Halsbereich (Pachymeningitis cervicalis hypertrophicans). Reine Pachymeningitiden sind Ausnahmefälle, die meisten der uns in der Klinik begegnenden Meningitiden sind Leptomeningitiden oder Meningoenzephalitiden.

### Eitrige Meningitiden
Durch Bakterien hervorgerufen, die sich leicht im Liquorraum ausbreiten. Das Cavum leptomeningicum ist dabei von Granulozyten angefüllt. Beispiele:

**Meningokokkenmeningitis:** Ausgelöst durch die serologischen Gruppen A, B oder C. Das gesamte Gehirn oder die Konvexität bevorzugende, meist hämatogen entstehende Leptomeningitis. Bei der Meningitis epidemica ( = epidemische Genickstarre, Erreger = Meningococcus Weichselbaum) ist der Befall der weichen Hirnhäute nur Teil einer Allgemeininfektion.

2–15% aller Einwohner tragen Meningokokken („Menigokokkenträger") im Nasopharynx, ohne krank zu sein. Unter noch nicht näher bekannten Umständen gelangen die Erreger bei einer gewissen Anzahl von Personen auf dem Blutweg in die Leptomeningen.

Eine sehr rasch verlaufende Meningokokkensepsis führt besonders bei Kindern mit hohem Fieber, Hautblutungen, massiven Nebennierenblutungen unter dem Zeichen einer Verbrauchskoagulopathie im Endotoxinschock zum Tod, bevor sich eine Meningitis entwickeln kann (Waterhouse-Friderichsen-Syndrom, in etwa 80% durch Meningokokken, in 20% durch andere Erreger hervorgerufen).

**Pneumokokkenmeningitis:** Häufige, besonders rasch verlaufende Meningitisform, die hämatogen oder fortgeleitet (von Nebenhöhlen, z. B. Otitis media) entsteht. Fibrinreiche grünlich-zähflüssige Eiteransammlungen im Subarachnoidalraum über der Konvexität, besonders frontal.

**Streptokokken- und Staphylokokken-Meningitiden:** Treten häufiger herdförmig auf, entstehen hämatogen und fortgeleitet.

Makroskopisch sind die Leptomeningen bei perakutem Verlauf gerötet, in akuten Fällen von gelblich-weißem Eiter bedeckt, der insbesondere bei Pneumokokken- und Meningokokken-Meningitiden reich an Fibrin ist. Pneumokokken und Haemophilus influenzae führen vor allem zu Entzündungen der Großhirnkonvexität („Haubenmeningitiden"), während die Tbc eher die Hirnhäute der Basis und die Zisternen befällt.

**Lymphozytäre Meningitiden (akute abakterielle Meningitis)**
Werden meist durch **Virusinfektionen** hervorgerufen oder sind Begleitreaktionen über Tumoren, Hirnabszessen oder bei Parasitenbefall.

*Makroskopisch:* Rötung der Leptomeningen, z. B. bei Influenza bevorzugt über der frontalen Konvexität, bei anderen Virusinfektionen erscheinen die Hirnhäute makroskopisch unauffällig.

*Mikroskopisch:* Lymphozyteninfiltrate in den Leptomeningen.

**Tuberkulöse Meningitis (5.18.4.4)**
Meist eine produktiv-granulierende Entzündung mit oft makroskopisch erkennbaren miliaren Tuberkeln überwiegend in den basalen Leptomeningen. Besonders oft kommt es hier zu stenosierenden Arteriitiden mit Thrombosen, die infolge der Ischämien zu sekundären Gewebsschäden führen.

**Neurolues**
Im Sekundärstadium der Lues kommt es während der hämatogenen Generalisation in mindestens ¼ der Fälle zu einer meist leichten Meningitis. Die basal stärker ausgebildete chronische Leptomeningitis luica führt oft zu Hirnnervensymptomen und zum Hydrocephalus internus. Im Tertiärstadium treten häufig Arteriitiden auf, die zu anämischen Infarkten führen können.

**Meningitiden durch Parasiten**

Protozoen: Toxoplasmose, Amöbiasis, Malaria, Trypanosomen.

Metazoen: Zestoden (Taenia solium-Zystizerkose, Echinokokkus), Trematoden (Schistosoma) und Nematoden (Trichinella spiralis, Filariasis).

In unseren Breiten kommen praktisch nur Finnen des Schweinebandwurmes (= Zystizerken) in Betracht. Die bläschenförmigen Parasiten können in großer Zahl in die Leptomeningen eindringen und eine chronische Meningitis verursachen.

**Meningitiden durch Pilze**
Entstehen meist hämatogen, Primärherde sind vorwiegend in den Lungen lokalisiert. In unserem Land vorwiegend Soor, seltener Aspergillose, in den USA daneben häufiger Blastomykose und Nokardiose, Histoplasmose, Mukormykose.


## 16.4.3  Slow Virus-Krankheiten

**Definition:** *Erkrankungen, die eine monate- bis jahrelange Latenz- oder Inkubationszeit haben und die durch einen schematisch ablaufenden entzündlichen oder degenerativen Krankheitsvorgang charakterisiert sind, der über irreversible Funktionsstörungen nach Wochen bis Jahren zum Tode führt.*

**Jakob-Creutzfeldt-Krankheit, Beispiel einer Slow Virus-Krankheit, Pathogenese und Morphologie**

Synonym: Präsenile spongiöse Enzephalopathie

**Pathogenese:** Eine mit Hirnsubstanz erkrankter Personen auf Affen übertragbare Erkrankung. Als Erreger wird ein Slow Virus vermutet, der dem Kuru-Erreger (s. u.) ähnelt. In einigen Fällen wurden Myxovirus-artige Strukturen nachgewiesen. Die seltene Erkrankung tritt sporadisch oder familiär im mittleren Lebensalter auf und führt nach einigen Monaten bis Jahren in fortgeschrittener Demenz mit Kachexie und finalem Koma zum Tod.

Zum Verständnis der Jakob-Creutzfeldt-Erkrankung hat wesentlich die Kenntnis der **Kuru** beigetragen. Diese im steinzeitlichen Forevolk Neuguineas relativ häufige Erkrankung wird durch den rituellen Kannibalismus übertragen und führt nach einer Latenzzeit von 5–20 Jahren innerhalb eines Jahres unter schweren zentralnervösen Erscheinungen zum Tod (Kuru = in der Sprache dieses Volkes „Zittern vor Kälte oder Angst"). Auch hier wird eine Slow Virus-Infektion als Ursache angenommen.

**Morphologie:** Makroskopisch findet sich eine leichte bis diffuse Atrophie des Groß- und Kleinhirns. Mikroskopisch ist folgendes Bild charakteristisch:

Spongiose des Neuropils: Schwammige Hirngewebsauflockerung mit Vakuolenbildung (Neuropil = Zwischenraum der grauen Substanz aus markscheidenfreien Nervenfasern und Neurogliafortsätzen).

Neuronenschädigung mit Verlust oder degenerativen Veränderungen der Ganglienzellen in den befallenen Arealen.

Astrogliose: Starke Proliferation und Hypertrophie der Astrozyten.

Diese Veränderungen sind mit wechselnden Schwerpunkten in drei typischen Regionen vorhanden: Im Grau der Hirnrinde, im Thalamus und im Striatum, mitunter im Rückenmark und Kleinhirn. Entzündlichzellige Infiltrate fehlen, obwohl es sich um die Folgen einer Infektion handelt.

### Durch bekannte Erreger hervorgerufene Slow Virus-Krankheiten

### Subakute sklerosierende Panenzephalitis (SSPE)
Unter dem Begriff der SSPE werden heute zusammengefaßt: Die subakute sklerosierende Leukoenzephalitis van Bogaert, die subakute Einschlußkörperchenenzephalitis und die Panenzephalitis Pette-Döring.

Ursache ist sehr wahrscheinlich die abnorme Immunantwort auf ein persistierendes Masernvirus oder die endogene Reinfektion mit diesem seit der Erstinfektion persistierenden Erreger. Vorwiegend befallen werden Kinder und Jugendliche in ländlichen Gegenden.

### Progressive multifokale Leukoenzephalitis (PMLE)
Seltene degenerative herdförmige Entmarkungskrankheit, die meist als Zweitkrankheit, z. B. bei der Lymphogranulomatose, der lymphatischen Leukämie oder bei Non-Hodgkin-Lymphomen sowie nach Immunsuppression (z. B. nach Nierentransplantationen) beobachtet werden. Die PMLE ist Folge einer Infektion mit einem der drei Papovavirus-Typen (JC, SV40-Polyoma, BK).

### 16.4.4 Hirnabszeß und Phlegmone

#### 16.4.4.1 Hirnabszeß

**Pathogenese:** Absiedlung von Eitererregern im Hirngewebe, die seltener hämatogen (besonders aus den Lungen), eher otogen und häufiger nach offenen Hirnverletzungen dorthin gelangen.

**Morphologie:** Eitrige Einschmelzung des Hirngewebes mit zunächst unregelmäßiger, fetziger Wand aus erweichtem Gewebe. Das umgebende Hirngewebe ist gelblich verfärbt und ödematös aufgelockert. Später bildet sich ein demarkierender Granulationsgewebswall, eine Abszeßmembran, die sich langsam in eine derbe bindegewebige Kapsel umwandelt ( = „Abszeßbalg"). Im Gegensatz zu Abszessen in anderen Bereichen des Organismus entwickelt sich eine begrenzende Membran erst spät, da Fibroblasten nur aus den Meningen und den relativ spärlichen Blutgefäßen der weißen Substanz einsprossen können. Hirnabszesse entstehen bevorzugt in der weißen Substanz. Die Mortalitätsraten sind hoch.

#### 16.4.4.2 Hirnphlegmone

**Pathogenese:** Wie bei Hirnabszessen. Die Hirnphlegmone hat eine besonders schlechte Prognose.

**Morphologie:** Diffuse Infiltration des Hirngewebes mit Granulozyten, Flüssigkeitsexsudationen und Erythrozytenaustritten vorwiegend in der weißen Substanz ohne eitrige Gewebseinschmelzung und ohne Kapselbildung.

## 16.5 Tumoren des Nervensystems

### 16.5.1 Gliome, Glioblastom, Medulloblastom

#### 16.5.1.1 Grundzüge der Morphologie und biologischen Wertigkeit

Hirntumoren nehmen auf Grund ihrer Herkunft, ihrer Lokalisation im starren Schädelinnenraum und ihres biologischen Verhaltens eine Sonderstellung ein. Die verschiedenen histologischen Typen lassen sich aus den einzelnen Entwicklungsstufen der Zellen des ZNS ableiten. Der omnipotente embryonale Medulloblast differenziert sich in vier Zelltypen (s. folgendes Schema), von denen jeder entsprechende Tumoren bilden kann (Ausnahme: Ganglienzellen bilden als postmitotische Zellen im ZNS in der Regel keine Tumoren).

**Medulloblast**

(Tumor: Medulloblastom)

| Ependymale Spongioblasten | Bipolare Spongioblasten | Plexusepithel-zellen | Neuroblasten |
|---|---|---|---|

| Ependymzellen (Tumor: Ependymom) | Gliazellen: Astrozyten Oligodendroglia | Plexus chorioidei (Tumoren: Plexus-Papillome) | Ganglienzellen. Im ZNS bilden sie so gut wie nie Tumoren, extrem selten: Gangliozytome und Hamartome, peripher dagegen häufiger: Neuroblastome |
| | (Tumoren: Gliome Glioblastome) | | |

Die Mehrzahl der Hirntumoren geht von Gliazellen aus. Differenzierte Tumoren dieser Gruppe werden als Gliome, weniger differenzierte, „bösartige", als „Blastome" bezeichnet. Die in anderen Bereichen des Organismus gültigen morphologischen Kriterien der Bösartigkeit sind für Hirntumoren nur mit Einschränkungen anwendbar. So ist die Begrenzung aller Tumoren des Hirngewebes unscharf, unabhängig von ihrem Differenzierungsgrad wachsen sie infiltrierend. Auch die schnell wachsenden Glioblastome haben meist wesentlich weniger Mitosen als bösartige Tumoren anderer Organe (wie z. B. Karzinome oder Sarkome). Auf Grund dieser Besonderheiten werden von mehreren Arbeitsgruppen bei Hirntumoren, abweichend von der üblichen Malignitätsskala der UICC (G1–G3), 4 Malignitätsgrade unterschieden.

Zeichen der Malignität an Hirntumoren sind:

Entdifferenzierungen der Tumorzellen

Abnormer Gefäßreichtum, vor allem wenn glomerulumartige Gefäßschlingen und Knäuel nachweisbar sind.

Tumorzellinfiltration in Gefäßwände mit Einbruch in die Lichtungen.

Nekrosen

Tumorausbreitung im Subarachnoidalraum

Metastasen auf dem Liquorweg. In andere Bereiche des Organismus metastasieren Hirntumoren in der Regel nicht.

Auch höher differenzierte Tumoren des ZNS haben im allgemeinen eine schlechte Prognose, da infolge der unzureichenden Ausweichmöglichkeiten des Gehirns im starren Schädelinnenraum Verdrängungserscheinungen mit lebensbedrohlichen Funktionseinschränkungen auftreten.

### 16.5.1.2 Gliome

Häufige Hirntumoren des mittleren Erwachsenenalters mit relativ langsamem Wachstum. Etwa 45% aller intrakraniellen Tumoren neuroepithelialen Ursprungs sind Gliome. Nach dem Zelltyp werden unterschieden:

**Astrozytome**
Etwa 20% der intrakraniellen Tumoren sind Astrozytome.

Bevorzugte Lokalisation in der Großhirnhemisphäre, vorwiegend im Frontallappen.

*Makroskopisch:* Grauweißliche, der Farbe des Hirnmarkes etwa entsprechende, daher auf dem Hirnschnitt mitunter schwer erkennbare Tumoren mit fester Konsistenz, nicht selten von kleinen Zysten durchsetzt. Das Kleinhirnastrozytom des Jugendlichen (16.5.1.5) ist relativ scharf abgegrenzt und kann, im Gegensatz zu den anderen Formen, mit guter Chance einer Dauerheilung entfernt werden.

*Mikroskopisch:* Verschiedene Formen, deren Zellen mit chromatinarmen, rundlichen bis spindelförmigen Kernen Astrozyten z. T. imitieren. Nicht selten kommen mehrere dieser Komponenten in einem Tumor gemeinsam vor:

**Fibrilläre Astrozytome** sind die am weitesten differenzierten Tumoren. Sie bestehen aus bipolaren faserreichen Astrozyten, oft dreieckige und sternförmige Zellformen, die unregelmäßig verflochtenes Fasernetz aus Neuroglia enthalten. Häufig findet sich eine kleinzystische Degeneration, die zu größeren Gallertzysten führen kann, besonders im Kleinhirn.

**Pilozytotische (piloide) Astrozytome** aus länglichen bipolaren Zellen mit längsovalen Kernen, die bevorzugt parallel zu den Blutgefäßen angeordnet sind.

Sie wurden früher auch als Spongioblastome bezeichnet, treten vorwiegend in der Mittellinie des Gehirns, im Chiasma nervi optici (= Optikusgliome), im Hypothalamus, der Brücke und dem Kleinhirn (= „Kleinhirnastrozytom") auf. Der Häufigkeitsgipfel liegt im 5.–15. Lebensjahr.

Makroskopisch: Relativ gut abgrenzbarer solider, derber Tumor, oft herdförmig zystisch degeneriert.

Mikroskopisch: Mäßig zellreich, längliche bipolare Zellen in Zügen und Wirbeln (ähnlich dem Neurinom, 16.5.2) angeordnet. Gliafilamente bilden wurmförmige Rosenthal-Fasern, die typisch für diesen Tumor sind.

**Gemästetzellige (gemistocytic) Astrozytome,** seltene Tumoren aus großen „gemästeten" Tumorzellen, die nur in der Großhirnhemisphäre vorkommen.

**Protoplasmatische Astrozytome,** unter den bisher genannten Formen am seltensten, aus großen protoplasmareichen Zellen mit eosinophilem Zytoplasma, ebenfalls nur in der Großhirnhemisphäre lokalisiert. Häufiger und stärker als bei den o. g. Astrozytomen treten hier Kernatypien auf.

**Anaplastische Astrozytome (Astroblastome)** mit stärkeren Zellkernpolymorphien, stärkeren Blutgefäßproliferationen, raschem Wachstum, vom Glioblastoma multiforme nicht immer abzugrenzen.

Im Verlauf von Jahren kommt es bei der Mehrzahl (54–90%) der Großhirn-Astrozytome des Erwachsenen, dagegen nur bei wenigen (15%) juvenilen Astrozytomen des Kleinhirns zur malignen Umwandlung in Astroblastome.

## Oligodendrogliome

Fast ausschließlich in der Großhirnhemisphäre Erwachsener (35.–50. Lebensjahr) auftretende, langsam wachsende Tumoren. Etwa 5–12% aller intrakraniellen Tumoren neuroepithelialen Ursprungs sind Oligodendrogliome.

*Makroskopisch:* Relativ scharf begrenzte (schärfer als die Astrozytome) solide Tumoren mit graurosa Schnittfläche, die häufig in die Rinde und dann auch in die Leptomeningen einwachsen. In größeren Geschwülsten entstehen zentrale Nekrosen und zystische Degenerationen, in peripheren Abschnitten Verkalkungen, die so typisch sind, daß röntgenologisch mit großer Wahrscheinlichkeit eine Diagnose möglich ist.

*Mikroskopisch:* Kompakte runde kleine Kerne entsprechend der Stammzelle (Oligodendrogliazelle), wasserhelles Zytoplasma mit deutlichen Zellgrenzen. Regressive Veränderungen, wie Zytoplasmaschrumpfungen um die Kerne, führen zu honigwabenartigen Strukturen.

Mischformen, die z.T. das Bild eines Astrozytoms bieten, können vorkommen (= gemischte Oligo-Astrozytome).

Gelegentlich können auch Oligodendrogliome in eine maligne Form übergehen (= anaplastische Oligodendrogliome: Malignitätsgrad III und IV).

## 16.5.1.3 Glioblastome

15–20% der intrakraniellen Tumoren und etwa 50% der Gliome.

Besonders maligne Tumoren, die in verschiedenen Formen auftreten können:

**Multiforme Glioblastome**, die bösartigsten Tumoren des Zentralnervensystems, sie entstehen vorwiegend im Großhirn (oft frontal) und führen rasch zum Tod. Gelegentlich gleicht der klinische Verlauf einem Apoplex (= Glioblastoma apoplecticum). Die Überlebenszeit beträgt selten mehr als 1–2 Jahre.

*Makroskopisch:* Buntes Bild, graurosa gefärbte Schnittfläche der Geschwulst mit gelblich-grünlichen Nekrosen, die von erhaltenem Tumorgewebe umgeben werden = „Leopardenfellstruktur", Blutungen, Ödem und Gallertzysten mit grünlichem Inhalt. Nicht selten wächst der Tumor unter Einbeziehung des Balkens symmetrisch und bildet eine schmetterlingsförmige Struktur (= „Schmetterlingsgliom").

*Mikroskopisch:* Meist spindelförmige oder ovale Tumorzellen mit stärkeren Zellkernpolymorphien, häufig bizarre ein- oder mehrkernige Riesenzellen, zahlreiche Mitosen. In Randabschnitten der ausgedehnten Nekrosen sind die Tumorzellen oft palisadenförmig angeordnet. Gefäßproliferationen mit glomerulumartigen Gefäßknäueln, in anderen Bereichen starke Endothelproliferationen, die als besonders typisch gelten. Einige Glioblastome können sarkomatöse Komponenten enthalten.

**Fusiforme Glioblastome:** In diesen Glioblastomen überwiegen in Zügen angeordnete spindelförmige Zellen.

**Gigantozelluläre Glioblastome** = Monstrozelluläre oder Riesenzellen-Glioblastome. Diese Tumoren bestehen weit überwiegend aus bizarren mehrkernigen Riesenzellen.

Glioblastome werden nicht von allen Autoren streng als eigenständige Tumorgruppe abgegrenzt sondern einige Geschwülste werden als maligne Varianten anderer Typen zugeordnet (z. B. „Astroblastom"). Solange differenziertere Zuordnungen nicht möglich sind, empfiehlt es sich jedoch, diesen Begriff beizubehalten.

### 16.5.1.4 Medulloblastom

Fast ausschließlich im Kleinhirn und der Pons lokalisierter, rasch wachsender Tumor des Kindes- und Jugendalters, der von Matrixzellen im Dach des IV. Ventrikels ausgeht. 7-8% aller Tumoren neuroepithelialen Ursprungs sind Medulloblastome. Diese Tumoren können ganz vereinzelt nach Kraniotomien in extrazerebrale Bereiche metastasieren, sie neigen dazu, sich in Liquorräumen auszubreiten.

*Makroskopisch:* Weiche, weißliche Tumoren, häufig mit ausgedehnteren Nekrosen, ⅔ aller Medulloblastome sind in der Mittellinie lokalisiert, sie wachsen relativ früh in den IV. Ventrikel ein, führen früh zum Hydrocephalus occlusus, infiltrieren die Leptomeningen und können auf dem Liquorweg metastasieren.

*Mikroskopisch:* Sehr zellreiche und mitosenreiche Tumoren aus kleinen runden oder ovalen Zellen mit hyperchromatischen Kernen. Typisch sind rübchenförmige Kerne, die Pseudorosetten ohne Blutgefäß im Zentrum oder palisadenförmige Strukturen bilden können.

### 16.5.1.5 Unterschiedliche Altersprädilektion der Gliome, Glioblastome und Medulloblastome

**Gliome** treten bevorzugt im mittleren Erwachsenenalter auf. Eine besondere Form ist das Astrozytom Jugendlicher im Kleinhirn, das von einigen Autoren in die Gruppe der Spongioblastome gerechnet wird.

**Glioblastome** werden vorwiegend im höheren Lebensalter gefunden, der Häufigkeitsgipfel liegt zwischen dem 45. und 65. Lebensjahr.

**Medulloblastome** sind Tumoren des Kindes- und Jugendalters (Häufigkeitsgipfel 5.–10. Lebensjahr). 80% aller Medulloblastome werden vor dem 14. Lebensjahr gefunden. Ein zweiter, niedriger Gipfel liegt zwischen dem 20.–24. Lebensjahr.

### 16.5.2 Neurinom, Neurofibrom, Meningeom

**Grundzüge der Morphologie und biologischen Wertigkeit**
Die häufigsten Tumoren der peripheren Nerven und Hirnnerven sind Neurinome und Neurofibrome.

### 16.5.2.1 Neurinom

= Schwannom = Neurilemmom (lemma, gr. = abgeschälte Rinde). Aus den Schwann-Scheidenzellen der peripheren Nerven, Hirnnerven, Wurzelnerven des Rückenmarkes oder vegetativer Nerven hervorgehender, langsam wachsender, meist von einer Bindegewebskapsel begrenzter, gutartiger neuroektodermaler Tumor (abzugrenzen vom Neurom, das kein echter Tumor, sondern ein knotenförmiges Fehlregenerat nach traumatischer Durchtrennung peripherer Nerven ist, 16.1.4.4).

Intrakraniell sind Neurinome vorwiegend am VIII. Hirnnerven lokalisiert ( = **Akustikusneurinom**), nach der Lage zwischen Kleinhirn und Brückenwinkel werden sie auch als **„Kleinhirnbrückenwinkeltumoren"** bezeichnet, die eine Druckatrophie des Felsenbeines, eine Erweiterung des Meatus acusticus und einseitige Taubheit durch Läsionen des N. acusticus hervorrufen können. Große Neurinome entarten vereinzelt maligne → neurogenes Sarkom oder Neurinosarkom.

*Makroskopisch:* Kugel- oder spindelförmige derbe Knoten meist von einer Kapsel scharf begrenzt. Grauweiße Schnittflächen, in größeren Tumoren sind nicht selten zystische Erweichungen der ein- und der austretenden Nerventeile erkennbar.

*Mikroskopisch:* Spindelkernige Zellen, deren Anordnung zwei Typen bildet

**Faszikulärer Typ ( = Typ Antoni A):** In Zügen angeordnete Tumorzellen, deren Kerne „rhythmische" Strukturen bilden, d.h. sie liegen häufig auf gleicher Höhe, palisadenförmig, fischzugartig oder in Wirbeln, dazwischen sind kernfreie Areale und Gliafasern, jedoch nur wenige kollagene Fasern (Abb. 114).

**Retikulärer Typ ( = Typ Antoni B):** Retikulärer ( = netzförmiger) Aufbau mit ödematösschleimiger Auflockerung, Zystenbildung und Schaumzellnestern.

Faszikuläre und retikuläre Areale kommen häufig in einem Tumor gemeinsam vor. In stärker regressiv umgewandelten Bezirken treten gelegentlich stärkere Zellkernpolymorphien auf, die Malignität vortäuschen.

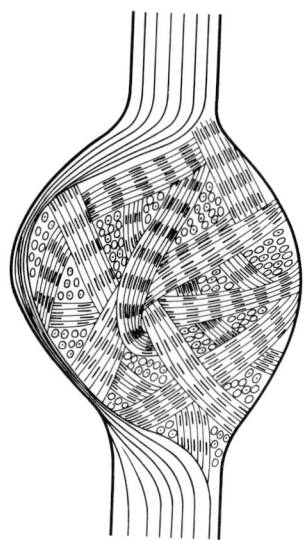

Abb. 114   Neurinom (Schwannom) Typ A

## 16.5.2.2 Neurofibrom

Geht ebenfalls aus Schwann-Zellen, aber auch aus Perineuralzellen hervor, enthält kollagenes Bindegewebe in größerer Menge.

*Makroskopisch:* Scharf begrenzte derbe Knoten. Die peripher gelegenen Neurofibrome z. B. der Kutis und Subkutis haben meist keine Kapsel und sind unscharf begrenzt.

*Mikroskopisch:* Gleiche längsovale Zellen wie bei Neurinomen, daneben in größerer Menge feinwellige kollagene Fasern, häufiger myxomatös aufgelockerte Bereiche. Insgesamt haben Neurofibrome eine weniger dichte Struktur als Neurinome.

### Sonderformen der Neurofibrome

**Plexiformes Neurofibrom:** Tumor mit unregelmäßiger zylindrischer Auftreibung des befallenen Nerven, wächst lokal oft infiltrierend, metastasiert aber nicht, tritt vorwiegend bei der Neurofibromatose auf. Die Bauelemente eines normalen Nerven sind z. T. noch vorhanden, jedoch unregelmäßig angeordnet und auseinandergedrängt durch das lockere Tumorgewebe, dessen Kerne Aal-förmig geschlängelte Formationen bilden.

**Neurofibromatosis generalisata = v. Recklinghausen-Erkrankung:** Autosomal dominant vererbbare Erkrankung mit multiplen Neurofibromen in verschiedenen Bereichen (Hirnnerven, Wurzeln der Spinalnerven und Spinalganglien, große Nervenstränge des Rumpfes und der Extremitäten, periphere Nerven der Haut, sympathisches Nervensystem) und Pigmentanomalien der Haut („café-au-lait

Flecken", in der Regel mehr als vier), Hamartomen verschiedenster Art, Fibromen, Knochenanomalien und endokrinen Störungen.

Voll entwickelte Formen werden am häufigsten zwischen dem 30.–40. Lebensjahr beobachtet.

Nach dem bevorzugten Befall werden unterschieden:

Zentrale Neurofibromatose: Neurofibromatose im Zentralnervensystem, an den Nervenwurzeln in Kombination mit Gliomen, Meningeomen und Schwannomen. Periphere Nerven sind selten beteiligt.

Periphere Neurofibromatose: Die peripheren Nerven sind bevorzugt befallen, vorwiegend vom plexiformen Typ. Nicht selten entartet einer dieser zahlreichen Knoten maligne zum Sarkom (bei schätzungsweise 13% der Neurofibromatosen).

Viszerale Neurofibromatose: Überwiegende Beteiligung des vegetativen Nervensystems, an dem sich multiple Neurofibrome und Ganglioneurome finden. Mitunter tritt diese Form nur im Plexus myentericus des Darmes und im Mesenterium auf.

Formes frustes: Die Zahl der Neurofibrome ist hier relativ gering.

### 16.5.2.3 Meningeom

Aus den Arachnoideazellen der Leptomeninx hervorgehender gutartiger, langsam verdrängend wachsender Tumor. Häufigste mesenchymale Geschwulst im Bereich des ZNS, die vorwiegend im mittleren Lebensalter und etwas häufiger bei Frauen auftritt. 14% aller intrakraniellen Tumoren sind Meningeome. Mitunter wachsen Meningeome zapfenförmig in das Hirngewebe und den Schädelknochen infiltrierend, dann sind sie operativ schwerer zu beseitigen und rezidivieren leicht.

Lokalisation: Etwa 50% der Tumoren entstehen über der Konvexität des Großhirns, meist in unmittelbarer Nähe des Sagittalsinus neben der Falx, häufiger frontal, die restlichen 50% verteilen sich auf laterale Bezirke über der Sylvi-Furche und die Basis, z. B. an der Crista Galli (Olfaktoriusmeningeom) und dem Keilbeinrand ( = Keilbeinflügelmeningeom). Selten gehen Meningeome von den Plexus chorioidei aus ( = intraventrikuläre Meningeome) oder sind im Rückenmarkskanal lokalisiert, hier besteht die Gefahr der Querschnittslähmung. Etwa 20% der Meningeome rezidivieren, sie können gelegentlich multipel auftreten, vereinzelt maligne werden und extrakraniell metastasieren.

*Makroskopisch:* Halbkugel- bis kugelförmige Gebilde mit unregelmäßig knotiger oder glatter Oberfläche, meist fester Konsistenz und wirbelförmiger Schnittfläche. Das Hirngewebe wird durch den Tumor eingedellt, der Schädelknochen reagiert an der Stelle, an der Meningeome gegen ihn vorwachsen oder in ihn einwachsen mit einer Hyperostose (in 30–40% der Fälle).

*Mikroskopisch:* Der histologische Aufbau kann sehr unterschiedlich sein (bis zu 29 Varianten beschrieben). Nach den überwiegenden Strukturen werden 4 Hauptformen unterschieden.

**Meningotheliomatöses Meningeom** = endotheliomatöses M. = synzytiales M. = arachnotheliomatöses M. = Leptomeningeom, der häufigste Typ im Großhirnbereich: Polygonale Zellen mit relativ großen Kernen, nur wenige Fasern, meist konzentrische zwiebelschalenförmige Anordnung der Tumorzellen. Im Zentrum der „Zwiebeln" können Hyalinisierungen und durch Kalkeinlagerungen Psammomkörper auftreten.

**Fibröse Meningeome** = fibroblastische M. = Durafibroblastome: Geflechtartig angeordnete Bündel längsovaler Tumorzellen, reichlich Kollagenfasern, feste Konsistenz.

**Psammomatöse Meningeome** = Transitional-Typ, meningotheliale M. Typ II = primitive M.: Wirbelförmig oder zwiebelschalenförmig angeordnete Tumorzellen mit konzentrisch geschichteten kugelförmigen Verkalkungen im Zentrum = Psammomkörper in großer Zahl. Dieser Typ tritt besonders oft im Spinalkanal auf.

**Angiomatöse Meningeome** ( = angioblastische M.): Sehr zellreich mit schwammartiger Struktur infolge dicht stehender, meist kapillärer Blutgefäße, enthält mitunter Schaumzellen. In weiteren Varianten kommen Xanthomzellen in größerer Zahl, Melaninablagerungen, Knochen- und Knorpelbildungen, myxomatöse Veränderungen oder Riesenzellen vor.

### Anaplastische (maligne) Meningeome

Stärkere Entdifferenzierungen der Tumorzellen mit Auftreten von Riesenzellen, Mitosen, herdförmigen Nekrosen, spindelzelligen Arealen und größerem Gefäßreichtum, Infiltration der Dura, des Knochens oder Hirngewebes, Einbruch in Blutgefäße und Aussaat von Tumorzellen im Liquorraum.

Abzugrenzen von den meningealen Sarkomen, die zusammen mit den Fibrosarkomen, den polymorphzelligen Sarkomen und den Meningealsarkomen zu den primären Sarkomen der Hirnhäute gehören und eine schlechte Prognose haben.

## 16.5.3 Metastatische Hirntumoren

Etwa 20% aller intrakraniellen Tumoren sind zerebrale Absiedlungen von Geschwülsten aus anderen Bereichen des Organismus. Rückenmarksmetastasen treten dagegen ausgesprochen selten auf.

### 16.5.3.1 Karzinome

Mit Abstand am häufigsten metastasieren Karzinome in das Gehirn, an erster Stelle das Bronchialkarzinom. Mitunter ist der Primärtumor in der Lunge so klein, daß er noch keine Beschwerden verursacht und die ersten Symptome von einer Hirnmetastase hervorgerufen werden. Ungefähr 60% aller Hirnmetastasen gehen von Karzinomen der Bronchien aus, etwa 6% von Mammakarzinomen. Nicht selten metastasieren auch Karzinome der Nieren, des Magens, der Prostata und der Schilddrüse in das Gehirn. Das seltene Chorionkarzinom führt fast immer zu Hirnmetastasen.

### 16.5.3.2 Leukosen und maligne Lymphome

Das ZNS ist zunehmend häufiger bei **akuten Leukosen** beteiligt (Folge der therapeutisch bedingten längeren Überlebensraten?). Besonders oft werden die Meningen bei akuten Leukosen des Kindesalters und chronischen Leukosen in allen Altersstufen befallen = **Meningeosis leucaemica**.

Wird die Bluthirnschranke durchbrochen, treten außerdem perivasale und diffuse leukämische Infiltrate im Gehirn und dem Rückenmark auf = **Meningoencephalosis leucaemica**.

In etwa 25% der malignen Non-Hodgkin-Lymphome ist das ZNS beteiligt und etwa 1% aller Hirntumoren sind primäre maligne Lymphome des ZNS. Tumorförmige Infiltrate treten vor allem in der Mittellinie des Gehirns auf, z. B. im Balken, dem Septum, dem Hypothalamus oder dem Infundibulum. Diskrete perivaskuläre Infiltrate werden nicht selten auch in makroskopisch weitgehend unauffälligen Gehirnen gefunden. Auch maligne Lymphome können die Leptomeningen infiltrieren.

# Sachregister

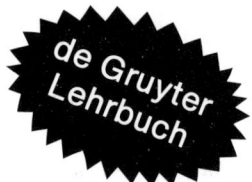
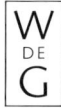

# Pschyrembel · Dudenhausen

# Praktische Geburtshilfe
## mit geburtshilflichen Operationen

## 15. Auflage · Neubearbeitung

17 x 24 cm. XVI, 738 Seiten. Mit 463 Abbildungen und zahlreichen Tabellen. 1986. Gebunden **DM 98,–**   ISBN 3 11 007473 7

Die 15. Auflage der **Praktischen Geburtshilfe** ist eine grundlegende Überarbeitung der letzten Auflage. Das Werk ist seit über 30 Jahren das Standardlehrbuch der Geburtshilfe; Generationen von Geburtshelfern, Gynäkologen und Hebammen haben dieses Lehrbuch studiert, das sich seit der 1. Auflage durch seine besonders eindringliche Didaktik auszeichnet. Die neuesten Erkenntnisse im Bereich der **Geburtshilfe, Perinatalmedizin** und **Neonatologie** sind nun eingearbeitet.

Praxisnah und dem heutigen Wissensstand entsprechend sind die einzelnen Kapitel dargestellt:

- **Physiologie und Pathologie der Schwangerschaft**
- **Die neuzeitlichen Regeln in der Schwangerenbetreuung**
- **Die normale und die regelwidrige Geburt**
- **Die geburtshilflichen Operationen**
- **Das normale und pathologische Wochenbett**
- **Die Überwachung und Behandlung des gesunden und kranken Neugeborenen**

Dieses Lehrbuch garantiert sowohl jedem in der Geburtshilfe tätigen Arzt als auch Ärzten in der Weiterbildung zum Arzt für Frauenheilkunde und Geburtshilfe und allen Hebammen eine rasche und fundierte Orientierung. Es vermittelt Studenten und Hebammenschülerinnen Grundlagen und Richtlinien für klinisches Handeln.

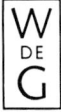

# de Gruyter · Berlin · New York